いざという時の頼れる医師ガイド　全国名医1045人厳選

国民のための名医ランキング

2021～2023

はじめに

最初から名医を選ぶことの大切さ

『国民のための名医ランキング２０２１～２０２３』は、いざという時に頼れる医師ガイドとして、病気になった時に安心してかかれる医師を全国から１０４５名厳選して掲載しています。本書が最初に刊行された「２０１６年版」の準備段階から含めると、約11年の調査結果が凝縮されています。

本書は、患者視点の本であり、医師をランキングする画期的な試みです。掲載する医師は臨床・治療の第一線にいることを条件としています。がんなどの手術が必要な病気から、生活習慣病など全身の病気を扱っています。今すぐに入院や手術を決めなければいけないという方には大きな支えとなってくれます。更に慢性的な病気で長期にかかる医師を探している方にも役立つ情報を厳選しています。

また、現在は特に病気はないという方も対象にしています。病気はいうまでもなく、予防と検査が要です。本来、もっとも望ましいのは病気にかからないことであり、手術などせずに軽症で済むことです。どこに病巣が潜んでいるかわかりません。健康体で異常がない方も定期的に検査をされることをお薦めします。そのために本書は前回版から大幅に内科医を増やし、なるべく近くの病院に行きたいという方のために、大都市圏以外の病院・医師も可能な限り掲載しました。

調査・取材をしてわかったことは、とにかく最初から名医にかかることの重要性です。救急でない限り、「近い病院だから」「症状が軽いから」という理由で何となく病院や医師を選ぶことには注意が必要です。あっという間に手術・入院が決まってしまい、「もっと別の治療法がないのか、他の医師の意見も知りたい、自分が納得するまで説明を聞きたい」と思っても、病気に対する不安と焦りで流されるままになる場合が多いのです。何より担当医に気兼ねしてセカンドオピニオンが言い出せない、というのが日本人患者の特徴です。

それでも良い病院・医師に恵まれたら幸運ですが、病院を決めること、担当医師や治療法を決めるということを軽く考えてはいけません。これは手術に限ったことではなく、生活習慣病などの慢性的な病気でも同様です。最初の一歩をどう踏み出すかが極めて重要です。病院・医師を選ぶことは自分の人生を選ぶことに直結するからです。そのためにも事前に本書で名医を確認できることは実に有益なことです。

優先すべきは病気の完治

医療の進歩は目覚ましいものがあります。しかし、最先端医療も魔法ではなく、副作用・合併症・欠点もあることを忘れてはなりません。最新治療が必ずしも良いわけではなく、実績がある治療法・手術が第一選択という場合もあります。

治療法の選択は大変難しいのですが、その判断に国立がん研究センター中央病院の片井均医師（胃外科）は、取材時に次のような優先基準を示してくれました。

1、患者の病気が治ることが全てにおいて優先される。
2、手術が必要と判断されたら、なるべく臓器は温存されるべき。
3、臓器の温存ができるなら、なるべく傷は小さい方がいい（低侵襲）。

これは、ごく当たり前のように思えますが、患者のできるだけ手術をしたくない、切りたくないという気持ちの前にこうした前提を見失うことがあります。医師と患者は、治療法のメリット、デメリットについて納得がいくまで話し合う必要があります。
病気になった場合は仕事のこと、経済的なこと、病院の通いやすさなどから総合的に判断をしていかなければなりません。しかし、何よりも優先すべきことは名医にかかり、まず病気を治すこと、治療を成功させることです。病気になると不安や焦りが生まれ冷静な判断ができなくなる場合が多いものです。病気になった場合に備えて、普段から家族や身近な人とよく話し合っておくことが大切です。大きな病院では患者の相談窓口がある場合もあるので、遠慮せずに活用してください。

優れたチーム医療を牽引する名医

主治医は共に歩む存在です。お互いが治療に専念できるよう、医師、病院スタッフと良好な関係を築くことも大切なポイントです。実際には病院の雰囲気や担当する医師との相性も重要な判断基準となるでしょう。日本では「国民皆保険制度」のお陰で誰もが高度な医療を受けることができます。辛抱強く探し求めることによって、診察してもらうのは不可能だと思っていた名医に担当してもらえたということもあります。
一方で名医に直接、主治医としてかかることは難しい場合もあります。しかし、本書に掲載されている名医は個人の実績だけではなく、優れたチーム医療を牽引している場合が多いので、信頼できる病院選びの参考として活用していただくこともできます。多くの病院で、患者の治療方針を検討する意見交換（カンファレンス）を行っています。患者に見えないところで、最適な治療法を提供できるようチーム医療の充実に全力を尽くしている医師もいます。全体を統括する医師と実際に担当する医師が別という場合もありますが、最終的に納得のいく医師や治療法をご自身で選んでいただくようお願いします。

病気によっては一刻も早く治療を始めた方が良い場合があります。自分にあった医師を探し続け、あちこちの病院をめぐる、いわゆる「ドクターショッピング」は避けるべきです。原因不明の不調に悩む場合は総合診療科にセカンドオピニオンとして相談をすることが一つの方法です。

希望を持ち続けよう

医療は着実に進歩し続けています。かつては考えられなかった画期的な治療法・検査がニュースとなっています。現在は治療困難といわれる病気も数年後、数カ月後には状況が変わっているかもしれませんので、どうぞ希望を持ち続けてください。焦る必要はありません。充分に時間をとって、医師、家族とよく話し合ってください。そして、名医に巡り合い、ご自身にあった治療法が見つけられることを願って已みません。

2020年は中国コロナウイルスによるパンデミックが発生し世界は大混乱へと陥りました。これからは毎年がこれらのウイルスとの闘いとなるかもしれません。全国の感染症専門医の紹介もしていますので、ご参考になさってください。本書が読者の皆さんの一助となり、また僅かでも日本の医療の進歩向上に役に立てば、これに勝る喜びはありません。

令和2年8月　　　　　　　　　　桜の花出版　編集部

本書での名医の選定基準をまとめると、主に次の7点になります。

①医師への直接取材
②編集部独自の調査によって選定した同分野医師からの評価（推薦、非推薦、その理由）
③治療実績の情報提供（情報を積極的に公開していること）
④患者からの評価
⑤原則として、一般社団法人・日本専門医機構が認定を進めている基本19領域、サブスペシャルティ23領域において、専門医資格を持っている医師
⑥実績があっても治療の第一線から退かれている医師は除外（外科医66歳以上、内科医76歳以上）、および研究・論文のみに重きを置き臨床が少ない医師、掲載を辞退された医師は除外。ただし、若手以上に現役でご活躍の名医については掲載
⑦本書はいくら技術が高くとも、必要のない手術・治療をする医師は掲載していません。手術・治療が必要かどうかを判断するのも名医の大きな条件だからです。

調査にご協力下さったにも拘わらず、掲載できなかった医師の方々には、大変心苦しいのですが、企画の趣旨をご理解いただければ幸いです。心より感謝申し上げます。

国民のための名医ランキング 2021～2023

目次

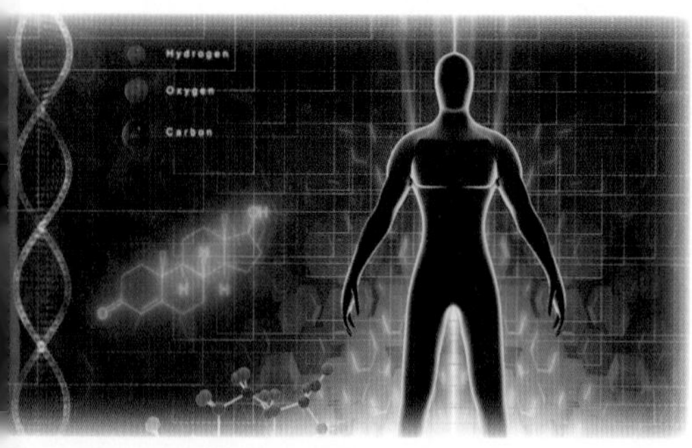

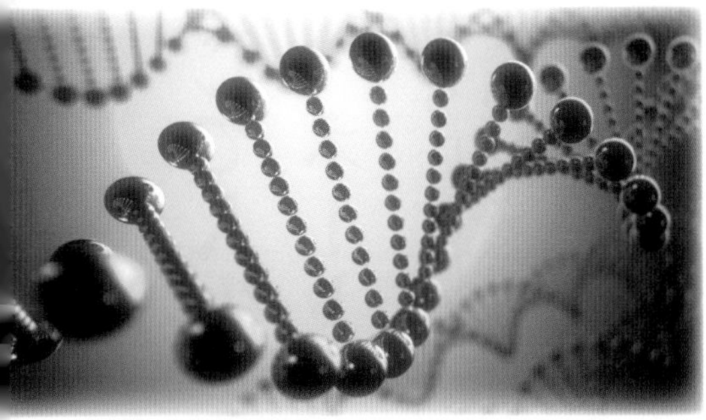

有意義な人生のために

診断力のある名医を味方につける

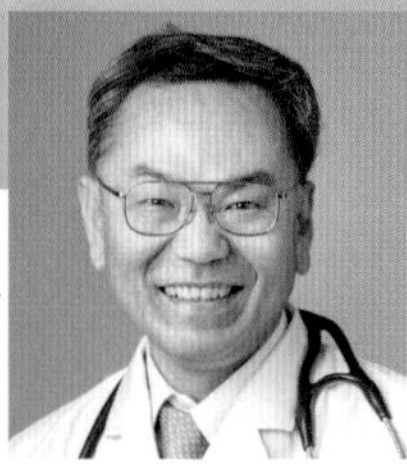

たけむら ようすけ

竹村 洋典 教授

東京医科歯科大学医学部
附属病院　総合診療科

医療を通じて人生をコーディネートする

総合診療医とかかりつけ医の協力で効率的に受診できるシステムを

―なぜ、かかりつけ医を持つ必要があるのでしょうか?

竹村　一つの自覚症状でも、その原因となる疾患はいろいろな可能性があるからです。だから、実は日本のように患者さん自身が自分でどこの科に行くか決めるのは、ちょっと怖いことです。最初にどの科を受診するかということは非常に重要です。腰痛、肩こりといったよくある症状でも、内臓疾患が原因ということがあります。

ですから、病気を総合的に診断できるかかりつけ医をもつことが重要です。また、必要があれば適当な診療科の先生につなげてくれる機能も重要です。

日本の状況はとても不思議です。世界で最も長生

年齢3区分別人口及び高齢化率の推移

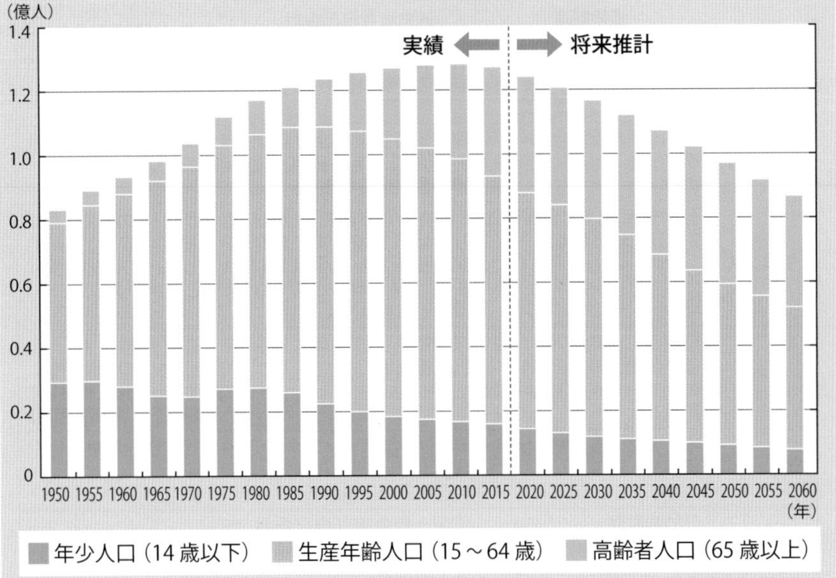

厚生労働省 ホームページより

きができて、しかも国民皆保険制度を行っている良い国なのに、国民一人一人は特定のかかりつけ医をもっていないことが多いのです。海外の人達にとっては不思議だと思います。

―しかし、竹村先生のような全身の病気を診ることを専門とする総合診療科はまだ普及しておらず、すべての人が受診することは難しいですね。

竹村　そうです。ですから、総合診療科だけではなく、優秀なかかりつけ医をもっともっと増やす必要があります。私たちが大学病院で診ている患者さんと、大学外の病院や診療所で診ている患者さんはやや違います。大学病院には、他の病院では診断がつかなかったり難しい症例の患者さんが多く来られます。病院を5～10施設も回って、それでも病名が分からないという人たちです。

一方でかかりつけ医は長年診ている患者さんの病歴や病状の経過がわかっています。その上で必要な時に適切な専門医や病院に紹介するので、医療全体

OECD加盟国の医療費の状況

	保険制度	外来患者自己負担	かかりつけ医の登録制の有無（法的義務含む）
イギリス	9割を占める公的（税財源）、および1割の民間自費医療サービスが両立	公的は原則無料（処方箋料等の少額負担あり）	有（登録診療所のみ受診可）
アメリカ	公的な医療保険は「メディケア」と「メディケイド」のみ	保有する保険により年間免責金額、定額負担、負担割合等が異なる	無（保険毎に受診可能な契約医あり）
フランス	公的皆保険（民間保険は2階建て部分をカバー）	3割負担（償還式）。かかりつけ医を通さずに専門医を受診した場合は7割負担（婦人科・小児科・眼科・歯科は除く）	有（かかりつけ医を登録する制度はあるが、紹介状なしに他の医師を受診することができる）
ドイツ	皆保険。公的（90%）、および民間医療保険（10%）の両立（公的保険は選択可能）	原則無料（2013年より自己負担廃止）	無（法的義務はないが、90%がかかりつけ医を持つ。家庭医中心診療に参加しているのは、人口の5%程度）
スウェーデン	税方式による公営の保険・医療サービス	料金はランスティング（広域自治体）が独自に決定。自己負担の上限がある	地区診療所を家庭医として登録
日本	公的皆保険	原則3割負担（自己負担額の上限あり）、3歳以下は2割負担	無

（厚生労働省「OECD加盟国の医療費の状況」を基に作表）　日本医師会ホームページより

が円滑に回るシステムが構築できるのではないかと思います。

アメリカではスーパー家庭医を育成

―世界のかかりつけ医制度はどうなっているでしょうか？

竹村　かつてアメリカにもGP（general practitioner総合診療医）がたくさんいました。その後、アメリカは医療が大きく進歩し、スペシャリスト（各分野の専門医）が多くなり過ぎました。このスペシャリストを分化医と呼んだ方がいいかもしれません。総合診療医、かかりつけ医もプライマリ・ケアのスペシャリストだからです。

アメリカでは分化医が多くなり過ぎて、住民は、どこに行ったら良いか分からなくなりました。内科でも循環器内科、消化器内科、呼吸器内科などたくさんのスペシャリティーがあって、今の日本と同じような状況になりました。そのときに住民の不満が爆発して、「昔のようなGPを国民に提供してほしい」と訴えるミリス報告書が作成されました。それを受けて様々な提言がなされ、1969年にアメリカはGPではなく、家庭医（family physician）という新たなスペシャリストを作りました。この家庭医は世界の総合診療では存在しないようなびっくりするような医師でした。単なる診療所にいるGPではなく、その医者自身が救急医療、産婦人科のお産、小児科病棟も切り盛りして、整形も皮膚科も全部できる。そのような夢のような医師を育成したんですね。「そんなことできるわけがないでしょう」という医師もいたでしょうが、アメリカ人はできると信じて、教育・研修システムを作りました。住民がそれを要求したからです。

その後、カナダ、オーストラリア、ニュージーランドも同じような医師の育成を始めました。

―日本の良さもたくさんあると思いますので、日本独自のシステムが必要だと思いますが、具体案はありますか？

竹村　日本の『国民皆保険制度』は、本当に良い制度だと思います。海外では皆保険でない国もありますし、公的な保険よりもよい医療を受けたければプライベートな健康保険に入らなければならない国もあります。

もう一つ、日本の特徴としては『フリーアクセス』があります。患者の自由意思で医療機関にかかれます。しかし、かかりつけ医が様々な疾患に対応できない、また患者さんをしっかり割り振りする機能がないと、基幹病院に患者さんが多く集まり過ぎて、重症者の患者さんが受診できなくなってしまう危険性もあります。フリーアクセスをより効果的に機能させ、これからも国民皆保険制度を維持するためには、よい総合診療医や総合診療機能を具備したかかりつけ医が是非とも必要と思われます。

ちなみにイギリスでは、患者ごとに近くにいるかかりつけ医が登録され、その医師にまず受診することとなります。

自宅での〝自然死〟かかりつけ医がいないと警察が家族の取り調べをする？

竹村　日本で重要視されているのは在宅医療です。

死亡場所別に見た、死亡数・構成割合の推移

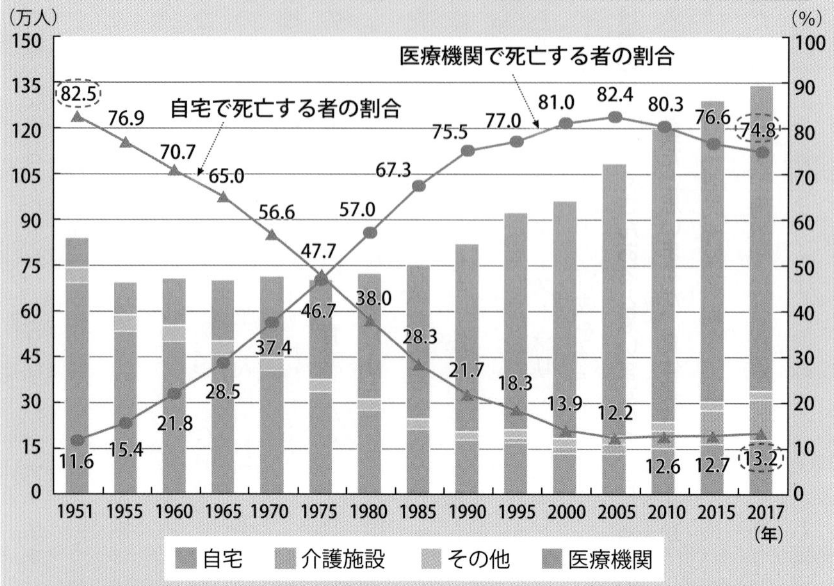

政府統計ポータルサイト『e-Stat 政府統計の総合窓口』より

じつはアメリカでは在宅はあまりやられていません。アメリカは家ではなく、ナーシングホームという老人施設でお亡くなりになることが多いのです。アメリカは高齢者には、何と言いましょうか、やや冷たい国とも思えます、日本に比べると。子供がまとめて学校に行くように、高齢になると「そろそろ、高齢者の施設に行きましょう」というシステムです。

——実は、編集部の一人の父親が実家で亡くなりました。寝たきりになることもなく当日まで元気で、自宅で自然死という本来なら誰もがうらやむような亡くなり方でした。

しかし、亡くなった後に救急車を呼んだところ、警察が来て家族が事情聴取を受け、大変な状況になったそうです。この時に単なる近所の医師ではなく、かかりつけ医がいれば死亡診断書を書いてもらうことができたと聞きました。心底かかりつけ医の重要性を認識しました。

竹村　近所にいるお医者さんといっても、亡くなった後に初めて対面するのであれば、患者さんの健康のことを何も知らないわけです。かかりつけ医は患者さんのこれまでの病歴や普段の様子、そして患者

さんの考え、期待、さらには心理的・社会的・経済的な状況をある程度把握しているわけですから、こういった時に信頼があります。日本の在宅医療では、一人の患者に数人のかかりつけ医が在宅医療をすることができませんので、ある程度一人の在宅医がいろいろな診療科の医療を提供できる必要があります。

―人生に多くの選択肢が用意されている社会が真に豊かな社会だと思います。できれば病院でチューブにつながれてではなく自宅で穏やかに逝きたいと思います。

竹村　そのためには在宅医療の充実が必要です。かかりつけ医は、専門診療科を紹介する他に、看護師さん、リハビリの先生、訪問介護員などと連携を取り、チームで患者さんをサポートする必要があります。患者さんにとって、どんなサービスが最も必要かを見極めるのが、総合診療医、かかりつけ医の仕事だといえます。日頃からよいかかりつけ医を持っていることが重要と思います。

２０２５年問題（団塊の世代が75歳を超えて国民の３人に１人が65歳以上、５人に１人が75歳以上という超高齢化社会となる予測）解決のためにも、優秀なかかりつけ医の育成は「待ったなし」です。総合診療医の育成、かかりつけ医の総合診療能力の向上を通して、日本の住民一人一人に機能する総合診療医・かかりつけ医を提供することが必須でしょう。そうなれば、これからも多くの日本の住民が、幸福な人生を送れると思われます。

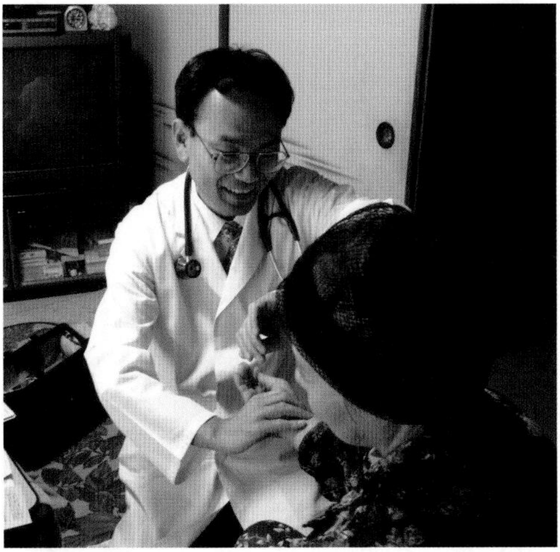

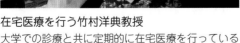

在宅医療を行う竹村洋典教授
大学での診療と共に定期的に在宅医療を行っている

今後も続くウイルスとの闘い

新型コロナウイルス対策

上 昌広 理事長
かみ まさひろ
医療ガバナンス研究所

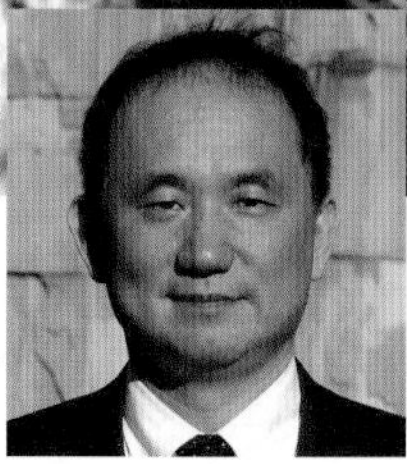

次のパンデミックに備えるために

初期対応の問題点を総括
治療と経済を両立させるためには

—2020年1月から、新型コロナウイルスの感染拡大で全世界が大きな影響を受けました。今後もウイルスとの闘いは続くと言われています。まずは、日本政府の取った初期対策についてその問題点を総括してください。

上　まず武漢で新型コロナウイルスが発見されてから最初の1カ月間、どう対応するかが問題でした。ちょうど春節（中国での大型連休1月24日～30日）で観光客として中国人が日本に大量に入国することを防がなかったのは、致命的でした。最初の時点で完全なロックダウンを1カ月行えば良かったのです。

日本の場合は、他の国と違って、法律上は強制力のあるロックダウンはできません。しかし、全国民に「緊急事態です。これから未曾有のパンデミックが起こる可能性があります」とシミュレーションを順序立てて説明し、理解を求めれば良かったのだと思います。そうすれば、その後ずるずると外出自粛させ経済を一気に悪化させることもなかったのです。

また、それと並行して、ＰＣＲ検査も希望する全国民に行うべきでした。千葉県のメーカーが製造した全自動のＰＣＲ検査装置は、仏伊などで導入され威力を発揮しましたが、国内では未承認でした。

ダイヤモンド・プリンセス号はどうすれば良かったのか？

―初期対応を象徴する出来事として、クルーズ船の問題がありました。日本の対応は批判され、世界中に報道されたわけですが、どういう対応をすればよかったと思いますか。狭い船内の密室に閉じ込める代わりに、例えば、桟橋の広いスペースにテントを張って、乗客・乗員をそれぞれ隔離することができたのではないかと思いますが。

上 乗客・乗員の健康を最優先して、彼らの立場で、

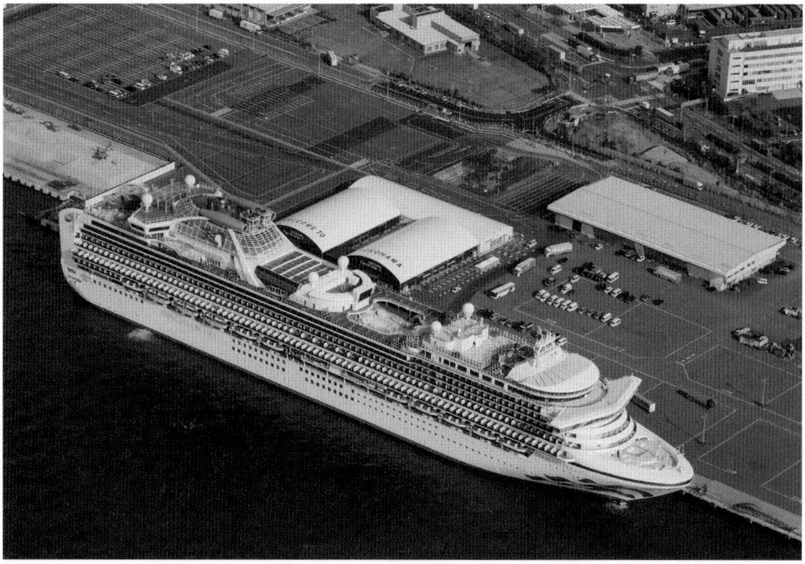

ダイヤモンド・プリンセス号が停泊していた港には広大な敷地があり、テントを用意すれば換気の良い隔離施設を設置することも可能だった。

写真：毎日新聞社提供

個別で具体的な対応をとることです。つまり「患者視点」です。英国人夫妻は英メディアのインタビューに答え、「船室の外に出られない。まるで監獄にいるようだ」と話していました。私は一連の報道を聞いて、暗澹たる気持ちになりました。水際対策が最優先され、乗員の健康が軽視されていたからです。

外出自粛の弊害はこれから現れる

―新型コロナウイルス感染の他、乗員が閉じ込められたことで起こった様々な問題は後になってからわかりました。

上　高齢者が、このような状況に置かれると容易に健康を害します。我々の経験をご紹介しましょう。

我々は東日本大震災以降、福島県浜通りで診療を続け、地元住民の定期的な健康診断をサポートしています。２０１１年5月21・22日に飯舘村の村民を対象に健康診断を行いました。５６４人が前年も健診を受けていましたが、前年と比較し、体重・血圧・血糖値・中性脂肪濃度は有意に上昇していました。被曝を恐れ、約2カ月間、自宅にこもっていた被災者の健康状態は急速に悪化しており、原発事故後、脳卒中や肺炎が激増しています。

このような状況はダイヤモンド・プリンセス号の乗船者だけでなく、今後日本中で起こることです。

希望する国民全員にＰＣＲ検査を

―ＰＣＲ検査が受けられないことに、多くの国民が不満を持ちました。

上　大量のサンプルを検査するのは、本来、民間の検査会社の仕事です。国内受託検査事業の大手であるエスアールエルは、毎日20万件以上の検査を全国の医療機関から受託しています。

ＲＴ-ＰＣＲ法を用いたウイルスの遺伝子検査は肝炎ウイルスやＨＩＶなどで臨床応用されており、ありふれた技術です。厚労省が新型コロナウイルスの遺伝子検査を保険承認すれば、数日で検査の体制を立ち上げたでしょう。なぜ、厚労省が民間に委託しないか理解に苦しみました。

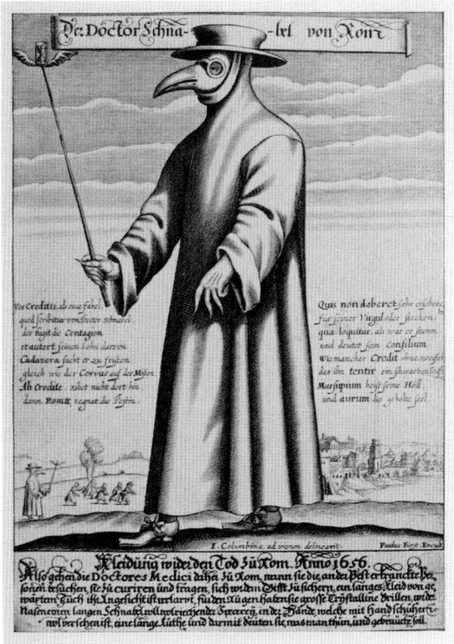

ペスト医者

17 世紀のヨーロッパではペスト専門に治療する医師をペスト医者と呼んだ。
独特な防護服を身にまとい、鳥のクチバシのようなマスクを着用していた。
クチバシの中には香料を入れ､伝染を予防できると考えられていた。

私は厚労省と国立感染症研究所の内輪の都合が優先されていると考えています。

今回の新型コロナウイルスの流行では、検査だけでなく、治療薬やワクチンの開発も国立感染症研究所が担当するそうです。巨額の税金が研究開発費として投じられるでしょう。

長期的な視野に立つ基礎研究ならともかく、早急な臨床応用が求められる創薬や検査の開発は、メガファーマや検査会社の仕事です。「研究所」では彼らと競争できません。なぜ、安倍政権は、民間に競争させず、国立の研究機関に独占的に業務を委託したのか、「国民の命より、官僚の都合を優先した」と言われても仕方ありません。

クラスター対策では対応できない

—クラスター対策は有効なのでしょうか?

上 日本の感染症対策は、明治30年に制定された伝染病法が基本で、現在の感染症法は平成10年にその後を継いだものです。これらの法律が念頭においてきたのは、コレラやチフスなど古典的な感染症です。このような伝染病は潜伏期は短く、下痢など特徴的な症状を呈するので患者の診断は容易で、見落とすことは少ないのです。感染者を隔離し、周囲をスクリーニングするという「クラスター対策」で対応できましたが、この方法は新型コロナウイルスには通用しません。クラスターを幾ら探しても、全ての患者を網羅することなどできないからです。

失敗から学ばなければミスを繰り返す

―初期対応はどこを改善すれば良かったのでしょうか？

上　1月24日に、香港大学の研究者たちが英『ランセット』誌に、無症状の感染者の存在を報告しました。しかし、厚労省は1月28日に新型コロナウイルスを感染症法の「2類感染症並み」に指定してしまいました。5段階ある感染症指定のうち、1類感染症と2類感染症は入院しなければならず、3類感染症以下では就業制限などの措置が取られます。この指定で、ＰＣＲ検査で感染が判明すれば、たとえ無症状でも強制的に入院させることになりました。

しかし、この時点で柔軟な対応をすべきでした。感染症法で規定していないＰＣＲ検査を拡大し、医療崩壊を防ぐには、全ての感染者を入院させるのではなく軽症感染者を隔離するために自宅やホテルでの療養をもっと早く導入すべきでした。そうすれば、その後の院内感染による多くの患者さんの死も防げたと思います。ＰＣＲ検査数を抑えて入院患者数を減らすという対策は間違っています。

韓国が早期からＰＣＲ検査を実施したのは、同じコロナウイルスであるＭＥＲＳの感染を経験していたからです。知人の韓国政府関係者は「ＰＣＲ検査をしないと対応できなくなる」と流行の早期段階から話していました。韓国がいち早く取り入れたドライブスルー方式の検査方法は、合理的でした。

スウェーデン方式か中国方式か

―いろいろなタイプの対応策がありますが？

上　新型コロナウイルスに対応するには、病院や介護施設を守りながら、一般人が免疫を獲得するのを待つ「集団免疫」作戦か、緊急事態宣言を出し、早期に感染を終息させ、ワクチンの開発を待つ「ロックダウン」作戦しかありません。

前者の代表はスウェーデン、後者は中国です。前者は経済的なダメージは小さいですが、感染管理は難しく、後者はその逆です。

民主主義の伝統が根付く北欧で「集団免疫」作戦が採択され、当初、英国やドイツもこの方針を採ったのは、欧州の歴史が影響しているのでしょう。一方、共産党一党独裁の中国は「ロックダウン」作戦を採りやすかった。現時点で、中国の対策は成功し、世界から高く評価されています。ただ、個人の自由を厳しく制限することとの両立が課題です。

情報公開は必須

—今後、まず何を改善していけば宜しいでしょうか?

上 最大の問題は、日本の臨床研究力が弱いことです。全世界のコロナ関連の論文は、6月上旬の段階で既にSARSの100倍に達しました。スピード重視です。10万人当たりの関連論文数が、欧米より少ないのはもちろんのこと、韓国中国よりも少なく日本は取り残されている状況です。

だからこそ感染研や保健所・地方衛生研究所は感染データの収集をIT化して一元管理し、データ公表を義務付けるべきです。「クラスター対策班」のような厚労省や感染研が選ぶ一部の研究者だけが独占的に解析する必要はなく、国内外を問わず、希望する研究者すべてに提供すべきです。

また私は、感染研は独立行政法人化を検討すべきだと思います。「日本版CDC（疾病予防管理センター）の設立を求める」という声がありますが、今のまま感染研の権限を強化しても、国民のためにはならないでしょう。独法化することで、理事長は公募となり、財務や活動については開示義務が生じます。意志決定が透明化され、責任が生じます。情報開示は必須です。国際交流が盛んな現代、パンデミックの危険性はコロナだけでなく常にあると思います。

分野別名医1045人
ランキング

名医ランキング掲載分野

掲載医師一覧

総合診療

脳・神経

神経内科

耳鼻咽喉・頭頸部

耳鼻咽喉科

呼吸器

呼吸器内科

呼吸器外科

感染症

肝・胆・膵

肝胆膵内科

肝胆膵外科

消化器

消化器内科

内視鏡検査・治療

消化器外科

腎臓

婦人・不妊

●婦人

●不妊

乳がん

●乳がん

整形外科

●首・腰

●肩・手

●股関節

皮膚

小児

●心臓

●その他外科

●眼科・その他

歯科

コラム目次

医師情報欄の見方

医師から提供の実績情報について

★各医師からの情報開示

近年、大きな病院では、それぞれの診療科ごとに成績を出すところも増えています。しかし、手術や治療を行う医師個人の実績情報は極めて少ないのが実態です。本書では実績のある医師の方々に個別にお願いし、その治療実績を出していただきました。

★臨床実績データの比較

臨床データ（手術・治療）の評価については統一された基準がなく、各医師が定義したデータを掲載しています。医師により、高難度手術の基準や、緊急対応を含むかなどが異なり、数値は一律には比較できません。

生存退院率、術死に関しては各患者さんの病状によって成績は変わり、100%の生存率と書いている医師が97%の生存率の医師より優秀であるということではありません。また、生存率に影響しない手術や分野もあります。

◆共通：
実績数は、最近1年間、および過去10年間など近年の複数年の累計や、これまでの総累計数などを記載。

◆外科系：
高難度手術は、各医師にご自身で選んでいただき、それについての症例数の合計、生存退院率（術後1年以上の生存率）、重篤な合併症数、再手術数、術死件数を記載。追加説明がある場合はコメント欄に記載してもらいました。

◆内科系：「治療の内訳、および主な治療実績」を記載、コメントも含め、ご返答いただいたまま記載してあります。カテーテル、内視鏡、眼科、放射線科の実績データ表項目は、その科に適したものにしてあります。

※なお、調査によって掲載に相応しいと判断した医師は、ご回答をいただけなかった場合でも、病院・学会ホームページの情報を元に紹介ページを作成しております。病院などが公開している情報は社会的財産であり公共性の高いものと考えます。医師・病院の方々には何卒ご理解とご協力のほど、宜しくお願い申し上げます。

医師情報欄の見方

医師名・診療が受けられる病院名・連絡先・所在地
（複数の施設で診療・手術を行っている医師もいますが、紙面の都合上、代表的な病院のみ掲載しています。）

代表的な診療分野

「**○○専門医**」は、一般社団法人 日本専門医機構が認定を進める専門医制度で、基本 19 領域、サブスペシャルティ 23 領域 に限定し記載しています。

医師の写真、得意分野・診療案内、診療ポリシー・患者さんへのメッセージなどは、医師本人からの情報や所属病院のホームページを参照しています。

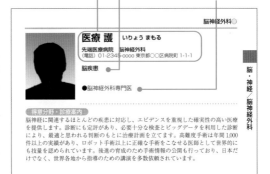

脳神経外科◯

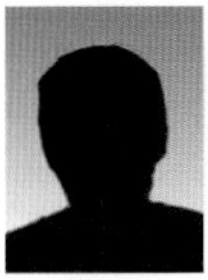

医療 護　いりょう まもる
先端医療病院　脳神経外科
（電話）01-2345-0000 東京都○○区病院町 1-1-1

脳疾患

●脳神経外科専門医

脳・神経／脳神経外科

得意分野・診療案内

脳神経に関連するほとんどの疾患に対応し、エビデンスを重視した確実性の高い医療を提供します。診断にも定評があり、必要十分な検査とビッグデータを利用した診断により、最適と思われる判断のもとに治療計画を立てます。高難度手術は年間 1,000 件以上の実績があり、ロボット手術以上に正確な手術をこなせる医師として世界的にも技量を認められています。後進の育成のため手術情報の公開も行っており、日本だけでなく、世界各地から指導のための講演を多数依頼されています。

診療ポリシー・患者さんへのメッセージ

常に患者の立場に立ち、状況に応じて最も必要な治療を提供できるように精進し続けていきたいと考えています。そのために必要な技術を身につけるためにも日々の努力が不可欠です。患者さんがいる限り、常により良い医療を求めることをいつも考えています。病気と闘う主役は患者さんであり、患者さんと家族の方が納得のいく結果になることを常に目指していきたいと思います。医療が多くの人の幸福に貢献できることを信じています。

実績情報

手術・治療実績・コメント	個人 年間総治療数：120 件（2019 年）	過去 20 年間の総治療数（高難度手術）：2400 件
	【高難度手術】 手術名：特別高難易度手術 件数：毎年 120 件 生存退院率：術後 1 年以上の生存率 100% 重篤な合併症数：0 件（過去 20 年） 再手術数：0 件 術死件数：0 件	【主な治療実績】（2019 年） 脳神経腫瘍：60 件 頭蓋底腫瘍：20 件 良性腫瘍：10 件 悪性腫瘍：5 件
	地域の医療機関や他の科と連携して、チームとして患者さん一人ひとりの状況に寄り添った治療を行っています。	
業績	海外招聘講演多数、原著論文多数、著書多数	

◆外科
- 実績データは、個人か所属科全体かを明記
- **【手術項目欄】**の生存退院率は、術後 1 年以上の生存率です。
- 高難度手術や重篤な合併症数などは、各医師に定義をしてもらいました。

◆カテーテルおよび内視鏡、内科、眼科、放射線科
- それぞれに合わせた項目になっています。

【コメント欄】
表内について追加説明が必要な場合に記載

【業績欄】
主に海外での学会発表、招聘講演、論文、著書、受賞などの一部を紹介

医師情報欄の見方

医師名・診療が受けられる病院名・連絡先・所在地
（複数の施設で診療・手術を行っている医師もいますが、紙面の都合上、代表的な病院のみ掲載しています。）

「○○**専門医**」は、一般社団法人 日本専門医機構が認定を進める専門医制度で、基本 19 領域、サブスペシャルティ 23 領域 に限定し記載しています。

代表的な診療分野

脳神経外科○
外科 三郎 げか さぶろう
第一外科病院
（電話）123-456-789
東京都東区病院町 1-2-3
●脳神経外科専門医
3位
診療内容
脳動脈瘤、脳血管障害、脳腫瘍、くも膜下出血、聴神経腫瘍、脳梗塞
脳神経外科一般の疾患には全て対応しています。各科の専門医と連携して、きめ細かな治療を行います。
常に患者の立場に立ち、状況に応じて最も必要な治療を提供できるように精進し続けていきたいと考えています。そのために必要な技術を身につけるためにも日々の努力が不可欠です。患者さんがいる限り、常により良い医療を求めることをいつも考えています。病気と闘う主役は患者さんであり、患者さんと家族の方が納得のいく結果になることを常に目指していきたいと思います。医療が多くの人の幸福に貢献できることを信じています。
予約は病院ホームページから行うことができます。電話での予約も受け付けています。紹介状をお持ちください。
外科 太郎 げか たろう
第一外科病院
（電話）123-456-789
東京都東区病院町 1-2-3
●脳神経外科専門医
1位
診療内容
脳動脈瘤、脳血管障害、脳腫瘍、くも膜下出血、聴神経腫瘍、脳梗塞
脳神経外科一般の疾患には全て対応しています。各科の専門医と連携して、きめ細かな治療を行います。
常に患者の立場に立ち、状況に応じて最も必要な治療を提供できるように精進し続けていきたいと考えています。そのために必要な技術を身につけるためにも日々の努力が不可欠です。患者さんがいる限り、常により良い医療を求めることをいつも考えています。病気と闘う主役は患者さんであり、患者さんと家族の方が納得のいく結果になることを常に目指していきたいと思います。医療が多くの人の幸福に貢献できることを信じています。
予約は病院ホームページから行うことができます。電話での予約も受け付けています。紹介状をお持ちください。
内科 太郎 ないかか たろう
第一内科病院
（電話）123-456-789
東京都東区病院町 1-2-3
●脳神経内科専門医
1位
診療内容
脳動脈瘤、脳血管障害、脳腫瘍、くも膜下出血、聴神経腫瘍、脳梗塞、認知症
脳神経内科一般の疾患には全て対応しています。各科の専門医と連携して、きめ細かな治療を行います。
常に患者の立場に立ち、状況に応じて最も必要な治療を提供できるように精進し続けていきたいと考えています。そのために必要な技術を身につけるためにも日々の努力が不可欠です。患者さんがいる限り、常により良い医療を求めることをいつも考えています。病気と闘う主役は患者さんであり、患者さんと家族の方が納得のいく結果になることを常に目指していきたいと思います。医療が多くの人の幸福に貢献できることを信じています。
予約は病院ホームページから行うことができます。電話での予約も受け付けています。紹介状をお持ちください。
外科 二郎 げか じろう
第一外科病院
（電話）123-456-789
東京都東区病院町 1-2-3
●脳神経外科専門医
2位
診療内容
脳動脈瘤、脳血管障害、脳腫瘍、くも膜下出血、聴神経腫瘍、脳梗塞
脳神経外科一般の疾患には全て対応しています。各科の専門医と連携して、きめ細かな治療を行います。
常に患者の立場に立ち、状況に応じて最も必要な治療を提供できるように精進し続けていきたいと考えています。そのために必要な技術を身につけるためにも日々の努力が不可欠です。患者さんがいる限り、常により良い医療を求めることをいつも考えています。病気と闘う主役は患者さんであり、患者さんと家族の方が納得のいく結果になることを常に目指していきたいと思います。医療が多くの人の幸福に貢献できることを信じています。
予約は病院ホームページから行うことができます。電話での予約も受け付けています。紹介状をお持ちください。
脳・神経／脳神経外科

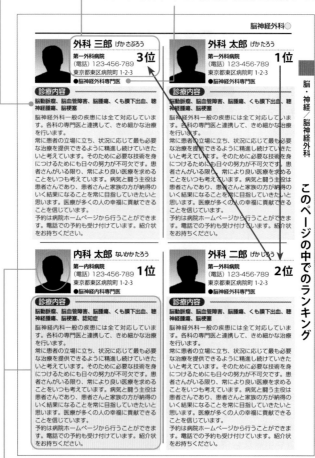

このページの中でのランキング

医師の写真、診療内容は、医師本人からの情報や所属病院のホームページなどを参照しています。
同分野でも対象とする病気が違う場合は背景色が変わります。

医師情報欄の見方

長年活躍し多大な功績がある名医
長年第一線で活躍し、豊富な知識・経験を持ち、現在も診療を行っている医師を掲載しています。

有益情報
ランキングとは別の、北海道、東北、四国、九州を中心とする医師情報です。

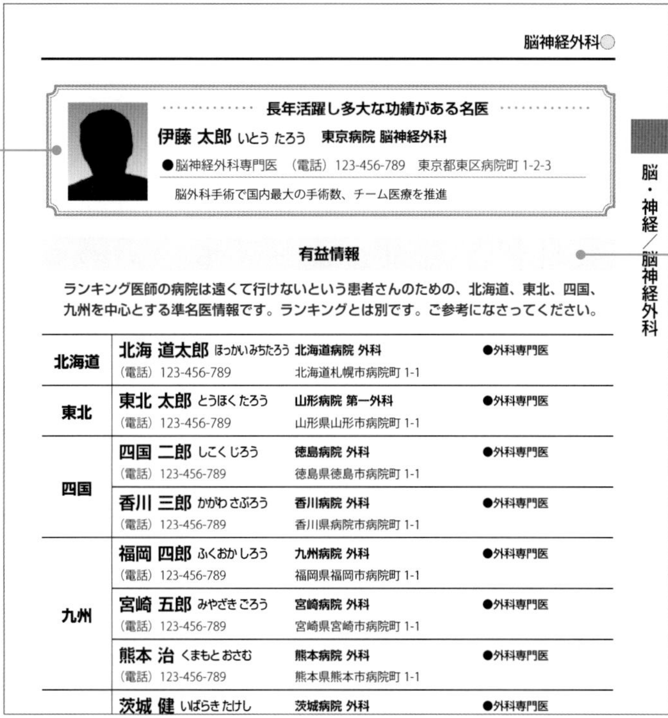
脳神経外科

長年活躍し多大な功績がある名医

伊藤 太郎 いとう たろう　東京病院 脳神経外科
●脳神経外科専門医　（電話）123-456-789　東京都東区病院町 1-2-3
脳外科手術で国内最大の手術数、チーム医療を推進

脳・神経／脳神経外科

有益情報

ランキング医師の病院は遠くて行けないという患者さんのための、北海道、東北、四国、九州を中心とする準名医情報です。ランキングとは別です。ご参考になさってください。

北海道	北海 道太郎 ほっかいみちたろう （電話）123-456-789	北海道病院 外科 北海道札幌市病院町 1-1	●外科専門医
東北	東北 太郎 とうほく たろう （電話）123-456-789	山形病院 第一外科 山形県山形市病院町 1-1	●外科専門医
四国	四国 二郎 しこく じろう （電話）123-456-789	徳島病院 外科 徳島県徳島市病院町 1-1	●外科専門医
	香川 三郎 かがわ さぶろう （電話）123-456-789	香川病院 外科 香川県病院市病院町 1-1	●外科専門医
九州	福岡 四郎 ふくおか しろう （電話）123-456-789	九州病院 外科 福岡県福岡市病院町 1-1	●外科専門医
	宮崎 五郎 みやざき ごろう （電話）123-456-789	宮崎病院 外科 宮崎県宮崎市病院町 1-1	●外科専門医
	熊本 治 くまもと おさむ （電話）123-456-789	熊本病院 外科 熊本県熊本市病院町 1-1	●外科専門医
	茨城 健 いばらき たけし	茨城病院 外科	●外科専門医

◆長年活躍し多大な功績がある名医

人生を決定する治療や手術などにおいて、先々を考えた大局的な診断力が望まれます。そういった時、長年第一線で活躍してきた医師にセカンドオピニオンとして治療方針を聞くのも有効です。

◆有益情報

名医のランキングは地域を問わないため、関東エリアや都市部に偏る傾向があります。この欄はランキング医師の病院は遠くて行けないという患者さんのための、北海道、東北、四国、九州を中心とする医師情報です。
ランキングとは別です。ご参考になさってください。

名医ランキングを見るに際して

この名医ランキングは、あくまで読者の医師選びの参考として掲載しています。残念ながら、全ての名医を網羅できてはいません。また、一般的に名医といわれている医師であっても、臨床件数の少ない場合や、現在は治療や手術をしていない場合、現役を退いていると思われる場合は掲載しておりません。

各医師の状況・技術・評価などは常に変化しています。また、実際の治療においては医師との相性も重要な判断基準となります。

最終的には必ずご自身で確認し、ご自分の責任で、診療を受けるのに納得のいく医師を探してください。

一覧では各医師名の下に得意分野を示していますが、各医師の専門はそれだけに限られるわけではありません。どのような治療を受けるのかは、必ず医師とよく話し合って決めてください。

また各医師は、掲載した医療機関以外でも診療を行っている場合がありますので、直接お尋ねください。

ご意見・メール

※名医ランキングの内容は、基本的に 2020 年 3 月末時点での情報に基づいて作成されています。

※本書から漏れている名医をご存じの方や、逆に、不適切な医師が掲載されていると思われる場合は、理由を添えてお知らせください。情報を検討して次回版に反映させていただきます。

ご意見はメールか郵便でお願いいたします。お電話でのお問い合わせは受け付けておりませんので、ご了承ください。

なお、情報の信頼性を高めるため、匿名でのご意見はご遠慮いただきますようお願いします。皆様の個人情報は弊社で厳重に管理し、外部に出すことはございませんので、どうぞご協力をお願い申し上げます。

■メールアドレス meiiranking@gmail.com

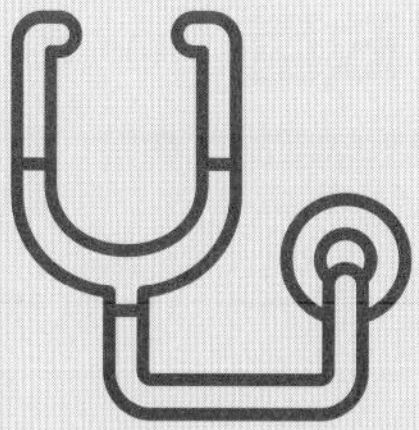

総合診療

治療を効率的に行うために

医療技術の進歩に伴い、あまりにも専門化・細分化しすぎた現代医療の中で、特定の臓器疾患に限定しない多角的な総合診療への期待が高まっています。近年は、多くの病院で「総合診療科」が設立されるようになりました。

しかし、一口に総合診療といっても、いろいろな分野があります。病因究明に先鋭的に特化した外来、各科専門医への振り分け外来、身近な家庭医的に何でも相談できる医師、救急や災害の際の救急医療などアプローチの仕方は様々です。

そこでこの章「総合診療」では、以下のように分野を分けています。

①総合診療　②救急医療　③家庭医療

今後さらに総合診療医、かかりつけ医（家庭医）が充実し、地域医療と基幹病院や大学附属病院に患者さんが集中せず、日本全体の医療体制が整うことが期待されています。

高齢者への総合診療に関しては、本書の「老年科・認知症」の章もご参照ください。

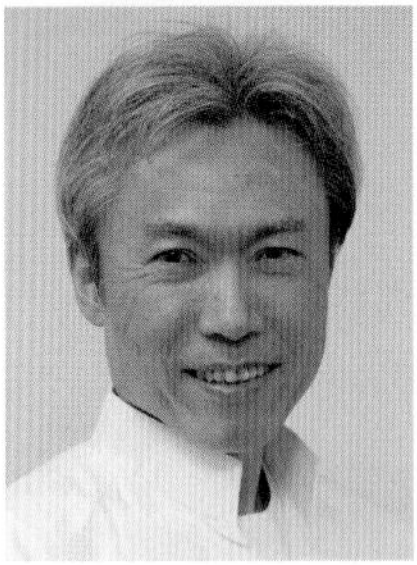

生坂 政臣　いくさか まさとみ

千葉大学医学部附属病院　総合診療科
(電話) 043-222-7171　千葉県千葉市中央区亥鼻 1-8-1

総合診療（診断がつかない症候や健康問題を含む）
※当科ではチーム医療のため医師の指定はできません

●総合内科専門医

得意分野・診療案内

当科では総合診療を、「診断のついていない症候や健康問題を有する患者の生物・行動・社会的な問題すべてに対して行う、原因臓器に限定されない包括的な切り口での診療」と定義しています。また、ほとんどの外来疾患は病歴で診断できるという立場から医療面接に重点を置き、かつ誤診を避けるために複数の医師によるチーム医療を行っております。

診療ポリシー・患者さんへのメッセージ

当科はセカンドオピニオン制のため、自費診療の扱いとなり緊急時を除いて健康保険は使えません。※担当する医師の指名はできません。
診療日：月曜日から金曜日（土日、祝日は休診）
新患受付時間：午前 8 時 30 分 から 午前 10 時 30 分 まで
【受診までの手順】
1. 予約専用ダイヤル（下記）にて受診の仮予約をお取り下さい。
　予約専用ダイヤル：043-226-2669（直通）予約受付時間：平日　13:00 ～ 16:00
2. 予約日時が決まりましたら、セカンドオピニオン外来申込書（当科ホームページよりダウンロード）にご記入の上、当院まで持参下さい。
　セカンドオピニオン受診の料金：55,000 円（税込）
※オンラインセカンドオピニオン外来を開設しました。
　詳しくは当科 HP をご覧ください。

千葉大学医学部附属病院　総合診療科

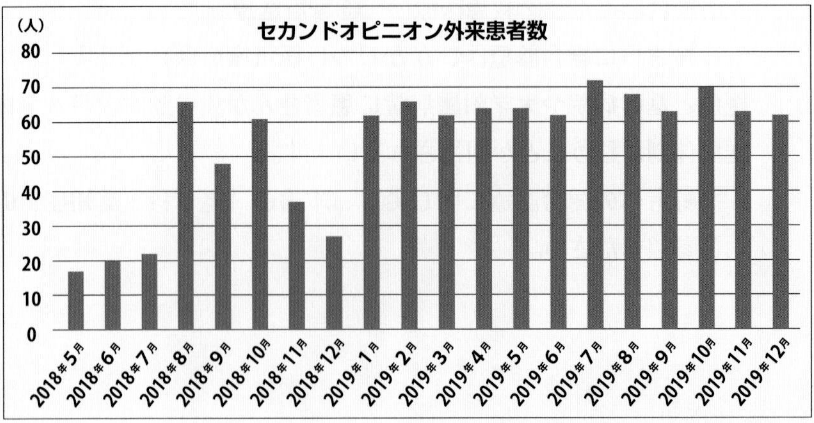

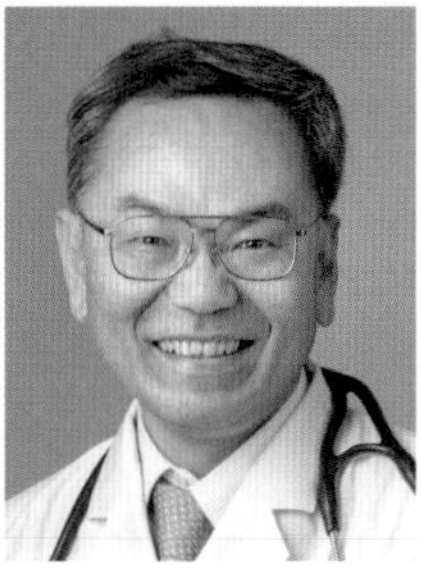

竹村 洋典　たけむら ようすけ

東京医科歯科大学医学部附属病院　総合診療科
（電話）03-3813-6111　東京都文京区湯島 1-5-45

他の医療機関で病名がはっきりしなかった疾患、または多くの疾患を合併していて総合的な診療が必要な患者様など

●総合内科専門医

得意分野・診療案内

私は、米国総合診療専門医（family physician）でもあります。
現在はセカンドオピニオン外来のみで診療を行っております。診察を希望される方は、現在かかっている医療機関の先生から、東京医科歯科大学医学部附属病院セカンドオピニオン外来にご紹介いただきたく思います。セカンドオピニオン外来の詳細は当院ホームページに詳しく書かれております。※所要時間：1時間程度。ご相談のお時間（約45分間）、医師による報告書作成（約15分間）／料金44,000円（税込）健康保険は使えませんのでご注意ください。問合せ、予約に料金はかかりません。キャンセルも可能です。なお、当日は検査ができませんので、これまでのすべての血液検査や画像などの資料もいっしょにお送りくださるようにお願いいたします。

診療ポリシー・患者さんへのメッセージ

総合診療医がなぜ求められるのでしょうか。医療の進歩は医療の分化を推し進めます。対象を狭めることによって、より詳細できめの細かい、それゆえ効果的な診断や治療が可能になりました。日本にこのような分化した医療を対象とする医師（分化医）がたくさんいること、そのための施設・設備が国内にたくさんあることに我々は感謝したいと思います。そして、日本は、平均寿命の長さが常にトップクラスにある健康優良国です。一方で「なんで頻繁に多くの、時に遠くの医療機関に通うのか、なんで頻繁に検査や画像がオーダーされるのか、そしてなんでこんなに多くの薬を内服しているのか」と不満に思っている日本人もいます。
包括的医療を実践する総合診療医であれば、患者さんの訴えの多くに対応できるでしょう。また健康なうちから予防活動もできます。また、必要に応じて効率的に分化医に患者さんを紹介することもあるでしょう。関係する多職種医療・介護従事者と連携が取れ、患者さんの心理社会的な背景を認識して患者さんの世界を勘案しながら医療を行うのが総合診療医です。日本全国のすべての人々に、患者さんが安心して受診できる総合診療を提供し得る環境やシステム作りを進めていきたいと思っています。

	個人 年間総診療数：セカンドオピニオン外来で年間約200名
業績	韓国、インドネシア、マレーシア、ミャンマーなど、アジア諸国から講演の招聘を受けております。 東京都の大学研究者による事業提案制度において、「世界トップレベルの地域医療を東京に構築する事業」が採択されました（事業費1億3千万円）。ほか論文多数。

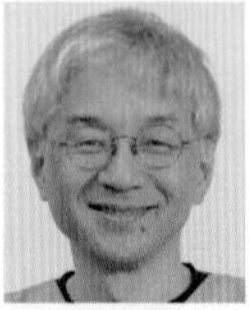

山中 克郎 やまなか かつお

福島県立医科大学 会津医療センター
（電話）0242-75-2100
福島県会津若松市河東町谷沢字前田 21-2
●総合内科専門医

診療内容

全ての内科疾患の診断と治療

原因がよくわからない病気の診断と治療を得意としています。専門医と協力しながら、複数の疾患を持つ方の入院治療を行っています。
週に2日、外来診療日があります。1日あたり約20名の方を診察しています。入院が必要な場合には総合内科病棟へ入院していただきます。総合内科病棟では約10名の患者さんが入院治療を受けています。専門的な治療が必要な場合には、専門医への紹介を迅速に行います。
患者さんから詳しく症状を聞き、聴診器を用いた基本的診察から診断を絞り込むことを重視しています。検査と薬の処方は必要最小限とするよう心がけています。
どのような症状の方でも受診していただくことができます。午前は予約なしの方の診察をしています。紹介状があるとこれまでの治療経過がよくわかるので助かります。

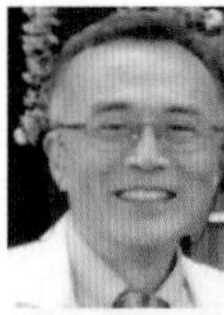

酒見 英太 さけみ ひでた

洛和会音羽病院 内科
（電話）075-593-4111
京都市山科区音羽珍事町 2
●総合内科専門医

診療内容

内科疾患全般、およびプライマリケアで遭遇しうる疾患全般

症候からの診断に長けているため、全国各地の先生方から、診断困難症例のご紹介を数多くいただき、詳細なご報告をお送りしています。詳細な病歴聴取と綿密な身体診察に基づくベッドサイドの診断学を重視し、検査を極力減らした効率の良い診断と、生活習慣の是正や理学療法を最大限利用し、投薬を極力減らした治療を心がけています。受診に際して、①病歴（症状の詳細、既往、受診までに受けた検査や投薬など）を詳しく伝えられるよう、特に症状が複数ある場合にはそれぞれについて発症時期と経過を個別にご準備いただくこと、②症状を悪化させているかもしれない生活習慣の是正に積極的に取り組んでいただくこと、③薬剤使用は極力必要最小限にとどめるのが良いというお考えをお持ちいただくこと、をお願いしたいと思います。

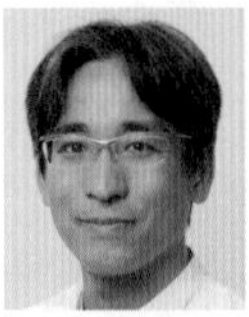

上田 剛士 うえだ たけし

洛和会丸太町病院 救急総合診療科
（電話）075-801-0351
京都市中京区七本松通丸太町上ル
●総合内科専門医、救急科専門医

診療内容

内科疾患全般、診断困難な症例

全ての疾患を広く、かつ深く診療しつつ、単一疾患に囚われることなく“一人の人間として診る”ことを信条としています。救急部門では年間3,000件の救急車を受け入れており、急性疾患の入院が年間1,700件以上あります。私はこれらの診療を統括する立場にあり、それぞれ週3回ある教育回診とカンファレンスを通じて全患者の診療に関わっています。
外来に紹介される患者さんの大半は他院で診断がつかない症例で、最終診断は様々ですが膠原病の患者さんが比較的多いです。原因不明の症状がある場合は是非ご相談下さい。
診断はついているが別の医師の意見も聞きたいというセカンド・オピニオン外来や、多数服用している薬を減量するというポリファーマシー外来も行っています。いずれの外来も最善の対応のためには主治医からの紹介状が必要です。

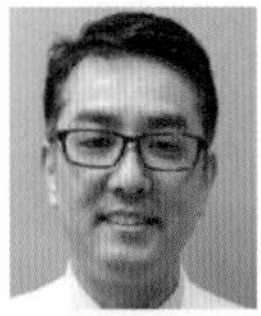

清田 雅智 きよた まさとも

飯塚病院 総合診療科
（電話）0948-22-3800
福岡県飯塚市芳雄町 3-83

診療内容

内科、臨床感染症学

総合診療科は、飯塚病院内での診療を中心とする病院総合内科グループと頴田病院を診療の本拠地にしている家庭医療グループがあります。
病院総合内科グループの診療は、一般病棟（急性期内科診療、年間2,000名以上の方を担当）、HCU、救急病床、総合診療外来（内科新患・再診担当、毎日20～30名以上の新患を担当）、救急外来（内科 Walk In 外来、救急車担当）です。
家庭医療グループの診療は、頴田病院（小児・成人へのプライマリケア診療）、在宅診療（在宅緩和ケアも含む、頴田病院在宅医療・介護連携支援室）、乳幼児検診、救急外来（小児科 Walk In 外来、救急車担当、当直時間帯のみ）です。海外の総合診療を担う機関（ピッツバーグ大学家庭医療部）との交流を深めています。
また、国際家庭医療学会、米国病院総合医学会など積極的に国際学会で発表しています。

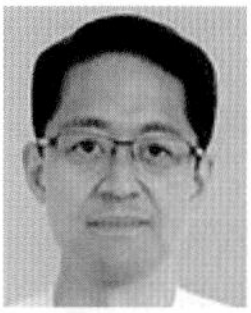

大平 善之 おおひら よしゆき

国際医療福祉大学市川病院
（電話）047-375-1111
千葉県市川市国府台 6-1-14
●総合内科専門医

診療内容

総合診療

「診断のついていない症候、健康問題を有する方の生物・行動・社会的な問題すべてに対して、原因臓器に限定されない包括的な切り口での診療・教育・研究」について、千葉大学総合診療科で研鑽を積んできました。何科を受診してよいかわからない方は、まず当科を受診していただきたいと思います。当科では、日常病の診断・治療を行う一方、専門医療が必要な場合には、適切な診療科へ振り分けを行います。地域医療機関との病病連携、病診連携を積極的に行い、地域に根ざした医療をご提供したいと考えています。医療面接（問診）に重点を置いた診療を行っています。当科に受診される症状と同じ症状で、すでに医療機関を受診されている場合は、正確な診断のため、また、検査や処方の重複を避けるため、できる限り紹介状（診療情報提供書）をお持ち下さい。

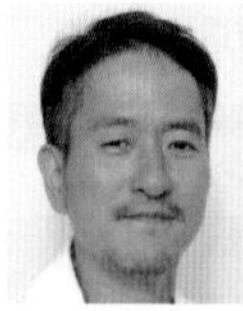

加藤 良太朗 かとう りょうたろう

板橋中央総合病院 総合診療内科
（電話）03-3967-1181
東京都板橋区小豆沢 2-12-7
●総合内科専門医

診療内容

発熱、頭痛、めまい、脱力、呼吸苦、胸痛、腹痛、食欲低下など、診断の有無に関わらず疾患全般

我が国の多くの病院では、例えば頭痛を持つ患者様は、ご自分で神経内科なのか、脳外科なのか、あるいは内科なのかを選ばなくてはなりません。私が責任者を務める総合診療内科では、そのような負担を患者様にかけることなく、どのような症状でも、まず初診外来にて診察させて頂き、必要あれば他の診療科と適宜連携をとりながら対応させて頂いております。例えば、2019 年の 1 月から 10 月の間には 818 名の入院患者様と 4,868 名の外来患者様を総合診療内科として担当させて頂きましたが、私たちの特徴は合計 120 以上という幅広い数の疾患を扱っているところです。これら多様な患者様に対して、私たちはチームで診療にあたることで、24 時間 365 日、質の変わらない安全な医療を提供できるように心がけています。

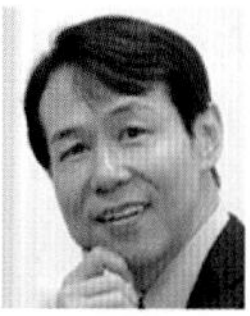

鈴木 富雄 すずき とみお

大阪医科大学附属病院 総合診療科
（電話）072-683-1221
大阪府高槻市大学町 2-7

診療内容

総合診療

総合診療科は、内科全般にわたる疾患のプライマリ・ケア（初期治療）を行っております。どの専門内科に受診したらよいかがお分かりにならない患者さんや紹介状のない方に、各外来専門医療科の窓口として、院内で最初に診療を行うのが当科です。そのため、医療に関するより広い知識が集約されている科とも言えます。よく病状をお伺いし、詳細な診察と検査で原因を特定した上で、患者さんのニーズにあった治療を行います。風邪、軽症の喘息などの一般的な疾患なども担当しています。当科で治療が行い得ない病気については、より適切な院内の専門医療科をご紹介いたします。鈴木富雄医師の診察は予約制です。ご予約は、かかりつけ医に紹介状（鈴木富雄医師指名）と当院のご予約を依頼してください。 紹介状をお持ちになっても、ご予約なしでは鈴木医師の受診はできません。

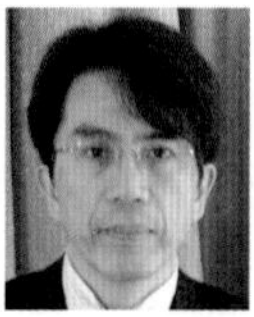

西尾 健治 にしお けんじ

奈良県立医科大学附属病院 総合診療科
（電話）0744-22-3051
奈良県橿原市四条町 840
●救急科専門医、小児科専門医

診療内容

すべての症状と疾患を対象

内科・病院総合・プライマリケア・血栓止血の認定医も取得し、どんな症状をお持ちの方でも受診が可能です。患者さんに適確な診療治療にて安心感を持ってもらうのはもちろんのこと、検査で異常なく症状を認める場合でさえも、何故現在の症状がおこり、何故この治療が必要かを納得してもらえる診療を心がけております。外来は当科全体で日々 50 人弱の患者さんを、時間をかけ丁寧に診察し、毎日カンファレンスで診療内容を吟味しております。入院は 16 名で、専門家と協力して診療にあたっております。現状では当科で継続診療している患者さんは感染症、膠原病、長く続く発熱、いろんな所の痛み、フラフラ感の方が多い傾向にあります。患者さんの傍らに、高度な医療知識を懐に持ち、すくっと背筋を伸ばして立ち、寄りかかられても微動だにしない力強い医師像を目指しております。

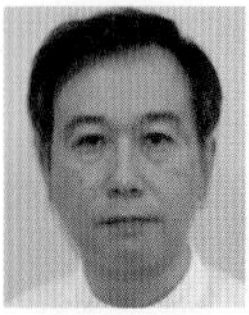

太田 光泰 おおた みつやす

横浜市立大学附属病院 総合診療科
（電話）045-787-2800
神奈川県横浜市金沢区福浦 3-9
●総合内科専門医

診療内容

どこが悪いのかがはっきりせず、どの診療科を受診したらよいのかわからない様々な症状

診断のつかない症状や健康問題をお持ちの成人患者さんに対し、生物・心理・社会の三方向からアプローチすることで、どの臓器にどのような性格の病気が存在するのかを明らかにする診療を行っています。海外研究で「診断の約80%は病歴情報の分析で決まる」ことが示されており、特に医療面接に重点を置いた診療を行っています。患者さんがお話される言葉のなかに診断のヒントが隠されているのです。また、病歴情報に基づいた身体診察を丁寧に行うことで病気の場所が特定され、診断確定に必要な検査を追加することができます。おひとりあたりの診療時間を十分にいただくため、完全紹介予約制とさせていただいております。ご紹介状、これまでの検査結果など、いまおかかりの医師にご依頼ください。

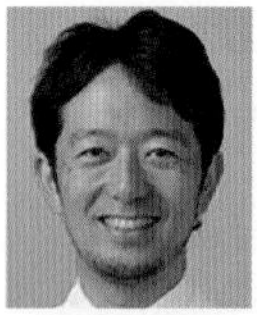

八重樫 牧人 やえがし まきと

亀田総合病院 総合内科
（電話）04-7092-2211
千葉県鴨川市東町 929
●総合内科、呼吸器内科専門医

診療内容

総合内科、呼吸器内科

1. どの科を受診したら良いのかわからない場合や、2. 何でも相談できる医師に全人的に診療してほしい場合に受診して下さい。1 の例は、3 週間続く熱があって受診したいが、熱の原因が肺炎・尿路感染・胆嚢炎などの感染症なのか、関節リウマチ等の膠原病なのか、リンパ腫などの腫瘍による熱なのか、わからないのでどの科を受診したら良いのかわからない場合です。2 の例は持病の多い方が高血圧と心房細動は循環器内科、高脂血症は内分泌科、肺気腫は呼吸器内科に受診していた場合、状態によっては総合内科で全部まとめて診察することが可能です。そうすると薬の重複や相互作用を少なくすることが出来、優先順位もつけやすくなります。同じ症状で他院を受診された後の受診であれば必ず紹介状を持参して下さい。無駄な検査を繰り返さずによりよい治療につながります。

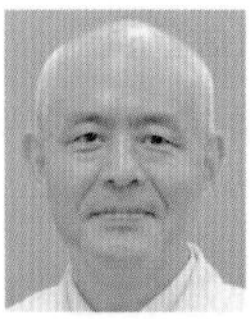

野村 英樹 のむら ひでき

金沢大学附属病院 総合診療科
（電話）076-265-2000
石川県金沢市宝町 13-1
●総合内科専門医

診療内容

総合診療、診断の困難な内科的疾患

総合診療科は、臓器を特定せずに様々な身体上の健康問題を扱う診療科です。当科は大学病院総合診療科ですので、特に地域医療機関で診断が困難な患者さんを御紹介頂いています。
当院へ通院中の患者さん、および、当院へ入院予定の患者さんで、禁煙の意志のある方の禁煙支援診療を行っています。
診療は、禁煙外来を含め予約制です。
当科での診療の後、院内・院外の適切な専門医、ないし院外の総合診療医に御紹介致します。精神疾患および外傷の診療は担当しておりません。セカンドオピニオン外来は行っておりません。入院診療は行っておりませんので、即日入院を希望される患者さんの当科への受診、および、即日入院が必要と考えられる患者さんの当科への御紹介はご遠慮下さい。禁煙外来には、3 か月間に 5 回の通院が必要です。

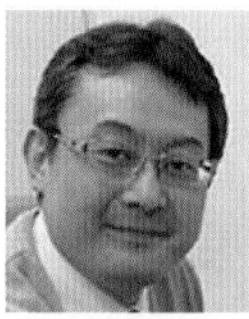

松下 明 まつした あきら

奈義ファミリークリニック
（電話）0868-36-3012
岡山県勝田郡奈義町豊沢 292-1

診療内容

総合診療（家庭医療）

米国ミシガン州立大学関連病院にて家庭医療学レジデント（行動科学の選択ローテーションのみこの領域のメッカであるニューヨーク州ロチェスター大学で行い、家族志向のケアを中心に学ぶ）。3 年間の研修終了時 STFM Resident Teacher Award を受賞しました。
1. 赤ちゃんから御高齢の方まで、年齢や性別に関わらず、あらゆる健康問題に対応します。2. 専門科受診が必要な方には、最適な専門科への紹介を速やかにさせていただきます。3. 病気になったときの診断治療はもちろんのこと、健康な人により健康になっていただくお手伝いを予防接種や健診、禁煙外来、生活習慣病予防講座などを通して積極的に行っていきます。4. 臨時往診や定期訪問診療もほぼ毎日行っております。5. いつでも、気軽に心配事が相談できる家族ぐるみのかかりつけ医（家庭医）です。

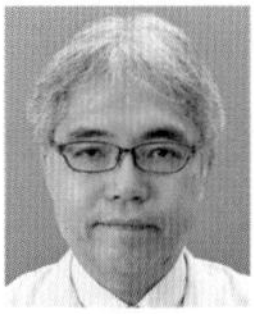

石井 正 いしい ただし

東北大学病院 総合診療科
（電話）022-717-7000
宮城県仙台市青葉区星陵町 1-1
●外科専門医、消化器外科専門医

診療内容

頭痛、胸部の症状（胸痛、動悸、呼吸困難など）、腹部の症状（腹痛、腹部膨満感、腹部違和感など）、消化器の症状（嘔気、下痢、便秘など）、腰痛、関節痛、全身倦怠感、めまい、しびれ、不眠、ほてり、脱力

石巻赤十字病院勤務中に発生した東日本大震災では全国からの支援救護チームを統括し、のべ53,696名の被災者の方々を診療しました。
当科は、経験豊富なスタッフが、患者さんが抱えている複雑な症状、原疾患の特定が困難な症状に対して、時間をかけて診察します。スタッフは、一般内科、外科、呼吸器、循環器、神経、腎臓、消化器、漢方など様々な領域の専門医によって構成されており、診療科横断的なディスカッションを適宜行いながら必要な検査を可及的速やかに施行し、診療の方向性が見出されるまで身体的な疾患や心理的な問題を持っている患者さんに対して全人的に診療することを心がけております。

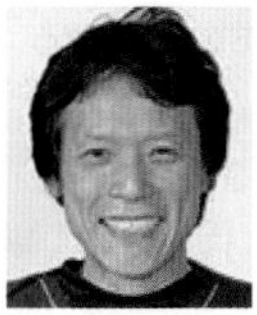

林 寛之 はやし ひろゆき

福井大学医学部附属病院
（電話）0776-61-3111
福井県吉田郡永平寺町松岡下合月 23-3
●救急科専門医

診療内容

救急初期診療・外傷

救急部は、重症多発外傷や重症中毒における集中治療や、心肺蘇生、重症熱中症、重症低体温、重症アナフィラキシーショックなどにおける救急初期治療から集中治療までを行う体制が365日24時間整っています。
総合診療部は、セカンドオピニオン外来の窓口、web相談窓口などを担当しています。禁煙外来や中高年女性外来などを行っていますが、近い将来、和漢診療外来の開設や、在宅医療への支援なども視野に入れています。
救急部の医師と総合診療部の医師が合同で救急初期診療部隊を形成しました。全国の大学病院でもまれな試みです。救急室を受診するすべての急病、外傷の患者さんを365日24時間体制で受け入れて初期診療を行い、入院治療や手術が必要な場合には各科の専門医師を呼び、バトンタッチしています。

医師には遠慮なく質問しよう

ドクターに色々質問することはどうも気が引ける、リスクなど悪いことは考えたくないといった心理が働き、質問を控えてしまう傾向が一般的にあると思います。しかし、自分の命は自分で守るしかありません。
納得のいかないこと、疑問に思うことがあったら、遠慮なく、冷静に質問しましょう。
名医なら、きちんと説明して不安を解消してくれるはずです。
質問は要点をまとめて伝えるなどを心がけましょう。

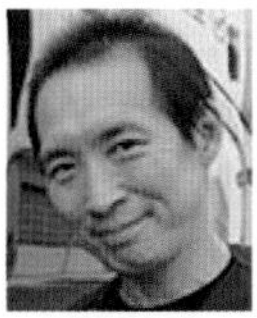

今 明秀 こん あきひで

八戸市立市民病院 救急科
（電話）0178-72-5111
青森県八戸市田向 3-1-1
●外科専門医

診療内容

救急医療

病院長でフライトドクターは国内唯一です。
当院の救命救急センターはわが国の最大規模です。「重症すぎて手遅れですね」だったら、もっと早く治療開始すればいいことです。医師と看護師が自宅や現場に出動すればいいことです。八戸には、ドクターヘリとドクターカーがあります。「熱があります。何科を受診すればいいのでしょうか、軽症なのか重症なのかも判断できません」八戸には臓器別を問わないで受け入れるERがあります。「高齢者、呼吸が苦しい、ご飯が食えない、ぐったりしている。入院は必要だが何科が担当するのだろうか」八戸では救急総合診療という考えで、病名不明で臓器別診療科がはっきり決められない高齢者の病気は救急科が入院担当します。突然、緊急、救急、事故、自殺、病名不明、これらに備えている集団が救命救急センターです。

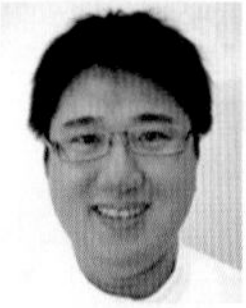

大杉 泰弘 おおすぎ やすひろ

藤田医科大学病院 救急総合内科
（電話）0562-93-2111
愛知県豊明市沓掛町田楽ヶ窪 1-98
●総合内科専門医、リウマチ専門医

診療内容

総合医療、家庭医療、リウマチ

当科は「特定の臓器に偏った診療ではなく、患者中心の“全人的”な医療を実践する」という理念に基づき、症状や病気によって差別せずに診療を行います。問題解決にあたり、evidence-basedであることに心掛け、専門医やほかの医療職との連携も良好にして最善の診療をめざすことが重要と考えています。
外来診療では救急室と内科初診外来を担当し、初期診療や適切な医療への方向付けを中心に行っています。
豊田地域医療センターの在宅医療支援センター長です。家庭医療を通して、安心な在宅医療を提供できるように頑張っていきます。質の高い医師による訪問診療・看護師による訪問看護・リハビリによる訪問リハビリを行う事ができるよう努力していきます。

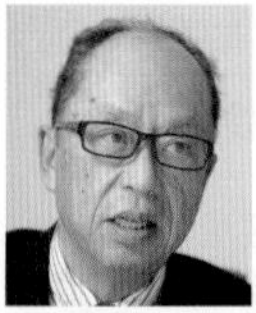

中西 重清 なかにし しげきよ

中西内科
（電話）082-815-1211
広島県広島市安佐北区亀山 4-20-8
●総合内科専門医

診療内容

総合内科

総合内科（特に呼吸器内科）として、平成３年に開業しました。呼吸器科・胃腸科・循環器科・アレルギー科のほか、全ての症状に対応できる診療（総合内科）を目指しています。
地域の皆様に役立つよう、頑張っています。特に、咳が止まらない、息が苦しい方は、おいで下さい。もともと、呼吸器内科が専門なので、風邪、肺炎、アレルギーなどは得意です。
往診（訪問診療）にも力を入れています。自宅で療養を希望される方は、いつでも相談して下さい。
安佐市民病院・広島市民病院・広大病院の研修医と一緒に診療していますので、ご協力をお願いします。
最先端の医学知識と技術、きめ細やかな患者さんとのコミュニケーションがモットーです。

セカンドオピニオンの上手な求め方

納得のいく治療を選択するため、この診断や治療法で良いのか、他の選択肢はないのか、他の医師から意見を聞くことも大切です。治療が始まる前、手術の日程が決まる前の方が良いでしょう。セカンドオピニオンは名医が皆、奨励していることです。嫌がる医師、怒り出す医師は怪しいと思ってください。
医師により、治療法の選択が異なっている場合がありますので、それぞれの意見をよく聞きご自身で判断し、納得のいく方法を選択しましょう。
緊急を要するもの（病気によっては一刻も早く治療を始めた方が良い場合もあります）でない限り、焦って治療方法を決めるのではなく、他の医師の意見を聞き、自分に最も合っている方法や納得のいく方法を選ぶことは良いことです。主治医に「セカンドオピニオンを他の医師に聞きたいから、紹介状を書いてください」と言い出しにくい場合、紹介状なしに初診として他の医師に診察してもらうことも可能です。

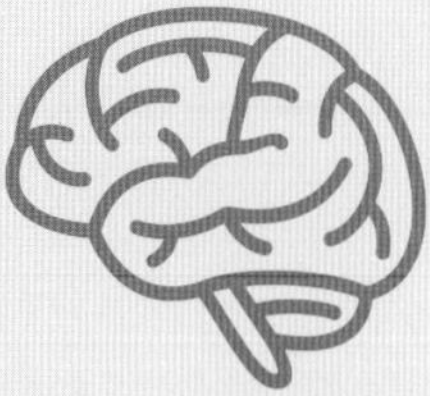

脳・神経

異変を感じたら、即刻病院へ

多くある脳疾患の一つである脳卒中には、血管が破れて溢れ出した血液が脳を圧迫する脳出血（のうしゅっけつ）とくも膜下出血、脳の血管が詰まって起きる脳梗塞（のうこうそく）と一過性脳虚血発作（いっかせいのうきょけつほっさ）などがあります。

脳卒中の８割を占めるのが脳梗塞です。脳梗塞の発作は死に直結する他、半身不随（はんしんふずい）、言葉や意識の障害が残ることもあります。

いつもと違い、片側の顔面や手足が動かない、しびれる、ろれつが回らない、人の話が理解できない、片目が見えない、物が二重に見える、ふらふらする、激しい頭痛がする、吐くといった症状では脳卒中の疑いがあります。一刻も早く、眼科や消化器科ではなく、設備の整った病院の救急外来や脳神経内科・外科を受診しましょう。

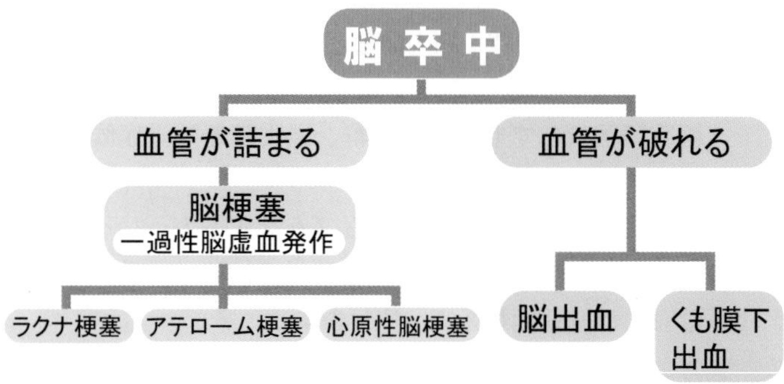

神経内科

神経内科では、脳、脊髄、末梢神経の異常および、それらが筋肉に現れる病気を診療しています。神経内科で脳卒中の救急外来に対応している病院も多くあります。

本書では、調べやすいように神経内科と老年科・認知症を分けていますが、病院により独立させず神経内科が診ている場合もあります。神経内科は、脳卒中の初期対応から認知症など脳にかかわる幅広い疾患に対応しています。

主な対象疾患には、以下のようなものがあります。

・神経変性疾患（パーキンソン病、アルツハイマー病、ハンチントン病、筋萎縮性側索硬化症、脊髄小脳変性症など）

・免疫性神経疾患（多発性硬化症、ギラン・バレー症候群、重症筋無力症、筋炎など）

・感染性疾患（脳炎、髄膜炎など）

・血管障害（脳梗塞、脳出血など）

・頭痛

・睡眠障害（むずむず脚症候群、睡眠時無呼吸症候群、ナルコレプシー）

夜寝床に入ると、脚を中心にムズムズするような不快な感覚が生じ睡眠障害を起こすむずむず脚症候群は、足の症状ですが、多くは神経内科系で診療します。

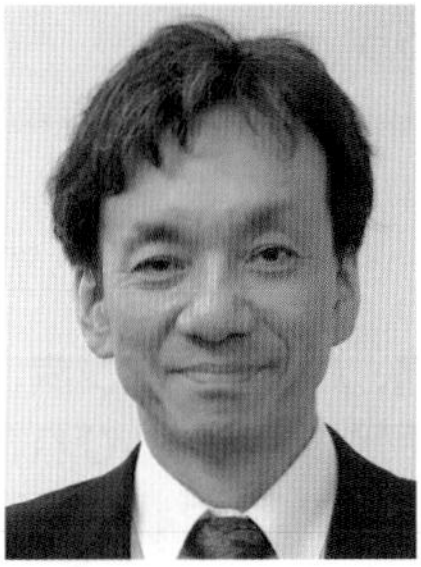

豊田 一則　とよだ かずのり

国立循環器病研究センター病院　脳血管内科
（電話）06-6170-1070　大阪府吹田市岸部新町 6-1

脳卒中（脳梗塞、脳出血など）、
無症候性脳血管病変（頸動脈狭窄、無症候性脳梗塞など）、
認知機能障害、頭痛、めまい、その他の神経救急疾患

●神経内科専門医

得意分野・診療案内

国立循環器病研究センター（国循）の脳血管部門は、脳血管内科、脳神経内科、脳神経外科の３科より成り、共同して脳卒中、脳血管障害の専門的診療を行っています。脳卒中は救急疾患です。当院は、過去の受診歴の有無にかかわらず、脳卒中を疑われて緊急で受診される患者さんを断らずに受け入れています。全国から多くの若い医師が修練を受けに集まっていますので、24 時間 365 日いつでも十分な人数のメンバーが、最先端の診療を行います。

診療ポリシー・患者さんへのメッセージ

国立循環器病研究センター（国循）は、脳卒中や心臓血管病の国内中核医療機関です。2019 年７月に JR 岸辺駅（JR 京都線、新大阪駅より７分）に直結する新施設に引っ越し、最新鋭の医療機器を備えて「世界でベストの医療」を提供すべく努めています。
全国に６つある、国立高度専門医療研究センター（国立がん研究センターなど）の一つとして、脳卒中や心臓血管病の政策医療をサポートし、ガイドラインに反映されるような多くの臨床研究を行っています。職員は皆、国循で新しい医療を作ろうと希望をもって働いており、明るい職場だと実感されるでしょう。

治療実績・コメント	科全体 年間総治療数： 脳卒中　約 1,000 件 急性期脳梗塞　621 件（2018 年）
	2018 年 急性期脳梗塞静注血栓溶解療法（t-PA 静注療法）　118 件 急性期脳梗塞血管内治療（血栓回収療法）　89 件
	急性期脳梗塞静注血栓溶解療法（t-PA 静注療法）は、当院が中心となって国内での治療承認を取得し、ガイドライン（適正治療指針）を作成しています。他にも、さまざまな脳卒中治療法を、国内多施設共同あるいは海外と共同して開発してきました。
業績	【著書】『脳梗塞診療読本 第３版』、『脳出血・くも膜下出血診療読本』（ともに編集）国循の OB、OG、現役メンバーが分担して作った教科書です。 【原著論文】New England Journal of Medicine, Lancet, Lancet Neurology をはじめ多くの英文誌に、論文掲載しています。

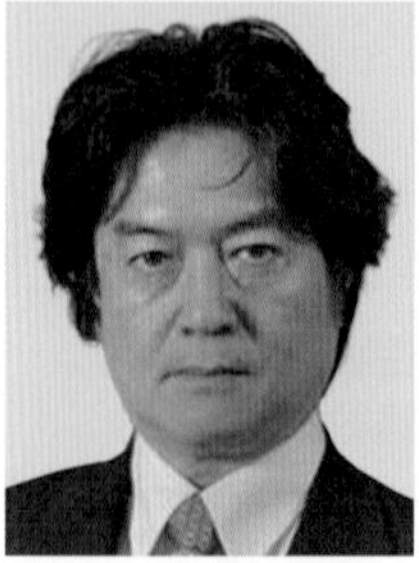

内山 真一郎　うちやま しんいちろう

①山王病院　脳血管センター
（電話）03-3402-3151　東京都港区赤坂 8-10-16
②山王メディカルセンター　脳血管センター
（電話）03-3402-5581　東京都港区赤坂 8-5-35

脳卒中、一過性脳虚血発作、認知症、片頭痛、パーキンソン病、てんかん、その他神経疾患、頭痛、めまい、手足のまひやしびれ、意識障害、けいれん、ふるえなどの神経症状　●神経内科専門医

得意分野・診療案内

臨床神経学、脳卒中学、血栓止血学を研究分野としており、脳神経内科の中でも脳卒中や一過性脳虚血発作などの脳血管障害を得意分野としています。脳卒中の原因となる無症候性脳梗塞、大脳白質病変、頸動脈狭窄病変を認めた患者さんの脳卒中予防対策に積極的に取り組んでいます。原因不明の脳卒中や若年性脳卒中の患者さんの診療には特に力を注いでいます。脳血管障害の次に多く診療しているのは認知症です。血管病の危険因子の管理により大多数の脳卒中や認知症は同時に予防可能であるという科学的根拠に基づいて認知症の発症予防や進行抑制に取り組んでいます。外来患者の多くを占める頭痛、めまい、手足の運動障害やしびれ、けいれん、意識障害は脳神経内科の対象となる訴えであり、神経内科専門医としての豊富な臨床経験を生かして的確な診療を行うことに努力しています。

診療ポリシー・患者さんへのメッセージ

患者さんの目線に合わせて、わかりやすく丁寧な説明を心がけています。風評に左右されず、科学的根拠に基づき、ガイドラインに準拠した、世界標準の診療を実践しています。また、適切な問診・診察と迅速な検査による早期診断・早期治療に努めています。医療の成否は、医師と患者さんが病気に対する共通の認識を持ち、同じ方向を向いて二人三脚で努力することができるかどうかにかかっています。

<table>
<tr><td></td><td>個人年間総治療数：3,564 件（2019 年）</td><td>過去 40 年間の総治療数：345,600 件</td></tr>
<tr><td rowspan="2">治療実績・コメント</td><td>【治療の内訳】2019 年
①治療を継続中：69%
②治療を完結した（寛解）：28%
③途中で患者さんが来なくなった：1%
④近隣のかかりつけ医に紹介した：1%
⑤外科医に紹介した：1%</td><td>【代表的な疾患または症状の件数】2019 年
脳血管疾患・頸動脈疾患　2,083 件
認知症・軽度認知機能障害（MCI）102 件
頭痛（片頭痛、緊張型頭痛など）99 件
手足の運動障害・しびれ　87 件
めまい・ふらつき　85 件
けいれん・ふるえ・意識障害・失神 46 件</td></tr>
<tr><td colspan="2">2019 年は脳血管障害やその予備軍（無症候性病変や危険因子を有する患者さん）が全体の約 6 割を占め、脳卒中発症はなく、全例で再発や発症の予防に成功しています。危険因子の厳格な管理と適切な抗血栓療法や個別治療を行った成果だと思います。</td></tr>
<tr><td>業績</td><td colspan="2">これまでに海外招待講演は 58 回行っており、原著論文 393 編、著書 190 冊を執筆しています。日本栓子検出と治療学会（2001 年）、日本脳ドック学会総会（2006 年）、日本脳神経超音波学会（2008 年）、日本脳卒中学会総会（2011 年）、日本血栓止血学会学術集会（2012 年）、アジア太平洋脳卒中学会（2012 年）、国際 TIA/ACVS 会議（2013 年）、日本脳血管認知症学会（2017 年）の会長を務めました。</td></tr>
</table>

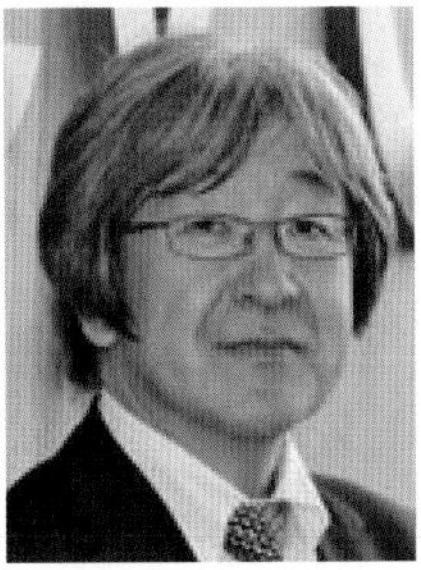

服部 信孝　はっとり のぶたか

順天堂大学医学部附属順天堂医院　脳神経内科
（電話）03-3813-3111　東京都文京区本郷 3-1-3

パーキンソン病、神経内科一般

●神経内科専門医

得意分野・診療案内

順天堂大学脳神経内科は2018年に創立50周年を迎える日本でも有数の伝統を持つ神経内科です。パーキンソン病では日本トップレベルの数の患者さんを診療しており、原因究明の研究においても世界レベルでも引けを取らない業績を上げています。また、神経内科領域では脳血管障害や神経免疫疾患を始めとして幅広い疾患に対しても多くの患者さんにより専門的な診療を行っています。

診療ポリシー・患者さんへのメッセージ

私が医師を目指したのは高校時代に映画「赤ひげ」を見たことがきっかけでした。家業が医者だったわけではありません。当時、映画の中で赤ひげが診ていたのは眼に見える病状だけではありません。頼ってくる患者さんの生活も看れば、家族も観る、そして患者さんの心を視ることで病に向き合っていたように思います。それは先端技術を以って神経難病の克服を目指す現代の医師にとっても、忘れてはならない姿勢です。特に神経難病は脳という一つの臓器だけにとらわれ、単に検査データを読み解いていく力だけで克服できるものではありません。たとえ優れた技術、能力があったとしても、患者さんの立場に立ち、その話を真摯に聞き取ろうとしない限り、私たちは神経難病に向き合う機会すら患者さんから与えられないのではないでしょうか。「患者さんの立場に立った医療」と言うのはたやすいですが、実際には患者さんの生活や心まで知ろうと努力する、または理解しようと行動を起こさない限り、その視点には立てません。当科で最近力を入れていることの一つは「在宅医療」です。私自身、長年、病棟を退院後に看護に疲れ果ててしまう患者さんとそのご家族を数多く経験してまいりました。順天堂のような都心にある大学病院でどのように治療計画を立てたらよいかずっと考えてきていました。そこで当科OBと連携し、在宅医療専門のクリニックを大学の近くに開院して退院後も当科の同門のスタッフがサポートし続ける体制を作りました。「患者さんの立場に立った医療」を実践するための順天堂医院脳神経内科の答えのひとつです。

	順天堂医院 脳神経内科 診療実績（2018年）：外来患者数 年間88,806人、初診患者数2,977人、再診患者数85,829人、救急患者数913人			
入院疾患分類	神経変性疾患	663	筋疾患	29
	脳血管障害	271	腫瘍性疾患	7
	免疫疾患	73	代謝性疾患	9
	てんかん	39	感染性疾患	41
	末梢神経疾患	11	その他（11）を合わせて 合計1,154人	

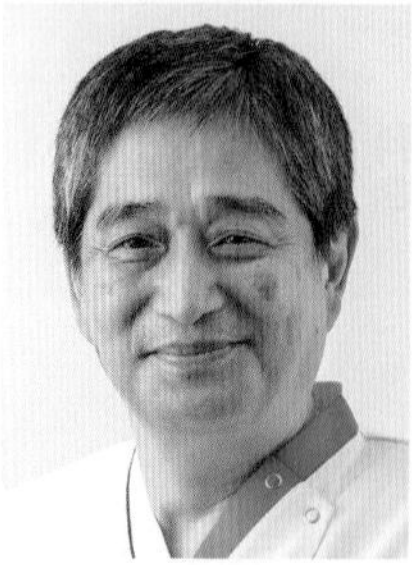

橋本 洋一郎　はしもと よういちろう

熊本市民病院　脳神経内科
（電話）096-365-1711　熊本県熊本市東区東町 4-1-60

脳卒中、頭痛、てんかん、認知症、髄膜炎、脳炎、運動ニューロン病、脊髄小脳変性症、パーキンソン病、特発性正常圧水頭症、脱髄性疾患、代謝性疾患、末梢神経疾患など

●神経内科専門医、リハビリテーション科専門医

得意分野・診療案内

脳卒中を専門とする神経内科医として、特に脳梗塞の診断と治療について先端医療機器を用いて専門医療を実践しています。その他、脳炎、髄膜炎、ギラン・バレー症候群をはじめとする救急神経疾患を診療しています。入院診療では脳梗塞急性期治療を中心に、看護師、薬剤師、管理栄養士、リハビリテーションスタッフなどと協力して治療にあたっています。
外来では頭痛、めまい、しびれ、歩行障害などを中心に脳神経疾患全般を対象に診療を行っています。特に片頭痛、群発頭痛、交通外傷によらない脳脊髄液漏出症、体位性頻脈症候群による頭痛などの難治性頭痛の治療に力をいれています。さらに認知症やてんかんなど幅広く外来診療を行っています。眼科、耳鼻咽喉科、皮膚科、産科・婦人科、歯科口腔外科などがあるため、複数の科による連携が必要な疾患の診療ができるのも特色となっています。

診療ポリシー・患者さんへのメッセージ

①脳卒中急性期病院の脳神経内科として脳梗塞や一過性脳虚血発作の診療を積極的に行っています。医療設備としては、X 線 CT、MRI・MRA、神経超音波検査（頸部血管エコー、経頭蓋超音波検査）、脳血管造影、脳血流シンチグラフィー（SPECT）、経胸壁心エコー、経食道心エコーなどを備えています。回復期リハビリテーションを要する場合は、地域のリハビリテーション専門病院施設との連携の下、「熊本方式」と呼ばれる急性期から回復期・維持期までシームレスな診療体制を構築しています。
②頭痛診療も積極的に行っています。当院は九州に２箇所しかない頭痛教育センターとなっており、若手医師の頭痛の教育を行うとともに、熊本県内外の難治性頭痛患者さんを受け入れて診断・治療を行っています。頭痛の新薬の治験も積極的に行っており、数年以内に片頭痛の治療・予防が大きく変わって行くと考えています。
③妊婦さんの神経疾患の診療を産科・婦人科の先生と協力して行っています。
④神経変性疾患や認知症の診断・治療も行っています。

治療	2016 年の熊本地震により 2019 年 10 月に新病院に移転しました。 今後、順次診療体制が整う予定です。詳しくは受診予約の際にお問い合わせください。
業績	【著書】『マスター脳卒中学：最前線医療の現場からリハビリテーションまで』（編集）、『脳卒中症候学 症例編：診療の深みを理解する』（編集）、『決定版 まるごと一冊！脳梗塞：発症のメカニズム、診断、治療、看護、そして予防、地域連携まで』、『脳卒中プライマリ・ケア―脳卒中を発症させない見逃さない』ほか

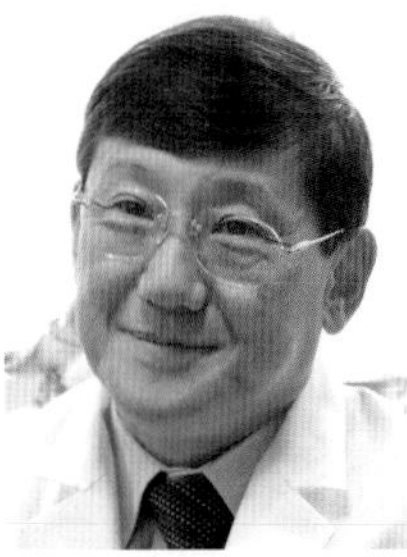

鈴木 則宏　すずき のりひろ

湖南慶育病院　脳神経内科
（電話）0466-48-0050　神奈川県藤沢市遠藤 4360

脳卒中（脳梗塞、脳出血）、てんかん、片頭痛、認知症、パーキンソン病、多系統萎縮症、小脳失調症、髄膜炎、脳炎、脱髄疾患、運動ニューロン疾患、末梢神経疾患、筋疾患など

●総合内科専門医、神経内科専門医

得意分野・診療案内

頭痛特に片頭痛などの慢性頭痛の治療を得意としています。頭痛の診療は、MRI、脳波、血液検査などでは一切異常所見が出ません。そのために、頭痛の非専門医にとってはアプローチしにくい疾患の一つになっています。私の外来では、詳細な医療面接（問診）で、いつから、どのような頭痛が発症して、現在に至っているのか？痛みの性質は、脈を打っているようなのか？締め付けられるようなのか？刺されるようなのか？頭痛で嘔吐することはあるか？頭痛時、光がまぶしく感じたり、音がいつも以上に頭に響いたりするか？頭痛の時に体を動かすことはできるか？女性の場合には生理と関係があるか？最近の生活環境の変化やストレスはあるか？など、しつこいほど、いろいろな頭痛診断のキーポイントとなる要素をお聴きして、正確な診断をつけていきます。頭痛の治療には、正確な診断をつけることが、最も大切だからです。もし頭痛がなければ、違った人生があるのではないか？と一度でも考えた事のある方は一度受診して下されば幸いです。

診療ポリシー・患者さんへのメッセージ

詳細な医療面接によって、患者さんが何を最も求めていらっしゃっているのかを確実にとらえます。そして、どこまでそれに対して満足のいく治療が施せるのかを説明して、患者さんと一体となって病気の治療に専心しています。すなわち、「病気を一緒に治しましょう」という姿勢を常に持ちながら、患者さんと治療にあたっています。

	個人 年間総治療数：320 件（2019 年）	累計総治療数：1,220 件
治療実績・コメント	【治療の内訳】（2019 年） ①治療を継続中：57% ②治療を完結した（寛解）：30% ③途中で患者さんが来なくなった：5% ④近隣のかかりつけ医に紹介した：5% ⑤外科医に紹介した：3%	【主な治療実績】（2019 年） パーキンソン病　82 件 片頭痛等慢性頭痛　102 件 てんかん　22 件 小脳失調症　32 件 脳卒中　54 件 三叉神経痛　11 件
	基本領域・サブスペシャルティ専門医の他、脳卒中専門医、頭痛専門医、認知症専門医、米国内科学会専門医 FACP、国際脳卒中学会専門医 FWSO の資格を取得しており、内科全般、神経疾患、脳卒中、頭痛、認知症の多岐にわたる治療を実践しています。	
業績	・日本脳卒中学会　名誉会員（2019 ～）　顧問（2019 ～） ・日本頭痛学会　理事（2004 ～）・代表理事（2014.11 ～ 2018.11）　ほか ・平成 22 年度　日本医師会医学研究奨励賞／平成 29 年度　慶應義塾賞　ほか	

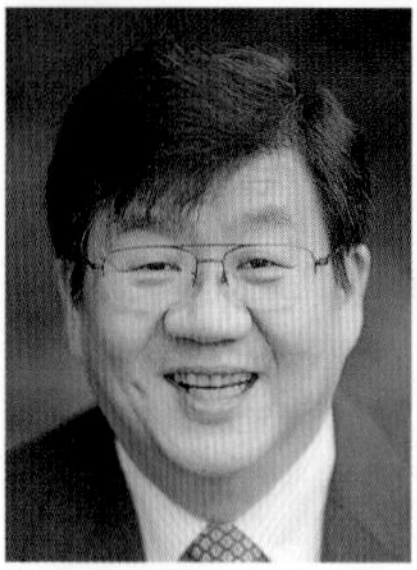

竹島 多賀夫　たけしま たかお

富永病院　脳神経内科・頭痛センター
(電話) 06-6568-1601　大阪府大阪市浪速区湊町 1-4-48

脳神経内科疾患全般、頭痛、パーキンソン病、認知症

●総合内科、リハビリテーション、神経内科、老年病専門医

得意分野・診療案内

当院の頭痛センターは、日本頭痛学会の地域頭痛教育センターに指定されており、さまざまな頭痛でお悩みの患者さんの診断、治療はもとより、地域の頭痛医療の向上のための教育・啓発活動、頭痛に関する研究も行っています。近畿地区はもちろんのこと、全国から多数の頭痛患者さんが受診されています。片頭痛、緊張型頭痛、群発頭痛をはじめとした三叉神経自律神経性頭痛など一次性頭痛の診断、治療を行い、また、二次性頭痛についても診断を行っています。薬剤使用過多による頭痛（薬物乱用頭痛）や慢性片頭痛、難治性の連日性頭痛などは、必要に応じ入院治療にも対応しています。脳神経内科では、パーキンソン病や脊髄小脳変性症などの神経難病、アルツハイマー病をはじめとする認知症、および、脳神経内科疾患を専門的に診療しています。

診療ポリシー・患者さんへのメッセージ

患者さんのお話をよく伺い、正確な脳神経内科の診察、検査を実施し、適切な診断と治療を提供することをモットーとしています。病状や治療につきわかりやすくご説明することを心がけております。

治療実績・コメント	個人 年間総治療数：2,000 件	過去 10 年間の総治療数：30,000 件
	【治療の内訳】（2019 年） ①治療を継続中：50% ②治療を完結した（寛解）：45% ③途中で患者さんが来なくなった：1% ④近隣のかかりつけ医に紹介した：1% ⑤外科医に紹介した：3%	【主な治療実績】（2019 年） 片頭痛　1,200 件 緊張型頭痛　500 件 群発頭痛・三叉神経自律神経性頭痛 200 件 パーキンソン病　200 件 認知症（アルツハイマー型、レビー小体型他）200 件 脊髄小脳変性症　50 件
業績	【著書】『頭痛外来専門医が教える！頭痛の診かた』、『迷わない！見逃さない！頭痛診療の極意』、『頭痛解消パーフェクトガイド』ほか	

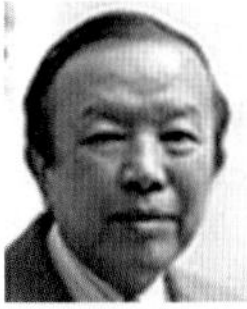

水野 美邦 みずの よしくに

東京クリニック 神経内科
（電話）03-3516-7151
東京都千代田区大手町 2-2-1
●神経内科専門医

診療内容

パーキンソン病、進行性核上性麻痺、多系統萎縮症、症候性パーキンソニズム

パーキンソン病を中心に診療をしています。できるだけ予約時間を外れないように注意しています。パーキンソン病はライフロングの疾患です。特にウェアリングオフが出てからは毎日の症状に悩む患者さんが少なくありません。これを薬物治療と毎日の生活での注意点をさしあげて出来るだけ毎日を快適に過ごしていただけるように努めています。年間の総治療数は関連病院を併せて 450 名位です。
上記病院の他に、銀座内科・神経内科クリニック　電話 03-6253-8786（東京都中央区銀座 6-12-10）、順天堂大学医学部附属順天堂医院 脳神経内科 - 予約外来　電話 03-3813-3111（東京都文京区本郷 3-1-3）でも受診可能です。

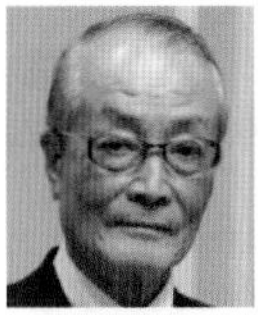

廣瀬 源二郎 ひろせ げんじろう

浅ノ川総合病院 脳神経内科
（電話）076-252-2101
石川県金沢市小坂町中 83
●神経内科専門医

診療内容

脳血管障害、パーキンソン病・パーキンソン症候群、てんかん、認知症、末梢神経疾患、不随意運動疾患

脳卒中、中でも脳梗塞（発症 7 日以内患者数：112 名脳神経内科 /283 名脳神経センター＋内科）の局所診断を臨床的、MRI/CT 画像にて明確にすることで早期の血栓溶解療法（rtPA 投与）を行い 3 か月後の運動機能をできるかぎり元の健康時状態に戻す治療を目指しています。またパーキンソン病では初期の軽い振戦、筋こわばりなどの薬物治療はもとより、慢性期薬物治療の副作用によるジスキネジアにも対応して深部脳刺激療法（DBS）設置も可能な施設で、術後も刺激調節も含めて私を含む脳神経内科専門医 3 名が治療を担当します。この 1 年間の新患患者数はパーキンソン病 41 名、パーキンソン症候群 20 名で、新規 DBS 設置数は 3 例でした。また全国てんかん拠点病院 14 施設の一つで、北陸地方では唯一の専門施設です。

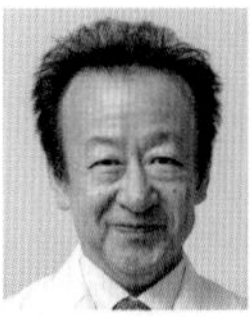

卜部 貴夫 うらべ たかお

順天堂大学医学部附属浦安病院
（電話）047-353-3111
千葉県浦安市富岡 2-1-1
●総合内科専門医、神経内科専門医

診療内容

神経内科疾患全般、脳卒中（脳梗塞、脳出血）、パーキンソン病、認知症、てんかん

脳神経内科では、脳卒中をはじめとする神経救急疾患から、認知症、頭痛、てんかんなどの common disease およびパーキンソン病といった神経難病まで幅広く神経疾患の診療を行っています。救急診療では、地域の消防との間で開設した脳卒中ホットラインを通じて多くの脳卒中患者を迅速に受け入れ、超急性期脳梗塞患者に対する rt-PA（アルテプラーゼ）静注による血栓溶解療法を 1 年間で 20 例以上に実施し、機械的血栓回収術も合わせて行っています。また，進行期パーキンソン病に対するデュオドーパ治療も多くの症例に実施しています。
診療科長として年間の外来総患者数 33,000 人以上、初診患者数 2,000 人以上、入院実患者数 1,000 人以上、新入院患者数 600 人以上の診療を統括しています。

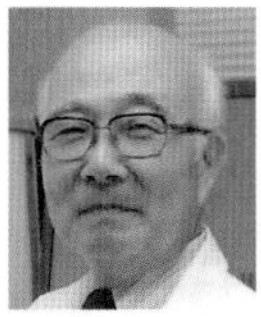

岩田 誠 いわた まこと

メディカルクリニック柿の木坂
（電話）03-5731-1599
東京都目黒区柿の木坂 1-15-15
●神経内科専門医

診療内容

頭痛、てんかん、脳卒中慢性期、パーキンソン病、認知症、頚椎症、腰椎症、末梢神経障害

神経内科疾患のほとんど全てを診ます。診療は全て予約制で、患者さんとの会話を重視しています。ひとりひとりの症状とその経過や既往を踏まえ、内科的な診察に加えて神経学的な診察を行い、頭部 MRI や脳波など適切な補助検査を参考に、診断と治療方針を決めていきます。
今までの症状の経過や受けられた検査などの結果も含めて細かくお聞きすることもおおいため、診療に時間がかかる場合があります。
また、物忘れや記憶の障害が疑われる場合はご一緒に生活されている方からみて症状がどう映っているのかを伺うことも大事ですので出来るだけ日頃の事をよくご存じの方とご一緒に来院下さい。他院で既に検査を受けていらっしゃる場合には画像等の検査結果を御持参頂きますようお願い致します。

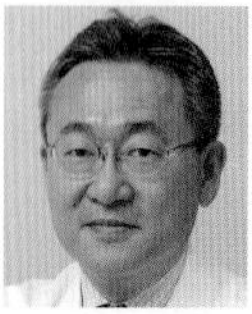

野川 茂 のがわ しげる

東海大学医学部付属八王子病院
（電話）042-639-1111
東京都八王子市石川町 1838
●総合内科専門医、神経内科専門医

診療内容

脳卒中、パーキンソン病、頭痛

神経内科は以下の通りです。1）脳卒中：当院では 2018 年 472 例の急性期虚血性脳卒中を担当し、東京都では 5 番目に多く対応し（読売新聞）、このうち、32 例に t-PA 静注による血栓溶解療法を、34 例に機械的血管内血栓回収療法を施行した。また、南多摩医療圏脳卒中医療連携協議会を主宰しており、地域の医療機関との連携を強化している。2）パーキンソン病：私共で開発したパーキンソン病患者のための自記式包括的質問票 (MASAC-PD31) は、日常診療において非運動症状を含む種々の症状をピックアップするのに優れ、また、東工大三宅研究室と共同で介護用リズム歩行アシストシステム Walk-Mate の研究開発にも携わっている。3）当院は頭痛学会認定「頭痛センター」であり、CGRP 受容体および CGRP に対するモノクローナル抗体を用いた治験に携わっている。

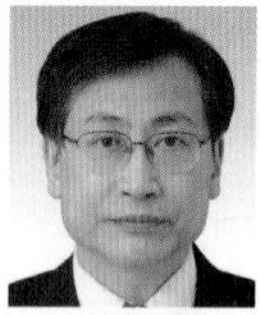

北川 一夫 きたがわ かずお

東京女子医科大学病院 脳神経内科
（電話）03-3353-8111
東京都新宿区河田町 8-1
●総合内科専門医、神経内科専門医

診療内容

脳卒中、脳梗塞、一過性脳虚血発作、臨床神経学一般、運動麻痺、言語障害、頭痛、しびれ、めまい

週 3 日の外来診療で月平均 200 名の外来患者さんを診察し、最も得意な診療分野は脳卒中、脳血管障害です。脳卒中急性期の患者さんは入院治療しています。診療部長を務めます。当科では年間 600 例近い脳神経内科疾患の入院患者を受け入れ、約 200 例が急性期脳卒中です。脳卒中集中治療室を完備し急性期には血栓溶解療法、局所血栓回収療法（脳神経外科）を実施、専門的な脳神経超音波検査（経食道心臓超音波検査、経頭蓋超音波ドプラ検査、頸動脈超音波検査）、MRI、長時間心電図モニター検査等を行い丁寧な診療を行っています。先進医療である細胞治療の治験にも取り組んでいます。退院後は外来で適切な抗血栓療法、リスク管理、生活習慣改善を通じて脳卒中再発予防に加え認知症、フレイルへの進行を予防しています。

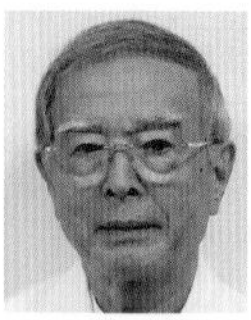

内野 誠 うちの まこと

くまもと南部広域病院 脳神経内科
（電話）0964-28-2555
熊本県熊本市南区城南町舞原無番地
●総合内科専門医、神経内科専門医

診療内容

パーキンソン病、認知症、脳梗塞、頭痛、てんかん、脊髄小脳変性症、手足のしびれ、めまい

神経内科、認知症、脳卒中、総合内科を専門にしていますが、具体的には物忘れ、頭痛、めまい、手足のしびれ・ふるえ・麻痺、歩行障害、けいれんなどの症状がある方に対して、専門的診察と必要な検査（MRI、CT、脳波、血液検査など）に基づき、的確に診断し、最も有効な治療法（薬物治療、リハビリなど）を選択して実施しております。毎年自身で約 80 名の新規患者様と再来の方延べ 1,100 ～ 2,800 名を診察し、このうち 60% がパーキンソン病の患者様で、抗パーキンソン病薬の調整、外来リハビリを治療の両輪として、必要に応じて 1 ～ 2 ケ月の短期入院リハビリを行い、起立・歩行、日常生活動作の改善・維持に努めています。リハビリは PT(25 名)、OT(25 名)、ST(12 名) が担当します。

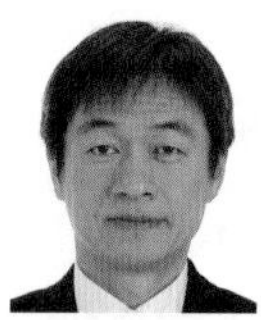

古賀 政利 こが まさとし

国立循環器病研究センター病院
（電話）06-6170-1070
大阪府吹田市岸部新町 6-1
●総合内科専門医、神経内科専門医

診療内容

脳梗塞、一過性脳虚血発作、脳出血、意識障害、めまい、頭痛、てんかん、中枢神経感染症など

当センターをあげて急性期脳卒中の迅速な診断と治療に取り組んでいます。Stroke Care Unit で専門医師、看護師、理学療法士、作業療法士、言語聴覚士、ソーシャルワーカーなどからなる多職種脳卒中診療チームによりきめ細やかな治療、ケア、リハビリテーションを行っています。脳卒中の原因を詳細に分析し、再発予防に力を入れています。症例毎に最新のガイドラインを基本とした危険因子の管理方針と抗血栓薬の選択などを決定しています。
脳血管内科の統括を担当し、脳神経内科・脳神経外科と協力して最新で最善の脳卒中診療の提供に努めています。脳神経外科と協力して適切なタイミングで外科治療や血管内治療に繋げています。年間診療件数は、当院脳血管内科・脳神経内科のホームページをご参照下さい。

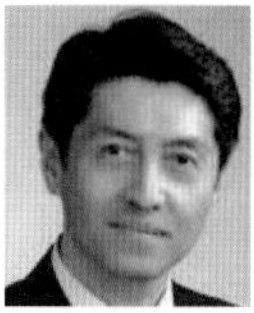

岡田 靖 おかだ やすし

九州医療センター 脳血管・神経内科
（電話）092-852-0700
福岡県福岡市中央区地行浜 1-8-1
●総合内科専門医、老年病専門医

診療内容

脳血管障害、ギランバレー症候群、髄膜炎、めまい

当科では、脳神経外科、脳血管内治療科、リハビリテーション科、放射線科、循環器科、救急部などと連携し、脳血管障害や神経救急疾患の内科診療を行っています。集中治療室（ICU）や脳卒中集中治療室（SCU）を活用し、24 時間体制で最適な高度医療を提供しています。超急性期脳梗塞に対する rt-PA（アルテプラーゼ）の静注血栓溶解療法を行うとともに、脳血管内治療科と連携して急性期血管内治療も実践しています。またわが国の代表的な臨床試験センターとして発症時刻不明の急性期脳梗塞に対する血栓溶解療法（先進医療;THAWS 試験）や塞栓源が不明の脳梗塞 (ESUS) に対する抗血栓療法の国際共同治験など、これからの医療に期待できる新たな治療法の開発に参画しています。加えて、原因不明の脳梗塞や若年発症脳梗塞の精査を行っています。

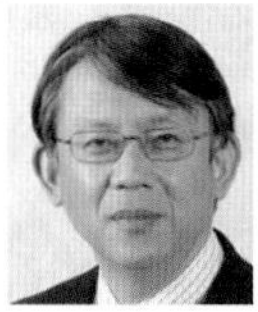

高橋 良輔 たかはし りょうすけ

京都大学医学部附属病院
（電話）075-751-3111
京都市左京区聖護院川原町 54
●神経内科専門医

診療内容

パーキンソン病およびその類縁疾患

脳神経内科は脳神経系の症状、具体的には頭痛、めまい、しびれ、見えにくい、脱力、筋肉痛、ふらふら感、歩きにくい、ふるえる、話しにくい、飲み込みにくい、物忘れ、尿がもれる、字が書きにくいといった症状を専門的に扱う診療科です。またけいれん発作、原因不明の失神、意識障害も神経内科の守備範囲です。代表的な病気は、てんかん、脳卒中、アルツハイマー病、パーキンソン病、脊髄疾患、多発性硬化症、脳炎、髄膜炎、末梢神経障害、筋ジストロフィーなどです。脳神経内科の特徴は患者さんのお話をよくお聞きして、病気の性質を把握したうえで、頭のてっぺんから足の先にいたるまでの神経系の機能について丁寧に診察し、専門的知識と経験に基づいて診断をつける点にあります。そのために初めて受診される患者さんの診察には少し時間がかかりますが、どうぞご理解ください。

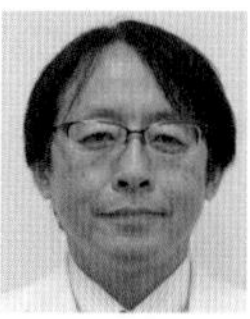

下畑 享良 しもはた たかよし

岐阜大学医学部附属病院 脳神経内科
（電話）058-230-6000
岐阜県岐阜市柳戸 1-1
●神経内科専門医

診療内容

頭痛、しびれ、脳卒中、認知症、てんかん、パーキンソン病、神経難病

神経内科は脳や脊髄、神経、筋肉の病気をみる内科です。しびれやめまい、うまく力がはいらない、歩きにくい、ふらつく、つっぱる、けいれん、むせ、しゃべりにくい、ものが二重にみえる、頭痛、ものわすれ、などの症状をお持ちの方に受診していただく診療科です。神経内科では主に内服薬や注射薬、リハビリなど内科的な治療を行います。また内科の各分野をはじめ種々の診療科と関連をもちながら治療にあたります。特に外科的治療が必要な場合には脳神経外科や整形外科に、気分や心の障害の場合には精神科を紹介します。また社会資源の活用（介護保険、身体障害者手帳、特定疾患（難病）の申請に関わる診断など）、生活環境の整備を含めて総合的に考えて、少しでもその人らしく生活ができるように支援して参ります。

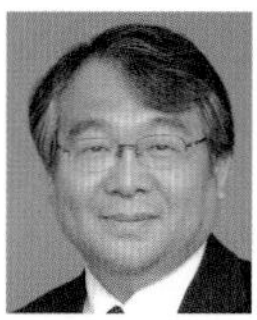

木村 和美 きむら かずみ

日本医科大学付属病院 脳神経内科
（電話）03-3822-2131
東京都文京区千駄木 1-1-5
●神経内科専門医

診療内容

神経内科疾患

神経内科疾患は、近年大きな話題ともなっている認知症、パーキンソン病、筋萎縮性側索硬化症などの変性疾患、重症筋無力症、多発性硬化症などの神経免疫疾患、頭痛やてんかんなどの発作性疾患、ギランバレー症候群や筋ジストロフィーなどの末梢神経・筋疾患、脳炎、髄膜炎などの神経感染症など、多岐にわたります。
当科では、神経内科専門医 15 名・脳卒中専門医 13 名・総合内科専門医 7 名が在籍し救急対応を含め、これらの疾患に対応しています。初診での受診も、予約なしでも同日中に診療致します。
特殊外来として、もの忘れ外来、パーキンソン病外来、眼瞼・顔面痙攣外来、頭痛外来、神経免疫外来を開設しています。MRI、CT、エコー、核医学検査、電気生理学検査（脳波や末梢神経伝導検査など）も随時施行します。

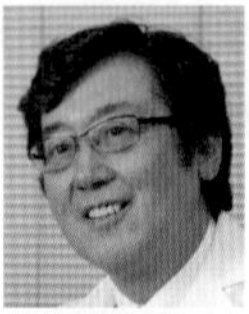

美原 盤 みはらばん

美原記念病院 脳神経内科
（電話）0270-24-3355
群馬県伊勢崎市太田町 366
●神経内科専門医

診療内容

頭痛、脳卒中、認知症、てんかん、パーキンソン病

脳神経内科は脳、脊髄、神経、筋肉の病気をみる内科です。体を動かしたり、感覚したりすることや、考えたり覚えたりすることが上手にできなくなったときにこれらの部位の病気を疑います。症状としてはしびれやめまい、うまく力がはいらない、歩きにくい、ふらつく、つっぱる、けいれん、むせる、しゃべりにくい、ものが二重にみえる、頭痛、体が勝手に動く、ものわすれ、意識障害などがあります。まず、全身をみることができる神経内科でどこの病気であるかを見極めることが大切です。その上で必要に応じて脳神経外科、循環器科、整形外科、精神神経科、眼科、耳鼻科などへ診察をお願いする場合があります。神経内科は精神科、神経科、精神神経科、心療内科と異なり、「こころ」の問題からではなく、「からだ」としての脳、脊髄、神経、筋肉に起きる病気を扱います。

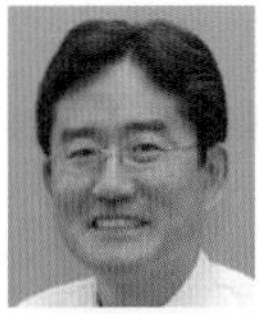

猪原 匡史 いはらまさふみ

国立循環器病研究センター病院
（電話）06-6170-1070
大阪府吹田市岸部新町 6-1
●神経内科専門医

診療内容

脳卒中、認知症

脳血管内科・脳神経内科は、大所帯なので脳血管内科（脳内科 A）、脳神経内科（脳内科 B）の 2 つのグループに分かれていますが、両グループともに脳卒中を中心に診療、研究、教育を行っており、どちらのグループを受診されても同様に 最先端の診療を受けることが可能です。
tPA 静注療法を始めとする急性期の各種内科治療や、脳血管障害の超音波検査や各種画像検査などの診断法の確立に、全国の中心施設として貢献してきました。本格的な脳卒中ケアユニット（SCU）を国内ではじめて立ち上げ、24 時間 365 日体制で急性期脳卒中患者さんを断らずに受け入れています。脳神経外科と良好に連携し、外科手術が必要な場合は遅れることなく外科治療を受けられます。
循環器病予防が認知症予防に直結します。生涯健康脳を目指して共に歩みましょう。

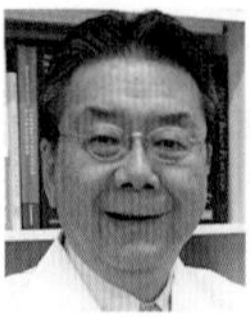

長田 乾 ながたけん

横浜総合病院 神経内科
（電話）045-902-0001
神奈川県横浜市青葉区鉄町 2201-5
●神経内科専門医

診療内容

脳卒中、認知症（物忘れ外来）

地域の皆様に少しでもお役に立ちたいとの思いから脳卒中や頭部外傷の急性期医療や脳血行再建術、脳腫瘍の診療をより一層充実させ、更には脳血管内治療、神経内視鏡手術、脊椎脊髄外科などの領域にも対応できる体制を整えています。 脳神経センターでは、一刻を争うことが多く、専門医を配置して脳梗塞急性期の血栓除去療法（T-PA 血栓溶解療法、脳血管内手術）に、365 日 24 時間、緊急手術に対応できる体制を整えております。当院はリハビリテーション科が充実しており、当科での急性期治療と同時に、早い回復を目指した早期リハビリテーションに力をいれています。MRI も 24 時間撮影可能となり、疾患の緊急性に応じて、初診患者様でも、MRI の撮影は可能となる対応をしており、患者様に納得し、安心していただけるような医療を提供しております。

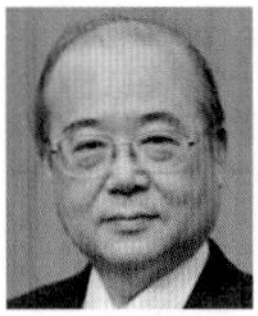

長谷川 泰弘 はせがわやすひろ

聖マリアンナ医科大学病院
（電話）044-977-8111
神奈川県川崎市宮前区菅生 2-16-1
●神経内科専門医

診療内容

脳血管障害

脳神経内科は脳、脊髄、末梢神経、筋肉などに起こる病気を専門とする内科です。脳卒中、けいれん発作、脳炎・髄膜炎、ギランバレー症候群などの神経救急疾患、パーキンソン病、重症筋無力症、筋萎縮性側索硬化症、脊髄小脳変性症などの神経難病をはじめ、日常的に生ずる、頭痛、めまい・ふらつき、手足のしびれ、物忘れなどでお悩みの方まで、幅広い疾患を治療対象としています。脳卒中集中治療室を設置し、超急性期血栓溶解療法にも 24 時間 365 日対応し、すべての脳卒中、高度の合併症を有する脳卒中にも対応可能です。経食道心エコー、経頭蓋超音波検査など、先進の診断技術により迅速に脳卒中診断を行い、多職種によるチーム医療により、治療効果を上げています。早期の認知症やパーキンソン病の診断を行い、進行期治療には、Duodopa による治療を行っています。

脳神経疾患の再生医療

札幌医科大学附属病院の神経再生医療科（本望 修教授・脳神経外科専門医）では、脳梗塞や脳梗塞後遺症に対する再生医療を進めています。自分の骨髄の中にある幹細胞を培養して増やし、通常の点滴の要領で静脈内に戻すことで、運動麻痺や言語障害などの後遺障害の軽減を目指します。 人間には、例えばＡという神経がだめになっても、Ｂ・Ｃといろんな経路があるようで、それを活性化させるということです。脊髄損傷の患者さんが、「点滴で翌日から動くようになる」、そんな治療が待ち遠しいものです。

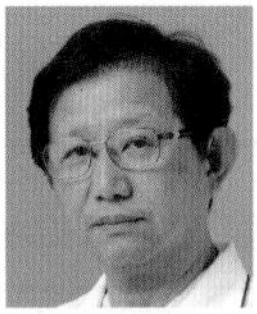

上坂 義和 うえさか よしかず

虎ノ門病院 脳神経内科
（電話）03-3588-1111
東京都港区虎ノ門 2-2-2
●神経内科専門医

診療内容

脳血管障害

当科は、脳卒中超急性期を中心とする神経救急疾患を中心に診療していますが、脳神経内科疾患の広い領域をカバーしています。扱っている代表的疾患は、脳血管障害、パーキンソン病他の神経変性疾患、神経筋疾患、脱髄性疾患です。脳血管障害は、突然に起こる意識障害・体の一方の運動麻痺や知覚異常・頭痛や吐き気も伴いやすい症状です。大脳の左半球では言葉の異常（失語症）もよくある症状です。脳梗塞発症 4.5 時間以内で適正使用指針の基準を満たす患者さんの場合には rtPA 静注療法が行えます。当院には高い実績を誇る脳神経外科・脳神経血管内治療科があるため両科と密接に連携をとっており、内科治療・外科治療・カテーテル治療のいずれにも偏ることなく、必要な場合にはそのいずれも実施できる体制をとっています。地域のクリニックとの連携に力をいれています。

有益情報

ランキング医師の病院は遠くて行けないという患者さんのための、北海道、東北、四国、九州を中心とする準名医情報です。ランキングとは別です。ご参考になさってください。

北海道	**吉田 一人** よしだ かずと （電話）011-851-2333	**柏葉脳神経外科病院 脳神経内科** 北海道札幌市豊平区月寒東 1 条 15 丁目 7 番 20 号	●神経内科専門医
	田代 淳 たしろ じゅん （電話）011-700-5858	**札幌パーキンソン MS 神経内科クリニック** 北海道札幌市北区北 7 条西 5 丁目 7 番 6 号 -12F	●神経内科専門医
東北	**武田 篤** たけだ あつし （電話）022-245-2111	**仙台西多賀病院 脳神経内科** 宮城県仙台市太白区鈎取本町 2 丁目 11 番 11 号	●神経内科専門医
	板橋 亮 いたばし りょう （電話）019-613-7111	**岩手医科大学附属病院** 岩手県紫波郡矢巾町医大通 2-1-1	●神経内科専門医
	松森 保彦 まつもり やすひこ （電話）022-226-7525	**仙台頭痛脳神経クリニック** 宮城県仙台市太白区大野田 5 丁目 38-2	●脳神経外科専門医
九州	**吉良 潤一** きら じゅんいち （電話）092-741-0300	**福岡中央病院 脳神経センター** 福岡県福岡市中央区薬院 2-6-11	●神経内科専門医

有益情報

ランキング医師の病院は遠くて行けないという患者さんのための、北海道、東北、四国、九州を中心とする準名医情報です。ランキングとは別です。ご参考になさってください。

九州	**辻野 彰** つじの あきら (電話) 095-819-7200	**長崎大学病院 脳神経内科** 長崎県長崎市坂本1丁目7番1号	●神経内科専門医
	薬師寺 祐介 やくしじ ゆうすけ (電話) 0952-31-6511	**佐賀大学医学部附属病院 神経内科** 佐賀県佐賀市鍋島五丁目1番1号	●総合内科専門医
	鶴田 和仁 つるた かずひと (電話) 0985-47-5555	**潤和会記念病院 神経内科** 宮崎県宮崎市大字小松1119番地	●神経内科専門医
	中島 誠 なかじま まこと (電話) 096-344-2111	**熊本大学病院 脳神経内科** 熊本県熊本市中央区本荘1-1-1	●神経内科専門医
その他	**高木 誠** たかぎ まこと (電話) 03-3451-8211	**東京都済生会中央病院 神経内科** 東京都港区三田1丁目4番17号	●神経内科専門医
	平田 幸一 ひらた こういち (電話) 0282-86-1111	**獨協医科大学病院 脳神経内科** 栃木県下都賀郡壬生町大字北小林880	●神経内科専門医
	寺山 靖夫 てらやま やすお (電話) 0466-48-0050	**湘南慶育病院 脳神経内科** 神奈川県藤沢市遠藤4360番地	●神経内科専門医
	五十嵐 久佳 いがらし ひさか (電話) 044-754-2051	**富士通クリニック 内科** 神奈川県川崎市中原区上小田中4-1-1	●神経内科専門医
	植田 敏浩 うえだ としひろ (電話) 044-722-2121	**聖マリアンナ医科大学東横病院** 神奈川県川崎市中原区小杉町3丁目435	●脳神経外科専門医
	高橋 一司 たかはし かずし (電話) 042-323-5110	**東京都立神経病院 脳神経内科** 東京都府中市武蔵台2-6-1	●神経内科専門医
	梶 龍兒 かじ りゅうじ (電話) 075-461-5121	**宇多野病院 脳神経内科** 京都府京都市右京区鳴滝音戸山町8	●神経内科専門医
	望月 秀樹 もちづき ひでき (電話) 06-6879-5111	**大阪大学医学部附属病院** 大阪府吹田市山田丘2-15	●神経内科専門医
	坂口 学 さかぐち まなぶ (電話) 06-6692-1201	**大阪急性期・総合医療センター** 大阪府大阪市住吉区万代東3-1-56	●神経内科専門医
	藤堂 謙一 とうどう けんいち (電話) 06-6879-5111	**大阪大学医学部附属病院** 大阪府吹田市山田丘2-15	●神経内科専門医
	佐伯 満男 さえき みちお (電話) 077-562-2270	**九谷医院** 滋賀県草津市大路1丁目18-31	●神経内科専門医

老年科・認知症

高齢の患者さんの増加に対応するため、脳神経内科、高齢診療科、老年科、老人科など病院によって様々な名称の科で、認知症など高齢者の治療に当たっています。

認知症は、

- アルツハイマー型認知症…脳が萎縮
- 脳血管性認知症…脳卒中が原因
- レビー小体型認知症…幻視、運動機能障害などあり
- 前頭側頭型認知症…若年型認知症の一つ

これらが９割を占め、その他、正常圧水頭症、慢性硬膜下血腫、甲状腺機能低下症などがあります。

治る可能性がある認知症に正常圧水頭症があります。脳脊髄液が脳室に過剰にたまり、脳を圧迫し症状がでるので、手術で治療します。

老年科では、認知症を始め高血圧や心臓疾患、整形外科分野の治療など、１人の患者さんを全身的に治療します。

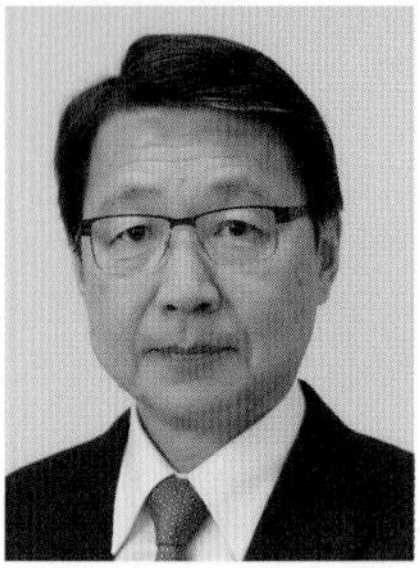

羽生 春夫　はにゅう はるお

①東京医科大学病院　高齢診療科
（電話）03-3342-6111　東京都新宿区西新宿 6-7-1
②総合東京病院　認知症疾患研究センター
（電話）03-3387-5421 東京都中野区江古田 3-15-2

認知症、脳卒中、老年病、神経内科疾患など

●老年病専門医、神経内科専門医

得意分野・診療案内

認知症は様々な原因によって起こりますので、対応やケアもそれぞれ異なります。問診や診察、画像診断などの補助検査を活用しながら、早期診断と鑑別に重きを置いて診療しております。それによって適切な治療やケアを得ることができ、安定した状態を維持することができます。また、高齢者では、さまざまな身体疾患を合併しており、これらも併せて診療しております。身体疾患によって認知症の症状や経過は大きく影響されますので、認知症だけを診るのではなく、患者さんへの全人的、総合的な医療が必要となってきます。神経内科医としての認知症診療とともに、老年科医としての認知症をもつ高齢者の医療を得意としております。

診療ポリシー・患者さんへのメッセージ

認知症は早期診断と早期治療、対応が重要です。心配や疑いのある場合には、かかりつけ医とご相談の上、私たち専門医へ紹介していただくのがよいと思います。ご家族へ適切な対応法などもご紹介いたします。
高齢者の“認知症”を診るのではなく、認知症を伴った“高齢者”を診ることが私の診療ポリシーです。また、認知症の症状や進行経過は、個々の患者さんによって異なり、それぞれの患者さんに適した治療や対応を心がけております。

治療実績・コメント	個人 年間総治療数：421 件　（2019 年）	過去 10 年間の総治療数：4,877 件
	【治療の内訳】（2019 年） ①治療を継続中：46% ②治療を完結した（寛解）：0% ③途中で患者さんが来なくなった：12% ④近隣のかかりつけ医に紹介した：42% ⑤外科医に紹介した：0%	【主な治療実績】（2019 年） アルツハイマー型認知症　214 件 軽度認知障害　68 件 レビー小体型認知症　45 件 血管性認知症　28 件 その他　66 件
	認知症の早期診断に関する研究や生活習慣病（糖尿病、高血圧など）からの対応、治療について 500 編以上の英文、邦文論文があり、国内外から高く評価されております。	
業績	第 38 回日本認知症学会学術集会会長（2019 年 11 月、東京）、第 11 回アジア・オセアニア国際老年医学会議 招請講演（2019 年 10 月、台北）、日本認知症学会理事、日本老年医学会理事、日本脳血管・認知症学会理事【著書】『認知症にならない人がやっている脳のゴミ掃除』、『認知症を予防する生活習慣』など	

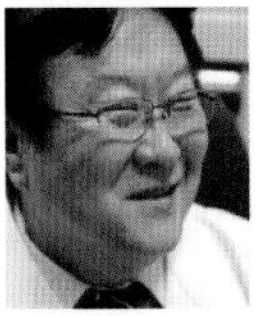

葛谷 雅文 くずや まさふみ

名古屋大学医学部附属病院
（電話）052-741-2111
愛知県名古屋市昭和区鶴舞町 65
●老年病専門医

診療内容

老年医学、サルコペニア、認知症、動脈硬化

老年内科は、多数の慢性疾患を抱えた高齢者を総合的に診療することを専門としています。基本的には、高齢者を横断的、包括的に診療することを前提としています。したがって特別に専門外来は設けていません。対象疾患は以下です。
1）いくつかの症状や病気が重なっている症例の総合的な評価、治療
2）認知症の診断、評価、治療計画
3）高齢者の生活習慣病に対する総合的な診療
4）転倒しやすい、日常生活動作（ADL）の低下、栄養障害、誤嚥しやすい、など老年症候群に対する総合的評価、治療
これらの疾患を併せ持つ患者さんに対して外来医（毎日２診〜３診）が対応します。初診も連日受け付けますが、事前に病診連携システムを使用して予約をしないと診察時間が遅くなる可能性があります。

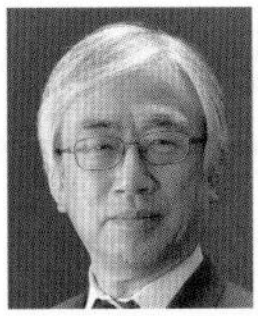

玉岡 晃 たまおか あきら

筑波大学附属病院 神経内科
（電話）029-853-3900
茨城県つくば市天久保 2-1-1
●老年病専門医、神経内科専門医

診療内容

脳血管障害、認知症、パーキンソン病、大脳皮質基底核変性症、重症筋無力症、ギランバレー症候群他

筑波大学神経内科では、多種多様な神経筋疾患に対応しておりますが、全ての入院患者さんを教授回診で拝見し、最終的な診断確定と治療方針決定に努めております。脳血管障害はもちろん、アルツハイマー病、パーキンソン病、筋萎縮性側索硬化症などの変性疾患、家族性脊髄小脳変性症などの遺伝性疾患、多発性硬化症や重症筋無力症などの免疫性神経疾患を含めて、主要な神経筋疾患の診断と治療が全て可能であります。特に、認知症を呈する疾患、パーキンソン症候群、免疫性神経疾患の診断と治療を得意としています。学会や研究会に多くの興味深い症例を呈示しており、医学的に高い水準を保ちながら、急性期から慢性期に至るまで、普遍的な神経疾患から稀有な神経難病に至るまで、患者さん中心の全人的医療を心掛けております。

全身を診る老年科の重要性

年老いて、転んでばかりいて、だんだん足腰が弱くなって、誤嚥して、肺炎になってまた治って…。どこで診てもらえば良いのでしょうか。呼吸器内科でしょうか、心臓も悪いので循環器内科でしょうかという患者さんがいます。80 歳を過ぎていれば、症状別に各科を回るのではなく、老年科、高齢診療科での受診も有効です。
老年科では、総合的に診て、今何を一番中心に治療していくか、治療方針を立てます。
がんの治療も、認知症との兼ね合いなど総合的に検討されます。

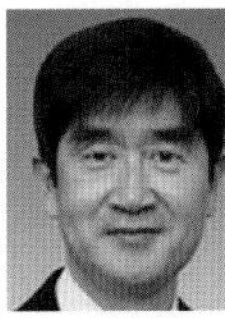

秋下 雅弘 あきした まさひろ

東京大学医学部附属病院 老年病科
（電話）03-3815-5411
東京都文京区本郷 7-3-1
●老年病専門医

診療内容

老年医学、高齢者の薬物療法、性ホルモンと加齢疾患、フレイルなど

当科では主に 75 歳以上を対象としています。歩行が困難となった、食事が食べられなくなった、普段から元気がなくなった、など様々な患者に対し、その原因として疾患がないかどうか、とりわけ高齢者総合機能評価（CGA）を積極的に行い、検査・診断・治療を行っております。また物忘れ外来には、物忘れを心配なさる方々とご家族が多く受診しています。女性医師による女性専用外来（予約制）を開設し、あらゆる諸症状に対応しています。
高齢者では、一人の患者様が多くの疾患・問題点を抱えていることが特徴の一つです。診療の特徴は臓器別専門医療スタッフがチームとして、全人的包括的診療を指向しているところにあり、最終的には、「病気を治す」だけではなく全人的に「病人をよくする」ことが目標です。

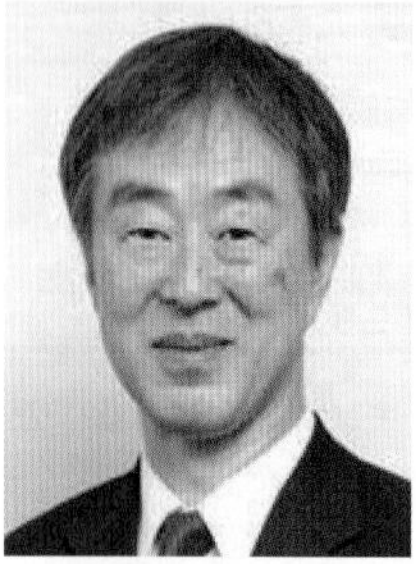

池田 学　いけだ まなぶ

大阪大学医学部附属病院　神経科・精神科
（電話）06-6879-5111　大阪府吹田市山田丘 2-15

認知症

●精神科専門医

得意分野・診療案内

当科では、統合失調症、気分障害、不安障害、認知症、てんかん、ストレス性障害、摂食障害、睡眠障害、リエゾン、青年期の危機など精神医学問題と精神神経疾患の全般に対応しています。
一般外来に加えて、神経心理（物忘れ、認知症、高次脳機能障害）、統合失調症、児童思春期、青年期、睡眠の専門外来を開設し、各領域の専門医が担当しています。
また、認知行動療法や集団精神療法も、臨床心理士と協働で行っています。

診療ポリシー・患者さんへのメッセージ

神経心理外来では、物忘れの精査、認知症および高次脳機能障害の方の詳細な評価と治療を行っています。また、患者さんのニーズや必要に応じて、2～3週間の治療導入も含む検査入院に加えて、2泊3日の検査入院も実施しています。
統合失調症外来では、統合失調症の早期診断に特化した専門的な検査、難治例に対する治療・介入方法の評価検討を行っています。また、クロザリルによる積極的な治療にも取り組んでいます。
児童思春期外来では18歳未満の方の、青年期外来では、主に18歳以上の方の精神療法を行っています。
睡眠関連疾患専門外来（睡眠医療センターの一部門）では、睡眠時無呼吸症候群、ナルコプレシーなどの専門的診断と治療を行っています。また、短期間の検査入院も実施しています。

治療方針	当科では紹介受診を原則としています。また初めて受診される患者さん用のご予約枠を十分用意しておりますので、かかりつけ医の先生に当科の初診予約をとっていただき受診してください。待ち時間が大幅に短縮され、かつそれぞれの患者さんの疾患に応じた専門医の診察を直接受けられます。ぜひとも、かかりつけ医の先生に予約をお願いしてください。紹介時にはできるだけ詳しい紹介状をお持ちください。また初診時には必ず患者さんご自身に来ていただくようお願い申し上げます。患者さんがおられない場合は診察をお断りさせていただいております。
業績	【著書】『日常診療に必要な認知症症候学』（著・編集）、『臨床医のための！高齢者と認知症の自動車運転』（共著）、『認知症―専門医が語る診断・治療・ケア』、『認知症 臨床の最前線』(編集)、『前頭側頭型認知症の臨床（専門医のための精神科臨床リュミエール）』（著・編集）、『レビー小体型認知症の臨床（神経心理学コレクション）』（共著）

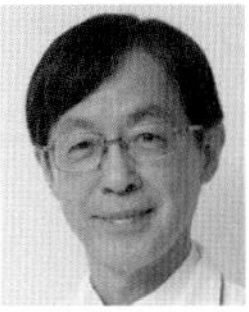

山田 正仁 やまだ まさひと

金沢大学附属病院 脳神経内科
（電話）076-265-2000
石川県金沢市宝町 13-1
●神経内科専門医

診療内容

認知症、脳卒中、パーキンソン病、しびれ、めまい、頭痛など、脳神経系の病気や症状を幅広く診療

得意分野：当科責任者（科長）で、特にアルツハイマー病、レビー小体型認知症などの認知症、プリオン病、アミロイドーシスの診療を専門としています。認知症専門医で日本認知症学会の会長、厚生労働省のプリオン病やアミロイドーシスの研究班の班長などを務めてきました。
診療案内：一般外来、もの忘れ外来の枠を担当し、診療は予約制です。
診療ポリシー：時間をかけて丁寧に診察し、その上で世界最高水準の検査を実施し、確実な診断のもとに治療方針を決めます。
患者さんへのメッセージ：社会の超高齢化に伴い脳神経系の病気に悩む人は急増しています。お気軽に脳神経内科を受診ください。たとえば、もの忘れ外来では、これまで約 2,000 名の患者さんを診療させていただいております。

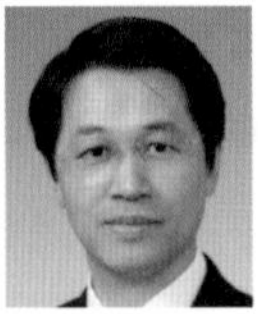

阿部 康二 あべ こうじ

岡山大学病院 脳神経内科
（電話）086-223-7151
岡山県岡山市北区鹿田町 2-5-1
●神経内科専門医

診療内容

脳卒中、アルツハイマー病、筋萎縮性側索硬化症、パーキンソン病、脊髄小脳変性症、神経難病全般

脳神経内科領域の主要分野である脳卒中や認知症、神経難病全般をカバーしています。脳卒中急性期の脳保護療法を世界で初めて開発し、その治療法はその後神経難病 ALS にも適応拡大しました。急性期治療から慢性期管理まで一貫して診断と治療に幅広く携わっています。認知症では今日世界中で使用されている阿部式 BPSD スコア（ABS）を開発し、認知症患者の BPSD について簡易に評価出来るようになりました。また抗酸化サプリメントの臨床試験を成功させ日本認知症予防学会からグレード A 認定も受けています。このように新薬や新サプリメント等の基礎研究や臨床試験も多数手掛けて来ており、脳神経内科分野のどの分野でも経験豊富です。脳のアンチエイジングをキーワードに様々な脳神経疾患に取り組んでいます。

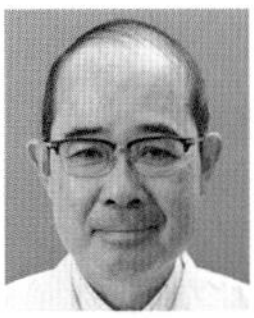

荒井 啓行 あらい ひろゆき

東北大学病院 加齢・老年病科
（電話）022-717-7000
宮城県仙台市青葉区星陵町 1-1
●老年病専門医

診療内容

認知症

物忘れ外来／総合機能評価外来と肺炎外来／加齢画像外来があります。物忘れ外来の対象となる患者さんは、以下です。1. 緩徐にもの忘れが進み、アルツハイマー病、脳梗塞後遺症、レビー小体病、パーキンソン病、前頭側頭型認知症、皮質基底核変性症、進行性核上性麻痺、薬物誘起性認知機能障害などが疑われる。2. 昨年、転倒し頭を打撲した。意識ははっきりしていたが、その後物忘れが進んできたような気がする、硬膜下血腫などないか医学的判断を求めたい。3. 長く生活習慣病（高血圧や糖尿病など）を患っているため、脳梗塞が心配である。物忘れ以外に体の動きにくさ、ふらつき、震えなどがあるため、脳の画像診断を希望する。4. 幻覚・妄想、夜間徘徊などがあり、「せん妄」が強く疑われる。5. セカンドオピニオンを求めたい。6. 認知症治療に西洋薬に加えて漢方薬を併用したい。

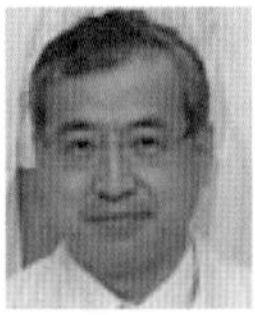

下濱 俊 しもはま しゅん

札幌医科大学附属病院 脳神経内科
（電話）011-611-2111
北海道札幌市中央区南 1 条西 16-291
●神経内科、老年病専門医

診療内容

認知症

脳神経内科は、稀な難病のみを取扱っているような錯覚が一般にはありますが、決してそうではありません。脳血管障害、認知症など最も重要な疾患とともに、日常の頭痛、めまい、手足のしびれ、麻痺、痛み、けいれん、パーキンソン病など診療に専門的な知識と訓練とを必要とするような疾患が山積しています。また、脳神経内科疾患はよく治らないといわれますが、正確な臨床診断の下に EBM に基づく適切な治療を行うことで治療可能なものは多いのが事実です。一方、現在、治療法の限られた難治性疾患も多く、患者さんおよび家族の QOL 向上には地域の福祉・保健医療との連携とともに新医療の創成が重要な診療科です。
初めて受診される場合は、お近くの医療機関で診察を受けられ、紹介状及び MRI、CT をご持参の上ご来院ください。

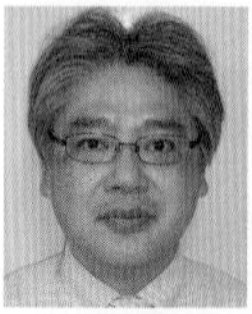

橋本 衛 はしもと まもる

大阪大学医学部附属病院
（電話）06-6879-5111
大阪府吹田市山田丘 2-15
●精神科専門医

診療内容

アルツハイマー型認知症、レビー小体型認知症などの各種認知症、高次脳機能障害

神経科・精神科で、私は 1 年で約 200 人の認知症を疑われる人を初診で診ています。初診の患者さんには時間をかけて問診や診察を行い、その後詳細な心理検査や MRI、脳血流 SPECT などの画像検査を実施し、それらの結果を併せて鑑別診断を行います。診断後は検査結果や病気の状態、ケアの方法などをご本人、ご家族に詳しく説明し、エビデンスに基づいた薬物治療、BPSD に対するさまざまな非薬物療法を行っています。またマネジメントについては、精神保健福祉士や作業療法士、臨床心理士と多職種協働で取り組んでいます。現代医療では根治することの難しい認知症の診療では、患者さんとそのご家族の生活を診ることが大切です。そのため私は、患者さんご本人とご家族の気持ちに寄り添うことを日常の診療では心がけています。

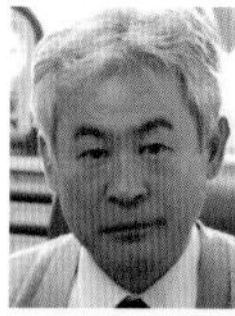

松原 悦朗 まつばら えつろう

大分大学医学部附属病院
（電話）097-549-4411
大分県由布市挾間町医大ヶ丘 1-1
●神経内科専門医

診療内容

認知症

脳神経内科は、脳・脊髄・末梢神経・筋肉などの病気を診療の対象とする診療科です。症状としては、めまい、ふらつき、しびれ、ふるえ、頭痛、ものわすれ、けいれん、意識の障害、手足の麻痺、たちくらみなど様々です。当科では、上述の症状をもつ患者さんについて、細かな身体診察・神経診察を通じて、原因となる疾患の診断を行います。対象となる疾患は、認知症やパーキンソン病、脊髄小脳変性症などの神経変性疾患から、脳梗塞などの脳血管障害、髄膜炎や脳炎などの神経感染症、筋炎や筋ジストロフィーなどの筋疾患など、多岐にわたります。※初めて受診される方及び 1 年以上受診のない方は、紹介状と医療機関からの予約が必要となります。予約については、医療機関から総合患者支援センター宛に、事前に予約 FAX が必要です。

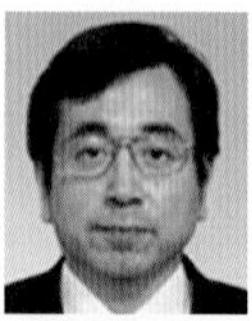

冨本 秀和 とみもと ひでかず

三重大学医学部附属病院 脳神経内科
（電話）059-232-1111
三重県津市江戸橋 2-174
●神経内科専門医

診療内容

脳卒中、認知症、パーキンソン病、神経内科全般

当科が得意とする分野は、①神経伝導検査・筋電図：まひやしびれの原因がどこにあるかを弱い電気を使って調べます。②認知症：認知症を早く見つけるために、種々の物忘れの検査を行い、原因に応じた治療法を提供します。当院が中心となる認知症ネットワークを活用し、県内の認知症専門施設やかかりつけ医と連携して、患者さんにとって通院または入院が便利な施設を探します。③不随意運動：眼瞼・顔面けいれんなどの患者さんに、ボツリヌス毒素を薄めた液を注射し、けいれんを抑えます。効果はおよそ 3 か月間持続します。④確立された治療法がない神経難病の臨床治験にも積極的に取り組んでいます。脳神経内科外来までお問い合わせください。教授外来は、冨本宛の紹介状をお持ちの方に限らせていただきます。「患者さんに優しい医療」が私ども診療科のモットーです。

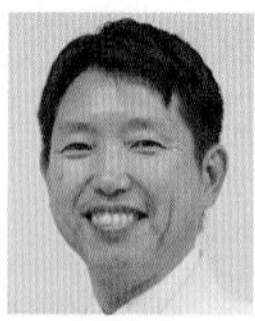

數井 裕光 かずい ひろあき

高知大学医学部附属病院 精神科
（電話）088-866-5811
高知県南国市岡豊町小蓮 185-1
●精神科専門医

診療内容

認知症、特発性正常圧水頭症

認知症を専門にし、「水頭症などの治る認知症を見逃さない。そしてよりよく治す」、「完治が難しい認知症でも、治療可能な症状を治す」ことを常に心がけています。新薬の治験、精神症状の予防と治療、本人の治療と家族の休息のための短期入院治療、若年性認知症支援なども積極的に行っています。「認知症ちえのわ net」を運営し、精神症状に対する適切な対応法を公開しています。当科では、うつ病、パニック障害、PTSD、統合失調症、アルツハイマー病、正常圧水頭症、ADHD など精神疾患は全般的に治療を行っていますが、得意分野は下記です。①認知症 ②修正型電気けいれん療法：重度のうつ病の方や統合失調症の方対象 ③身体合併症治療：体の病気を持った精神疾患の方の治療 ④心理教育 ⑤子どものこころ診療部：主に 15 歳以下の子どもの発達とこころの問題全般に対応。

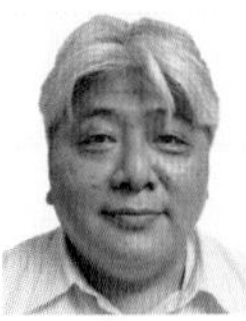

厚地 正道 あつちまさみち

厚地脳神経外科病院 脳神経外科
（電話）099-226-1231
鹿児島県鹿児島市東千石町 4-13
●脳神経外科専門医

診療内容

認知症、特発性正常圧水頭症、脳血管障害、脊椎・脊髄疾患

厚地脳神経外科病院（1）、東京慈恵会医科大学葛飾医療センター（2）で受診可能です。
（1）2019 年に 81 件の水頭症手術（脳室腹腔短絡術 1 件、脳室心房短絡術 5 件、腰椎腹腔短絡術 75 件）を行いました。iNPH 診療は、厚地正道医師と川原隆医師の 2 名体制で行っています。当院では、低侵襲な局所麻酔下の腰椎腹腔短絡術を第一選択としています。
（2）2019 年に 32 件の水頭症手術（脳室腹腔短絡術 2 件、脳室心房短絡術 1 件、腰椎腹腔短絡術 29 件）を行いました。iNPH 診療は、厚地正道医師と長島弘泰医師の 2 名体制で行っています。当院では低侵襲な脊椎麻酔下の腰椎腹腔短絡術を第一選択としています。
「病気を診ずして、病人を診よ」の建学の精神に基づいた患者中心の医療を心がけています。

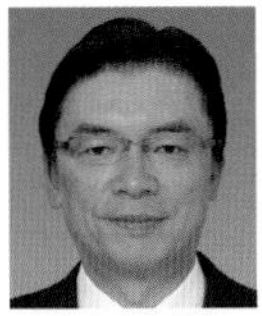

神﨑 恒一 こうざきこういち

杏林大学医学部付属病院 高齢診療科
（電話）0422-47-5511
東京都三鷹市新川 6-20-2
●老年病専門医

診療内容

老年医学、認知症、循環器、動脈硬化

高齢診療科は、齢を重ねることによって起きる様々な病気（肺炎、心不全、認知症、骨粗鬆症、高血圧症など）の“管理”を専門的に行う診療科です。なぜ“管理”かと言えば、高齢者の場合病気を完全に治すことはできなくとも病気と上手に付き合いながら日常生活を送っていただくことが目標になることが多いからです。当科の入院症例の多くは救急外来を経由しており、これらの患者は複数の疾患を合併していることが多いため（心不全を合併した肺炎、糖尿病、末梢動脈閉塞症のある脳梗塞患者、認知症のある誤嚥性肺炎など）、多臓器を同時に管理する必要があります。医療の専門化、技術の高度化が進む中で、当科は患者主体の医療を提供するよう努めています。さらに、退院後の在宅支援など生活に踏み込んだきめ細かい医療・ケアを提供するよう配慮しています。

手術で治る認知症もある！

近年、脳神経外科手術で改善する認知症として「特発性正常圧水頭症」が注目を集めています。認知症やパーキンソン病と思われている患者さんの中で、この特発性正常圧水頭症であるにもかかわらず正確に診断されずにいる人が 10％近くいるとの報告もあります。水頭症とは、頭蓋内を循環して脳や脊髄を保護している脳脊髄液が異常に増える疾患です。急性の水頭症とは別に、少しづつ症状が進むタイプの特発性正常圧水頭症の場合は、“特発性”とあるように原因ははっきりしていません。この三大症状としては『歩行障害』『尿失禁』『認知症様症状』が挙げられます。
特発性正常圧水頭症の患者さんに、脳を傷つけない治療法として『腰椎 - 腹腔シャント術（L-P シャント術）』が多く行われています。手術は腰に針を刺し脊柱管内と腹腔内をチューブで繋ぎ、余分な髄液を背中からお腹の中に逃がす方法で、その有効性は多くの研究で実証されています。

脳神経外科

脳神経外科の対象疾患には、次のようなものがあります。
脳腫瘍／脳血管障害（脳動脈瘤、脳動静脈奇形、脳出血、脳梗塞、もやもや病など）／難治性てんかん／脊髄腫瘍、脊髄血管奇形、脊髄空洞症、頸椎症／三叉神経痛、顔面痙攣／パーキンソン病、ジストニア／先天奇形（水頭症、髄膜瘤等）／頭部外傷など。

従来の脳動脈瘤（血管のこぶ）の治療法には、開頭する手術と、開頭しないでカテーテルを使う脳血管内手術があります。脳血管内手術では、細い管を足や腕の血管から通して、金属製のコイル筒（ステント）を使って治療します。

さらに、「フローダイバーター」という新型ステント（筒状の金属）が 2015 年 10 月から保険適応になりました。

開頭手術か、脳血管内手術か、どちらがよいかを決めるには、脳動脈瘤ができた場所、大きさや形、患者さんの年齢などを十分に検討する必要があります。医師とよく相談した上で選択しましょう。

未破裂脳動脈瘤の早期発見には、脳ドックが有効です。人間ドックのオプションで脳ドックが選べる病院もあります。

なお、脳神経外科医による脊椎脊髄外科治療は、「整形外科」の章でご紹介しています。

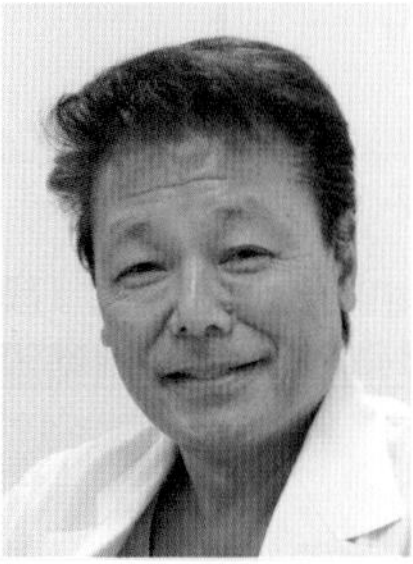

福島 孝徳　ふくしま たかのり

①森山脳神経センター病院　福島孝徳脳神経センター
（電話）03-3675-1211　東京都江戸川区西葛西 7-12-7
②畷生会脳神経外科病院
（電話）072-877-6639　大阪府四條畷市中野本町 28-1
③総合東京病院　脳神経外科
（電話）03-3387-5421　東京都中野区江古田 3-15-2

脳腫瘍（良性）、頭蓋底腫瘍、脳動脈瘤、脳血管バイパス

●脳神経外科専門医

得意分野・診療案内

上記の病院のほか全国札幌から鹿児島まで 14 病院で手術を行っています。
米国でも脳神経外科専門医資格を持ち、欧州 10 カ国で客員教授を兼任しています。
あらゆる脳外科手術（スーパーミクロンサージェリー）を行えます。
主な手術の件数は以下の通りです。
①良性脳腫瘍（頭蓋咽頭腫手術 300 例以上、松果体腫瘍 150 例以上、脳室内腫瘍 200 例）
②頭蓋底腫瘍手術　12,000 例以上
　聴神経腫瘍 2,300 例以上、髄膜腫 2,200 例、脳下垂体腫瘍 3,000 例以上
③脳動脈瘤手術クリッピング　2,470 人
　脳血管 small バイパス 300 人以上、large バイパス 150 例

診療ポリシー・患者さんへのメッセージ

私のモットーは「全てを患者さんのために。親切、誠実、丁寧、奉仕、良く説明する」です。詳しくは福島孝徳公式サイトをご覧ください。お問い合わせフォームもあります。米国ノースカロライナにある私のオフィスには、メール、ファックス、お手紙などを合わせて、毎週 100 ～ 200 名の方にお問い合わせをいただいております。手術の合間や仕事を終えた後に、いただいたお問い合わせ全てに目を通しております。できるだけお問い合わせいただいた全ての方にお返事ができるよう心がけておりますが、手術や学会講演のため、年間を通して世界各国を回っておりますので、お返事が遅れますことを、どうぞ御了承頂けましたら幸いでございます。

<table>
<tr><td></td><td>個人 年間総治療数：メジャー手術 600 件</td><td>過去 40 年間の総治療数：
2 万 7,000 件</td></tr>
<tr><td rowspan="2">手術・治療実績・コメント</td><td>【高難度手術】（2019 年）
手術名：脳腫瘍、頭蓋底腫瘍、MVD、下垂体
件数：600 例
生存退院率：術後 1 年以上の生存率　100%
重篤な合併症数：2 件　リスク 0.3%
再手術数：まれ
術死件数：1 件（手術以外の全身合併症で）</td><td>【主な治療実績】（2019 年）
聴神経腫瘍　128 例
髄膜種　105 例
神経血管減圧術　140 例
下垂体腫瘍　45 例
他の良性脳腫瘍　118 例
脳動脈瘤、バイパス 56 例　計 592 例</td></tr>
<tr><td colspan="2">年間通して死亡例はまずありません。重大合併症（運動麻痺、失調、視力障害など）は 1% 以下（毎年 1 ～ 3 人程度）。中等度、軽度合併症リスク 3%程です。</td></tr>
<tr><td>業績</td><td colspan="2">招聘講演会、原著論文、著書、受賞は『福島孝徳教授業績録』（Vol1.2.3）を参照</td></tr>
</table>

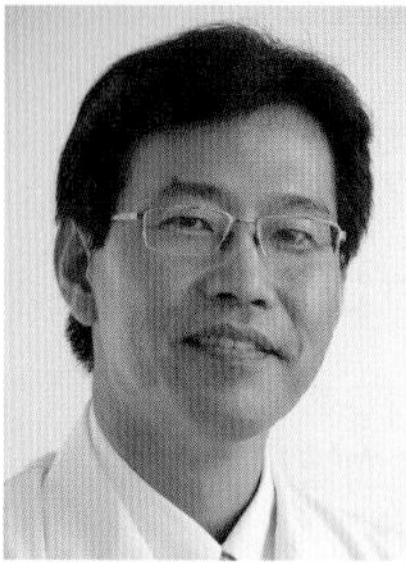

河野 道宏　こうの みちひろ

東京医科大学病院　脳神経外科
（電話）03-3342-6111 東京都新宿区西新宿 6-7-1

手術難度の高い良性脳腫瘍：聴神経腫瘍・小脳橋角部腫瘍（顔面神経鞘腫・頸静脈孔神経鞘腫・三叉神経鞘腫）・頭蓋底髄膜腫（錐体斜台部髄膜腫・テント髄膜腫）

●脳神経外科専門医

得意分野・診療案内

脳神経外科の中でも最難関の手術とされる聴神経腫瘍・小脳橋角部腫瘍・頭蓋底腫瘍の手術を専門としています。この分野の手術件数は年間約 150 件で、日本全国から患者さんが集まっており、国内では突出しています。種々の術中脳神経モニタリングを駆使し、あらゆる手術アプローチが提供可能で、患者さんごとに適切な手術アプローチを選択しています。このように、頭蓋底外科の 3 要素（手術件数・モニタリング・頭蓋底手術アプローチ）を完備していることが強みで、極めて良好な手術成績をあげています。海外からの講演依頼や手術見学者も多く、世界的に評価を頂いています。

診療ポリシー・患者さんへのメッセージ

聴神経腫瘍・小脳橋角部腫瘍・良性頭蓋底腫瘍の手術は、担当する医師によって手術の結果は全く違ったものとなり、手術適応についてもかなりの差があります。2 カ所以上の施設で意見を聞いたり、手術の専門性や経験を確認されることをお勧めします。我々は、東京医科大学病院「聴神経腫瘍・頭蓋底腫瘍センター」として、脳神経外科と耳鼻咽喉科・頭頸部外科と専門チームを形成して専門治療にあたっています。患者さんが安心して手術を受けられるように配慮できるのがプロフェッショナルの仕事と考えていますので、是非、我々のチームに安心して手術をお任せください。

手術・治療実績・コメント	個人 年間総治療数：145 件（2018 年）	過去 25 年間の総治療数（高難度手術）：1,900 件
	【高難度手術】 手術名：聴神経腫瘍・小脳橋角部腫瘍・頭蓋底腫瘍 件数：毎年 150 件 生存退院率：術後 1 年以上の生存率 100% 重篤な合併症数：6 件（過去 15 年） 再手術数：0 ～ 1 件　術死件数：0 件	【主な治療実績】（実績／ 2019 年） 聴神経腫瘍：1,385 件／ 104 件 頭蓋底髄膜腫：204 件／ 20 件 頸静脈孔神経鞘腫：71 件／ 5 件 顔面神経鞘腫：58 件／ 7 件 三叉神経鞘腫：46 件／ 2 件 類上皮腫：55 件／ 2 件
	聴神経腫瘍の手術成績は、顔面神経機能温存率は 98%、有効聴力温存率は 63% です。この分野の手術を 20 年以上にわたって専門性をもって手がけて参りました。チームを形成して、さらにレベルの高い手術を提供できるよう、努力しております。	
業績	英論文 60 編、和論文 60 編、和書籍 50 編。海外からの講演依頼多数（2019 年：8 カ国、2018 年：5 カ国、2017 年：3 カ国）。	

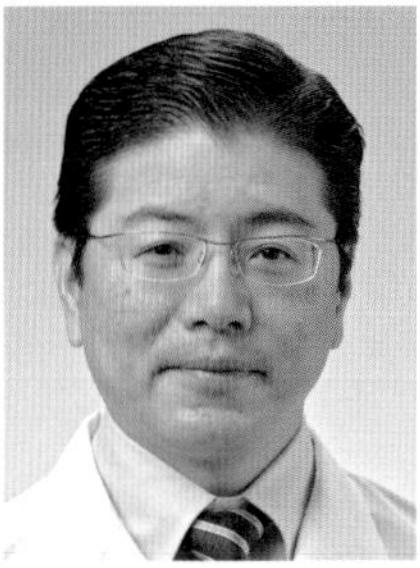

谷川 緑野　たにかわ ろくや

①札幌禎心会病院 脳神経外科
（電話）011-712-1131 北海道札幌市東区北 33 条東 1-3-1
②東京医科大学病院 脳神経外科
（電話）03-3342-6111 東京都新宿区西新宿 6-7-1

脳血管障害および頭蓋底手術、脳動脈瘤手術、脳血行再建術

●脳神経外科専門医

得意分野・診療案内

札幌禎心会病院脳卒中センターは 24 時間 365 日脳卒中患者の受け入れを行います。脳梗塞や脳出血、クモ膜下出血などの脳卒中に加え、未破裂脳動脈瘤や脳腫瘍などの中枢神経系疾患に対し、最先端の高度脳神経外科治療を提供します。
東京医科大学病院脳神経外科の兼任教授、旭川医科大学脳神経外科臨床教授でもあります。

診療ポリシー・患者さんへのメッセージ

私たちが専門とする脳血管障害はバイパス手術で動脈瘤を治療する血行再建が基本です。脳神経外科手術の基礎は血管を扱うこと。これができれば脳腫瘍を含めてすべての手術を安全に行うことができます。札幌禎心会病院脳卒中センターは一般的には選択されないような急性期の脳卒中の外科治療もしています。脳神経外科に必要だと私が思う資質は“ハート”です。ちょっと手先が器用だとか、頭が良いということは実はあまり関係ありません。本当に患者思いであること、そして人を相手にしていることを忘れずに優しくできる人間が良い脳神経外科医となり得ます。
人に優しいということは手術も優しくできるということです。優しい手術をするにはどうすればよいかというモチベーションをずっと維持することにもつながります。
目の前の患者を全力で救っていきたいのと同時に、真の患者思いの医師を育てたいという思いも強く持ちながら、日々診療に当たっています。
脳血管障害の高度な外科的治療の提供はもちろんのこと、脳血管障害の原因となる患者さん個々の生活習慣や食生活の改善についての適切な指導を行っています。
脳神経外科手術という狭い範囲だけの診療ではなく、患者さんの人生に役に立てるよう心がけています。

手術・治療実績	脳卒中センターの救急受診後、入院した患者さんに行った手術	
	慢性硬膜下血腫穿孔洗浄術 脳動脈瘤頸部クリッピング 頭蓋内血腫除去術 (開頭)(脳内) 穿頭脳室ドレナージ術 頭蓋内血腫除去術 (開頭)(硬膜下) 減圧開頭術 (その他)	脳血管塞栓摘出術 頭蓋内血腫除去術 (開頭)(硬膜外) 慢性硬膜下血腫洗浄・除去術 (穿頭) 脳動脈瘤流入血管クリッピング (開頭)(1 箇所) 脳膿瘍排膿術
業績	国内外から手術依頼を多数受け、2010 年からはヘルシンキ大学脳神経外科などヨーロッパ各地、アジア諸国、南米などからの手術要請を受けています。	

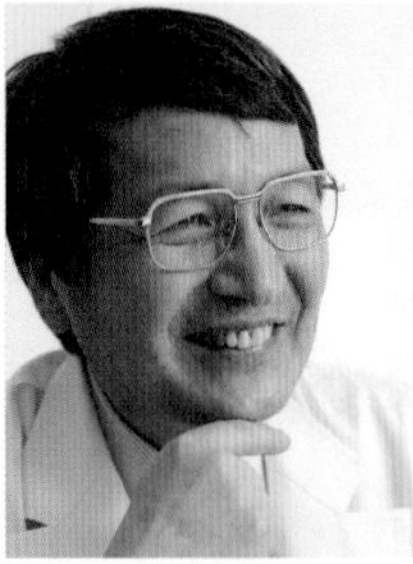

佐野 公俊　さの ひろとし

①総合新川橋病院　脳神経外科
（電話）044-222-2111 神奈川県川崎市川崎区新川通 1-15
②名古屋脳神経外科クリニック
（電話）0561-63-1133 愛知県長久手市下川原 10-1
③ジャパン藤脳クリニック
（電話）052-875-2235 名古屋市緑区横吹町 1918-1

脳動脈瘤のクリッピング術、AVM 摘出術

●脳神経外科専門医、救急科専門医

得意分野・診療案内

4,500 例の動脈瘤クリッピング術に裏打ちされた丁寧で綺麗な無血手術を行い、日本のみならず世界の若手の教育を行っております。脳動脈瘤クリッピング術、未破裂脳動脈瘤では合併症を出さず、かつ再発の少ないことが求められます。再発を少なくするには手術の方が圧倒的に血管内治療に優り、手術もほぼ無血手術を行っています。これにより合併症は、1%以下におさえられています。

診療ポリシー・患者さんへのメッセージ

くも膜下出血になると 70%が重篤な後遺症を有するか、死亡で重篤です。といっても動脈瘤があれば全て危険というわけでなく、3 ミリ以上の動脈瘤の破裂リスクは年に 1%です。どのような瘤が破裂しやすいのかは形、大きさ、部位により異なります。1 万人以上の動脈瘤を見てきて、経過観察して問題ないもの、血管内治療が良いものもあれば手術が良いものもあります。多くの症例を見てきたことにより、個々の症例がいずれでよいのかがある程度分かるようになってきました。経過観察してよいものは外来でフォローさせていただき、血管内治療が適しているものは日本のトップの先生方を紹介し、手術が適しているものは、説明し、私の行っているいくつかの病院で治療をさせていただいております。また手術も血管内治療も難しく、かつ破裂の高いケースの方にはしっかり話し合った上で治療方針を決めています。

	個人 年間総治療数：126 件（2019 年）	累計総治療数：クリッピング 4,500 例 脳動静脈奇形（AVM） 410 例
手術実績・コメント	【高難度手術】 手術名：脳動脈瘤クリッピング術 件数：毎年 100 ～ 150 件 生存退院率：術後 1 年以上の生存率 100%	重篤な合併症数：0 件 軽度合併症：1 例 再手術数：0 件 術死件数：0 件
	現在、脳動脈瘤クリッピング術に特化して治療を行っております。4,500 例以上の脳動脈瘤を見てきて破裂しそうな瘤とそうでないものもある程度わかるようになりました。その上でその患者さんにあった治療法をとらせてもらっております。手術が必要な場合は自分がしてほしいような綺麗で正確な手術を行っております。	
業績	2018 年よりインド・コルカタに佐野動脈瘤手術学校を設立し（Sano&Sengupta Academy on Aneurysm Surgery）、年に数回ライブサージャーリーで実際の手術を見せながら教育も行っています。	

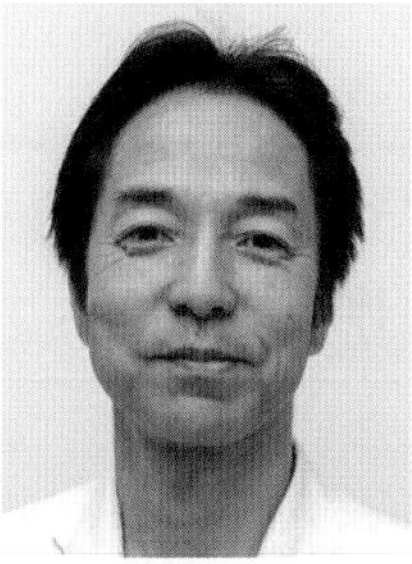

吉村 紳一　よしむら しんいち

①兵庫医科大学病院　脳神経外科
（電話）0798-45-6111 兵庫県西宮市武庫川町 1-1
②横浜新都市脳神経外科病院
（電話）045-911-2011 神奈川県横浜市青葉区荏田町 433

脳動脈瘤、もやもや病、脳動静脈奇形、硬膜動静脈瘻、頚動脈狭窄症、海綿状血管腫、良性腫瘍など

●脳神経外科専門医

得意分野・診療案内

脳卒中の原因疾患である、未破裂脳動脈瘤、頚動脈狭窄症、もやもや病、脳動静脈奇形、硬膜動静脈瘻などの予防的治療を得意としています。

1）未破裂脳動脈瘤：開頭手術、血管内手術ともに数多く行っており（2,000 例以上）、治療成績も極めて良好です。他施設で治療困難とされた患者さんも多く引き受け、最新治療（大型脳動脈瘤に対するフローダイバーター留置術 100 件以上）や難易度の高い治療も行っています。

2）もやもや病：脳の血管が細くなって詰まる病気で、治療が難しいとされていますが、150 例以上にバイパス術を行ってきました。成績も極めて良好で、傷の小さな低侵襲バイパスにも取り組んでいます。

3）脳動静脈奇形、硬膜動静脈瘻、頚動脈狭窄症：これらには血管内治療を中心とした体にやさしい治療を優先しており、結果も良好です。

診療ポリシー・患者さんへのメッセージ

私は「全ての患者さんに良くなって頂きたい」と強く願っており、スタッフとともに治療に全力を注いでいます。治療経験数も非常に多く、治療成績に自信を持っています。私のホームページから相談メールを送っていただくとスムーズですので、是非ご活用ください。

<table>
<tr><td rowspan="3">手術・治療実績・コメント</td><td>個人 年間総治療数：500 件（2019 年）</td><td>累計総治療数：5,000 件</td></tr>
<tr><td>【高難度手術】（2019 年）
手術名：脳血管障害に対する手術
件数：約 500 件
生存退院率：術後 1 年以上の生存率 100%
再手術数：0 件
術死件数：0 件</td><td>【主な治療実績】（2019 年）
血管内手術：350 件
開頭手術（脳血管障害）：130 件
脳動脈瘤手術（血管内／開頭）250 件</td></tr>
<tr><td colspan="2">治療難易度にかかわらず、すべての脳血管障害の治療に対応しており、低侵襲治療を優先しています。特に脳動脈瘤治療を得意としており、高難度疾患についても、血管内治療と開頭手術を駆使して極めて良好な結果を出しています。</td></tr>
<tr><td>業績</td><td colspan="2">海外招聘講演、著書多数、近著は『二刀流のススメ（診断と治療社）』、日本脳神経外科学会奨励賞、公益信託美原脳血管障害研究振興基金 美原賞など。</td></tr>
</table>

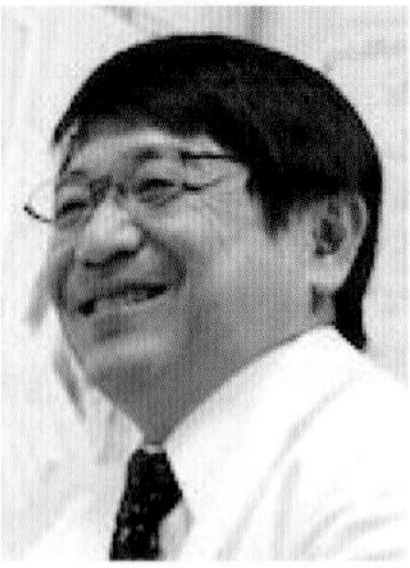

平 孝臣　たいら たかおみ

東京女子医科大学病院　脳神経外科
(電話) 03-3353-8111 東京都新宿区河田町 8-1

ふるえ（本態性振戦）、ジストニア、痙縮、神経障害性疼痛、てんかん

●脳神経外科専門医

得意分野・診療案内

専門分野は、機能的脳神経外科、定位脳手術、脊髄脊椎疾患です。
機能的神経外科では、パーキンソン病をはじめとする不随意運動の原因となる疾患に対して、原因の精査を行うとともに内科的な治療での治療困難な場合などによっては標的となる神経核に対して、定位的脳手術（ステレオタクティックサージャリー）による治療を行っております。

診療ポリシー・患者さんへのメッセージ

本態性振戦とは、明らかな原因がない（本態性）のにふるえ（振戦）がある状態を指します。パーキンソン病などでもふるえは出現しますが、このような原因が明らかなもの（パーキンソン病）は、本態性振戦といいません。本態性振戦は、高齢者に多くみられ, 40 歳以上では 4%、65 歳以上では 15%以上あるといわれています。また、10 ～ 30 歳代にも見られ、長期的にふるえが悪化する可能性があります。
本態性振戦は、ふるえの症状の重症度により、治療が異なります。軽度で、日常生活動作に及ぼす支障が軽微な場合には内服加療や経過観察が行われます。一方、ふるえにより、書字や食事が困難になっている重症例では、視床の一部分を破壊することでふるえを止めることができます。一般的に、本態性振戦のふるえは、発症から時間経過とともに増悪していく場合が多く見られます。また、手以外にも、足や頭部、体幹などにもふるえは出現することがあります。
ふるえに対する手術には、視床の一部分を破壊または電気刺激する方法、ガンマナイフや集束超音波などにより切らずに視床破壊をする方法などがあります。当施設では、それらの治療方法すべてを有しており、患者様の背景に応じて、最も安全で効果的な治療方法を提供することができます。

	東京女子医科大学病院 脳神経外科 手術件数：総計 1,217 例（2019 年）	
治療実績	診断（疾患）別　手術件数 989 例 血管内手術　95 例 ガンマナイフ治療　228 例	
	脳腫瘍　336 例 機能外科　209 例 外傷　48 例 その他　21 例	脳血管障害　310 例 脊椎・脊髄外科　15 例 水頭症・奇形　50 例
業績	日本定位・機能神経学会の理事長に選出、2013 年に国際学会を開催。	

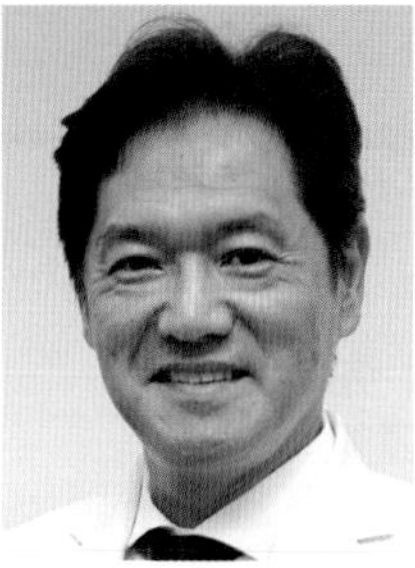

村山 雄一　むらやま ゆういち

東京慈恵会医科大学附属病院　脳血管内治療部
（電話）03-3433-1111 東京都港区西新橋 3-19-18

脳動脈瘤への脳血管内手術

●脳神経外科専門医

得意分野・診療案内

脳動脈瘤に対しては従来からのコイル塞栓術のみならずフローダイバーターと呼ばれる新しい網目の細かなステント留置術など最新の低侵襲治療を手がけております。
脳梗塞の原因となる頸動脈狭窄症に対する頸動脈ステント留置術（CAS)、診療部長である村山が開発に携わった脳動静脈奇形に対する液体塞栓物質である Onyx を用いた治療など、国内最大規模総勢７名の脳血管内治療専門医が診療に当たっています。

診療ポリシー・患者さんへのメッセージ

脳血管内手術は血管の中に極微細のカテーテルを頭蓋内血管まで挿入し、レントゲン透視下に血管の内部から脳血管障害（脳卒中）やある種の脳腫瘍等を治療する新しい分野です。従来の開頭方法による手術では治療困難であった様々な疾患が、この方法によって治療可能となってきました。慈恵医大脳血管内治療部では脳血管障害を中心に最先端の診療および研究を行っています。
◇未破裂脳動脈瘤について
脳ドックなどで偶然発見される未破裂脳動脈瘤が増えています。当院では全国から年間 600 ～ 700 例の新規患者さんが紹介受診されますが、最も重要なことは、破裂の危険は個々の動脈瘤によって異なり、動脈瘤の場所や大きさによっては保存的治療でも破裂することなく一生そのままの方が多数いらっしゃることです。
当院では 2013 年以降で 5,000 例以上の未破裂脳動脈瘤を診断しておりますが、さまざまな破裂リスクの評価を行い、実際に治療を行ったのは約 30% です。治療の際は患者さんの画像データから実物大動脈瘤モデルを 3D プリンターで作成し、より安全な治療を心がけております。また塞栓コイルやステントなどの医療機器開発も積極的に行っています。破裂のリスクが低いと判断した患者さんは定期検診で経過をみております。当科における破裂のリスク解析研究は海外からも高い評価を得、さまざまな国際研究に参加しております。未破裂脳動脈瘤が発見されて不安を抱えているかたは一度ご相談ください。

	脳血管内治療部　脳血管内手術・脳動脈瘤 治療件数 年次推移				
手術実績		2014 年	2015 年	2016 年	2017 年
	脳血管内手術	226	261	247	304
	脳動脈瘤	167	164	190	200
	開頭クリッピング術	38	43	35	19

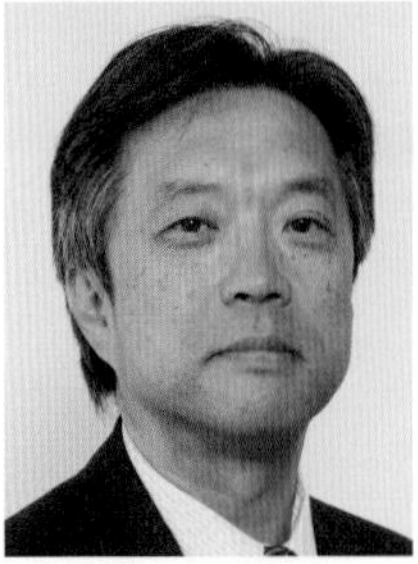

山田 正三　やまだ しょうぞう

①森山脳神経センター病院　間脳下垂体センター
（電話）03-3675-1211 東京都江戸川区西葛西 7-12-7
②赤坂虎の門クリニック　間脳下垂体外科
（電話）03-3583-8080 東京都港区赤坂 1-8-1 地下 1 階

間脳下垂体疾患：下垂体腺腫、下垂体腫瘍、先端巨大症、クッシング病、プロラクチノーマ、頭蓋咽頭腫

●脳神経外科専門医、内分泌代謝科専門医

得意分野・診療案内

先端巨大症、クッシング病などに代表される下垂体腫瘍を中心に、下垂体近傍の疾患であるラトケ嚢胞、頭蓋咽頭腫、鞍結部髄膜腫、脊索腫、胚細胞腫瘍などの外科治療を行っています。内視鏡的な経鼻手術を中心に、どの様な状況の病変にも対応できる様なアプローチを選択し手術を行っています。結果、これまでに 4,500 症例に及ぶ下垂体疾患の手術を施行してきました。更に合併する下垂体機能低下症の診断とその薬物治療も内分泌の先生方と協力して行っています。また頭蓋咽頭腫をはじめとする小児の下垂体疾患の外科治療も積極的に小児内分泌科と協力し行っています。

診療ポリシー・患者さんへのメッセージ

下垂体の疾患は外科治療だけで終始するものではありません。集学的な多方面からの治療が必要です。そして治療方針は個人個人の腫瘍の性格に沿ったテイラーメイド医療を行う必要があります。従って関連する診療科（内分泌内科、小児科、眼科、耳鼻科、放射線科、病理学科）とチームを組んでその人にとって最適の治療法を施行しています。またこれらの治療は十分なインフォームドコンセントを行い、患者さんの同意の上で施行しています。同時にセカンドオピニオンも積極的に受け入れていますのでご安心してご相談ください。

手術・治療実績・コメント	個人 年間総治療数：200 ～ 400 件（毎年）	累計総治療数　4,500 件 過去 10 年間の総治療数：3,700 件
	【高難度手術】（2019 年） 手術名：内視鏡下経鼻的手術 件数：211 件 生存退院率：術後 1 年以上の生存率 100% 重篤な合併症数：1 件 再手術数：2 件 術死件数：0 件	【主な治療実績】（2019 年） 非機能性下垂体腺腫：79 件 先端巨大症：50 件 クッシング病：27 件 頭蓋咽頭腫：16 件 ラトケ嚢胞：12 件 プロラクチノーマ：9 件
	下垂体近傍疾患のほとんどは良性腫瘍です。ただし適切な治療が施行されないと長期にわたり視機能低下や下垂体ホルモンの機能低下を生じ、著明な日常生活の質の低下（QOL の低下）を伴います。従って外科治療は最初の治療がとても重要です。	
業績	年に 2 ～ 3 回海外に招待講演に行っています。また同時に若手の脳神経外科の教育にも関わっています。英文原著論文は 200 に達し、多数の下垂体関連の著書もあります。また平成 30 年度、日本内分泌学会より最優秀指導者賞を授与されました。	

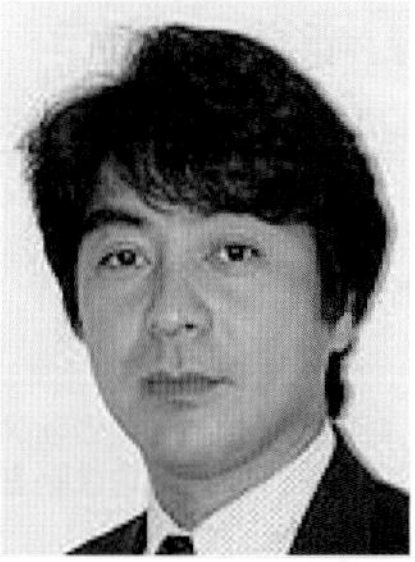

木内 博之　きのうち ひろゆき

山梨大学医学部附属病院　脳神経外科
（電話）055-273-1111 山梨県中央市下河東 1110

脳血管障害、頭蓋底外科、神経内視鏡手術

●脳神経外科専門医

得意分野・診療案内

脳血管性障害専門外来：毎週月曜日（午前）

当科で診療を行っている主な疾患は下記のとおりです。
・脳血管障害：くも膜下出血（破裂脳動脈瘤）、未破裂脳動脈瘤、脳出血、脳動静脈奇形、硬膜動静脈瘻、脳梗塞、頸動脈および頭蓋内動脈狭窄症・閉塞症、もやもや病など
・脳腫瘍：神経膠腫、下垂体腫瘍、髄膜腫、聴神経腫瘍、転移性脳腫瘍、悪性リンパ腫など
・脊椎・脊髄疾患：頸椎症、腰部脊柱管狭窄症、腰部椎間板ヘルニア、後縦靱帯骨化症、脊髄動静脈奇形、脊髄硬膜動静脈瘻、脊髄空洞症、脊髄腫瘍など
・先天奇形：水頭症、二分脊椎、頭蓋破裂、頭蓋骨早期癒合症など
・頭痛：片頭痛、緊張型頭痛、低髄液圧性頭痛など
・その他：頭部外傷一般、三叉神経痛、半側顔面痙攣、脳膿瘍、てんかんなど

診療ポリシー・患者さんへのメッセージ

脳神経外科の対象疾患は多岐にわたり、悪性・良性脳腫瘍、脳血管障害（脳卒中）、脊椎・脊髄疾患、頭部外傷、てんかん、三叉神経痛などの機能的神経疾患、神経奇形などの小児脳神経疾患などがあります。山梨大学脳神経外科においては、これらに対し、顕微鏡による外科治療、マイクロサージャリーを中心に、血管内治療、定位放射線治療、化学療法など幅広い手段を駆使し、関連他科との協力のもと、神経科学に立脚したエビデンスに基づいた治療を行っております。また、これらの病気の修復を目的とした治療に加え、予防的外科治療にも力を入れております。

業績等	【著書】『プライム脳神経外科 2 脳虚血』（監修）、『画像でわかる脳脊髄液漏出症』（編集）ほか 【論文】研究論文（学術雑誌）共著　Determining if Cerebrospinal Fluid Prevents Recurrence of Chronic Subdural Hematoma: A Multi-Center Prospective Randomized Clinical Trial.　Hiroyuki Toi, Yukihiko Fujii, Toru Iwama, Hiroyuki Kinouchi, Hiroyuki Nakase, Kazuhiko Nozaki, Hiroki Ohkuma, Hajime Ohta, Hideo Takeshima, Hironobu Tokumasu, Yuhei Yoshimoto, and Masaaki Uno Journal of Neurotrauma　36/ 4, 559-564　2019/02/15　0897-7151 【受賞】厚生労働省労働基準局長表彰（2018/11/23）、平成 28 年度国民健康保険中央会賞（2016/09/26）、第 53 回関東脳神経外科懇話会優秀発表賞（2007/06/09）High flow bypass + flow reversal にて治療した大型 / 巨大脳底動脈瘤の２例

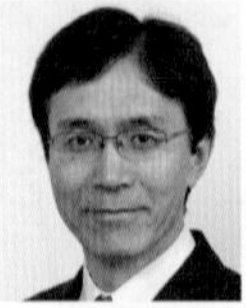

川俣 貴一 かわまた たかかず

東京女子医科大学病院 脳神経外科
（電話）03-3353-8111
東京都新宿区河田町 8-1
●脳神経外科専門医

診療内容

下垂体腫瘍、髄膜腫、神経鞘腫などの脳腫瘍、脳梗塞、もやもや病、頚動脈狭搾症などの脳血管障害

下垂体腫瘍、髄膜腫、神経鞘腫などの脳腫瘍を本邦でも有数の症例数を治療してきました。豊富な経験に基づく確たる治療方針・戦略・治療成績を持ち合わせています。術中モニタリングにも力を入れ合併症の予防・低減に成功しています。神経内視鏡やナビゲーションもいち早く導入し、治療成績の向上に結びつけています。脳血管障害では、脳虚血、もやもや病、頚動脈狭搾症に対する血行再建術などに数多く携わってきました。各分野で独自の手術手技を開発し良好な結果を得ています。またどの分野でも低侵襲脳神経外科手術を心掛け、安全・安心で確実な手術・治療を行っています。患者様・ご家族への病状・治療に関する分かり易い説明を心掛け、インフォームドコンセントなどの医療倫理にも十分配慮した医療を推進しています。

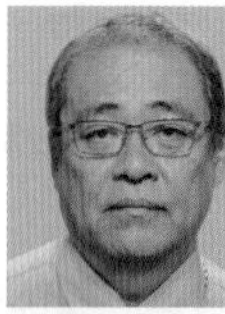

坂井 信幸 さかい のぶゆき

神戸市立医療センター中央市民病院
（電話）078-302-4321
神戸市中央区港島南町 2-1-1
●脳神経外科専門医

診療内容

脳動脈瘤、脳動静脈奇形、脊髄血管奇形、硬膜動静脈瘻、頚動脈狭窄症、頭蓋内動脈狭窄症、急性脳主幹動脈閉塞症、脳腫瘍

脳血管疾患の外科手術、血管内治療を担当しています。また、15 名の脳神経外科医、15 名の脳神経内科医で構成する総合脳卒中センターの責任者です。2019 年の脳動脈瘤の開頭手術、血管内治療の総数は 250 件、急性再開通療法は 105 件でした。フローダイバーター、ステント、コイル、液体塞栓物質、血栓回収機器などすべての脳血管内治療の新規医療機器の導入に責任者として関わっており、今も3つの医療機器治験を主導しています。あらゆる脳血管疾患の外科治療、脳血管内治療に関して、遠慮なくご相談ください。国際的なレベルで血管内治療の時代の最先端を走る当科のノウハウを駆使して外科的治療が困難な血管障害性疾患に対し「切らない治療」を実践しています。

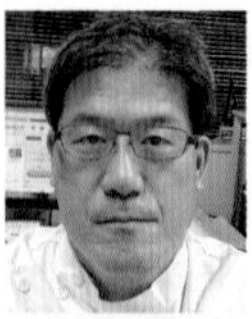

後藤 剛夫 ごとう たけお

大阪市立大学医学部附属病院
（電話）06-6645-2121
大阪府大阪市阿倍野区旭町 1-5-7
●脳神経外科専門医

診療内容

髄膜腫、頭蓋咽頭腫、聴神経腫瘍、脊索腫、軟骨肉腫、下垂体腺腫、三叉神経痛、顔面痙攣、脳幹部海綿状血管腫

脳深部に発生する手術困難腫瘍である頭蓋底腫瘍を主な治療対象としています。近年発達が目覚ましい内視鏡手術を積極的に取り入れた頭蓋底手術を行っています。術前画像を詳細に検討し、開頭頭蓋底手術と経鼻内視鏡手術、開頭内視鏡手術を症例ごとに適切に選択することでより安全、低侵襲な手術治療を行っています。私が行う開頭頭蓋底手術は年間約 70 例、内視鏡頭蓋底手術は年間約 50 例となっています。頭蓋底腫瘍は腫瘍切除度が患者の長期予後に大きく影響を与えるため、神経機能を温存した上での最大切除に努めています。もうひとつの得意分野が顔面痙攣、三叉神経痛に対する微小血管減圧術になりますが、頭蓋底手術の技術を応用した安全な手術治療を提供しています。

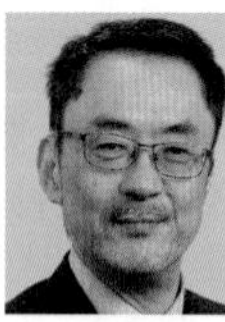

大石 英則 おおいし ひでのり

順天堂大学医学部附属順天堂医院
（電話）03-3813-3111
東京都文京区本郷 3-1-3
●脳神経外科専門医

診療内容

脳血管障害（くも膜下出血、脳梗塞、脳出血、脳動静脈奇形、硬膜動静脈瘻、その他）

得意分野：脳血管障害、特に脳動脈瘤や脳梗塞などの脳卒中に対する血管内治療を中心に行っています。診療案内：原則、水曜日と（第二を除く）土曜日の午前中が外来診療日ですが初診は随時受け付けております。診療ポリシー：脳動脈瘤に対する血管内治療（コイリング術）はクリッピング術に比べて治療後に再発が多いと一般的に言われていますが、当院では再発しないように根治を目指した治療を行っています。
患者さんへのメッセージ：脳検診などで自覚症状がないのに脳血管の病気を指摘され、良い治療法などにお悩みの方は遠慮なく御相談下さい。当施設の 2019 年総手術数は 224 件、内訳は脳動脈瘤 161 件、頚動脈狭窄症 15 件、脳動静脈奇形 14 件、硬膜動静脈瘻 22 件、急性期脳梗塞 6 件、その他 6 件です。

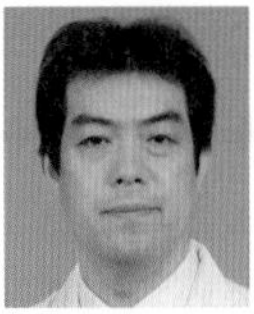

鰐渕 昌彦 わにぶちまさひこ

大阪医科大学附属病院
(電話) 072-683-1221
大阪府高槻市大学町 2-7
●脳神経外科、内分泌代謝科専門医

診療内容

脳腫瘍、頭蓋底腫瘍、下垂体腫瘍、神経内視鏡手術、眼窩腫瘍、顔面けいれん、三叉神経痛、脳血管障害

脳神経外科・脳血管内治療科は、脳腫瘍、脳血管障害、頭部外傷、奇形、水頭症、顔面けいれん、三叉神経痛、パーキンソン病、脊椎・脊髄疾患などに専門的で高度な医療を行います。診断は最新の機器を利用して迅速に行い、治療は個々の患者さんに適した方法を選択しています。頭痛、めまい、しびれ、呂律が回らない、手足の脱力感など、脳・脊髄疾患に関する症状は様々です。「もしや?」と思われたら、症状が悪くなる前に来院して下さい。また、認知症の中でも慢性硬膜下血腫や水頭症によるものは、手術によって治療が可能です。まず、頭部の CT や MRI 検査を受けることが重要です。遠慮なくご相談下さい。基本理念は患者さんに安全で、より優しい最新の脳神経外科医療を提供することです。2018 年度の手術実績(科全体):357 件。

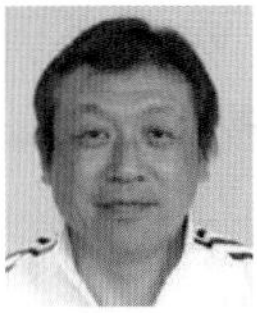

入江 伸介 いりえしんすけ

釧路孝仁会記念病院 脳神経外科
(電話) 0154-39-1222
北海道釧路市愛国 191-212
●脳神経外科専門医

診療内容

脳血管障害（くも膜下出血、脳梗塞、脳出血など)、未破裂脳動脈瘤（くも膜下出血の予防)、顔面けいれん、三叉神経痛、脳腫瘍

脳卒中の急性期治療を中心に脳血管の病気を幅広く診療しています。脳動脈瘤破裂によって起こるくも膜下出血については急性期だけではなく、その予防のため未破裂脳動脈瘤のクリッピング術も数多く手がけています。特に未破裂脳動脈瘤の治療は安全性が高く早期に社会復帰可能な鍵穴手術手技を用いた患者さんに優しい低侵襲手術を行っております。また、脳梗塞予防のために脳血管や頚動脈の狭窄があった場合にはバイパス術、内膜剥離術といった血行再建のための外科手術も手がけます。脳卒中は発症してしまうと後遺症が残ることが多い疾患ですので、脳ドック等を活用し将来的に発症のリスクになる脳動脈瘤や脳血管狭窄が見つかった場合は、低侵襲な手術法での予防的治療が有効です。

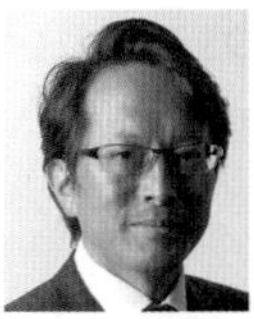

松本 康史 まつもとやすし

広南病院 血管内脳神経外科
(電話) 022-248-2131
宮城県仙台市太白区長町南 4-20-1
●脳神経外科専門医

診療内容

未破裂・破裂脳動脈瘤、血栓回収療法、頸部頸動脈・頭蓋内動脈狭窄、脳動静脈奇形、硬膜動静脈瘻

日本でも最も古くから、カテーテルを用いた血管内からの治療（脳血管内治療）に特化して独立しており、長い伝統を有します。脳神経外科による外科的治療が困難な症例や脳血管内科による内科的治療では効果が望めない症例に対してもカテーテル治療が有効であることがあります。直近 10 年で 3,500 例を超える症例数があり、日本脳神経血管内治療学会指導医・専門医を複数有し、国際的学術論文も多く、最先端デバイスが他院に先駆けて使用できる等、患者さんに安心して治療を受けていただける経験と技術があります。東北大学脳神経外科と密に連携しており、最高峰の治療をおこないます。
【診療ポリシー】不必要な手術はしない。
【患者さんへ】100%安全とは言えませんが、100%全力を尽くすことはお約束します。

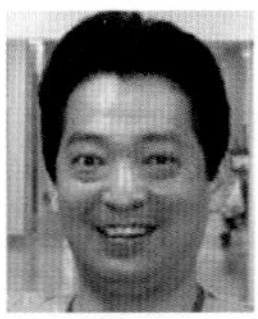

栗田 浩樹 くりたひろき

埼玉医科大学国際医療センター
(電話) 042-984-4111
埼玉県日高市山根 1397-1
●脳神経外科専門医

診療内容

脳動静脈奇形の外科治療、高難易度脳動脈瘤

脳卒中外科は、脳卒中センター内の独立した診療科として、脳卒中内科や脳血管内治療科と密接な関係を保ちながら、脳卒中の外科治療を担っています。当科は全国の大学病院の中で唯一の脳卒中（脳血管障害）の開頭術に専門特化した診療科であり、スタッフ全員が脳卒中の外科手術に対する豊富な経験を有し、昼夜搬送される脳卒中の患者さんの緊急手術に 24 時間体制で対応しています。
また、将来的な脳卒中を予防するための手術も、十分な安全性を確保した上で積極的に施行しています。特に小型の未破裂脳動脈瘤に対しては低侵襲の小切開による鍵穴手術 (key hole surgery) を標準術式にしており、他院で治療困難と判断された巨大脳動脈瘤などの高難易度動脈瘤や脳動静脈奇形、血管腫の患者さんも積極的に受け入れています。

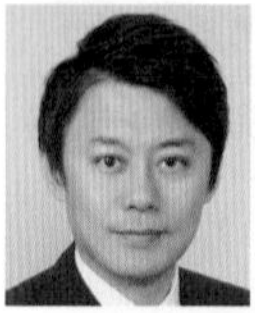

野田 公寿茂 のだ こすも

札幌禎心会病院 脳神経外科
（電話）011-712-1131
北海道札幌市東区北 33 条東 1-3-1
●脳神経外科専門医

診療内容

脳血管障害（脳動脈瘤、脳動静脈奇形）、脳腫瘍、顔面痙攣、三叉神経痛など

患者さんの全人的治療を達成する一つの手段として、脳神経外科手術を専門に研鑽を積んでおります。谷川緑野脳卒中センター長、上山博康脳疾患研究所所長を中心に、脳血管内治療専門チームと協力しながら治療に取り組んでいます。高難易度脳腫瘍に対する「頭蓋底外科技術」と、血管障害に対する「血行再建技術」を高いレベルで融合した、安全で質の高い手術が特徴です。私達の取り組みは海外でも一定の評価を受け、ヨーロッパ、アメリカ、アジアなど世界中から、年間 100 名を超える脳外科医が見学・研修に訪れます。当科では年間約 600 件の手術を行っており、2019 年は約半数の 220 件が脳動脈瘤手術でした。個人としては昨年脳動脈瘤手術は 110 件程度、合計 210 件の手術を担当させて頂きました。

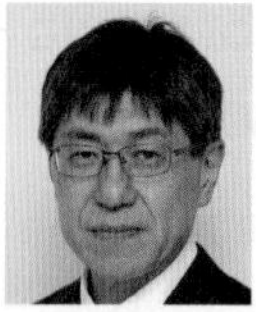

森田 明夫 もりた あきお

日本医科大学付属病院 脳神経外科
（電話）03-3822-2131
東京都文京区千駄木 1-1-5
●脳神経外科専門医

診療内容

髄膜腫、神経鞘腫（聴神経腫瘍など）、その他頭蓋底の腫瘍、神経線維腫症に合併する腫瘍、脳動脈瘤、脳動静脈奇形、血管腫、脳虚血、神経鞘腫、髄膜腫、上衣腫、その他脳神経外科一般

米国 Mayo Clinic, George Washington 大学および東京大学、三井記念病院、寺岡記念病院、都立神経病院、NTT 東日本関東病院、2013 年より日本医科大学での診療実績を有します。現在、個人で執刀するのは年間 100 症例程度です。これまで脳腫瘍や血管障害、脊髄の手術など 5,000 例の手術実績を持ちます。
脳神経外科の疾患は、比較的稀なものが多く、また症例毎にその大きさや部位、周囲への進展度が異なります。症例毎に最適の摘出方法と摘出度合いを考慮する必要があります。患者さんの人生にとって何が最良かを常に考えながら治療を進めています。詳しくはサイト、ブログを参照してください。

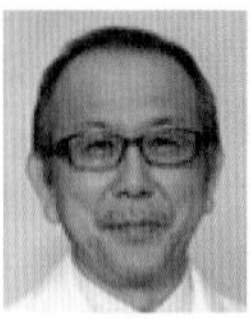

寺坂 俊介 てらさか しゅんすけ

柏葉脳神経外科病院 脳神経外科
（電話）011-851-2333
札幌市豊平区月寒東 1 条 15-7-20
●脳神経外科専門医

診療内容

脳卒中、頭痛、脳腫瘍、脊髄疾患、頭部外傷、てんかん

当院に院長として赴任して以来、多くの職員の協力や叱咤激励を受け、いくつかの病院改革に取り組んできました。当院の強みである脳卒中救急医療をいかにして長期に安定させるのか。脳卒中救急に潤沢な医療資源を投入するためにどうやって他部門がそのサポートを行うのかが今後の課題になると考えています。
私が病院運営の上で特に大切にしたいことが三つあります。一つ目は意思決定のプロセスの透明化です。透明化によってより一層のコンプライアンス遵守の風土を根付かせます。二つ目は特定医療法人としての矜持を大切にします。健全な病院経営はもちろんですが、より社会への奉仕を重要視していきます。三つ目に時代に対応できる柔軟性を大切にします。柏葉脳神経外科は変化に柔軟に対応できる組織でいたいと思います。2018 年の手術数は合計 367 件です。

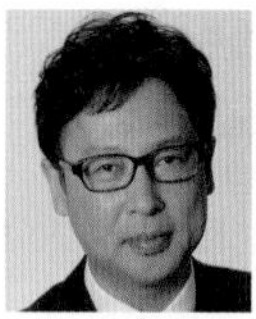

松丸 祐司 まつまる ゆうじ

筑波大学附属病院 脳神経外科
（電話）029-853-3900
茨城県つくば市天久保 2-1-1
●脳神経外科専門医

診療内容

脳卒中、脳および脊髄血管疾患に対する血管内治療

当科の特徴としては、外科治療のほかに脳血管内治療にも力を入れており、脳血管障害を専門とするスタッフはいずれの治療にも対応できるようにしております。
外科治療は脳神経外科に顕微鏡手術が導入された当初から行われており、確実性が高い治療方法です。しかしながら、基本的には皮膚に切開を入れたり、開頭術を行いますので、審美的に問題となることもございます。
脳血管内治療は比較的新しい治療法で皮膚の切開を必要といたしません。最近の医療機器の進歩によって以前は治療困難であった疾患にも対応できるようになってきております。
当院では、脳神経外科以外にも神経内科、循環器内科、代謝内科、救急・集中治療部、リハビリテーション科などと協力体制を取りながら診療にあたっております。

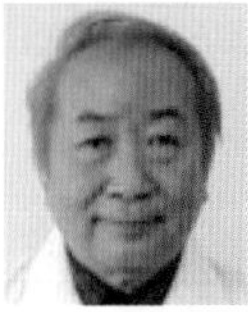

長年活躍し多大な功績がある名医

上山 博康 かみやま ひろやす　**札幌禎心会病院 脳神経外科**

●脳神経外科専門医　（電話）011-712-1131　札幌市東区北 33 条東 1-3-1

脳動脈瘤手術が専門、上山博康脳神経外科塾で若手を育成。

有益情報

ランキング医師の病院は遠くて行けないという患者さんのための、北海道、東北、四国、九州を中心とする準名医情報です。ランキングとは別です。ご参考になさってください。

北海道	**片岡 丈人** かたおか たけと	**北海道大野記念病院 脳神経外科**	●脳神経外科専門医	（電話）011-665-0020	北海道札幌市西区宮の沢 2 条 1 丁目 16 番 1 号
東北	**中里 信和** なかさと のぶかず	**東北大学病院 てんかん科**	●脳神経外科専門医	（電話）022-717-7000	宮城県仙台市青葉区星陵町 1 番 1 号
	佐藤 俊輔 さとう しゅんすけ	**総合南東北病院 脳神経外科**	●脳神経外科専門医	（電話）024-934-5322	福島県郡山市八山田 7 丁目 115 番地
九州	**永山 哲也** ながやま てつや	**厚地脳神経外科病院 脳神経外科**	●脳神経外科専門医	（電話）099-226-1231	鹿児島県鹿児島市東千石町 4-13
その他	**新見 康成** にいみ やすなり	**聖路加国際病院 神経血管内治療科**	●脳神経外科専門医	（電話）03-3541-5151	東京都中央区明石町 9-1
	黒田 敏 くろだ さとし	**富山大学附属病院 脳神経外科**	●脳神経外科専門医	（電話）076-434-2281	富山県富山市杉谷 2630 番地
	小宮山 雅樹 こみやま まさき	**大阪市立総合医療センター**	●脳神経外科専門医	（電話）06-6929-1221	大阪府大阪市都島区都島本通 2-13-22
	田中 美千裕 たなか みちひろ	**亀田総合病院 脳血管内治療科**	●脳神経外科専門医	（電話）04-7092-2211	千葉県鴨川市東町 929 番地
	阿久津 博義 あくつ ひろよし	**筑波学園病院 脳神経外科**	●脳神経外科専門医	（電話）029-836-1355	茨城県つくば市上横場 2573-1
	酒井 淳 さかい じゅん	**総合東京病院 脳神経外科**	●脳神経外科専門医	（電話）03-3387-5421	東京都中野区江古田 3-15-2

コラム

1次脳卒中センター構想

日本脳卒中学会が、脳卒中の治療が常時可能な病院を認定する制度の構築を進めています。脳卒中は治療が早いほど救命や後遺症の軽減が期待できるためです。

開頭手術以外に、適応が合えば次のような治療法があります。

◇血栓溶解療法（t-PA 治療）…発症後 4.5 時間以内なら詰まった血栓を薬で溶かす血栓溶解療法の適応が検討されます。劇的な効果があります。

◇血栓回収療法（カテーテル治療）…カテーテルを足の付け根から挿入し、脳血管に詰まった血栓を回収し閉塞した脳血管を再開通させます。発症後 8 時間以内が対象です。

脳卒中治療は時間との勝負です。血栓溶解療法を 24 時間、365 日実施できる病院を「1 次脳卒中センター」、血栓回収療法が常時可能な病院を「血栓回収脳卒中センター」、外科治療を含む脳卒中全般に対応できる病院を「包括的脳卒中センター」として認定していく方針です。以下の病院は、認定をホームページで紹介しています。

・三井記念病院
・脳神経センター大田記念病院
・東京ベイ浦安市川医療センター
・宇治徳洲会病院
・総合病院聖隷浜松病院

「救急車を呼んだほうがいいのかな？」と迷った際は地域によって相談窓口が開設されている場合があります。

救急安心センター事業　（電話）　＃７１１９

眼科

老化による眼の病気が急増

見え方がおかしいと感じたら、すでに眼の病気が進行している可能性があります。早期発見のために、定期的な検診がお勧めです。

白内障は、レンズの役割を果たしている水晶体が濁るために起こり、視野がかすんで見えにくくなる病気です。早い人では40代から、80代では大部分の人に白内障が発見されます。人工の眼内レンズに入れ替える手術をしますが、局所麻酔で通常10～20分ほどです。

緑内障は視神経が障害されることで徐々に視野が欠けていく病気で、日本人（成人）の失明原因の第1位です。最近の緑内障の診断治療の進歩は目覚ましく、点眼薬で進行を遅らせることが重要です。

糖尿病網膜症は、糖尿病により網膜の血管が傷つき視力低下が現れる病気です。糖尿病になってから、数年から10年以上経過して発症するといわれていますが、かなり進行するまで自覚症状がない場合もあり、失明の原因になります。

加齢黄斑変性は、網膜の中心にある黄斑が障害され視力が低下する病気です。欧米では成人の失明原因の第1位で珍しくない病気です。日本では比較的少ないと考えられていましたが、高齢化と生活の欧米化により近年著しく増加しています。

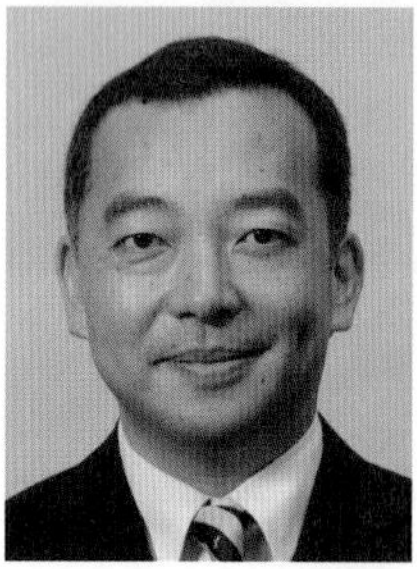

相原 一　あいはら まこと

東京大学医学部附属病院　眼科
（電話）03-3815-5411　東京都文京区本郷 7-3-1

緑内障

●眼科専門医

得意分野・診療案内

眼科では、ほぼすべての眼疾患に対して各専門外来を設けており、高度な診療を実践すべく努めています。更に、最先端の基礎研究・臨床研究の成果を世界に発信し、且つそれを診療に応用するように努めています。
医学部附属病院眼科は特殊な眼疾患や重い全身合併症のある方を主な診療対象としております。当科では重度の眼疾患の方に対して適切な診療を行うため、軽度の眼疾患の方で治癒、軽快、または適切な眼科診療により治療可能と思われる場合は、適切な医療機関をご紹介させていただいておりますのでご了承ください。

○当科を初めて受診される方へ
これまで他の医療施設で治療を受けられている方は、必ず紹介状をご持参ください。
一般外来の診察は担当医制になっておりますので、ご了承ください。

診療ポリシー・患者さんへのメッセージ

私は幼少時から自然が大好きでただの虫採り少年でしたが、未だに海に山に世界中に出かけては、自然界と世界に対し広い視野を持って興味を広げて過ごしています。もちろん「みる」ことによって自分が成り立っているだけでなく、「みる」ことを通して得られたことから、多くの患者の「みる」機能を維持あるいは回復させる眼科の仕事に誇りを持っています。

	東京大学医学部附属病院　眼科の主な手術や処置の件数（平成 30 年度）
手術・治療実績	白内障（眼内レンズ縫着含む）　1,367 件 緑内障（白内障同時・インプラント含む）　428 件 網膜硝子体（白内障同時・バックリング含む）　432 件 眼科レーザー（後発白内障・緑内障疾患・眼底疾患）　457 件 角膜移植 75 件 角結膜（涙点プラグ含む）　280 件 眼瞼・形成　138 件 斜視　86 件 涙道　3 件
業績	【著書】『緑内障（眼科診療ビジュアルラーニング）』（編集）、『ここが知りたい＆今さら聞けないに答える 眼科疾患診断・治療マニュアル』（編集）ほか関連書籍多数

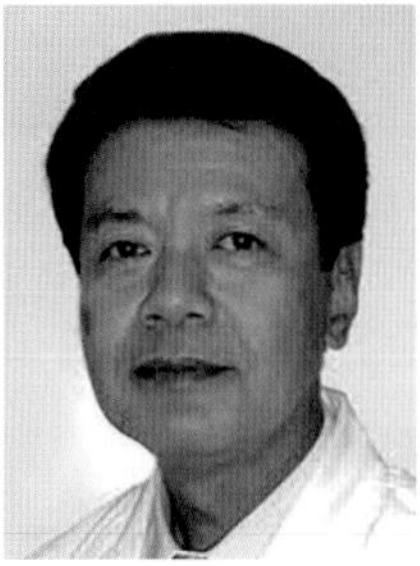

恵美 和幸　えみ かずゆき

大阪労災病院　眼科
（電話）072-252-3561 大阪府堺市北区長曽根町 1179-3

網膜硝子体手術、白内障

●眼科専門医

得意分野・診療案内

主な対象疾患は以下になります。
白内障、網膜剥離、網膜裂孔、黄斑上膜（黄斑前膜）、黄斑円孔、糖尿病網膜症、網膜静脈閉塞症、硝子体出血、眼外傷、加齢黄斑変性、緑内障

診療ポリシー・患者さんへのメッセージ

当科では白内障、網膜・硝子体疾患を中心に幅広く診療を行っております。手術日は月～金曜日のすべての曜日で行っており、年間の手術件数は6,000件を超え、質・量ともに西日本でも随一の規模です。
外来診察は一日に約150人ですが、初診の患者さんが約20%を占めており、そのほとんどが手術を目的とした紹介の患者さんです。緊急性のある疾患（網膜剥離・眼外傷・急性緑内障発作など）に対しては、即日入院の上手術を行っています。
2014年から最新の画像ファイリングシステム（PSC社製Claio）を導入し、患者さんひとり一人の検査データを一括に管理することで、病状の経過をより詳細に把握できるようになりました。

大阪労災病院 眼科　診療実績（2017年度）
外来患者数：124.3人（1日平均）　入院患者数：37.9人（1日平均）

入院手術実績年度推移	手術	2014年度	2015年度	2016年度	2017年度
	白内障手術	4,800	4,899	4,886	4,756
	硝子体手術	1,245	1,254	1,240	1,251
	バックル手術	40	59	58	65
	緑内障手術	28	21	21	50
	眼瞼・斜視	46	36	47	42
	その他	15	8	4	15
	合計	6,174	6,277	6,256	6,179

竹内 忍　たけうち しのぶ

竹内眼科クリニック
（電話）03-3865-6641 東京都台東区蔵前 3-1-10-3F

眼科疾患一般

●眼科専門医

得意分野・診療案内

東邦大学医療センター大橋病院眼科の客員教授も務めます。専門領域は網膜硝子体疾患ですが、外来は眼科疾患一般に対応します。
竹内眼科クリニックは、完全予約制です。診察には事前予約が必要です。まずはお電話でご予約ください。

診療ポリシー・患者さんへのメッセージ

医療技術の進歩によって、以前は治療成績が悪かった病気に対しても、良好な結果が得られるようになりました。 眼科領域でも、顕微鏡手術の導入時期より手術治療が飛躍的に進歩し、多くの患者さんの手助けを行うことができました。大学病院での 15 年間の教授職を辞し（東邦大学佐倉病院眼科）、新たに個人クリニックを開設し、患者さんに最新の医療と負担の少ない、やさしい医療を提供しようと考えています。患者さんの要望に応える形で、共に病気の克服を目指したいと思います。

業績	【著書】『眼科外来 日帰り手術の実際（MB OCULISTA（オクリスタ））』（編集）、『眼科写真撮影 A to Z』（監修）、『網膜硝子体手術（イラスト眼科手術シリーズ 6）』（編集）、『硝子体手術入門 Book & Video』（編集）

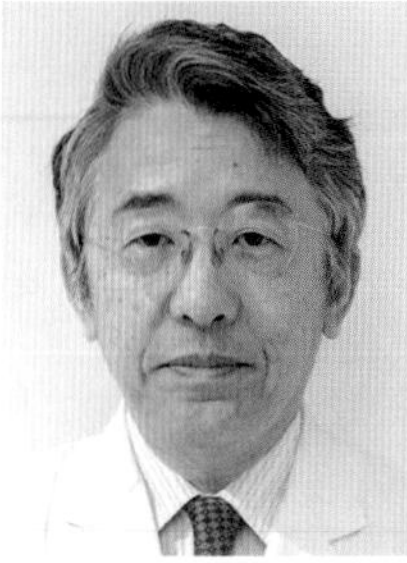

井上 幸次　いのうえ よしつぐ

鳥取大学医学部附属病院　眼科
（電話）0859-33-1111 鳥取県米子市西町 36-1

角膜疾患、眼感染症

●眼科専門医

得意分野・診療案内

診療内容は、角膜、斜視·弱視、結膜アレルギー、涙道、緑内障·ぶどう膜、糖尿病眼科、未熟児網膜症、神経眼科・電気生理や、糖尿病など全身疾患に関連した眼疾患です。

診療ポリシー・患者さんへのメッセージ

もっとも多い白内障はもちろんですが、緑内障や網膜剥離・角膜混濁のようなより視力予後が悪い病気に対しても山陰地方の最後の砦として、個々の患者様に最適な治療を選択して行っています。手術の適応のある患者様に対しては積極的に手術を考慮し、年間 1,000 件を超える手術を行っています。
角膜疾患に対し角膜形状解析装置、角膜内皮撮影装置、前眼部 OCT を駆使して診察を行い、各種の角膜移植手術を施行しており、山陰の角膜移植センターの役割を担っています。角膜の移植についても部分的に移植を行う最新の術式を取り入れています。角膜移植のドナー提供については鳥取県内のみならず、日本国内、さらには海外のアイバンクからも協力を得ています。また、山陰地方で唯一、治療的レーザー角膜切除術 (PTK) を行っています。網膜・硝子体疾患に対し、各種眼底造影撮影装置、OCT スキャナー等最新の機器を揃え診断に効果をあげています。手術面では高速硝子体カッターを用い、小切開硝子体手術も導入、難症例に対し最新の治療を行っています。また黄斑変性に対する PDT（光線力学療法）、血管新生を伴う疾患に対する抗 VEGF 抗体硝子体内注入などを積極的に行っています。眼感染症に対して real-time PCR、細菌・真菌培養を含めた病因診断を徹底させ、治療の効果をあげています。

	鳥取大学医学部附属病院　眼科の診療実績詳細　H30 年度手術実績	
手術・治療実績	白内障手術　941 後発白内障手術　95 硝子体内注射（抗 VEGF 抗体）　1,204 硝子体関連手術　335 網膜復位術（強膜内陥術）　22 網膜光凝固術（PDT も含む）　189 緑内障手術　124	眼瞼手術（下垂、内反）　19 斜視手術　19 角膜移植　23 エキシマレーザーによる角膜切除術　42 涙道狭窄関連手術　48 腫瘍手術　23 その他　合計 3,198
業績	【著書】『角膜 , 結膜 (眼科診療ビジュアルラーニング)』（編集）、『一目でわかる眼疾患の見分け方 上巻 角結膜疾患 , 緑内障』（編纂）、『同 下巻 ぶどう膜疾患 , 網膜・硝子体疾患』（編集）、『角膜混濁のすべて (専門医のための眼科診療クオリファイ)』（編集）	

白土 城照　しらと しろあき

四谷しらと眼科
（電話）03-3355-4281 東京都新宿区四谷 1-1-2-3F

緑内障

●眼科専門医

得意分野・診療案内

東京医科大学兼任教授。
1983 年東京大学医学部眼科学教室講師に就任。1986 年文部省長期在外研究員（シェーファー緑内障研究財団、カリフォルニア大学サンフランシスコ校）。1994 年東京大学医学部眼科助教授に就任。1998 年東京医科大学助教授･八王子医療センター眼科部長。1999 年東京医科大学教授に就任。2005 年に四谷しらと眼科開設。
緑内障のレーザー治療を日本にはじめて導入するなど、日本の緑内障の診断と治療の第一人者です。また、テレビノイズによる視野自覚法を開発するなど、緑内障の早期発見と早期治療についての啓発活動にも、熱心に取り組んでいます。
『新編 大活字版 中・高年の目の病気がすべてわかる本』より引用

診療ポリシー・患者さんへのメッセージ

新規受診の際は、必ず電話で予約の上、受診してください。
水曜日は、手術日のため休診です。

業績	【著書】『緑内障』（編集）、『新編 大活字版 中・高年の目の病気がすべてわかる本』、『四大中途失明疾患 緑内障・白内障・糖尿病網膜症・黄斑変性症の早期発見と治療の手引き』（共著）、『目でみる眼科確定診断―診断と治療の手引き〈上巻〉』（編集）

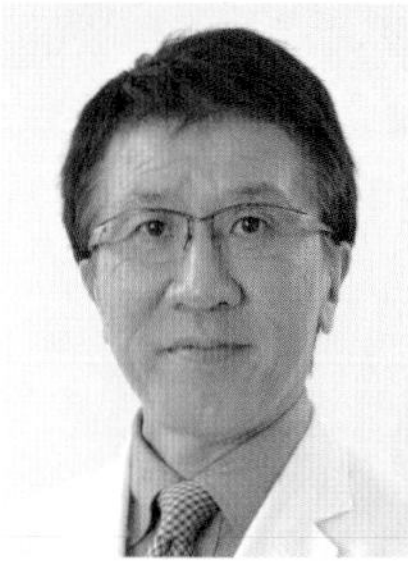

島﨑 潤　しまざき じゅん

①東京歯科大学市川総合病院　眼科
（電話）047-322-0151 千葉県市川市菅野 5-11-13
②赤坂東急クリニック 島﨑眼科
（電話）03-3580-3518 東京都千代田区永田町 2-14-3-4F

角膜疾患、ドライアイ、円錐角膜、角膜移植、翼状片

●眼科専門医

得意分野・診療案内

角膜移植では日本一の経験執刀数で、角結膜疾患一般、ドライアイ、マイボーム腺機能不全、円錐角膜、翼状片の診断と治療、重症眼表面疾患の診断と外科的治療を専門としています。東京歯科大学市川総合病院の眼科部長として、研究や医局員の教育にも力を入れています。同院眼科は角膜を中心とした前眼部を専門とし、その中でも角膜移植手術が手術治療の中心です。角膜移植件数はこれまで 6,000 件を超え、日本国内では 1 位、世界でもトップクラスの実績です。角膜移植の手術方法は近年大きく変化し、最近は角膜の悪いところのみを移植する上皮移植、深層表層角膜移植術、角膜内皮移植術などの部分角膜移植術が一般的になってきています。当院は隣接する角膜センターアイバンクとの協力体制も整備され、あらゆる術式に対応しています。また、週に 2 回は島﨑眼科でも外来診療を行っています。一般眼科診療に幅広く対応できるよう、検査機器や治療機器を充実させており、角膜疾患の他、ドライアイや白内障、アレルギー性結膜炎、緑内障の診療を行うほか、近視矯正手術、角膜移植、緑内障手術、網膜硝子体手術、老眼矯正などは、提携医療機関で対応しています。

診療ポリシー・患者さんへのメッセージ

角膜疾患は、正しい診断に基づいて、内科的治療と手術治療の双方を組み合わせる戦略が重要です。また角膜移植後は、長期にわたって通院を続けることが重要です。私は、自分の専門知識を生かし、分かりやすい説明と親切な対応を心がけています。

	科全体 年間総治療数：外来総患者数 21,033 人　手術総数 2,636 件（2019 年）	
手術・治療実績・コメント	白内障手術　1,508 件 角膜移植術　226 件 翼状片手術　203 件 羊膜移植術　135 件 網膜硝子体手術　91 件	結膜手術　77 件 眼瞼手術　36 件 緑内障手術　41 件 その他　276 件 総計　2,636 件
	当科はドライアイ、翼状片、角膜移植など前眼部疾患を専門としています。併設の角膜センターアイバンクの協力を得て、現在も国内最多の角膜移植を行っています。臨床だけでなく角膜研究や教育にも力を入れており、前眼部疾患を学びたい医師、研究したい研究者、治したい患者さんが集まる教室であり続けたいと考えています。	
業績	【著書】『これで完璧角膜移植』『読めばわかる！わかれば変わる！ドライアイ診療』ほか 論文多数	

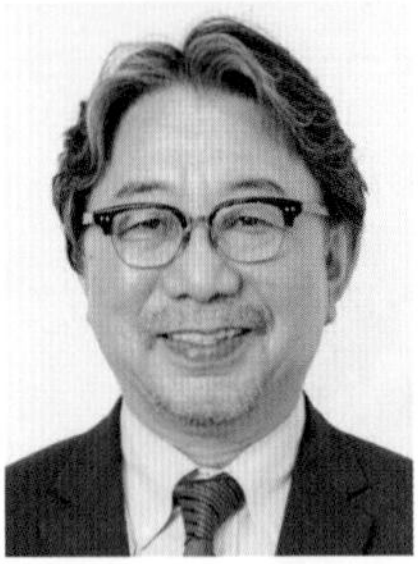

桑山 泰明　くわやま やすあき

福島アイクリニック
(電話) 06-6136-3001 大阪府大阪市福島区福島 5-6-16-4F

緑内障、白内障

●眼科専門医

得意分野・診療案内

緑内障と白内障の診断・治療・手術を専門としています。視機能を維持し、生涯のQOL を守るために、病期や病型に応じた最新かつ最善の治療を提供いたします。

診療ポリシー・患者さんへのメッセージ

緑内障は、現在我が国の中途失明原因の第一位ですが、近年の診断技術の進歩により自覚症状のない早期に発見できるようになりました。また、新規薬剤やレーザー治療さらには様々な手術法の導入により治療を継続すれば緑内障により失明に至る可能性は大幅に減ってきています。一方で、緑内障は初期には自覚症状がないためせっかく早期発見されても治療を中断してしまう方もおられます。緑内障を恐れず侮らず治療を継続しましょう。
当院は完全予約制です。原則的には他の施設（診療所、病院、大学病院など）からの紹介状がある方のみ受付しています。どうしても紹介状を作成してもらえない場合や、現在かかりつけ医のない場合は、まずは電話をいただきますようお願いいたします。
予約専用電話は、06-6453-2001　平日（月～金）9 時～ 13 時、15 時～ 17 時です。

<table>
<tr><td rowspan="2">治療実績</td><td>個人 年間総治療数：986 件（2019 年）</td><td>【内訳】
緑内障手術
（含 水晶体再建術との同時手術）：435 件
水晶体再建術：294 件
緑内障レーザー手術：257 件</td></tr>
<tr><td colspan="2">緑内障濾過手術（含 水晶体再建術との同時手術）：158 件
緑内障治療用インプラント挿入術（含 水晶体再建術との同時手術）：98 件
流出路再建術（含 水晶体再建術との同時手術）：35 件
水晶体再建術併用眼内ドレーン挿入術：20 件</td></tr>
<tr><td>業績</td><td colspan="2">【著書】『緑内障と眼の病気―患者さん、介護者、医療従事者の手引き』（翻訳）、『緑内障診療―専門医によるベストアドバイス』（共著）、『閉塞隅角緑内障の治療戦略 (ES Now illustrated―イラストでみる今日の眼科手術)』（編集）、『外来小手術と処置 (Eye Surgery Now illustrated)』（編集）</td></tr>
</table>

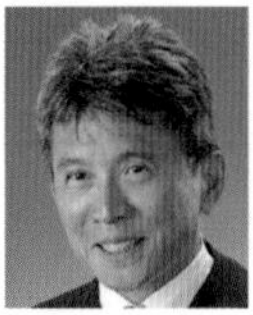

清水 公也 しみず きみや

山王病院 アイセンター
（電話）03-3402-3151
東京都港区赤坂 8-10-16
●眼科専門医

診療内容

白内障、屈折矯正

屈折矯正手術や白内障手術を積極的に行っています。2019 年の科全体の外来患者数は平均 1,400 名 / 月を超え、手術件数も平均 130 件 / 月と 2016 年の就任以来、順調に増加しています。特に近年は眼内コンタクトレンズ（ICL）手術の希望者が急増しており、現在は平均 60 件 / 月を行っています。
ホームページ（英語版）やリーフレットでは海外からの患者様にも対応しています。
白内障手術は 1 泊 2 日の両眼同日を基本（症例によっては片眼、日帰りも対応）とし、他院から紹介された難治例を含むさまざまな症例に対応しています。
丁寧なカウンセリングと精密な検査、そして緻密な手術で、患者様お一人おひとりに合った最適な見え方を実現し、ご満足いただくことを目指しています。

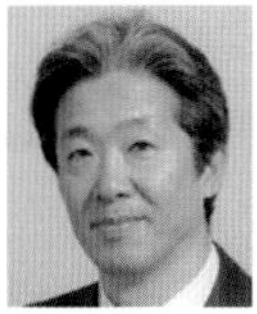

西田 幸二 にしだこうじ

大阪大学医学部附属病院 眼科
（電話）06-6879-5111
大阪府吹田市山田丘 2-15
●眼科専門医

診療内容

角膜疾患、角膜移植、角膜再生

全国に先駆けて専門外来制度を導入し、維持してきたことにより、ほぼすべての眼科の疾患について質の高い医療を提供しています。
また、眼表面の再建術は世界でも最先端のものであり、網膜の手術においても学会をリードする術者が診療に当たっております。手術件数については平成 27 年において、4,000 件を超える手術を行いました。具体的には、2,000 件に迫る白内障手術を筆頭として、750 件を超える硝子体手術、250 件以上の緑内障手術、150 件以上の斜視手術を行い、さらに角膜移植手術は 100 件以上を数え、加えて眼形成手術、涙道手術などさまざまな手術を行っています。角膜診療では、培養角膜上皮細胞シート移植や培養口腔粘膜上皮シート移植など、世界初の角膜再生治療法を開発し、国内のみならず海外からの患者の紹介も受けています。

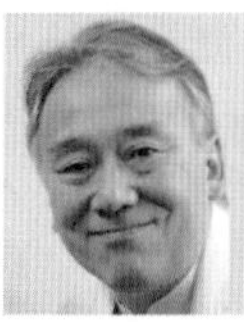

江口 秀一郎 えぐちしゅういちろう

江口眼科病院 眼科
（電話）0138-23-2272
北海道函館市末広町 7-13
●眼科専門医

診療内容

白内障・屈折矯正手術、外眼部疾患一般（翼状片、眼瞼下垂、眼瞼内反症）、緑内障、網膜硝子体疾患

あらゆる眼疾患に関し最新の医学の進歩を素早く地域の患者にフィードバックする姿勢を堅持。症例数：2018 年外来患者数は延べ 70,047 人。2018 年度手術総数は 3,853 例。白内障手術は極小切開超音波白内障手術で行い、多焦点眼内レンズを含めた先進医療に対応。脱臼水晶体や眼内レンズ落下例を始めとする白内障難治症例手術のパイオニアとして、開発技術と製品は世界で流通。白内障手術以外でも外眼部手術のリーダーの一人。眼瞼下垂に対する小切開ミュラー筋タッキング法や翼状片手術法としての江口法は全国に普及。目の前の一人の患者さんを救いたい。そのための努力を惜しまない。そして、一人の人間として、一人の人間である患者さんの治療に当たりたい。医師となって以来、変わらぬ私の思いです。

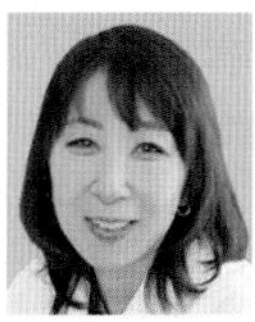

ビッセン宮島 弘子 みやじまひろこ

東京歯科大学水道橋病院 眼科
（電話）03-3262-3421
東京都千代田区神田三崎町 2-9-18
●眼科専門医

診療内容

白内障、屈折矯正手術

白内障および屈折矯正手術において国内有数の実績を持ち、英語・ドイツ語も堪能です。国内外から多くの患者様が来院なさいます。検査のために何回も通院することがありますが、当科では、遠方から来院なさる患者様が多いため、必要な検査を効率よく行えるようなシステムを作っています。白内障や屈折矯正手術をご希望なさる患者様には、来院時に手術日程まで計画できるように努めています。外来と手術は同じ看護チームが担当する事で、患者様のご希望をスピーディに把握する事ができます。大学病院の規模としては珍しいかもしれませんが、見知った顔のスタッフがいる事で安心される患者様もいらっしゃると思います。心配や不安な事はご遠慮なくお尋ねください。ソフトバンク社の人型ロボット「Pepper」を白内障手術や多焦点眼内レンズの説明に活用して好評です。

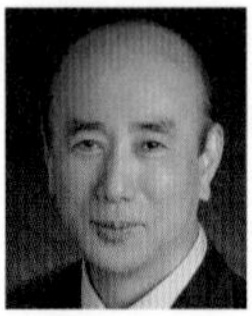

平形 明人 ひらかた あきと

杏林大学医学部付属病院 眼科
（電話）0422-47-5511
東京都三鷹市新川 6-20-2
●眼科専門医

診療内容

糖尿病網膜症、網膜剥離、黄斑上膜、黄斑円孔など

加齢に伴う眼疾患は増加しています。片眼をつぶって、片眼ずつ見え方を自己チェックしてください。糖尿病と診断されたら、自覚症状がなくても眼底検査を受けてください。
【当科の特徴】1. 外来手術室が併設され、3 室を眼科手術専用として使用しています。白内障を中心とした日帰り手術を積極的に導入。網膜剥離などの緊急性の高い疾患に対しても、早急な対応が可能となっています。2. 一般外来とは別に、専門外来を午後に行っています（予約制）。角膜・水晶体・緑内障・網膜硝子体・眼炎症・加齢黄斑変性・神経眼科・小児など約 10 部門を開設。3. 糖尿病網膜症外来では糖尿病内科専門医とともに診察を行うことで、良好な治療成績をあげています。4. ロービジョン外来を開設し、中途失明や低視力の方々のリハビリ・社会復帰へのお手伝いをさせて頂いています。

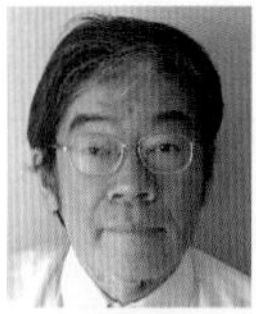

田中 住美 たなか すみよし

田中住美アイクリニック 眼科
（電話）03-5790-9790
東京都目黒区大橋 2-22-42-3F
●眼科専門医

診療内容

裂孔原性網膜剥離、増殖硝子体網膜症

金曜日午後～日曜日の週末の裂孔原性網膜剥離・増殖硝子体網膜症の緊急対応に特化した診療所を 2019 年 1 月に開設致しました。
裂孔原性網膜剥離は、緊急性があればお断りすることなく週末のうちに手術治療を行う事を原則としています。最初の 1 年間の裂孔原性網膜剥離・増殖硝子体網膜症関連の手術件数は 170 件で、私個人では通算 5,000 件を超えました。
重症の増殖硝子体網膜症は、視機能温存の可能性があり、患者様のご希望があれば、治療しています。角膜が完全に混濁した場合でも、眼内内視鏡を駆使した手術で治療に当たっています。極めて難治の病態で、時に「失明した眼を治療している」と批判される場合もありますが、最終的に角膜移植を経て視力を取り戻した患者様も徐々に現れはじめています。

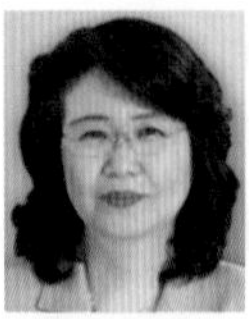

寺﨑 浩子 てらさき ひろこ

名古屋大学医学部附属病院 眼科
（電話）052-741-2111
愛知県名古屋市昭和区鶴舞町 65
●眼科専門医

診療内容

網膜硝子体疾患

当科では特に網膜硝子体疾患を専門としており、加齢黄斑変性、糖尿病網膜症、網膜剥離などに対して最先端で良質な治療を積極的に行っています。先進医療として、加齢黄斑変性や糖尿病網膜症、網膜色素変性などの疾患の病態解明と新規治療法の開発を推進しています。硝子体手術は極小切開や内視鏡を用いて行い、手術中に記録できる光干渉断層計（OCT）を備えています。また、最新の OCT angiography も導入しています。特に網膜疾患を網膜電図の手法を用いて診断・評価する分野では国際的に高い評価を得ています。初診患者数は年間約 3,000 人、再診患者数は年間延べ約 45,000 人。総手術数は年間約 1,500 件、うち 700 件は網膜硝子体疾患です。加齢黄斑変性の光線力学療法と薬物注入による治療実績は年間約 1,100 件で優れた治療成績を上げています。

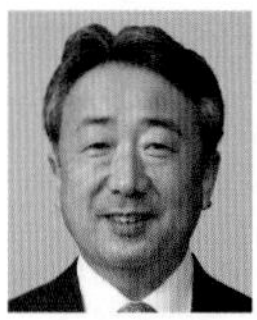

飯田 知弘 いいだ ともひろ

東京女子医科大学病院 眼科
（電話）03-3353-8111
東京都新宿区河田町 8-1
●眼科専門医

診療内容

黄斑疾患（加齢黄斑変性など）、網膜硝子体疾患

当科の黄斑・網膜硝子体外来は眼底画像診断・研究に関しても本邦トップレベルです。
当科では網膜だけでなく脈絡膜・強膜などの眼底深部まで観察できる高侵達 OCT（光干渉断層計）を開発段階から全国に先駆けて使用していました。さらに、黄斑部の形態評価だけでなく機能的な評価のために当科では非侵襲的に視細胞および網膜色素上皮細胞機能を評価できる眼底自発蛍光検査に関しても研究レベルの時代から注目し、活用していました。
現在は一般な装置だけでなく当科にしかない先進的な装置を含めて 3 種類、計 4 台が稼働中で、これを使って日々の診療および研究を行っています。
さらに、これから視細胞そのものを宇宙科学の補償光学技術を応用して可視化できる最新の眼底検査機器も導入予定です。

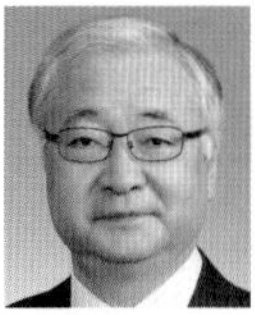

山本 哲也 やまもと てつや

海谷眼科 海仁緑内障センター
(電話) 053-476-3388
静岡県浜松市中区助信町 20-40
●眼科専門医

診療内容

緑内障

緑内障の管理を専門とし、東海地区はもとより全国から受診者を集めている岐阜大病院眼科の責任者として 19 年間勤務し、また、日本緑内障学会理事長を 2014 年から 2020 年まで務めました。今は緑内障センターの責任者をしております。
緑内障の各病型（正常眼圧緑内障、原発開放隅角緑内障、原発閉塞隅角緑内障、各種続発緑内障、小児（先天）緑内障）に対して、最適な治療を選択することができます。緑内障管理は一生に渡る長期的な視点が大切であるとの信念で、個々の患者さんごとに、最適な治療を薬物、レーザー、手術から選んできました。緑内障の正確な診断と、治療方針策定、また実際の治療と管理を得意としています。岐阜大眼科の最近 1 年間の緑内障手術総数は 309 例で、そのうち約 40%を執刀しています。

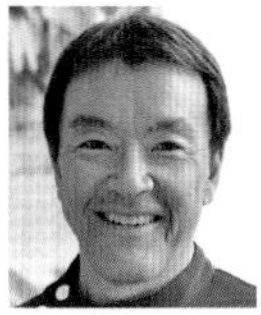

永原 國宏 ながはら くにひろ

聖母眼科
(電話) 0877-46-4481
香川県坂出市室町 2-1-39
●眼科専門医

診療内容

白内障手術

現在まで聖母眼科では、5 万件の白内障手術をしてきました。白内障手術の経験年数は長く 20 年以上になります。いままでどれだけの手術をしたかは覚えていませんが、トータルで 7 万件以上になると思います。難しい手術の経験も豊富ですので、白内障手術ができないと言われ悩んでいる方はぜひご相談ください。
その他にも、レーシック、緑内障、角膜移植、網膜剥離、翼状片や眼瞼下垂手術などを手掛けており、平成 28 年度の手術実績数は、白内障 1,789、白内障（多焦点眼内レンズ）153、レーシック 75、ICL6、緑内障 16、角膜移植 5、その他 301 です。
当院を訪れる患者様の症状や悩みにしっかりと耳を傾け、正確な検査データの収集と、患者様との緻密なコミュニケーションを心掛け、日々の診療を行っています。

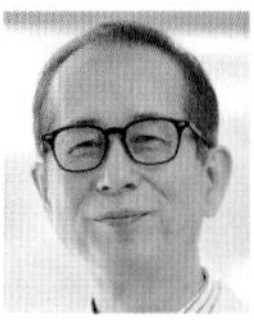

藤田 善史 ふじた よしふみ

藤田眼科
(電話) 088-656-1010
徳島県徳島市佐古六番町 6-27
●眼科専門医

診療内容

白内障

当院では、最新の医療機器を導入し、白内障、緑内障、網膜疾患、眼瞼、涙道、翼状片などの手術治療をすべて日帰りで行い、多くの眼科疾患に幅広く対応しています。常勤医師は 6 名、2019 年の総手術件数は 3,831 件、そのうち白内障手術件数は 2,846 件でした。1999 年に開院してから、白内障手術累計件数は 50,000 件以上になります。手術後、遠くも近くも眼鏡なしで生活できる多焦点眼内レンズや手術前の乱視を矯正するトーリック眼内レンズを積極的に使用しています。手術が難しいと言われた方、緑内障や網膜疾患などを合併されている方、手術を迷われている方には、説明をわかりやすく行い、よく相談して患者さんにとって納得できる治療法を選択しています。白内障について悩まれている方は、ぜひ、ご相談ください。

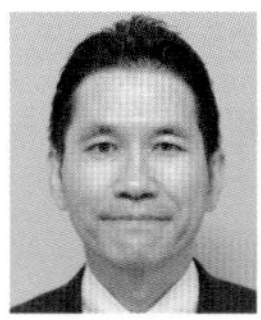

富所 敦男 とみどころ あつお

東中野とみどころ眼科
(電話) 03-5937-5755
東京都中野区東中野 5-1-1-3F
●眼科専門医

診療内容

緑内障、白内障、眼科一般疾患

東京大学眼科専任講師を 9 年間勤めた後、2011 年に中野区東中野で開業しました。これまで東大病院で緑内障診療を担当しながら、日本緑内障学会評議員を務めてきた緑内障の専門医です。大学病院で行ってきたものと同レベルの緑内障診療をより近い立場から提供するだけでなく、わかりやすく説明することを心がけています。東大病院だけでなくさいたま赤十字病院（眼科部長代理）等で多様な眼の病気や多くの手術を経験してきました。このような地域主幹病院での勤務経験を生かし、緑内障だけでなく白内障を含む眼科疾患一般に対して、高いレベルの眼科診療を地域の方々に提供したいと考えています。診療実績（2018 ～ 2019 年度）
・緑内障患者数：約 1,000 人 / 月
・緑内障手術（含レーザー）：約 10 件 / 月
・白内障手術：約 50 件 / 月

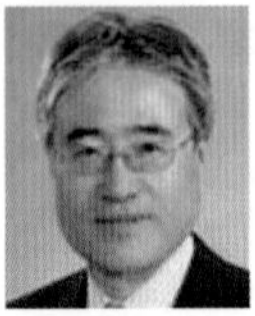

富田 剛司 とみたごうじ

東邦大学医療センター大橋病院 眼科
（電話）03-3468-1251
東京都目黒区大橋 2-22-36
●眼科専門医

診療内容

緑内障

近年、緑内障の診断において眼底の三次元画像解析が大変有効であることが認識され、世界的にみても利用度は増加しつつあります。当科では本検査を用いた緑内障の眼底画像診断を積極的に応用し緑内障の早期発見に努めています。
国内でもトップクラスである年間約 200 例の緑内障手術の経験を生かし、線維柱帯切除術、非穿孔性線維柱帯切除術、線維柱帯切開術、ビスコカナロストミー等、緑内障におけるあらゆる手術術式を駆使し治療にあたっております。
当科の 2018 年度の緑内障手術件数は、線維柱帯切除術 277 件、線維柱帯切開術 23 件、インプラント術 38 件です。
患者さんの中には、複数の眼の病気を併発されている方もいらっしゃいますが、できるだけ 1 日ですべて診療を終えることができるよう、診療科内での連携体制を整えています。

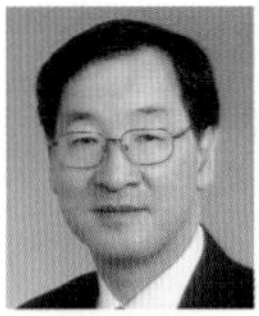

池田 恒彦 いけだつねひこ

大阪医科大学附属病院 眼科
（電話）072-683-1221
大阪府高槻市大学町 2-7
●眼科専門医

診療内容

糖尿病網膜症、網膜剥離、黄斑疾患などの網膜硝子体手術

眼科では、各専門分野での先端医療の実践と、地域医療機関の先生方との連携をめざしております。
当科の特色は眼科のすべての領域で豊富な経験を持つ専門医が診療にあたっていることです。その結果バランス良く質の高い治療を提供しています。従来から実績のある網膜剥離や糖尿病網膜症に対する手術加療、緑内障の診断、加療、神経眼科や小児眼科の検査、診断、加療などの分野に加え、最近は角膜疾患、ぶどう膜疾患、黄斑部疾患や眼循環外来、涙道疾患や眼形成などの専門外来も充実し、診療を行っております。
白内障手術も短期入院システムを運用、入院待ち期間の短縮を図っております。術後経過がよければ早めに逆紹介をお願いするなどで、病診連携を充実させたいと考えております。

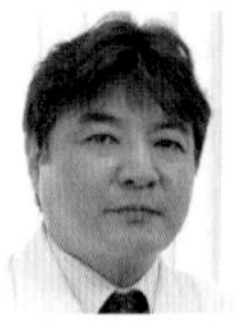

井上 吐州 いのうえとしゅう

オリンピア眼科病院
（電話）03-3746-8981
東京都渋谷区神宮前 2-18-12
●眼科専門医

診療内容

甲状腺眼症ほか眼科疾患全般

当院では、白内障、緑内障、網膜硝子体疾患など、一般の眼科診療の他に甲状腺眼症の専門外来を行っています。
甲状腺眼症は、バセドウ病で多く見られる自己免疫疾患で、眼球突出、複視、眼瞼の異常、視力低下といった様々な症状が見られます。MRI で眼窩内炎症を精査し、治療法を選択します。炎症のある活動期には、ステロイドや放射線による消炎治療を行います。軽症例にはステロイド局所注射を行い、中等症以上には入院でステロイドパルス治療を行っています。不活動期で後遺症がある場合には手術治療を行います。複視や眼瞼に対する手術の他、眼球突出、視神経症に対する減圧手術もあります。
当院には、甲状腺眼症の精査のため年間 2,000 人以上の方が受診され、約 40%でこのような治療を行っています。

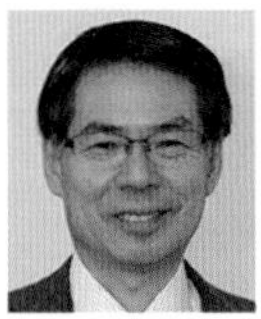

稲村 幹夫 いなむらみきお

稲村眼科クリニック
（電話）045-263-1771
神奈川県横浜市中区伊勢佐木町 5-125
●眼科専門医

診療内容

白内障手術・網膜硝子体疾患

当院は、1997 年（平成 9 年）にレベルの高い白内障手術を提供する手術センターをめざし、開業いたしました。白内障手術は全例私が執刀しており、手術件数は累計 3 万件以上です。毎年 2,000 件以上の手術を行っており、県内随一の豊富な経験で、難しい白内障手術も対応できるよう準備をしております。
当院では最新の超音波白内障手術装置、手術用顕微鏡、光学式眼軸測定器、光干渉断層計などを備えて、どんな種類の白内障にも対応できるようにしております。
現在、眼内レンズの種類と度数は非常に増えてきております。当院では、国内で使用できる眼内レンズのほとんどと、海外でも評判のよいものを輸入して使えるようにしており、患者様の多様なニーズにお答えできるようにしております。

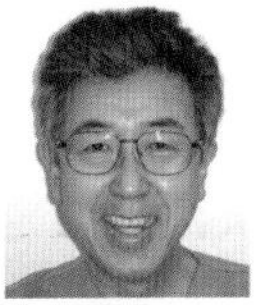

五十嵐 弘昌 いがらしひろまさ

釧路赤十字病院 眼科
（電話）0154-22-7171
北海道釧路市新栄町 21-14
●眼科専門医

診療内容

糖尿病網膜症、網膜剥離、加齢性黄斑変性症、網膜血管閉塞症、白内障、外傷

当院は、網膜硝子体疾患を中心に加療しておりますが、半径 150km にもおよぶ道東唯一の眼科 2 次病院でもあり、腫瘍を除きほとんどすべての疾患に対応しております。さらに、当院の特徴として、眼科病棟内に専用の 2 つの手術室を備え、2018 年度の手術件数は、網膜硝子体手術 240 件（235 件）、硝子体注射 803 件（750 件）、緑内障 63 件（0 件）、白内障 1,774 件（1,250 件）、他 45 件（41 件）、計 2,919 件 (2,242 件) でした（括弧内は私の執刀数）。このように網膜硝子体疾患中心の病院とはいえ、手術件数の中心となるのは白内障です。しかし、ご紹介頂く以上、難易度の高い水晶体再建術が多数を占めます。また、当院では、全身状態の悪い患者はもとより、遠方の地域より来院されるため、入院加療を基本としております。

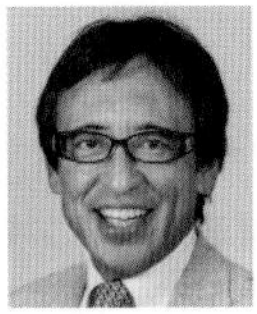

坪田 一男 つぼたかずお

慶應義塾大学病院 眼科
（電話）03-3353-1211
東京都新宿区信濃町 35
●眼科専門医

診療内容

眼科一般、角膜疾患、ドライアイ

午前中の一般外来に加えて疾患のスペシャリストによる以下の各専門外来を開設しています。セカンドオピニオン外来、網膜硝子体外来、神経眼科外来、角膜外来、アレルギー外来、ドライアイ外来、ドライアイコンタクト外来、屈折矯正外来、ICL 外来　白内障外来、緑内障外来、眼科抗加齢医学外来、メディカルレチナ外来、眼形成眼窩外来、円錐角膜外来、網膜変性外来、マイボーム腺機能不全外来、近視外来。
総合的な眼科医療を提供し、高度な医療を実現する大学病院の責務を果たしています。
また、再生医療を導入した最先端の角膜移植から、アンチエイジング医学の考えに基づいた予防的な医療まで、世界に誇れる眼科医療を提供しています。角膜移植の件数は年間 100 件を超えておりますが、今後はさらに多くの症例に対応できるように整備をしていく予定です。

目が見えない！脳卒中かも？

脳卒中の症状に、「片方の目が見えない、物が二つに見える、視野の半分が欠ける。片方の目にカーテンがかかったように突然一時的に見えなくなる」というものがあります。脳卒中発作というと、「突然、意識を失って倒れる病気」と思っている方が、案外多いようですが、むしろ、脳卒中とはなかなか判断できない症状から始まることが多いのです。様子をみている間にどんどん症状が悪化し、病院に運ばれた時は手遅れということもまれではありません。他に、脳卒中を疑う主な典型的症状には、
・片方の手足、顔半分の麻痺、しびれが起こる。
・ろれつが回らない、言葉がでない、他人の言うことが理解できない。
・力はあるのに、立てない、歩けない、フラフラする。
・経験したことのない激しい頭痛がする。
脳卒中の症状は急に現れることが多く、たいていは発症日時がはっきりしています。発症から１時間以内が勝負の時ですので、すぐに救急車を呼んで、専門病院に行ってください。

有益情報

ランキング医師の病院は遠くて行けないという患者さんのための、北海道、東北、四国、九州を中心とする準名医情報です。ランキングとは別です。ご参考になさってください。

北海道	**岡崎 裕子** おかざき ひろこ （電話）011-391-0808	**おかざき眼科** 北海道江別市野幌町 26-12-1F	●眼科専門医
	保坂 文雄 ほさか ふみお （電話）0126-22-1650	**岩見沢市立総合病院 眼科** 北海道岩見沢市 9 条西 7 丁目 2 番地	●眼科専門医
	五十嵐 翔 いがらし しょう （電話）011-261-5331	**札幌厚生病院 眼科** 北海道札幌市中央区北 3 条東 8 丁目 5 番地	●眼科専門医
東北	**黒坂 大次郎** くろさか だいじろう （電話）019-613-7111	**岩手医科大学附属病院 眼科** 岩手県紫波郡矢巾町医大通 2-1-1	●眼科専門医
	久保 勝文 くぼ まさぶみ （電話）0178-72-3372	**吹上眼科** 青森県八戸市吹上 2 丁目 10-5	●眼科専門医
四国	**岡本 茂樹** おかもと しげき （電話）089-941-4838	**岡本眼科クリニック** 愛媛県松山市大手町 2-7-17	●眼科専門医
九州	**溝口 尚則** みぞぐち たかのり （電話）0956-22-5681	**溝口眼科** 長崎県佐世保市俵町 6-13	●眼科専門医
	鶴丸 修士 つるまる なおし （電話）0942-52-0002	**鶴丸眼科** 福岡県筑後市前津 60-1	●眼科専門医
その他	**坪井 俊児** つぼい しゅんじ （電話）06-6538-4644	**坪井眼科** 大阪府大阪市西区北堀江 1-3-2-3F	●眼科専門医
	井上 康 いのうえ やすし （電話）0863-31-1030	**井上眼科** 岡山県玉野市宇野 1-14-31	●眼科専門医
	芝 大介 しば だいすけ （電話）03-3353-1211	**慶應義塾大学病院 眼科** 東京都新宿区信濃町 35	●眼科専門医
	山上 明子 やまがみ あきこ （電話）03-3295-0911	**井上眼科病院** 東京都千代田区神田駿河台 4-3	●眼科専門医

日本眼科医会　目の電話相談

日本眼科医会では、目の電話相談窓口を設けています。目の健康・医療についての相談に、眼科医が答えてくれます。
『目の電話相談 03-5765-8181』毎月第 3 木曜 15：00 ～ 17：00（祝日は除く）
相談は通話料以外は無料です。相談時間が 1 人当たり 15 分が目安ですので、あらかじめ内容を整理しておくと良いでしょう。

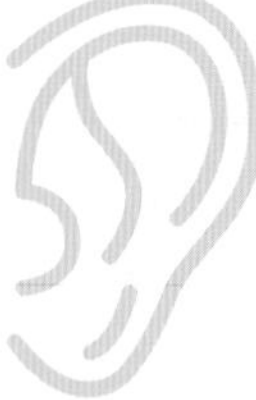

耳鼻咽喉・頭頸部

生活の質を保つ耳鼻咽喉科

耳鼻咽喉科は、耳、鼻、喉という比較的狭い領域を担当する診療科と考えられがちですが、部位的には、首から上で、脳と脊髄、眼球を除く頭部および頸部の広範囲にわたる領域を担当し、花粉症、鼻出血、中耳炎、めまいから各部のがんやリンパ腫にいたるまで様々な疾患を扱います。

診療範囲は、聴覚、嗅覚、味覚、バランス感覚、食物を咀嚼・嚥下する機能、発声などです。本書では、「耳」「鼻」「喉」の三分野に分類して掲載しています。

最近では「耳鼻咽喉科」から「耳鼻咽喉科・頭頸部外科」と名称を変える病院も増えています。

頭頸部外科は、脳、眼球を除いた頭頸部の良性・悪性腫瘍、外傷、奇形などに対する手術を行っています。

頭から首にかけては衣服で隠れない部分であるため、がんなどの命に関わる病気の治療の場合、手術で切除する部位の見極めにおいて、病気の根治性と QOL（生活の質）とのバランスが難しいといわれています。それだけに、医師に高い技術が求められます。

耳鼻咽喉科

耳鼻咽喉科は、以下のような領域に専門分野が分かれます。

◇耳科・聴覚
◇めまい・平衡覚・顔面神経
◇鼻科・嗅覚・アレルギー
◇音声・言語
◇口腔・咽頭・味覚
◇喉頭・気管・食道
◇嚥下

聴覚の異変には、突発性難聴のように48時間以内に適切な治療を必要とする、時間が勝負の病気があります。

また近年高齢化により、難聴、耳鳴り、めまいに悩む患者さんが増えています。聴力障害には、小さい声が聞こえない、会話を誤って聞く、音が不快に聞こえるなど、症状に個人差がありますので、専門性の高い治療が必要です。

難聴により認知能力が低下することも分かってきました。聴力を補うことは認知症予防にもなります。補聴器外来がある病院もあります。

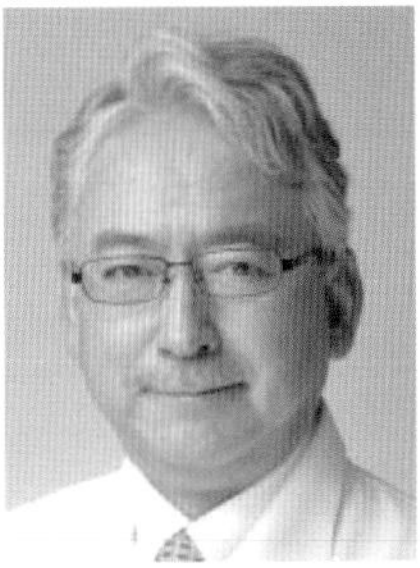

小川 郁　おがわ かおる

慶應義塾大学病院　耳鼻咽喉科
（電話）03-3353-1211 東京都新宿区信濃町 35

耳科学、聴覚医学、頭蓋底外科

●耳鼻咽喉科専門医

得意分野・診療案内

耳科手術の基本である鼓室形成術は、真珠腫に対する一期的手術を基本としている施設の中では全国最上位の件数であり、耳小骨奇形も過去 10 年間の手術件数としては全国最上位です。関連病院全体では、年間 550 件以上の鼓室形成術が行われており、豊富な症例数に裏打ちされた耳科手術教育を受けることができます。また、耳硬化症に対するアブミ骨手術は、全国で１、２位を争う件数を誇り、ＭＲＩ撮影に影響のない独自の人工耳小骨を長年用いて、極めて良好な聴力改善率が得られています。
さらに、聴神経腫瘍に対する頭蓋底手術、外耳道がんなどに対する側頭骨摘出術は、全国の耳鼻咽喉科の中ではもっとも豊富な経験を有しています。

診療ポリシー・患者さんへのメッセージ

耳鼻咽喉科・頭頸部外科は頭部および頸部で脳と脊髄、眼球を除く広範囲にわたる領域を担当しています。また、生活の質に直接影響する多くの機能、例えば、聴覚、嗅覚、味覚のほか、自分の足で歩くためのバランス感覚を担当し、食物を噛んで飲み込む咀嚼・嚥下機能と会話を楽しむための音声・言語機能も診療範囲としています。このように生活の質の向上のために重要な役割を担う診療科であり、これらの耳鼻咽喉科・頭頸部外科疾患全般において最新の医療を提供できるように各専門分野のエキスパートを揃えています。また、各疾患に応じて専属の看護師、臨床検査技師、言語聴覚士、臨床心理士と連携した「チーム医療」として対応するのも大きな特色です。

	慶應義塾大学病院 耳鼻咽喉科　主な実績（2013 年度）
手術・治療実績・コメント	聴力改善手術（鼓室形成術、アブミ骨手術など）：295 件 音声改善手術（喉頭微細手術、喉頭形成術など）：140 件 頭頸部悪性腫瘍手術（咽頭悪性腫瘍手術など）：99 件 唾液腺手術（耳下腺腫瘍手術、顎下腺腫瘍手術など）：62 件 鼻副鼻腔内視鏡手術（慢性副鼻腔炎など）：281 件 頭蓋底手術（聴神経腫瘍手術、経鼻的内視鏡頭蓋底手術）：41 件
	年間の初診患者は約 6,000 名、年間手術件数は入院全身麻酔手術約 800 症例（延べ手術数 1,000 件）で、局所麻酔手術や外来小手術も含めると 1,200 件を超えています。
業績	【著書】『つらい「めまい」は自分で治せる！』（監修）、『「よく聞こえない」ときの耳の本 2020 年版』（監修）、『難聴・耳鳴り・めまいの治し方』（監修）、『わかりやすい感覚器疾患』（共著）ほか

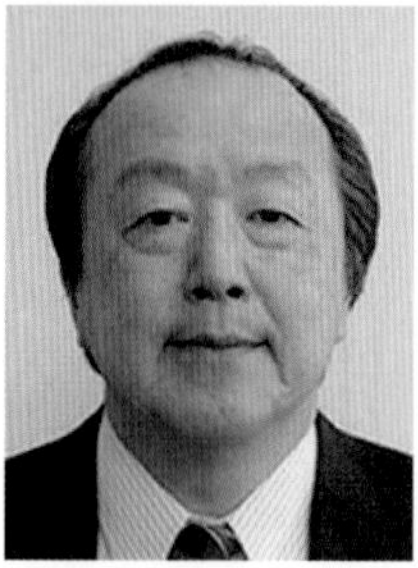

土井 勝美　どい かつみ

①近畿大学病院　耳鼻咽喉科
（電話）072-366-0221 大阪府大阪狭山市大野東 377-2
②彩都友紘会病院　耳鼻咽喉科
（電話）072-641-6898 大阪府茨木市彩都あさぎ 7-2-18

難聴、めまい

●耳鼻咽喉科専門医

得意分野・診療案内

1）人工内耳・人工中耳など最先端の感覚器医療
2）真珠腫性中耳炎、耳硬化症、突発性難聴など難聴の診断と耳科手術
3）メニエール病、BPPV、聴神経腫瘍などめまい疾患の診断と側頭骨外科手術

○近畿大学病院の耳鼻咽喉科の診療内容（一部抜粋）
1. 伝音難聴…慢性中耳炎・真珠腫性中耳炎に対する鼓室形成術、耳硬化症・中耳奇形に対するアブミ骨手術、難治性伝音難聴に対する人工中耳手術、中耳腫瘍に対する側頭骨外科手術
2. 感音難聴…先天聾・高度感音難聴に対する人工内耳手術、突発性難聴に対するステロイド治療、遺伝性難聴の遺伝子診断、感音難聴に対する補聴器適合検査、聴覚・言語障害のリハビリテーション
3. めまい疾患…メニエール病に対する内科治療と内リンパ嚢開放術・前庭神経切断術、良性発作性頭位めまい症に対する浮遊耳石置換法、めまいのリハビリテーション、聴神経腫瘍に対する外科治療

○特色
1. 最先端で高度な感覚器医療（人工内耳医療、人工中耳医療、遺伝子医療）の提供
2. 内視鏡手術、ナビゲーション手術、ロボット手術の導入
3. 頭頸部がん専門医とがん治療専門医による集学的治療の推進

診療ポリシー・患者さんへのメッセージ

鼓室形成術、アブミ骨手術はもちろん、人工内耳手術、人工中耳手術、メニエール病手術、側頭骨外科手術など、耳科手術・神経耳科手術のいずれの手術についても国内トップクラスの症例数を誇ります。

業績

【著書】
『難治性外耳疾患の診断と治療 (MB ENTONI)』（編集）ほか
【論文】The prevalence of vestibular schwannoma among patients treated as sudden sensorineural hearing loss. Fujita T, Saito K, Kashiwagi N, Sato M, Seo T, Doi K　Auris, nasus, larynx 2018 年 7 月　ほか

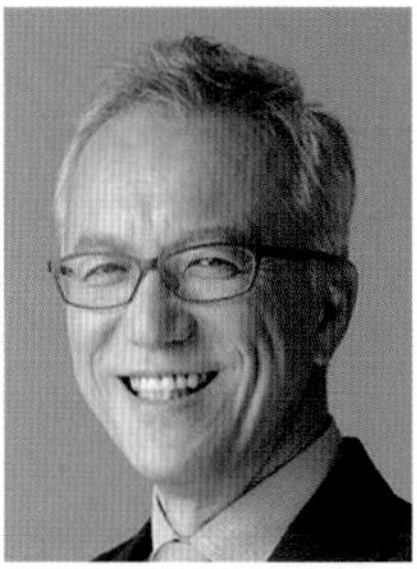

欠畑 誠治　かけはた せいじ

山形大学医学部附属病院　耳鼻咽喉科・頭頸部外科
（電話）023-633-1122 山形県山形市飯田西 2-2-2

中耳・聴覚

●耳鼻咽喉科専門医

得意分野・診療案内

耳鼻咽喉科・頭頸部外科では、耳、鼻、口腔、咽頭、喉頭および頭頸部領域に関係するさまざまな病気（難聴、感染症、腫瘍）などを診療しています。患者さんに優しい体への負担の少ない治療を行います。具体的には以下になります。

1. 耳疾患（中耳炎、難聴、耳鳴、奇形等）の診断と治療。（特に、内視鏡を用いた低侵襲手術）
2. 神経耳科的疾患（顔面神経麻痺、顔面痙攣、めまい、聴神経腫瘍等）の診断と治療。
3. 鼻疾患（慢性副鼻腔炎、アレルギー性鼻炎、嗅覚障害等）の診断と治療。
4. 口腔・咽頭・喉頭疾患（扁桃炎、いびき・睡眠時無呼吸、味覚障害、音声障害、声帯ポリープ、嚥下障害等）の診断と治療。
5. 頭頸部腫瘍（鼻副鼻腔腫瘍、口腔腫瘍、咽頭腫瘍、喉頭腫瘍、頚部腫瘍等）、甲状腺腫瘍の診断と治療。
6. 顔面外傷（顔面骨骨折等）の診断と治療。

※当院は耳鼻咽喉・頭頸部領域に関するほぼすべての病気に関して診断、治療を行える技術と設備を持っています。

診療ポリシー・患者さんへのメッセージ

私たち山形大学耳鼻咽喉・頭頸部外科は、低侵襲で、安全かつ確実な、機能温存・機能改善治療の開発・改良を行っています。国際的にもトップクラスといえるような最新の医療を目指して、「No Guts, No Glory」（闘志なきところに、栄光なし）の精神で日々切磋琢磨しています。
そして、山形で開発したオリジナルな医学・医療技術を世界のスタンダードにし、一人一人の患者さんに最高水準の医療を提供していきます。

業績

【著書】
・『TEES(経外耳道的内視鏡下耳科手術)手技アトラス』（編集）
・『中耳・内耳疾患を見逃さない！(MB ENTONI)』（編集）ほか
【国際学会】
・Seiji Kakehata. Cutting-Edge Advances in Endoscopic Ear Surgery.56th Korea Otological Society Meeting,Korea ; March 2018
・Seiji Kakehata. Cutting Edge Advances in Endos copic Ear Surgery . EES Meeting,Berlin June 2018 , Germany ; June 2018　ほか

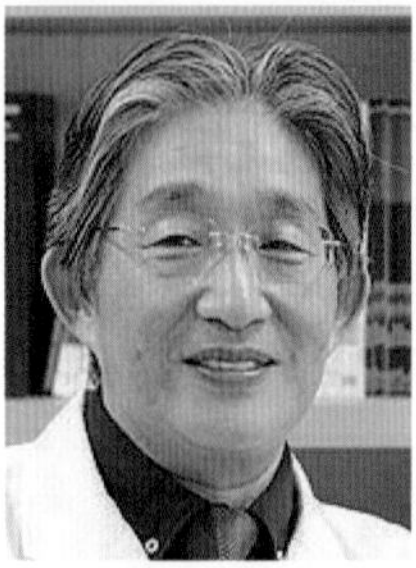

東野 哲也　とうの てつや

宮崎大学医学部附属病院　耳鼻いんこう・頭頸部外科
（電話）0985-85-1510 宮崎県宮崎市清武町木原 5200

中耳真珠腫、聴力改善手術、人工聴覚器

●耳鼻咽喉科専門医

得意分野・診療案内

薬では治らない「難治性」中耳炎の代表である真珠腫性中耳炎、癒着性中耳炎、鼓室硬化症、中耳術後症などの病態に対し、外耳道本来の機能と形態を修復し、かつ種々の聴力改善術式を組み合わせる手術を行っております。正常な鼓膜や外耳道形態を温存することで、耳の中の自浄能が確保され、水中スポーツや補聴器装用などへの制限がない耳を作ることを重視しております。聴力改善術式には伝統的な伝音再建術はもちろん、難聴の程度によっては全国に先駆けて人工中耳の活用も進めております。聴力改善だけが目的となる耳硬化症や中耳・外耳道奇形に対しても、従来のアブミ骨手術の他、人工中耳、骨導インプラントなどの人工聴覚器が選択できる体制になっております。たとえ片耳の難聴であっても、聴力改善手術により両耳ともに聞こえる状態を提供することが私どもの難聴診療ポリシーです。

診療ポリシー・患者さんへのメッセージ

当病院では聴覚専門の言語聴覚士４名を擁する「難聴支援センター」が設置されており、耳鼻咽喉科医と密に連携しております。ここでは、新生児から高齢者まで補聴器、人工中耳、骨導インプラント、人工内耳を駆使した難聴者のリハビリが日々行われています。本センターから、鹿児島市立病院、都城医療センター、県立延岡病院にも言語聴覚士が派遣されていますので、ご相談も可能です。耳鼻咽喉科で耳科手術を希望される方も、手術以外の方法で難聴を克服したい方も、「難聴支援センター」で難聴に関する細やかな相談ができますので、是非活用して下さい。

	個人 年間総治療数：80 件（2018 年）	個人 過去 10 年間総治療数：1,600 件
手術・治療実績	【高難度手術】 機能的中耳真珠腫手術：20 件 鼓室形成術：40 件 アブミ骨手術：10 件 人工聴覚器手術：10 件 合併症：0 件	【コメント】 手術後は聴力検査成績ならびに術後外耳道内の顕微鏡・内視鏡画像ならびに CT 検査所見を提示することで、患者さんと術後状態を客観的に共有させて頂きます。
業績	2016 年 6 月に英国エディンバラでの国際真珠腫学会において、日本の中耳真珠腫の臨床分類 [1] とヨーロッパ耳科学会の分類とを統合することにより国際的合意提案 [2] に導いた。 1)Staging and classification criteria for middle ear cholesteatoma proposed by the Japan Otological Society. Auris Nasus Larynx 2016 2)EAONO/JOS Joint Consensus Statements on the definitions, classification and staging of middle ear cholesteatoma. J Int Adv Otol 2017	

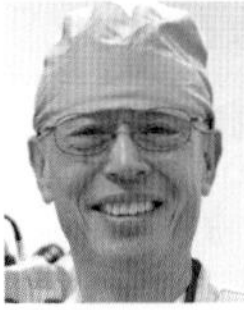

小林 俊光 こばやし としみつ

仙塩利府病院 耳科手術センター
（電話）022-355-4111
宮城県宮城郡利府町青葉台 2-2-108
●耳鼻咽喉科専門医

診療内容

真珠腫性中耳炎、慢性中耳炎、耳管開放症、錐体部真珠腫、上半規管裂隙症候群

耳管機能の異常が原因となる真珠腫性中耳炎、慢性中耳炎、耳管開放症などを全国からご紹介をいただいております。また、耳管開放症と類似の症状を呈し、最近注目されている、上半規管裂隙症候群の診断と手術治療も当院の特徴の１つです。その他、難易度の高いとされる錐体部真珠腫や聴神経腫瘍の診療にも豊富な経験と実績があります。耳管の状態を的確に把握することが、私の診療の特長でありモットーです。耳管が正常かどうかの判断は一般病院では困難なことがあり、全国からも多くのご紹介をいただいております。問診、内視鏡検査、耳管機能検査、座位 CT 検査などを駆使して耳管の評価を行い、他の聴覚機能検査を併せて、精密診断に基づき耳科疾患の治療を行っております。2019 年耳科手術 180 例、累計：約 4,800 例。

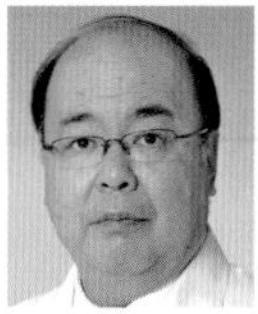

小島 博己 こじま ひろみ

東京慈恵会医科大学附属病院
（電話）03-3433-1111
東京都港区西新橋 3-19-18
●耳鼻咽喉科専門医

診療内容

中耳疾患（特に真珠腫、癒着性中耳炎）

主な研究分野は中耳疾患（特に真珠腫、癒着性中耳炎）の病態の解明、中耳粘膜の再生医学、アポトーシスの細胞内シグナル伝達。
臨床は耳科手術を中心に行っており、真珠腫に対しては内視鏡を併用した外耳道後壁を保存した鼓室形成術を施行し、良好な成績を得ています。また高度感音難聴症例で、中耳疾患を合併した方に対する人工内耳手術も積極的に行っております。
錐体部真珠腫などの頭蓋底病変には脳神経外科の協力のもと、頭蓋底手術を行い、安全な手術を心がけています。
耳鼻咽喉・頭頸部外科では、耳鼻咽喉科専用の手術室にて毎日手術が施行されております。
また、中耳疾患では細胞シート工学を用いた中耳粘膜再生手術、中耳錐体部真珠腫に対しての頭蓋底手術を得意としております。

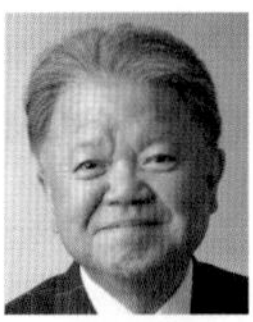

村上 信五 むらかみ しんご

名古屋市立東部医療センター
（電話）052-721-7171
名古屋市千種区若水 1-2-23
●耳鼻咽喉科専門医

診療内容

急性・慢性中耳炎、中耳真珠腫、耳管開放症、顔面神経麻痺、聴神経腫瘍

当センターでは中耳炎や顔面神経麻痺、副鼻腔炎（蓄膿症）、扁桃炎、咽喉頭炎など耳鼻咽喉科の急性・慢性疾患を主に診療しています。私自身は中耳炎や耳管開放症、顔面神経麻痺、聴神経腫瘍などの手術治療を専門に行っており、名古屋市立大学耳鼻咽喉科の主任教授を 21 年間勤めた間に、中耳炎手術 1,500 件、顔面神経手術 350 件、聴神経腫瘍手術 250 件を経験しました。東部医療センターでは病院長を勤めていますが耳鼻咽喉科の診療を木曜日に行っています。現在は耳手術を年間 40 件、顔面神経手術を 30 件、聴神経腫瘍手術を 5 件程度施行し、2020 年から始まる耳科手術指導医認可施設の申請を行っています。低侵襲で病気を治すこと、患者さんの希望にあった治療を選択することなどをポリシーに診療を行っています。

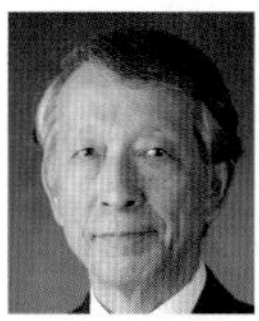

内藤 泰 ないとう やすし

神戸市立医療センター中央市民病院
（電話）078-302-4321
兵庫県神戸市中央区港島南町 2-1-1
●耳鼻咽喉科専門医

診療内容

高度難聴、加齢性難聴、耳硬化症、内耳奇形、中耳奇形、めまい、慢性中耳炎、中耳真珠腫

難聴の治療が専門で、補聴器の相談、高度難聴に対する人工内耳手術を行っており、年間の人工内耳手術件数（平成 30 年）は 70 件で、日本最大の治療センターの一つです。子供の高度難聴は言葉の発達に重大な影響を及ぼすので、的確な検査に基づいた早期診断、早期手術、リハビリテーションに力を注いでいます。一方で、高齢で高度難聴のために困っておられる方にも人工内耳手術により画期的改善が得られ、家庭内での会話が楽になった、外出する意欲が出たと喜んで頂いています。難聴は、高齢者において認知症の主要な原因の一つであることが分かっています。患者さんにはいつも「手術そのものが目的ではなく、患者さんに良くなって頂くのが目的です」とお話ししています。勇気を出して受診して頂ければ丁寧に説明します。

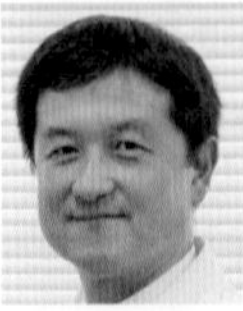

北原 糺 きたはら ただし

奈良県立医科大学附属病院
（電話）0744-22-3051
奈良県橿原市四条町 840
●耳鼻咽喉科専門医

診療内容

めまい、難聴、耳鳴

めまい疾患の統計を見ますと、1位が「良性発作性頭位めまい症」で40%、2位が「メニエール病」で35%。この2つを得意としますので75%は解決します。
命にかかわる「中枢脳血管系めまい」が1%ですが、迅速にこれを見分けて適切な科に紹介します。
問題は10%もある「原因不明のめまい症」です。これに関しましては、めまい検査短期入院を実施しており、その結果98%まで原因を突き止めることに成功しています。

以下でも受診可能です。
入野医院（耳鼻科）
（電話）06-6632-3325
大阪府大阪市浪速区元町2- 3-19 4階

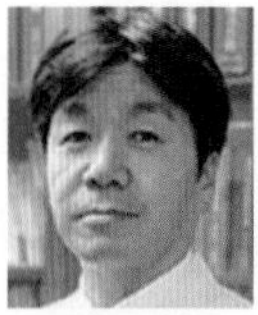

山岨 達也 やまそば たつや

東京大学医学部附属病院
（電話）03-3815-5411
東京都文京区本郷 7-3-1
●耳鼻咽喉科専門医

診療内容

側頭部頭蓋底手術、人工内耳埋込術、鼓室形成術、あぶみ骨手術、外耳道形成術、感音難聴・音響外傷・老人性難聴などの感音難聴、小児難聴

耳鼻咽喉科・頭頸部外科の科長を務め、耳科学、聴覚医学、平衡神経科学を専門とします。手術は側頭部頭蓋底手術、人工内耳埋込術、鼓室形成術、あぶみ骨手術、外耳道形成術を専門とします。研究はミトコンドリア遺伝子異常による感音難聴・音響外傷・老人性難聴などの感音難聴の発症機構の解明・治療法の開発、内耳有毛細胞の再生など、感音難聴に対して基礎的な研究をもとに治療法を開発する translational research を主としています。また平衡覚・嗅覚・味覚などの感覚と発声・嚥下機能のアンチエイジング、種々疾患に対する GWAS を用いた素因の解析、ナノテクノロジーなどによる Drug delivery system の開発なども行っています。「小児難聴外来」も担当しています。

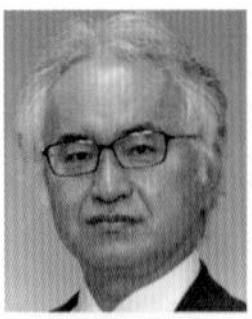

須納瀬 弘 すのせ ひろし

東京女子医科大学東医療センター
（電話）03-3810-1111
東京都荒川区西尾久 2-1-10
●耳鼻咽喉科専門医

診療内容

急性・滲出性・慢性中耳炎、真珠腫、錐体尖真珠腫、グロムス腫瘍、中耳腫瘍、顔面神経麻痺、メニエール病

各種中耳炎・腫瘍を対象とする中耳・側頭骨手術が専門（女子医大外来は月・金／火・土は習志野、柏、船橋市の病院）。大切な家族と同じことを患者さんに行い、自分のための治療はしないことが大切だと考えています。年齢、健康状態、病気の進行度と進行速度、対側耳の状態等を総合的に判断し治療計画を立て、手術に際しては4,000例を超える手術経験から培った技術で対応し、より確実性の高い方法を選択しています。ほとんどの手術は局所麻酔で行えるため、肺や心臓のリスクが高い方や高齢の方の手術も可能です。成功率90%を超える鼓膜形成は日帰り、鼓室形成は1～2泊の入院です。
【2019年個人実績】鼓室形成術358、鼓膜形成80、内耳窓閉鎖8、顔面神経管開放6、アブミ骨手術10、錐体部手術4、人工内耳2例

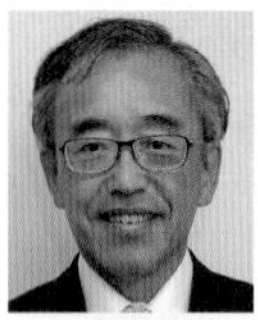

阪上 雅史 さかがみ まさふみ

兵庫医科大学病院 耳鼻咽喉科・頭頸部外科
（電話）0798-45-6111
兵庫県西宮市武庫川 1-1
●耳鼻咽喉科専門医

診療内容

慢性中耳炎、真珠腫性中耳炎、耳硬化症、先天性難聴、耳管機能不全、感音難聴、聴神経腫瘍、外耳がん

耳科手術を専門にしてから30年間で5,000例以上の症例を、聴力改善率向上や真珠腫再発率減少と共に、患者さんの術後QOLに配慮して手術を行いました。特に、舌の味覚・知覚を維持すること、入院期間を短くすること、通院回数を少なくすること、耳内を早く乾燥させることに努力して参りました。QOLに配慮した耳科手術を行う施設は全国的にも少なく、西日本全体から紹介があります。当科の2019年の成績は鼓室形成術113件（TEES 25件）、鼓膜形成術18件（5）、アブミ骨手術13件、人工内耳埋め込み術10件、顔面神経減荷術12件など計245件（33）で、すべての症例で執刀あるいは指導を行っています。個人の背景や社会活動を考えて手術の適応を決めますので、安心して手術を受けに来て下さい。

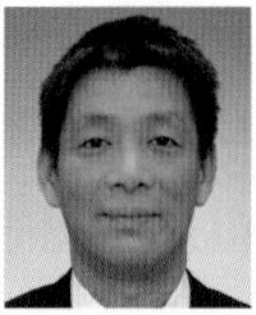

新田 清一 しんでん せいいち

済生会宇都宮病院 耳鼻咽喉科
（電話）028-626-5500
栃木県宇都宮市竹林町 911-1
●耳鼻咽喉科専門医

診療内容

難聴、耳鳴

耳鼻咽喉科の聴覚センター長を務めています。難聴や耳鳴で困っている患者さんに対して、補聴器による聴覚リハビリテーションを行い、成果を上げています。当科で施行している補聴器による聴覚リハビリテーションの方法ですが、最初の３ヶ月間は頻回(１～２週間に１回程度)に通院してもらい、補聴器の調整を行います。その間は補聴器を常時装用してもらいます。補聴器調整を専門としている言語聴覚士とチーム医療で行っています。補聴器患者さんの受診数や補聴器の検査数は全国トップクラスであり、関東近県のみならず全国各地から患者さんが受診されています。「難聴があるので人と話すのがつらい」「年だからしょうがない」と諦めていた方が、当科の方法で人生を取り戻しています。当科で適切な補聴器診療を受けて、是非楽しい人生を取り戻してください。

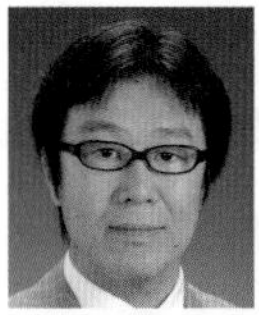

羽藤 直人 はとう なおひと

愛媛大学医学部附属病院
（電話）089-964-5111
愛媛県東温市志津川 454
●耳鼻咽喉科専門医

診療内容

慢性中耳炎、真珠腫性中耳炎、顔面神経麻痺、感音性難聴、伝音性難聴、先天性難聴、聴神経腫瘍

耳鼻咽喉科・頭頸部外科所属。最新、最適の方法で難聴を治療しています。慢性中耳炎や真珠腫性中耳炎に対しては、聴力改善を追求した鼓室形成術を年間約 120 例行っています。また人工聴覚器の植込み手術を年間約 40 例行っています。感音性難聴には人工内耳、伝音性難聴には人工中耳や骨固定型補聴器と、日本で使用可能な人工聴覚器は全て対応可能です。患者さんの希望に寄り添った安心、安全かつ最高レベルの手術治療を心がけています。なお難聴治療では、突発性難聴に対する水素治療を、日本で唯一導入しています。更に、Bell 麻痺や Hunt 症候群などの高度顔面神経麻痺に対しては、減荷手術とリハビリを組み合わせ、より良くなる最新治療を行っています。上記疾患でお困りの際は、ご予約のうえお気軽にお越しください。

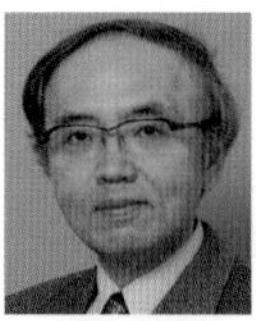

肥塚 泉 こいづか いずみ

聖マリアンナ医科大学病院 耳鼻咽喉科
（電話）044-977-8111
神奈川県川崎市宮前区菅生 2-16-1
●耳鼻咽喉科専門医

診療内容

めまい、平衡障害、中耳手術、人工内耳手術、外リンパ瘻手術、アブミ骨手術、特殊外来：めまい外来

当科は、耳、鼻、咽頭、喉頭および耳下腺、顎下腺、甲状腺などのいわゆる頭頸部領域と呼ばれる部位に生じる様々な疾患を治療対象としています。これら様々な部位に生じる多種多様の疾患に対応すべく、当科では各々の部位や疾患のエキスパートによる専門外来を実施しています。
めまい外来は、めまい疾患全般についての診断および治療はもちろん、良性発作性頭位めまい症に対する理学療法、難治性メニエール病に対する鼓膜換気チューブ留置術や内リンパ嚢開放術などの外科治療も積極的に行っています。
中耳・聴覚外来は、滲出性中耳炎に対する鼓膜換気チューブ挿入術や、慢性中耳炎や真珠腫性中耳炎に対する鼓室形成術を行っています。
顔面神経麻痺に対しては、薬物投与や必要に応じて顔面神経減荷術を行っています。

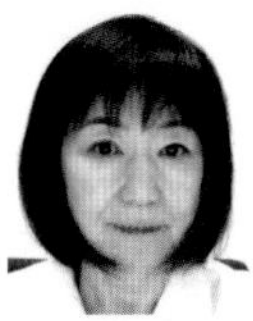

飯野 ゆき子 いいの ゆきこ

東京北医療センター 耳鼻咽喉科
（電話）03-5963-3311
東京都北区赤羽台 4-17-56
●耳鼻咽喉科、アレルギー専門医

診療内容

急性中耳炎、慢性中耳炎、真珠腫性中耳炎、中耳癒着症、耳硬化症、難治性中耳炎、好酸球性中耳炎

当院耳鼻咽喉科では『難聴・中耳手術センター』を併設し中耳手術を積極的に行っています。手術の対象はお子様から高齢者まで、年齢を問いません。科長の飯野ゆき子は中耳手術の経験が 5,000 件以上あり安定した手術実績を持っています。2019 年の鼓室形成術件数は約 200 件で、全国でも有数の手術件数です。慢性穿孔性中耳炎に対する鼓室形成術での穿孔閉鎖率は 99.5%。以前中耳手術を受けられても耳漏が持続している術後耳に対しては積極的に全中耳再建術を行っており、耳漏停止成功率は 98% と良好な手術成績が得られています。最先端の内視鏡下中耳手術も行っています。中耳手術に要する入院期間は４泊５日、または３泊４日です。好酸球性中耳炎や血管炎を伴う中耳炎等、難治性疾患・希少疾患の治療も行っています。

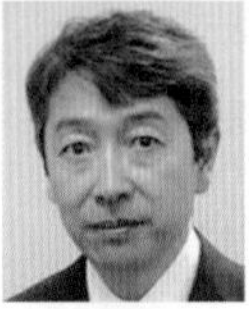

堀井 新 ほりいあらた

新潟大学医歯学総合病院
（電話）025-223-6161
新潟県新潟市中央区旭町通一番町 754
●耳鼻咽喉科専門医

診療内容

めまい平衡、神経耳科、中耳手術

耳鼻咽喉・頭頸部外科では耳鼻咽喉科・頭頸部外科領域のあらゆる疾患に幅広く専門的な対応ができる体制をとっています。具体的には耳疾患、めまい、顔面神経麻痺、鼻疾患、顔面·口腔·咽頭・喉頭・頸部疾患、悪性腫瘍、先天性奇形、音声障害、嚥下障害、睡眠呼吸障害、言語発達遅滞などの診断と治療にあたっています。
【当科におけるめまい診療】
めまいがあるときは目の異常な動き（眼振といいます）が起こることがあります。特殊な眼鏡や赤外線 CCD カメラを用いて眼振を観察します。耳の中の観察、聞こえの検査を行い、聞こえも一緒に障害される病気の有無を確認します。さらに精密検査として電気眼振図検査を行ったり、体の揺れを機械で計測したりします。電気眼振図検査では内耳機能の詳しい解析や脳のバランス機能も調べることができます。

補聴器外来

加齢による聴力低下は少しずつ進んでいきます。補聴器は装用のタイミングが重要で、高齢になり、言葉が聞き取れなくなってからでは、補聴器のフィッティング（調整や慣らし）が難しくなります。自分自身の脳の機能を活用し続けるためには、耳が遠くなったと感じたら早めに受診し、適切な補聴器の装用を開始することが大切です。
補聴器を貸出してもらい日常生活の中で試したり、うまく使用できない患者さんの問題点を検討してくれる「補聴器外来」があります。

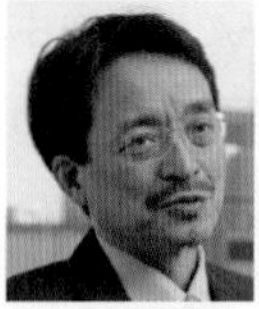

熊川 孝三 くまかわこうぞう

赤坂虎の門クリニック 耳鼻咽喉科
（電話）03-3583-8080
東京都港区赤坂 1-8-1 地下 1 階
●耳鼻咽喉科専門医

診療内容

慢性中耳炎、真珠腫性中耳炎、耳硬化症、耳小骨形成不全、遺伝性難聴、めまい、メニエール病、耳鳴

虎の門病院聴覚センター前部長として、現在も診療・手術を行っています。特に、日本人には少ない耳硬化症や耳小骨形成不全のアブミ骨手術は、耳穴から行い、MRI 対応可能な人工骨を使います。手術数は年間 40 例と国内最多です。大きな穿孔の鼓膜形成手術も一般的に使用される生体糊（血液製剤）を使用せずに行います。国内でも数少ない遺伝専門医として難聴遺伝子診断を行い、その方に合った最善の治療方針を提案します。
診療ポリシー：疾患を改善させることは患者さんのみならず医師の喜びでもあります。医師を探す努力をされた方には、それにお答えする医師の責任があると考え、全力で治療を行います。
最近の手術実績（年間）：アブミ骨手術 40 ～ 60 例、鼓室形成術 20 ～ 40 例

髙木 明 たかぎあきら

静岡県立総合病院
（電話）054-247-6111
静岡県静岡市葵区北安東 4-27-1
●耳鼻咽喉科専門医

診療内容

耳科学、聴力改善手術、頭頸部外科

頭頸部·耳鼻いんこう科は、耳、内耳、鼻、咽頭、喉頭、頸部の悪性腫瘍などの治療を行っています。「耳が痛い」「聞えが悪い」「めまいがする」「鼻がつまる」「鼻血が出る」「いびきが気になる」「喉が痛い」「喉が腫れている」「声がかすれる」「飲み込みがうまくできない」などの症状のある方が対象です。
難聴には大きく 2 種類あります。
1. 伝音難聴：鼓膜、耳小骨（鼓膜と内耳を結ぶ小さな 3 つの骨）の異常慢性中耳炎、鼓膜穿孔、耳骨離断、耳硬化症などは手術で治ります。
2. 感音難聴：内耳の感覚細胞、聴神経などの異常内耳炎、突発性難聴、老人性難聴、SM 難聴、メニエール病、原因不明の進行性難聴などは手術で治せません。
人工内耳は、補聴器をつけてもうまく聞き取れないような高度の感音難聴者に用います。

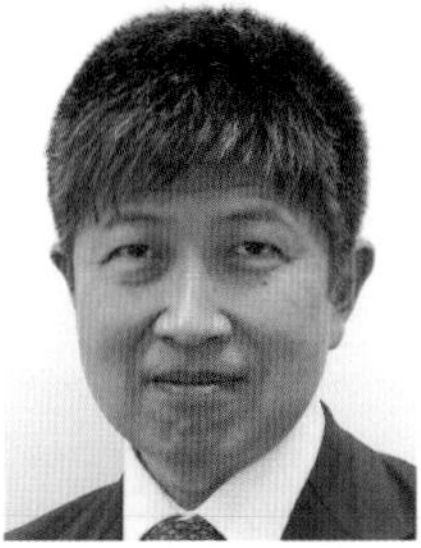

鴻 信義　おおとり のぶよし

東京慈恵会医科大学附属病院　耳鼻咽喉科
（電話）03-3433-1111　東京都港区西新橋 3-19-18

慢性副鼻腔炎、副鼻腔腫瘍、副鼻腔嚢胞、鼻中隔弯曲症、前頭蓋底腫瘍

●耳鼻咽喉科専門医

得意分野・診療案内

慢性副鼻腔炎や嚢胞、また副鼻腔腫瘍などに対する内視鏡下手術を中心に診療しています。このほか、鼻涙管閉塞や眼窩壁骨折などの眼科疾患、また頭蓋底疾患などに対する内視鏡下経鼻的手術も行っています。
年間手術件数は本邦では圧倒的に多く、したがって難治例も多数執刀しています。
難治例に対しては、ナビゲーションシステムなど最新の手術支援機器を用いたり、また脳神経外科や形成外科など他科と協力しながら、より安全で適切な手術治療を目指しています。

診療ポリシー・患者さんへのメッセージ

診療ポリシーは、患者さんへの丁寧な説明、最高レベルの手術療法です。
どんな症例であっても、患者さんにとって“良い手術治療”であるよう、丁寧な執刀と術後のフォローアップを心がけています。安心して外来を受診していただければと思います。

	個人 年間総治療数：500件（2019年）	個人 累計総治療数：手術数 11,000件
手術・治療実績・コメント	【高難度手術】 手術名：内視鏡下鼻副鼻腔腫瘍切除 件数：毎年 50件 生存退院率：ほとんどが良性腫瘍なので100% 重篤な合併症数：0件 再手術数：2、3件 術死件数：0件	【高難度手術】 手術名：内視鏡下鼻副鼻腔腫瘍切除 件数：累計 650件 生存退院率：ほとんどが良性腫瘍なので100% 重篤な合併症数：1件 再手術数：30 ～ 40件 術死件数：0件
	鼻副鼻腔良性腫瘍や難治性副鼻腔炎の再手術など高難度の内視鏡手術も、ナビゲーションシステムなど支援機器を利用して積極的に行います。頭蓋底疾患や外傷に対する内視鏡手術も脳神経外科や形成外科と合同で行います。	
業績	内視鏡手術に関する各種論文を和文および英文で多数執筆。 海外からの講演やデモンストレーションの依頼や論文の執筆依頼も多く、また国内外に向けた内視鏡手術のセミナーも年に2、3回主催。	

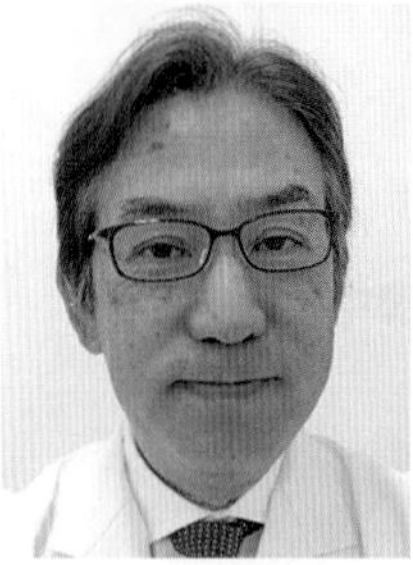

春名 眞一　はるな しんいち

獨協医科大学病院　耳鼻咽喉・頭頸部外科
（電話）0282-86-1111 栃木県下都賀郡壬生町大字北小林 880

鼻副鼻腔疾患

●耳鼻咽喉科専門医

得意分野・診療案内

当科の守備範囲は文字通り広く、頭頸部腫瘍や甲状腺疾患のみならず、上部消化管、呼吸器疾患に対応した診療体制を整えています。多様化する一人ひとりの患者さんのニーズに応えるべく、専門的かつ包括的な診療を実践しています。大学病院としての機能を十分に発揮することが、地域医療に役立つものと考えています。
鼻科疾患の治療対象疾患：アレルギー性鼻炎、鼻出血、慢性副鼻腔炎、鼻茸、術後性頬部嚢胞、顔面外傷（鼻骨骨折・眼窩底骨折・眼窩内側壁骨折）、副鼻腔腫瘍、頭蓋底腫瘍、鼻腔腫瘍、好酸球性副鼻腔炎
特徴・特色：ナビゲーションシステムの支援により、術中に鼻副鼻腔の形態を正確に把握し、難治症例に対し、より安全に内視鏡下鼻副鼻腔手術を行っています。

診療ポリシー・患者さんへのメッセージ

鼻副鼻腔・嗅覚外来では、一般外来で診察または加療した後、手術が必要と判断された鼻副鼻腔疾患の患者様を診察し、手術のマネジメントを行います。代表的な疾患としては慢性副鼻腔炎、鼻中隔弯曲症、アレルギー性鼻炎、術後性上顎嚢胞、副鼻腔乳頭腫、下垂体腫瘍（脳外科との合同手術）などが挙げられます。鼻副鼻腔手術は年間を通して 800 例を超える症例数を誇ります。また、近年では喘息合併例や好酸球性副鼻腔炎など難治性副鼻腔炎が増加しており、術後の鼻内の清掃や長期にわたる経過観察が重要となっております。われわれ鼻・副鼻腔外来担当医は、耳鼻咽喉・頭頸部外科の「顔」として恥じない診療を心がけております。
○研究内容
1）慢性副鼻腔炎再手術症例の因子について
2）嗅覚障害の病因と治療について
3）好酸球性副鼻腔炎の病態と下気道疾患との関連について

	獨協医科大学 耳鼻咽喉・頭頸部外科の手術内訳・入院のみ（平成 29 年度）
手術・治療実績	手術件数合計：2,019 件 【手術内訳の一部】鼻科手術：864 ／鼻腔粘膜焼灼術：175 ／異物摘出（耳・鼻・咽頭）：156 ／鼻骨骨折整復術：7
	【患者数の推移】 2012 年：1,877 人／ 2013 年：1,700 人／ 2014 年：1,507 人 2015 年：1,979 人／ 2016 年：1,866 人／ 2017 年：1,938 人
業績	【著書】 『耳鼻咽喉科における病巣感染症 update (MB ENTONI)』（編集）

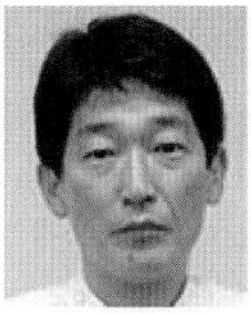

藤枝 重治 ふじえだ しげはる

福井大学医学部附属病院
（電話）0776-61-3111
福井県吉田郡永平寺町松岡下合月 23-3
●耳鼻咽喉科専門医

診療内容

頭頸部がん・アレルギー・鼻副鼻腔疾患

耳鼻咽喉科・頭頸部外科では、舌がん、口腔がん、上顎がん、咽頭がん、喉頭がん、甲状腺がん、耳下腺がんの集学的治療を行っています。
最新の医療を QOL 重視で提供します。進行した頭頸部がんに対して手術による切除部分が大きくなった場合には、形成外科チームと協力し、血管付き遊離皮弁再建術を行っています。再建術により確実な手術と機能温存が可能です。
また一部の甲状腺の腫瘍に対し、内視鏡による手術を行っています。腫瘍の大きさや場所などにもよりますが、甲状腺内視鏡手術では従来の手術のように首に傷は残らず、美容的にも優れた方法です。
外来診療、入院診療ともに、教授・准教授・講師と助教、医員、研修医がそれぞれの患者さんについて検討し、質の高い医療を提供します。

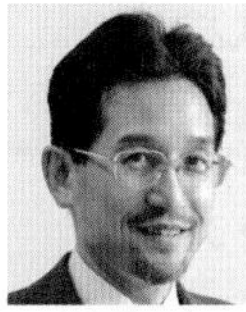

岡野 光博 おかの みつひろ

国際医療福祉大学成田病院
（電話）0476-35-5600
千葉県成田市畑ケ田 852
●耳鼻咽喉科、アレルギー専門医

診療内容

アレルギー性鼻炎、慢性副鼻腔炎、嗅覚障害、鼻閉

耳鼻咽喉科の中でも鼻疾患を専門としています。特に、アレルギー性鼻炎や副鼻腔炎（鼻ポリープ）など炎症性疾患や嗅覚障害などの診療に注力しています。薬物療法や免疫療法などの内科的な治療とともに、手術などの外科的治療も手がけます。これらの治療法の中から、患者様が納得し満足いただける治療を行うことを心がけています。アレルギー性鼻炎に対する舌下免疫療法は積極的に行っています。スギおよびダニ抗原を単独あるいは併用して行っています。手術については年間で 150 件以上、これまでに 4,000 件を超える内視鏡下の鼻手術を行ってきました。合併症を来さないよう、安全で丁寧な手術をモットーにしています。鼻疾患の多くは喘息など下気道の疾患と関わります。呼吸器内科などと連携した Airway medicine and surgery を目指しています。

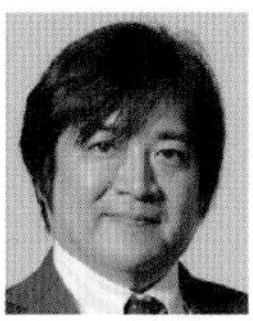

朝子 幹也 あさこ みきや

関西医科大学総合医療センター
（電話）06-6992-1001
大阪府守口市文園町 10-15
●耳鼻咽喉科専門医

診療内容

鼻科学、アレルギー、聴覚中枢、鼻内内視鏡手術

本邦における内視鏡下鼻副鼻腔手術新術式分類の策定にも関わり、また国内外の内視鏡外科医の育成にも努めて参りました。耳鼻咽喉科・頭頸部外科では、アレルギー性鼻炎治療に今や定番となった「外来レーザー治療」を、世界に先駆け開発し、ＮＨＫ番組プロジェクトＸでも取り上げられました。週１回３週間で治療します。内服や点鼻治療で治りにくい方はどうぞお越しください。手術としては、肥厚性鼻炎・鼻中隔湾曲症・慢性副鼻腔炎などの鼻副鼻腔内視鏡手術（ＦＥＳＳ）を専門としています。また、ナビゲーションシステムを導入し、より的確で安全な病変部切除を行っています。嗅覚（におい）障害や喘息を伴う副鼻腔炎では好酸球性副鼻腔炎のことがあり、正確な診断と、まずは内服療法（すぐに手術でなく）が必要です。治りにくい副鼻腔炎なら一度診察にお試し下さい。

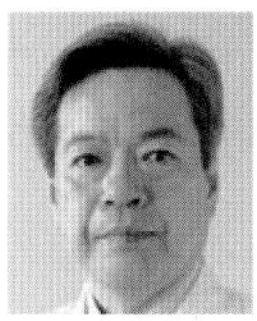

三輪 高喜 みわ たかき

金沢医科大学病院 耳鼻咽喉科
（電話）076-286-3511
石川県河北郡内灘町大学 1-1
●耳鼻咽喉科専門医

診療内容

耳鼻咽喉科全般、嗅覚障害、鼻アレルギー、副鼻腔炎

当科では、耳鼻咽喉並びに頸部とその周辺疾患の診療を行っています。聴覚、平衡覚、嗅覚、味覚など感覚器の異常、鼻副鼻腔、口腔、咽喉頭など上気道と耳のあらゆる疾患の診断と治療を行っています。高度医療の推進のため鼻副鼻腔疾患を中心にナビゲーション手術を行っています。乳幼児難聴、音声言語障害、嚥下障害にはリハビリテーションセンターとのチーム医療を展開しています。
扱う領域は人の QOL に深く関わる領域でありますので、疾患そのものの治癒のみならず、患者さんの QOL を高め、患者さんが高い満足度を得られることを目標としています。
外来診療は月曜日から土曜日まで行い、即日入院も可能な体制を整えています。耳、鼻副鼻腔、口腔、咽頭、喉頭、頸部それぞれの分野のスペシャリストが診療にあたっています。

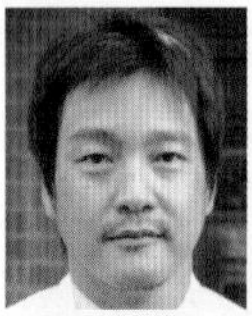

近藤 健二 こんどう けんじ

東京大学医学部附属病院
（電話）03-3815-5411
東京都文京区本郷 7-3-1
●耳鼻咽喉科専門医

診療内容

アレルギー性鼻炎、慢性副鼻腔炎、嗅覚障害、顔面神経疾患

鼻科学、嗅覚医学、顔面神経疾患を専門とします。手術は内視鏡下鼻副鼻腔手術のほか耳、鼻、咽頭および頸部の疾患を担当しています。
「鼻外来」では、アレルギー性鼻炎、慢性副鼻腔炎、嗅覚障害など鼻症状にかかわる疾患全般を扱っており、保存的治療で改善しない場合は、手術も積極的に行っています。鼻外来の新患数はおよそ年間 200 名であり、延べ患者数は年間 2,000 名を超え、年を追って増加傾向にあります。年間約 100 例の嗅覚検査を行い、入院と外来をあわせ年間約 150 例の内視鏡下鼻副鼻腔手術が行われています。嗅覚障害に対しては従来のステロイド点鼻などの他に、近年では積極的に漢方薬の使用や嗅覚のリハビリを推奨するなど最適な治療法が選択されています。
「顔面神経外来」も担当しています。

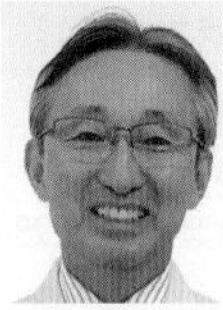

黒野 祐一 くろの ゆういち

鹿児島大学病院 耳鼻咽喉科・頭頸部外科
（電話）099-275-5111
鹿児島県鹿児島市桜ヶ丘 8-35-1
●耳鼻咽喉科専門医

診療内容

頭頸部外科学、耳科学、アレルギー学

当科は、耳鼻咽喉科全般、めまい、難聴、中耳炎、副鼻腔炎、アレルギー性鼻炎 (花粉症)、扁桃炎、嗅覚･味覚障害、睡眠時無呼吸症候群 (いびき)、のどの違和感や声がれ (声帯ポリープ)、鼻・口・のど・首のできもの (副鼻腔がん、舌がん、咽頭がん、喉頭がん、甲状腺がんなど) の診察、治療を行っています。
アレルギー外来：スギ花粉症に代表される鼻アレルギーの原因 (アレルゲン) を調べ、特異的抗原による減感作治療を行うことで根本的治療をめざします。補助的治療として薬物療法を行い、適応ある場合には外科的治療も行います。
【著書】『月刊 アレルギーの臨床 花粉症と周辺疾患（2020 年 2 月号）』（北隆館、2020 年）／『もう迷わない耳鼻咽喉科疾患に対する向精神薬の使い方 (MB ENTONI)』（全日本病院出版会、2017 年）編集

突然耳が聞こえなくなったら即刻受診！

「突発性難聴」とは、ある時突然に耳が聞こえなくなる病気です。
生来健康で耳の病気を経験したことのない人で、通常片側の耳に起こります。症状は、文字通り即時的な難聴で、自分がその時何をしていたかがはっきりわかるような場合が多いのですが、難聴になったことにすぐに気付かない場合もあります。
いずれにしても症状を自覚した時、速やかに設備の整った病院や耳鼻咽喉科専門医の診断を受けることが必要です。正確な診断と適切な早期治療が、極めて重要です。聞こえなくなったと自覚した時点から、約 48 時間以内に適切な治療を開始すれば聴力が改善する場合が多く、1 週間を超えると、治療をしても改善が困難な場合が多いようです。
現在、原因は特定されていませんが、大学病院を始め、一定水準以上の医療機関においては、標準的な治療法が確立されています。
聞こえないことに気付いたら、しばらく様子を見ようと思わないで一刻も早く専門医のいる病院を受診するようにしましょう。

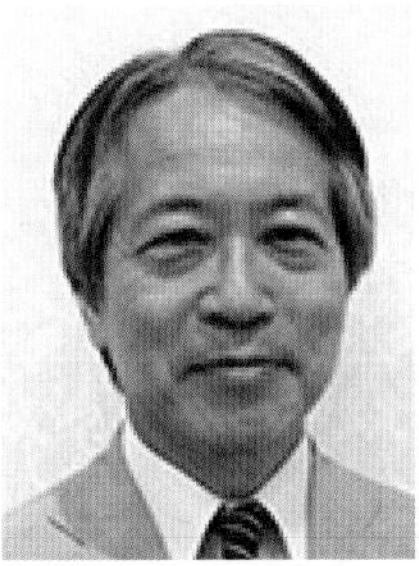

兵頭 政光　ひょうどう まさみつ

高知大学医学部附属病院　耳鼻咽喉科・頭頸部外科
（電話）088-866-5811 高知県南国市岡豊町小蓮 185-1

嚥下障害、音声障害、頭頸部腫瘍、鼻副鼻腔内視鏡手術

●耳鼻咽喉科専門医

得意分野・診療案内

当科の診療のコンセプトは「機能の回復」です。慢性中耳炎や真珠腫性中耳炎による難聴に対しては手術により聴力の改善を図っていますし、極めて高度の難聴に対しては人工内耳手術による聴力の回復を行っています。慢性副鼻腔炎による鼻閉や嗅覚障害に対しては内視鏡下鼻内手術による低侵襲手術と入院期間の短縮を図っています。
声帯ポリープや声帯麻痺をはじめとする様々な声の障害に対しては、手術治療と音声治療（声のリハビリテーション）を病態に応じて使い分けています。
高齢化社会の到来によって医療的にも社会的にも大きな問題となっている嚥下障害に対しても、手術とリハビリテーションによる治療体制を整備してきました。特に嚥下障害に対する手術治療では全国的にも有数の実績を有しています。
喉頭がん、咽頭がん、口腔がんをはじめとする頭頸部がんに対しては、呼吸・音声・嚥下などの機能温存を図るため、放射線治療・抗がん剤による化学療法・手術治療を組み合わせた集学的治療を行っています。

【音声障害の治療】声がでにくくなる様々な疾患に対し、声のリハビリや手術を行っています。声のリハビリでは、声帯結節や声帯ポリープ、喉頭肉芽腫、反回神経麻痺などを対象として、耳鼻咽喉科専門医および言語聴覚士が協力して発声指導やリハビリを行っています。手術では、頸部に切開をせずに行う喉頭微細手術や、喉頭の軟骨に手術操作を加えて声をよくする手術等を行っています。たとえば、大動脈瘤術後や、頸部手術後に起こった反回神経麻痺に対する治療として、声帯内脂肪注入術や声帯内方移動術などを行っており、中四国においても有数の実績を持っています。
【嚥下障害の治療】嚥下機能改善手術や誤嚥防止手術を行います。これらの手術は高知県内のみならず、四国各県の病院からも依頼されています。

診療ポリシー・患者さんへのメッセージ

音声や嚥下（飲み込み）などの機能回復を目指した耳鼻咽喉科医療に力を入れています。患者の状態を的確に判断し、診断治療を行うことが重要で、疾患を総合的に治療するため他の診療科とも協力して診療を進めています。
患者さんとのコミュニケーションをとり、丁寧な説明、診察を心がけています。

業績	【著書】『嚥下障害の保存的治療 (MB ENTONI)』（編集）

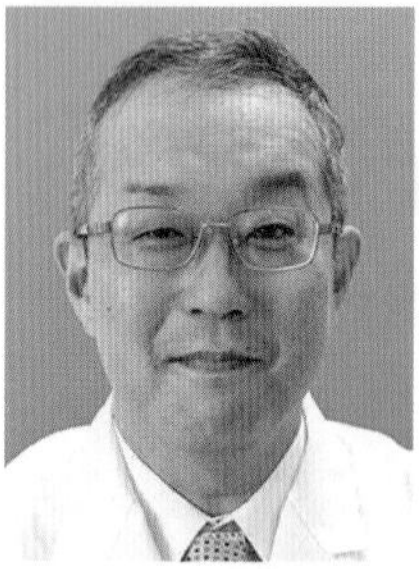

香取 幸夫　かとり ゆきお

東北大学病院　耳鼻咽喉・頭頸部外科
（電話）022-717-7000 宮城県仙台市青葉区星陵町 1-1

音声障害、嚥下障害、頭頸部外科

●耳鼻咽喉科専門医

得意分野・診療案内

耳鼻咽喉・頭頸部外科では、耳、鼻、咽頭（いんとう）、喉頭（こうとう）の疾患、唾液腺の疾患、顔面・首の外傷、頭頸部がんの治療を担当します。
顔面神経麻痺や声帯麻痺、摂食嚥下障害も担当します。分かり易くいいますと、首と頭（つまり鎖骨から上）の領域で、脳と目と歯を除く領域の治療を行うのが 耳鼻咽喉・頭頸部外科です。
疾患の原因別にわけますと、炎症性疾患（中耳炎、副鼻腔炎、扁桃炎など）、アレルギー（花粉症など）、腫瘍（耳下腺腫瘍、舌がんを含めた口腔がん、上顎がん、喉頭がん、下咽頭がんなど）、神経疾患（顔面神経麻痺、めまい、聴神経腫瘍、脳卒中による嚥下障害など）、感覚器疾患（難聴、嗅覚障害、味覚障害など）というように多岐にわたります。 皆さまのお近くの町の耳鼻科医院とは違い、大学病院では手術を沢山行っています。代表的なものとしては、中耳炎などによる難聴に対する聴力改善手術（鼓室形成術や鼓膜形成術）、内視鏡を使った鼻・副鼻腔の手術、聴神経腫瘍などの頭蓋底腫瘍の摘出手術、頭頸部がん（口腔、鼻副鼻腔、咽頭、喉頭、唾液腺、頸部）の根治手術、音声改善のための喉頭手術、重度嚥下障害に対する誤嚥防止手術などを積極的に行っています。
　一方、疾患ないし治療により聞こえない、食べられない、話せないといった生活を左右する様々な機能障害が現れるのも耳鼻咽喉・頭頸部外科の特徴です。

診療ポリシー・患者さんへのメッセージ

　私どもの科では、日本をリードする最高レベルの診療、手術が出来るスタッフが各領域に揃っています。また、機能障害をもつ患者さんやご家族に丁寧に接していくことを常に心がけています。

手術・治療実績	東北大学病院 耳鼻咽喉・頭頸部外科　代表的な手術件数							
		2016	2017	2018		2016	2017	2018
	アブミ骨手術	4	5	9	喉頭全摘術	23	27	26
	咽頭悪性腫瘍摘出術	27	32	31	喉頭形成術	17	31	17
	下顎悪性腫瘍手術	25	11	15	耳下腺悪性腫瘍摘出術	2	9	16
	気管切開術	95	71	108	耳下腺腫瘍切除術	2	9	15
	頸部郭清術	81	93	107	上顎悪性腫瘍手術	10	10	7
	頸部膿瘍切開排膿術	12	5	19	人工内耳埋め込み術	19	21	15
	鼓室形成術	31	47	44	鼻内内視鏡手術	64	69	71
	鼓膜形成術	4	6	3	2018 年手術件数：406			

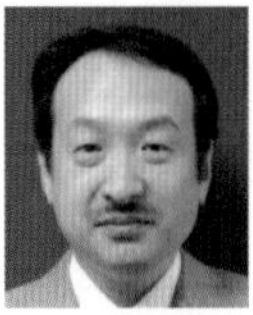

大森 孝一 おおもり こういち

京都大学医学部附属病院
（電話）075-751-3111
京都府京都市左京区聖護院川原町 54
●耳鼻咽喉科専門医

診療内容

音声、嚥下

耳鼻咽喉科・頭頸部外科では、外来診療として「みみ・はな・のど」の通常の病気はもちろん、めまい・音声・顔面麻痺・顔面頸部の腫瘍など幅広い疾患への診療を行っています。音声外来では音声障害をきたす疾患に対する診療を行っています。取り扱う病変は多岐にわたり、各々の病態に応じ音声治療士と音声外科医とのチームで対処しています。これからの超高齢化社会を迎えるにあたって感覚器の障害や頭頸部のがんは増加し、耳鼻咽喉科のニーズは益々多くなっていくと予想されます。私達は人工内耳による聴覚獲得、中耳の病気の外科治療、鼻・副鼻腔の病気の治療、頭頸部のがんの集学的治療、音声・嚥下障害等の機能障害に対する外科治療とリハビリテーション等に力を入れています。そして、患者さんの視点で考え、安全を重視した標準治療やチーム医療を大切にしています。

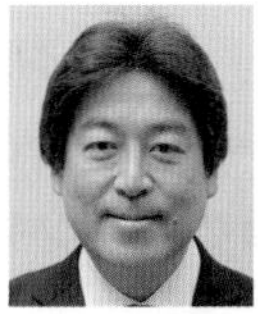

梅野 博仁 うめの ひろひと

久留米大学病院 耳鼻咽喉科・頭頸部外科
（電話）0942-35-3311
福岡県久留米市旭町 67
●耳鼻咽喉科専門医

診療内容

声帯麻痺・声帯ポリープなどの喉頭疾患、喉頭がん・舌がん・咽頭がん・甲状腺がんなどの頭頸部腫瘍

頭頸部疾患の中でも、声帯麻痺に対する音声改善手術、早期の喉頭がん・下咽頭がんに対する経口的内視鏡下 CO_2 レーザー切除術など、発声・嚥下・呼吸機能を重視した低侵襲手術を得意分野としています。外来診療は毎週火曜日と金曜日の午前中ですが、金曜日は学会等で不在日があります。のどの疾患でお悩みの患者さんは近くの医療機関を受診の上、紹介状を持参頂ければ幸甚に存じます。当科では年間 1,000 人を超える耳鼻咽喉科・頭頸部外科の入院患者さんを治療しており、私は主任教授として、耳科・鼻科・口腔咽頭科・喉頭科・頭頸部腫瘍科のすべての診療を統括する立場にあります。そのため私自身が執刀する手術は、現在では喉頭疾患と頭頸部がんを含めた頭頸部腫瘍疾患を中心に、年間 50 症例程度になっております。

有益情報

ランキング医師の病院は遠くて行けないという患者さんのための、北海道、東北、四国、九州を中心とする準名医情報です。ランキングとは別です。ご参考になさってください。

北海道	**高野 賢一** たかの けんいち （電話）011-611-2111	**札幌医科大学附属病院 耳鼻咽喉科** 北海道札幌市中央区南 1 条西 16 丁目 291 番地	●耳鼻咽喉科専門医
	古田 康 ふるた やすし （電話）011-681-8111	**手稲渓仁会病院** 北海道札幌市手稲区前田 1 条 12 丁目 1-40	●耳鼻咽喉科専門医
東北	**湯浅 有** ゆあさ ゆう （電話）022-374-1551	**仙台・中耳サージセンター** 宮城県仙台市泉区将監 10 丁目 12 番 12 号	●耳鼻咽喉科専門医
	石川 和夫 いしかわ かずお （電話）018-829-5000	**秋田赤十字病院 耳鼻咽喉科** 秋田県秋田市上北手猿田字苗代沢 222-1	●耳鼻咽喉科専門医
四国	**武田 憲昭** たけだ のりあき （電話）088-631-3111	**徳島大学病院** 徳島県徳島市蔵本町 2 丁目 50-1	●耳鼻咽喉科専門医
	小林 泰輔 こばやし たいすけ （電話）088-866-5811	**高知大学医学部附属病院** 高知県南国市岡豊町小蓮 185-1	●耳鼻咽喉科専門医
九州	**中川 尚志** なかがわ たかし （電話）092-641-1151	**九州大学病院 耳鼻咽喉科** 福岡県福岡市東区馬出 3-1-1	●耳鼻咽喉科専門医

有益情報

ランキング医師の病院は遠くて行けないという患者さんのための、北海道、東北、四国、九州を中心とする準名医情報です。ランキングとは別です。ご参考になさってください。

その他	**山本 裕** やまもと ゆたか （電話）03-3433-1111	**東京慈恵会医科大学附属病院** 東京都港区西新橋 3-19-18	●耳鼻咽喉科専門医
	柿木 章伸 かきぎ あきのぶ （電話）078-382-5111	**神戸大学医学部附属病院** 兵庫県神戸市中央区楠町 7 丁目 5 番 2 号	●耳鼻咽喉科専門医
	將積 日出夫 しょうじゃく ひでお （電話）076-434-2281	**富山大学附属病院 耳鼻咽喉科** 富山県富山市杉谷 2630 番地	●耳鼻咽喉科専門医
	齋藤 康一郎 さいとう こういちろう （電話）0422-47-5511	**杏林大学医学部付属病院** 東京都三鷹市新川 6-20-2	●耳鼻咽喉科専門医
	白馬 伸洋 はくば のぶひろ （電話）044-844-3333	**帝京大学医学部附属溝口病院** 神奈川県川崎市高津区二子 5-1-1	●耳鼻咽喉科専門医
	工 穣 たくみ ゆたか （電話）0263-35-4600	**信州大学医学部附属病院** 長野県松本市旭 3-1-1	●耳鼻咽喉科専門医
	松根 彰志 まつね しょうじ （電話）044-733-5181	**日本医科大学武蔵小杉病院** 神奈川県川崎市中原区小杉町 1-396	●耳鼻咽喉科専門医
	比野平 恭之 ひのひら やすゆき （電話）03-3253-3351	**神尾記念病院** 東京都千代田区神田淡路町 2-25	●耳鼻咽喉科専門医
	田中 康広 たなか やすひろ （電話）048-965-1111	**獨協医科大学埼玉医療センター** 埼玉県越谷市南越谷 2-1-50	●耳鼻咽喉科専門医
	二藤 隆春 にとう たかはる （電話）049-228-3411	**埼玉医科大学総合医療センター** 埼玉県川越市鴨田 1981 番地	●耳鼻咽喉科専門医
	松永 達雄 まつなが たつお （電話）03-3411-0111	**東京医療センター 耳鼻咽喉科** 東京都目黒区東が丘 2-5-1	●耳鼻咽喉科専門医
	水足 邦雄 みずたり くにお （電話）04-2995-1511	**防衛医科大学校病院 耳鼻咽喉科** 埼玉県所沢市並木 3-2	●耳鼻咽喉科専門医
	水田 邦博 みずた くにひろ （電話）053-453-7111	**浜松医療センター 耳鼻いんこう科** 静岡県浜松市中区富塚町 328	●耳鼻咽喉科専門医
	南 修司郎 みなみ しゅうじろう （電話）03-3411-0111	**東京医療センター 耳鼻咽喉科** 東京都目黒区東が丘 2-5-1	●耳鼻咽喉科専門医
	髙橋 真理子 たかはし まりこ （電話）052-759-2111	**愛知学院大学歯学部附属病院** 愛知県名古屋市千種区末盛通 2-11	●耳鼻咽喉科専門医
	吉田 友英 よしだ ともえ （電話）048-953-1321	**三郷中央総合病院 耳鼻いんこう科** 埼玉県三郷市中央 4-5-1	●耳鼻咽喉科専門医
	柘植 勇人 つげ はやと （電話）052-481-5111	**名古屋第一赤十字病院 耳鼻咽喉科** 愛知県名古屋市中村区道下町 3 丁目 35 番地	●耳鼻咽喉科専門医

頭頸部外科

頭頸部がんは、口唇・口腔がん（舌がんも含む)、咽頭がん、喉頭がん、鼻・副鼻腔がん、唾液腺がん、および甲状腺がんに分けられています。その他に、耳や、頭蓋底のがん、首の位置にある食道がんなどもあります。

これらの頭頸部がんは、それぞれできた部位によってその性格が大きく異なり、症状やがんの悪性度（たちの悪さ）なども様々です。

さらに、各部位は働き（例えば、食事をする、呼吸をする、声を出す、聞くなど）も違うので、治療の方法も全く異なってきます。

一方で、この頭頸部という領域は、隣り合う部位と密に接していることから、がんは容易に隣の部位へ、例えば、口腔がんは容易に鼻副鼻腔や咽頭に広がっていきます。また口腔がんを始め頭頸部がんは、しばしば首のリンパ節に転移しますし、全身へも転移します。

そのため、がん自体の治療と同時に、その転移に対応した治療を行わなければなりません。頭頸部がんの治療を行うためには、頭頸部全領域に関する専門的知識と共に、全身的な医学的知識が要求されてきます。

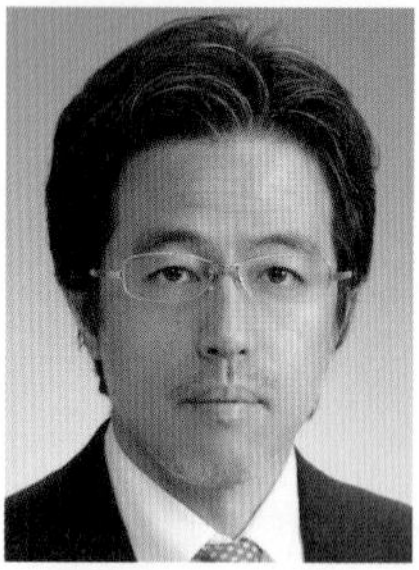

朝蔭 孝宏　あさかげ たかひろ

東京医科歯科大学医学部附属病院　頭頸部外科
（電話）03-3813-6111 東京都文京区湯島 1-5-45

舌がん、頬粘膜がん、歯肉がん、硬口蓋がん、口腔底がん、鼻腔がん、上顎がん、上咽頭がん、中咽頭がん、下咽頭がん、喉頭がん、耳下腺がん、顎下腺がん、甲状腺がん、横紋筋肉腫、骨肉腫

●耳鼻咽喉科専門医

得意分野・診療案内

当院では頭頸部外科が中心となって、オール医科歯科体制で「みみ・はな・くち・のどがんセンター」を設立し、この領域のすべてのがんに対応できる体制が完備されています。現在では東京都で第２の症例数を誇るまでに成長しています。
また、合併症を極力起こさないよう努力を積み重ねた結果、日本の大学病院の中では最も早く患者さんが家に帰ることができる病院となっています。
特に力を入れている領域は、鼻腔・副鼻腔がんの進行がんに対する脳外科と合同の頭蓋底手術と呼ばれる高難度手術、その領域に対する内視鏡手術、希少疾患である外耳道がんに対する手術、咽頭表在がんに対する経口的内視鏡手術、甲状腺に対する内視鏡手術などが挙げられます。副咽頭間隙腫瘍、頸動脈小体腫瘍など高難度の良性腫瘍手術も行っています。

診療ポリシー・患者さんへのメッセージ

当院では患者さんのがんの状態だけでなく、全身状態、社会背景などをもとに、考えられる治療を提案させていただき、患者さんやそのご家族と一緒に治療方針を決めています。
また、治療そのものはそれぞれの専門家が集まり、力を結集してそれぞれの患者さんに合った、最善の医療を提供しています。

	個人 年間総治療数：50 件（2019 年）	個人 過去 28 年間総治療数：2,500 件
手術・治療実績・コメント	【高難度手術】（2019 年） 手術名：頭蓋底手術 件数：10 件 生存退院率：術後 1 年以上の生存率 100% 重篤な合併症数：0 件 再手術数：0 件 術死件数：0 件	【主な治療実績】（2019 年） ①舌悪性腫瘍手術　8 件 ②中咽頭悪性腫瘍手術　5 件 ③下咽頭悪性腫瘍手術　5 件 ④鼻副鼻腔悪性腫瘍手術　10 件 ⑤耳下腺腫瘍手術　7 件 ⑥甲状腺腫瘍手術　4 件
	頭蓋底手術に関しては個人で 100 件超の実績があり、日本では最も多くの治療実績がある１人だと自負しております。日本における最後の砦として、チーム全員が一丸となって診療にあたっています。	
業績	2019 年 11 月に行われた第 107 回台湾耳鼻喉頭頸外科医学会に招かれ、頭蓋底手術 100 例の経験に関する特別講演をしてきました。	

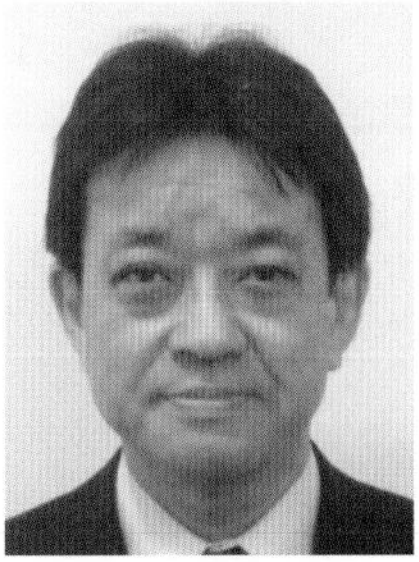

丹生 健一　にぶ けんいち

神戸大学医学部附属病院　耳鼻咽喉・頭頸部外科
（電話）078-382-5111 兵庫県神戸市中央区楠町 7-5-2

口腔がん、鼻副鼻腔がん、上咽頭がん、中咽頭がん、下咽頭がん、喉頭がん、甲状腺腫瘍、耳下腺腫瘍、外耳道がん、頸動脈小体腫瘍、副咽頭間隙腫瘍、頭蓋底腫瘍

●耳鼻咽喉科専門医

得意分野・診療案内

早期の咽頭がん・喉頭がんに対しては顕微鏡や内視鏡下に経口的に腫瘍を切除する低侵襲な手術を行い、進行がんに対しては放射線腫瘍科や腫瘍血液内科の協力により化学放射線療法を施行し、臓器温存を図っています。
化学放射線療法が無効な症例や再発例には、拡大切除を行い形成外科により即時再建しています。頭蓋底に進展した腫瘍に対しては、脳神経外科の協力のもとに頭蓋底手術を施行しています。
外耳道がんや頸動脈小体腫瘍などの希少がんの経験が豊富で、西日本の治験の拠点として様々な新薬の臨床試験に参加して頂けるもの当院の特徴です。
「頭頸部がん専門医」「気管食道科専門医」の資格も持っています。

診療ポリシー・患者さんへのメッセージ

耳鼻咽喉科・頭頸部外科が扱う領域には、視覚・嗅覚・味覚・聴覚・平衡感覚などの感覚やコミュニケーションに関わる臓器、摂食・嚥下や呼吸など生命維持に必須の臓器が集まっています。従って、頭頸部腫瘍に対する治療では、根治とともに生活の質（QOL）の維持が他の領域以上に求められます。
様々な医療職によるチーム・アプローチで、進行度や臓器機能、併存症、職業、家庭環境などを考慮して、お一人お一人に最も適した治療法を提供する Narrative-Based Medicine を心掛けています。

	科全体 年間総治療数：348 件（2019 年）	科全体 累計総治療数：5,000 件以上
手術・治療実績・コメント	【高難度手術】（2019 年） 手術名：頭蓋底手術 件数：9 件 生存退院率：術後 1 年以上の生存率 100% 重篤な合併症数：0 件 再手術数：1 件 術死件数：0 件	【主な治療実績】（2019 年） ①鼻副鼻腔腫瘍手術：42 件 ②舌がん口腔がん手術：42 件 ③咽頭がん手術：78 件 ④喉頭がん手術：50 件 ⑤甲状腺腫瘍手術：71 件 ⑥耳下腺腫瘍手術：40 件
	耳鼻咽喉・頭頸部外科、放射線腫瘍科、腫瘍血液内科によるカンファレンスを毎週開催し、一人一人の患者さんに最適な治療をご提案できるよう心掛けています。	
業績	日本喉頭科学会・アジア頭頸部癌学会では理事長として学会の発展に努め、日本頭頸部外科学会では頭頸部がん専門医制度の発足に、日本頭頸部癌学会ではガイドラインの改訂と全国がん登録の整備に委員長・担当理事として貢献いたしました。	

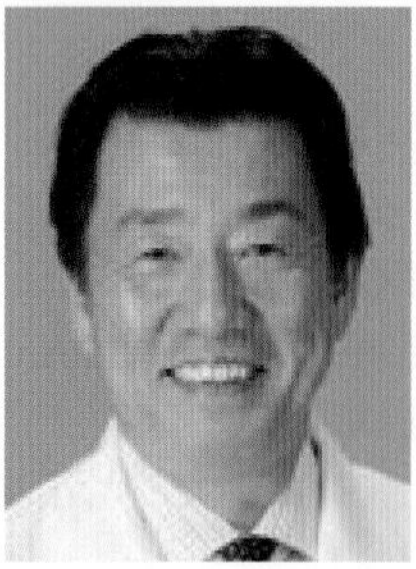

林 隆一　はやし りゅういち

国立がん研究センター東病院　頭頸部外科
（電話）04-7133-1111 千葉県柏市柏の葉 6-5-1

頭頸部がん

●耳鼻咽喉科専門医

得意分野・診療案内

当科は経験豊富な外科医、薬物療法の専門家である頭頸部内科医、そして放射線診断医、放射線治療医など、頭頸部がんの専門家で診療チームが構築されています。治療中の合併症のリスクを減らすため早期から口腔ケアに注目しており、歯科医が治療前から治療後に至るまで対応します。また、術後嚥下（えんげ）機能の低下した患者さんへは言語聴覚士による嚥下リハビリテーションを行っており、機能回復にも努めています。
1980年代から顕微鏡下血管吻合（ふんごう）を用いた遊離（ゆうり）組織移植の開発がされ、広範囲切除術後の機能、整容的な保持が可能となり、治療成績、術後のQOL（生活の質）が飛躍的に改善しました。東病院では術後の機能、整容面で重要な再建は、経験豊富な再建外科医（形成外科）が行っており、進行がん術後においても機能温存がなされているのが特色です。
喉頭がんや下咽頭がんの部分切除といった会話、嚥下機能を温存する機能温存手術の開発も行ってきました。下咽頭や喉頭部分切除術は、これまで300例以上の症例数があり国内有数です。進行口腔がんや中咽頭がんの切除においては、下口唇（かこうしん）や下顎骨（かがくこつ）の切離をできるだけ避けることで根治性と同時に機能面、整容面にも配慮した切除を行っています。また、頸部郭清術においても神経、筋、静脈を温存した保存的郭清を原則とし根治性と機能保持の両立を行っています。

診療ポリシー・患者さんへのメッセージ

頭頸部領域には、摂食・会話など、日常生活で欠かせない機能がたくさんあります。がんの根治と温存に向けて一緒に取り組んでいきましょう。

	国立がん研究センター東病院 頭頸部外科　2018年度切除部位、術式内訳		
手術・治療実績・コメント・業績	全身麻酔		2018年度の実績では総手術件数579件、内再建手術94件、ELPS 94件となっており、これらは国内有数です。
	口腔	151	
	咽頭	158	
	喉頭	22	
	鼻副鼻腔	8	【著書】 『頭頸部癌（新 癌の外科 - 手術手技シリーズ 8)』（編集） 『臨床頭頸部癌学：系統的に頭頸部癌を学ぶために』（編集）
	甲状腺	60	
	唾液腺	29	
	頸部郭清単独	55	
	局所麻酔	82	
	その他	8	
	計	579	

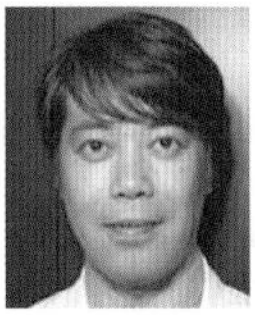

猪原 秀典 いのはら ひでのり

大阪大学医学部附属病院
（電話）06-6879-5111
大阪府吹田市山田丘 2-15
●耳鼻咽喉科専門医

診療内容

頭頸部がん、口腔がん、甲状腺がん

耳鼻咽喉科・頭頸部外科では、頭頸部がんから高度難聴、難治性めまいまで耳鼻咽喉科・頭頸部外科領域の全ての疾患に対し、極めて高度な医療を提供しています。地域の病院や診療所とも密接に連携を図り、最善の治療を提供しています。特に下記の専門外来を設け質の高い医療を目指しています。腫瘍外来、難聴外来、めまい外来、鼻・副鼻腔外来、音声・嚥下・気道外来、幼児難聴外来。「腫瘍外来」では、年間約 200 例の頭頸部腫瘍疾患を治療しています。悪性腫瘍の治療では手術・放射線・化学療法の全てを最大限に利用し臓器温存に努め、発声や嚥下の機能をできる限り維持できるよう治療方針を決定しています。頭蓋底手術も積極的に行っています。大阪国際がんセンターなどの関連施設と協力し、より有効な治療法、より確実な診断法の開発を目指した取り組みを行っています。

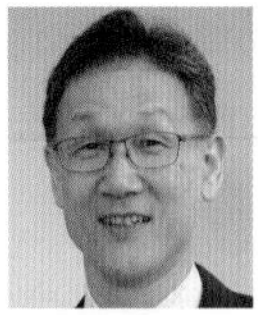

藤井 隆 ふじい たかし

大阪国際がんセンター 頭頸部外科
（電話）06-6945-1181
大阪府大阪市中央区大手前 3-1-69
●耳鼻咽喉科専門医

診療内容

舌がん・口腔がん、咽頭・喉頭がん、鼻腔、上顎がん、副鼻腔がん、甲状腺がん、耳下腺腫瘍・唾液腺腫瘍

常に放射線腫瘍科、腫瘍内科、形成外科と連携をとり、消化管内科、IVR、脳神経外科とも協力しながら、あらゆる選択肢の中から最適と考えられる治療を選択しています。また、微小血管吻合術後成功率の高さ（99%以上）を背景に他院で治療後の再発例も積極的に受け入れ、遊離組織移植を用いた再建手術（年間 90 件）による喉頭温存手術や救済手術も行っています。2018 年の新規頭頸部がん 338 例（咽喉頭 201、舌・口腔 82、甲状腺 28、その他の悪性腫瘍 27）は大阪府下の 1/4 近くを占めます。主任部長は検討会で全ての症例に目を通し、年間約 420 件の手術の半数以上に指導または執刀医として携わっています。患者さんには専門病院での正確な情報を元に何を最優先に生きたいかを十分納得して治療を受けて頂きたいです。

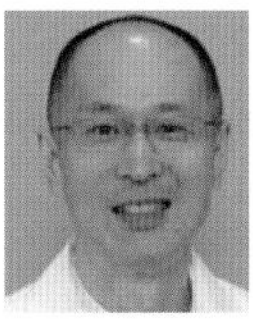

吉本 世一 よしもと せいいち

国立がん研究センター中央病院
（電話）03-3542-2511
東京都中央区築地 5-1-1
●耳鼻咽喉科専門医

診療内容

頭頸部がん

当院の頭頸部外科は、都内では有数の頭頸部がんを扱う施設の一つになりました。
また頭頸部がんの診療においては他科の医師や幅広いメディカルスタッフによるチーム医療が必須でありますが、当院では頭頸部内科・歯科・放射線治療科・形成外科など関連する多くの科と密接な協力関係を築いており、また嚥下障害の専門看護師を中心とする看護師を始め、薬剤師・言語療法士・栄養士・社会福祉士などを加えた総合的な医療が行われております。
実際の診療に当たりましては、耳鼻咽喉科専門医の中でさらに専門性の高い頭頸部がん専門医の資格をもった医師が中心となって行われております。
ご病状や治療内容などをできるだけわかりやすくご説明するように心掛けております。

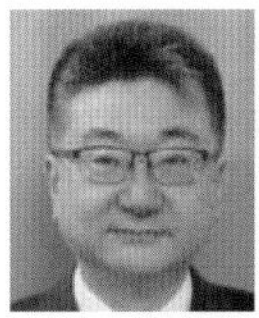

松浦 一登 まつうら かずと

国立がん研究センター東病院
（電話）04-7133-1111
千葉県柏市柏の葉 6-5-1
●耳鼻咽喉科専門医

診療内容

頭頸部がん

頭頸部外科の科長を務めています。頭頸部は脳の下側（頭蓋底）から鎖骨までの範囲を指します。この領域には口腔、咽頭（上咽頭、中咽頭、下咽頭）、喉頭、鼻副鼻腔、唾液腺、甲状腺があります。頭頸部領域は発声、嚥下（ものを飲み込むこと）、咀嚼など生命活動をしていく上で重要な機能を担っており、治療後の機能障害や整容を考慮し治療方針を決定する必要があります。当科の対象疾患は、咽頭がん、喉頭がん、口腔がん、鼻副鼻腔がん、唾液腺がんです。
我々は「命と機能を守る外科」です。日々の暮らしに大事な機能が集まっている頭頸部領域のがんに対して、個々の力はもとより、チーム力でより良い医療を提供いたします。
また、頸部郭清術においても神経、筋、静脈を温存した保存的郭清を原則とし根治性と機能保持の両立を行っています。

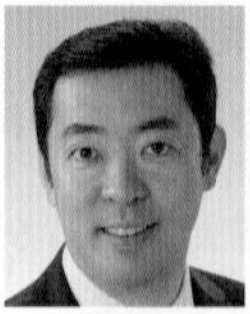

塚原 清彰 つかはら きよあき

東京医科大学病院 耳鼻咽喉科・頭頸部外科
（電話）03-3342-6111
東京都新宿区西新宿 6-7-1
●耳鼻咽喉科専門医

診療内容

咽喉頭がん、唾液腺がん、甲状腺がん、上顎洞がんなど副鼻腔がん、外耳がんなど聴器がん、同領域の良性腫瘍

私はこれまでに 3,000 件を優に超える頭頸部がん手術を行ってきました。当科の年間新規患者数は約 250 人、手術件数は約 370 件です。私は術者、指導的助手の他、放射線療法・薬物療法等の治療にも携わっています。当科の特徴は幅広い治療選択肢と、その全てを豊富な症例経験から高いレベルで行えることです。頭頸部がんは摂食、嚥下、会話と密接に関わっています。そのため、早期がんではロボット手術、内視鏡手術などの低侵襲治療、通院放射線療法が重要です。一方、進行がん根治には機能を犠牲にした拡大切除・移植再建術、薬物を併用した放射線療法などが必要となります。また、再発転移時はオプジーボなどの免疫療法、全身薬物療法も行います。十分な説明のもと、安心な環境で治療を受けて頂くことを心がけています。

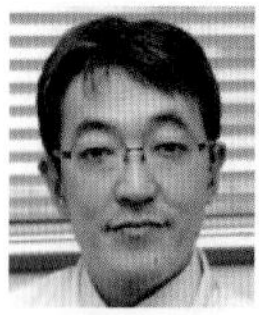

折舘 伸彦 おりだて のぶひこ

横浜市立大学附属病院 耳鼻いんこう科
（電話）045-787-2800
神奈川県横浜市金沢区福浦 3-9
●耳鼻咽喉科専門医

診療内容

頭頸部腫瘍・音声外科

頭頸部外来は、耳、鼻副鼻腔、咽頭、喉頭、唾液腺、甲状腺、口腔を中心とした悪性腫瘍に対する専門外来です。副咽頭間隙腫瘍など手術アプローチが困難な症例などにも対応しています。PET-CT を含めた様々な検査、臨床所見から腫瘍の病理診断、病期、患者状態を把握し、治療方針を決定しています。頭頸部領域は、視覚、聴覚、嗅覚、味覚、呼吸（上気道）、音声、嚥下といった様々な機能を有しているうえ、目に見える領域でもあるため美容的にも配慮が必要となります。治療としては機能温存手術を第一に考えています。進行がん症例に対しては外科・形成外科・脳神経外科と協力して再建を含めた拡大手術を行っています。また臓器機能温存治療として化学放射線治療にも取り組んでいます。音声疾患は音声外科的治療に加えて症例によっては言語聴覚士による音声療法を施行しています。

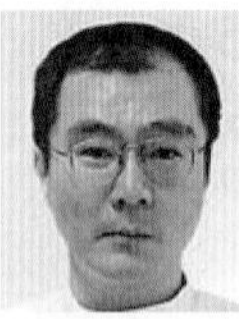

吉崎 智一 よしざき ともかず

金沢大学附属病院 耳鼻咽喉科・頭頸部外科
（電話）076-265-2000
石川県金沢市宝町 13-1
●耳鼻咽喉科専門医

診療内容

頭頸部外科・頭頸部腫瘍・ウイルス・免疫

当科は顔面頭蓋と頸部の主要臓器の診療を担当しています。守備範囲は「息をする」「食べる」といった生物が生きるために必須の領域と「音色」「香り」「味わい」といった生活を楽しくする感覚、更には「聞く」「話す」「歌う」「表情に出す」といったコミュニケーション能力等の人間らしく生きるために必要な領域です。そのために、生まれたての赤ちゃんから後期高齢者の方々まで、まさしく老若男女を問わず、内科的外科的両方の側面から疾患にアプローチします。そして、疾患の根治だけではなく、QOL の維持に、向上を目指した診療を行っています。頭頸部がん治療による、嚥下、発声等の機能低下や容貌の変化を防止する為、超選択的動注化学療法併用放射線治療を取り入れると共に、手術においても外からではなく内視鏡や顕微鏡を駆使した先進的機能温存手術を心がけています。

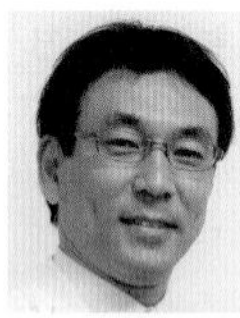

山下 拓 やました たく

北里大学病院 耳鼻咽喉科・頭頸部外科
（電話）042-778-8111
神奈川県相模原市南区北里 1-15-1
●耳鼻咽喉科専門医

診療内容

頭頸部がん、口腔がん、唾液腺がん、甲状腺がん、頭頸部良性腫瘍

頭頸部腫瘍の診療を得意としています。腫瘍チーム 6 名で治療に当たっていますが、私はチームを統括し手術執刀あるいは治療方針決定に関与しています。治療は手術、放射線治療、化学療法などを病状の他、患者様のご希望やサポート体制を考慮して選択しています。手術は可能な限り低侵襲で術後機能の温存に努めており、頸部皮膚にメスを入れない経口的手術や、低侵襲な再建手術なども得意としています。頭頸部がんの治療法は多様化しています。当院では必ずそれらの治療法をメリット・デメリットを含めて提示し選んで頂くことにしています。患者様のご希望や価値観を最大限に尊重し治療法をともに考えていきますので安心してご相談頂ければと思います。2019 年に施行した頭頸部がん手術は 281 例、放射線治療は 133 例でした。

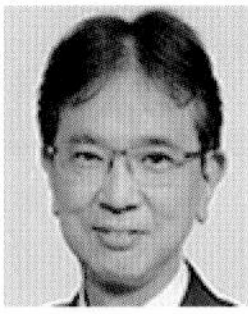

塩谷 彰浩 しおたに あきひろ

防衛医科大学校病院 耳鼻咽喉科
（電話）04-2995-1511
埼玉県所沢市並木 3-2
●耳鼻咽喉科専門医

診療内容

喉頭・頭頸部外科

近年の QOL（ Quality of life：生活の質）を重視する傾向をふまえ、音声および嚥下機能の可能な限り温存あるいは改善を目指した治療を行っています。当科で開発した内視鏡を用いた低侵襲手術をはじめ、従来の頸部外切開手術や放射線治療も含めた、症例に応じ可能な限り幅広い治療選択枝を提示しながら治療方針を決定しています。
中下咽頭、喉頭声門上がんでは、当科で開発した「内視鏡下経口的切除術（Transoral video laryngopharyngoscopic surgery: TOVS)」を積極的に行っています。
従来の外切開による咽喉頭部分切除術に比べて早期回復、合併症発生率の低下、嚥下機能維持が可能です。適応は限られますが、90%以上の疾患特異的生存率、喉頭温存率が得られており、治療成績は良好です。

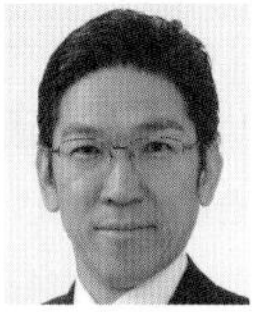

平野 滋 ひらの しげる

京都府立医科大学附属病院
（電話）075-251-5111
京都市上京区河原町通広小路上る梶井町 465
●耳鼻咽喉科専門医

診療内容

頭頸部がん、喉頭がん、咽頭がん、口腔がん、音声障害、 嚥下障害、声帯ポリープ、反回神経麻痺、甲状腺がん

頭頸部がん、喉頭疾患、音声・嚥下障害の診断と治療を行います。頭頸部がんには喉頭がん、咽頭がん、口腔がんが含まれ、発声・嚥下・会話等の機能を温存する為、手術、化学療法、放射線治療、陽子線治療等を駆使した集学的治療を行います。音声障害をきたす声帯の病変や神経原性疾患については音声の改善・維持を期した手術治療を、また嚥下障害については嚥下リハビリと共に重度の場合には手術をすることで経口摂取出来る様に進めています。年間症例数は頭頸部がんで新患約 100 例、声帯並びに嚥下に関する手術が約 80 例で、全国並びに海外から難治症例が多数紹介され対応しています。我々の領域は多くの機能に関与する為、適切かつ最先端の医療を症例に応じて提供致します。

有益情報

ランキング医師の病院は遠くて行けないという患者さんのための、北海道、東北、四国、九州を中心とする準名医情報です。ランキングとは別です。ご参考になさってください。

北海道	**本間 明宏** ほんま あきひろ （電話）011-716-1161	**北海道大学病院** 北海道札幌市北区北 14 条西 5 丁目	**●耳鼻咽喉科専門医、頭頸部がん専門医**
東北	**小川 武則** おがわ たけのり （電話）022-717-7000	**東北大学病院** 宮城県仙台市青葉区星陵町 1-1	**●耳鼻咽喉科専門医、頭頸部がん専門医**
四国	**門田 伸也** もんでん のぶや （電話）089-999-1111	**四国がんセンター** 愛媛県松山市南梅本町甲 160 番	**●耳鼻咽喉科専門医、頭頸部がん専門医**
九州	**中島 寅彦** なかしま とらひこ （電話）092-852-0700	**九州医療センター** 福岡県福岡市中央区地行浜 1-8-1	**●耳鼻咽喉科専門医、頭頸部がん専門医**
その他	**山田 弘之** やまだ ひろゆき （電話）0596-28-2171	**伊勢赤十字病院** 三重県伊勢市船江 1-471-2	**●耳鼻咽喉科専門医、頭頸部がん専門医**

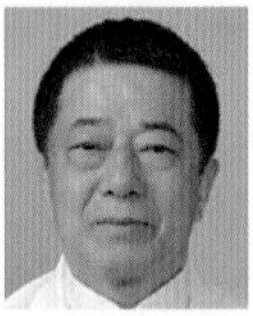

長年活躍し多大な功績がある名医

岸本 誠司 きしもと せいじ　**亀田京橋クリニック 頭頸部外科**

●耳鼻咽喉科専門医　（電話）0570-018-000　東京都中央区京橋 3-1-1

頭頸部外科を牽引してきた第一人者。経歴 40 年以上、症例数 8,000 例以上。

リンパ節の腫れ、足が浮腫む時は？

◆体内には動脈と静脈、リンパ管があり、体全体の新陳代謝を担っています。リンパ節は、全身に網の目のように張りめぐらされたリンパ管の途中にあり、免疫器官の１つです。全身で細菌、ウイルス、腫瘍細胞などがないかをチェックし、免疫機能を発動する監視役の役目をします。

リンパ節は全身にあり、首にある頸部リンパ節、わきにある腋窩（えきか）リンパ節、腹部のリンパ節、脚のつけ根にある鼠径（そけい）リンパ節、膝窩（しつか）リンパ節などがあり、免疫担当のリンパ球が集まっています。リンパ節が腫れる原因としては、感染症、免疫・アレルギー異常、血液のがん、がんの転移などがあげられます。

◇耳鼻咽喉科・頭頸部外科での対応：首にリンパ節の腫れ、しこりや痛みといった症状が現れた場合は、耳鼻咽喉科の領域です。首のリンパ節の腫れの主な原因は、炎症または腫瘍です。

炎症が原因の疾患に、ウイルスや細菌の感染による急性リンパ節炎、慢性リンパ節炎などがあります。急性リンパ節炎は頻度が高く、通常は抗菌薬や消炎鎮痛薬の投与により１～２週間で良くなります。結核によるリンパ節炎は、結核治療が必要です。

腫瘍では、病巣が頸部だけにとどまっているのか、他にも転移しているのか、または、他の部位のがんがリンパ節に転移してリンパ節が腫れているのか、検査して診断します。

◇他の科での対応：浮腫には「リンパ浮腫外来」や、血液内科、循環器内科、腎臓内科、肝胆膵内科なども対応しています。まずは、自分の病歴と関連する科を早期に受診しましょう。

浮腫の原因はいろいろ考えられますので、浮腫以外に、呼吸苦（肺うっ血）があるなど自覚症状があれば、併せて医師に伝えましょう。

◆下肢が浮腫む（むくむ）下肢腫脹（かししゅちょう）では、「両足なのか片足なのか」もポイントです。片足なら「その足自体に原因がある」、両足なら「全身疾患」の検討が必要です。心不全や腎不全、肝硬変でも浮腫は生じます。

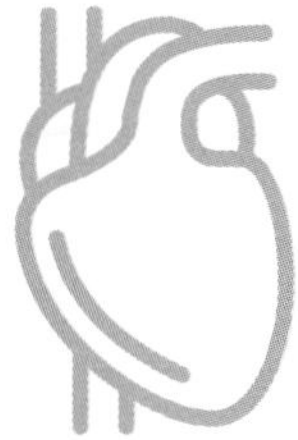

心臓・血管

循環器内科と心臓血管外科でワンチーム

代表的な心臓病は、①虚血性心疾患（狭心症、心筋梗塞）、②弁膜症、③大動脈瘤です。

手術による治療法には、内科が主に行うカテーテル治療と、外科が行う開胸手術があります。

カテーテル治療は、カテーテルという細い管を足の付け根などから入れて治療します。人工弁をカテーテルで心臓まで運ぶ TAVI（経カテーテル大動脈弁留置術 ）という治療も可能となり、カテーテルの技術は目覚ましい進歩をとげています。

現在、従来のように外科・内科と分けず一体化して循環器センターを新しく発足する病院も増えています。心臓血管外科と循環器内科が協力して、その人に一番合った治療法を検討し、よりスムーズに治療することを目的としています。

最新の再生医療として、ｉＰＳ細胞（人工多能性幹細胞）から心臓の筋肉（心筋）細胞を作り、シート状に加工して重症の心不全患者に移植する治療を、2020 年、世界で初めて、大阪大学の澤芳樹教授らのチームが成功させ、実用化が期待されています。

循環器内科

循環器内科では、狭心症、心筋梗塞、弁膜症、心筋症、不整脈などの心臓の病気、大動脈および末梢血管の病気、高血圧の診療を行っています。

循環器内科で行われるカテーテル治療は、今、目覚ましい勢いで新しい技術や機器が開発されており、これまで外科しか対応できなかった症例にも適応されるようになってきています。心臓だけでなく、糖尿病患者の足の動脈閉塞の治療など手足の血管の狭窄治療にも使われています。

また、循環器内科で同じくカテーテルを使った治療として、不整脈に対するカテーテルアブレーション（心筋焼灼術）があります。不整脈のもととなる異常な部分に高周波電流を流し焼灼（病気の組織を電気で焼いて治療すること）します。

カテーテル治療は体への負担が少ないものの、開胸の方が効果が確実な場合もあるので、循環器内科と心臓血管外科との連携が整っている環境で、病状、年齢、今後の生活などを総合的に判断し、最適な術式の検討が望まれます。

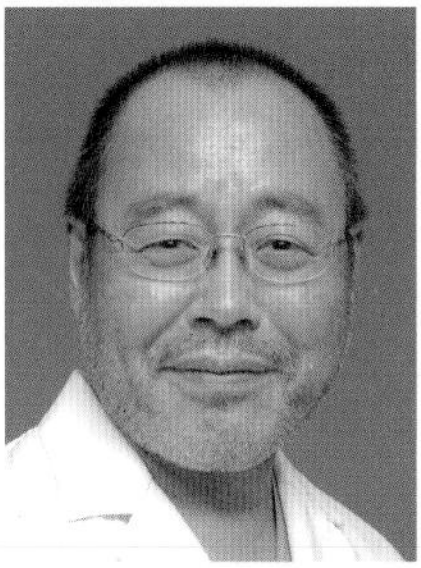

齋藤 滋　さいとう しげる

湘南鎌倉総合病院　循環器科
（電話）0467-46-1717　神奈川県鎌倉市岡本 1370-1

虚血性心疾患、冠動脈疾患、弁膜症など

●循環器専門医

得意分野・診療案内

経皮的冠動脈インターベンション（PCI）は 様々な治療法の改良と医学的知識の蓄積を経て、現在では冠動脈硬化により引き起こされる虚血性心疾患（狭心症や心筋梗塞など）に対する安全で有効な治療法として確立されています。齋藤滋はこの分野における世界的先駆者であり、約 40 年の経験を有する世界で最も経験豊富な冠動脈インターベンション術者です。経験症例数に関する正確な記録は存在しませんが、優に 10,000 例を凌駕すると思われます。また、齋藤滋は世界中の術者が注視する有名なライブデモンストレーション（EuroPCR、TCT など）においてほとんど 100% の成功率で難しい症例を次々と治療してきました。この業績は誰しもが認めるものであり、Ethica Award（2015 年 EuroPCR より）をはじめ数々の賞を受賞してきました。
また、ここ数年間で循環器病学臨床面での画期的な治療法である TAVI/TAVR（経カテーテル的大動脈弁植え込み術 / 置換術）および MitraClip（経皮的僧帽弁接合不全修復術）の分野でも科の中心となり世界的にも素晴らしいハート・チームにより万全の態勢で行っております。

診療ポリシー・患者さんへのメッセージ

私は世界の循環器病学の発展に大きく寄与し続ける診療科として当科を組織してきました。当科で診療を受けられる患者さんのみならず、世界中の患者さんを間接的に治療していきたいと考えています。

	湘南鎌倉総合病院 循環器科の検査・治療手技数			
手術・治療実績・コメント		2017 年	2018 年	2019 年
	総心臓カテーテル件数	5,235	5,264	5,108
	経皮的冠動脈形成術（PCI）	1,046	928	924
	末梢動脈治療	362	436	512
	経カテーテル的大動脈弁置換術（TAVI/TAVR）	82	105	140
	経カテーテル的僧帽弁接合不全修復術	0	32	46
	不整脈カテーテル治療（カテーテルアブレーション）	711	705	777
	不整脈植え込みデバイス	263	276	292
	2019 年の PCI 症例数 924 例は 2017 年の 1,046 例よりも低下していますが、これは FFR 測定などにより、より厳密に虚血有無を評価した上で PCI の適応を決定する強い方針に切り替えたためです。これにより不要な PCI を患者さんに施すことが無くなり、結果的に不必要な合併症をもたらす危険を回避することになります。			

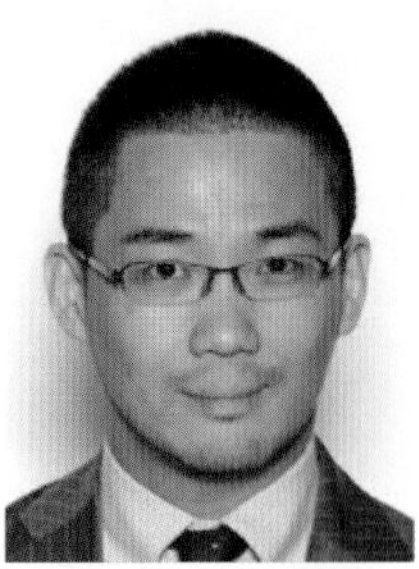

林田 健太郎　はやしだ けんたろう

慶應義塾大学病院　循環器内科
（電話）03-3353-1211 東京都新宿区信濃町 35

冠動脈疾患（狭心症・心筋梗塞）、弁膜症（大動脈弁・僧帽弁疾患）のカテーテル治療

●循環器専門医

得意分野・診療案内

心臓弁膜症（大動脈弁・僧帽弁）など心構造疾患（SHD）のインターベンションを専門としています。特に経カテーテル大動脈弁留置術（TAVI）では、フランス留学中に第一術者 100 例を含む 500 例以上を経験し、ヨーロッパで国際指導医資格を取得しています。
2013 年 10 月より本邦でも TAVI の保険償還が得られていますが、日本人初の指導医として、国内の多くの施設での TAVI 導入に際し手技指導を行い、日本における安全な TAVI の導入に尽力しています。2013 年 10 月から 2018 年 12 月までの間、当院の症例と併せて日本人の患者 1,000 例以上において良好な成績を収めています。
その他大動脈弁狭窄症に対するバルーン拡張術（BAV）や、僧帽弁狭窄症に対するバルーン拡張術（PTMC）も積極的に行っています。
僧帽弁閉鎖不全症に対する経皮的僧帽弁接合不全修復システム（MitraClip）導入においては、2015 年より開始された臨床治験において治験調整医師として代表を務め、2018 年の保険償還より積極的に治療を行っています。

診療ポリシー・患者さんへのメッセージ

当科は 24 時間 365 日いつでも迅速に緊急疾患に対応し、心臓血管外科をはじめとした他診療部門と協力した集約的治療体制を整えています。

	慶應義塾大学病院 循環器内科の主な検査・手術件数（2017 年度）	
手術・治療実績	経皮的冠インターベンション	341 件
	カテーテルアブレーション	332 件
	ペースメーカー・植込み型除細動器手術	141 件
	TAVI（経カテーテル大動脈弁留置術）	192 件
	バルーン肺動脈形成術	150 件
	経皮的中隔心筋焼灼術	16 件
	経胸壁心エコー検査	9,809 件
業績	【受賞】2009 年 10 月 Research award from Banyu fellowship program,2012 年 3 月 Young Investigators Award, American College of Cardiology 2012, 2012 年 8 月 Best Poster Award, European Society of Cardiology 2012 ほか 【著書】『別冊医学のあゆみ SHD(心構造疾患)治療 UPDATE 2018 年』（編集）ほか	

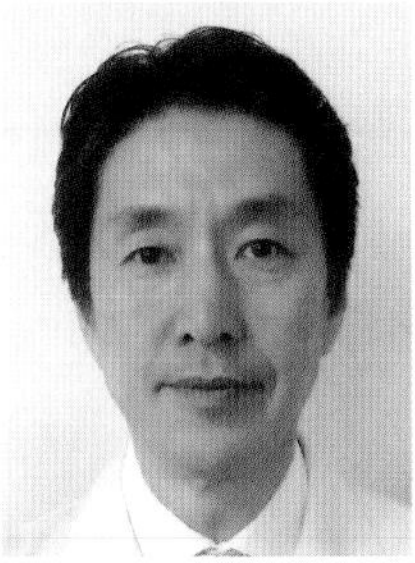

中村 茂　なかむら しげる

京都桂病院　心臓血管センター・内科
（電話）075-391-5811 京都府京都市西京区山田平尾町 17

急性心筋梗塞、狭心症、末梢血管疾患、頸動脈狭窄症、腎動脈狭窄症、腹部アンギーナ、下肢静脈血栓症、腸骨静脈圧迫症候群、肺塞栓、慢性肺動脈塞栓症

●循環器専門医

得意分野・診療案内

当センターはカテーテル治療の専門病院であり、心臓専用の治療室を３室運用しています。血管内を直接観察する血管内超音波、光断層画像システム、内視鏡などの画像診断を行い、個々の病変に最適な治療方法を選択していきます。
とりわけ、動脈硬化巣自体を切除する治療は高い精度を必要とし、十分に動脈硬化巣が切除されればステントを用いず薬物溶出性バルーンで終了できます。ある意味、病変を詳細に診断し治療を行うテーラーメイド治療ができる時代になってきました。

診療ポリシー・患者さんへのメッセージ

2004 年に登場した薬物溶出性ステントによる治療は過去の成績を一新する良好な成績を示し冠動脈治療の主流となってきました。
一方ここ数年、ステントを用いずに病変に薬物を塗る薬物溶出性バルーンの良好な治療成績が示されてきており、ステント一辺倒の治療からステントを用いない治療方法に変わりつつあります。ステントの治療効果は絶大ですが、抗血小板薬の長期服用による副作用としての出血、ひとたび再狭窄を生じると繰り返すことが多く、ステント治療の弱点もわかってきました。
カテーテル治療のメリットは低侵襲であること、医療は日進月歩であり、できるだけ将来の治療チャンスを残すようシンプルに治療を終えることを心掛けています。

<table>
<tr><td></td><td>科全体 年間総治療数：1,393 件（2019 年）</td><td>科全体 累計治療数：12,347 件</td></tr>
<tr><td rowspan="2">手術・治療実績・コメント</td><td>【高難度手術】
手術名：冠動脈カテーテル治療（PCI）
件数：毎年 600-700 件
生存退院率：術後 1 年以上の生存率 99%
重篤な合併症数：1 件
再手術数：2 件　　術死件数：1 件</td><td>【主な治療実績】（2019 年）
冠動脈カテーテル治療（PCI）：626 件
末梢血管カテーテル治療（EVT）：369 件
カテーテルアブレーション：266 件
植え込み型除細動器、ペースメーカー：122 件
経皮的大動脈弁拡張術：10 件</td></tr>
<tr><td colspan="2">冠動脈治療では高度石灰化病変の治療として、ドリルを必要とする症例や、カテーテル治療ハイリスク群、慢性冠動脈閉塞、複雑末梢血管疾患など他院での治療困難例の紹介を受けています。</td></tr>
<tr><td>業績</td><td colspan="2">カテーテル治療を行う医師の指導として、治療のライブ放映を４回、その院内技術指導を８回行っており、海外からも 15 名の医師が参加しました。また国内、海外へ出向いての治療指導を 17 回行っています。</td></tr>
</table>

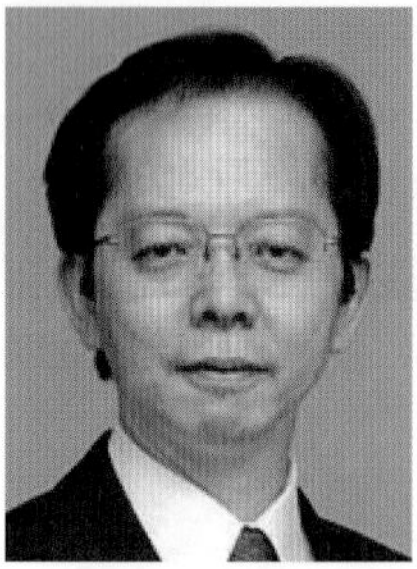

門田 一繁　かどた かずしげ

倉敷中央病院　心臓病センター循環器内科
（電話）086-422-0210 岡山県倉敷市美和 1-1-1

循環器学一般、心血管インターベンション

●総合内科専門医

得意分野・診療案内

倉敷中央病院循環器内科は、従来、冠動脈疾患診療を得意領域としてきましたが、現在、不整脈、心不全など、循環器領域全般に対して、最新の循環器画像診断（エコー、CT、シンチ、MRIなど）を駆使した質の高い低侵襲の医療を目指しています。また、1例1例を大切にしつつ、豊富な症例をもとに、臨床研究にも取り組み、メッセージを発信できればと考えています。

診療ポリシー・患者さんへのメッセージ

当院循環器内科の目標である『最良質の地域医療』。その最良質の地域医療を実現するためには、疾患急性期あるいは増悪時における最先端医療技術を用いた効率的・低侵襲的治療と日常の継続的総合的管理とがバランスよく行われる全人医療と考えます。

	倉敷中央病院 心臓病センター 循環器内科の検査・治療実績　(2018年まで)			
手術・治療実績・コメント		2016年	2017年	2018年
	経皮的冠動脈形成術 (PCI)【1982～2018年の総数37,472例】	1,117	1,136	1,073
	・慢性完全閉塞病変に対するPCIの手技成功率	86.3%	91.6%	93.5%
	カテーテル検査冠動脈造影【1978～2018年の総数128,953例】	3,494	3,358	3,320
	末梢動脈に対するインターベンション（PTA）	203	283	338
	経カテーテル大動脈弁留置術（TAVI）【総数274例】	46	60	75
	・TAVI 30日以内院内死亡率：非経大腿アプローチ→4%、経大腿アプローチ→0%			
	MitraClip：僧帽弁閉鎖不全症の治療　※2018年4月から治療を開始【総数40件】			
	・MitraClip 30日以内院内死亡率：0%			
	カテーテルアブレーション（RFCA）	429	476	558
	2004年までのPCI：冠動脈インターベンション（ステント留置を含む）は、成功率は非常に高いのですが、数か月後に再び治療した血管が細くなる再狭窄と呼ばれる現象が20-30%に起こることが大きな問題点でした。現在は、強力な再狭窄予防効果のある薬物溶出性ステントを使用することにより、当科では再狭窄率を約10%まで減少させることができています。さらにこの再狭窄率を減らすために、豊富な治療実績から様々な検討・工夫を行っています。			
業績	【著書】『上級医の循環器治療手技 カテーテルアブレーション』（編集） 【その他】論文、講演会多数			

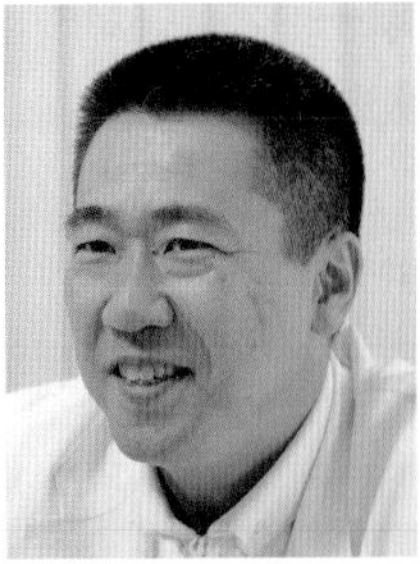

山下 武廣　やました たけひろ

北海道大野記念病院　心臓血管センター循環器内科
（電話）011-665-0020 北海道札幌市西区宮の沢２条1-16-1

狭心症、心筋梗塞、弁膜症、心筋症、心不全、先天性心疾患、大動脈・末梢動脈疾患、不整脈、高血圧症、心膜疾患、心臓腫瘍、肺動脈疾患

●循環器専門医

得意分野・診療案内

適応を充分に吟味した上でカテーテル治療を積極的に行っています。対象は冠動脈、腎動脈、四肢動脈（上肢＋下肢）、大動脈弁および心房中隔欠損症・卵円孔開存などです。施行施設が限られるロータブレーター、ダイヤモンドバック360ならびにエキシマレーザー冠動脈形成術（ELCA）に積極的に取り組んでいます。高度石灰化病変、血栓性病変、慢性完全閉塞病変などの複雑病変を有する症例が市内外から紹介されますので、期待に最大限応えられるよう努力しています。また、欧米と比べて冠動脈径が小さいことが知られているアジア圏においては、小径冠動脈に対する治療成績の向上が重要であると考え、独自の薬剤溶出ステント留置法による治療成績を蓄積し、世界に発信しています。

診療ポリシー・患者さんへのメッセージ

当科ではカテーテル治療を数多く手がけていますが、それ以前に、薬物治療・カテーテル治療・外科手術のすべてを選択肢とし、個々の症例に応じた最適な選択を信条としています。その際、短期的な成功のみならず、長期にわたり治療効果が持続する治療法であることを優先します。豊富な経験に基づき自信を持って治療法を提示していますが、迷う場合には自身の家族を治療する心づもりで判断するようにしています。不整脈のカテーテル焼灼術（アブレーション治療）や植え込み型デバイス（心室再同期療法、植え込み型除細動器）、さらには包括的心血管リハビリテーションにも注力していますので、心臓血管外科との協力で、心移植を除くほぼすべての循環器診療を院内で完結できます。お困りの際には、一度当科へご相談下さい。

	個人 年間総治療数：297件（2019年）	累計総治療数：約5,500件
手術・治療実績・コメント	【高難度手術】 手術名：ロータブレーター：毎年40-50件 生存退院率：術後１年以上の生存率 100% 重篤な合併症数：0件 再手術数：-件　　術死件数：0件	【主な治療実績】（2019年） ロータブレーター：47件 レーザー冠動脈形成術：31件 ダイヤモンドバック360：16件
	施行施設が限られるロータブレーター、ダイヤモンドバック360ならびにエキシマレーザー冠動脈形成術（ELCA）に積極的に取り組み、高度石灰化病変、血栓性病変、慢性完全閉塞病変などの複雑病変を有する症例が市内外から紹介されますので期待に最大限応えられるよう努力しています。	
業績	【論文】多数　【その他】米国心臓病学会特別正会員（FACC）　2004年9月授与	

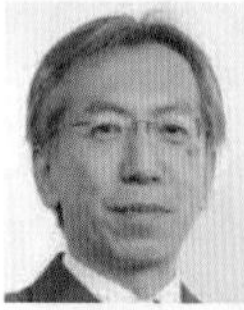

川﨑 友裕 かわさき ともひろ

新古賀病院 循環器内科
（電話）0942-38-2222
福岡県久留米市天神町 120
●循環器専門医

診療内容

冠動脈疾患（狭心症・急性心筋梗塞など）、下肢の閉塞性動脈硬化症（ＡＳＯ）、頸動脈狭窄症、その他の血管の病変

冠動脈のステント治療に加え、ロータブレーター、ＤＣＡなどを駆使して難易度の高い治療にも積極的に取り組んでいます。
また、冠動脈疾患のみではなく、下肢の閉塞性動脈硬化症（ＡＳＯ）や頸動脈狭窄症、その他の血管の病変を可能な限り内科的治療で行えるよう日夜精進しています。
2018 年度の当科の治療実績は、冠動脈疾患（狭心症・急性心筋梗塞など）に対する経皮冠動脈インターベーション治療：652 例、末梢血管疾患（閉塞性動脈硬化症やシャント狭窄・大動脈瘤など全身の血管疾患）に対する末梢血管治療（EVT）：256 例、不整脈疾患（発作性急性上室性頻拍・心房細動など）に対するアブレーション治療：176 例でした。

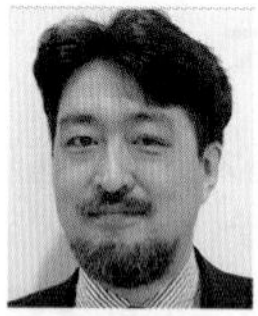

白井 伸一 しらい しんいち

小倉記念病院 循環器内科
（電話）093-511-2000
福岡県北九州市小倉北区浅野 3-2-1
●循環器専門医

診療内容

大動脈弁狭窄症、心房中隔欠損、僧帽弁狭窄症

冠動脈インターベンションも行いますが現在は大動脈弁狭窄症、心房中隔欠損、僧帽弁狭窄症などの Structural Heart Intervention を専門としています。特に大動脈弁狭窄症に対しての経カテーテル大動脈弁植込み術は大腿部アプローチの術者をしております。
当科では、心臓のみならず大動脈および全身の血管病に対してもインターベンション（血管内治療）を施行しており、この領域では心臓血管外科、血管外科、脳神経外科、腎臓内科と連携した“全身の血管治療”を実現しています。不整脈に対する高周波カテーテルアブレーション・ペースメーカー・植え込み型除細動器、心不全に対する両室ペースメーカー留置、構造的心疾患に対するカテーテル治療といったいずれの治療においても国内トップレベルの実績を誇ります。

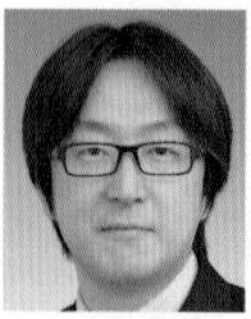

松本 崇 まつもと たかし

仙台厚生病院 循環器内科
（電話）022-222-6181
宮城県仙台市青葉区広瀬町 4-15
●循環器専門医

診療内容

弁膜症及び先天性心疾患を含む構造的心疾患、特に僧帽弁 / 三尖弁疾患、脳梗塞予防目的の左心耳閉鎖術

構造的心疾患と呼ばれる弁膜症 / 先天性心疾患のカテーテル治療を専門にしています。特に私自身が米国留学で学んだ僧帽弁逆流に対する治療（MitraClip）は国内導入以降 2 年連続でアジア / オセアニアで最多の症例数です（2019 年 /80 例）。また 2019 年に国内導入された脳梗塞予防目的の左心耳閉鎖術も国内最多となっています（2019 年 /23 例）。構造的心疾患のカテーテル治療ではチーム医療が重要ですが、当院では多職種が豊富な経験に基づいた質の高い医療を提供できています。最短で 1 回の外来受診で治療日を決定でき、遠方の方でも少ない負担で治療が可能です。高齢化が進む日本では多くの方が弁膜症や脳梗塞で悩んでいます。病気や治療方針についてご相談のある方はお気軽にお問い合わせ下さい。

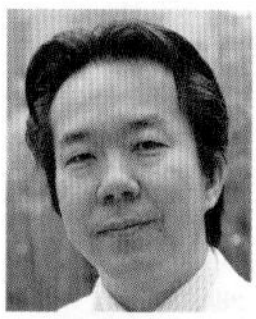

安藤 献児 あんどう けんじ

小倉記念病院 循環器内科
（電話）093-511-2000
福岡県北九州市小倉北区浅野 3-2-1
●循環器専門医

診療内容

狭心症、心筋梗塞、不整脈（心室頻拍・心室細動、心房細動、洞不全症候群、房室ブロック）

小倉記念病院循環器内科は、前院長の延吉正清先生が冠動脈インターベンションをもとに作られた日本の中でも有数の循環器内科です。その診療内容は全て、「For the patients（患者様のために）」の理念によって行われるようになっています。
私自身は延吉先生の後の循環器内科主任部長として仕事をしており、主には冠動脈インターベンションやデバイス治療を得意にしています。
循環器内科全体では、年間で冠動脈インターベンションを 1,800 症例以上、末梢インターベンションを 700 症例以上、カテーテルアブレーションを 1,200 症例以上、ペースメーカー等のデバイス治療を 500 症例以上、TAVI などの構造的心疾患のカテーテル治療を約 300 症例行っています。

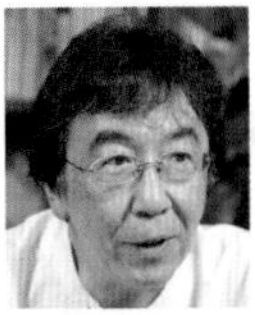

内藤 滋人 ないとう しげと

群馬県立心臓血管センター
（電話）027-269-7455
群馬県前橋市亀泉町甲 3-12
●循環器専門医

診療内容

頻脈不整脈（心房細動、発作性上室性頻脈、心室頻脈）
徐脈性不整脈（房室ブロック、洞機能不全症候群）

私の専門は不整脈治療であり、特に心房細動に対するカテーテルアブレーションの進歩に力を注いで参りました。不整脈部門は 25 年の歴史があり、アブレーション治療数は 14,000 例を超え（年間 1,200 例：バルーンアブレーション含む）、左心耳閉鎖デバイス、感染リード抜去など最先端医療も提供しています。当センターは 24 時間心疾患救急医療体制下での急性期治療のみでなく、心臓リハビリテーションによる慢性期心疾患患者の再発防止、冠危険因子を有する方を対象にしたヘルスアップ教室による初発予防などにも積極的に取り組んでいます。あらゆる不整脈に対し、患者さんに応じた最善の方法を選択し、安全、確実に提供し、術後も患者さんに寄り添った不整脈管理を心掛けています。不整脈でお困りの方は、お気軽にご相談ください。

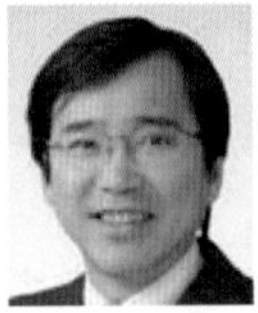

木村 剛 きむら たけし

京都大学医学部附属病院 循環器内科
（電話）075-751-3111
京都市左京区聖護院川原町 54

診療内容

虚血性心疾患、閉塞性動脈硬化症、大動脈疾患、不整脈、心不全、心筋症、心筋炎、肺動脈疾患、弁膜症、成人先天性心疾患、高血圧症

当科は、全ての循環器疾患において「患者さんに適正で最先端かつ最善の医療を安全に提供する」ことを第一に診療を行っております。積極的に高度先進医療を取り入れており、また循環器内科ホットライン（075-751-3231）を設けることで、24 時間救急患者を受け入れる体制も整えております。質の高い医療の実践を追求し、患者さん・地域の先生方により一層の信頼を得られるよう努力していきたいと考えております。成人期に達した先天性心疾患患者さん（Adult Congenital Heart Disease:ACHD）の増加に伴い、2016 年 1 月より「成人先天性心疾患外来」を開設いたしました。大学病院の機能を生かして、多くの診療科と共同して診察が行える環境になっております。

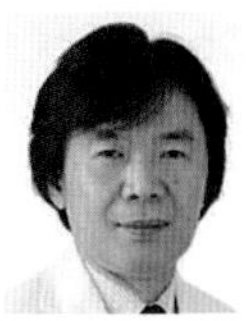

山下 武志 やました たけし

心臓血管研究所付属病院 循環器内科
（電話）03-3408-2151
東京都港区西麻布 3-2-19
●総合内科専門医、循環器専門医

診療内容

循環器疾患、不整脈、心不全、狭心症

当院の不整脈部門は現在、5 名の常勤医師と数名のレジデント医師が検査、治療を担当しています。
当院は、植込み型除細動器、及び、心不全治療のペースメーカー植込み認定施設です。
不整脈の治療として、徐脈の方にはペースメーカーによる治療があります。頻脈にはカテーテルアブレーションという手術があります。カテーテルという細い管を血管内にいれ、管の先端から高周波をながし、頻脈の原因となっている不整脈の回路にあたる心筋を焼いて、その回路を遮断、切断します。
重大で命に危険が及ぶ不整脈が起きても心拍数を常に監視し、危険な不整脈を感知して止める機能をもつ植え込み型徐細動器もあります。近年は重症な心筋障害による心不全に対しての再同期療法のためのペースメーカーもあります。

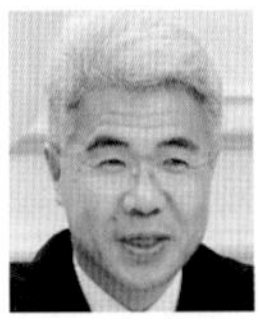

赤阪 隆史 あかさか たかし

和歌山県立医科大学附属病院
（電話）073-447-2300
和歌山県和歌山市紀三井寺 811-1
●循環器専門医

診療内容

虚血性心疾患、心臓弁膜症

循環器内科の専門分野は、高血圧、狭心症、心筋梗塞、不整脈、弁膜症、心不全、心筋症、動脈瘤、血管炎、ペースメーカー、閉塞性動脈硬化症、肺高血圧症、肺塞栓症、成人先天性心疾患、大動脈解離です。当科では、外来、入院患者さんに対してはまず問診・理学所見に重点をおいた非侵襲的な評価診断を基本とする姿勢をくずさないように心がけています。しかしながら、診療の上でさらに検査が必要なときは、最先端医療を駆使し、よりたくさんの情報を確実に集約し、患者さんひとりひとりの病態を評価することで、最適な診療に結びつけるよう精進しています。また、大学病院の特色を生かして、他科（特に心臓血管外科や小児科）との連携を柔軟なものにし、全人的な診療を目指しています。心電図、心エコー、心臓カテーテル検査、心臓 MRI などの循環器系検査も行っています。

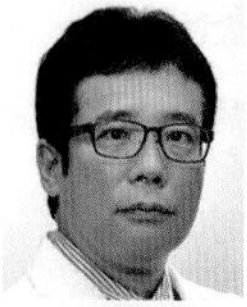

合屋 雅彦 ごうや まさひこ

東京医科歯科大学医学部附属病院
（電話）03-3813-6111
東京都文京区湯島 1-5-45
●循環器専門医

診療内容

不整脈、循環器内科一般

当院不整脈センターは、不整脈で苦しむ方のなかで薬が効かない、効果が不十分、生命の危機がある場合に、＜カテーテル治療＞や＜植込み型デバイス治療＞などの治療をより専門的、より効率的に行うためのものです。そのために、附属病院の循環器内科を中心に、小児科、心臓血管外科の３つの診療科の不整脈診療の専門家がセンターのスタッフとして協力して診療にあたります。
動悸「胸がドキドキする」、めまい（失神）「目の前が暗くなって、フラっとする」、息切れ「(呼吸が）ハァ、ハァする」こうした症状でお困りの患者さまは、まずかかりつけの先生にご相談ください。かかりつけの先生の判断で、不整脈による症状が疑わしい場合には、当センターを受診ください。“患者さんのために全力を尽くす最先端医療”を心がけています。

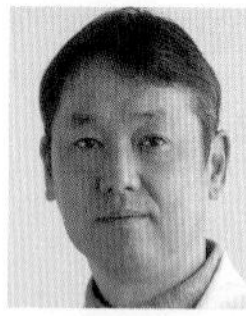

森野 禎浩 もりの よしひろ

岩手医科大学附属病院 循環器内科
（電話）019-613-7111
岩手県紫波郡矢巾町医大通 2-1-1
●総合内科専門医、循環器専門医

診療内容

胸痛、息切れ、むくみ、動悸を主訴とする虚血性心疾患、心臓弁膜症、心原性脳塞栓の二次予防など

冠動脈と構造心臓病のカテーテル治療を専門とし、心血管インターベンション治療学会専門医、TAVR 専門医、ASD 閉鎖栓教育担当の資格を網羅します（国内で数名）。岩手医大病院では心臓カテーテル４室とハイブリット２室、ストラクチャーセンターを駆使し、ロボット PCI（国内で４施設）、TAVI（2019 年 141 例）、マイトラクリップ、心房中隔欠損・卵円孔閉鎖、左心耳閉鎖術のあらゆる最先端のカテーテル治療を提供します（何れも国内有数の症例数）。心臓血管外科とハートチーム協議のもと、「個別の治療方針」について全ての患者様と相談することがポリシーです。診療に加え、診療科長・副院長・患者サポートセンター長も兼務し、患者様の利便性やサービス改善も重要な任務です。東京・函館から２時間です。

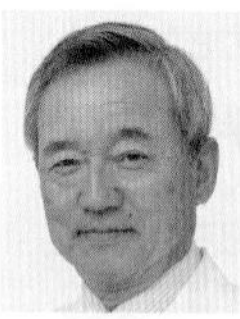

鈴木 孝彦 すずき たかひこ

豊橋ハートセンター 循環器内科
（電話）0532-37-3377
愛知県豊橋市大山町五分取 21-1
●循環器専門医

診療内容

虚血性心疾患（狭心症、心筋梗塞など）、不整脈疾患、心不全、弁膜症疾患、大血管疾患、末梢血管疾患

狭心症や心筋梗塞などの虚血性心疾患をはじめ循環器領域全てに及ぶ疾患に対し、患者様の 10 年、20 年先を考えた質の高い検査や治療を効果的に行っていけるよう専門チームで取り組んでいます。循環器の専門病院という小回りの良さを生かし、迅速且つ安全で患者さまに満足して頂けるよう、診断に必要な検査を受診当日にできるだけ全て行い早期治療を心掛けています。また、地域医療、病診連携を重視し、24 時間 365 日救急体制で診療しています。
2018 年の当科の治療実績は、心血管カテーテル検査 2,127 件、経皮的冠動脈インターベンション（PCI）1,072 件、カテーテルアブレーション（RFCA）515 件、経カテーテル大動脈弁留置術（TAVI）59 件でした。皆さまの命と暮らしを守るため心温まる医療に努めます。

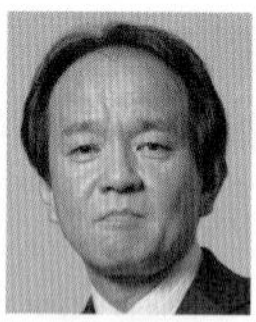

井上 直人 いのうえ なおと

東京蒲田病院 循環器内科
（電話）03-3733-0525
東京都大田区西蒲田 7-10-1
●循環器専門医

診療内容

狭心症、心筋梗塞症、心不全、閉塞性動脈硬化症（末梢血管障害）

かつては冠動脈のインターベンション（PCI）が専門でしたが、15 年ほど前から末梢血管に対するインターベンション（EVT）も積極的に手掛けるようになり、今ではほぼ均等に施行しています。心臓と足の血管両方に病変がある患者さんも多く、それらをトータルで管理できることを強みとしています。もちろん内科的な治療も重要で、無理に手術することなく患者さんと十分相談の上、治療の適応を決定するようにしています。現在は東京蒲田病院と東京ハートセンターの両施設で優秀なスタッフとともに治療を行っています。2018 年は若手の医師に対する指導的立場で手術に入ることが多くなっており、海外でも多くの症例を施行しています。個人としては慢性完全閉塞などの治療困難例を中心に、PCI 100 例、EVT 40 例を施行しています。

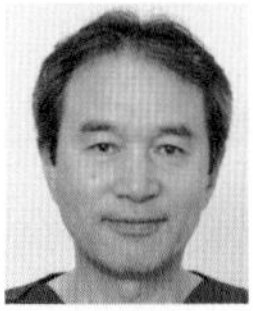

上野 勝己 うえのかつみ

松波総合病院 心臓疾患センター
（電話）058-388-0111
岐阜県羽島郡笠松町田代 185-1
●循環器専門医、総合内科専門医

診療内容

虚血性心疾患のカテーテル治療、その他循環器疾患一般

専門は虚血性心疾患（狭心症・心筋梗塞）のカテーテル治療です。近年、冠動脈治療はステント治療が主体となっていますが、ステントは異物でありそれ自体が長期的な問題を引き起こすことが分かってきました。私たちはステントを入れないで冠動脈狭窄病変を治療するいわゆるステントレス治療に取り組んできています。
また様々な合併症を有する患者や石灰化を有する患者に対してロータブレーターやダイアモンドバック、DCA などの複雑な手技を中心に皆で治療に取り組んでいます。
2019 年の年間総治療数は、患者数 299 人、419 病変でした。60% の症例でステントレス治療を行いました。その再狭窄率は 5%でした。個人としての症例数は、2019 年度は 119 例でした。

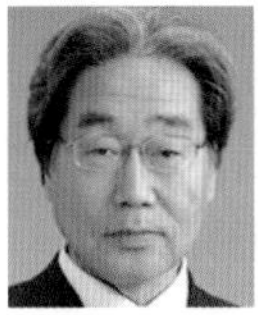

家坂 義人 いえさかよしと

土浦協同病院 循環器内科
（電話）029-830-3711
茨城県土浦市おおつ野 4-1-1
●循環器専門医

診療内容

発作性上室・心室頻拍症、症候性上室性・心室性期外収縮、心房細動などに対するカテーテルアブレーション治療、症候性徐脈性不整脈のデバイス治療

当院は 2018 年 8 月に総アブレーション件数 12,000 例を達成しました。数年来、年間 800 例を超え、持続性心房細動症例の増加が目立っています。持続性を含めた心房細動に対しても全例で両側上下肺静脈一括拡大隔離法を確実に実施しています。長期持続性例においても、左房後壁隔離を加えるなどのオプションを加え 80%を超える症例で洞調律維持が可能となっています。三浦雄一郎氏の長期持続性心房細動に対して、同法により洞調律化を達成し 80 歳でのエベレスト登頂をサポートした経験があります。三浦氏は現在も無投薬下で洞調律が維持されています。心室性不整脈においても頻発する期外収縮から致命的心室頻拍・細動に対し、アブレーションにより挑戦していきたいと思っています。

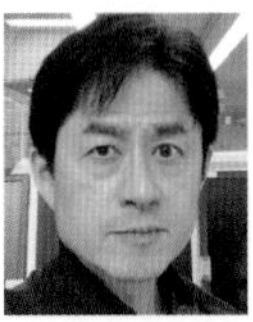

当麻 正直 とうままさなお

兵庫県立尼崎総合医療センター
（電話）06-6480-7000
兵庫県尼崎市東難波町 2-17-77
●循環器専門医

診療内容

狭心症、心筋梗塞、胸部大動脈瘤、腹部大動脈瘤、大動脈解離、大動脈弁狭窄症、閉塞性動脈硬化症

循環器内科での心血管疾患に対するカテーテル治療の統括責任者をしており、主な治療内容と 2019 年の治療件数は狭心症・心筋梗塞に対する冠動脈インターベンション 565 例、大動脈瘤・大動脈解離に対するステントグラフト留置術 83 例、大動脈弁狭窄症に対する TAVI 67 例、末梢血管疾患治療 240 例など、幅広い疾患に対応しています。この中で難易度の高い症例を中心に担当し、ステントグラフト留置術と TAVI 治療については全ての症例で直接治療実施しています。前任地の京都大学病院時代から 20 年間にわたり「様々なカテーテル治療を用いた低侵襲で良質な医療の提供」を理念として掲げ続け、単に侵襲の小さいだけの一時的な治療ではなく、質が高く長期間にわたり効果のあるカテーテル治療を目指し続けています。

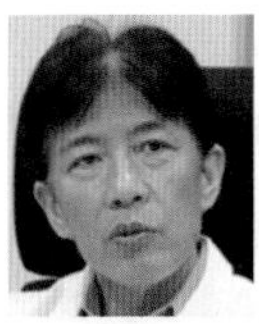

村松 俊哉 むらまつとしや

東京ハートセンター 循環器内科
（電話）03-5789-8100
東京都品川区北品川 5-4-12
●循環器専門医

診療内容

狭心症、心筋梗塞（冠動脈カテーテル治療、特に慢性完全閉塞病変を含む複雑病変）

冠動脈疾患に対する心臓カテーテル治療を 30 年経験してきました。（総治療数 18,000 件）その間、3つの病院のカテーテル治療の立ち上げから関わり現場一筋にて行ってきました。心臓カテーテル治療は心臓病の増加とともに、この 30 年間に大きく発展し日本における患者数は年間 22 万人を有するほどになっております。その間のカテーテル器具と技術の進歩は目覚ましく常に最先端の技術習得に努めてまいりました。中でも、最も困難とされる慢性完全閉塞病変に対するカテーテル治療に着目し年間 200 例を超える治療を行ってきました。国内外の多数の患者さんと対峙し研鑽を積んできた経験を出来るだけ多くの患者さんに還元したいと願っています。複雑な病変でも安全を重視しかつ低侵襲を第一にした治療を目指しています。

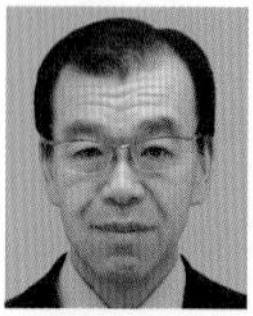

我妻 賢司　わがつまけんじ

筑波記念病院 つくばハートセンター
（電話）029-864-1212
茨城県つくば市要 1187-299
●循環器専門医

診療内容

狭心症、心筋梗塞

得意分野は、狭心症、心筋梗塞患者に対する心臓カテーテル治療、特に重症患者、複雑病変に対する経橈骨動脈アプローチによるPCI（TRI: 手首からのカテーテル治療）です。
海外（中国）の病院から極めて重症な患者さんの治療依頼を受け、現地での治療を定期的に行っており、それらの経験をもとに最先端かつ高度な技術を自院の患者さんに提供するよう心掛けております。ただし、心臓カテーテル治療が必要ではない患者さん、あるいは長期的な観点からも好ましくない患者さんには決してカテーテル治療をお勧めせず、患者さんご本人とご家族のご意向を尊重し最善の治療法を選択します。
個人年間治療数：約 100 件
総治療数のうち約半数は慢性完全閉塞病変等、難度の高い治療を海外で実施

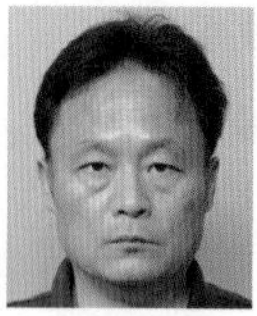

全 完　ぜんかん

京都府立医科大学附属病院
（電話）075-251-5111
京都市上京区河原町通広小路上る梶井町 465
●循環器専門医、総合内科専門医

診療内容

狭心症、心筋梗塞、末梢動脈疾患、心臓弁膜症、重症心不全

心血管カテーテル治療が専門です。これまで冠動脈インターベンション治療 7,000 件以上、末梢動脈インターベンション治療 3,000 件以上の治療に携わり、特に高難度手術にこだわり最善で最高の結果を追求してきました。近年はこれまでの経験を生かして大動脈弁や僧帽弁といった心臓構造そのものに対するカテーテル治療も行っています。経カテーテル的大動脈弁置換術（TAVR）300 例以上の治療に携わり、経皮的僧帽弁クリップ術や経皮的左心耳閉鎖術も積極的に行っています。こういった心臓弁膜症に対するカテーテル治療は心臓血管外科医やエコー施行医と協力し、高度な麻酔技術を用いて行われます。京都府立医科大学では最高レベルのスタッフチームが最高レベルのカテーテル治療を施せるようにベストを尽くします。

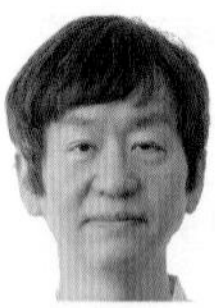

吉田 幸彦　よしだゆきひこ

名古屋第二赤十字病院 循環器内科
（電話）052-832-1121
愛知県名古屋市昭和区妙見町 2-9
●総合内科専門医、循環器専門医

診療内容

難治性不整脈、心不全の非薬物治療

難治性不整脈、心不全に対する非薬物治療が専門です。具体的には心房細動に対するカテーテルアブレーション、難治性心不全に対する心臓再同期療法を多く施行しております。新たな治療として、リードレスペースメーカに加えて経皮的左心耳閉鎖術も始めました。
安全（Safe）、スピーディ（Speedy）、シンプル（Simple）という３つのＳをモットーとして、苦痛が少なく満足度の高い治療を心がけております。
遠方からの紹介症例、他院での不成功症例の紹介が多いのも特徴です。一般の人々に向けて不整脈の危険性を訴えるなど市民講座で講演を行う機会が多いほか、カテーテル技術を若手医師らに伝承する勉強会にも講師として精力的に参加し、次世代を担う循環器医師の育成にも努力しています。

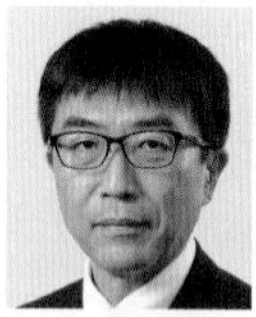

山根 禎一　やまねていいち

東京慈恵会医科大学附属病院
（電話）03-3433-1111
東京都港区西新橋 3-19-18
●総合内科専門医、循環器専門医

診療内容

循環器内科疾患、不整脈疾患

専門はカテーテルアブレーションによる不整脈の根治治療で、中でも心房細動に対するアブレーション治療が専門です。当院の年間アブレーション手術数は約 450 例、そのうち約８割が心房細動症例です。2000 年にボルドー大学で世界で初めて心房細動のカテーテルアブレーション治療が開発された際からこの治療に携わり、2001 年より慈恵医大で治療を開始しました。これまでに自分自身で経験した症例数は約 3,000 例です。当院で開発した低侵襲の肺静脈前庭部隔離術を基本手技としており、最新の治療機器を導入し高い治療効果を上げています。発作性心房細動だけでなく、持続性および長期持続性心房細動の患者さんにも広く治療適応を広げています。１人１人の患者さんに適した治療法を考え、安全性を重要視し、低侵襲で高い治療効果を得ることを目指しています。

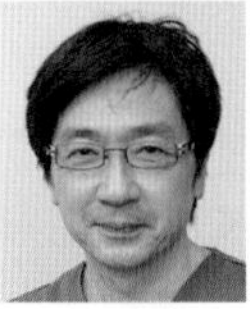

三角 和雄 みすみかずお

千葉西総合病院 循環器内科
(電話) 047-384-8111
千葉県松戸市金ヶ作 107-1
●**循環器専門医**

診療内容

心臓、大血管、高血圧などの循環器疾患

特筆すべき点として、①心臓血管外科と一体となって機能しているため、内科外科という診療科の垣根に制限されることなく、円滑かつ効率よく高度な循環器最新医療に取り組むことができること。② 24 時間常時、専門医が循環器救急に対応すべく待機しており、地域の医療機関からの受け入れ体制が万全であること。③虚血性心疾患、狭心症、心不全、弁膜症、不整脈、川崎病をはじめ多種多様な循環器全領域に及ぶ診断から治療が専門医により一貫して行われること。などの特徴を上げることができます。
総 PCI(冠動脈カテーテル治療)数(平成 28 年): 3,028 件。尚、当院の PCI は、他病院でも困難と言われた難易度の高い症例を多数含んでいます。とりわけ、ロータブレーターと高出力レーザーを用いた手術については、全国から多数の患者さんが来院され、治療を受けられています。

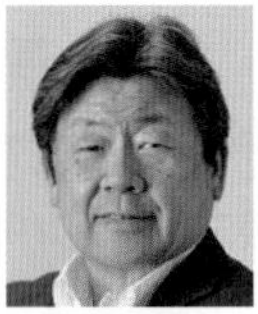

野上 昭彦 のがみ あきひこ

筑波大学附属病院 循環器内科
(電話) 029-853-3900
茨城県つくば市天久保 2-1-1
●**循環器専門医**

診療内容

不整脈の非薬物治療・薬物治療、心不全に対する非薬物治療

心室頻拍・心室細動などの重症心室不整脈に対する治療（カテーテルアブレーション、植込み型除細動器、抗不整脈薬など）が専門です。当科不整脈グループでは、先進的医療や難治性不整脈に対する高難度医療にも積極的に取り組み、不整脈に対するカテーテルアブレーション治療件数は年間 700-800 件、ペースメーカー、植込み型除細動器、重症心不全に対する心臓再同期療法といった最先端のデバイス治療を年間 100-150 件、高度な技術を必要とするデバイス抜去術を年間 30-40 例施行しており、いずれもわが国トップレベルの治療件数を誇ります。なかでも不整脈に対するカテーテルアブレーションは大学病院の中で全国 1 位（2016 年、2017 年度）の実績を誇り、日本の不整脈診療の先導的役割を果たしています 。

感謝の気持ち

名医といわれるようになるには、信じられないような努力の積み重ねがあることを、取材を通じていつも実感しています。医療技術が進歩すればするほど、短時間で治療について説明する医師の方も大変です。医療は、医師と患者との二人三脚です。名医の努力に対し、患者側も自らの間違った生活習慣（食生活や運動不足、睡眠不足など）を改め、自助努力も行いましょう。
そして、不眠不休で１人でも多くの人を救おうと努力している名医には、感謝の思いを言葉で伝えたいものです。

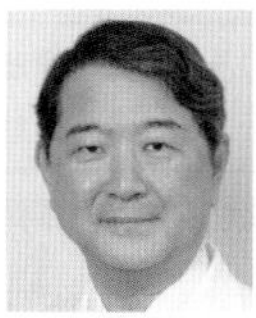

磯部 光章 いそべみつあき

榊原記念病院 循環器内科
(電話) 042-314-3111
東京都府中市朝日町 3-16-1
●**循環器専門医**

診療内容

心不全、心筋症、虚血性心疾患、血管炎、大動脈疾患、心臓弁膜症、心膜疾患、不整脈、高血圧

虚血性心疾患、心筋症、弁膜症を中心に心不全をきたす疾患を幅広く診療しています。特に心臓や血管系に障害を起こす膠原病や遺伝性疾患の診療を行っています。特に希少疾患である高安動脈炎は 300 人以上の患者を診療した経験があります。診療にあたっては患者の希望を重んじ、また常にコミュニケーションに留意して、全人的な医療を提供できるよう心がけています。榊原記念病院として扱っている症例数としては年間で成人心臓手術が 900 件、小児心臓手術が 400 件、冠動脈インターベンションが 1,000 件、経皮的大動脈弁置換術が 200 件前後、カテーテルアブレーションは 600 件ほどです。いずれも国内有数の症例数です。病院としては常に医療安全と診療の質を重んじ、患者の幸福を追求する医療を目標としています。

有益情報

ランキング医師の病院は遠くて行けないという患者さんのための、北海道、東北、四国、九州を中心とする準名医情報です。ランキングとは別です。ご参考になさってください。

北海道	**華岡 慶一** はなおか けいいち （電話）011-350-5858	**華岡青洲記念 心臓血管クリニック** ●循環器専門医 北海道札幌市豊平区美園 3 条 5 丁目 3 番 1 号
	加藤 伸郎 かとう のぶお （電話）0144-32-8111	**王子総合病院 循環器内科** ●循環器専門医 北海道苫小牧市若草町 3 丁目 4 番 8 号
東北	**木島 幹博** きじま みきひろ （電話）024-983-5511	**星総合病院 循環器内科** ●循環器専門医 福島県郡山市向河原町 159 番 1 号
	山本 義人 やまもと よしと （電話）0246-26-3151	**いわき市医療センター 循環器内科** ●循環器専門医 福島県いわき市内郷御厩町久世原 16
	中村 明浩 なかむら あきひろ （電話）019-653-1151	**岩手県立中央病院 循環器内科** ●循環器専門医 岩手県盛岡市上田 1 丁目 4-1
	佐々木 真吾 ささき しんご （電話）0172-33-5111	**弘前大学医学部附属病院** ●循環器専門医 青森県弘前市本町 53
四国	**川井 和哉** かわい かずや （電話）088-822-5231	**近森病院 循環器内科** ●循環器専門医 高知県高知市大川筋 1 丁目 1-16
	岡山 英樹 おかやま ひでき （電話）089-947-1111	**愛媛県立中央病院 循環器内科** ●循環器専門医 愛媛県松山市春日町 83 番地
九州	**横井 宏佳** よこい ひろよし （電話）092-832-1100	**福岡山王病院 循環器内科** ●循環器専門医 福岡県福岡市早良区百道浜 3-6-45
	上野 高史 うえの たかふみ （電話）092-821-4731	**福岡記念病院 循環器内科** ●循環器専門医 福岡県福岡市早良区西新 1 丁目 1-35
	熊谷 浩一郎 くまがい こういちろう （電話）092-832-1100	**福岡山王病院 ハートリズムセンター** ●循環器専門医 福岡県福岡市早良区百道浜 3-6-45
	坂本 知浩 さかもと ともひろ （電話）096-351-8000	**済生会熊本病院 循環器内科** ●循環器専門医 熊本県熊本市南区近見 5 丁目 3 番 1 号
	有田 武史 ありた たけし （電話）092-608-0001	**福岡和白病院 循環器内科** ●循環器専門医 福岡県福岡市東区和白丘 2-2-75
その他	**飯田 修** いいだ おさむ （電話）06-6416-1221	**関西ろうさい病院 循環器内科** ●循環器専門医 兵庫県尼崎市稲葉荘 3 丁目 1 番 69 号
	夛田 浩 ただ ひろし （電話）0776-61-3111	**福井大学医学部附属病院 循環器内科** ●循環器専門医 福井県吉田郡永平寺町松岡下合月 23-3

心臓血管外科

心臓血管外科では、虚血性心疾患、心臓弁膜症、大動脈疾患、先天性心疾患などの外科的治療を、人工心肺を使用した開胸手術や人工心肺を使用しない開胸手術「オフポンプバイパス手術」などで行っています。

重症心不全に対する治療として、補助人工心臓装着、心臓移植なども行います。

冠動脈バイパス術において、日本では心臓を止めないオフポンプ手術が近年50%を超え、推進している病院では90%を占めるようになっています。この術式は、出血や炎症反応が少なく、術後の体力回復が早いといわれています。

また、開胸しないで血管にカテーテルを通して治療する大動脈ステント治療も増えてきました。

さらに新たな試みとして心臓病センターを設置し、従来の循環器内科と心臓血管外科の枠組みを取り除き、総合的な視点から循環器診療を行っている病院もあります。

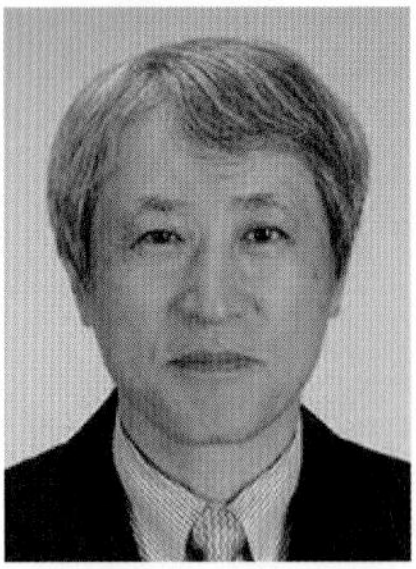

天野 篤　あまの あつし

順天堂大学医学部附属順天堂医院　心臓血管外科
（電話）03-3813-3111 東京都文京区本郷 3-1-3

虚血性心疾患（off-pump 冠動脈バイパス術）、弁膜症（弁膜症再建外科）

●外科専門医、循環器専門医、心臓血管外科専門医

得意分野・診療案内

当科では主として虚血性心疾患（狭心症・心筋梗塞など）、弁膜症、大血管（大動脈瘤など）疾患・末梢血管（下肢動脈塞栓症など）疾患・静脈疾患、先天性心疾患を治療します。当科の年間手術数は400件以上と、国内でも数多くの症例数を誇っております。特に最近では、心臓を拍動させたままでバイパス手術を行う、「心拍動下手術」や、人工弁を使用せずに、自分の弁を治す「弁形成術」を積極的に行っており、さらに複雑心奇形の根治術にも取り組み、良好な成績をおさめています。

診療ポリシー・患者さんへのメッセージ

心臓の手術は、手術の後も専門的な経過観察が必要となりますが、当科では、診療科の枠にとらわれずに、循環器内科や小児科・思春期科をはじめ、当院の各診療科と連係を取り合い、更には他の診療機関も含めて、総合的にその方にあった治療を行っております。症状や病気の経過、合併症などはその方によって様々であり、その方にあった治療方法は、実際に診察を受けていただかないと最終的な判断を下せないことも数多くあります。是非「順天堂医院 心臓血管外科」の外来を受診していただくよう、お待ちしております。なお、初めて当科外来を受診する場合は、紹介状をご持参ください。紹介状をお持ちでない場合でも、受診していただくことは可能ですが、初診時選定療養費として別途自費にて5,500円（税込）を申し受けます。

	順天堂大学医学部附属順天堂医院 心臓血管外科　年間総手術例：783件（2018年） 総入院数（年間延べ入院患者数）14,714名、平均在院日数 15.0日		
手術・治療実績	手術名		症例数
	虚血性心疾患	単独冠動脈バイパス手術	140
		複合手術	33
	弁膜症	大動脈弁	234
		僧帽弁	133
		三尖弁	46
		大動脈基部	29
		不整脈に対するMaze手術	46
業績	【著書】『100年を生きる 心臓との付き合い方』ほか 【学会役員】American Association for Thoracic Surgery 正会員、米国 Society of Thoracic Surgeons 国際会員ほか		

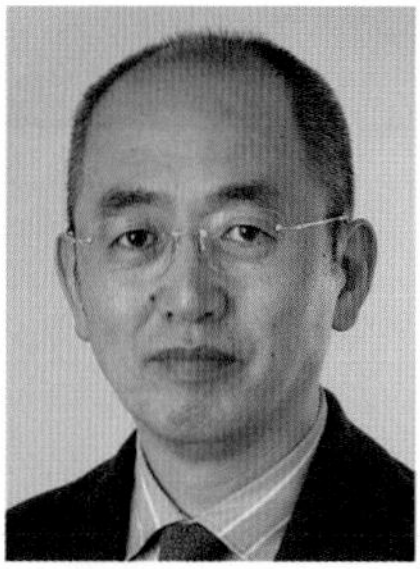

高梨 秀一郎　たかなし しゅういちろう

①第二川崎幸クリニック　心臓病センター（心臓外科）
（電話）044-511-1322 神奈川県川崎市幸区都町 39-1

②榊原記念病院　心臓血管外科 成人
（電話）042-314-3111 東京都府中市朝日町 3-16-1

冠動脈バイパス術、心臓弁膜症に対する弁置換・弁形成術、肥大型心筋症に対する心筋切除術

●外科専門医、心臓血管外科専門医

得意分野・診療案内

第二川崎幸クリニック 心臓外科の特色
・ハイリスク、超高齢者、再手術などの困難症例に対する手術にも対応
・きずが気になる若い方、高齢者にも優しい低侵襲心臓手術
・以下の難易度の高い治療法も積極的に行っています
1）重症肥大型心筋症に対する広範囲心筋切除術、左室形成術
2）狭心症や心筋梗塞に対する、難易度の高い冠動脈バイパス手術
　・手技の一つであるびまん性狭窄病変に対してのOnlayパッチ吻合を用いた手法
　・心臓の動きを止めないオフポンプ術を積極的に施行
3）弁膜症に対する心臓外科的手術
　・僧帽弁閉鎖不全症に対する形成術　・大動脈弁閉鎖不全症に対する弁形成術
　・大動脈弁狭窄症、高齢者ハイリスク大動脈弁狭窄症に対する弁置換術及び経カテーテル的弁移植術

診療ポリシー・患者さんへのメッセージ

心臓の病気は、心臓外科だけで治療が出来るわけではなく、心臓外科と循環器内科が一体化したことにより高い医療レベルを提供します。 心臓の手術をしたら仕事を辞めなくてはいけない･･･、もう運動は控えなくてはいけないと悩んでいる方も多くいらっしゃいますが、決してそうではありません。 今まで以上に心臓の機能を向上させるのが手術です。手術前より元気になりたい方、これから自分がしたいことがある方は是非治療をおすすめします。

手術・治療実績・コメント

・狭心症・心筋梗塞の治療法「冠動脈バイパス術」
冠動脈の狭窄や閉塞（冠動脈病変）に対し、その先に別の血管（グラフト）をつなげ、血液がその道（バイパス）を通るようにしてあげる手術が「冠動脈バイパス術」です。冠動脈バイパス術の適応となるのは、薬物療法やカテーテル治療が難しい場合や、これらの治療では血流の改善が期待できないとされる場合です。

・心臓弁膜症の治療法
心臓弁膜症が進行して、薬物療法で対応しきれなくなると、手術を行うことになります。以前のような健康的な生活を取り戻すために、手術を行い弁膜症を治療します。手術の方法は大きく分けて「弁形成術」と「弁置換術」に分けられます。
どちらの手術方法が患者さんに適しているかは、検査や診断の結果をもとに、医師からの説明、相談の上決定されますが、手術中に実際の心臓弁の状態を確認してよりふさわしい手術方法に変更されることもあります。

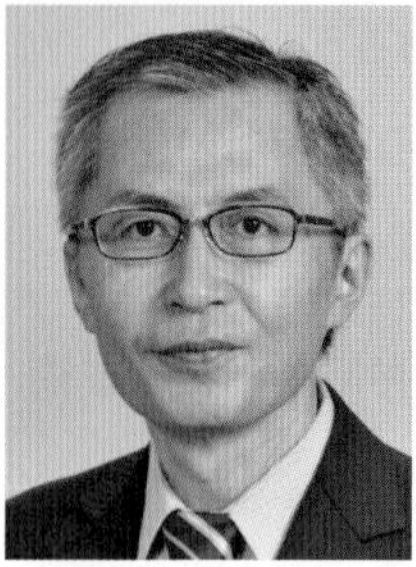

伊藤 敏明　いとう としあき

名古屋第一赤十字病院　心臓血管外科
（電話）052-481-5111 名古屋市中村区道下町 3-35

心臓血管外科

●外科専門医、心臓血管外科専門医

得意分野・診療案内

当院では現在、心臓手術は一定の条件を満たした弁膜症手術や心房中隔欠損（ASD）などの患者さんの場合、人差し指の長さまたはそれ以下程度の極めて小さな創で行っています。今までは取り入れている病院が少なかったのですが、2018年4月の保険改訂を機に今後増えていくと思います。当院では十分な準備の後に2010年からMICS（低侵襲心臓手術）を開始し、2018年4月までに既に680人以上の方に行っています。一言でMICSと言っても実はいろいろあります。当院の方法では、大動脈弁置換も僧帽弁形成も体の右脇の肋骨の隙間から一切骨を切らずに行います。開胸器という隙間を広げる手術器具も使わない事が多く、ハイビジョン内視鏡補助、またはハイビジョン３D完全内視鏡下に行うため術後の痛みもかなり軽く済みます。特に大動脈弁置換に関しては、この方法は世界に完全に先駆けて開始しました。さらに世界的にも稀な「完全内視鏡下大動脈弁置換」も日常的に行っています。他の外科領域で常識となった内視鏡手術がほとんど行われていなかった心臓外科も変わりつつあります。

診療ポリシー・患者さんへのメッセージ

各科が充実した総合病院の一部門として心臓手術を行っていますので、単に手術数が多いだけでなく複雑な病態にも各科協力して対応出来るのが当科の特徴と言えます。患者さんは遠方からも含め、多くは他院からの紹介患者さんです。

手術・治療実績・コメント

名古屋第一赤十字病院　心臓血管外科の手術件数

	2015年	2016年	2017年
虚血性心疾患	141	150	121
弁膜症	162	215	242
胸部大動脈	104	95	95
先天性	13	14	16
その他	14	8	16
総数	434	482	490

日本でも2018年４月より胸腔鏡下弁形成術、胸腔鏡下弁置換術が正式な保険術式となり標準治療として国に認められました。MICS（低侵襲心臓手術）はもはや一部の医師が行う特殊な手術ではなく、一般的選択肢として最初から患者さんに提示されるべき手術となりました。手術時間も２～３時間で終わりますので、少なくとも当院においては「時間がかかる」というのも過去の話になりました。

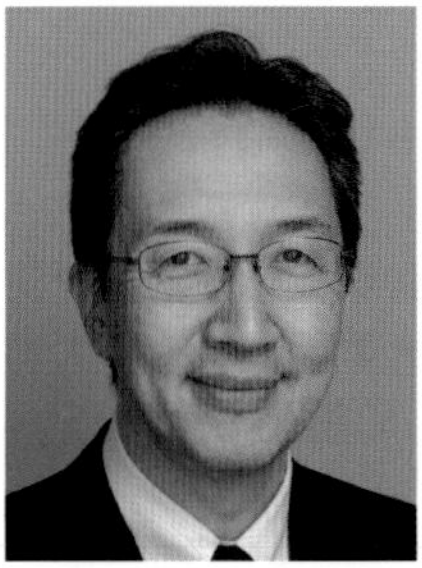

浅井 徹　あさい とおる

順天堂大学医学部附属順天堂医院　心臓血管外科
（電話）03-3813-3111　東京都文京区本郷 3-1-3

重症冠動脈疾患、閉塞性肥大型心筋症、僧帽弁閉鎖不全症、大動脈弁・三尖弁等弁膜症、弓部大動脈瘤、急性大動脈解離、心室中隔破裂など成人心臓大血管手術全般

●外科専門医、心臓血管外科専門医、循環器専門医

得意分野・診療案内

重症、緊急、高齢、すべての患者様をお受けする no refusal policy を徹底しています。得意分野は、動脈グラフトによる心拍動下冠動脈バイパス、複雑病変まで確実な僧帽弁形成術、標準をはるかに短時間低侵襲化した弓部大動脈瘤弓部全置換術、致死的な閉塞性肥大型心筋症に対する心筋切除手術、急性心筋梗塞後心室中隔破裂の新手術など、冠動脈、弁膜症、心筋疾患、大動脈疾患、すべてにおいて最高治療を施し、超早期回復で安心して生活復帰していただきます。また完全内視鏡下僧帽弁形成術、バタフライテクニックなど標準治療を超える新術式開発も行っています。
国内外の施設から依頼手術、手術指導が近年増加し海外で 100 例以上の手術を執刀してきました。27 歳で単身渡米し NYU 医療センターで５年半の厳しい心臓外科修練を経て帰国後、金沢循環器病院、滋賀医科大学医学部附属病院を心臓外科治療のメッカとしてきた実績で、2019 年２月から順天堂大学教授として着任致しました。東京近隣だけでなく遠方からも患者様をお受けし、滋賀では湖東記念病院、草津総合病院にて執刀しています。

診療ポリシー・患者さんへのメッセージ

病気も不安も全て私たちにお任せ下さい。
どんな患者様にも自分の家族のように寄り添う気持ちで一番いい治療を診療科や施設の垣根を越えて行うことが私のポリシーです。

	個人 年間総治療数：168 件（2019 年）	累計総治療数：7,756 件
手術・治療実績・コメント	【高難度手術】 手術名：心臓胸部大動脈手術 件数:例年 250-300 件(2019 年 168 件) 生存退院率：術後 1 年以上の生存率 99% 重篤な合併症数：1 件 再手術数：3 件 術死件数：0 件	【主な治療実績】（2019 年） 冠動脈バイパス手術：60 件 弁形成術、弁置換術：84 件 大動脈解離および弓部瘤手術：24 件 閉塞性肥大型心筋症手術：6 件 心筋梗塞後中隔破裂修復手術：3 件
	2019 年、長年勤めた滋賀医科大学から順天堂大学への転勤で、総手術数は例年の５～６割でした。しかし、他施設からの紹介、特に高難度の僧帽弁形成や、大動脈弓部置換、重症冠動脈疾患、閉塞性肥大型心筋症の手術などが増加中です。	
業績	【海外招聘講演（2019 年)】12 件（米国、欧州、中国、ベトナム、インド）【海外招請手術】4件【原著論文】英文 90、邦文 20【著書】英文7、邦文 18【受賞】海外学会賞2、国内1	

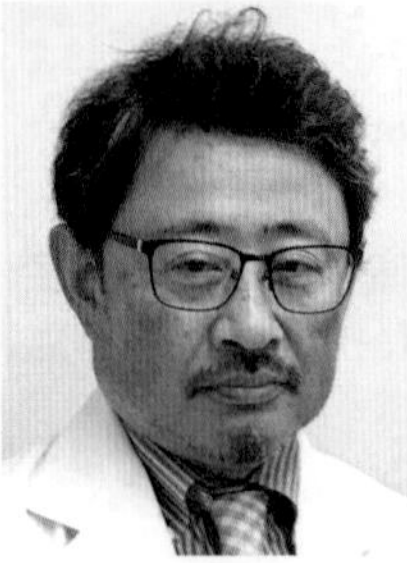

小宮 達彦　こみや たつひこ

倉敷中央病院　心臓血管外科
（電話）086-422-0210 岡山県倉敷市美和 1-1-1

虚血性心疾患（狭心症・心筋梗塞）、心臓弁膜症（大動脈弁狭窄症・閉鎖不全症、僧帽弁閉鎖不全症）、大動脈瘤（胸部大動脈瘤、腹部大動脈瘤）、閉塞性動脈硬化症、心臓腫瘍

●外科専門医、心臓血管外科専門医

得意分野・診療案内

弁膜症手術は年間 200 例以上あり、形成術を積極的に行っています。特に大動脈弁形成術は、本格的に行っている施設が日本では少ないため、遠方からの紹介が多いです。2017 年は 3D 内視鏡を導入し、完全内視鏡下僧帽弁手術を開始しました。
大動脈弁狭窄症は 80 歳以上の患者さんでは、経カテーテル大動脈弁置換術（TAVI）を第一選択としています。
大動脈瘤については、年間 200 例以上あり、ステントグラフトについては症例を選択して行っています。冠動脈バイパス術は年間 100 例程度実施しています。糖尿病や腎臓病を合併する場合は病変の進行も早く、バイパス術を勧めています。

診療ポリシー・患者さんへのメッセージ

心臓や大動脈に対する手術は医学の進歩により、安全に行われるようになってきました。しかし、交通事故がゼロにならないように手術死亡率がゼロになることはありません。当科では 1 万例を超える心臓大血管手術の経験があり、このような経験に基づいて、本当に手術しないといけないのかどうか、手術した場合はどのくらいの危険性があるのかどうかを、もっとも重要なこととして説明をします。十分な説明によって、患者さんやご家族の方には病気のこと、手術の危険性をよく理解していただき、十分納得していただいた上で、手術を行いたいと考えています。

手術・治療実績・コメント	個人 年間総治療数：124 件（2018 年）	累計総治療数：3,748 件
	【高難度手術】（2019 年） 手術名：自己弁温存大動脈基部置換術含む大動脈弁形成術 件数：15 件 生存退院率：術後 1 年以上の生存率 100% 重篤な合併症数：0 件 再手術数：0 件　　術死件数：0 件	【主な治療実績】（2019 年） 大動脈弁形成術：22 件 僧帽弁形成術：48 件 大動脈弁置換術：24 件 僧帽弁置換術：21 件 胸部大動脈瘤人工血管置換術：22 件 完全内視鏡下手術：15 件
	通算手術数は、大動脈弁形成術 255 例、僧帽弁形成術 871 例、冠動脈バイパス術 1,625 例、胸部大動脈瘤 723 例です。	
業績	【著書】『オペ室からの伝言 』（共著）、『心臓弁形成手術書　スペシャリストのコツ、技とキレ』（共著）、『とことんやさしい！心臓外科手術の術後ケア―新人ナースの不安解消』	

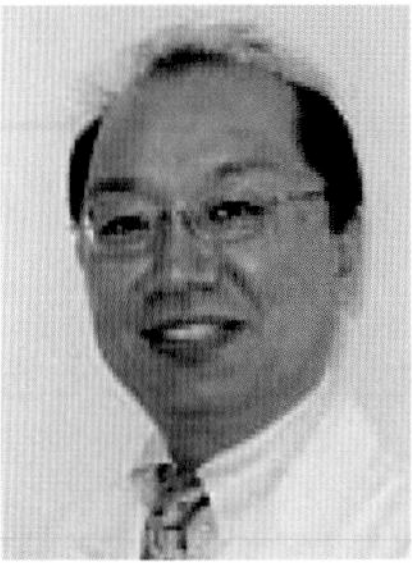

夜久 均　やく ひとし

京都府立医科大学附属病院　心臓血管外科
（電話）075-251-5111 京都市上京区河原町通広小路上る梶井町 465

成人心疾患の外科治療・虚血性心疾患の外科治療、低侵襲冠動脈バイパス術（心拍動下）、僧帽弁形成術

●外科専門医、心臓血管外科専門医

得意分野・診療案内

心臓血管外科の究極の目的は、生涯に渡り長持ちするように、破綻した心臓の構造を修復するという事だと思います。われわれは患者様の生涯に渡り効果的な手術を目指しています。例えば冠動脈バイパス術ではそのグラフトの材料に、内胸動脈という胸の壁の裏側にある質の高い材料を左右２本用いバイパスを行い、また弁膜症の手術、特に僧帽弁の手術ではできる限り御自身の弁を切り取らずに温存する形成術を行う方針で、9 割以上の患者様に可能となってきました。また、もう一つ目指していますのは、そのような質の高い手術を行うのに、できる限り身体に負担をかけない、いわゆる低侵襲な手術の開発です。われわれは冠動脈バイパス術では人工心肺を使用しない心拍動下での手術を 1997 年から手掛けており、御高齢、重症の患者様に対して行っています。現在までに 2,000 人以上の患者様にこの方法を行い、最高 93 歳の患者様もこの手術を受けられ、術後 3 週間で御自宅に帰られ元気にしておられます。

診療ポリシー・患者さんへのメッセージ

最大の手術効果を低侵襲に安全な方法で引き出すという方針で日夜心臓血管外科の診療にあたっています。今まで高齢、重症のために、無理といわれてきた心臓血管外科手術もかなり安全に可能になりつつありますので、是非お気軽にご相談頂ければ幸いです。

	京都府立医科大学附属病院 心臓血管外科 成人心臓グループ の手術実績			
手術・治療実績・コメント	手術	2016	2017	2018
	単独冠動脈バイパス術	26	32	30
	(OPCAB)	22	30	28
	弁膜症手術	110	90	125
	冠動脈・弁複合手術	23	20	16
	(僧帽弁形成術)	39	27	53
	当科では日本国内でもいち早く、体外循環を使用しない、心拍動下の冠動脈バイパス手術を導入しています。体外循環を使用する冠動脈バイパス術よりも低侵襲である反面、技術面で難しい手術ですが、国内屈指の経験を生かした高い技術で、９割以上の症例に心拍動下冠動脈バイパス術を行っています。 外来診療は、予約制になっておりますが、予約がない方でも受診が可能です。 セカンドオピニオンをお聞きになりたい方も、受診して頂けます。			

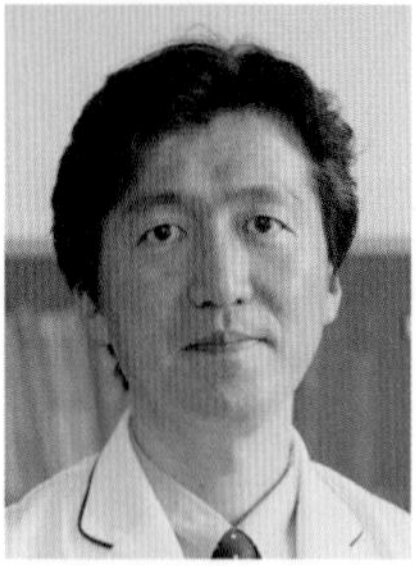

坂口 太一　さかぐち たいち

①兵庫医科大学病院　心臓血管外科
（電話）0798-45-6111 兵庫県西宮市武庫川町 1-1
②心臓病センター榊原病院　心臓血管外科
（電話）086-225-7111 岡山県岡山市北区中井町 2-5-1

成人心臓血管外科疾患（心臓弁膜症、狭心症、心筋梗塞、心筋症、心不全、心臓腫瘍、大動脈瘤　他）

●心臓血管外科専門医

得意分野・診療案内

胸骨を切らずに側胸部の小さな創から行う低侵襲心臓手術（MICS 手術）を得意としています。MICS は創が目立たず（女性は乳房で隠れてほとんど見えなくなります）、回復が早いなど利点が多いため、僧帽弁手術、大動脈弁手術、冠動脈バイパス手術、心臓腫瘍摘出術などに対して積極的に行っています。冠動脈バイパス手術は MICS 手術とカテーテル治療のハイブリッド手術も行っており、約 1 週間で退院可能です。ハイリスク手術、再手術などの高難度手術も多く経験しています。

診療ポリシー・患者さんへのメッセージ

心臓血管の手術といえば、「こわい」「術後が大変」といったイメージがありますが、近年手術の低侵襲化が急速に進んでいます。カテーテルによる血管内治療は、動脈瘤だけでなく弁膜症に対しても行われるようになり、小さな創で行う MICS 手術も普及しつつあります。MICS は美容面に優れ早期回復が可能な治療ですが、通常の手術より技術的に難しくなるため、その経験数が治療成績に影響します。我々は豊富な MICS の経験を生かし、美容面や生活の質の向上をめざした、からだに優しい手術を志しています。また､病気の状態だけでなく､患者さんの社会的背景や希望も取り入れ、それぞれの患者さんに対してより安全で最適な治療を提供するように心がけています。

	個人 年間総治療数：約 200 件（2019 年を含むここ数年の平均値、心臓手術に限定）	累計総治療数：約 3,000 件
手術・治療実績・コメント	【高難度手術】（2019 年） 手術名：低侵襲 (MICS) 僧帽弁手術 件数：53 件 生存退院率：術後 1 年以上の生存率 100% 重篤な合併症数：0 件 再手術数：0 件　　術死件数：0 件	【主な治療実績】（2019 年） MICS 弁膜症手術：61 件 MICS 冠動脈バイパス手術：24 件
	低侵襲心臓手術 (MICS) を 15 年前から行っており、600 例以上の執刀経験を有しています。弁膜症だけでなく冠動脈バイパス手術にも MICS を導入しています。我が国の MICS のパイオニアの一人として、国内外からの手術見学（約 60 施設）や現地手術指導（20 施設以上）を積極的に行い、その普及に努めています。	
業績	所属していたコロンビア大（米国）、阪大、榊原病院（岡山）、兵庫医大での業績として、英文論文 150 編以上（共著含む）。米国や中国などで招請講演も行っています。	

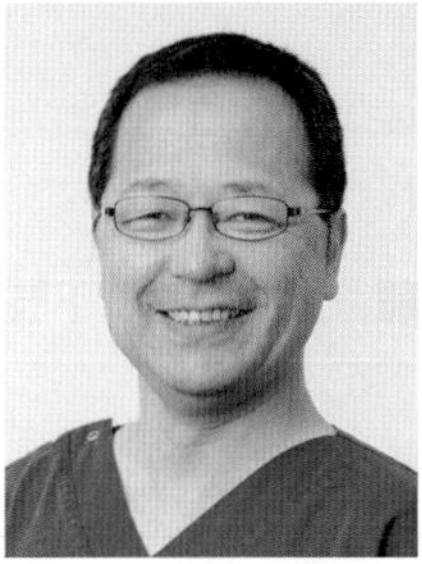

道井 洋吏　どい ひろさと

①北海道循環器病院　心臓血管外科
（電話）011-563-3911 北海道札幌市中央区南 27 条西 13-1-30
②札幌医科大学附属病院　心臓血管外科
（電話）011-611-2111 北海道札幌市中央区南 1 条西 16-291

心臓弁膜症、肥大型心筋症、冠動脈疾患、大動脈疾患、不整脈

●外科専門医、心臓血管外科専門医、循環器専門医

得意分野・診療案内

心臓弁膜症に対する手術、特に弁形成術に関しては 25 年以上の経験と 800 例超の実績を誇ります。MICS 手術（内視鏡下手術）から大動脈弁形成術まで安定した手術を提供しております。
肥大型心筋症、特に閉塞性肥大型心筋症に対する心筋切除術はその効果が確実であるにも関わらず、きちんと施行できる心臓外科医が極めて少ないのが本邦の現況です。私は各地においてこの手術の指導、普及を行い全てにおいて良好に閉塞解除することができております。
冠動脈バイパス術はオフポンプ手術の黎明期から一貫して最良のグラフトデザインをオンポンプでもオフポンプでも変りなく提供できるように努めており、びまん性病変の内膜摘除や長切開吻合などもオフポンプで施行できております。

診療ポリシー・患者さんへのメッセージ

真新しい治療が必ずしも最善の治療法とは限りません。
長期にわたる良好な実績のある治療法をどんな患者さんにも安定供給するのが第一と考えています。その上で出来るだけ低侵襲に行うのが最善の治療ではないでしょうか。その為に数多くの経験とノウハウを活かしていく事こそが私の使命と銘じております。

	個人 年間総治療数：136 件（2019 年）	累計総治療数：4,600 件
手術・治療実績・コメント	【高難度手術】 手術名：左室心筋切除術 件数：毎年 10 -15 件 生存退院率：術後 1 年以上の生存率 100% 重篤な合併症数：0 件 再手術数：0 件 術死件数：0 件	【主な治療実績】（2019 年） 左室心筋切除術：12 件 僧帽弁形成術（ロボット手術含む）：32 件 大動脈弁形成術：6 件 MAZE 手術：28 件 冠動脈バイパス術：77 件 重症感染性心内膜炎手術：6 件
	閉塞性肥大型心筋症に対する左室心筋切除術を本邦に於ける標準術式としていけるよう日々努力しています。カテーテル治療の進歩により、冠動脈バイパス施術は今や難度の高い手術になっています。より術者の経験値が求められる分野です。	

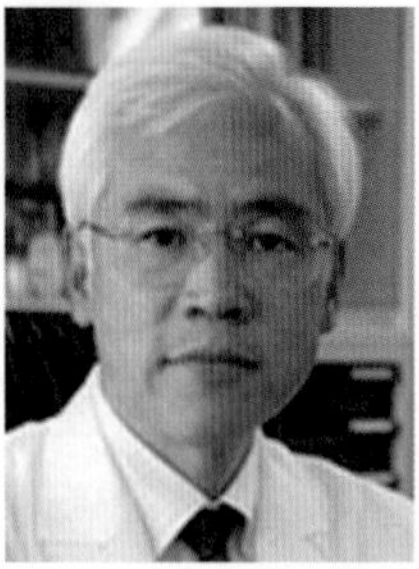

江石 清行　えいし きよゆき

長崎大学病院　心臓血管外科
（電話）095-819-7200 長崎県長崎市坂本 1-7-1

心臓弁膜症、狭心症、心筋梗塞、大動脈解離、大動脈瘤、下肢動脈静脈

●外科専門医、心臓血管外科専門医

得意分野・診療案内

当科は僧帽弁形成術、大動脈弁形成術や、低侵襲心臓手術（MICS）、また顕微鏡下冠動脈バイパス手術などにおいて指導的、教育的病院として高く評価されています。
病気の種類に応じて心臓手術の方法も様々ですが、多くの場合は心臓の拍動を完全に停止させ、心臓の壁を切り開き心臓内部を直接目で見ながら異常な部分を修復したり、あるいは心臓表面の血管（冠状動脈）が狭窄・閉塞している場所の先に新しく血管をつないでバイパスを作成する方法がとられます。
心臓手術に欠くことのできない人工心肺装置もこの 10 年の間に飛躍的に改良が進み非常に安全なものになりました。また術中・術後にみられる心機能の低下や呼吸障害に対しても、新しい器械や薬剤などの開発により効果的な治療が行われるようになりました。このような様々な分野にわたる医学の進歩により、長時間を要する複雑な心臓手術も安全に実施されるようになり、以前は手の施しようがなかった重症の心臓病に対しても優れた手術成績が得られるようになりました。

診療ポリシー・患者さんへのメッセージ

心臓血管疾患は手術の成否が術後の生活に大きく影響しますので、本院の高度な手術治療によって健康的な生活を取り戻していただきたいと願っております。長崎大学心臓血管外科では 24 時間 365 日対応可能な救急体制を整え、医療機関ネットワークの充実を図り、地域医療に貢献したいと考えています。

	長崎大学病院 心臓血管外科の手術実績			＊（ ）内はステント症例の数	
手術・治療実績・コメント		2015 年	2016 年	2017 年	2018 年
	開心術症例数	257	251	246	332
	虚血性心疾患 ※	62	47	31	59
	弁膜症 ※	139	112	125	194
	先天性心疾患 ※	2	9	5	6
	その他の心臓手術 ※	12	16	12	17
	補助人工心臓 ※	4	3	2	5
	胸部大動脈 ※	38 (7)	64 (10)	71 (3)	51 (8)
	腹部大動脈	33 (11)	43 (16)	44 (12)	35 (23)
	末梢血管	20	20	23	22
	総症例数	310	314	313	389
	※重複した手術例は、いずれかに分類し 1 例としています。				

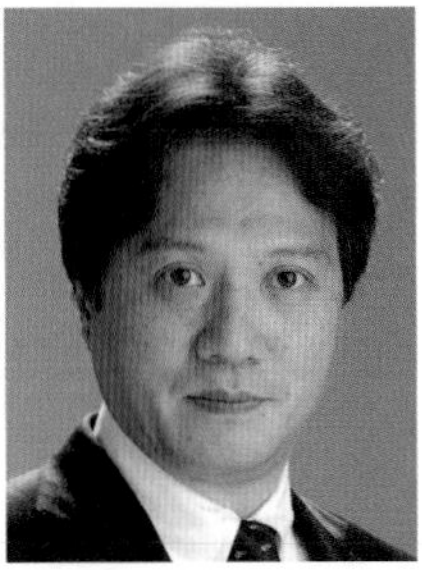

新浪 博士　にいなみ ひろし

東京女子医科大学病院　心臓血管外科
（電話）03-3353-8111 東京都新宿区河田町 8-1

虚血性心疾患（狭心症、心筋梗塞）、心臓弁膜症、大動脈疾患、重症心不全（心臓移植、補助人工心臓）

●外科専門医、心臓血管外科専門医

得意分野・診療案内

主には成人心臓血管外科全般の治療を行っています。『患者様にとって体の負担が少ない低侵襲な治療』を常に考え、冠動脈バイパス術においては約 97% 以上が人工心肺を使用しない、オフポンプバイパス術で行っており、弁膜症治療においては、僧帽弁は MICS 手術でできる限り形成を、大動脈弁狭窄症に対しては、最新の人工弁を使用した弁置換術やカテーテルによる TAVI を行っております。
大動脈疾患については真性動脈瘤や解離性動脈瘤に対する人工血管置換を行いカテーテルによるステントグラフト治療との併用も行っています。
また、重症心不全に対する植込み型補助人工心臓装着術を積極的に行い、心臓移植実施施設として心臓移植も積極的に行っております。

診療ポリシー・患者さんへのメッセージ

本邦において行うことのできる心臓血管手術を全て行うことができるように、高度医療機器を揃えた施設の充実と医療スタッフを備え、さらには豊富な手術数により、最高の医療を提供し続けていきたいと思っております。

	個人 年間総治療数：330 件（2019 年）	過去５年間の総治療数：約 1,700 件
手術・治療実績・コメント	【高難度手術】（2019 年） 手術名：オフポンプ冠動脈バイパス術 件数：212 件 生存退院率：術後１年以上の生存率 100% 重篤な合併症数：- 件 再手術数：- 件 術死件数：- 件	【主な治療実績】（2019 年） 大動脈弁置換術：42 件 僧帽弁形成術：28 件 大動脈基部置換術：８件 大動脈瘤切除術：12 件 補助人工心臓植込み術：４件 心臓移植：３件
	大動脈弁狭窄症においては TAVI が保険適応でない透析患者に対してご高齢でも積極的に弁置換術を行っており、弁を縫わずに置換できる人工弁が当院では使用できるため手術危険率の高い患者さんにも良好な成績で治療が提供できています。	
業績	東南アジアにおける手術指導を長年行っており、年に５回程度渡航し、手術支援を行っております。特にミャンマーにおいては JICA の official adviser として日本からの援助で建築中の循環器病院の支援を行っています。	

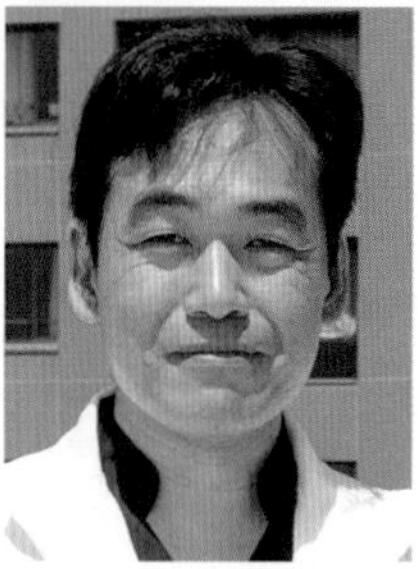

福井 寿啓　ふくい としひろ

熊本大学附属病院　心臓血管外科
（電話）096-344-2111　熊本県熊本市中央区本荘 1-1-1

狭心症、心筋梗塞、大動脈弁狭窄症、大動脈弁閉鎖不全症、僧帽弁狭窄症、僧帽弁閉鎖不全症、急性大動脈解離、胸部大動脈瘤、胸腹部大動脈瘤、腹部大動脈瘤

●外科専門医、心臓血管外科専門医

得意分野・診療案内

心臓血管外科領域全般に対応できるように診療を行っています。得意とする分野は、冠動脈バイパス術、心筋梗塞に対する外科治療、大動脈弁置換術、僧房弁形成術、胸部および胸腹部大動脈置換術などです。他院にて手術困難と言われた患者さまに対しても病状に応じて積極的に外科的治療を行っています。また、心拍動下冠動脈バイパス術や弁膜症・大動脈など低侵襲治療にも取り組んでいます。高度な技術を駆使してより重症な患者さまに対しても低いリスクで治療を提供しています。

診療ポリシー・患者さんへのメッセージ

手術は安全で確実であることが最も重要と考えております。術前に十分検査を行い、あらゆる可能性を想定してから手術に臨んでいます。術中は不測の事態に備え、常に冷静で真摯に手術に取り組んでいます。チームワークを大事にしており、常に質の高い手術をご提供できるよう心がけています。術後も合併症を未然に防ぐため、スタッフと密な連携をとって診療を行っており、リハビリにも積極的に力をいれています。また、投薬や栄養の指導も積極的に行っていますのでご家族にも安心していただいております。心臓や大血管の手術は患者さんにとって不安だと思います。できる限りわかりやすく説明し、少しでも不安がなくなるように取り組んでいます。

	個人 年間総治療数：200 件（2019 年）	過去 4 年間の総治療数：835 件
手術・治療実績・コメント	【高難度手術】（2019 年） 手術名：心拍動下冠動脈バイパス術 件数：50 件 生存退院率：術後 1 年以上の生存率 100% 重篤な合併症数：1 件 再手術数：0 件 術死件数：0 件	【主な治療実績】（2019 年） 冠動脈バイパス術：50 件 大動脈弁置換術：65 件 僧帽弁形成術：22 件 胸部大動脈手術：31 件 胸腹部大動脈手術　：6 件 心室中隔穿孔修復術：3 件
	心拍動下冠動脈バイパス術は人工心肺装置を使用しないで行う術式なので患者さんに優しい手術です。僧帽弁形成術は僧帽弁を取り換えないで修復する手術なので術後の経過も良好です。胸部大動脈置換術は比較的大きい手術ですが合併症を減らすため様々な工夫を行っています。	
業績	【招請講演】Fukui T. Invited lecture: Open surgery for aortic aneurysm. ISMICS: Winter Workshop 2016.【原著論文】Fukui T. Bilateral Internal Thoracic Artery Graft in Coronary Artery Bypass Grafting. J Coronary Artery Disease. 2019;25:21-26. ほか	

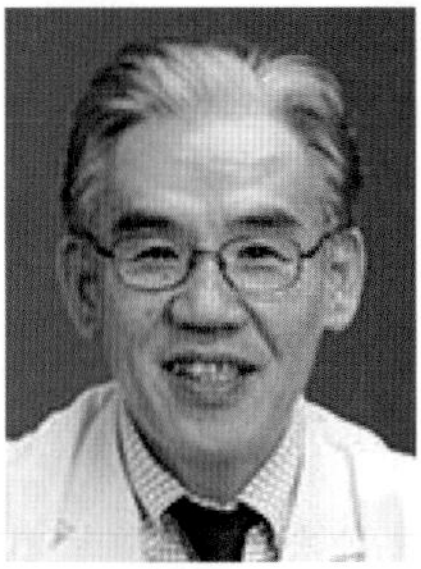

東上 震一　ひがしうえ しんいち

岸和田徳洲会病院　心臓血管外科
（電話）072-445-9915 大阪府岸和田市加守町 4-27-1

心臓血管外科全般

●外科専門医、心臓血管外科専門医

得意分野・診療案内

当院心臓血管外科は冠動脈、弁膜症、大動脈から末梢血管までのすべての領域を一元的に診療しております。ステントグラフトなどの低侵襲治療も同一チームで行っておりますので、あらゆる治療方法を組み合わせて、患者様の個々の状況に合わせた最適な治療方法を提案しております。

診療ポリシー・患者さんへのメッセージ

24 時間 365 日、決して断らない医療を実践し続けております。予定手術症例でも、いかなる重症でも決して断りません。また、心臓血管外科領域の治療は、診断から治療の間に発作を起こして、突然死に至ることも珍しくありません。当院ではお待たせすることなく、1 週間程度で加療を開始する方針です。セカンドオピニオンも常時受け付けております。まずはご連絡ください。

手術・治療実績・コメント

岸和田徳洲会病院 心臓血管外科の手術実績（2019 年）

手術	件数	30 日死亡 （ ）内は待機手術	病院死亡 （ ）内は待機手術
単独冠動脈バイパス手術 (MAZE 併施含む)	94	1/94（0/78）	2/94（0/78）
弁膜症（それぞれ MAZE 併施含む）	64	1/64（1/60）	1/64/（1/60）
大動脈 (open)	62	1/62（1/28）	6/62（2/28）
複合手術	58	3/58（1/40）	4/58（2/40）
その他の心臓手術	13	1/13（0/ 5）	1/13（0/ 5）
開心術	291	7/291（4/211）	14/291（6/211）
胸部大動脈ステントグラフト治療	75	3/75（0/69）	6/75（3/69）
経カテーテル大動脈弁置換術	95	8/95（7/93）	8/95（7/93）
腹部大動脈瘤（総腸骨動脈瘤含む）	115	0/115（0/104）	3/115（0/104）
末梢血管手術（バイパス 血栓除去 他）	42	4/42（0/27）	8/42（1/27）
急性大動脈解離　stanfordA	48	1/48（ — ）	6/48（ — ）

他院での手術を拒否された重症患者様も含めての手術統計となります。心臓手術は極めて安全に施行できる時代になりました。緊急手術を要する状況となりますと、やはり手術リスクは跳ね上がります。早期の手術が安全です。ご不明な点がありましたらいつでもご相談ください。

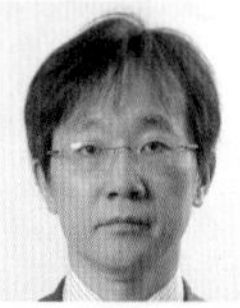

塩瀬 明　しおせ あきら

九州大学病院 心臓血管外科
(電話) 092-641-1151
福岡県福岡市東区馬出 3-1-1
●心臓血管外科専門医、外科専門医

診療内容

心臓弁膜症、重症心不全、虚血性心疾患、大動脈疾患、先天性心疾患、成人先天性心疾患など

心臓血管外科では、Patients first（患者さん第一)、For the patients（患者さんのために）をモットーに、患者さんにとって何が最良かを考え手術を行っています。主な疾患は弁膜症に対する弁形成や弁置換術、重症心不全に対する左心補助装着植え込みと心臓移植、虚血性心臓病に対する冠動脈バイパス術、大血管に対する外科 / ステント治療、さらに先天性心疾患、成人先天性心疾患に対する治療であり、体に優しい低侵襲手術やロボット手術など高度の先進手術も多数の経験を有し、ほぼ全ての手術に対応している九州随一の施設です。また他県からも重症患者を受け入れています。当科では年間700 例以上の手術（心臓大血管手術　500 例 / 年以上）を行っており、私は診療科長としてすべての手術の責任統括者を務めています。

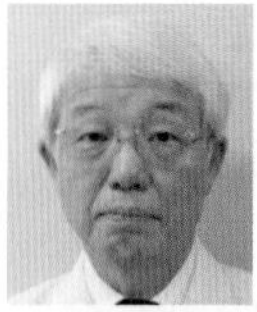

磯村 正　いそむら ただし

イムス東京葛飾総合病院
(電話) 03-5670-9901
東京都葛飾区西新小岩 4-18-1
●外科専門医、心臓血管外科専門医

診療内容

成人心臓大血管手術（虚血性心臓病、弁膜症、大動脈瘤、拡張型心筋症、肥大型心筋症など）

30 年以上にわたり心臓血管外科に携わり、術後の長期外来フォローから、最も信頼できる有効な手術法を実践しています。冠動脈バイパス術では動脈グラフトを多用し、オフポンプ適応例以外は心臓をきちんと止めて正確な吻合を心掛け、早期合併症なく、長期成績は良好です（欧米も同様でオフポンプバイパスは欧米では激減しています)。僧帽弁閉鎖不全症では弁形成術成功率は 98%以上で僧帽弁狭窄症でも適応例で形成を施行しています。大動脈弁狭窄は 90 歳以上の高齢者にも生体弁置換を安全に施行し、若年者の大動脈弁閉鎖不全では徐々に形成率が向上し 70%近くで形成可能になっています。大動脈瘤ではオープンステント併用の弓部全置換術で手術時間は短縮し、術後の脳合併症などほとんどなくなってきています。

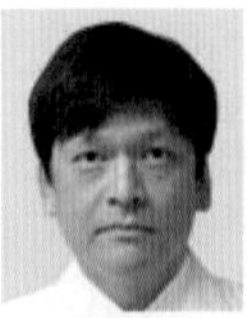

湊谷 謙司　みなとや けんじ

京都大学医学部附属病院 心臓血管外科
(電話) 075-751-3111
京都市左京区聖護院川原町 54
●心臓血管外科専門医

診療内容

先天性心疾患、虚血性心疾患、弁膜症、大動脈疾患、心筋症、不整脈、末梢血管疾患

私たちが取り扱う病気は、生死に関わるものや、患者様にとって大きな苦痛を伴うものも多いですが、適切なタイミングで適切な治療を行えば命を救い、劇的に症状を改善させ、元気な身体と充実した生活を取り戻すことも可能です。治る病気で命を落としたり長く苦しみ続けることはとても残念でつらいことです。これらの病気は循環器内科の先生にまずは詳しく検査をしてもらった上で治療を受けることになると思いますが、適切な治療のタイミングを逃さないためにも早い時期から内科医および外科医の両方の目から診て、手術を含めた最も適切な治療を選ぶことが重要です。納得のいく判断ができるよう、十分情報を集めることが重要です。当科ではセカンドオピニオンも含め、専門家として対象の疾患に対するご相談を受け付けています。

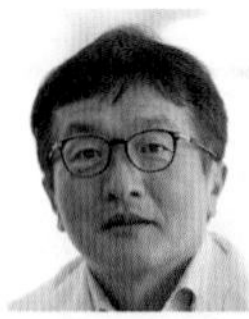

坂口 元一　さかぐち げんいち

近畿大学病院 心臓血管外科
(電話) 072-366-0221
大阪府大阪狭山市大野東 377-2
●心臓血管外科専門医

診療内容

虚血性心疾患、弁膜症疾患、大動脈疾患、心不全

近畿大学病院心臓血管外科では年間約 500 例の手術を行っています。
成人心臓大動脈手術、血管内治療（カテーテル治療)、小児心臓手術、心不全治療など多岐にわたります。
私自身は成人の心臓大血管手術を専門としていて年間約 250 例の心臓大動脈手術を執刀しています。可能な限り低侵襲治療を心掛けています。冠動脈バイパス術では人工心肺装置を使わないオフポンプ冠動脈バイパス術を行っています。大動脈弁狭窄症に対するカテーテル治療（TAVI）や大動脈瘤に対するステントグラフト治療などのカテーテル治療の経験も豊富です。
僧帽弁閉鎖不全症に対しては多くの症例で骨を切らない小切開による弁形成術を行っています。大学病院ならではの高い専門性を持った医療チームで質の高い医療を追求しています。

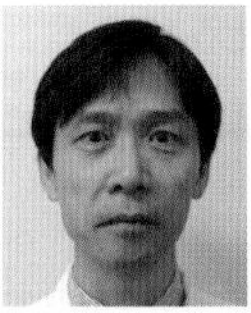

小山 忠明 こやま ただあき

神戸市立医療センター中央市民病院
（電話）078-302-4321
兵庫県神戸市中央区港島南町 2-1-1
●心臓血管外科専門医

診療内容

虚血性心疾患（狭心症・心筋梗塞）、弁膜症、大動脈瘤

成人心臓血管疾患のあらゆる分野に対応しています。重症例、緊急症例でも断らないことをモットーとしています。
2019 年は 220 例の心臓・胸部大血管手術を執刀し、累積では 3,000 例弱の手術を執刀しています。冠動脈バイパス手術では 95%以上の症例を人工心肺装置非使用のオフポンプで行い、これまで 500 例を超える症例で術後病院死亡は 1 例のみとなっています。僧帽弁逆流では 95%以上の症例で僧帽弁形成術を施行し、3D 内視鏡システムを使用した右小開胸手術を第一選択としています。弓部大動脈人工血管置換術では術中にステントグラフトを併用した術式で手術の侵襲を軽減し、80 歳以上の高齢者でも良好な成績が得られています。どんなことでも構いませんのでご相談ください。

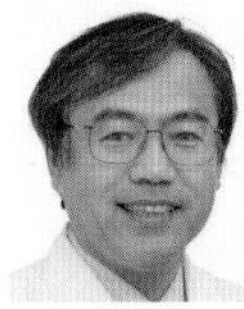

大川 育秀 おおかわ やすひで

名古屋ハートセンター 心臓血管外科
（電話）052-719-0810
愛知県名古屋市東区砂田橋 1-1-14
●心臓血管外科専門医

診療内容

心筋梗塞・狭心症、弁膜症疾患、大動脈瘤・大動脈解離、成人の先天性心臓疾患

心臓血管外科では、成人の心臓病·大血管を扱っています。代表的な冠動脈バイパス術、弁膜症手術、大血管手術に加え、成人の先天性疾患（修正大血管転位症、右室二腔症、バルサルバ洞瘤破裂、三心房心など）などの患者様も数多く来院されます。2012 年からの当科での年間心臓手術数は毎年 200 例を超え、2018 年度には 300 例を突破、327 例に達しています。また、かつて他院で手術を行い再手術が必要になった患者様も多く来院されます。一般に、再手術は癒着剥離という操作が必要なため手術の危険度が上がりますが、当院では再手術におけるノウハウを蓄積して良好な成績を残しており、学会でも取り上げられました。治療にあたっては「患者様ができるだけ損をしないこと」を心がけ、公平で正直で丁寧な対応に努めています。

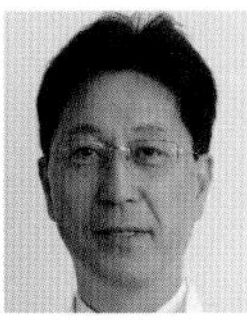

志水 秀行 しみず ひでゆき

慶應義塾大学病院 心臓血管外科
（電話）03-3353-1211
東京都新宿区信濃町 35
●外科専門医、心臓血管外科専門医

診療内容

胸部大動脈瘤、腹部大動脈瘤、大動脈解離、心臓弁膜症、狭心症、心筋梗塞、先天性心疾患

大動脈疾患（大動脈瘤・大動脈解離）、後天性心疾患（心臓弁膜症・冠動脈疾患）、先天性心疾患を 3 本柱とし、すべての分野で高難度手術から低侵襲治療まで幅広く行っています。大動脈疾患では、豊富な症例数と世界トップレベルの成績を背景に、従来手術、ステントグラフト、ハイブリッド手術など幅広い治療オプションから患者さんごとに適切な治療法を選択します。
後天性心疾患では、特に低侵襲心臓手術（MICS）を得意とし、右小開胸や腋窩切開による新たな術式開発も行っています。
一人一人の患者さんを大切にすること、これまで蓄積してきた豊富な経験と最先端の医療技術を積極的に融合させること、多くの優れた仲間とのチーム医療を実践することによって、高いレベルの医療を提供しています。

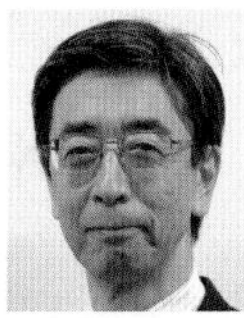

田嶋 一喜 たじま かずよし

名古屋第二赤十字病院 心臓血管外科
（電話）052-832-1121
愛知県名古屋市昭和区妙見町 2-9
●外科専門医、心臓血管外科専門医

診療内容

心臓弁膜症、狭心症・心筋梗塞、胸部大動脈瘤、解離性大動脈瘤、慢性心不全、心筋症

主に成人の弁膜症手術や冠動脈バイパス術を手掛けており、経験数は 3,500 例を超えています。人工透析患者に対する心臓手術も 400 例以上を手掛け、独自の方式を確立して良好な成績を収めています。最近 80 歳を超える患者さんが著しく増加しておりますが、このような方は血管の動脈硬化が進行しているところが透析の方と共通しており、これまでの多数の透析症例の経験が生きています。また高齢化に伴い心臓だけの問題ではなく脳神経疾患や糖尿病や腎機能低下といった多臓器の問題を抱えた患者さんが大半になってきましたが、当院では多くの他領域の専門医や認定看護師を擁する総合病院である利点を生かし、それぞれ周術期管理に参加してもらうことにより、非常に安全で質の高い心臓大血管手術が可能になっています。

救急時の対応と備え

「119番とAEDで救急」
１秒でも早く対応しましょう。
ポイントは、
①119番をしたら電話を切らずに、情報の連携を行うようにしましょう。
②大声で近くにいる人に協力を求めましょう。
③呼吸がなければ、心臓マッサージを行いましょう。1分間に100回以上のペースが目安ですが、数にこだわらず続けることが大切です。
AEDは、心室細動を電気ショックで正常なリズムに戻すための医療機器です。消防庁などで講習会もあります。

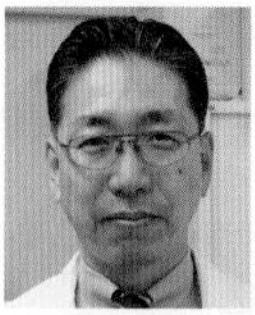

加藤 雅明 かとう まさあき
森之宮病院 大動脈治療センター
（電話）06-6969-0111
大阪府大阪市城東区森之宮 2-1-88
●心臓血管外科専門医

診療内容

大動脈瘤、大動脈解離

当院は、大動脈疾患治療において、「大動脈瘤・大動脈解離に対するステントグラフト内挿術」を中心に患者さんの体に負担の少ない治療に取り組んでいます。ステントグラフト内挿術の治療法とは、金属のバネが付いた人工血管をカテーテルに通して血管内に挿入し、動脈瘤がある箇所で拡張して血管を補強するというものです。従来の開腹手術に比べて、手術時間が２～３時間程度と短く、出血量も少なく患者さんの体への負担が少ないのが特徴です。また、術後も１週間程度で退院することができます。手術以外の治療法を十分に検討したうえで、手術適応のある患者さんに手術治療を提案します。また、精度の高い血管内治療を行うため、手術室のリニューアルや豊富な資材の確保など、高性能な環境を整えています。より高度な手術、細かい手術が一度に行えるようになっています。

「血管外科」って？

全身には、血管が張り巡らされています。脳の血管に障害が起きる脳卒中や脳動脈瘤には神経内科や脳神経外科、心臓の血管に障害が起こる心筋梗塞や狭心症などは循環器内科や心臓血管外科が主に治療しています。
その他の血管障害には、「腹部大動脈瘤」、「末梢動脈疾患」、「下肢静脈瘤」、「深部静脈血栓症」、「リンパ浮腫」などがあります。
「腹部大動脈瘤」を心臓血管外科で、「下肢静脈瘤」は循環器内科が対応する場合や、国立循環器病研究センターのように心臓血管外科と血管外科が独立している場合もあります。同病院の血管外科は、胸部大動脈疾患（大動脈瘤と大動脈解離）、腹部大動脈瘤、閉塞性動脈硬化症、急性動脈閉塞、内臓動脈瘤、下肢静脈瘤、慢性血栓塞栓性肺高血圧症に対応しています。
血管の障害による症状は多岐にわたり、専門的な治療を行う科は病院により違いがありますが、何か自覚症状があったらまずは早めにかかりつけ医に相談しましょう。

有益情報

ランキング医師の病院は遠くて行けないという患者さんのための、北海道、東北、四国、九州を中心とする準名医情報です。ランキングとは別です。ご参考になさってください。

北海道	**山田 陽** やまだ あきら （電話）011-681-8111	**手稲渓仁会病院 心臓血管外科** 北海道札幌市手稲区前田 1 条 12 丁目 1-40	●心臓血管外科専門医
北海道	**大川 洋平** おおかわ ようへい （電話）011-665-0020	**北海道大野記念病院 心臓血管外科** 北海道札幌市西区宮の沢 2 条 1 丁目 16 番 1 号	●心臓血管外科専門医
東北	**齋木 佳克** さいき よしかつ （電話）022-717-7000	**東北大学病院 心臓血管外科** 宮城県仙台市青葉区星陵町 1 番 1 号	●心臓血管外科専門医
東北	**横山 斉** よこやま ひとし （電話）024-547-1111	**福島県立医科大学附属病院** 福島県福島市光が丘 1 番地	●心臓血管外科専門医
東北	**金 一** きん はじめ （電話）019-613-7111	**岩手医科大学附属病院** 岩手県紫波郡矢巾町医大通 2-1-1	●心臓血管外科専門医
東北	**深田 靖久** ふかだ やすひさ （電話）0246-26-3151	**いわき市医療センター** 福島県いわき市内郷御厩町久世原 16	●心臓血管外科専門医
四国	**入江 博之** いりえ ひろゆき （電話）088-822-5231	**近森病院 心臓血管外科** 高知県高知市大川筋 1 丁目 1-16	●心臓血管外科専門医
四国	**福村 好晃** ふくむら よしあき （電話）0885-32-2555	**徳島赤十字病院 心臓血管外科** 徳島県小松島市小松島町字井利ノ口 103 番	●心臓血管外科専門医
九州	**古川 貢之** ふるかわ こうじ （電話）0985-85-1510	**宮崎大学医学部附属病院** 宮崎県宮崎市清武町木原 5200	●心臓血管外科専門医
その他	**山口 裕己** やまぐち ひろき （電話）03-6204-6000	**昭和大学江東豊洲病院** 東京都江東区豊洲 5-1-38	●心臓血管外科専門医
その他	**鈴木 友彰** すずき ともあき （電話）077-548-2111	**滋賀医科大学医学部附属病院** 滋賀県大津市瀬田月輪町	●心臓血管外科専門医
その他	**星野 丈二** ほしの じょうじ （電話）027-269-7455	**群馬県立心臓血管センター** 群馬県前橋市亀泉町甲 3-12	●心臓血管外科専門医

コラム

ミネラル不足に注意！

主に炭素から構成される「有機物」に比して、無機質（ミネラル）が体内に占める割合はわずか4％。しかし、歯や骨の形成、細胞分裂や新陳代謝、神経伝達、ホルモン分泌や酵素の合成、身体機能の調整など、生命活動に欠かせない数多くの働きをしています。

日本人のカルシウム不足、鉄不足が知られていますが、ミネラルは体内では作られず食品から取り入れる必要があり、「○○が無性に食べたい！」という時は、ミネラル不足かもしれません。

【亜鉛】味覚や性機能、皮膚の健康などに関わっています。味覚異常は亜鉛不足が原因と気が付かないまま、塩分を過剰に摂取している場合もあり注意が必要です。心のバランスを保つ幸せホルモンのセロトニン合成にも欠かせず、不足すると、怒りや不安、落ち込みといった感情のコントロールがしにくくなります。

【鉄】貧血を防ぎ、活力ある毎日に欠かせません。鉄は、老化の原因となる活性酸素を除去する酵素の生成や、セロトニン、ドーパミンなど精神の安定や、やる気に関わるホルモンの分泌に必要です。脳など中枢神経の発達にも関わり、成長期には必須です。

【マグネシウム】リラックス、疲労回復、記憶の維持に欠かせません。筋肉を弛緩させ、神経の興奮を抑える働きをします。不足は、生理痛、緊張性頭痛に繋がります。

【カリウム】むくみや高血圧を予防します。体内のナトリウム量を調整しているので、慢性的な不足は高血圧、ひいては脳卒中などのリスクを高めます。骨生成にも関与し骨粗鬆症を防止します。

ミネラルは、それぞれが働きのバランスを取っているため、必要だからと過剰に摂取すれば弊害もあります。詳しくは、桜の花出版『〝細胞美人〟になるコツ集めました』をご参照ください。

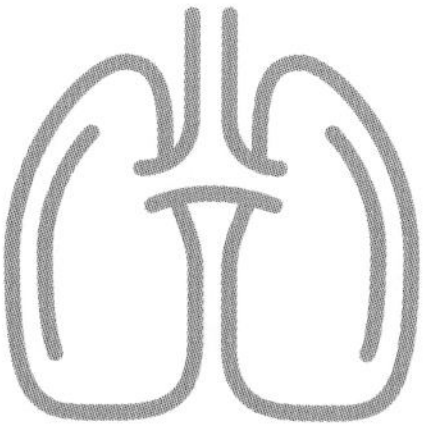

呼吸器

外界と接する大切な臓器

呼吸器は、外界とつながっているため、ウイルスや細菌など外界にある病原菌の最初の到達地の１つとなり、常に感染症の危険にさらされています。また、アレルギーの原因となる物質も入り込みやすく、呼吸器の疾患としてアレルギー疾患、喘息があります。日本呼吸器学会が公表している主な疾患に、次のようなものがあります。

・感染性呼吸器疾患…細菌やウイルスなどの感染によるもの
・気道閉塞性疾患…慢性閉塞性肺疾患（COPD）など
・アレルギー性肺疾患…気管支喘息、過敏性肺炎など
・間質性肺疾患…炎症や損傷が起こり肺胞の壁が厚くなる
・腫瘍性肺疾患…肺がんはがんの中で最も多く増え続けている
・肺血管性病変…肺の血管の異常
・胸膜疾患…胸膜は肺を包む２枚の薄い膜
・呼吸不全…酸素分圧が 60mmHg 未満になると異常が生じる

呼吸器障害では、呼吸不全、咳、痰などの症状が出ます。病因の確定には多くの検査が必要ですが、肺がんだけでなく、多くの病気があるので、異常があれば怖がらず専門医を受診しましょう。

呼吸器内科

慢性疾患には、気管支喘息、慢性閉塞性肺疾患（COPD）、肺気腫といった病気があります。COPDの原因の90％以上が、喫煙です。呼吸器疾患には禁煙が必須です。

咳は呼吸器異常の一般的な症状ですが、3週間以上続いた場合は呼吸器内科を受診することをお勧めします。その理由は、風邪ならば3週間以内にほとんどが治るからです。

咳が長引く原因として考えられるのが、感染症です。特に65歳以上の方が肺炎をおこす原因で最も多いのが、「肺炎球菌」という細菌です。肺炎球菌はとても身近で、私達の鼻や喉に付着している場合があります。さらに要注意の感染症に結核があります。結核は昔の病気と思われがちですが、日本人の2割が感染しているといわれており、通常は自覚症状はなく、免疫力が低下した時に発症してしまいます。

また、海外からの帰国後に熱がある、海外から来た人と接した後に調子が悪いなどの場合は、通常日本にいない病原菌が原因かもしれません。人に移さないよう受診する前に、保健所や医療相談などに電話で相談しましょう。

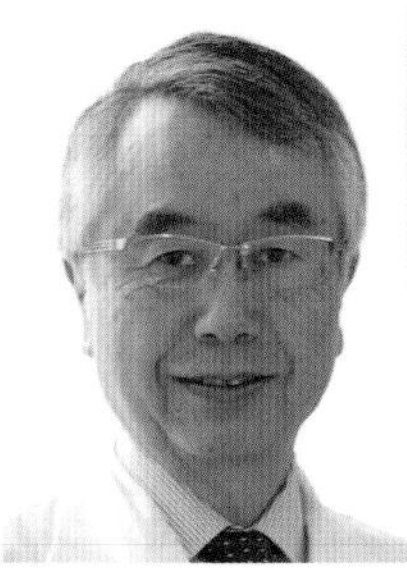

髙橋 和久　たかはし かずひさ

順天堂大学医学部附属順天堂医院　呼吸器内科
（電話）03-3813-3111　東京都文京区本郷 3-1-3

肺がん、中皮腫、縦隔腫瘍、気管支喘息、間質性肺炎、肺炎、肺高血圧、睡眠時無呼吸症候群、COPD（慢性閉塞性肺疾患）、抗酸菌感染症

●総合内科専門医、呼吸器専門医、老年病専門医

得意分野・診療案内

最も得意とする領域は肺がんの診断と薬物治療です。当科では患者さん一人ひとりの希望、全身状態と分子病態に合わせた個別化治療を実践しています。最新のエビデンスに基づいた先進的治療を展開するだけでなく、未だ承認されていない新薬の治験も数多くお受けになれます。肺がん以外の併存症をお持ちの患者さんにも専門の診療科と協力して最善の医療を提供します。呼吸器外科や放射線科との連携も充実しており、患者さんに最適な治療を提供します。

診療ポリシー・患者さんへのメッセージ

当科は肺がん患者さんの入院症例数が600例以上と数多くの肺がん薬物治療を行っています。さらに当科は順天堂医院において最も多くの治験を行い、新薬をできるだけ早く患者さんの元に届けることを目標に日夜努力しています。肺がんの優れた治療成績を上げるためには、呼吸器内科、呼吸器外科、放射線科の密な連携が必須です。呼吸器外科での肺がん手術件数も500件と日本で1、2位を争う施設であり、患者さんにとってベストな治療法を内科、外科、放射線科で協議をして決定しています。薬物治療、手術、放射線治療を適切に組み合わせることにより最良、最高の治療を提供いたします。私が診療をする上で最も大切にしてることは、患者第一「Patient First」です。自分、自分の家族が病気になったときに診てほしい医師、診療科、病院を目指します。

治療実績・コメント	科全体 年間総治療数：1,288 件 （2019 年の入院症例）	累計総治療数：不詳
	【治療の内訳】（2019 年） ①治療を継続中：50% ②治療を完結した（寛解）：15% ③途中で患者さんが来なくなった：5% ④近隣のかかりつけ医に紹介した：10% ⑤外科医に紹介した：20%	【主な治療実績】（2019 年） 肺がん：626 件　肺炎：168 件 間質性肺炎：125 件 気管支喘息：53 件 睡眠時無呼吸症候群：72 件 COPD（慢性閉塞性肺疾患）：29 件
	呼吸器内科教授であるとともに順天堂医院の院長として、患者中心の医療の実践を目指しています。良医であることはもちろん、自分でしか提供できない最善の医療を目標にしています。	
業績	【招請講演】海外（中国、インドネシアなど）から多数　【受賞】順天堂大学医学部同窓会学術奨励賞、東京都医師会功労賞、アジア太平洋呼吸器学会　第 19 回 APSR Harasawa Research Award　【論文】英文論文：236 編、英文総説：8 編、和文論文：多数、和文総説：多数　【その他】厚労省の重要な役職を多数歴任	

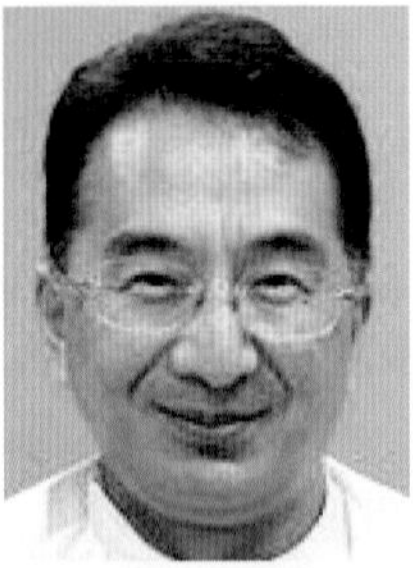

谷口 正実　たにぐち まさみ

①湘南鎌倉総合病院　免疫・アレルギーセンター（常勤）
(電話) 0467-46-1717　神奈川県鎌倉市岡本 1370-1
②相模原病院　臨床研究センター（非常勤）
(電話) 042-742-8311　神奈川県相模原市南区桜台 18-1

長引く咳、難治性喘息、成人喘息、薬剤アレルギー、NSAIDs 過敏、アスピリン喘息、カビ関連喘息、重い花粉症のアレルゲン免疫療法、EGPA、好酸球性肺炎

得意分野・診療案内

① NSAIDs 過敏（不耐症）、アスピリン喘息と言われたが治療法や対応がわからず困っておられる方　②難治性の喘息、どこにかかってもよくならない喘息、咳喘息の診断と最適な治療　③難治性の長引く咳、どこにかかってもよくならない長引く咳や痰の診断と最適な治療　④カビ（真菌）による喘息や気管支症状、ABPA、RADS などでお困りの方　⑤花粉症を根本的に治したい方向けの（特に注射による）アレルゲン免疫療法　⑥薬剤アレルギーでお困りの方　⑦ EGPA（好酸球性多発血管炎性肉芽腫症）の治療がうまくいかない方　⑧好酸球性肺炎の最適な治療法をお望みの方　⑨原因不明の好酸球増多　⑩その他、成人アレルギー好酸球疾患全般
成人アレルギー、特に難治性や原因不明の大人のアレルギー疾患に対応可能です。
通常外来は、予約待ちが１年以上となるため、現在は行っておりません。セカンドオピニオン外来（紹介状必要）、もしくは自費の初診外来（紹介状が無くても可能）のみ受付可能です（いずれも１回３万円、上記の湘南鎌倉病院代表電話へ連絡して予約）。なお、複数回通院希望の方は、ご相談ください。

診療ポリシー・患者さんへのメッセージ

日本で最も多くの難治性喘息、アスピリン喘息、重症アレルギー、EGPA、ABPA、好酸球性肺炎などの患者さんを診療し、内服ステロイドをなるべく使用しないで寛解に導いてきました。また、国際レベルの臨床研究も多く行ってきました。
エビデンスやガイドラインに基づく医療以上の正確で最良の医療（診断と治療法）を提供できると確信しています。

	個人年間総治療数:1,000 件 (2019 年)	累計総治療数：100,000 件
治療実績・コメント	【治療の内訳】（2019 年） ①治療を継続中：30% ②治療を完結した（寛解）：69% ③途中で患者さんが来なくなった：0% ④近隣のかかりつけ医に紹介した：1% ⑤外科医に紹介した：0%	【主な治療実績】（2019 年） 難治性喘息：600 件 アスピリン喘息・NSAIDs 不耐症：100 件 EGPA(好酸球性多発血管炎性肉芽腫症)：50 件 長引く咳：120 件 アスペルギルス関連、難治性カビアレルギー：50 件 好酸球性肺炎：20 件
	【高難度治療】「難治性喘息や EGPA などに対する抗体製剤治療」150 件 / 年、有効率 95%　「重症花粉症に対する複数アレルゲン免疫療法（皮下注）」20 件 / 年、有効率 100%　国内で最も多くの、難治性喘息、アスピリン喘息、EGPA などの重症アレルギー患者さんの診療実績と臨床研究実績があります。	
【業績】最近 10 年間の国際論文 71 編、海外学会招請講演 7 件、国内学会招請講演多数		

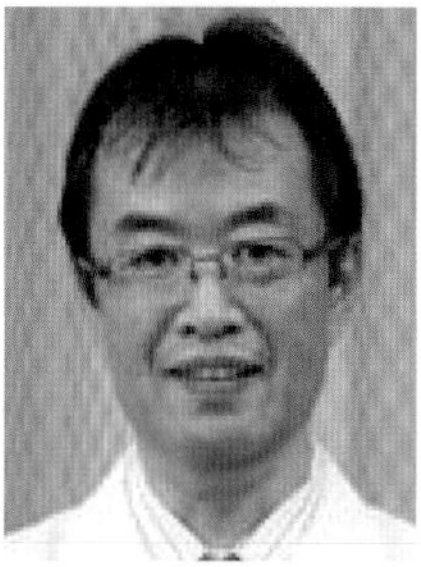

横山 彰仁　よこやま あきひと

高知大学医学部附属病院　呼吸器・アレルギー内科
（電話）088-866-5811　高知県南国市岡豊町小蓮 185-1

肺がん、気管支喘息、慢性閉塞性肺疾患（COPD）、間質性肺炎、呼吸器感染症など

●総合内科、呼吸器、アレルギー、老年病専門医

得意分野・診療案内

私は免疫・アレルギー病学を基礎として、多くの呼吸器疾患の診療・研究に従事してきました。KL-6という間質性肺炎の血清マーカーの開発に関わってきた関係で、厚生労働省のびまん性肺疾患研究班での活動を通じて、難治性肺疾患の代表格である特発性間質性肺炎の病態、診断、治療に携わってきました。肺がん患者は非常に増加しており、適切な診療を通して、肺がんの病態に関わるKL-6関連分子や予後に関係するKL-6自己抗体の臨床研究にもつながっています。特に患者数の多い気管支喘息や慢性閉塞気道疾患のうち、多くの重症例の診療に携わり、これらの疾患の誘発喀痰の研究から、喀痰を利用した診断・治療を行っています。

診療ポリシー・患者さんへのメッセージ

慢性の咳を呈する患者さんや気管支喘息、慢性閉塞性肺疾患など慢性気道疾患において、誘発喀痰を指標とした適切な治療を行っています。
特発性間質性肺炎に対する的確な診断を重視し、厚生労働省の研究班の臨床試験に基づき、NAC療法、シクロスポリン治療を行っています。また、難治性膠原病肺に対する末梢血幹細胞移植治療を考慮しています。
肺がんに対し、適切な集学的治療を行っています。また、白血病も含めて、WT-1などを用いた新規治療も症例を選んで実施しています。

	高知大学医学部附属病院 呼吸器・アレルギー内科の診療体制・検査・治療
治療実績・コメント	**◆診療体制** 年間約400名の入院患者があり、肺がんを中心に気管支喘息や慢性閉塞性肺疾患(COPD)、間質性肺炎などを扱っています。感染症内科としては、主に呼吸器感染症を中心に診療していますが、不明熱や敗血症の診療もしています。 **◆入院して行う検査** 気管支鏡：先端にカメラの付いた直径5mm程度の管を胃カメラのように気管支に挿入し気管支内腔を観察したり、透視カメラを併用して病変部から組織をかじりとったり、部分的に洗浄して検査用の洗浄液を採取したりする検査です。外来でも実施可能ですが、状態や検査の内容によっては安全のため短期の入院を要することもあります。 **◆当科で実施している主な治療** 悪性疾患が多いため、治療内容の主なものは、抗がん剤を使用する化学療法が主体です。放射線治療を行うこともあります。その他、間質性肺炎に対するステロイド療法、呼吸器感染症に対する抗菌剤治療などを行っています。

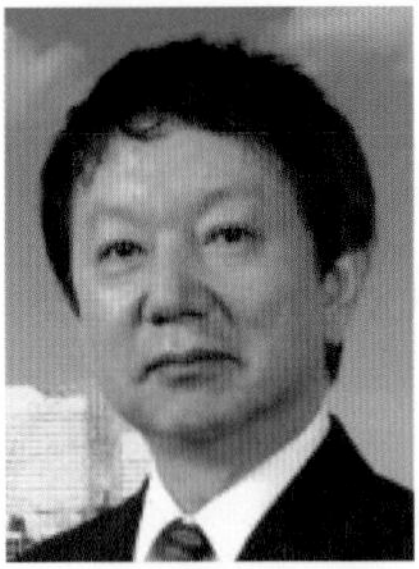

小倉 髙志　おぐら たかし

神奈川県立循環器呼吸器病センター　呼吸器内科
（電話）045-701-9581 神奈川県横浜市金沢区富岡東 6-16-1

間質性肺炎などのびまん性肺疾患、肺がん

●総合内科専門医、呼吸器専門医

得意分野・診療案内

当センターの特色として、間質性肺炎を筆頭としたびまん性肺疾患や、結核・非結核性抗酸菌症等の抗酸菌感染症の新規患者さんの数が他院より多くなっています。専門病院であることを活かし、疾患別に専門外来（間質性肺炎外来、アスベスト専門外来、禁煙外来）を設けています。間質性肺炎は比較的まれな疾患で、そのうち原因が特定できない特発性間質性肺炎は、指定難病（旧特定疾患）に指定されています。
当センターは間質性肺炎の患者さんを数多く診療しており、診断・治療の経験が豊富で、セカンドオピニオンでの受診も増えています。県内からだけでなく、県外からも多くの患者さんが集まるようになり、すべての患者さんに均等に高度な診療を提供できるよう、平成 27 年に間質性肺炎センターを開設しました。これにより、多くの患者さんに高度で均一なチーム医療を行えるようになっています。

診療ポリシー・患者さんへのメッセージ

当科では、患者さん中心の診療体系を組み、また、すべての呼吸器疾患患者さんに質の高い検査・診断・治療を行うことで、最先端・最高レベルの医療を提供するよう心がけています。当科の各医師がさらに良質な呼吸器内科専門医を目指して呼吸器疾患全般にわたって診療しています。

	神奈川県立循環器呼吸器病センター 呼吸器内科の診療実績（2018 年度）	
治療実績・コメント	間質性肺炎を含むびまん性肺疾患の新規患者数	約 730 名
	肺がんの抗がん剤治療	123 名
	気管支喘息の新規診断	245 名
	COPD の新規受診者数	125 名
	肺炎・インフルエンザなどの急性感染症のワクチン接種人数	796 名
	結核の新規入院患者数	160 名
	ここ数年間、間質性肺炎を含むびまん性肺疾患の新規患者数は増加の一途をたどっています。診察・検査により得られた情報を呼吸器内科医・画像診断医・病理医による多職種診断カンファランスを行い、患者様一人ひとりにあった最適な治療方針を導くようにしています。	
業績	【著書】『呼吸器内科必修マニュアル 改訂版』（編集） 【役職】びまん性肺疾患学術部会委員、日本肺癌学会評議員 ほか	

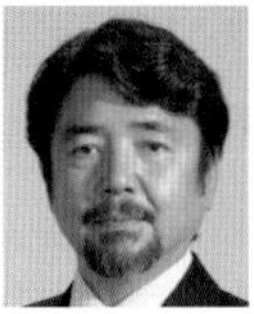

金子 猛 かねこ たけし

横浜市立大学附属病院 呼吸器内科
（電話）045-787-2800
神奈川県横浜市金沢区福浦 3-9
●総合内科、呼吸器、アレルギー専門医

診療内容

長引く咳・痰などの症状、気管支喘息、COPD、気管支拡張症、肺がん、呼吸器感染症などの疾患

呼吸器疾患の診療に 30 年余従事しております。得意分野は、気管支喘息と COPD で、長引く咳・痰の診療依頼も歓迎致します。大学の主任教授として附属 2 病院の呼吸器内科を統括し、診療、研究、そして教育に従事しています。
呼吸器疾患の診療ガイドラインにおいては、日本呼吸器学会「咳嗽・喀痰の診療ガイドライン 2019」作成副委員長（喀痰セクション責任者）をはじめとして、COPD、そして気管支喘息等のガイドラインの作成委員を務めています。
マスメディアによる啓発活動も積極的に行っており、2019 年出演・掲載実績として、NHK テレビ「あさイチ」、読売新聞・朝日新聞、週刊女性セブン・週刊現代があります。
外来患者総数（2018 年度）は 12,500 名です。医療の「最後の砦」を目指しております。

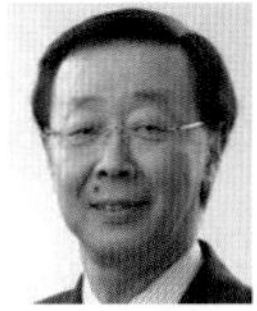

東田 有智 とうだ ゆうぢ

近畿大学病院 呼吸器・アレルギー内科
（電話）072-366-0221
大阪府大阪狭山市大野東 377-2
●呼吸器専門医、アレルギー専門医

診療内容

喘息、アレルギー性呼吸器疾患、慢性閉塞性肺疾患（COPD）、呼吸リハビリテーション、睡眠時無呼吸症候群、呼吸器感染症、びまん性肺疾患

当科は喘息診療では西日本でも有数の施設で、近隣の開業医との病診連携や、在宅酸素療法、在宅人工呼吸療法（NPPV）、持続陽圧呼吸療法（CPAP）などを積極的に導入しています。
当科の症例数は西日本でもトップクラスを誇ります。外来で圧倒的に多いのは喘息。年間管理数は約 2,000 人です。子どもの場合、風邪でも「ぜーぜー」「ヒューヒュー」といった呼吸困難「喘鳴」が起こりやすく、喘息なのかどうか判断しにくいため、細やかな問診と喀痰検査で診断します。ほとんどの患者さんは連携する医療機関や紹介元にお返しします。病棟は現在 34 床。間質性肺炎や重度の COPD で入院される方が多いです。高齢で肺炎を発症する方が増えてきており、病床も年々増床しています。

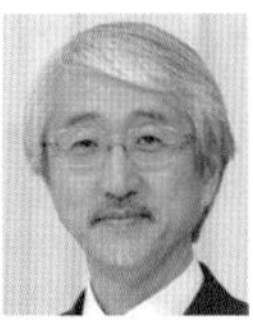

田中 裕士 たなか ひろし

医大前南 4 条内科
（電話）011-521-1159
札幌市中央区南 4 条西 15-1-32-3F
●呼吸器、アレルギー、総合内科専門医

診療内容

喘息、長引く咳、COPD、マイコプラズマ肺炎、アレルギー性鼻炎・花粉症、睡眠時無呼吸症候群

開業 9 年目に入り、2019 年の新患数 6,426 名、外来のべ総数 26,754 名で、喘息は 4,800 名、COPD は 250 名です。得意な領域は、“咳”が出る病気で、治験も行っています。クリニック内は、呼吸が苦しい患者さんが多いので、化学物質が少ないクリーンな空気となるように注意しています。診療の目標は、すみやかで正確な診断、安価な治療です。喘息は環境の変化で悪化するので、薬物療法のみでなく、ダニ退治法、花粉対策、家のリフォーム、舌下免疫療法、生物学的製剤治療も行っています。長引く“咳”では、鼻炎に上咽頭炎、好酸球性副鼻腔炎、胃食道逆流症、心因性咳嗽、咳過敏症候群などの病気を合併している患者さんが多いです。認定 NPO 法人札幌せき・ぜんそく・アレルギーセンター理事長を兼務し、年に 3 ～ 4 回市民公開講座を行っています。

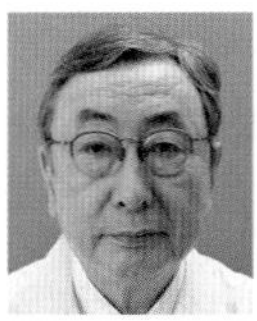

一ノ瀬 正和 いちのせ まさかず

東北大学病院 呼吸器内科
（電話）022-717-7000
宮城県仙台市青葉区星陵町 1-1
●呼吸器専門医

診療内容

COPD、気管支喘息、睡眠時無呼吸症候群、肺がん・縦隔腫瘍・胸膜腫瘍、間質性肺疾患、呼吸器感染症

当科が扱う疾患は幅広く、病態を把握するための基礎的基盤も、呼吸生理学、免疫（アレルギー）学、腫瘍学、薬理学と広範です。さらに、喘息は全年齢層を通して増加していますし、高齢化に伴い COPD や肺がんも患者数が急増しています。他の領域の疾患同様、呼吸器疾患では特に診断の遅れが予後に大きく作用します。肺がんはもちろんですが、喘息や COPD といった早期診断さえうまくされていればその後の管理は容易で患者さんの QOL も殆ど損なわれないような疾患でも、診断が遅れれば機能障害を起こし、度重なる発作（増悪）を起こしたり、濃厚な治療を必要とすることになります。こういったことの無いよう、呼吸器疾患全般にわたり診療を行います。初回は新患担当医が診察し、2 回目以降に各専門外来にて診察致します。

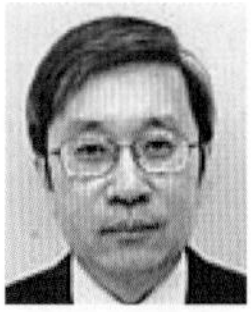

松瀬 厚人 まつせ ひろと

東邦大学医療センター 大橋病院
（電話）03-3468-1251
東京都目黒区大橋 2-22-36
●呼吸器専門医、アレルギー専門医

診療内容

気管支喘息、慢性閉塞性肺疾患、呼吸器内科全般

呼吸器内科の大きな特色のひとつが、慢性閉塞性肺疾患（COPD）の診療です。慢性閉塞性肺疾患は、日本における死亡原因の総合９位（男性では７位）となっています。しかし、早期に発見し、適切な治療を行うことで病気の進行を防いだり、症状を軽くしていくことが可能です。当科では最新機器を導入した精密肺機能検査を実施し、慢性閉塞性肺疾患の早期発見に役立てています。とくに当科が力を入れている「FOT法」という検査では、慢性閉塞性肺疾患だけでなく、「気管支喘息」、長引く咳である「慢性咳嗽」などの呼吸器疾患の検査にも幅広く用いています。患者さんが何度も努力して呼吸をしなくても、ごく自然な呼吸のままで簡便に検査ができるのが、FOT 法の大きなメリットです。患者さんの身体への負担も少なく、高齢者の方にも安心して検査を受けていただけます。

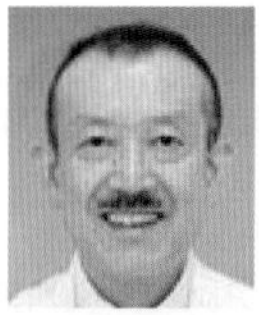

永田 真 ながた まこと

埼玉医科大学病院 呼吸器内科
（電話）049-276-1111
埼玉県入間郡毛呂山町毛呂本郷 38
●呼吸器専門医、アレルギー専門医

診療内容

肺炎を中心とした呼吸器感染症、間質性肺炎、気管支喘息、慢性閉塞性肺疾患 (COPD)

病棟では当呼吸器内科の入院診療全体を統括しています。特に肺炎を中心とした呼吸器感染症、間質性肺炎、また気管支喘息、慢性閉塞性肺疾患 (COPD) などの診療に力を入れています。
外来ではアレルギーセンター長として気管支喘息を中心に成人のアレルギー疾患の診療を担当し、アレルゲン免疫療法や抗 IgE 抗体療法などを行っています。
息切れがする、息が苦しい、咳や痰が続くなどの症状があるときは呼吸器疾患のことが多いので受診して下さい。
症状が何もなくても、たまたまお近くの先生のところで胸のレントゲンを撮ったら影があるといわれた場合も早めに受診して下さった方がよいでしょう。その際最初に診ていただいた医師の紹介状をご持参下さい。

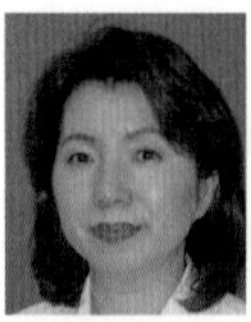

多賀谷 悦子 たがや えつこ

東京女子医科大学病院 呼吸器内科
（電話）03-3353-8111
東京都新宿区河田町 8-1
●総合内科、呼吸器、アレルギー専門医

診療内容

気管支喘息、咳喘息、慢性閉塞性肺疾患（COPD)、肺炎、肺がん、間質性肺炎、アレルギー性肺疾患など

私は喘息、肺気腫、COPD や慢性咳嗽を中心に、年間 3,000 例余の患者を診察しています。喘息難治例には、生物学的製剤による治療や耳鼻咽喉科と連携診療をしています。今まで漢方診療、心臓カテーテル、胸腔鏡にも携わり、患者の全身を診察し管理することをモットーに診療を行い、2018 年～ 2019 年の The Best Doctors in Japan に選出されました。
当科は専門医数が多く、年間の延べ外来患者数 30,000 例、入院患者数 10,000 例に及び、平成 31 年に東京都のアレルギー専門病院となりました。また、呼吸器外科とセンターを設立し、肺がんの集学的治療を行っています。
稀な線毛機能不全症候群の診断も行っていますので、痰が多く症状が改善しない場合、是非受診して頂ければと思います。

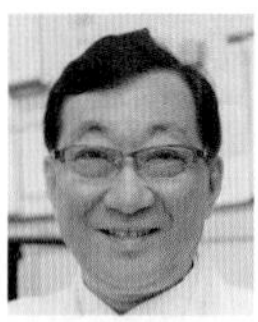

堀口 高彦 ほりぐち たかひこ

藤田医科大学ばんたね病院 呼吸器内科
（電話）052-321-8171
愛知県名古屋市中川区尾頭橋 3-6-10
●総合内科、呼吸器、アレルギー専門医

診療内容

気管支喘息、慢性閉塞性肺疾患 (COPD)、肺がん、肺炎、間質性肺炎、肺線維症、肺真菌症

呼吸器疾患全般を総括的に診療できるように、40 年間呼吸器内科に携わってきました。中でも成人気管支喘息の吸入薬治療に関して、実績があります。喘息治療には吸入薬が必要不可欠です。患者さんは、一生懸命治療をしようと頑張っておられるのに、吸入薬の操作が不十分で期待される効果が出ていないことを残念に思い、2015 年に本邦で販売されている全種類の吸入薬の操作方法を「正しい吸入方法を身につけよう」と題した吸入指導 DVD とポスターにまとめ、無料で全国に配布できるようにしました（独立行政法人環境再生保全機構)。喘息予防･管理ガイドラインにも記載されています。他にも、吸入薬の効果を最大限に引き出す方法を考え、全国はもちろんのこと、世界中の患者さんのお役に立てるように日々尽力しています。

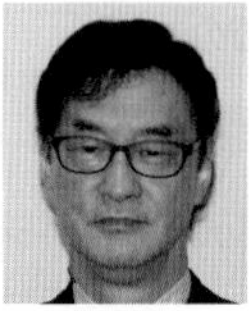

足立 満 あだち みつる

山王病院 アレルギー内科
（電話）03-3402-3151
東京都港区赤坂 8-10-16
●総合内科、呼吸器、アレルギー専門医

診療内容

長引く咳、気管支喘息

喘息は発作や症状がないときでも継続的に抗炎症治療を続ける事が大切です。最近では有効な吸入ステロイドと吸入長時間作用性β2刺激薬（気管支拡張薬）の合剤の種類も増え、使い方にも幅が出てきています。鼻炎合併喘息には抗アレルギー薬（ロイコトリエン受容体拮抗薬など）やステロイド点鼻を併用する事でコントロール良好な患者さんが増加しています。通常の治療で改善しない重症喘息には抗 IgE 抗体治療や抗 IL-5 抗体などを早めに投与して改善する患者さんも少なくありません。これらの治療を上手に組み合わせ、基本的な吸入指導や生活指導により症状も改善し社会復帰した患者さんは数え切れません。何よりも患者さんの立場で考え治療していく事に重点をおいています。年間の気管支喘息患者は延べ 5,000 人以上です。山王病院メディカルセンターでも診療しています。

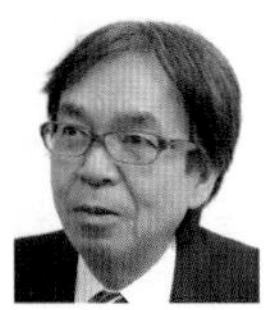

玉置 淳 たまおき じゅん

浜町センタービルクリニック 呼吸器科
（電話）03-3664-6858
東京都中央区日本橋浜町 2-31-1 7F
●呼吸器、アレルギー、総合内科専門医

診療内容

気管支喘息，COPD（慢性閉塞性肺疾患）、長引く咳・痰

すべての呼吸器疾患に対応していますが、なかでも気管支喘息と COPD（慢性閉塞性肺疾患）の診療を専門としています。また、長引く咳や痰の診断と治療も精力的に行っています。
呼吸器疾患には感染症、腫瘍、アレルギー、免疫異常など様々な病気がありますが、住環境の変化や人口の高齢化に伴い喘息と COPD は年々増えてきており、長引く頑固な咳や痰を訴える患者さんも増加の一途を辿っています。これらの疾患は進行性のものが多く、早期の治療介入が必要です。当院では、呼吸機能や種々のバイオマーカーなどの所見から総合的に評価し、わが国の「喘息の治療・管理ガイドライン」と「慢性咳嗽・喀痰の診療ガイドライン」の作成委員長を歴任した自らの経験とエビデンスに基づいた、最も適切な治療を行います。

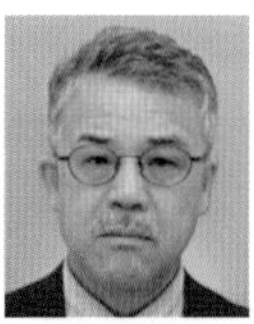

放生 雅章 ほうじょう まさゆき

国立国際医療研究センター病院
（電話）03-3202-7181
東京都新宿区戸山 1-21-1
●総合内科、呼吸器、アレルギー専門医

診療内容

慢性咳嗽、気管支喘息、慢性閉塞性肺疾患（COPD）、慢性気道感染症（真菌、抗酸菌など）

難治性の喘息や慢性咳嗽の患者さんについては多くの経験を有しています。これら気道系の疾患では、症状が典型的ではないために、なかなか正しい診断を受けることが出来ない患者さんが多いため、まずはじっくりと患者さんの症状を傾聴した上で、検査を行い時間をかけて診断治療を行っていくことをポリシーとしています。これらの疾患は鼻や胃食道などの合併症と関連することが多いので、これらの他臓器も必ずチェックさせていただいています。
難治性気管支喘息は、生物学的製剤が使えるようになり飛躍的にコントロールが改善しましたが、それでも難治な症例には気管支鏡によるサーモプラスティーを行います。当院は 50 例以上と日本で最も経験症例が多いので、このような患者さんにも安心して治療を受けていただけます。

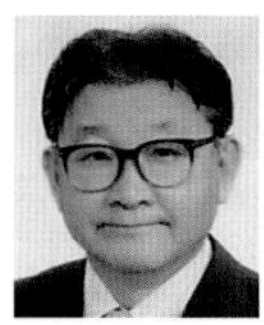

平田 一人 ひらた かずと

大阪市立大学医学部附属病院
（電話）06-6645-2121
大阪府大阪市阿倍野区旭町 1-5-7
●呼吸器専門医、アレルギー専門医

診療内容

COPD（慢性閉塞性肺疾患）、気管支喘息、副鼻腔気管支症候群、睡眠時無呼吸症候群

現在、気管支喘息患者 50 人以上、COPD 患者 50 人以上が通院中です。アレルギー検査、一般肺機能検査、気道過敏性検査、運動負荷検査に加え、呼気 NO 濃度測定や高分解能 CT 検査などにより、気管支喘息や COPD 患者の確実な診断や評価をしています。治療は最新の科学的なエビデンスに基づいた薬物療法や吸入指導に力を入れています。気管支喘息では、原点に戻り、個々の患者の喘息の誘引因子や憎悪因子の原因を積極的に解明し、減感作療法や自己管理と喘息発作時の対応にも力を入れています。また COPD では 30 年の歴史のある外来呼吸器リハビリテーション教室での病気に対する理解と治療法に関する患者や家族教育、去痰法、リラクゼーションなどの呼吸法の習得や栄養療法、運動療法の指導を行い好評を得ています。

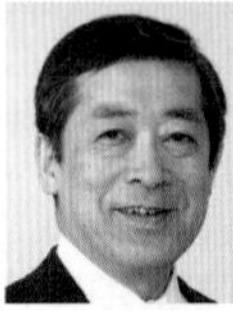

西村 正治 にしむら まさはる

豊水総合メディカルクリニック
（電話）011-520-2310
北海道札幌市中央区南 7 条西 2-1-4
●呼吸器専門医

診療内容

COPD（慢性閉塞性肺疾患）、気管支喘息、咳、間質性肺炎、非結核性抗酸菌症、インフルエンザ、睡眠時無呼吸症候群（SAS）

当科では、呼吸器一般の診療、一般的な肺検診を行います。受診される方の症状で最も多いのが「咳（咳嗽）」。咳嗽が続く期間によって「急性咳嗽（3 週間まで）」「遷延性咳嗽（3 週間以上）」「慢性咳嗽（8 週間以上）」に分けられます。急性の場合、多くは急性上気道炎、いわゆる風邪の咳で、咳止め薬の内服で自然に治まってきますが、一部は百日咳、マイコプラズマ、肺炎クラミジアなどの感染症が原因となることもあり、適切な抗生物質の内服で症状の早い改善が期待できます。長引く咳、特に慢性咳嗽になると感染症である頻度は減り、他の呼吸器疾患の可能性が高まるため精密検査が必要です。症状を詳しくお聞きした上で X 線写真・胸部 CT など必要な検査を行い診断・治療に結び付けます。

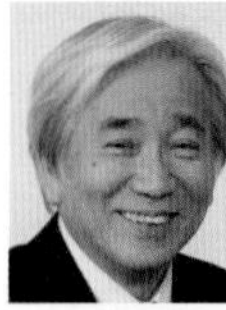

中野 孝司 なかの たかし

大手前病院 呼吸器内科
（電話）06-6941-0484
大阪府大阪市中央区大手前 1-5-34
●呼吸器専門医

診療内容

肺がん、中皮腫、アスベスト関連疾患、胸膜炎、石綿肺、胸膜腫瘍、COPD、気管支喘息

呼吸器疾患全般を扱いますが、最も専門性を高めていますのは呼吸器悪性腫瘍で、特にアスベストと関係の深い胸膜中皮腫の診断と治療です。中皮腫は腹膜や心膜にも発生しますが、胸膜に最も多く発生します。胸腔内を広範囲に拡がる特性のため、外科治療には限界があり、集学的に治療する必要があります。腹膜中皮腫を含め、新たな治療法の臨床試験もしています。中皮腫は予後不良の悪性腫瘍ですが、組織型などの条件が揃えば長期生存を期待することができます。一方、肺がんは早期発見が大切で、治療はガイドラインに沿って行っています。肺がんは高齢者に多く発生しますので、内科疾患を併発している頻度が高く、各領域の専門医と密に連携して治療を行っています（中皮腫の年間患者数は 30 人、肺がんは 310 人）。

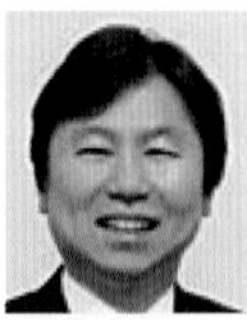

井上 博雅 いのうえ ひろまさ

鹿児島大学病院 呼吸器内科
（電話）099-275-5111
鹿児島県鹿児島市桜ヶ丘 8-35-1
●呼吸器専門医、アレルギー専門医

診療内容

気管支喘息、COPD(慢性閉塞性肺疾患)

当科は、喘息、肺がん、COPD、肺炎、間質性肺疾患、呼吸不全などの呼吸器に特化した内科です。しかも、日和見感染症、膠原病や様々な疾患に伴う肺病変も診療範囲です。
初診の方は、紹介医による予約（電話 099-275-5168）と紹介状が必要となります。
診療分野は、
・腫瘍性病変：肺がん、悪性胸膜中皮腫、縦隔腫瘍など
・免疫／アレルギー系疾患：気管支喘息、過敏性肺炎、膠原病関連間質性肺炎など
・感染性疾患：肺炎、結核、非結核性抗酸菌症など
・生活習慣や環境に関連した疾患：COPD（慢性閉塞性肺疾患）、塵肺など
・原因不明の疾患：特発性間質性肺炎、びまん性汎細気管支炎（DPB）などです。

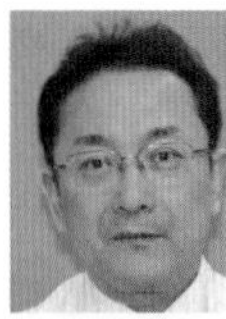

柴田 陽光 しばた ようこう

福島県立医科大学附属病院 呼吸器内科
（電話）024-547-1111
福島県福島市光が丘 1
●総合内科専門医、呼吸器専門医

診療内容

気管支喘息、慢性閉塞性肺疾患、間質性肺疾患、原発性肺がん、縦隔腫瘍、胸膜疾患など呼吸器疾患全般

当科は新しい診断技術で治療を迅速で丁寧に行うことをモットーに、日々診療にあたっています。呼吸器診断において気管支鏡は欠かすことができない診断技術です。当科では極細径気管支鏡から大口径チャンネルを有する気管支鏡まであらゆる種類の内視鏡を備え、安全で的確な診断を迅速に行うよう努めています。セミフレキシブルタイプの局所麻酔下に挿入する胸腔鏡も導入し、胸膜疾患の迅速な診断に役立てています。末梢肺野の小型肺がんに対しては実際の内視鏡に先立ってＣＴデータからコンピュータで仮想内視鏡データを作成し検査の精度を向上させています。また内視鏡を用いたレーザー治療、高周波スネアによる腫瘍切除なども行っています。さらに、近年では硬性気管支鏡の導入により、治療技術の充実化がはかられています。

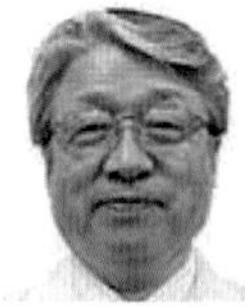

長坂 行雄 ながさか ゆきお

洛和会音羽病院
（電話）075-593-4111
京都府京都市山科区音羽珍事町 2
●呼吸器、感染症、アレルギー専門医

診療内容

喘息、COPD、間質性肺炎

呼吸器内科・洛和会京都呼吸器センターの所長を務め、呼吸器疾患全般を診ています。毎週火曜、木曜の午前中が外来で完全予約制です。初診の方は紹介状が必要です。問診と身体所見、特に聴診を重視していますが、必要な検査は院内でできます。外来は喘息と COPD（慢性閉塞性肺疾患）が多く、他に間質性肺炎や気管支拡張症の方もいます。肺気腫や喘息、また間質性肺炎などの慢性呼吸器疾患や肺炎、気胸などの急性疾患の診療にも力を入れています。科としての年間の入院患者数は約 700 例、うち肺がんが 300 例弱、肺炎が 100 例強、COPD が 60 例、間質性肺炎が 50 例ほどです。呼吸器外科とも一体の科という特徴を生かして胸腔鏡下の肺生検など難しい間質性肺疾患、肺がんの診療も速やかです。息切れや咳が続いて困っている方にはお役に立てるかも知れません。

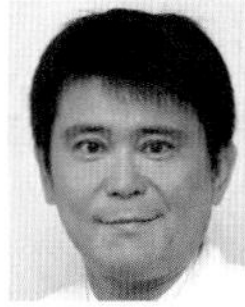

矢寺 和博 やてら かずひろ

産業医科大学病院 呼吸器内科
（電話）093-603-1611
福岡県北九州市八幡西区医生ヶ丘 1-1
●総合内科専門医、呼吸器専門医

診療内容

喘息、COPD、呼吸器感染症、間質性肺炎、肺がんなど

平成 27 年から呼吸器・胸部外科と呼吸器内科が連携した「呼吸器病センター」を開設しました。設立の趣旨は、外科と内科どちらに紹介していいのかが分りにくい肺がんや気胸、胸膜炎、肺化膿症や呼吸不全などの急性疾患について、内科、外科の隔たりなく窓口を分かりやすく一本化することであり、そのために電話相談窓口（医療機関からのお問い合せ：093-691-7187）を開設しました。徐々に地域における知名度は上がってきており、今後も発展させていきたいと思っております。当科では一般の呼吸器疾患の患者様は火曜日と金曜日の午前中に外来診療を行っています。当院は高度医療を提供する特定機能病院として厚生労働省から承認されており、受診には原則として、医院又は病院からの紹介状（診療情報提供書）が必要です。

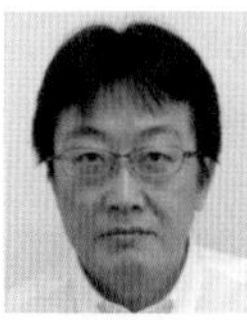

白井 敏博 しらい としひろ

静岡県立総合病院 呼吸器内科
（電話）054-247-6111
静岡県静岡市葵区北安東 4-27-1
●総合内科、呼吸器、アレルギー専門医

診療内容

気管支喘息・COPD、成人アレルギー（食物、薬物、職業）、びまん性肺疾患（間質性肺炎、サルコイドーシス）

当科では入院は年間で計 500 名と最も多い肺がんを主にし、肺炎、呼吸不全の呼吸管理、間質性肺炎に代表されるびまん性肺疾患と活動性肺結核の治療と多岐にわたります。肺がんについては切除可能例では画像診断が重要であり、早期診断と治療の確立をめざします。切除不能例の内科治療は化学療法を入院で導入し、可能な限り早期に外来治療へ移行できるよう工夫しています。通常の呼吸器外来に喘息・せき・アレルギー外来を併設し、成人気管支喘息、成人アレルギー（食物、薬物、職業）、アナフィラキシーなどを対象疾患として、きめ細かな問診、専門的な検査・診断および的確な治療を行っています。2017 年の当科の入院患者数は、肺炎 330、間質性肺炎 74、気胸 41、COPD31、サルコイドーシス 25、気管支喘息 22 などです。

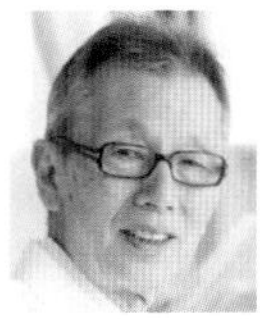

宮澤 輝臣 みやざわ てるおみ

宮澤内科・呼吸器クリニック
（電話）045-911-1159
神奈川県横浜市青葉区新石川 2-4-12
●呼吸器専門医

診療内容

肺がん、ステント治療、レーザー治療、COPD、気管支喘息

呼吸器内科領域でよく知られている病気をいくつか挙げますと、風邪、上気道炎、気管支炎、肺炎などの呼吸器感染症、気管支喘息、花粉症などのアレルギー性疾患、その他にも肺気腫などタバコ煙を主な原因とする慢性閉塞性肺疾患（COPD）、肺がん、さらには間質性肺炎という肺がんと並んで難治性の病気などがあります。今ではかなり認知されるようになった睡眠時無呼吸症候群も対象です。中核病院（広島市民病院）と大学病院（聖マリアンナ医科大学）で長年、実臨床に携わった経験を活かし日々地域の患者さんのために働きたいと思っております。
【著書】『気管支鏡ベストテクニック』（共著）
【受賞歴】世界気管支学会賞（カッサイ賞）、日本呼吸器内視鏡学会賞（池田賞）【会長歴】世界気管支学会会長、日本呼吸器内視鏡学会会長

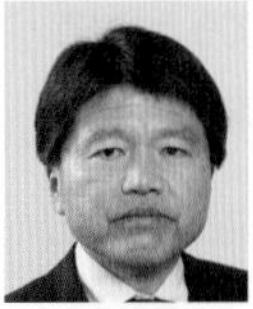

高柳 昇 たかやなぎ のぼる

埼玉県立循環器・呼吸器病センター
（電話）048-536-9900
埼玉県熊谷市板井 1696
●総合内科専門医、呼吸器専門医

診療内容

肺炎、肺結核、非結核性抗酸菌症、間質性肺炎、肺がん、喘息、慢性閉塞性肺疾患など呼吸器疾患全般

呼吸器内科 15 名、呼吸器外科 7 名、放射線科 4 名、病理 2 名と協力して呼吸器診療を行っています。気管支鏡は年 500 例であり、肺炎 2,000 例、肺線維症 1,100 例、過敏性肺炎 150 例、サルコイドーシス 200 例、好酸球性肺炎 180 例、肺結核 1,200 例、非結核性抗酸菌症 1,300 例、肺がん 2,000 例、慢性閉塞性肺疾患 1,500 例、喘息 1,000 例など多くの疾患を登録しており、あらゆる呼吸器疾患に対応できる体制を整えています。循環器内科と協力して肺高血圧症にも対処しています。
個人的には論文執筆も重要な臨床医の役目と考え、英文原著 33 編、英文症例報告 31 編、日本語原著 23 編、日本語症例報告 82 編執筆してきています。これらを通じて日々最新医療に追いついていく努力をしています。

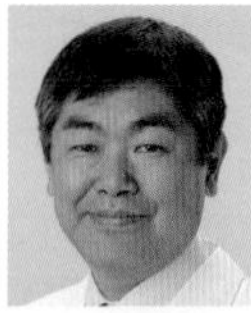

福井 基成 ふくい もとなり

北野病院 呼吸器内科
（電話）06-6312-1221
大阪府大阪市北区扇町 2-4-20
●呼吸器専門医

診療内容

呼吸器内科全般、呼吸不全、睡眠呼吸障害

当科では、肺がん、肺炎・気道感染症、喘息・COPD、間質性肺疾患、呼吸不全、睡眠時無呼吸症候群など実に多くの呼吸器の病気を担当しています。いずれの診療においても、最新の診断・治療を提供すると共に、いつも患者さんに近い医療を目指したいと考えています。そのために、多くの医療職が力を合わせて行うチーム医療を重視しています。また、慢性呼吸器疾患の患者さんにおいては、退院後も病気と闘っていく必要があります。少しでも良い暮らしが継続できるように、多職種による病棟カンファレンスや退院支援を通じて地域の医療・介護に繋いで行きたいと思います。 原因不明の間質性肺炎患者さんに対しては、すぐに薬物治療を行うのではなく、まずは慢性過敏性肺炎の可能性も考えて、羽毛製品など過敏性肺炎の原因となり得るものの除去を指導しています。

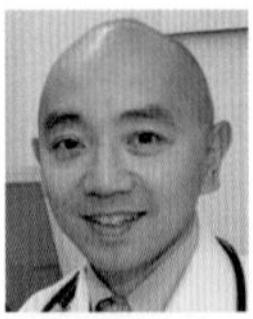

大谷 義夫 おおたに よしお

池袋大谷クリニック
（電話）03-3986-0337
東京都豊島区西池袋 1-39-4
●呼吸器専門医

診療内容

肺がん、咳喘息、気管支喘息、間質性肺炎など呼吸器疾患、花粉症、喘息、睡眠無呼吸、禁煙

東京医科歯科大学・第一内科、呼吸器内科、睡眠制御学講座において 21 年間にわたり、内科疾患・呼吸器疾患・アレルギー疾患・睡眠医療に従事してまいりました。これまでの診療経験を生かし、皆様とのふれあいを大切にし、気軽にご来院いただき、不安な気持ちを解消できる、そして患者様の健康を維持するために、お役に立てるクリニックを目指して参ります。
呼吸器科として、肺がん、咳喘息、気管支喘息、間質性肺炎など呼吸器疾患、長引く咳、花粉症など、内科として、高血圧、高コレステロール血症、糖尿病、メタボリック症候群の診療および御相談をさせていただきます。禁煙外来は、保険診療が可能です。他にアレルギー科、睡眠時無呼吸外来などがあります。肺炎球菌や B 型肝炎のワクチン接種も行っています。

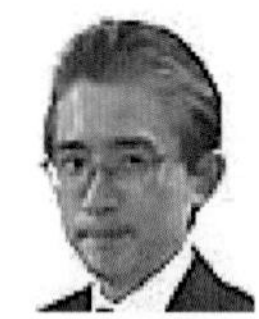

姫路 大輔 ひめじ だいすけ

宮崎県立宮崎病院 呼吸器内科
（電話）0985-24-4181
宮崎県宮崎市北高松町 5-30
●総合内科、呼吸器、感染症専門医

診療内容

肺がん、気管支喘息、COPD、肺炎、肺結核、抗酸菌感染症

当科はスタッフ 3 名および専攻医 1 名で、実際の診療はスタッフおよびスタッフの指導のもと 1 ～ 2 名の内科研修医と共に行っています。少ないスタッフですが、呼吸器学会専門医 、指導医、呼吸器内視鏡学会専門医 、指導医、感染症学会専門医、指導医、がん薬物療法専門医、指導医、リウマチ専門医などの資格を有しています。当院は地域がん診療連携拠点病院、3 次救急医療施設であるため、当科は肺がん患者、また重症呼吸不全患者などの診療を多く行っています。気管支鏡診断、治療を得意としておりEBUS -GS 法、EBUS -TBNA 法、極細径気管支鏡などを用いた肺がん診断、難治性気胸、喀血などに対する EWS 治療や気道異物除去、気道狭窄に対するステント治療などの気管支インターベンションも積極的に行っています。

有益情報

ランキング医師の病院は遠くて行けないという患者さんのための、北海道、東北、四国、九州を中心とする準名医情報です。ランキングとは別です。ご参考になさってください。

北海道	**高橋 弘毅** たかはし ひろき （電話）011-373-5811	**北広島病院 呼吸器内科** 北海道北広島市中央 6-2-2	●呼吸器専門医
北海道	**宮本 顕二** みやもと けんじ （電話）0126-22-1300	**北海道中央労災病院 内科** 北海道岩見沢市 4 条東 16 丁目 5 番地	●呼吸器専門医
東北	**玉田 勉** たまだ つとむ （電話）022-717-7000	**東北大学病院 呼吸器内科** 宮城県仙台市青葉区星陵町 1 番 1 号	●呼吸器専門医
東北	**小池 加保児** こいけ かおる （電話）022-345-3101	**公立黒川病院 呼吸器内科** 宮城県黒川郡大和町吉岡字西桧木 60 番地	●呼吸器専門医
東北	**本田 芳宏** ほんだ よしひろ （電話）022-222-6181	**仙台厚生病院 呼吸器内科** 宮城県仙台市青葉区広瀬町 4 番 15 号	●呼吸器専門医
四国	**岸本 伸人** きしもと のぶひと （電話）087-813-7171	**高松市立みんなの病院 呼吸器内科** 香川県高松市仏生山町甲 847 番地 1	●呼吸器専門医
九州	**迎 寛** むかえ ひろし （電話）095-819-7200	**長崎大学病院 呼吸器内科** 長崎県長崎市坂本 1 丁目 7 番 1 号	●呼吸器専門医
九州	**興梠 博次** こうろぎ ひろつぐ （電話）0944-54-8482	**大牟田天領病院 呼吸器内科** 福岡県大牟田市天領町 1 丁目 100 番地	●呼吸器専門医
その他	**里内 美弥子** さとうち みやこ （電話）078-929-1151	**兵庫県立がんセンター 呼吸器内科** 兵庫県明石市北王子町 13-70	●呼吸器専門医
その他	**永井 英明** ながい ひであき （電話）042-491-2111	**東京病院 呼吸器内科** 東京都清瀬市竹丘 3 丁目 1-1	●呼吸器専門医

長引く咳は危険サイン

咳は、気道に侵入したほこり、細菌、ウイルスなどの異物から体を守るための生体防御です。異物が侵入するとその情報が脳の咳中枢に送られ、異物を排除するよう脳から指令が出て、咳が出ます。咳が続く場合は、体から「危険サイン」が出ていると考えましょう。長引く慢性的な咳は、喘息、慢性閉塞性肺疾患（COPD）の発症、感染症、その他にも原因が考えられます。咳はごく一般的な症状であるため、そのまま放置している人が少なくないようですが、何も原因がなければ咳が出ることはありません。
原因をつきとめて悪化を防ぐためには、早期診断・治療が何より重要です。せきが3週間以上、特に8週間以上続いたら、専門医を受診しましょう。

呼吸器外科

肺がんによる死亡数は、2019 年の日本人の死因別統計で、男性で 1 位、女性で 2 位、男女合わせて 1 位でした。胃がんは 1968 年をピークに今は横ばい状態ですが、肺がんは急速に増えています。

肺がんの治療は、種類や進行度合い（ステージ）によって、手術、放射線療法、化学療法（抗がん剤、分子標的薬、免疫療法など）を組み合わせて行われます。

手術を行う前に放射線治療をして腫瘍を小さくする、手術してから再発防止のために放射線治療を行ったり抗がん剤を服用するなど、呼吸器外科、放射線科、腫瘍内科などがチームとなり連携して治療を行います。

また、肺がんの治療法は、局所療法と全身療法に分けられます。

局所療法には、手術と放射線療法があり、手術は切除可能な状況であれば最も治癒の可能性が高い治療法です。がんの進行度によって、開胸せず、複数箇所を 2cm 程切開し、そこからカメラと手術道具を挿入して行う胸腔鏡視下手術も行われています。

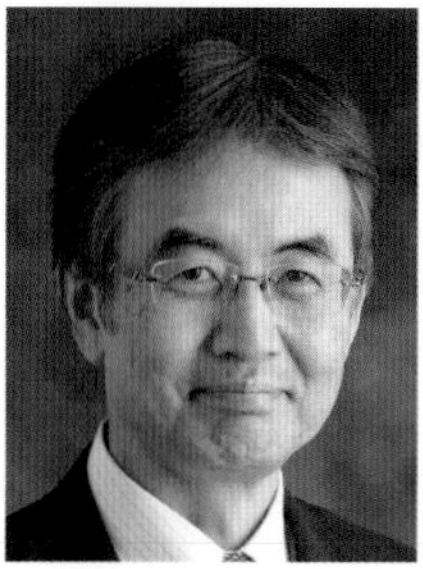

伊達 洋至　だて ひろし

京都大学医学部附属病院　呼吸器外科
（電話）075-751-3111 京都府京都市左京区聖護院川原町 54

肺がん（微小肺がんから進行肺がんまで）、肺移植（小児から成人まで、脳死肺移植・生体肺葉移植・複雑な肺移植まで対応可能）

●呼吸器外科専門医

得意分野・診療案内

比較的早期の肺がんに対しては胸腔鏡手術を標準術式とし、2011 年からはロボット支援手術（ダビンチ手術）を導入し、月６～８例程度行っています。肺がんに対しては、世界初の RFID を用いたマーキングシステムを導入し、３次元画像解析システムである SYNAPS VINCENT を用いて複雑区域切除も積極的に行っています。進行肺がんに対しては、導入あるいは根治的化学放射線療法後に、複雑な気道再建や血管形成から自家肺移植まで高度な手術手技を応用して切除を行い、良好な成績を上げております。
肺移植の症例数は年間 25 ～ 30 例程度行っており、脳死肺移植だけでなく生体肺葉移植も多数の経験があります。累積件数が国内最多であるだけではなく、左右反転生体肺移植など、複雑な肺移植経験も豊富です。

診療ポリシー・患者さんへのメッセージ

腫瘍外科と肺移植を２つの柱とし、高度な技術と豊富な経験を活かし、国内有数の手術症例数を誇ります（2019 年は 529 例）。また数だけでなく、技術的に困難な手術や、リスクの高い症例に対しても積極的に手術を行っています。世界の呼吸器外科をリードすべく、臨床だけでなく、研究や教育に力を注いでいます。

手術・治療実績・コメント	【高難度手術】（2019 年） 手術名：RFID マイクロチップを用いた世界初の肺がん手術 京都大学にて RFID マイクロチップを用いた世界初の肺がん手術を行いました。肺がんに対して現在主流となっている低侵襲な胸腔鏡手術では、小さな孔から手術操作を行うために十分に肺を触診することができず、胸膜から距離のある小さな腫瘍の位置を正確に同定することが困難でした。そのため、京都大学呼吸器外科では、スマートフォンやプリペイドカードなどに使用されており、近距離無線通信の用途で普及している radiofrequency identification（RFID）技術に着目し、RFID マイクロチップを搭載した小型無線マーカーを開発しました（RFID マーキングシステム）。 本技術を用いることにより、従来の方法では位置がわかりにくかった深部病変に対しても正確な位置同定を可能としました。
業績	【著書】『最新 呼吸器内科・外科学』（監修）、『呼吸器疾患診療の最先端（先端医療シリーズ 46）』（編集）

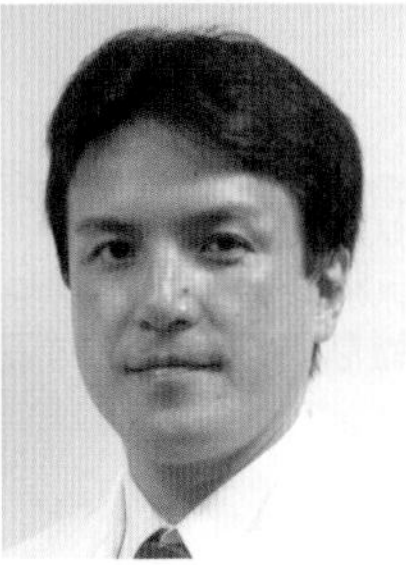

渡辺 俊一　わたなべ しゅんいち

国立がん研究センター中央病院　呼吸器外科
（電話）03-3542-2511 東京都中央区築地 5-1-1

肺がん、転移性肺腫瘍、縦隔腫瘍（胸腺腫、胸腺がん、奇形腫など）、悪性胸膜中皮腫、胸壁腫瘍

●外科専門医、呼吸器外科専門医

得意分野・診療案内

肺がん、転移性肺腫瘍、縦隔腫瘍（胸腺腫、胸腺がんなど）、胸膜中皮腫など胸部悪性腫瘍の外科治療全般に対応いたします。なかでも進行肺がんに対する拡大手術ならびに早期肺がんに対する区域切除術は経験豊富です。

診療ポリシー・患者さんへのメッセージ

われわれは常に精度の高い肺がん手術を行うことを心がけており、これにより肺がん手術の高い根治性と低い合併症率の両立を実現しています。近年は 5 − 7cm 程度の小さな傷でこれを実現しており、肺がん根治術後の患者さんが術後 3 − 4 日で退院し早期に社会復帰されております。また、進行がんでも放射線治療や薬物療法を組み合わせることで、がんを根治できる確率が非常に上がってきております。
当院には外科だけでなく放射線治療や薬物療法の専門医、肺病理の専門医も多数勤務しており、いわゆる難治がんである肺がんの患者さんを一人でも多く救えるような協同態勢が整っていますので、肺がんと診断された際には是非一度治療方針についてご相談ください。
突然肺がんと診断され、大変困惑しているであろう患者さんやご家族の不安を少しでも早く取り除けるよう、呼吸器グループを挙げて常に迅速かつ適切な対応をさせていただきます。
また、希少がんセンターが開設されて以来、多くの胸腺腫、胸腺がん、胸膜中皮腫患者さんなどが来院されていますので、こちらも機会があればご利用ください。

	個人 年間総治療数：320 件（2019 年）	累計総治療数：4,800 件
手術・治療実績・コメント	【高難度手術】（2019 年） 手術名：肺・縦隔悪性腫瘍手術 件数：300 件 生存退院率：術後 1 年以上の生存率 100% 重篤な合併症数：0 件 再手術数：1 件　　術死件数：0 件	【主な治療実績】（2019 年） 肺がん手術：275 件 転移性肺腫瘍手術：25 件 縦隔腫瘍切除：20 件
	当科の肺がん切除数は統計のある過去 18 年間、一貫して全国 1 位です。早期肺がんに対しては、肺機能を温存した区域切除を積極的に行うことにより患者の早期社会復帰（術後在院期間 3 日間）を実現しています。一方、進行肺がんに対しては手術治療に抗がん剤治療・放射線治療を併用したいわゆる集学的治療を行い、高い生存率を得ています。	

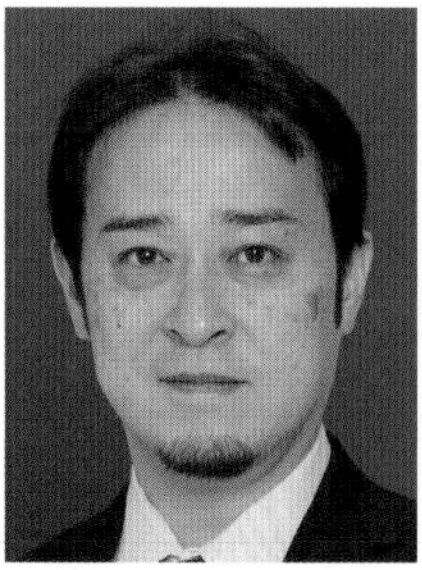

文 敏景　むん みんぎょん

がん研究会有明病院　呼吸器センター外科
（電話）03-3520-0111 東京都江東区有明 3-8-31

肺がん、転移性肺腫瘍、縦隔腫瘍、胸壁腫瘍

●外科専門医、呼吸器外科専門医

得意分野・診療案内

肺悪性疾患（肺がん、転移性肺腫瘍）に対して、患者様の状態に応じた最適なアプローチで治療を行います。当科では、完全性と根治性を両立した低侵襲手術を積極的に取り入れています。当科の胸腔鏡手術は、小開胸を併用しない完全胸腔鏡手術です。胸腔内を高精細のモニターに映し出して手術を行うことで繊細な手術操作が可能です。2019 年 1 月からはロボット手術を開始し、現在保険診療で行っています。
また、患者様の状態に応じて開胸手術も選択しています。適応のある症例に対しては、肺機能を温存する手術（区域切除や部分切除）を積極的に取り入れ、そのほぼ全例を胸腔鏡下手術で行っています。

診療ポリシー・患者さんへのメッセージ

患者様の病状は様々です。当院での治療方針は、病気の状態や体力などを総合的に評価して、週に 1 回行われている呼吸器キャンサーボード（外科、内科、放射線治療科、画像診断科、病理診断科、細胞診断科の合同カンファレンス）において決定されます。手術の術式に関しては、外科カンファレンスで決定し、経験豊富なスタッフが治療にあたります。早期に社会復帰できるように全力でサポートいたします。
当科での治療方針を確認したい場合は、まずはセカンドオピニオンで受診ください。

	科全体 年間総治療数：595 件（2019 年）	累計総治療数：3,500 件
手術・治療実績・コメント	【高難度手術】（2019 年） 手術名：ロボット支援下肺葉切除 件数：29 件 生存退院率：術後 1 年以上の生存率 -% 重篤な合併症数：- 件 再手術数：3 件 術死件数：0 件（在院死亡：1 件）	【主な治療実績】（2019 年） 原発性肺がん手術：390 件 転移性肺腫瘍治療：130 件 縦隔腫瘍：26 件
	肺がんに対する標準治療である肺葉切除術の 90%以上を胸腔鏡手術で行っています。術後在院日数は 5 日程度です。今後はロボット手術の比率も増加すると考えています。がんの専門病院として根治性をもった手術を行いたいと思います。	
業績	アジア各国（中国、韓国、台湾、香港）での招聘講演、胸腔鏡手術の指導を多数行っている。	

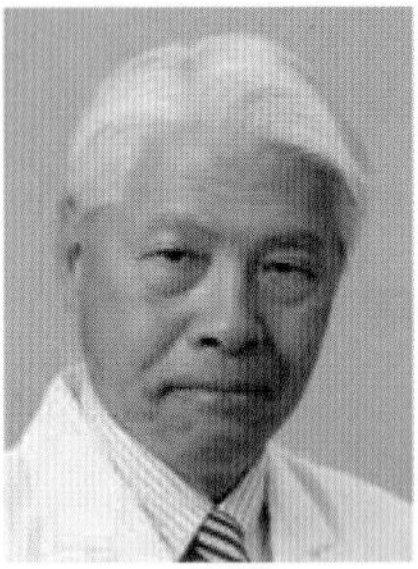

淺村 尚生　あさむら ひさお

慶應義塾大学病院　呼吸器外科
（電話）03-3353-1211 東京都新宿区信濃町 35

肺がん、転移性肺腫瘍、縦隔腫瘍、漏斗胸、気胸、悪性胸膜中皮腫

●外科専門医、呼吸器外科専門医

得意分野・診療案内

当科では肺、縦隔およびその他の胸部臓器の疾患を扱い、年間 350 症例以上の手術を行っています。肺がんはもとより、腫瘍ではない呼吸器の病気で手術を必要とする病気にも積極的に取り組んでいます。特殊外来として【気胸外来】と【漏斗胸外来】を設置し日々の診療にあたっております。
肺がんの患者さんには検査、入院を可能な限り迅速に行います。当科の特徴は 5cm 以下の肺がんに対する胸腔鏡補助下肺葉切除術、進行肺がんに対する術前放射線化学療法後の手術療法、気管支の中枢にできた肺がんに対する気管気管支形成術、小さな肺の腫瘤性病変に対する透視 CT ガイドを用いた針生検、縦隔腫瘍に対する胸腔鏡下切除術などがあります。各スタッフが豊富な経験、技術、また関連各科との良好な関係によりレベルが高く、安全な医療の提供をします。
気胸ホットライン【電話：070-4833-3588】では 24 時間 365 日呼吸器外科担当医師が直接対応します。医療機関・患者さん本人からの連絡に対して直接対応し、すぐに患者さんを受け入れ、必要があれば迅速に入院、治療、手術を行えるように対応するための窓口となっています。

診療ポリシー・患者さんへのメッセージ

年間手術数の約 4 割が肺がんという慶應義塾大学病院呼吸器外科。豊富な実績をバックボーンに、さまざまな技術の中からより確実な治療法、術式を選定しています。

	慶應義塾大学病院 呼吸器外科の手術数				
手術実績・コメント	2019 年の手術数：578 件、そのうち原発性肺がんの手術 216 件				
		2015 年	2016 年	2017 年	2018 年
	原発性肺がん	155	151	186	182
	転移性肺腫瘍	32	33	45	31
	縦隔腫瘍	37	31	46	63
	気胸・嚢胞性疾患	37	25	36	40
	肺がんを中心に、多岐に渡る胸部外科領域の手術を行っています。				
業績	【著書】『淺村・呼吸器外科手術』『肺がんがわかる本』ほか 【役職】日本肺癌学会常任理事、評議員、肺癌取扱い規約委員長、世界肺癌学会病期委員会副委員長、日本呼吸器外科学会評議員、UICC（世界対癌連合）TNM 委員会日本代表委員、UICC 日本委員会 TNM 委員長 ほか				

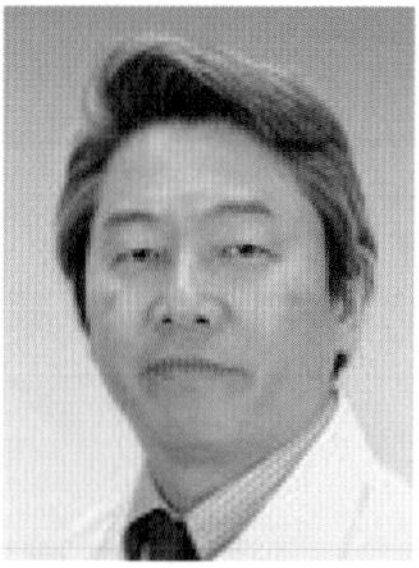

鈴木 健司　すずき けんじ

順天堂大学医学部附属順天堂医院　呼吸器外科
（電話）03-3813-3111 東京都文京区本郷 3-1-3

早期肺がん、進行肺がん、縦隔腫瘍、転移性肺腫瘍、悪性胸膜中皮腫

●外科専門医、呼吸器外科専門医

得意分野・診療案内

がん死亡数の第一位と悪性度の高い肺がんですが、検診の普及により早期発見される場合もあります。極端に治りにくい肺がんと極めて早期の肺がんが混在しており、これまでは早期の肺がんも進行肺がんも同じような治療を行ってきました。今後はがんの悪性度に応じた治療方法を確立する必要があります。がんの悪性度とともに、患者さんの社会的、経済的要因も加味した治療方針を提供させて頂きます。
早期肺がんに対する手術の縮小と進行肺がんに対する手術の拡大をバランスよく行い、提供します。手術後の合併症も少なく、胸腔鏡を併用することで多くの患者さんは手術後５日程度で退院されます。呼吸器の分野で不可欠な呼吸器内科との連携も充実しています。総合病院なので心臓病や腎臓病、糖尿病などがあっても手術が可能となる場合が多くなります。縦隔腫瘍では神経内科との連携で重症筋無力症という難病を併発した患者さんを数多く治療しています。胸膜中皮腫に対する治療もバランスよく積極的に行っています。気胸に関しても積極的に行っています。

診療ポリシー・患者さんへのメッセージ

肺がんは日本で最も多いがんですが、適切な治療で十分に治療可能です。なかには外科治療を必要としない肺がんも存在します。その適切な判断基準を提供させていただきます。

	順天堂大学医学部附属順天堂医院 呼吸器外科の診療実績 症例の内訳			
手術・治療実績		2016年	2017年	2018年
	肺悪性腫瘍	415	513	487
	原発性悪性肺腫瘍	367	463	439
	転移性悪性肺腫瘍	48	50	47
	炎症性肺疾患	18	25	39
	胸膜・胸壁疾患	10	18	12
	悪性胸膜中皮腫	3	5	5
	先天性肺疾患	2	1	1
	気腫性肺疾患	13	17	22
	気胸	10	11	21
	良性肺腫瘍	10	26	31
	縦隔疾患	50	56	93

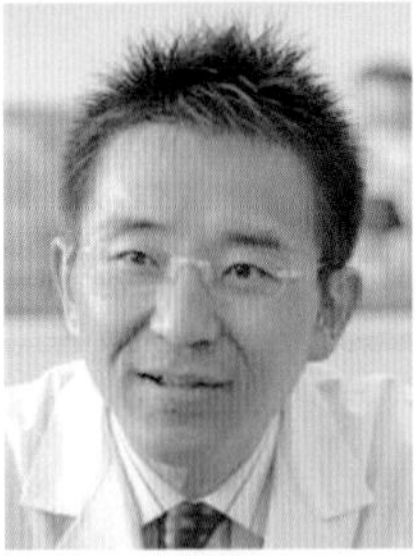

岡田 守人　おかだ もりひと

広島大学病院　呼吸器外科
（電話）082-257-5555 広島県広島市南区霞 1-2-3

胸腔鏡手術、縮小手術、気管支・血管形成術、肺がん、中皮腫

●外科専門医、呼吸器外科専門医

得意分野・診療案内

肺がんは年々増加傾向にあり、米国と同様に我が国でも臓器別がん死亡率は第１位となっています。当科では胸腔鏡という内視鏡を用いた傷の小さな手術（VATS:バッツ）を積極的に取り入れ、患者さんの身体への負担の軽減を図っています。早期肺がんに対しては、肺実質の切除範囲やリンパ節の郭清範囲の縮小を行い（縮小手術）、出来る限り機能温存を心掛けています。一方、進行した肺がんに対しては根治を目的に拡大手術を施行したり、抗がん剤治療や放射線治療を組み合わせた集学的治療を行い、治療成績の向上を目指しています。また悪性中皮腫に対する診断・治療を多数行っています。セカンドオピニオン外来も設置しています。
初診の方は原則的に予約制です。地域連携室を通してご予約ください。（医療機関からの申し込みになります。）紹介状をお持ちでない方や、事前予約なしの方は、担当医・担当科の希望に添えない場合があります。

診療ポリシー・患者さんへのメッセージ

我々に命を預けて戴ける患者さんに常に感謝して、最先端・最高レベルの手術を含めた医療を提供すること、決して妥協しない姿勢で新しい治療法へチャレンジすること、実際の診療に直結する難治がん克服のための研究を実践することを考えています。

	累積肺がん手術 2,000 例超、胸腔鏡手術 2,000 例超
手術・治療実績・コメント	◆胸腔鏡手術（VATS: バッツ）：この内視鏡を用いた手術では従来の手術法と比べ傷が小さく筋肉や肋骨を切断しないため、術後の痛みや機能の悪化が少ないと考えられています。基本的には皮膚切開は 2 箇所のみ、その長さは 1cm の胸腔鏡挿入口と 4 ～ 6cm の手術操作口です。当科では肺がんに対しては積極的に胸腔鏡手術を行っています（岡田教授が前勤務先である兵庫県立がんセンターにおいて 2006 年に執刀した原発性肺がん手術 210 例において、肺葉切除術の 80%、区域切除の 90% が胸腔鏡手術でした）。病変の進行度など患者様一人一人に最適である手術アプローチ方法を考慮し、場合によっては傷を拡大して手術を行うこともあります。 ◆悪性胸膜中皮腫：悪性胸膜中皮腫が疑われる症例に対する胸腔鏡検査、悪性胸膜中皮腫に対する胸部外科手術の中でも最難度とされる胸膜肺全摘術、抗がん剤や放射線治療を組み合わせた集学的治療を最新の科学的根拠に基づき施行します。これまでに岡田教授が執刀した胸膜肺全摘術の数は全国屈指と考えられ、中皮腫、アスベスト肺がんに対する環境省中央環境審議会の専門委員に選ばれています。

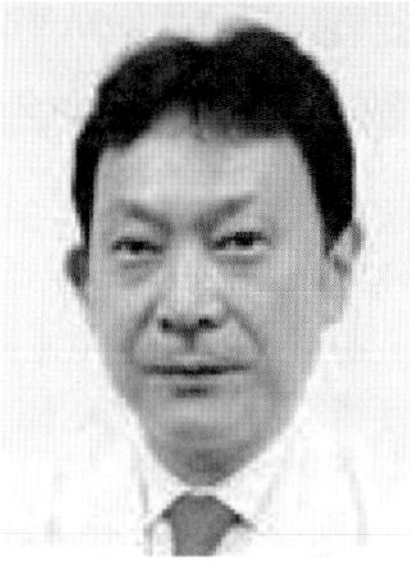

池田 徳彦　いけだ のりひこ

東京医科大学病院　呼吸器外科・甲状腺外科
（電話）03-3342-6111 東京都新宿区西新宿 6-7-1

呼吸器外科（肺がんの集学的治療、肺がんの早期診断）

●呼吸器外科専門医

得意分野・診療案内

肺がんの診療・研究では世界のトップレベルにあると自負しています。肺がんの手術数は日本で有数であり、安全で根治度の高い手術を心がけています。当科では肺がんの早期診断を重視するとともに、すべての治療を一貫して行っています。早期がんには非侵襲的な治療を行うとともに、進行がんには化学療法、分子標的治療などを含めた集学的治療を行います。
疾患を正確に診断するとともに、エビデンスに基づく治療を行います。治療に際し、患者さんの気持ちや社会状況などを十分にお聞きいたします。高度先進技術と患者さんとの橋渡しを担うのが我々の役割であり、インフォームドコンセントはその重要な手段と考えております。私共は常に患者さんが心安まるようなハートフルな関係を心に刻んで毎日の診療を行うようにしております。
最新の技術を駆使した先進医療を行います。診断面では特殊な気管支内視鏡診断装置や画像診断装置などを用いた早期発見を目指します。治療面では早期肺がんの内視鏡的レーザー治療や胸腔鏡手術による非侵襲的治療などを行います。

診療ポリシー・患者さんへのメッセージ

肺がんの診断・治療は年々進歩しています。患者さんの身体的・社会的状況を理解した上で、侵襲が少なく、かつ根治性の高い治療法をご提案いたします。安全でレベルの高い肺がん治療を行うべく、全力を尽くしております。

	東京医科大学病院 呼吸器外科・甲状腺外科 手術総数（2017 年）：687 件			
手術・治療実績・コメント	呼吸器外科手術：383 件（2017 年）の内訳			
	原発性肺がん	263	良性肺腫瘍	4
	転移性肺腫瘍	14	気胸	34
	縦隔腫瘍	22	呼吸器その他	46
	肺がんにおける術式の内訳（件）			
	開胸手術	26（肺葉切除 21、肺区域切除 1、肺部分切除 3、全摘出 1）		
	完全胸腔鏡下手術	237（肺葉切除 206、肺区域切除 14、肺部分切除 17）		
	肺がんや縦隔腫瘍などでは胸腔鏡による低侵襲手術が中心で、進行がんには拡大手術や化学療法、放射線療法、分子標的治療、免疫チェックポイント阻害剤など、最新の治療を含めた集学的治療を行います。また、早期肺がんに対する内視鏡的レーザー治療では世界でも先駆的立場にあり、国際的にみても群を抜いた成績を誇っています。			

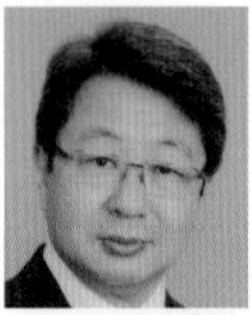

岩﨑 正之　いわざき まさゆき

東海大学医学部付属病院 呼吸器外科
（電話）0463-93-1121
神奈川県伊勢原市下糟屋 143
●外科、呼吸器外科、呼吸器専門医

診療内容

肺がん、縦隔腫瘍、中皮腫、嚢胞性肺疾患、自然気胸、胸部外傷、ロート胸、手掌多汗症など小児呼吸器疾患から高齢者の疾患まで

得意分野は縦隔腫瘍や肺腫瘍に対する低侵襲な胸腔鏡手術です。1988 年から胸腔鏡手術を呼吸器外科領域の腫瘍や感染症にいち早く取り入れ、1992 年に二つの穴で手術を行う２窓法を、2001 年には一つの穴で手術を行う１窓法を開発し、高齢者だけでなく若い方も早期社会復帰ができるような侵襲の少ない手術の普及に努めてきました。東海大学の関連施設では、すべてより侵襲の少ない手術を行っています。もちろん、病気の広がりによっては積極的に拡大手術も行っています。外科治療だけでなく薬物療法や放射線治療を含めた集学的な治療も行っています。入院患者数は月平均 100 名を超え、手術数は平均年間 350 例、周囲の関連施設を含めて約 600 例の手術を行っています。

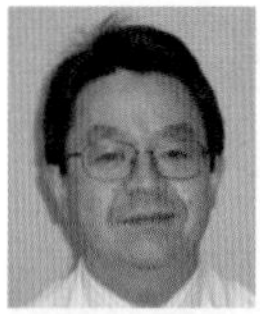

遠藤 俊輔　えんどう しゅんすけ

自治医科大学附属さいたま医療センター
（電話）048-647-2111
埼玉県さいたま市大宮区天沼町 1-847
●呼吸器外科専門医

診療内容

早期肺がんに対する胸腔鏡手術、術前化学療法を用いた進行肺がんに対する外科治療

肺・縦隔・胸壁・横隔膜に発生する疾患を対象に、専門的な手術を年間 300 例（うち原発性肺がん約 200 例）行っています。肺がんが診療の中心で、拡大手術から胸腔鏡下手術まで、症例に応じて適切に選択、施行しております。拡大手術から縮小手術まで、最新の技術を従来の方法に組み込むことにより、最大の治療効果があるように心がけてます。
呼吸器外科の得意分野は、原発性肺がん、転移性肺腫瘍に対する胸腔鏡下手術、進行肺がんに対する積極的拡大手術、膿胸・縦隔炎に対する手術です。当科における呼吸器外科手術は、1990 年に 124 例、2000 年に 210 例、2019 年には 500 例に大幅に増加しており、うち肺がん手術は 250 例で、進行肺がんの５年生存率は全国トップクラスです。

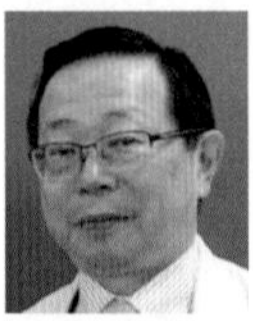

近藤 晴彦　こんどう はるひこ

杏林大学医学部付属病院 呼吸器・甲状腺外科
（電話）0422-47-5511
東京都三鷹市新川 6-20-2
●外科専門医、呼吸器外科専門医

診療内容

肺がん、転移性肺腫瘍、縦隔腫瘍

当科は「患者さんとともに語り合い、その心の痛みを分かち合って病気に立ち向かう」を基本理念とし、「徹底した情報の開示」「患者さんへの説明と同意」を実践することをモットーに、「患者さん中心の医療」の実践に力を入れてきました。現在では肺がんを中心とする呼吸器・甲状腺外科の診療・研究体制が充実してきました。当科は高度先進医療機関である杏林大学において、東京西部地区の肺がん診療の中心として、高い水準の医療を実践してきました。また、良性疾患の気胸・嚢胞性疾患、縦隔腫瘍の診療と研究も実践。呼吸器良性・悪性疾患、及び甲状腺疾患における研究成果と臨床経験をもとに患者中心の医療を行っています。当科の 2018 年の手術症例数は、肺がん 122 例、気胸 42 例、転移性肺腫瘍 27 例、縦隔腫瘍 17 例、肺良性疾患 11 例などを含む合計 324 例でした。

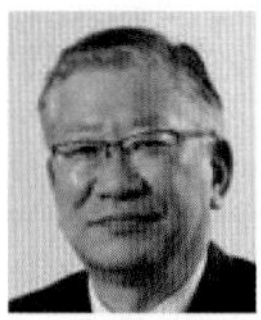

中山 治彦　なかやま はるひこ

神奈川県立がんセンター 呼吸器外科
（電話）045-520-2222
神奈川県横浜市旭区中尾 2-3-2
●外科専門医、呼吸器外科専門医

診療内容

肺がん、肺がんを疑う肺の腫瘤、他の臓器に生じたがんの肺への転移、心臓の周り（縦隔）の腫瘍など

当科の特色の１つは完全なチーム医療体制で診療を行っていることです。刻々と変化する患者さんの臨床情報を全員で共有し、経験と知識とを持ち寄り最善と思われる対応策を素早く実行します。がん治療技術の進歩の中で、手術は抗がん剤、放射線治療と並ぶ最も有効な治療手段の１つであり続けています。がんの進行の状況と患者さんの状態に応じて治療方法は選択されますが、最終的には呼吸器内科・放射線腫瘍科・病理診断科の合同カンファレンスで十分に検討した上で治療方針を決めます。肺がんの手術方法や内容は、がんの拡がりと患者さんの体力により決定されるもので、画一的ではありません。「がんの完全切除」と「術後の生活に支障をきたさない」という２点を常に踏まえて患者さんに最も適した手術を行うようにしています。

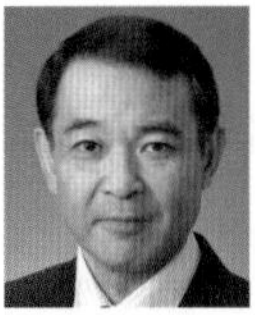

岡田 克典 おかだ よしのり

東北大学病院 呼吸器外科
（電話）022-717-7000
宮城県仙台市青葉区星陵町 1-1
●外科専門医、呼吸器外科専門医

診療内容

肺がん、転移性肺腫瘍、縦隔腫瘍、胸壁腫瘍、悪性胸膜中皮腫、気胸、膿胸、肺移植

東北大学病院呼吸器外科の科長を務めております。当科は、肺、縦隔、胸壁などの胸部疾患のうち、外科的治療を要するものを診療の対象としています。2018 年の手術件数は 281 件（うち肺がんに対する肺切除術 143 件）と過去最高となり 2019 年はそれを上回る見込みです。肺がんの手術においては、主に完全胸腔鏡下手術を適用しており、2019 年よりロボット支援下手術も開始しました。進行がんに対しては、開胸下に気管支形成術も積極的に行っております。
当施設は全国に 9 ヶ所ある肺移植実施施設の一つに認定されており、2000 年の本邦初となる脳死肺移植以来、2019 年 12 月までに 130 件の肺移植を施行しました。肺移植後の 5 年生存率は約 75%で、国際登録の成績（5 年生存率約 55%）を凌駕する良好な成績が得られています。

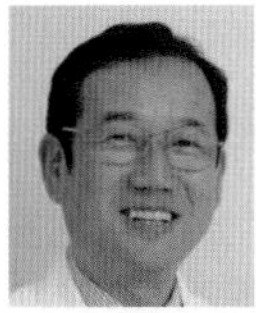

川村 雅文 かわむら まさふみ

帝京大学医学部附属病院 呼吸器外科
（電話）03-3964-1211
東京都板橋区加賀 2-11-1
●外科専門医、呼吸器外科専門医

診療内容

肺がん、転移性肺腫瘍（大腸がんや子宮がんなどが肺に転移したもの）、縦隔腫瘍、胸膜中皮腫、自然気胸、巨大肺嚢胞、肺膿瘍、肺化膿症、結核など

自然気胸・転移性肺腫瘍ではほぼ全例で、肺がんの手術ではほぼ半数の症例で胸腔鏡手術が行われ、小さな傷で治療がなされています。超音波気管支鏡（EBUS）を用いた縦隔リンパ節の穿刺吸引細胞診により、手術前の病期を確定し、必要に応じて手術前化学療法を実施します。複数の臨床試験に参加した経験から化学療法、放射線療法、分子標的治療、凍結治療等に習熟しており、進行した肺がんの手術後の補助療法（抗がん薬治療）や再発した肺がんの治療等にも患者さんの希望を踏まえた上で最適な治療法をご提案いたします。健康診断で胸部に異常陰影を指摘され専門の医療機関の受診を勧められた方や、既に他院で治療を勧められている方のセカンドオピニオンのご相談も受け付けています。

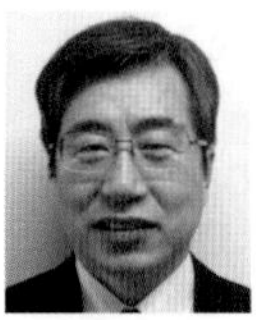

渡辺 敦 わたなべ あつし

札幌医科大学附属病院 呼吸器外科
（電話）011-611-2111
札幌市中央区南 1 条西 16-291
●外科専門医、呼吸器外科専門医

診療内容

肺がん（原発性、転移性）、肺腫瘍、肺感染症、気腫性膿疱、気胸、膿胸、先天性肺疾患、縦隔腫瘍、縦隔感染症、重症筋無力症、胸郭異常、胸壁腫瘍、肺・縦隔・胸壁外傷

呼吸器外科領域の低侵襲手術、縮小手術、ロート胸に対する Nuss 手術を行います。外来火曜、木曜全日（紹介状はあった方が望ましい）。良質で心の通った外科治療を提供します。患者さんご本人、ご家族、医療者さらには社会が幸せとなれる治療を行います。肺部分切除以外の症例ではほぼ手術に関与しています。年間総手術数 320、肺がん手術 204（原発 158、転移 46）、縦隔疾患 29、ロート胸関連 20。肺がんに対する解剖学的肺葉切除時の低侵襲アプローチ施行率 93.4%、開胸移行率 1.1%。2018/4 からロボット支援下手術を開始し、現在までに肺がん 69 例、縦隔腫瘍 19 例施行。コンソール（ロボット）操作時間 144 分。術中の胸腔鏡ないしは開胸への移行症例はなし。

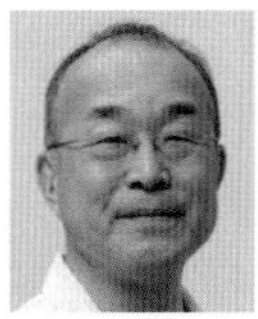

長谷川 誠紀 はせがわ せいき

兵庫医科大学病院 呼吸器外科
（電話）0798-45-6111
兵庫県西宮市武庫川町 1-1
●外科専門医、呼吸器外科専門医

診療内容

悪性胸膜中皮腫、原発性肺がん、縦隔腫瘍、転移性肺腫瘍、気胸、胸部外傷、膿胸・縦隔炎、重症筋無力症（胸腺腫）

当科では、原則胸腔鏡手術による手術を行い、進行がんでは化学療法や放射線治療を組み合わせ、より根治度の高い治療をめざしております。院内の各所と協力し、阪神間の最後の砦として頑張ります。肺がん早期症例に対しては胸腔鏡補助下での手術を基本としています。心臓・大血管合併切除、パンコースト腫瘍、椎体胸壁合併切除、筋皮弁による再建などの拡大手術やハイリスク症例に対しても院内の各科と連携を取りながら対応いたします。当院は、悪性胸膜中皮腫の手術件数が日本最多の施設です。悪性胸膜中皮腫の手術目的に全国から多くの紹介をいただき、年間 30 例以上の症例数です。縦隔腫瘍に対しては胸腔鏡下での切除を行っております（進行例・巨大腫瘍以外）。

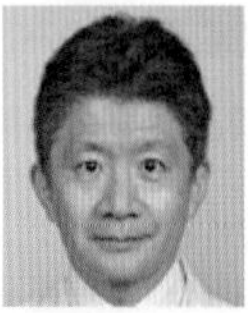

棚橋 雅幸 たなはし まさゆき

聖隷三方原病院 呼吸器外科
(電話) 053-436-1251
静岡県浜松市北区三方原町 3453
●外科専門医、呼吸器外科専門医

診療内容

肺がん、自然気胸、膿胸、結核、感染性肺疾患、肺真菌症、縦隔腫瘍、重症筋無力症、胸部外傷、手掌多汗症

当科は、専門医がそろっており高度な手術と緻密な周術期管理が可能で、胸腔鏡手術、進行肺がん拡大手術、高齢者手術などに質の高い医療を提供してきました。2018 年に安全かつ低侵襲で質の高い手術を目指し肺悪性腫瘍、縦隔腫瘍に対するロボット支援手術を導入しました。肺がんを含めた年間手術数は毎年 350 〜 400 例にのぼり、非常に豊富な手術経験があります。2018 年の肺がん手術数は 161 件、気胸 46 件、炎症性肺疾患 25 件、転移性肺腫瘍 17 件、縦隔腫瘍 23 件でした。症例数が多く呼吸器外科医のみでなく麻酔医、看護師、呼吸理学療法士も治療、ケアに精通しています。術前から呼吸理学療法、栄養指導を行い、多くの職種が参加したチーム医療を実践し、術後合併症の発生を最低限に抑えるよう努めています。

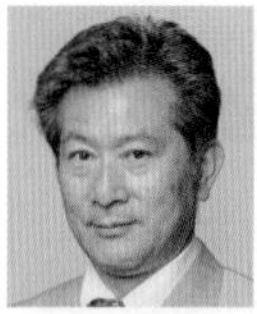

河野 匡 こうの ただす

新東京病院 呼吸器外科
(電話) 047-711-8700
千葉県松戸市和名ヶ谷 1271
●外科専門医、呼吸器外科専門医

診療内容

原発性肺がん、転移性肺がん、縦隔腫瘍、自然気胸、巨大肺嚢胞、肺の炎症や感染症、胸壁腫瘍など

完全胸腔鏡手術 (3 または 7mm、5 または 10mm、2 - 4cm の 3 か所の切開) で、肺や縦隔の疾患に対して手術を行います。アジアや欧米で講習会のインストラクターを務め、最高水準の手術を提供できると考えております。丁寧な説明で自分の家族を診察するような診療を心がけております。総合病院の強みで、狭心症などの心疾患、糖尿病、腎疾患などを有する患者さんの呼吸器外科手術も、他科との良好な連携のもとで安全に行うことができます。2019 年 4 月〜 12 月に 105 件の手術、原発性肺がん 60 件、転移性肺がん 7 件、気胸など 19 件、縦隔腫瘍 7 件、炎症・感染 9 件、他 3 件。肺葉切除 35 件、区域切除 16 件、部分切除 42 件、縦隔腫瘍切除 7 件、他 5 件で、完全胸腔鏡手術は 102 件、開胸手術 3 件でした。手術関連死亡はありませんでした。

やみくもに怖れないで

できるなら誰でも手術はしたくありません。しかし、情報を何も集めず、自分の症状も正確に把握しないで手術から逃げていると、がんがどんどん大きくなり、結局は最後に手術しても、もはや手遅れというケースがあります。早期なら、切らない方法、体に負担の少ない方法などの選択肢もあります。最新医療の情報や、セカンドオピニオン、サードオピニオンも求めて、最善の方法をできるだけ早く見つけましょう。早期の手術は全く怖くありません。

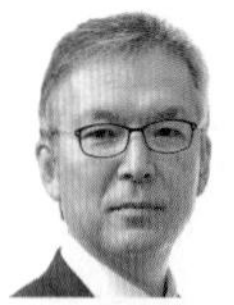

光冨 徹哉 みつどみ てつや

近畿大学病院 呼吸器外科
(電話) 072-366-0221
大阪府大阪狭山市大野東 377-2
●外科、呼吸器、呼吸器外科専門医

診療内容

肺がん、転移性肺腫瘍、縦隔腫瘍 (胸腺腫など)、膿胸、気胸、肺膿瘍

当科では気胸から肺がんまで年間 300 例超の手術を行っています。肺がん手術では通常の開胸手術の他、ハイブリット手術、完全鏡視下手術、さらに 3cm の創一個で行うユニポート手術やロボット手術を病気の進行度や患者さんの希望によって選択しています。いずれにしても安全を第一に患者さんの利益を最大とすべく努力しています。手術の前後に免疫チェックポイント治療や分子標的治療の開発治験にも参加しています。近畿大学では腫瘍内科、ゲノム生物学教室、放射線治療科と密接な連携をとっていることも特徴です。また、われわれは患者さんの組織をそのまま培養するオーガノイド樹立の技術を確立しつつあり薬剤選択の応用などが期待されますし、分子標的薬の耐性機序の解明に関しても多くの基礎的な業績もあげています。

有益情報

ランキング医師の病院は遠くて行けないという患者さんのための、北海道、東北、四国、九州を中心とする準名医情報です。ランキングとは別です。ご参考になさってください。

その他	**中西 良一** なかにし りょういち	**名古屋市立大学病院 呼吸器外科**	●呼吸器外科専門医
	（電話）052-851-5511	愛知県名古屋市瑞穂区瑞穂町字川澄１番地	
	田中 俊樹 たなか としき	**山口大学医学部附属病院 呼吸器外科**	●呼吸器外科専門医
	（電話）0836-22-2111	山口県宇部市南小串 1-1-1	

ＤＮＡ検査で自分の傾向を知る

がん細胞の遺伝子を調べて、最適な治療法を探る「がんゲノム医療」の本格始動を目指し、遺伝子検査や分析ができる拠点病院を、厚生労働省が2019年に34施設選びました。これに関連して、健康であったとしても自分の体の傾向を知る上で一つの参考になるとして、現在はDNA検査に注目が集まっています。どのような原理なのでしょうか。
ヒトの体はタンパク質でできており、タンパク質を作り出す設計図が遺伝子（ＤＮＡ）です。ヒトが持つＤＮＡの配列は、皆ほとんど同じで、わずか0.1％程度の違いが、容姿、体質、病気のかかりやすさなどに影響していることが分かってきました。このわずかな違いは、長いＤＮＡ配列の中で、「一塩基」が置き換わる部位、スニップ（ＳＮＰ）といわれています。
唾液で遺伝子検査を行うキットがあります。唾液の中には、多くの白血球が含まれており、この白血球にＤＮＡが含まれているため遺伝子検査の解析対象として適しています。民間企業が行う遺伝子検査には、ネットで申し込みをし郵送で検査結果が届くタイプで、1万円台からあります。
現状では、数千人から数万人規模のグループの解析結果を利用して、主な病気について、平均的な日本人のグループと、自分の遺伝子型のグループとを比較して、発症リスクを割り出しています。まだまだ検体数が十分でなく「占い」レベルとの指摘もありますが、今後ビッグデータが蓄積されAI解析が進むと、未来の医療の一端を担っていくかもしれません。

コラム

がん血液1滴診断99%精度

国立がん研究センター研究所と東芝が、血液中のマイクロRNAを測ることで簡便で高精度ながん検出技術を開発したと、2019年11月発表しました。

膵臓がん、乳がんなど13種類のがんの患者と健常者を2時間以内に99%の精度で網羅的に識別できるということです。

マイクロRNAは、体の中で遺伝子やタンパク質を制御している20塩基程度の短い核酸分子で、血液中にも安定して存在しています。近年、血液中のマイクロRNAの種類と量を調べたところ、様々ながんを早期に見つけられる可能性のあることが分かり、新しい診断マーカーとして期待されていました。

新技術で検査装置を小型・簡素化したことから、価格は2万円未満、大きさが数ミリのステージ0と呼ばれる超早期がんの識別も確認されているということです。

治療法の進歩により、がんは早期に発見することができれば、生存率が著しく向上しますが、各がんそれぞれ個別の検査では費用がかかる上に、患者さんの負担も大きく、また医療費に占める検査費用の増大の解決も、近年課題となっていました。

2020年より、東京医科大学などと共同で実証実験を行い、数年以内の実用化を目指すということです。

マイクロRNA診断が有効な13種類のがん

乳がん	膵臓がん	卵巣がん
前立腺がん	食道がん	胃がん
大腸がん	肝臓がん	胆道がん
膀胱がん	肺がん	脳腫瘍
肉腫		

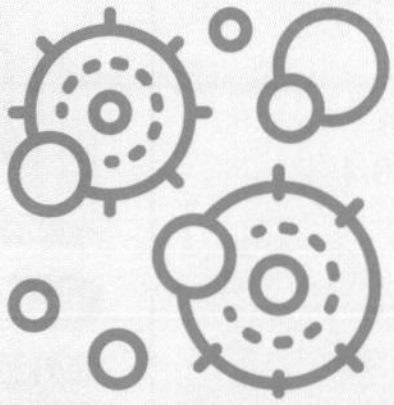

感染症

誰もが感染予防の最前線

感染症とは、環境中［大気、水、土壌、動物など］に存在する病原性の微生物が体内に侵入することで引き起こされる疾患です。

感染症には、風邪、インフルエンザなどの呼吸器疾患、食中毒（細菌やウィルスに侵された食品や水を摂取）、水虫などの皮膚の感染症、回虫や蟯虫（ぎょうちゅう）のような寄生虫症などがあります。

昔は、天然痘やペストの大流行がありました。近年、鳥インフルエンザ、SARS（重症急性呼吸器症候群）、新型コロナウイルスなどで、世界的流行（パンデミック）を封じ込めるための初期対応の重要性がクローズアップされました。各国間で人や物の流通が盛んになり、感染症対策における１人１人の責務が大きくなりました。

特に海外への渡航後、発熱などの異変があった場合は見過ごさず対応が必要です。その際むやみに受診せず、まずは保健所、トラベルクリニックなど専門機関に電話で問い合わせることが大切です。

なお、感染症指定医療機関には、法的な区分があり、全国で以下のように制定され、厚生労働省のホームページで確認できます。

◆特定感染症指定医療機関　◆第一種感染症指定医療機関

◆第二種感染症指定医療機関 ◆結核指定医療機関

成田赤十字病院

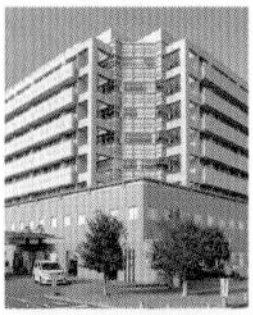

(電話) 0476-22-2311
千葉県成田市飯田町 90-1

診療内容

感染症全般

感染症科は微生物が起こす病気を専門に扱う診療科です。各診療科からのコンサルテーションに対応し、主治医と協力しながら診療を行っています。マラリアやデング熱のような輸入感染症疑いの患者さんについては直接診療を担当します。耐性菌が増えないように、抗菌薬の適切な使用を推進する活動も行っています。また当院は国の指定する特定感染症病床を有する医療機関であるため、感染症法で定められた特別な感染症が疑われる患者さんの診療も担当します。初診完全紹介制です。患者さんからの予約はできません。
2018 年 6 月から、海外渡航予定者およびワクチンに関する専門的な相談が必要な方のための、ワクチン・渡航外来を開設しました。各種輸入ワクチンも準備しております。電話での完全予約制です。

国立国際医療研究センター病院

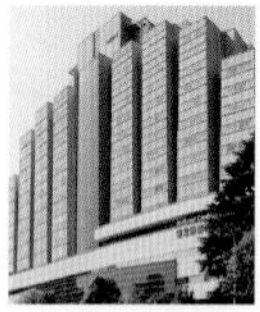

(電話) 03-3202-7181
東京都新宿区戸山 1-21-1

診療内容

海外渡航前の健康相談・健康診断・ワクチン接種、海外から帰国後の体調不良など

国際感染症センターは、診療・人材育成・情報発信を通じて感染症の脅威や影響に負けない社会・国づくりに貢献しています。感染症治療では、トラベルクリニックと総合感染症科があります。トラベルクリニックは、2003 年に開設された、国内で最も古い歴史を持つクリニックのひとつです。海外渡航前の予防・健康診断等から帰国後の体調不良への対応まで、海外に渡航される方等の健康を総合的に支えるため、必要となる医療サービスを提供しています。
総合感染症科の受診方法は、まずは外来に電話でご連絡ください。受診方法をご案内いたします。平日 8:30 ～ 17:00 感染症内科（直通）03-6228-0738 上記時間外の緊急対応が必要な場合は病院代表から「DCC の担当医」にご連絡ください。

常滑市民病院

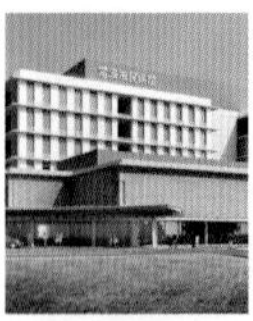

(電話) 0569-35-3170
愛知県常滑市飛香台 3-3-3

診療内容

感染症

平成 28 年 1 月 4 日付けで常滑市民病院が特定感染症指定医療機関に指定されました。特定感染症指定医療機関とは、新感染症の所見がある患者、一類感染症、二類感染症、新型インフルエンザ等感染症の患者の入院を担当させる医療機関として、厚生労働大臣が指定した病院です（全国で 4 か所指定）。
常滑市民病院は常滑市及びその周辺地域の住民に対し、医療・保健・福祉を一体化した安全なサービスを提供します。また中部国際空港に隣接する自治体病院として、感染対策の推進に取り組み、職員一人ひとりが感染対策の認識をもち、感染防止と発生した感染症等に対応できる医療を提供することを感染対策の基本的な考え方としています。感染対策を円滑に運営するために感染対策チームおよびリンクナース会を組織し、継続的に活動に取り組んでいます。

りんくう総合医療センター

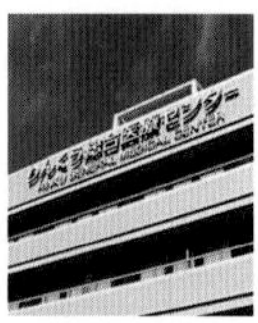

(電話) 072-469-3111
大阪府泉佐野市りんくう往来北 2-23

診療内容

感染症全般、外国人患者対応

総合内科・感染症内科では、一般内科疾患全般をはじめ原因不明の持続する発熱（不明熱）、関節痛などといった症状を持たれた患者様の外来、入院診療を行います。また、輸入感染症の診療（熱帯熱マラリア、デング熱、腸チフス、パラチフス、寄生虫疾患など）も当科の重要な任務の 1 つです。また、一般外来の他に、国際渡航ワクチン外来も行っております。
当センターの共同運営部門である感染症センターは、輸入感染症の国内侵入を阻止するため関西国際空港対岸のりんくうタウンに建設されました。担当地域や関西空港検疫所で診断された 2 類感染症患者の入院治療を行うほか、まだ我が国ではほとんど経験のない一類感染症や未知の感染症である新感染症についても、入院治療可能な特定感染症指定医療機関としての設備を備えています。

感染症指定医療機関

（平成31年4月1日現在）

◆特定感染症指定医療機関

新感染症[注1]の所見がある者又は一類感染症[注2]、もしくは二類感染症[注3]の患者の入院を担当させる医療機関として厚生労働大臣が指定した病院

注1）**新感染症**：人から人に伝染する未知の感染症で、重篤かつ国民の生命及び健康に重大な影響を与えるおそれのあるもの

注2）**一類感染症**：感染力、罹患した場合の重篤性等に基づく総合的な観点から危険性が極めて高い感染症（エボラ出血熱、クリミア・コンゴ出血熱、痘そう、南米出血熱、ペスト、マールブルグ病、ラッサ熱）

注3）**二類感染症**：感染力、罹患した場合の重篤性等に基づく総合的な観点から危険性が高い感染症（急性灰白髄炎（ポリオ）、結核、ジフテリア、重症急性呼吸器症候群（SARS）、中東呼吸器症候群（MERS）、鳥インフルエンザ（H5N1、H7N9））

都道府県	病院名	電話番号	所在地
千葉	成田赤十字病院	0476-22-2311	成田市飯田町 90-1
東京	国立国際医療研究センター病院	03-3202-7181	新宿区戸山 1-21-1
愛知	常滑市民病院	0569-35-3170	常滑市飛香台 3-3-3
大阪	りんくう総合医療センター	072-469-3111	泉佐野市りんくう往来北 2-23

◆第一種感染症指定医療機関

一類感染症又は二類感染症の患者の入院を担当させる医療機関として都道府県知事が指定した病院

都道府県	病院名	電話番号	所在地
北海道	市立札幌病院	011-726-2211	札幌市中央区北 11 条西 13-1-1
青森	青森県立中央病院	017-726-8111	青森市東造道 2-1-1
岩手	盛岡市立病院	019-635-0101	盛岡市本宮 5-15-1
宮城	東北大学病院	022-717-7000	仙台市青葉区星陵町 1-1
秋田	秋田大学医学部附属病院	018-834-1111	秋田市広面字蓮沼 44-2
山形	山形県立中央病院	023-685-2626	山形市大字青柳 1800
福島	福島県立医科大学附属病院	024-547-1111	福島市光が丘 1
茨城	ＪＡとりで総合医療センター	0297-74-5551	取手市本郷 2-1-1
栃木	自治医科大学附属病院	0285-44-2111	下野市薬師寺 3311-1

都道府県	病院名	電話番号	所在地
群馬	群馬大学医学部附属病院	027-220-7111	前橋市昭和町 3-39-15
埼玉	埼玉医科大学病院	049-276-1111	入間郡毛呂山町毛呂本郷 38
埼玉	防衛医科大学校病院	04-2995-1511	所沢市並木 3-2
千葉	成田赤十字病院	0476-22-2311	成田市飯田町 90-1
東京	東京都立駒込病院	03-3823-2101	文京区本駒込 3-18-22
東京	東京都立墨東病院	03-3633-6151	墨田区江東橋 4-23-15
東京	東京都保健医療公社 荏原病院	03-5734-8000	大田区東雪谷 4-5-10
東京	自衛隊中央病院	03-3411-0151	世田谷区池尻 1-2-24
神奈川	横浜市立市民病院	045-316-4580	横浜市神奈川区三ツ沢西町 1-1
新潟	新潟市民病院	025-281-5151	新潟市中央区鐘木 463-7
富山	富山県立中央病院	076-424-1531	富山市西長江 2-2-78
石川県	石川県立中央病院	076-237-8211	金沢市鞍月東 2-1
福井県	福井県立病院	0776-54-5151	福井市四ツ井 2-8-1
山梨県	山梨県立中央病院	055-253-7111	甲府市富士見 1-1-1
長野	長野県立信州医療センター	026-245-1650	須坂市大字須坂 1332
岐阜	岐阜赤十字病院	058-231-2266	岐阜市岩倉町 3-36
静岡	静岡市立静岡病院	054-253-3125	静岡市葵区追手町 10-93
愛知	名古屋第二赤十字病院	052-832-1121	名古屋市昭和区妙見町 2-9
三重	伊勢赤十字病院	0596-28-2171	伊勢市船江 1-471-2
滋賀	市立大津市民病院	077-522-4607	大津市本宮 2-9-9
京都	京都府立医科大学附属病院	075-251-5111	京都市上京区河原町通広小路上る 梶井町 465
大阪	りんくう総合医療センター	072-469-3111	泉佐野市りんくう往来北 2-23
大阪	大阪市立総合医療センター	06-6929-1221	大阪市都島区都島本通 2-13-22

都道府県	病院名	電話番号	所在地
大阪	**堺市立総合医療センター**	072-272-1199	堺市西区家原寺町 1-1-1
兵庫	**神戸市立医療センター中央市民病院**	078-302-4321	神戸市中央区港島南町 2-1-1
兵庫	**兵庫県立加古川医療センター**	079-497-7000	加古川市神野町神野 203
奈良	**奈良県立医科大学附属病院**	0744-22-3051	橿原市四条町 840
和歌山	**日本赤十字社和歌山医療センター**	073-422-4171	和歌山市小松原通 4-20
鳥取	**鳥取県立厚生病院**	0858-22-8181	倉吉市東昭和町 150
島根	**松江赤十字病院**	0852-24-2111	松江市母衣町 200
岡山	**岡山大学病院**	086-223-7151	岡山市北区鹿田町 2-5-1
広島	**広島大学病院**	082-257-5555	広島市南区霞 1-2-3
山口	**山口県立総合医療センター**	0835-22-4411	防府市大字大崎 10077
徳島	**徳島大学病院**	088-631-3111	徳島市蔵本町 2-50-1
香川	**香川県立中央病院**	087-811-3333	高松市朝日町 1-2-1
愛媛	**愛媛大学医学部附属病院**	089-964-5111	東温市志津川 454
高知	**高知医療センター**	088-837-3000	高知市池 2125-1
福岡	**福岡東医療センター**	092-943-2331	古賀市千鳥 1-1-1
佐賀	**佐賀県医療センター好生館**	0952-24-2171	佐賀市嘉瀬町大字中原 400
長崎	**長崎大学病院**	095-819-7200	長崎市坂本 1-7-1
熊本	**熊本市立熊本市民病院**	096-365-1711	熊本市東区東町 4-1-60
大分	**大分県立病院**	097-546-7111	大分市豊饒 2-8-1
宮崎	**宮崎県立宮崎病院**	0985-24-4181	宮崎市北高松町 5-30
鹿児島	**鹿児島大学病院**	099-275-5111	鹿児島市桜ケ丘 8-35-1
沖縄	**沖縄県立南部医療センター・こども医療センター**	098-888-0123	島尻郡南風原町字新川 118-1
沖縄	**琉球大学医学部附属病院**	098-895-3331	中頭郡西原町字上原 207

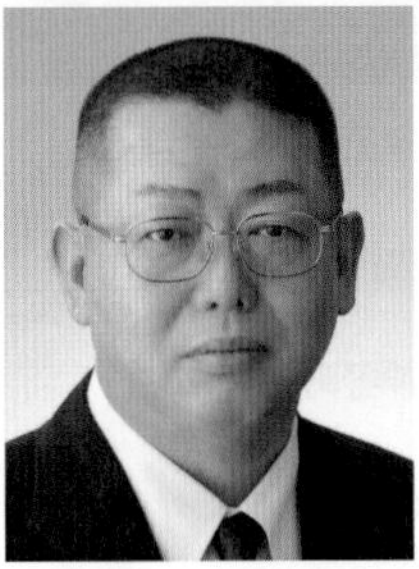

三鴨 廣繁　みかも ひろしげ

愛知医科大学病院　感染症科
(電話) 0561-62-3311　愛知県長久手市岩作雁又 1-1

感染症全般、不明熱の診断・治療、嫌気性菌感染症、真菌感染症、感染症の遺伝子診断、性感染症、HIV 感染症、渡航者感染症、ワクチン外来（マラリア等の予防を含む）、院内発症の感染症

●感染症専門医、産婦人科専門医

得意分野・診療案内

感染症全般：感染症は、すべての臓器の疾患であるため、総合的および横断的な診断、治療を心がけています。細菌感染、ウイルス感染、真菌感染、原虫・寄生虫感染と多岐にわたる微生物の診断、治療や、遺伝子診断も行っています。
感染症全般不明熱の診断・治療：長期にわたる発熱、発疹、関節痛、リンパ節腫脹などを主症状として来院された患者さんを中心に診療します。
性感染症・HIV 感染症：他の診療科等と連携を密にとりながら診断と治療を行います。
渡航者感染症・ワクチン外来：渡航者下痢症、渡航者不明熱、デング熱などの診療を行います。ワクチン外来で各種予防接種などを行います。
院内発症の感染症の診断・治療：手術、化学療法、放射線治療などによる免疫機能の変化による日和見感染症などに対応します。
他の診療科等とも連携を密にとりながら診断と治療を行います。

診療ポリシー・患者さんへのメッセージ

全国で数少ない感染症科内に感染検査室を有する施設です。遺伝子検査や、さまざまな最先端の検査法を行っています。新しい感染症の診断や治療法に関する研究を進めていく中で、患者さんから得られた菌株の解析において、患者さんの臨床的な背景に関しても解析を加える場合があります。その場合には、その都度、本学の倫理委員会の承認を得て研究を進めますが、皆様のご協力、ご理解いただけると幸いです。嫌気性菌感染症、カンジダ感染症の診断および治療に関しては全国でも有数の施設です。

治療実績・コメント	個人 年間総治療数：1,305 件（2019 年）	過去 2 年間の総治療数：2,513 件
	【治療の内訳】（2019 年） ①治療を継続中：15% ②治療を完結した（寛解）：70% ③途中で患者さんが来なくなった：5% ④近隣のかかりつけ医に紹介した：5% ⑤外科医に紹介した：5%	【主な治療実績】（2019 年） 渡航者感染症　25 件 性感染症　25 件 嫌気性菌感染症　30 件 カンジダ属による感染症　50 件 多剤耐性菌感染症　22 件 ワクチン外来　317 件
	近年は薬剤耐性菌も増加しており、遺伝子学的診断法も積極的に導入しています。2019 年は不明熱症例の 60% で原因微生物を明らかにしています。	
業績	招聘講演（2019 年）：オランダ、スペイン、シンガポール、台湾。著書論文（2019 年）：著書4編、英文原著論文 33 編、和文原著 14 編、和文総説6編発表。二木賞を授賞。	

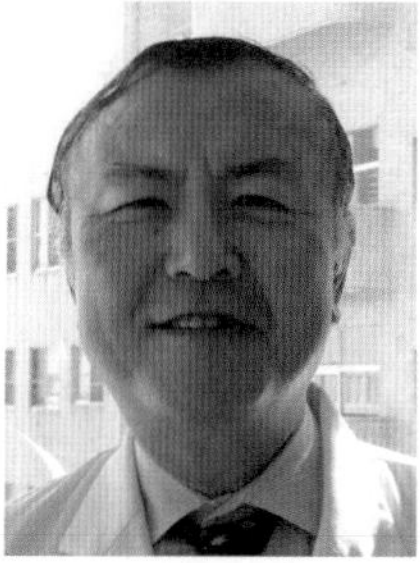

古川 恵一　ふるかわ けいいち

①国保旭中央病院　感染症科
（電話）0479-63-8111　千葉県旭市イ 1326
②聖カタリナ病院　内科
（電話）03-5547-4912　東京都中央区晴海 3-7-10

インフルエンザ、扁桃腺炎、肺炎、尿路感染、蜂窩織炎、骨髄炎、化膿性関節炎、感染性心内膜炎、髄膜炎、急性腸炎、性感染、HIV 感染、海外旅行者の感染、術後感染、不明熱など ●総合内科、感染症専門医

得意分野・診療案内

細菌やウイルスや真菌や原虫などの微生物によって起こる感染症の患者さんの診療を専門にしています。
扁桃腺炎などの頭頸部感染、肺炎や結核などの呼吸器感染、心内膜炎などの循環器感染、髄膜炎などの中枢神経感染、蜂窩織炎などの皮膚軟部組織感染、骨髄炎などの骨関節感染、腎盂腎炎・前立腺炎などの尿路感染、腸炎などの消化器系感染、性行為感染、HIV 感染症、術後感染、敗血症など、すべての科のどのような領域の感染症の患者さんも、また不明熱の患者さんも診療いたします。
米国の教育病院での研修そして聖路加国際病院感染症科部長としての 22 年間と現在の国保旭中央病院感染症センター長としての 2 年間に病棟と外来で多くの患者さんを診療させていただいた経験を生かして、これからもさまざまな感染症の患者さんのために診療を通してお役に立てるように願っています。

診療ポリシー・患者さんへのメッセージ

受診をご希望される方は病院に電話をして外来予約をお取りください。
紹介状があればより良いです。

	個人 過去2年間の総治療数（感染症で診療した入院患者）：560 件	
治療実績・コメント	【治療の内訳】（2019 年） ①治療を継続中：5% ②治療を完結した（寛解）：95% ③途中で患者さんが来なくなった：－% ④近隣のかかりつけ医に紹介した：－% ⑤外科医に紹介した：－%	【主な治療実績】 （2018 年 2 月～2020 年 1 月の入院患者） 骨関節感染 81 人、呼吸器感染 74 人 心臓血管感染 58 人、腹腔内感染 54 人 皮膚軟部組織感染 53 人、尿路感染 52 人 中枢神経感染 38 人、結核 40 人 婦人科感染 17 人、敗血症 55 人 性感染 6 人、HIV 感染 7 人、腸管感染 6 人
業績	【受賞】2015 年 9 月 IDATEN ベストティーチャー賞 【執筆】『新臨床内科学 10 版』（近日出版予定）敗血症の項目執筆、『新興・再興感染症：劇症溶連菌感染症』日本防菌防黴学会誌 46（7）:309 － 314，2018、『year note 2019，感染症』（分担執筆）	

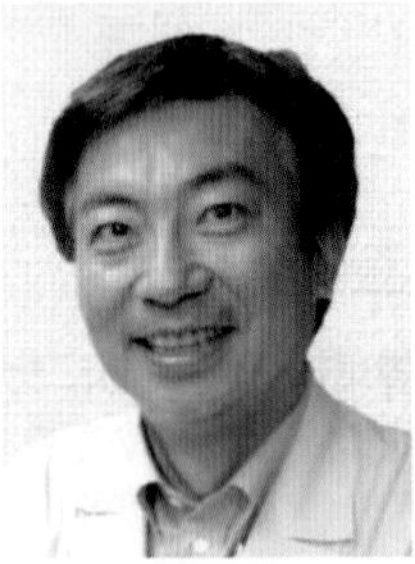

石田 直　いしだ ただし

倉敷中央病院　呼吸器内科
（電話）086-422-0210　岡山県倉敷市美和 1-1-1

呼吸器一般、呼吸器感染症

●感染症専門医、総合内科専門医、呼吸器専門医

得意分野・診療案内

当科では、1994年より肺炎についての前向き調査を進めています。年間約300～400例の登録があります。これは、本邦での最大規模の調査であり、日本呼吸器学会市中肺炎ガイドラインおよび米国胸部学会（ATS）/米国感染症学会（IDSA）合同の市中肺炎ガイドラインの基礎資料となりました。特に肺炎の起炎微生物の検出に可及的努力しており、喀痰定量培養、グラム染色、血液培養といった通常の方法から、各種抗体検査や尿中抗原、核酸ポリメラーゼ連鎖反応（PCR）のような最新の検査まで取り入れ検索しています。また、診断や治療効果の補助として、バイオマーカーを利用する研究を多施設で行っています。
非結核性抗酸菌症は、近年患者数が増加している疾患です。当科でも外来で数多くの症例を有しており、経過観察を行いながら治療を行っています。その他の呼吸器感染症も積極的に診療かつ症例の集積・検討を行っており、インフルエンザについては、感染症学会や厚生労働省のガイドライン作成にも携わりました。

診療ポリシー・患者さんへのメッセージ

当科の扱う疾患の範囲は、腫瘍、感染症、アレルギー、免疫、慢性閉塞性肺疾患と多岐にわたり、また救急入院やICUでの呼吸管理などエマージェンシーの多い分野です。よって幅広く実践的な臨床能力が求められ、我々もグループ診療を通して切磋琢磨しています。また、専門に偏することなく全般的な内科の知識を持つことも重要と考えています。臨床面ではすべての呼吸器疾患に対して対処でき得るように心がけていますが、同時に専門的な臨床研究も進めています。現在、呼吸器感染症や肺がん、間質性肺炎、COPD等の集学的な診断治療に力を注いでいます。

治療実績	倉敷中央病院 呼吸器内科の入院疾患上位頻度（2017年延べ退院患者数）			
	肺がん	613	肺非結核性抗酸菌症	22
	肺炎及び肺膿瘍	350	膠原病性肺疾患	22
	間質性肺炎及び肺線維症	144	喀血・気道出血	20
	気管支喘息	63	器質化肺炎	18
	肺気腫および慢性閉塞性肺疾患	46	胸膜中皮腫	17
	膿胸・胸膜炎（がん性を除く）	46	薬剤性肺炎	16
	気胸	36	インフルエンザ	15
	呼吸不全	28	心不全	15

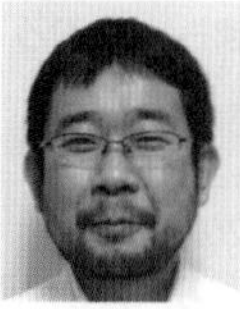

忽那 賢志 くつなさとし

国立国際医療研究センター病院
（電話）03-3202-7181
東京都新宿区戸山 1-21-1
●感染症専門医

診療内容

一般感染症、病院内感染症、免疫不全関連感染症、海外渡航後の感染症など

感染症対策で最も重要なのは 1 次予防です。当センターでは市民や医療専門職への感染予防のサポートを行っています。トラベルクリニックでは、海外生活における安全のために必要な知識、予防ワクチンの提供を行っています。
有効な感染症対策のためには、地域や施設、国を超えた連携が必要です。有事の際に迅速な行動がとれるよう、平時からの情報交換や協力関係づくりに努めています。院内および院外からの感染症・うたがい症例に対してコンサルテーションを行っています。診断や治療に難渋する症例についてはぜひご相談ください。トラベルクリニックでは、帰国後の体調不良にも対応をしています。他施設では診断が難しい、輸入感染症の診断・治療に積極的に取り組んでいます。トラベルクリニックは予約制です。

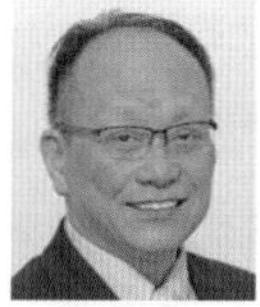

長谷川 直樹 はせがわ なおき

慶應義塾大学病院 感染症外来
（電話）03-3353-1211
東京都新宿区信濃町 35
●総合内科、呼吸器、感染症専門医

診療内容

内科、呼吸器全般、炎症性肺疾患、肺抗酸菌症（結核・非結核性抗酸菌症）、呼吸器感染症、HIV 感染症

感染制御部の外来部門である感染症外来を担当し、呼吸器内科にも所属しています。
感染症外来では、主にヒト免疫不全ウイルス (HIV) 感染症の診療とカウンセリング、結核・非結核性抗酸菌症を主とした成人呼吸器感染症などあらゆる感染症の診療を行います。また月曜日に専門外来として予防接種外来も開設しています。当院は東京都エイズ中核拠点病院の一つに指定され、医師、看護師、薬剤師、微生物免疫学教室、ソーシャルワーカー、カウンセラーがチームとなり診療にあたっています。障害者手帳取得や医療費の公費負担申請の手続きの支援もしています。成人呼吸器感染症については結核・非結核性抗酸菌症の診療を長谷川教授を中心に行い、入院が必要な際には各診療科と相談しています。必ず予約をして頂いています。

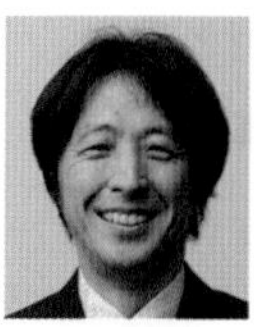

宮下 修行 みやした なおゆき

関西医科大学附属病院
（電話）072-804-0101
大阪府枚方市新町 2-3-1
●総合内科、呼吸器、感染症専門医

診療内容

喘息、咳喘息、慢性閉塞性肺疾患、間質性肺炎、肺炎、気管支拡張症、結核、非結核性抗酸菌症、など

呼吸器感染症・アレルギー内科では感染性疾患、アレルギー疾患、換気障害など幅広い疾患の診療をしており、入院患者では、びまん性肺疾患患者さんの多いことが特徴です。とくに間質性肺炎研究のスペシャリストが在籍することから、治療成績は良好です。私達は「呼吸器感染症に関するガイドライン」、「咳嗽・喀痰診療のガイドライン」をはじめ、種々のガイドラインや診療指針の作成に携わり、日本の呼吸器診療や感染症診療、咳嗽診療をリードする立場にあります。また日本化学療法学会では理事の立場で、適正抗菌薬使用の推進のため地域の先生方と連携し定期的な研究会を開催しています。臨床現場での抗菌薬の使い方、使い分け、次の一手、裏ワザなどを熟知し患者さんを適切かつ早期に安全に治すこと、さらには耐性菌を蔓延させない事をモットーとしています。

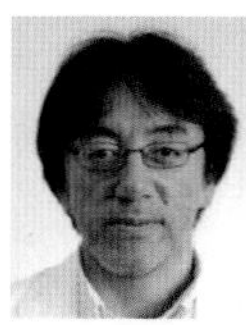

青木 洋介 あおき ようすけ

佐賀大学医学部附属病院 感染制御部
（電話）0952-31-6511
佐賀県佐賀市鍋島 5-1-1
●呼吸器専門医、感染症専門医

診療内容

一般感染症、呼吸器内科

当部で取り扱っている主な疾患は院内の全ての一般感染症、重症市中感染症、HIV 感染症、マラリア、デング熱など頻度の高い熱帯感染症などです。全診療科を対象とした感染症コンサルテーションを担当しており、①血液培養陽性患者に関する主治診療科への診療支援、②感染症の診断および治療に関するコンサルテーション診療をしております。このシステムは殆どの医療機関にはない診療機能です（年間７００件のコンサルトを受けています）。感染症は診療科を選ばずに発生する疾患であり、感染症・非感染症の両面から患者さんの問題を総合的に把握し、解決を図る感染症内科医の存在は今後、全国の病院において必要となっていくでしょう。
外来診療では、① HIV 感染症、②肺炎球菌ワクチン接種、③渡航感染症など特殊な感染症を疑う患者の診療（外来紹介患者）を行っています。

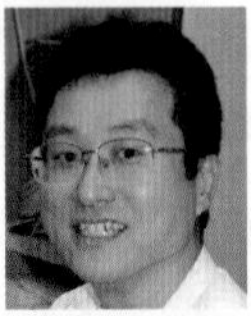

神谷 亨 かみや とおる

洛和会音羽病院 感染症科
（電話）075-593-4111
京都府京都市山科区音羽珍事町 2
●総合内科専門医、感染症専門医

診療内容

内科系諸症状（頭痛、咳、息切れ、胸痛、腹痛、関節痛など）、心療内科的諸症状、感染症全般

総合内科、心療内科、感染症全般の診療を行っています。外来診療は「総合内科」において、よくある内科的な症状に対する診療や、どこにかかったらよいかわからない患者さんを診療し、適切な専門医へ橋渡しする役目を担っています。また、「トラベルクリニック」では、渡航前予防接種、マラリア予防薬処方、英文証明書作成、渡航後の発熱などに対応しています。入院診療は、感染症全般に対応し、特に、不明熱、心内膜炎、骨髄炎、各種膿瘍、人工物関連感染症を多く扱っています。私の診療ポリシーは、医学的、科学的な視点に加えて、人間が心と魂を持った存在であることを忘れずに診療を行うことです。丁寧な問診、わかりやすい説明、心情への配慮、患者さんやご家族と一緒に治療方針を考えることを大切にしています。

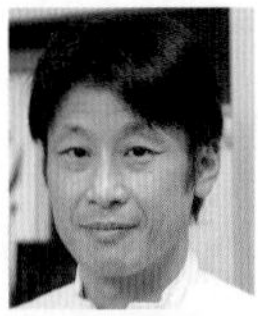

山本 善裕 やまもと よしひろ

富山大学附属病院 感染症科
（電話）076-434-2281
富山県富山市杉谷 2630
●総合内科、感染症、呼吸器専門医

診療内容

感染症全般（肺炎、敗血症、深在性真菌症、結核・非結核性抗酸菌症、エイズ、輸入感染症など）

富山大学附属病院では、山本善裕教授を中心に、あらゆる感染症に対する専門診療を行っています。一口に感染症と言っても、かぜ、急性胃腸炎など軽い病気から、肺炎、敗血症、骨髄炎、脳髄膜炎など早期に適切な治療をしなければ命にかかわるような重い病気まで様々な病気があります。当院は大学病院の中でも感染症科が独自に入院診療を行っている数少ない施設であり、敗血症など重症患者さんの受け入れも積極的に行っています。また、トラベルクリニックとして、海外出張や赴任、旅行などの渡航前の予防接種や予防内服、健康管理のアドバイスに加え、帰国後の発熱（マラリア、デング熱など）や下痢（寄生虫症など）等の旅行関連の感染症についても診療しています。予防接種につきましてはワクチン等が入手困難な場合がありますので事前にご相談ください。

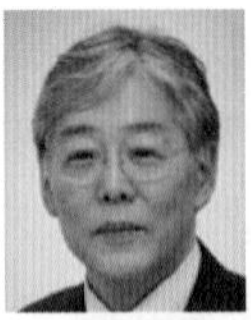

賀来 満夫 かく みつお

東北医科薬科大学病院 感染症内科
（電話）022-259-1221
宮城県仙台市宮城野区福室 1-12-1
●感染症専門医

診療内容

呼吸器感染症、抗酸菌症、菌血症・敗血症、難治性・耐性菌感染症、消化管・肝胆感染症、性感染症など

当科では感染管理の考え方も必要となるインフルエンザなど伝染性急性疾患の他、結核・MAC症などの抗酸菌症、MRSA や緑膿菌に代表される耐性菌などによる難治性感染症を特に診療・マネージメントしています。その他、免疫不全を有し重症度が高い患者の肺炎や敗血症、不明熱症例なども最新の抗菌化学療法をベースに臓器の枠を超えて積極的に診療しています。原因菌が比較的はっきりしている疾患群は勿論、原因不明の発熱や下痢、発疹などを呈する患者さんの診断や治療も積極的に行います。感染症診療においては治療もですが、ワクチンによる予防や耐性菌対策が重要となるため、日々の院内感染対策が重要です。いち早く耐性菌の存在を察知し、また不適切な抗菌薬使用を是正し、新たな耐性菌や感染の伝播を防ぎます。

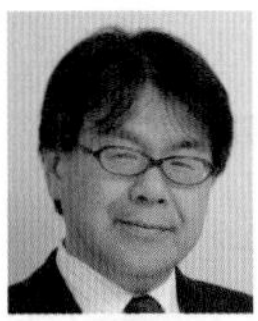

斧 康雄 おの やすお

帝京大学医学部附属病院 内科
（電話）03-3964-1211
東京都板橋区加賀 2-11-1
●感染症、総合内科、消化器病専門医

診療内容

感染症全般の診療、原因不明の発熱の鑑別診断や重症・難治性感染症の治療、院内感染に関する相談

外来診療日は月曜日午前（第 1、第 3、第 5）と水曜日午後（予約外来）です。原則的に外来での診療となりますが、必要に応じて入院も可能です。その場合は病棟担当医が診療に当たります。当教室では、患者さんの感染免疫力のチェックや薬剤耐性菌の迅速検出方法を開発し臨床に応用するとともに、その耐性機序や病原性の解析を行っています。教育機関である大学病院に勤務しているため、講義など学生教育に費やす時間が多く、予約をした上で受診していただいています。感染症診療においては、患者さんの感染抵抗力や病原体の特徴の把握、治療薬の特徴（薬効や副作用）を十分に考慮して診療することを心掛けています。また、臓器別に専門家の診療が必要な場合には、診療科をまたいで共診という形で対応させていただきます。

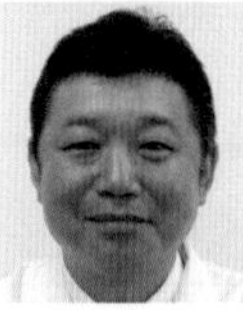

小林 治 こばやし おさむ

杏林大学医学部付属病院 感染症内科
（電話）0422-47-5511
東京都三鷹市新川 6-20-2
●感染症専門医

診療内容

感染症

当科で取り扱っている主な疾患は、HIV/AIDS、不明熱、難治性感染症（デバイス感染、抗酸菌・真菌感染など）、渡航後の発熱、性感染症、呼吸器ウイルス感染症などで、感染症疾患全般にわたって診療しています。診断の難しい感染症は、臨床検査部門の協力も得て、遺伝子検査などの診断方法を用いて、迅速に診断できるような体制をとっています。そして、治療の難しい感染症では、専門の薬剤師と協力して、治療薬の調整を行っています。また、検査結果などから重篤な感染症が疑われたすべての入院患者を対象に、感染症を専門とする医師・検査技師・薬剤師から構成されるチームで、感染症診療のチェックを平日は毎日行っています。ＨＩＶ感染症に対する抗ＨＩＶ治療（ＡＲＴ療法）を行っています。入院病床はなく、他の診療科に入院の上、主科と協力して感染症治療にあたります。

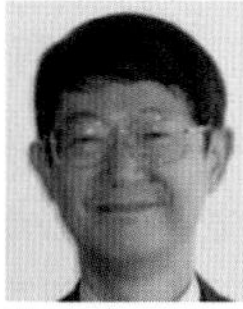

四柳 宏 よつやなぎ ひろし

東京大学医科学研究所附属病院
（電話）03-3443-8111
東京都港区白金台 4-6-1
●感染症、肝臓、消化器病専門医

診療内容

感染症内科、肝臓内科

感染免疫内科の対象疾患は HIV 感染症、AIDS、肝炎、肺炎、インフルエンザ、結核、梅毒、淋菌感染症、クラミジア感染症、感染性胃腸炎、赤痢、腸チフス、マラリア、デング熱、その他の感染症全般、不明熱です。当科はさまざまな感染症の診療を行います。海外渡航後の発熱、性感染症が疑われる方への対応、ウイルス肝炎の診療、HIV 感染症の診療などは当科が得意とする分野ですが、その他感染症全般の診療にあたっています。また、海外渡航時の感染症相談や予防接種も行っています。感染症は誰もがかかる疾患ですが、個人のプライバシーと密接な関係があります。お一人お一人のプライバシーを守るために外来診察室は扉のある個室としています。また、感染症という病気の性質上、平日の日中ではありますが、必ず専門の医師が診察に当たるようにしています。

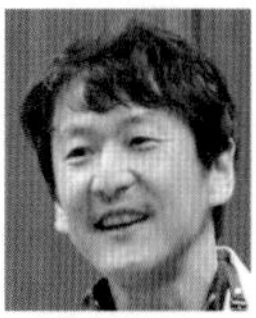

岩田 健太郎 いわた けんたろう

神戸大学医学部附属病院 感染症内科
（電話）078-382-5111
兵庫県神戸市中央区楠町 7-5-2
●感染症専門医

診療内容

感染症全般（HIV ／エイズ含む）、熱帯医学、旅行医学

私たちは感染症のプロです。日常の風邪、腸炎、インフルエンザといったよくみる病気、肺炎や髄膜炎など入院治療を必要とする病気、結核やエイズなど特殊な病気、バイオテロや鳥インフルエンザなど新たに問題になっている病気、たくさんの感染症に対峙する専門家です。患者さんを診療する主治医の役割を持っていますが、それだけではなく、他の医療者達の診療のお手伝いをするのも大きな仕事です。私たちは特殊な機械を使うノウハウも、難しい手術を行う神の手も持っていません。ただ、他の医師たちが感染症に悩むことなく専門能力を発揮できるよう陰でお手伝いするのが仕事です。「何かについて全てを、全てについて何かを」知り、患者さんの最大の利益と幸福はどこにあるのか一所懸命探していきたい。これが私たちの目標です。

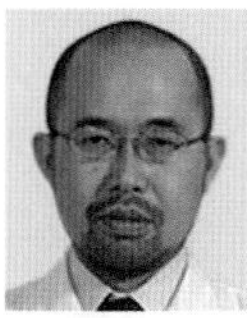

石和田 稔彦 いしわだ なるひこ

千葉大学医学部附属病院 感染症内科
（電話）043-222-7171
千葉県千葉市中央区亥鼻 1-8-1
●小児科専門医、感染症専門医

診療内容

感染症一般、小児感染症、ワクチン

当院は高度先進医療を提供する病院です。重症感染症、免疫不全感染症や渡航医学など含め、幅広い感染症診療を提供しています。
外来診療では、インフルエンザ、HIV・AIDS、輸入感染症、結核等に対応した診療を行っています。千葉大学病院は第二種感染症指定医療機関となっており、エイズ中核拠点病院になっています。HIV 感染は慢性疾患となりつつあり、感染者の高齢化や生活習慣病が問題となっております。これらの問題に対してより良い医療を提供するための臨床研究を行っています。真菌症外来は、千葉大学真菌医学研究センターとコラボレーションして専門的な診断と治療を行っています。免疫不全や免疫抑制剤を使用して抵抗力が低下した患者さんに発症する感染症に対応した診療を行っています。臓器移植前の感染症対策や移植後の感染症診療もしております。

有益情報

ランキング医師の病院は遠くて行けないという患者さんのための、北海道、東北、四国、九州を中心とする準名医情報です。ランキングとは別です。ご参考になさってください。

九州	**下野 信行** しもののぶゆき （電話）092-641-1151	**九州大学病院 免疫・膠原病・感染症内科** ●感染症専門医 福岡県福岡市東区馬出 3-1-1
その他	**久住 英二** くすみえいじ （電話）042-521-5334	**ナビタスクリニック 立川** ●血液専門医 東京都立川市柴崎町 3 丁目 1-1-4F
	森澤 雄司 もりさわゆうじ （電話）0285-44-2111	**自治医科大学附属病院 感染症科** 栃木県下野市薬師寺 3311-1

パンデミック防止は全ての人の努力から

◇感染は、くしゃみ等の飛沫感染はもちろんですが、手からも移りますので、小まめに手をよく洗ってください。
手のアルコール消毒も行いましょう！ 頻繁に、手、および手が触る所の全てを消毒し続けるようにしましょう。
危険な場所は、電車やバスの中です。満員の電車やバスには、極力乗らないようにしましょう。外食などもできるだけ避けましょう。そのような不特定多数の人が利用する所では、小まめにアルコール消毒をし、絶対に口や目や鼻を触らないように注意してください。人ごみに出掛けて戻ってきた時は、着ていた服を全て洗濯し、できれば頭からシャワーを浴びてウィルスを洗い流しましょう。
◇アルコール濃度による殺菌効果の違いですが、一般に「消毒用エタノール」といわれる 80v/v% くらいの濃度の殺菌力が最も強く、50 v/v% 以下になると、十分な消毒効果は期待できません。
◇外界に接している皮膚や喉、鼻などの粘膜は、乾燥しやすく水分を失いがちです。乾燥していると細菌やウイルスが付着しやすくなりますので、こまめな水分補給をして、潤いを保ちましょう。
◇自分自身の免疫力アップも重要です。睡眠不足は禁物です。
仕事は通勤ではなく可能ならば自宅（テレワーク）が良いでしょう。
ただし、運動不足になってはいけないので、人ごみではない所の散歩やジョギングは積極的に行ってください。
◇家族間ではタオルの共有などは止めて、密室空間に他の方達と長時間いることは極力控えましょう。
◇日頃から、マスク、アルコール消毒薬などは、十分に備蓄しましょう。
いざという時には、あっという間に売り切れて、しばらく手に入りません。

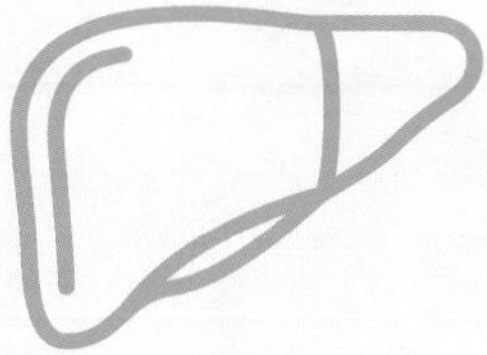

肝・胆・膵

体の深部にある肝臓、胆嚢、膵臓

消化器系器官で中が空洞でないのは肝臓、胆嚢、膵臓で、互いに関連しています。肝臓でつくられた胆汁という液体は胆嚢に貯えられた後、総胆管という管から十二指腸に入ります。食物が胃から十二指腸に入ると、ここで先の胆汁および膵臓で作られた膵液と合流して、食物の消化が進みます。

肝胆膵（脾）も消化器の一部で互いに近接し関連しあった臓器ですが、独立して扱われることが多いため、本書でも、肝胆膵と消化器の章を分けてあります。

肝胆膵の内科分野で、内視鏡やカテーテルなどを用いた検査や治療も行われるようになりました。

治療には複雑な手技を必要とするため、肝胆膵外科医、内視鏡治療医、肝臓専門医、放射線科医などが連携し専門性の高いチーム医療が重要です。

肝胆膵内科

肝硬変、肝臓がんの予備軍に、C 型 B 型ウイルス性肝炎、脂肪肝があります。

肝機能検査で、AST、ALT、γ-GTP に異常があれば、肝機能検査の二次検査（精密検査）を行います。

下記があてはまる場合は、特に注意が必要です。

・家族に肝臓病の人がいる（ウイルス性肝炎の危険）
・尿の色が濃くなった
・あぶらっこいものを食べなくなった
・年々体重が増えている
・お酒を毎日のように飲んでいる

肝炎ウイルスに感染しているかどうかは、血液検査でわかります。肝炎ウイルスのキャリアであっても、定期的に肝臓の状態をチェックし、その状態に見合った健康管理に努めていれば、日常生活の制限などはほとんど必要ありません。さらに、近年医療の進歩によって、ウイルス自体を体の中から排除する薬剤も数多く開発され、肝炎も場合によっては完治が期待できるようになってきました。ご自分の身体の状態を知るために、これまで肝炎ウイルス検査を受けたことのない方は、必ず一度は受けるようにしましょう。

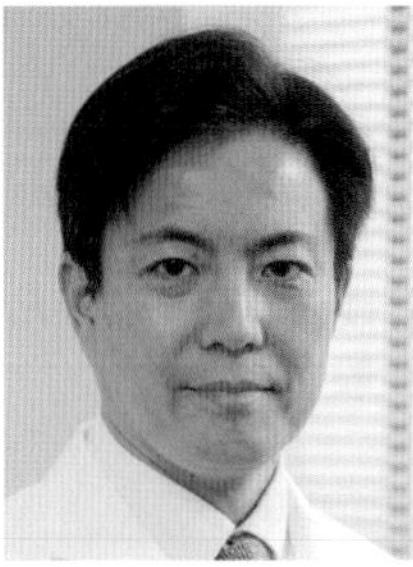

糸井 隆夫　いとい たかお

東京医科大学病院　消化器内科
（電話）03-3342-6111 東京都新宿区西新宿 6-7-1

膵がん、膵腫瘍、膵嚢胞、胆嚢がん、胆嚢ポリープ、胆管がん、十二指腸乳頭部腫瘍、胆管結石、胆嚢結石、膵石、胆管炎、慢性膵炎、自己免疫性膵炎、胆管・膵管狭窄

●消化器病専門医、消化器内視鏡専門医

得意分野・診療案内

難治がんの代表である膵がん、胆道がんを早期発見・早期診断を目指しております。また、外科、放射線科や腫瘍科と密に連携しており、ステージに応じた治療法を患者さんと相談しながら決定しております。また、胆管閉塞による黄疸に対してのステント治療はもちろんのこと、外科切除が不可能な場合でも化学放射線治療や強力集束超音波腫瘍焼灼術などのがんそのものに対する治療などによる集学的治療で予後の改善を図っております。
一方、良性疾患に対しては従来では内視鏡的に取り除くことが困難とされていた巨大胆管結石などに対しても細径胆道鏡を胆管内に挿入して結石を粉砕し取り出す方法で完全結石除去を目指しております。また外科手術後の胆管狭窄や膵管狭窄は非常に治療が難しい分野ですが、小腸バルーン内視鏡や超音波内視鏡を用いてほぼ全例で狭窄治療を行うことが可能となっています。

診療ポリシー・患者さんへのメッセージ

全ての検査と治療において、現在用いることができる全てのものの中から患者さんと相談させていただき、患者さんにベストな方法を選択していきます。リスクとベネフィットを十分に説明させていただき、最終的に患者さんおよび患者さんの家族が納得のいく、患者さんに寄り添う医療を目指しております。

	科全体 年間総治療数：1,200 件（2019 年）	過去 5 年間の総治療数：6,000 件
手術・治療実績・コメント	【高難度手術】（2019 年） 手術名：内視鏡治療 件数：1,200 件 生存退院率：術後 1 年以上の生存率 98% 重篤な合併症数：4 件 再手術数：- 件 術死件数：0 件	【主な治療実績】（2019 年） 内視鏡的胆管ステント治療：120 例 内視鏡的膵管ステント治療：20 例 内視鏡的胆管結石除去術：230 例 内視鏡的乳頭部腫瘍切除術：20 例 小腸バルーン内視鏡：80 例 超音波内視鏡下瘻孔形成術：70 例
	当院紹介患者さんの多くは他院にて治療困難とされた患者さんです。そのような治療困難例においても、高難度の膵胆道内視鏡を駆使してほとんど全ての患者さんの治療を完遂してきました。多くは重篤な合併症を起こすことなく、1 回の入院で治療を終えることができます。	
業績	これまでに 460 本を超える英語論文を纏め、海外からの招待講演や世界各国において実際の手技を行うライブデモンストレーションを 100 回以上行ってきました。	

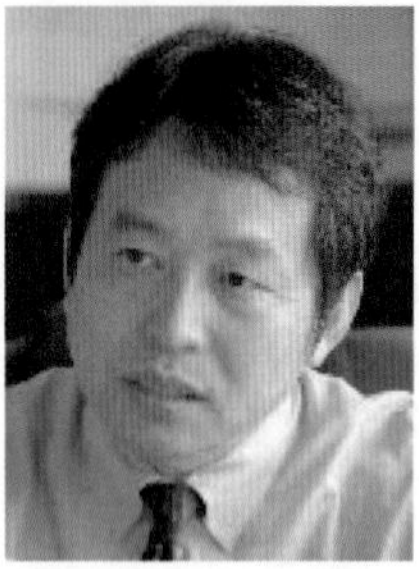

工藤 正俊　くどう まさとし

近畿大学病院　消化器内科
（電話）072-366-0221 大阪府大阪狭山市大野東 377-2

肝疾患、特に B 型肝炎、C 型慢性肝炎、肝硬変、肝細胞がんの診断と治療、門脈圧亢進症、消化器疾患全般

●肝臓専門医、消化器病専門医、消化器内視鏡専門医

得意分野・診療案内

【消化器内科の特色】 1. 肝がんにおけるラジオ波焼灼療法を全国に先駆けて取り入れ、実績を上げている。症例数は 4,000 例以上と全国で 2 位。局所再発は極めて少ない。／2. 肝腫瘍に対する造影超音波法は極めて精度が高く小肝がんの診断に有用で、学会でも高く評価されている。／3. 難病であるクローン病や潰瘍性大腸炎に対する白血球およびリンパ球除去療法も全国的にみても実施している施設は限られている。当科では積極的に行い、実績を上げている。／4. 高性能の超音波内視鏡下生検用装置を用いて胃・胆・膵疾患の診断と治療に応用。特に早期膵がんの診断能は国内でも定評を得ている。また造影超音波内視鏡も積極的に施行。／5. 大腸ポリープ、早期大腸がんを積極的に内視鏡を用いて診断治療している。／6.C 型肝炎に対するインターフェロンフリーの経口薬のみによる治療法、B 型肝炎に対するラミブジン・アデホビル・エンテカビル治療についても、特に発がん抑制の立場から積極的に行い、実績を上げている。／7. 早期胃がんに対する低侵襲治療（内視鏡的粘膜切除術や内視鏡的粘膜下層剥離術など）を導入。／8. 膵がんに対する放射線併用化学療法や Gemcitabin 少量長期投与、S1 による抗がん剤治療は好成績をおさめている。最新の化学療法（FOLFIRINOX やアブラキサン治療）も積極的に行っている。／9. 小膵がんの診断と治療では実績を上げている。／10. 胃十二指腸静脈瘤に対する治療は全国でも最先端。／11. 転移性肝がんに対しても、ラジオ波治療や動注化学療法を駆使して好成績を上げている。／12. 肝がんに対する標準治療法と分子標的薬治療を組み合わせる新規治療法の開発に向けた厚生労働省研究班の班長（工藤正俊）として全国の大学病院を統括している。13. 肝臓の線維化を非侵襲的に診断する手法の確立に向けた厚生労働省研究班の班長（工藤正俊）として全国の大学病院を統括している。

診療ポリシー・患者さんへのメッセージ

私たちのモットーは「患者さんに対して最高の医療・最高の技術を最高のスタッフで提供し、患者さんに満足頂ける医療を提供する」ことです。
肝がんのラジオ波治療は経験を重ねれば重ねる程、その合併症も少なくなり、また治療が困難な場所も安全に確実に施行できるようになります。また切除が不可能な 3cm よりも大型の肝がんや多発性の転移性肝がんの治療も一定の基準を満たせば積極的に行っております。安心して当大学消化器内科へ受診して頂ければと思いますし、セカンドオピニオンのみの受診も歓迎致します。

業績	
	【発表論文】英文：907 編（総 IF=4631.759）／和文：941 編
	【特別講演】国内学会：741 件 ／ 国際学会：398 件
	【学会発表】国内学会：2,346 件 ／ 国際学会：709 件

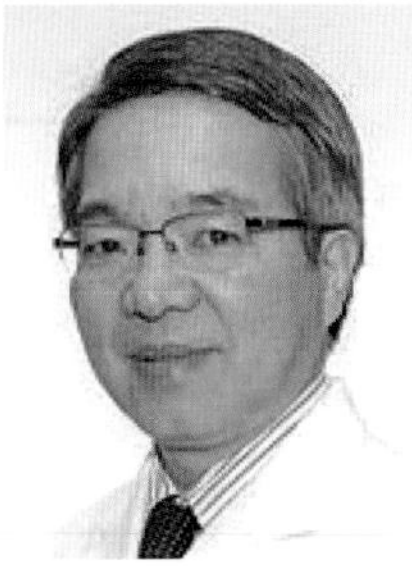

泉 並木　いずみ なみき

武蔵野赤十字病院　消化器科
(電話) 0422-32-3111 東京都武蔵野市境南町 1-26-1

消化器内科全般、特に B 型・C 型慢性肝炎の診断と治療、肝がんの診断とラジオ波焼灼療法、腹腔鏡

●肝臓専門医、消化器内視鏡専門医

得意分野・診療案内

常に最先端の医療技術・診断機器を取り入れて、あらゆるニーズに応えられる治療を行っています。当院は東京都の肝疾患診療連携拠点病院に指定されており、多くの肝疾患患者さんを紹介いただいています。肝炎、非アルコール性脂肪肝炎、肝がん、肝硬変合併症に対する新規治療薬の開発試験にも多く携わっています。肝臓移植も東京都内の医療機関と連携し積極的に行っています。

診療ポリシー・患者さんへのメッセージ

当院に勤務して 22 年目になります。B 型·C 型慢性肝炎の新しい治療開発に取り組み、症例数は 2,000 例を超えています。肝がんラジオ波治療は 1,500 例以上施行し 5 年生存率 70% です。1999 年マイアミ大学に招聘されアメリカ第 1 例目の肝がんマイクロ波治療のライブデモを行いました。日本肝臓学会市民公開講座や肝がん撲滅運動の東京都責任者であり、NHK きょうの健康はじめテレビで多数業績が紹介されています。

	武蔵野赤十字病院 消化器科　診療実績（平成 30 年）
手術・治療実績・コメント	○ 1 年間の初診紹介患者数 3,020 名と多くの患者を紹介いただいた。逆紹介患者数は 2,485 名、1 年間の退院患者数は 2,394 名、平均在院日数は 9.5 日であった。 ○肝がん治療件数は 341 例（累積 7,300 件超）で、うち肝動脈塞栓化学療法は 121 例（累積 3,548 件）、ラジオ波焼灼術は 140 例（累積 3,435 件）、進行肝がんに対する分子標的薬導入例は 67 例 (2009 年導入時からの累積 350 例)、動注化学療法 3 例、放射線治療 10 例であった。 ○ウイルス性肝炎に対する治療導入は、C 型肝炎が 211 例、B 型肝炎が 107 例であった。 ○上部内視鏡検査は 4,771 件で、処置内視鏡は内視鏡的止血術 119 件、食道静脈瘤治療 64 件、内視鏡的粘膜下層剥離術 102 件、異物除去 14 件、超音波内視鏡 23 件であった。下部内視鏡検査は 2,482 件で、大腸ポリープ切除は 669 件、内視鏡的粘膜下層剥離術は 42 件、内視鏡的止血術 28 件であった。 ○胆膵疾患の ERCP 検査は 212 件、内視鏡的治療は 195 件（総胆管結石の砕石術 91 件、ドレナージ 104 件）であった。
業績	【著書】『大丈夫！何とかなります 肝機能は改善できる』、『肝臓病 ウイルス性肝炎・肝臓がん・脂肪肝・肝硬変 (よくわかる最新医学シリーズ)』、『肝炎のすべてがわかる本 C 型肝炎・B 型肝炎・NASH の最新治療』

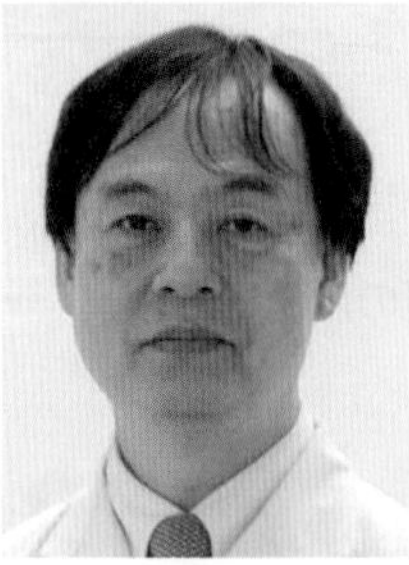

坂本 直哉　さかもと なおや

北海道大学病院　消化器内科
（電話）011-716-1161 北海道札幌市北区北 14 条西 5

消化器肝臓病学、臨床ウイルス学

●肝臓専門医、消化器病専門医、消化器内視鏡専門医

得意分野・診療案内

診療分野：消化器疾患、消化管疾患、肝臓疾患、胆膵疾患

診療体制：消化器疾患それぞれに専門外来を設置しております。入院治療については、2018 年度では、1,843 例の治療を行いました。

診療ポリシー・患者さんへのメッセージ

治療方針：それぞれの疾患について当院にて迅速に的確に診断を行い、治療を行っております。当院内視鏡部や他科との共同により、患者さんによりよい治療を目指しております。

治療実績・コメント	2018 年度消化器内科入院患者統計（2018 年 4 月 1 日～ 2019 年 3 月 31 日）			
	疾患別入院患者数（2018 年度）のうち肝臓疾患：299　以下はその内訳			
	肝細胞がん	160	急性肝不全	7
	肝内胆管がん	25	慢性肝不全	2
	転移性肝腫瘍	3	急性肝炎	6
	肝腫瘍	7	慢性肝炎	1
	肝硬変	27	劇症肝炎	2
	食道静脈瘤	16	肝膿瘍	3
	胃静脈瘤	1	非アルコール性脂肪肝炎	19
	門脈圧亢進症	5	自己免疫性肝炎	1
	肝性脳症	5	原発性胆汁性肝硬変	1
	肝機能障害	5	その他肝疾患	3
	●延べ入院患者数（人×日）：15,131 人 ●平均在院日数：8.50 日 ●病棟稼働率：99.43%（12-2 病棟 26 床、12-1 病棟 11 床、7-2 病棟 11 床） ※疾患別入院患者数（2018 年度）の集計方法：2018 年 4 月 1 日～ 2019 年 3 月 31 日の消化器内科入院の全症例について、DPC 決定病名を元に集計した。			
業績	【受賞歴】平成 14 年第 9 回国際科学振興財団フォーラム研究奨励賞／平成 15 年第 5 回肝病態・治療研究会研究奨励賞／平成 16 年ウイルス肝炎研究財団研究奨励賞／平成 16 年日本肝臓学会・冠アワード／平成 17 年日本消化器病学会研究助成／平成 17 年第 12 回国際科学振興財団フォーラム研究奨励賞／平成 17 年 Liver Forum Kyoto 研究奨励賞／平成 18 年宮川庚子研究財団研究助成／平成 23 年日本肝臓学会研究奨励賞			

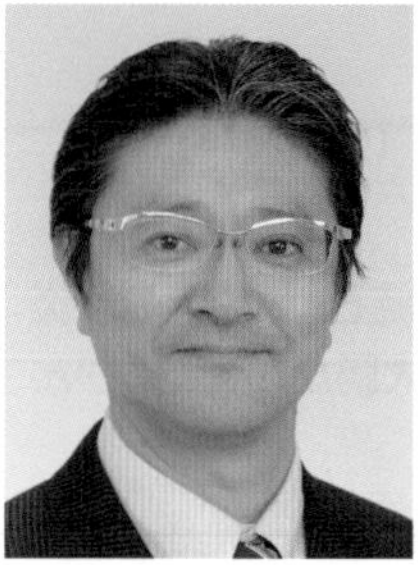

伊佐山 浩通　いさやま ひろゆき

順天堂大学医学部附属順天堂医院　消化器内科
（電話）03-3813-3111 東京都文京区本郷 3-1-3

膵がん、膵嚢胞性腫瘍、肝門部胆管がん、胆道がん、十二指腸乳頭部腺腫、胆管結石、悪性胆道閉塞、急・慢性膵炎、自己免疫性膵炎、原発性硬化性胆管炎、悪性消化管狭窄

●総合内科専門医、消化器病専門医、消化器内視鏡専門医

得意分野・診療案内

胆道、膵臓の悪性腫瘍を得意としております。内視鏡的な診断、治療方針の決定から、全身化学療法、胆管・腸管狭窄に対するステント治療まで、全病期に精通しています。特にステント治療と化学療法は世界のトップレベルを維持していると自負しています。胆膵内視鏡治療は難しく、偶発症も多い領域ですが、豊富な経験と、治療例を振り返っての研究により、患者さんごとにベストの治療を選択するように心がけております。化学療法も患者さんの状態、希望に合わせて治療法を選択しております。
あきらめないがん治療をモットーとして、できる限りの治療を行っております。

診療ポリシー・患者さんへのメッセージ

診断、治療に困っている方、内視鏡的な治療、膵がん･胆道がん抗腫瘍療法で行き詰っている方、相談しながらできる限りの治療を行っていくつもりです。
内視鏡治療では、他院では難しかった方を多く診療してきた経験があります。技術力とアイデア、他の診療科との協力で何とか治療してまいります。
抗腫瘍療法に関しては化学療法が中心ですが、あきらめないがん治療を目指しています。また、化学療法と局所治療を組み合わせた根治を目指した治療も行っています。

	科全体 年間総治療数：950 件（2019 年）	過去 3 年間の総治療数：2,500 件
手術・治療実績・コメント	【高難度手術】（2019 年） 手術名：Interventional EUS 件数：50 件 生存退院率：術後 1 年以上の生存率 100% 重篤な合併症数：0 件 再手術数：2 件 術死件数：0 件	【主な治療実績】（2019 年） ERCP 関連手技：846 件 EUS 関連手技：1,116 件 新規膵がん化学療法：110 件 新規胆道がん化学療法：65 件 原発性硬化性胆管炎治療継続中：11 件
	ERCP・EUS 関連手技はともに最近 3 年間で件数が倍増しました。他院から紹介された難治例の治療や新しい治療・デバイスの開発・評価、などエビデンスの発信を目的とした活動を多く行っています。	
業績	これまでの実績は英語論文 396 編、海外講演 159 回、国内講演 236 回、国内外教育講演 30 回、胆膵内視鏡治療のライブデモンストレーション 42 回などがあります。	

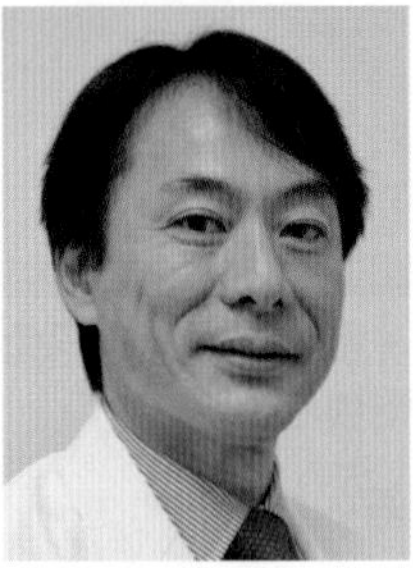

良沢 昭銘　りょうざわ しょうめい

埼玉医科大学国際医療センター　消化器内科（内視鏡科）
（電話）042-984-4111 埼玉県日高市山根 1397-1

膵がん、胆のうがん、胆管がん、胆石、総胆管結石、急性胆のう炎、急性胆管炎、慢性膵炎、急性膵炎、胃がん、大腸がん、食道がん

●総合内科専門医、消化器病専門医、消化器内視鏡専門医

得意分野・診療案内

胆のうがん、胆管がん、膵がんは腫瘍によって胆汁が流れる管である胆管が狭くなることが多く、胆汁の流れが悪くなるために黄疸が高率に出現します。黄疸を放置すると、胆管炎を発症するため、生命の危険があることもあります。さらに手術や抗がん剤治療などのがんに対する治療を行うことが出来ません。そのため、たまった胆汁を流して黄疸を良くする治療が必要です。また黄疸の原因が、がんかどうかを診断することも重要です。当科では、胆のうがん、胆管がん、膵がんならびに、胆石、胆のう炎、胆管炎、膵炎の診断･治療を行っております。特に内視鏡や超音波内視鏡（エコーがついた内視鏡）を用いた胆道・膵ぞうの診断と治療は国際的に高く評価されており、国内外のトップレベルの施設で行われている治療・検査のほとんどが施行可能です。なかでも通常の施設では施行するのが困難な、超音波内視鏡を用いたEUS-FNA（膵ぞう腫瘍の生検診断）や術後再建腸管に対するERCPにつきましては、世界でも有数の施設として評価されております。また、早期食道がん、胃がん、大腸がんに対し、専門的な内視鏡治療技術に習熟したスタッフが安全で確実な内視鏡治療を行っており、日本でもトップレベルの治療数を行っております。

診療ポリシー・患者さんへのメッセージ

一人ひとりの患者さんに、最も適した検査、治療を確かな技術で提供しております。

	科全体 年間総治療数：1,294 件（2018 年）	累計総治療数：- 件
手術・治療実績・コメント	【高難度手術】（2018 年） 手術名：消化器内視鏡治療 件数：1,294 件 生存退院率：術後 1 年以上の生存率 100% 重篤な合併症数：0 件 再手術数：0 件 術死件数：0 件	【主な治療実績】（2018 年） ①胆膵内視鏡治療（胆管結石、ステント治療）：619 件 ②早期胃がん内視鏡治療：226 件 ③早期大腸がん内視鏡治療：360 件 ④早期食道がん内視鏡治療：77 件 ⑤早期十二指腸がん内視鏡治療：12 件
	内視鏡のなかでも高度な技術を要する胆膵内視鏡治療と早期消化管がん（胃、大腸、食道、十二指腸）内視鏡治療を施行しております。他院で施行困難な症例に対し、楽で安全、確実な治療、検査を提供します。	
業績	海外からの招聘講演 90 回以上（ヨーロッパ消化器内視鏡学会、アメリカ消化器病学会、中国、台湾、香港、韓国、タイ、マレーシア、シンガポールなど） 【原著論文】和文 189 編、英文：97 編　【受賞】第 11 回日本消化器病学会奨励賞、平成 15 年度財団法人内視鏡医学研究振興財団研究助成、第 3 回日本内視鏡学会中国支部研究助成学会賞、日本胆道学会 Best Download Award	

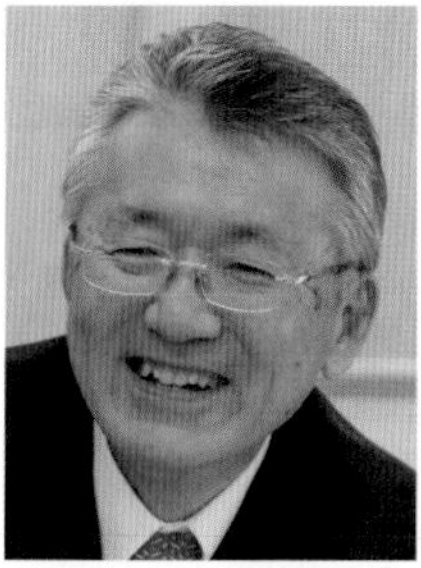

八橋 弘　やつはし ひろし

国立病院機構長崎医療センター　肝臓内科
（電話）0957-52-3121　長崎県大村市久原 2-1001-1

慢性肝炎、B 型肝炎、C 型肝炎、急性肝炎、肝硬変、肝がん、など

●消化器病専門医、肝臓専門医

得意分野・診療案内

肝疾患全般の診断と治療を専門とし、中でも B 型慢性肝炎と C 型慢性肝炎に対する抗ウイルス治療を得意としてきました。長崎医療センター肝臓病センターには 1990 年以降、入院にて検査と治療を行った約 1 万人を超えるデータが蓄積されています。20 年間以上継続通院している患者数は数百名おられて、肝がん患者で治療回数 10 回、20 回以上の長期生存されている方も少なくありません。なお、肝がんの診断と治療方針は、内科医、外科医、放射線科医、病理医との週 1 回の合同カンファランスで協議して決定しており、個々の患者さんに最も適した肝がん治療法を提示するようにしています。八橋は 30 年間同肝臓病センターに在籍し、経過の長い慢性肝炎患者さんを診てきました。B 型慢性肝炎で HBs 抗原の消失まで確認した患者数は 50 名以上になります。一方、最近 B 型肝炎／C 型肝炎ではなく生活習慣に起因した肝がん患者が増加しており、新たな問題となっています。食事指導と運動療法の介入による生活習慣に起因した肝臓病対策についても近年力を入れており、肝臓と筋肉に関する研究も行っています。

診療ポリシー・患者さんへのメッセージ

国立病院機構長崎医療センターは、肝疾患診療連携拠点病院に指定され肝臓病に関する相談支援にも対応しています。電話での相談が主体になりますが、ご連絡いただければと思います。

	科全体 年間総治療数：（2019 年） 年間入院患者数：1,200 例 外来通院患者数：4,000 例	過去 20 年間の総治療数： 肝がん治療：1,536 件 B 型慢性肝炎核酸アナログ治療：777 件 C 型慢性肝炎 DAA 治療：749 例 腹水患者へのサムスカ治療：164 例
治療実績	【治療の内訳】（2019 年） ① B 型慢性肝炎核酸アナログ治療の外来継続患者数：約 400 例 ② C 型慢性肝炎 DAA 治療の治癒率（SVR 率）：99% ③肝がん診断例で外科医に紹介した割合：約 50%	【主な治療実績】（2019 年） 新規肝がん診断数：76 例 肝がん治療症例数：250 例 B 型慢性肝炎核酸アナログ継続治療症例数：400 例 C 型慢性肝炎 DAA 治療導入症例数：60 例 腹水患者へのサムスカ治療導入症例数：25 例
業績	英文原著論文 200 以上、和文総説 500 以上、AMED 肝硬変に関する研究班の主任研究者、厚生労働省肝疾患に関する研究班の主任研究者、厚生労働省肝炎治療戦略会議委員	

伊藤 鉄英 いとう てつひで

福岡山王病院 肝臓・胆のう・膵臓内科
（電話）092-832-1100
福岡県福岡市早良区百道浜 3-6-45
●消化器病専門医

診療内容

肝胆膵疾患、神経内分泌腫瘍

神経内分泌腫瘍・胆膵疾患に関して、最先端の機器および知識を用いて、最良の医療を提供します。胆管結石、胆管・膵臓腫瘍、黄疸などの胆膵疾患に対する特殊検査・処置法である内視鏡的逆行性胆管膵管造影検査 (ERCP) を行っています。
また、膵炎、膵がんのみならずフォンヒップルリンドー病、ＭＥＮ１型腫瘍などのまれな疾患に対しても、豊富な診療経験から的確な診断および治療を行っています。膵臓には内分泌と外分泌とが共存し、その機能を十分に理解した上での診療が必要です。膵臓はお腹の中でも「隠れた臓器」と言われていますが最近、検診の普及もあり、膵臓の病気が見つかることが増えてきました。患者様に寄り添って、一緒に治療を行っていく気持ちを持って診療を行っていきたいと思っています。

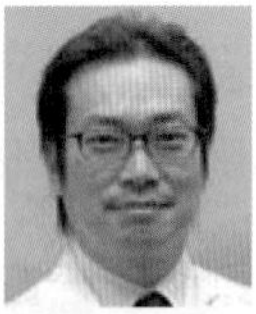

中井 陽介 なかい ようすけ

東京大学医学部附属病院
（電話）03-3815-5411
東京都文京区本郷 7-3-1
●消化器病、消化器内視鏡専門医

診療内容

胆道がん、膵がん、膵管内乳頭粘液性腫瘍（IPMN)、自己免疫性膵炎（AIP)、膵炎、など

消化器内科胆膵グループは胆道・膵臓の病気の専門的な診断や治療を行うチームです。治療に難渋する患者さんの診療を経験し、「より質の高い診断や治療を提供したい」という気持ちから当グループが始まりました。私たちの最大の強みは総合診療力と考えています。診断、投薬治療、内視鏡、化学療法など様々な専門に特化した医師によるチーム医療を心がけています。時には診療科や病院の垣根を越えて、一人ひとりの患者さんにとって最も適切な治療は何かを相談しながら方針を決定していきます。目の前でつらい思いをする患者さんに寄り添い、最善の治療を提供するだけでなく、世界の胆膵診療をリードすることを目標としています。より多くの患者さんが質の高い治療を安心して受けられるよう、これからも日々努力していきます。

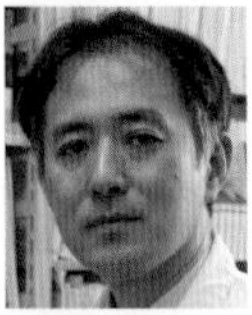

榎本 信幸 えのもと のぶゆき

山梨大学医学部附属病院 消化器内科
（電話）055-273-1111
山梨県中央市下河東 1110
●消化器病、肝臓、消化器内視鏡専門医

診療内容

消化器、肝臓

当科では、消化器がんを中心とした消化器疾患に取り組むため最新の設備・技術・研究に基づいて最先端の診療を行っています。
消化管疾患に対しては拡大内視鏡、NBI 内視鏡、超音波内視鏡による早期がん診断、カプセル内視鏡・小腸ダブルバルーン内視鏡による小腸疾患診断、胆膵疾患では造影超音波内視鏡、超音波内視鏡ガイド下穿刺装置、肝疾患では volume navigation system、造影超音波などを駆使し、早期消化管がんの内視鏡治療 (内視鏡的粘膜剥離術)、膵胆道がんのステント治療、肝がんのラジオ波焼灼治療・動脈塞栓療法など、消化器がん・消化器疾患の内科的先端治療を推進しています。
「患者さんに親身、仲間と団結、自分を切磋、常に挑戦」をモットーに、日々よりよい医療を目指して挑戦しています。

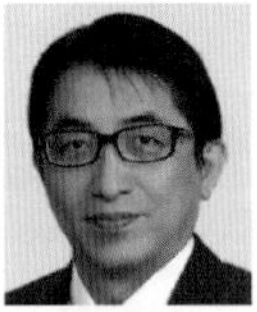

安田 一朗 やすだ いちろう

富山大学附属病院 消化器内科
（電話）076-434-2281
富山県富山市杉谷 2630
●消化器病、消化器内視鏡専門医

診療内容

消化器病、特に膵胆道疾患の内視鏡診断・治療

現在は主に膵胆道疾患の内視鏡診断・治療を専門としていますが、肝がんの発がん予防や膵がんのアポトーシス誘導、短波長紫外線の抗がん作用などの基礎研究もこれまでに行ってきました。また、地域の消化器がんの早期発見プロジェクトを立ち上げるなど、地域医療にも深く関わってきました。消化器内科では、消化管（食道、胃、十二指腸、小腸、大腸)、肝臓、胆嚢、胆管、膵臓といった消化器の疾患に対する診療を行っています。消化器がんの早期発見、診断困難な消化器疾患の診断、早期の食道・胃・大腸がん / 腫瘍に対する内視鏡的治療、肝がんに対するラジオ波焼灼療法 / カテーテル治療、消化器がんに対する化学療法、炎症性腸疾患に対する薬物療法、ウイルス性肝炎に対する抗ウイルス療法など、幅広い疾患に対してそれぞれの専門医が高度な知識と技術で診療にあたっています。

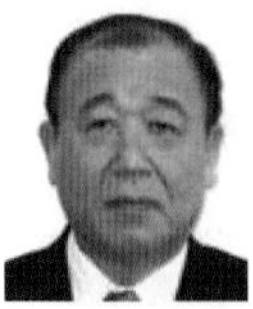

溝上 雅史 みぞかみ まさし

国府台病院 消化器・肝臓内科
（電話）047-372-3501
千葉県市川市国府台 1-7-1
●消化器病、肝臓、消化器内視鏡専門医

診療内容

ウイルス性肝炎、ゲノム医学

当科では、消化管・肝胆膵の疾患を有する患者さんの立場を重視した全人的医療および患者さん中心の総合的なチーム医療をモットーとして、科学的根拠に基づく診療ガイドラインに沿った診療を目指しています。
肝炎から肝硬変・肝がんまであらゆる肝疾患の診療を行っています。
各種B型肝炎患者とC型肝炎患者は各々約500例と1,000例の診断や治療や研究に従事してきました。ウイルス性肝炎においては、B型肝炎はほぼコントロール可能に、C型肝炎はほぼ完治可能となりましたが、それでも一部は肝がんや肝硬変に進展しますので、今後はその宿主要因を検索し、それを診断や治療や新薬の開発に応用して、全部の患者様を治癒できるように邁進したいと思っています。現在、さらに宿主ゲノムとの関係を調べています。

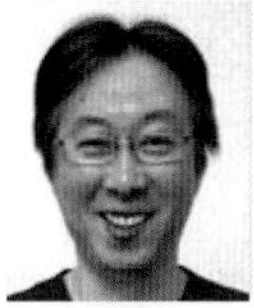

辻 邦彦 つじ くにひこ

手稲渓仁会病院 消化器内科
（電話）011-681-8111
札幌市手稲区前田 1 条 12-1-40
●消化器病、消化器内視鏡、肝臓専門医

診療内容

肝臓

当科は最先端の医療機器はもとより高度な技術、知識を常に研鑽し患者さん第一の医療を行っております。医療機器面では最新の内視鏡機器をはじめ、CT、MRI、超音波機器などを取り入れ、豊富な経験を有するスタッフが高度な技術を提供いたします。治療法が確立していない病気に対しては全国規模の治療薬の臨床試験に積極的に参加し、常に最新の治療法を患者さんが享受できるように配慮しています。がん疾患に関しては腫瘍内科や緩和ケアチームと連携をとり早期から進行がんまで包括的に診療しております。
スタッフは日本国内の様々な地域より集まり、国内外に留学し知識・技術の向上に努めております。患者さんへ最新で高度な医療を提供し、さらに大学間の壁や地域の枠を越え国際的な消化器病センターを目指しています。

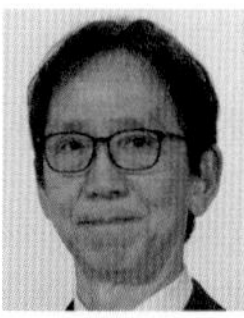

上甲 康二 じょうこう こうじ

松山赤十字病院 膵臓内科
（電話）089-924-1111
愛媛県松山市文京町 1
●肝臓、消化器病、消化器内視鏡専門医

診療内容

肝がん、肝硬変、慢性肝炎、急性肝炎、食道静脈瘤、慢性肝不全、膵がん、胆管がん、胆石症

得意分野は肝がん・肝硬変・肝炎の治療、特に肝がんの内科的治療（ラジオ波・マイクロ波・肝動脈塞栓術など）です。外来は月・火・金。年間肝がん延べ入院患者数 340、ラジオ波 262 件、肝動脈塞栓術 178 件で、7 割程度の症例で直接検査治療にあたっています。肝がんの 10 年生存率の低さがマスコミで発表され、落胆する患者さんもいますが、この 20 年間で治療法は飛躍的に進歩しており過去のデータは今の患者さんに当てはまりません。近年ではラジオ波／マイクロ波熱凝固術など局所療法の進歩に加え、進行肝がんでも複数の分子標的薬が使用可能です。また主な原因であった B 型や C 型肝炎ウイルスが制御可能となり、生存期間は飛躍的に改善してきました。どのような状態であっても前向きに治療に取り組みましょう。

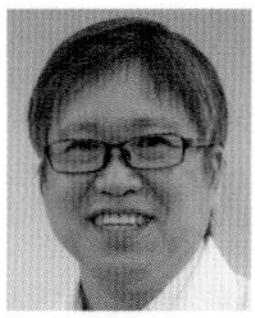

井岡 達也 いおか たつや

山口大学医学部附属病院 腫瘍センター
（電話）0836-22-2111
山口県宇部市南小串 1-1-1
●消化器内視鏡、がん薬物療法専門医

診療内容

膵がん、胆管がん、胆のうがん

膵がんおよび胆道がんの抗がん剤化学療法および放射線療法の開発を得意とします。日本膵臓学会膵がん診療ガイドライン（2016 年版および 2019 年版）にて化学療法の章を担当。一般的な治療以外に、新薬などの治験治療についても、経験豊富です。日本臨床腫瘍研究グループ（JCOG）肝胆膵グループの代表委員、関西肝胆道オンコロジーグループ（KHBO）の代表世話人を兼務し、膵がんおよび胆道がんの抗がん剤を用いた治療の第一人者です。大阪国際がんセンターでは検診部に在籍し、膵がんの早期診断を目指した検診方法開発を実施。ミルクティーを用いた特殊なエコー検査を、膵がんの高危険要因をもつ患者さんに定期的に実施し、大半の患者さんを切除可能な早期がんで診断して大きな実績を残しています。その様子は NHK「ためしてガッテン」でも 2 回紹介されました。

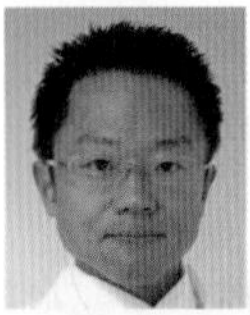

川村 祐介 かわむら ゆうすけ

虎の門病院 肝臓内科
(電話) 03-3588-1111
東京都港区虎ノ門 2-2-2
●消化器病、肝臓、消化器内視鏡専門医

診療内容

肝がん、非アルコール性脂肪肝炎（NASH）、慢性肝炎・肝硬変、食道静脈瘤、自己免疫性肝疾患

目標は「健康的長期生存を目指した最良・最適な医療の提供」です。肝細胞がんの治療は主に腫瘍の大きさ、個数で治療方法が選択されていますが、治療後の経過には肝細胞がんの組織分化度（悪性度）も大きく影響してきます。当院では肝細胞がん治療に際して画像診断による腫瘍の悪性度評価を積極的に導入し、個々の患者様に最も適した治療方法を外科的切除も含め選択するようにしています。肝細胞がん診療、肝炎・脂肪肝診療、いずれにおいても疾患の本質を見据えた最適な治療方法をご提案・実践できるよう診療を行っています。診断、治療方法等に迷われた時はいつでもご相談下さい。個人治療数（2019.9 迄）ラジオ波焼灼療法：約 480 件、肝動脈化学塞栓術：約 1,260 件／得意分野：肝細胞がんの画像診断・治療、NASH の診断・治療

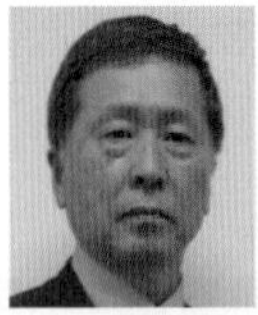

森安 史典 もりやす ふみのり

山王病院 がん局所療法センター
(電話) 03-3402-3151
東京都港区赤坂 8-10-16
●消化器病専門医、肝臓専門医

診療内容

膵がん、肝がん、B 型肝炎、C 型肝炎、肝硬変、脂肪肝、NASH（非アルコール性脂肪性肝炎）

特に注力しているのは膵がんのナノナイフ治療です。ナノナイフ治療とは、全身麻酔下で、画像を見ながら皮膚の上から電極針をがんに刺し、高圧電流によりがん細胞を死滅させる低侵襲の治療法です。日本では、膵がんは山王病院で、肝がんは東京医科大学病院で行われています。山王病院の 2019 年の実績は以下の通りです。術者は全て森安医師が行い、助手の消化器専門医、麻酔専門医、臨床工学技士、超音波技師、手術室看護師で構成される「ナノナイフチーム」の協力体制の下で行っています。

【膵がんのナノナイフ治療】
実績　2019 年 1 月～ 12 月：30 例
成績　2016 年 4 月～ 2019 年 3 月：125 例治療し、その生存期間の中央値は 34 ヶ月、化学療法単独のおよそ 3 倍の延命効果でした。

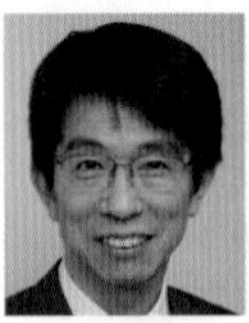

茶山 一彰 ちゃやま かずあき

広島大学病院 消化器・代謝内科
(電話) 082-257-5555
広島県広島市南区霞 1-2-3
●肝臓専門医、消化器内視鏡専門医

診療内容

ウイルス性肝炎、肝硬変、肝臓がん

当診療では、肝・胆・膵・食道・胃・小腸・大腸における急性・慢性炎症性疾患、機能性疾患、代謝性疾患やがんなどの腫瘍性疾患の診断を行い、薬物療法や内視鏡・超音波・血管造影・穿刺術などを用いた最先端の治療を行います。
主な対象疾患としては、ウイルス性肝炎、原発性肝がん、NASH があげられ、この領域における診断法、内科的治療法の最近の進歩には目を見張るものがあります。特に難治性 B 型肝炎・C 型肝炎、進行肝細胞がんに対しても積極的に取り組んでいます。また肝動塞栓術、肝生検、食道胃静脈瘤治療、ラジオ波焼灼療法などの手技を身につけながら診療のエキスパートを育てています。検査および処置の件数（年間）は、B 型・C 型肝炎ウイルスに対する抗ウイルス療法 450 件、肝動脈化学塞栓術 380 件、制がん剤療法 70 件、ラジオ波焼灼療法 50 件です。

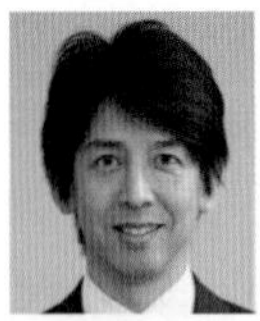

児玉 裕三 こだま ゆうぞう

神戸大学医学部附属病院
(電話) 078-382-5111
兵庫県神戸市中央区楠町 7-5-2
●消化器病、消化器内視鏡専門医

診療内容

膵がん、胆道がん、神経内分泌腫瘍、自己免疫性膵炎、原発性硬化性胆管炎、潰瘍性大腸炎など

膵がん、胆道がんについては、新しい血液バイオマーカーの開発や、最先端の画像検査・内視鏡検査による早期診断に取り組んでいます。治療面においては、外科との密な連携による低侵襲な手術や、遺伝子パネル検査により患者さん一人ひとりに合わせた化学療法を行っています。また、膵神経内分泌腫瘍のような希少な腫瘍に対しても、各科との連携による遺伝子検査、内分泌検査、画像検査により適切な診療が可能です。さらに、自己免疫性膵炎や IgG4 関連硬化性胆管炎を含む IgG4 関連疾患や、原発性硬化性胆管炎や潰瘍性大腸炎など、各種の消化器難病については、最新の研究結果に基づいた正確な診断と最適な治療を行っています。当科の内視鏡診断・治療技術は世界レベルを誇っており、安心・安全な診療を提供します。

有益情報

ランキング医師の病院は遠くて行けないという患者さんのための、北海道、東北、四国、九州を中心とする準名医情報です。ランキングとは別です。ご参考になさってください。

北海道	**潟沼 朗生** かたぬま あきお （電話）011-681-8111	手稲渓仁会病院 消化器内科 北海道札幌市手稲区前田1条12丁目1-40	●消化器病専門医
東北	**近藤 泰輝** こんどう やすてる （電話）022-222-6181	仙台厚生病院 肝臓内科 宮城県仙台市青葉区広瀬町4番15号	●消化器病専門医
	伊藤 啓 いとう けい （電話）022-252-1111	仙台オープン病院 宮城県仙台市宮城野区鶴ヶ谷5丁目22-1	●消化器病専門医
九州	**岡部 義信** おかべ よしのぶ （電話）0942-35-3311	久留米大学病院 消化器病センター 福岡県久留米市旭町67番地	●消化器病専門医
	田中 崇 たなか たかし （電話）092-801-1011	福岡大学病院 消化器内科 福岡県福岡市城南区七隈7丁目45番1号	●消化器病専門医
その他	**山口 武人** やまぐち たけと （電話）047-433-2111	船橋中央病院 消化器内科 千葉県船橋市海神6-13-10	●消化器病専門医
	菅野 敦 かんの あつし （電話）0285-44-2111	自治医科大学附属病院 消化器内科 栃木県下野市薬師寺3311-1	●消化器病専門医
	米田 政志 よねだ まさし （電話）0561-62-3311	愛知医科大学病院 肝胆膵内科 愛知県長久手市岩作雁又1番地1	●消化器病専門医
	豊田 秀徳 とよだ ひでのり （電話）0584-81-3341	大垣市民病院 消化器内科 岐阜県大垣市南頬町4丁目86番地	●消化器病専門医

NMN物質—老化を抑制できるか？

抗老化候補物質として、ニコチンアミド・モノヌクレオチド（NMN）が期待されています。米国ワシントン大学医学部の今井眞一郎教授の研究により、NMNの投与によって、体内に広く存在するニコチンアミド・アデニン・ジヌクレオチド（NAD）という物質量が増加し、加齢に伴い生じる疾病が抑えられることが明らかとなっていました。
2020年1月、今井眞一郎教授と慶應義塾大学医学部の研究グループは、NMNが健康なヒトに安全に投与可能であることを、世界で初めて明らかにしました。
NMNはビタミンB群中のビタミンB3に含まれ、あらゆる生物の細胞の中に存在し本来は体内で自然に生成される物質ですが、加齢により生成能力が減少していくといわれています。

肝胆膵外科

肝胆膵外科が扱う疾患には、次のようなものがあります。

・肝細胞がん
・肝内胆管がんと肝良性腫瘍
・胆管がん
・胆のうがん
・乳頭部がん
・急性胆のう炎と急性胆管炎
・胆のう結石・総胆管結石
・膵臓がん
・膵管内乳頭粘液性腫瘍（IPMN）
・膵臓神経内分泌腫瘍（NET）・その他の膵腫瘍
・急性膵炎と慢性膵炎
・肝移植
・膵移植

肝胆膵外科手術は、消化器外科手術の中で、特に難易度が高いといわれています。

日本肝胆膵外科学会では、消化器外科専門医の資格を持ち、さらに研鑽を積み、審査を通過した「肝胆膵外科高度技能専門医」を認定しています。同学会ホームページで名簿を公開していますので、そちらも参考になさってください。

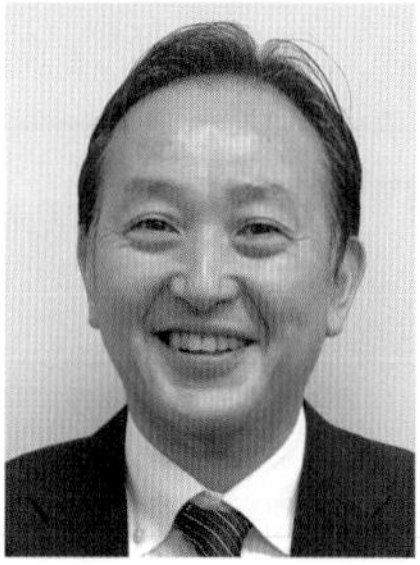

齋浦 明夫　さいうら あきお

順天堂大学医学部附属順天堂医院　肝胆膵外科
（電話）03-3813-3111　東京都文京区本郷 3-1-3

肝がん、胆道がん、膵がん

●外科専門医、消化器外科専門医

得意分野・診療案内

肝胆膵外科領域の手術は非常に繊細です。疾患の悪性度と患者さんの体力に合わせ綿密な治療計画が必要です。誰一人同じ状態の患者さんはおりません。科学的データに裏付けられた治療方針は必要不可欠ですが、経験に裏付けられた臨床力は治療に奥深さを与えます。
私は16年に渡り、がん臨床の最前線であるがん研有明病院で肝胆膵外科の治療に従事してきました。これまでの経験数は肝切除3,000件、膵切除 1,800件、執刀数は肝切除1,300件、膵切除800件を数えます。順天堂大学では、これまでの経験に加え、大学病院の総合力を生かして内科的合併症をかかえた患者さんや高齢の患者さんも積極的に治療していく方針です。高齢化社会の中で内科的合併症を持った患者さんが多くなる中、専門病院にはない総合力が順天堂大学にはあると思います。これまでがん専門病院で切除適応外としていた患者さんも連携し積極的に治療していきたいと考えております。

診療ポリシー・患者さんへのメッセージ

肝胆膵がんは残念ながら現在でも予後不良の難治がんで手術も高難度ですが、新規抗がん剤や術式開発により手術の適応範囲は広がり、予後も向上しております。一方、出血の少ない手術やきめ細かな周術期管理により、高難度手術も経験豊富な病院で行えば安全に施行できるようになりました。また難治がんへの挑戦を続けるとともに、低侵襲手術の開発に注力しています。安全性や根治性を犠牲にすることなく、真の意味での低侵襲手術を推進したいと思っております。
当科のモットーは安全で高質な外科治療を迅速に患者さんに届けるということです。“技をもって人を治す”精神を大切にし、患者さんの期待に応えていきたいと思います。

治療実績	【個人実績】 前任のがん研究会有明病院（2013/7～2018/12）での手術数は、肝切除 3,000件、膵切除 1,800 件、執刀数は肝切除 1,300 件、膵切除 800 件を数えます。 現在も年間 200 例程度の肝胆膵手術を執刀しています。
業績	原著論文 受賞　平成 13 年東京大学医師会賞 　　　平成 14 年井上研究奨励賞 英文論文　膵外科、肝臓外科に関して 100 編以上

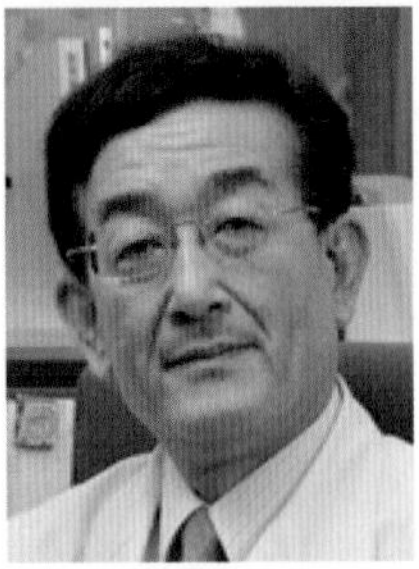

梛野 正人　なぎの まさと

名古屋大学医学部附属病院　消化器外科一
（電話）052-741-2111 愛知県名古屋市昭和区鶴舞町 65

肝胆膵外科

●外科専門医、消化器病専門医、消化器外科専門医

得意分野・診療案内

高度進行胆道がんにおける肝膵同時切除術や血管合併切除を伴う肝切除術、骨盤内臓全摘出術、開胸開腹食道切除術などの高難度の手術を得意としています。特に、治療が難しい肝門部胆管がんの治療成績は国内外を問わず、最も優れています。
最近では、腹腔鏡下肝切除術、腹腔鏡下膵切除術、単孔式腹腔鏡下胆嚢摘出術などの、体に優しい手術も積極的に行っています。

診療ポリシー・患者さんへのメッセージ

一貫して肝胆膵の外科臨床を行い、特に高難度手術である胆道がんに対する肝切除術の安全性向上に取り組んできました。最近では、門脈＋肝動脈の切除再建、肝膵同時切除など他施設ではほとんど行われないような超高難度手術にも積極的に取り組んでいます。胆道がんには放射線療法や化学療法で科学的に有効性が証明されたものはなく、外科的切除が唯一治癒の可能性がある治療法です。したがって、更なる術式の改良や術前・術後管理の工夫により、"メスの限界を極める"ことがわれわれ外科医の使命と考えます。
しかし、メスの力にも限界があるのは明らかで、予後を改善するには Translational research に基づいた新しい診断・治療法の開発が必要です。われわれは siRNA を用いた胆道がん・膵がん治療の研究を精力的に行っており、がん性腹膜炎患者に対する臨床応用の目処が立ちつつあります。

	消化器外科一 診療実績：全手術件数 676 例（2018 年）
手術・治療実績・コメント	胆道がん肝切除 72 例、その他の肝切除 50 例（うち腹腔鏡下手術 7 例）、単孔式腹腔鏡下胆嚢摘出術 38 例、膵頭十二指腸切除術 39 例、膵体尾部切除術 21 例、食道がん手術 25 例（うち胸腔鏡手術 25 例）、その他の食道疾患手術 5 例、胃がん手術 17 例（うち腹腔鏡下手術 6 例）、結腸がん手術 71 例（うち腹腔鏡下手術 47 例）、直腸がん手術 55 例（うち腹腔鏡下手術 37 例、骨盤内臓全摘出術 16 例） 肝門部胆管がんの切除数は国内最多です。
	他の大学病院やがんセンターなど多くの病院から"その施設では切除不能"とされた症例の紹介が沢山あります。
業績	日本肝胆膵外科学会理事、日本外科学会（前理事、第 115 回定期学術集会会頭、監事）、「胆道癌診療ガイドライン」委員長

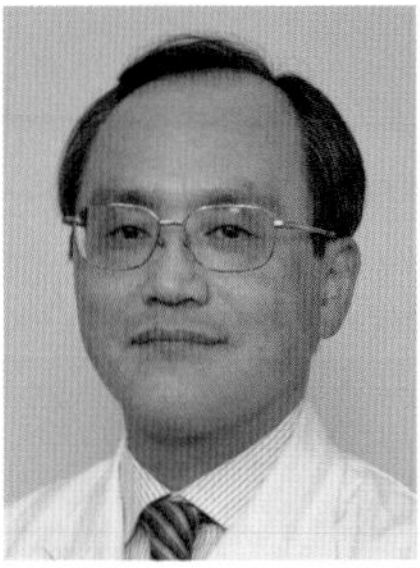

上坂 克彦　うえさか かつひこ

静岡県立静岡がんセンター　肝・胆・膵外科
（電話）055-989-5222　静岡県駿東郡長泉町下長窪 1007

肝臓、胆道（胆管・胆嚢・十二指腸乳頭）、膵臓の主に悪性の腫瘍、肝がん、肝内胆管がん、胆管がん、胆嚢がん、十二指腸乳頭部がん、膵臓がんなど

●外科専門医、消化器外科専門医

得意分野・診療案内

静岡がんセンター肝胆膵外科では、肝胆膵領域の悪性腫瘍およびその関連疾患の外科治療を、幅広く行っています。またその内容も、低侵襲の腹腔鏡手術から高難度の開腹手術まで広く対応しています。
その中で、私個人としては、特に膵臓と胆道の悪性腫瘍（膵臓がん、胆管がん、胆嚢がん、十二指腸乳頭部がん）の治療と研究に力を入れています。
とりわけ、化学療法や放射線化学療法と組み合わせた膵がん手術（膵頭十二指腸切除、膵体尾部切除、膵全摘、など）、肝の大量切除や肝動脈・門脈といった血管合併切除、時には肝・膵同時切除を要する肝門部胆管がん手術など、難治と言われるがんの外科治療に力を入れています。

診療ポリシー・患者さんへのメッセージ

肝胆膵外科は、難度が高く侵襲（体への負担）の大きな手術が多い領域ですが、私たちは安全を第一としつつ、がんを治すための根治性の高い手術と丁寧な説明を行うことを心がけています。
胆膵がんの外科治療は極めて専門性が高く、それに携わる外科医には多くの経験が必要とされます。経験豊富な専門病院に受診されることをお勧めします。

	科全体 年間総治療数：413 件 （2018 年）	過去 10 年間の総手術数：3,615 件 （2009/1/1 ～ 2018/12/31）
手術・治療実績・コメント	【高難度手術】（2018 年） 肝胆膵外科学会が定める高難度手術 件数：221 件 生存退院率：100% 重篤な合併症数：胆汁漏 Ⅳa 1 件 腎機能障害 Ⅳb 1 件 再手術数：3 件 在院死件数：0 件	【主な治療実績】（2018 年） 肝（亜区域以上）切除術（胆道再建なし）52 件 肝切除術（胆道再建を伴う）14 件 膵頭十二指腸切除術（HPD 含む）116 件 膵体尾部切除術（D2 郭清を伴う）30 件 膵全摘術 5 件 膵中央切除術・膵頭温存十二指腸切除術 4 件
	当院は、肝胆膵がんの手術件数の多さでは全国 2 位（2018 年）で、高難度の手術を多く手掛けています。安全性を重視し、2018 年の生存退院率は 100% でした。今後も、根治性が高くかつ安全な手術を心掛けていきます。	
業績	Uesaka K, et al. Adjuvant chemotherapy of S-1 versus gemcitabine for resected pancreatic cancer: a phase 3, open-label, randomised, non-inferiority trial (JASPAC 01). Lancet 2016; 388: 248-257. など	

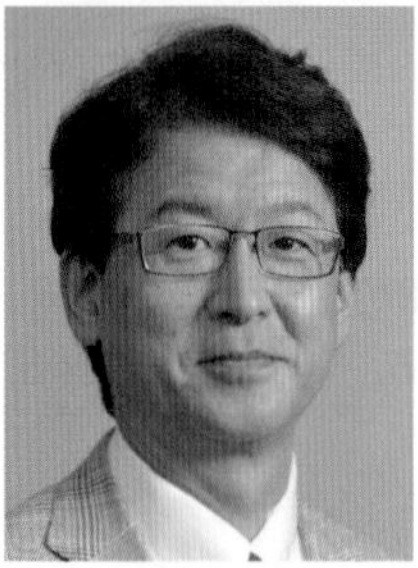

高山 忠利　たかやま ただとし

日本大学医学部附属板橋病院　消化器外科
（電話）03-3972-8111 東京都板橋区大谷口上町 30-1

原発性肝がん（肝細胞がん、肝内胆管がん）、転移性肝がん、胆道がん、膵臓がん、胃がん、大腸がん

●外科専門医、消化器外科専門医

得意分野・診療案内

当科では東京都のがん診療連携拠点病院としての役割を担うべく、消化器がん診療（肝がん、胆道がん、膵がん、胃がん、大腸がん、食道がん）を中心に行っています。
原発性肝がんに対する肝切除は、2008 年より日本一の症例数を誇っています。
難易度の高い肝がんや再発肝がん症例も積極的に手術を行っています。
原発性肝がんでは、患者さんの病態に応じて手術のみならず、カテーテル治療（肝動脈化学塞栓療法や肝動注療法）や分子標的薬治療も行っています。
当科では、大腸がんや良性疾患の胆石症、鼠径ヘルニアでは、低侵襲の腹腔鏡手術を積極的に行っています。

診療ポリシー・患者さんへのメッセージ

今までに肝臓がん約 4,000 例を執刀してきました。細心と革新をモットーに、肝臓がんの手術を行っています。出血量の少ない安全な手術を行い、患者さんにとってベストな治療方法を選択するよう心がけています。
肝臓の最も奥深い尾状葉にがんが発生した患者はそれまで手術不能と判断されていましたが、肝尾状葉単独全切除（高山術式）を、1994 年に世界で初めて成功しました。
日本全国から患者さんを多数ご紹介頂いておりますが、手術の待機日数は短く、初診から手術までおよそ 3 ～ 4 週間程度です。

<table>
<tr><td rowspan="3">手術・治療実績・コメント</td><td>科全体 年間総治療数：386 件（2019 年）</td><td>過去 19 年間の総治療数：肝胆膵がん 3,127 件</td></tr>
<tr><td>【高難度手術】（2019 年）
手術名：肝切除
件数：163 件
生存退院率：術後 1 年以上の生存率 99.4%
重篤な合併症数：1 件
再手術数：9 件
術死件数：1 件</td><td>【主な治療実績】（2019 年）
①肝切除（原発性肝がん）　：128 件
②肝切除（転移性肝がん）　：35 件
③胆道がん手術　：35 件
④膵臓がん手術　：39 件
⑤胃がん手術　：39 件
⑥大腸がん手術　：107 件</td></tr>
<tr><td colspan="2">消化器がん手術件数は、年々増加しています。
特に原発性肝がんに対する手術は、2008 年より日本一の症例数を誇っています。</td></tr>
<tr><td>業績</td><td colspan="2">英文論文 506 編、和文論文 495 編、著書 135 冊
メディア出演は、テレビ 38 回、新聞 95 回、雑誌 198 回、『プロフェッショナル仕事の流儀（NHK）』等です。主な受賞歴は、第 5 回日本肝臓学会賞（織田賞）、平成 13 年度東京都医師会医学研究賞、第 6 回日本消化器外科学会賞（手術賞）です。</td></tr>
</table>

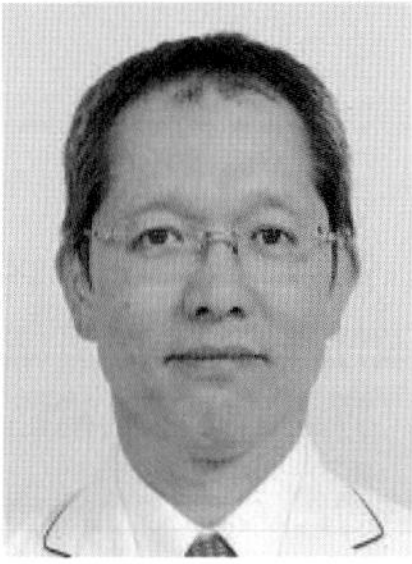

佐野 圭二　さの けいじ

帝京大学医学部附属病院　外科（肝胆膵）
（電話）03-3964-1211 東京都板橋区加賀 2-11-1

肝胆膵外科

●外科専門医、消化器外科専門医

得意分野・診療案内

対象となる主な疾患
・肝臓の病気では、肝細胞がん、肝内胆管がん（胆管細胞がん）、転移性肝腫瘍、肝内結石症、嚢胞性疾患など。
・膵臓の病気では、膵がん、膵管内腫瘍（IPMN、MCN）、膵内分泌腫瘍（インスリノーマ、ガストリノーマ等）、膵石症など。
・胆道の病気では、胆肝がん、胆嚢がん、十二指腸乳頭部がん、胆石症、胆嚢胆管炎、先天性胆管拡張症など。

診療ポリシー・患者さんへのメッセージ

外科の中でも肝臓・胆のうや胆管・膵臓などを専門にしています。
肝臓・胆のうや胆管・膵臓の病気というと皆さんは何を思い浮かべられるでしょうか。お酒の飲みすぎで脂肪肝や膵炎、などを思いつく方が多いと思います。しかし知らない間に胆のうの中に石ができていて突然痛くなる方（胆石症）や、健康診断の超音波検査で肝臓などにしこり（肝臓がんなど）を発見された方が多いのです。そのような病気に対して、われわれは３つのことをモットーとしています。
１、われわれは徹底的に戦います。
　他の病院で「手術できません」と言われた方でも、当科でなら手術できるかもしれません。そのための経験・技術・情熱を持っていますし、より進行した病気も治せるよう努力を続けていきます。手術が適さない方には手術以外の最適な治療をおすすめし徹底的に行います。
２、われわれは安全第一で治療を行います。
　より進行した病気を手術する場合、手術のダメージが大きくなり命の危険にさらされることもあります。当科では手術前から抗がん治療を行って進行を防いだり、手術の後も各科の先生と協力して対処したりして、安全第一で治療を行います。
３、同じことができるのならできるだけダメージの少ない方法をとります。
　胆のうに対する穴だけの手術（腹腔鏡手術といいます）も、さらにその穴の数を減らします。肝臓や膵臓に対する高度な手術でも、同じことができれば腹腔鏡手術で行います。

業績	2014年12月　オーストリア第24回LASGOラジオ波治療後再発進行肝細胞がんの積極的切除成績／2015年5月　リトアニア・メイヨー・クリニック・デー2015国際会議 最近の大腸がん肝転移治療／2015年9月　中国第25回LASGO脈管浸潤をもつ超進行肝細胞がんの積極的切除成績

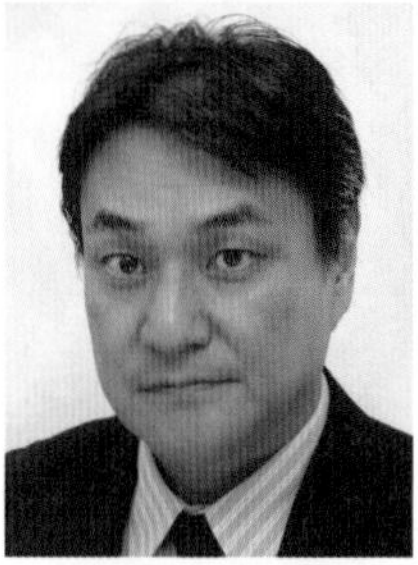

永川 裕一　ながかわ ゆういち

東京医科大学病院　消化器外科・小児外科
（電話）03-3342-6111 東京都新宿区西新宿 6-7-1

膵臓がん、胆管がん、十二指腸乳頭部がん、胆嚢がん、膵神経内分泌腫瘍、膵管内乳頭粘液性腫瘍、膵粘液性嚢胞腫瘍、肝細胞がん、転移性肝がん、先天性胆道拡張症、膵胆管合流異常症

●外科専門医、消化器外科専門医、消化器病専門医

得意分野・診療案内

膵臓がん・胆道がん（胆管がん・胆嚢がん・十二指腸乳頭部がん）の手術、膵・胆道領域における低侵襲手術（腹腔鏡下膵頭十二指腸切除術、ロボット支援下膵頭十二指腸切除術、腹腔鏡下膵体尾部切除術）、肝門部胆管がん手術、肝がん・肝腫瘍の手術（開腹・腹腔鏡下肝切除術）、先天性胆道拡張症・膵胆管合流異常症の手術（腹腔鏡下肝外胆管切除術）、膵臓がん・胆道がんの集学的治療（化学療法、放射線療法）

診療ポリシー・患者さんへのメッセージ

進行の早い膵臓がん、胆道がんに対し、それぞれの患者さんにとって最も効果的な治療を迅速に行うことができるように、外科医、内科医、放射線科医、病理医と密接な連携のもと専門チームによるカンファランスを週3回行っています。また多くの高難度手術の経験から、手術時間、出血量の少ない精度の高い手術に取り組み、安全かつ根治性を重視した体に優しい低侵襲手術（腹腔鏡下手術、ロボット支援下手術）も行っております（日本内視鏡外科学会技術認定医）。常に治療成績を向上させる努力を怠らず、さらなる手術技術の向上、新たな治療開発のための臨床試験を行っております。われわれは決してあきらめない、最善を尽くす治療をモットーに積極的な膵臓がん、胆道がん治療に取り組んでおります。

	個人 胆嚢摘出術を除く肝胆膵外科手術年間総治療数：213 件（2019 年）	過去 10 年間の胆嚢摘出術を除く肝胆膵外科手術件数：1,496 件
手術・治療実績・コメント	【高難度手術】 手術名：膵頭十二指腸切除術（腹腔鏡下・ロボット支援下膵頭十二指腸切除術を含む） 件数：毎年 90 ～ 100 件 生存退院率：100%（術後 1 年以上の生存率は疾患により異なります） 重篤な合併症数：1 件　再手術：0 件　術死：0 件	【主な治療実績】（2019 年） ①膵切除術（腹腔鏡下・ロボット支援下膵切除術を含む）：140 ～ 150 件 ②肝切除術（腹腔鏡下肝切除術を含む）：50 ～ 60 件
	日本で最も多くの膵臓・胆道手術、腹腔鏡下・ロボット支援下膵切除術を執刀している一人。日本の若手外科医育成のためのセミナーにも講師として数多く参加している。父も同じく肝胆膵外科医。	
業績	過去の海外招聘講演回数は 31 回、共著含む英文論文数は 92、邦文論文数は 74、受賞歴は米国 SSAT Residents and fellows research 賞、日本外科系連合学会賞、日本内視鏡外科学会カールストルツ賞、日本肝胆膵外科学会賞がある。	

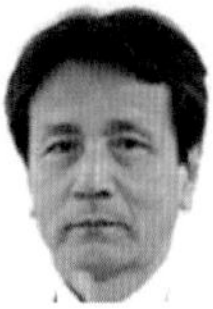

川崎 誠治 かわさきせいじ

三井記念病院 消化器外科
（電話）03-3862-9111
東京都千代田区神田和泉町 1
●肝臓、消化器病、消化器外科専門医

診療内容

肝胆膵外科

2019 年の 3 月より手術支援ロボット「ダヴィンチ」を使用した直腸がん手術が当院で保険適用となり、5 月には胃がん手術も適用となりました。また、形成外科を開設し、顕微鏡下に血管再建を同時に行う肝胆道領域の進行がん切除手術を行える体制となりました。消化器疾患の手術が必要とされた方は、是非当院消化器外科にご相談ください。大病院では 縦割りの組織になりがちなため、スタッフ間の連携がしづらいことが多いですが、当科は若手から役職者が集まるカンファレンスを頻繁に行い、消化器外科領域全般にわたってスタッフ間の連携や意見交換を積極的に行っています。そうすることで患者さんを全人的に診ることができ、安全で確実な外科治療を提供できると考えています。私のこれまでの執刀数は、肝切除 約 2,500 例、膵切除約 1,000 例、肝移植約 300 例などです。

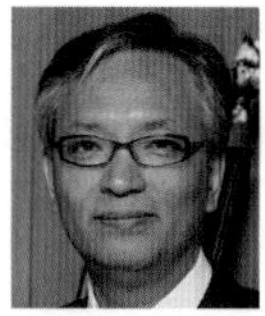

山本 雅一 やまもとまさかず

東京女子医科大学病院
（電話）03-3353-8111
東京都新宿区河田町 8-1
●消化器病専門医、消化器外科専門医

診療内容

消化器外科、肝胆膵外科

消化器病センターは昭和 40 年に設立されました。内科外科の壁をなくし、消化器疾患に苦しむ患者さんのために作られた施設であり、多くのオリジナルな仕事がなされ、その診療レベルは世界的に評価されています。当初より 6 年一貫教育である医療練士教育が行われ、患者さんのために親身となる医師の育成に努めました。
センター外科では、食道から直腸にいたるまで、すべての消化器疾患に対して診療がなされています。
また、がん治療においては、外科治療だけでなく、化学療法、免疫療法、放射線治療にも力を入れており、患者さんの状態、がんの病態を考えた治療が選択されています。また、心臓、呼吸器、腎臓などの合併症のある患者さんにおかれましては、女子医大の総合力をもって最善の治療がなされるように努力しています。

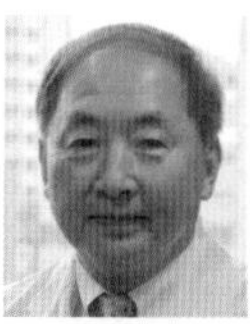

宮崎 勝 みやざきまさる

国際医療福祉大学三田病院
（電話）03-3451-8121
東京都港区三田 1-4-3
●外科、消化器外科、消化器病専門医

診療内容

肝臓がん、転移性肝がん、胆管がん、胆のうがん、乳頭部がん、十二指腸がん、膵臓がん、膵嚢胞性腫瘍、膵神経内分泌性腫瘍、慢性膵炎、急性膵炎、慢性胆のう炎、胆嚢ポリープ、胆石症、肝内結石症

肝胆膵外科医として特に高度進行した肝がん、胆道がん、膵がんをこれまであわせて 1,000 例近く外科切除してきています。特に血管浸潤を伴った進行した肝胆膵がんに対して、数多くの血管合併症切除を伴った切除経験を持ち、良好な切除成績を示してきています。また、これら肝胆膵がんの外科手術後の再発例に対しても、可能症例に対しての再切除術を行って、世界で屈指の症例数および切除後の良好な治療成績を示しています。また、良性の肝胆膵疾患に対しても切除適応を慎重に行い、相応な外科手術を選択してきています。このように肝胆膵疾患に対して患者さん個々の要望に出来る限り応えるべく外科治療を提供させてもらいます。

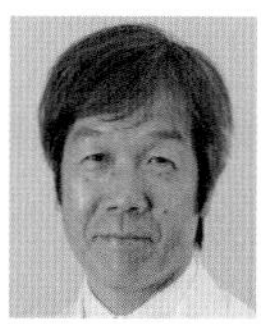

遠藤 格 えんどういたる

横浜市立大学附属病院 消化器外科
（電話）045-787-2800
神奈川県横浜市金沢区福浦 3-9
●消化器病専門医、消化器外科専門医

診療内容

肝・胆・膵

当科の専門分野は食道、胃、肝臓、胆道、膵臓、大腸などの全ての消化器疾患の外科的治療です。消化器外科のいずれの分野でも日本でトップクラスの治療成績を目指しており、特に悪性疾患については拡大郭清から機能温存、ロボット手術などの低侵襲手術まで高度な手術を安全に行い、患者さんの病気の状態や希望に応じたテーラーメード医療を提供しています。
切除を迷うような進行がんであっても手術前に化学療法や放射線療法を併用して腫瘍を縮小させた後に切除する方法で切除可能になりつつあります。がんや種々の病態の発生機序を解明し、より効果的で効率的、そして画期的な医療を開発しようと日々研究に取り組んでおります。また、生体肝移植は、1997 年に開始し、2019 年 3 月までに 66 名の患者さんに実施しております。

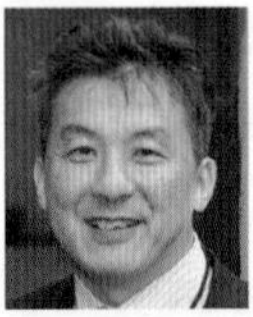

阪本 良弘 さかもと よしひろ

杏林大学医学部付属病院 肝胆膵外科
（電話）0422-47-5511
東京都三鷹市新川 6-20-2
●外科専門医、消化器外科専門医

診療内容

肝臓がん、膵臓がん、胆道がん、その他の肝胆膵良性・悪性腫瘍、胆石症

主として多摩地区近隣で、肝胆膵疾患に対する高度な外科医療を担うのが我々の使命です。特に「がん」に対して安全・正確・出血の少ない手術を行い、患者さんを救うことをミッションとしています。国立がん研究センターや東京大学肝胆膵外科で肝切除 800 件、膵切除 500 件の執刀経験のある阪本が 2018 年に赴任し、結束の強い外科チームを組み、消化器内科や腫瘍内科と協力しながら丁寧に診療を行っています。進行がんにも、化学療法を併用した集学的治療や二期的な切除を導入し、根治性の向上に努め、同時に、低悪性度の腫瘍や胆石症などの良性疾患には積極的に腹腔鏡手術を実践しています。お気軽にご相談下さい。
診療実績(2018.4～2019.10)：肝切除 121 件、膵切除 83 件、腹腔鏡下胆摘術 57 件

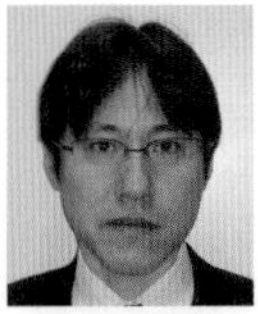

江畑 智希 えばた ともき

名古屋大学医学部附属病院
（電話）052-741-2111
愛知県名古屋市昭和区鶴舞町 65
●消化器外科専門医

診療内容

肝胆膵外科

消化器外科一では胃、十二指腸、小腸、大腸などの消化管から肝臓、胆道（胆嚢や胆管）、膵臓などの腫瘍を中心に診療を行っています。
術前診断、手術治療、周術期管理および術後化学療法、再発がんに対する治療を行います。疾患としては、肝胆膵悪性腫瘍、慢性膵炎、良性胆道疾患（胆石など）、食道腫瘍、胃腫瘍、大腸・直腸腫瘍、骨盤腫瘍などを取り扱います。8年以上の経験をもつ外科医総勢 27 名で診療にあたります。外来は特に専門性を有するスタッフ外科医 12 名が週３回担当し、入院の場合は主に２名の外科医が中心となり、治療方針や経過は常に部内で検討されます。先進医療・研究として以下があります。大腸がん肝転移切除例を対象とした TS-1 術後補助化学療法臨床第 II 相試験、腹腔鏡下膵頭十二指腸切除術および肝葉切除術の安全性と有効性に関する研究、など。

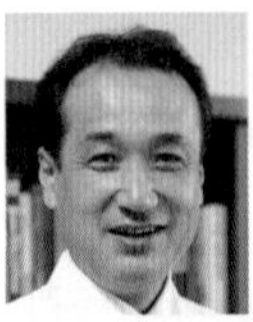

江口 晋 えぐち すすむ

長崎大学病院 肝胆膵・肝移植外科
（電話）095-819-7200
長崎県長崎市坂本 1-7-1
●消化器外科、消化器病、肝臓専門医

診療内容

腹痛、黄疸、腹水、消化器がん、食道がん、胃がん、大腸がん、肝がん、胆管がん、膵がん、肝硬変など

当科では消化器外科全般（食道、胃、腸、肛門、肝、胆嚢、胆管、膵臓など）、内分泌外科（乳腺、甲状腺、副甲状腺など）、小児外科を担当しております。特に患者さんに優しい鏡視下外科手術（胸腔鏡や腹腔鏡を用いた傷の小さい手術）と先進的な移植外科手術（脳死あるいは生体肝移植、膵島細胞移植など）を深く手掛けております。一方、一般外科（腹膜炎、腸閉塞、虫垂炎、ヘルニア、脱腸、痔など）も日頃から丁寧に診療しています。教室員には 1. 安全性、2. 根治性、3. 先進性、の順番での診療を心がけてもらっています。患者さんの笑顔のために、日々、手術室、病棟でがんばります。大きな診療科で総合力が強いのはもちろん、教室内の連携も抜群です。【症例数（年間）】消化器外科：約 1,000 例、肝移植：約 20 例（総数 300 例超）

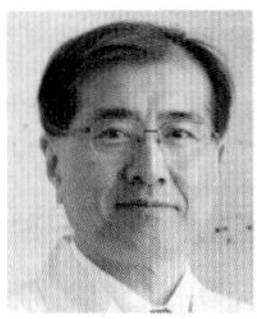

國土 典宏 こくど のりひろ

国立国際医療研究センター病院
（電話）03-3202-7181
東京都新宿区戸山 1-21-1
●消化器外科専門医、肝臓専門医

診療内容

肝がん、胆道がん、膵がんの外科治療

肝胆膵外科グループは肝臓、胆道、膵臓の疾患の中で主に外科手術の対象になるものを専門にしています。その他鼠経ヘルニア、腹壁ヘルニアの手術治療も専門に行っています。
肝臓では大腸がん肝転移切除が多く、主に肝炎ウイルスを原因とした原発性肝がんに対する切除は減少しています。
膵臓では膵臓がんが最も多く、専門的な診断のもとトップレベルの治療成績を提供しています。膵島移植グループと連携し、慢性膵炎に対する膵臓全摘＋自家膵島移植を行っています（膵島移植プロジェクト、糖尿病科などと共同）。膵臓神経内分泌腫瘍は、根治性に不足のない温存手術を行っています。胆道疾患では、胆石症や胆嚢炎に対する胆嚢摘出術が最も多く、胆道がん（胆嚢がん含む）に対する肝切除＋膵頭十二指腸切除術も行っています。

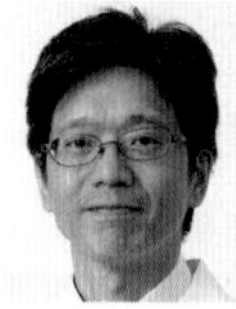

橋本 拓哉 はしもと たくや

日本赤十字社医療センター
（電話）03-3400-1311
東京都渋谷区広尾 4-1-22
●外科専門医、消化器外科専門医

診療内容

肝がん、胆嚢がん、胆管がん、膵がん、膵内分泌腫瘍、肝胆膵良性腫瘍、胆嚢・総胆管結石、総胆管嚢腫

肝胆膵・移植外科の年間手術症例数は約 250 例です。私自身の主な手術症例としては肝細胞がんに対する肝切除が 25 例、肝内胆管がんに対する肝切除が 5 例、転移性肝がんに対する肝切除が 37 例、胆管がんに対する膵頭十二指腸切除が 2 例、胆嚢がんに対する肝切除を伴う手術が 5 例、膵疾患に対する膵頭十二指腸切除が 9 例、膵体尾部脾切除が 15 例、膵全摘が 2 例などです。多発肝転移や巨大肝腫瘍、血管への浸潤を伴う膵がんなど高度に進行した患者様への積極的治療を得意とし、門脈塞栓術後の大量肝切除や膵肝同時手術、血管合併切除再建など、大学病院レベルの治療も日常的に行っております。循環器内科や消化器内科など、他科との連携も良好で、高齢の患者様や心疾患など全身の合併症をお持ちの患者様への対応も可能です。

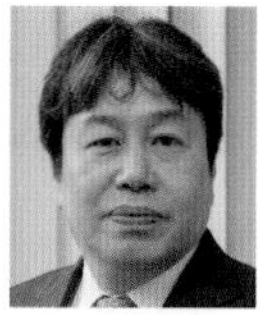

大塚 将之 おおつか まさゆき

千葉大学医学部附属病院 肝胆膵外科
（電話）043-222-7171
千葉県千葉市中央区亥鼻 1-8-1
●外科、消化器外科、肝臓専門医

診療内容

肝臓がん（原発性・転移性）、胆嚢がん、胆管がん、膵がん、嚢胞性膵腫瘍、神経内分泌腫瘍、乳頭部腫瘍

肝臓、胆嚢、胆管、膵臓のがんに対する高難度の手術を中心とした治療に取り組んでいます。高度進行がんに対しても、外科切除に加えて、薬物療法などを組み合わせることによって根治の可能性を追求し、決してあきらめない姿勢で治療にあたっています。また、末期肝不全に対する肝移植治療も行っています。肝臓、胆嚢、胆管、膵臓のがんは難治性であり、有効な治療法が少ないため、外科切除が治療の柱になりますが、外科切除自体の身体への負担も決して少なくありません。したがって、多くの経験を持つ、すぐれた医療チームのもとで治療を受けることが大切です。我々の施設では、私が科長として約 400 例の肝胆膵疾患治療にあたり、年間手術数は約 350 例（個人執刀：約 100 例）の実績があります。

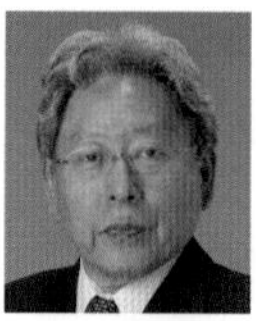

窪田 敬一 くぼた けいいち

獨協医科大学病院 第二外科
（電話）0282-86-1111
栃木県下都賀郡壬生町北小林 880
●外科、消化器病、消化器外科専門医

診療内容

肝臓がん、胆管細胞がん、転移性肝腫瘍、膵臓がん、胆管がん、胆嚢がん、乳頭部がん、十二指腸がん、胆嚢結石

肝胆膵の悪性腫瘍の外科的治療を専門にしております。肝臓がんを含む肝切除術は年間 130 ～ 140 例、膵臓がんを含む膵切除術は年間 50 ～ 60 例施行しており、その約半数が私の執刀数になります。症例を選び腹腔鏡下の肝切除、膵体尾部切除も施行しております。患者さんには病気に関する情報を十分伝え治療法の選択肢を理解して頂き、どの治療法を選択するか一緒に考え、ベストな選択ができるようお手伝いすることを診療ポリシーにしております。肝胆膵領域の悪性腫瘍は治療が難しい疾患です。手術が難しいと言われた方、治療法が決まらない方、治療施設が決まっていない方など、是非受診して下さい。火曜日の午前中外来をやっております。患者さんの要望に応える医療を心がけておりますので安心して受診して下さい。

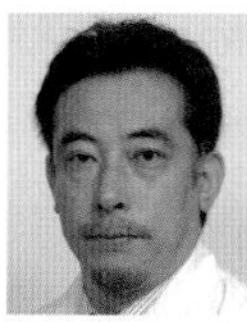

新田 浩幸 にった ひろゆき

岩手医科大学附属病院 外科
（電話）019-613-7111
岩手県紫波郡矢巾町医大通 2-1-1
●外科専門医、消化器外科専門医

診療内容

肝胆膵領域の良性・悪性疾患

肝胆膵系悪性・良性疾患に対する拡大手術、内視鏡手術、化学療法、肝移植（生体・脳死）など幅広い治療選択肢をもって、患者様に最も適した治療は何かを考え診療にあたっております。特に、肝疾患に対する腹腔鏡下手術は本邦で最も症例数の多い施設の一つであり、患者にメリットの大きい手術であると確信をもって診療にあたっております。2016 年 4 月からは腹腔鏡下膵頭十二指腸切除も保険収載されたことにより、腹腔鏡下膵切除も積極的に行っております。

肝移植医療は 2007 年より行っており、生体・脳死合わせて 100 例を超えました。生体肝移植ドナー手術も可能な限り腹腔鏡下で行っていることから、患者の満足度も高いものとなっております。2011 年 9 月には脳死肝移植施設として認定されました。

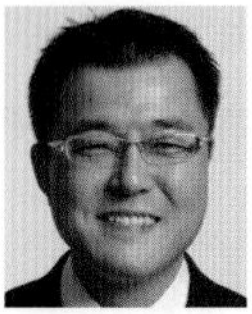

吉住 朋晴 よしずみ ともはる

九州大学病院
(電話) 092-641-1151
福岡県福岡市東区馬出 3-1-1
●消化器外科、消化器病、肝臓専門医

診療内容

肝硬変、肝細胞がん、肝内胆管がん、転移性肝がん、B型・C型肝炎、急性・慢性肝不全、脾疾患

肝臓・脾臓・門脈・肝臓移植外科は、肝疾患・脾疾患・門脈圧亢進症などの患者さんを対象に診療を行っています。肝切除は年間 120 ～ 130 例、肝移植は生体肝移植と脳死肝移植を含めて年間 50 ～ 60 例を施行しており、我が国でもトップクラスの症例数です。積極的に腹腔鏡手術を取り入れ、肝切除では２回目の手術例も含めて 70%、脾臓摘出ではほぼ全例を腹腔鏡で施行しています。また、生体肝移植は１年生存率 93% と全国平均より良好な成績を上げています。我々の診療科は肝臓・脾臓・門脈疾患を総合的に診断し、いかなる治療でも対応･提供できる体制を整えています。全国の他の施設でお断りされた患者さんでも、条件が整えば当科において手術可能となることがありますので、お気軽にご相談いただければと思います。

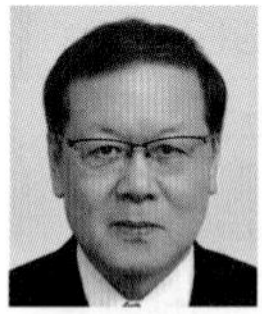

木村 理 きむら わたる

東都春日部病院 外科
(電話) 048-739-2000
埼玉県春日部市大畑 652-7
●外科、消化器病、消化器外科専門医

診療内容

消化器病疾患（がん、良性疾患など）、一般外科（鼠径ヘルニアなど）、腹痛、イレウス、虫垂炎、胆石症、膵臓疾患（ＩＰＭＮ、膵がん、膵炎）、胃がん、大腸がん、胆嚢炎、食道がん、痔（内・外痔核）、乳がん

当院は高齢化社会に対応するべく、街づくりの一環となる病院を目標としています。小児から老齢期までの各年代・各疾患・外科・内科診療部門を有し幅広い疾患に一貫した治療を行う体制を整えております。疾患としては、特にＩＰＭＮ(膵管内乳頭粘液性腫瘍)のフォローアップに当院のＣＴ、ＭＲＩは十分な力を発揮します。ＩＰＭＮを有する患者さんと一緒に考え、悩み、病気に打ち勝っていきたいと思います。もちろん手術が必要な時には手術をいたします。手術で命がなくなる確率が 2.8%と言われる膵頭十二指腸切除術では、321 例連続死亡なしという山形大学第一外科での実績のもと、安全で確実な手術を提供したいと思います。

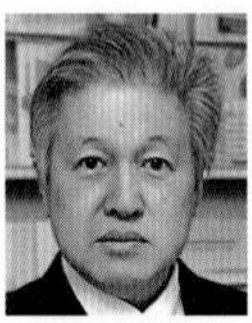

永野 浩昭 ながの ひろあき

山口大学医学部附属病院
(電話) 0836-22-2111
山口県宇部市南小串 1-1-1
●消化器外科、消化器病、肝臓専門医

診療内容

肝細胞がん、胆管細胞がん、転移性肝がん、肝門部胆管がん、中・下部胆管がん、胆嚢がん、十二指腸乳頭部がん、膵がん、末期肝硬変

肝胆膵・移植外科は肝胆膵外科領域では山口県で唯一の肝胆膵外科学会高度技能専門医修練施設（A）です。肝がん手術は年間 70 例を超え、単純肝切除は腹腔鏡下肝切除を第一選択とし 70%を占めます。治療成績も良好で、他施設との共同研究や独自に開発した免疫療法の開発にも取り組んでいます。また肝硬変に対する生体部分肝移植を 2016 年に再開し、現在までに８例施行しました。進行胆嚢がん・肝門部胆管がんの治療も幅広く行い、特に胆道がんについては血管（門脈、肝動脈）合併切除再建の併施により手術適応が広いことが特徴です。さらに膵がん症例は着任後年間 40 例を超え、治療成績向上のために術前治療を含めた血管合併切除を基軸とする集学的治療を行っています。

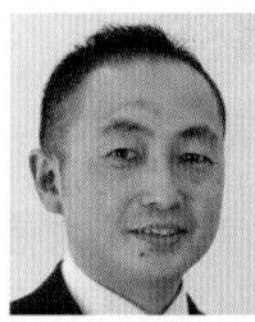

岸 庸二 きし ようじ

防衛医科大学校病院 肝胆膵外科
(電話) 04-2995-1511
埼玉県所沢市並木 3-2
●外科、消化器外科、肝臓専門医

診療内容

肝腫瘍(肝細胞がん、胆管細胞がん)、胆嚢炎、胆石症、胆嚢腫瘍、胆管腫瘍、膵腫瘍、十二指腸腫瘍

８年間勤務した築地のがんセンターより 2019 年３月に赴任しました。肝臓、胆嚢、胆管、膵臓（略して、肝胆膵といいます）にできる、がんをはじめとした腫瘍に対する手術治療を得意としています。肝胆膵外科グループとして、2019 年１～ 12 月に 162 件の手術を行い、うち、96 例 (59%) が肝胆膵腫瘍の切除術でした。所沢地域の肝胆膵外科中核施設としての役割を自負しています。肝胆膵腫瘍は検査で偶然発見されることが多く、診断がつかないまま受診される方も多くいらっしゃいます。消化器内科、放射線科と連携し、適確な診断を提供することも我々の役割です。また、肝胆膵悪性腫瘍は難治性であることが多く、手術は治療の要ですが、より治療成績を高めるため、抗がん剤治療等の併用も積極的に行っています。

患者支援・相談窓口を活用

大きな病院には、患者支援・相談窓口がありますので、活用しましょう。治療面だけでなく、いろいろな面をサポートしてくれます。

・心の苦悩…告知のショックや気持ちが不安定になっていること、死への恐れ、自分らしい生き方や、終活まで。

・身体の苦痛…手術の後遺症、抗がん剤の副作用、緩和ケア施設の相談など。

・暮らしの負担…経済的な問題、仕事への影響、家族との関係、在宅療養、今後の社会生活についてなど。

まずは、自分の悩みを聞いてもらうことで、見えてくるものもあります。

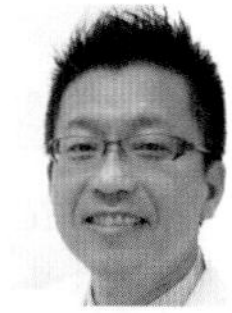

藤井 努 ふじいつとむ

富山大学附属病院

（電話）076-434-2281

富山県富山市杉谷 2630

●消化器外科、消化器病、肝臓専門医

診療内容

膵がん、膵腫瘍、肝胆膵腫瘍、消化器がん

膵がん治療・膵臓を中心とした肝胆膵手術を専門としています。2017年より名古屋大学より富山大学に教授として異動、その後、北陸から世界に発信する外科医療を行っています。肝胆膵手術は着任前から約３倍となり、とくに膵切除術は2019年に年間100件を超えました。これは都市圏以外の施設ではほとんどありません。関東・関西からも、富山に手術を受けにお越し頂いています。大学病院ならではの難しい手術、厳しい治療も、患者さんの状態をしっかり見極めながら、先進・高度医療を積極的に行います。私たちは常に技術を研鑽するとともに、最先端の知識を入手し、全ての医療に向上心を持って取り組んでいます。また地域医療も富山大学の重要な任務と考えております。富山県唯一の医学部として、県全体の外科医療に責任を持ってあたっていきたいと思っております。

PET検査、ほぼ全身のがんをチェック

PETとは、positron emission tomography（陽電子放出断層撮影）の略で、放射性薬剤を体内に投与し体内から出る放射線をとらえ、画像化します。

がん細胞は、正常な増殖の枠を超え勝手に増殖し転移します。がん細胞は正常細胞の何倍もエネルギー源であるブドウ糖を必要とするため、ブドウ糖代謝の指標となる18F-FDGという薬剤を注射すると、がんの病巣に集まり、病巣で放射線が多く放出されるので、全身を一度に調べることができるのです。がんが1cmほどになればPET検査で発見できるといわれ、予想外のがんの発見に威力を発揮します。

しかし、がんの種類や状態により、PETの適応が違います。発見に内視鏡やCTの方が優れたがんもあり、上手く組み合わせることが必要です。PET検査が得意とするのは、甲状腺がんや大腸がんです。胃がんの発見では内視鏡検査が最も優れています。前立腺がんや腎臓がん、膀胱がんなどはPETが苦手とするがんです。早期肺がんもCT検査の方が適しています。

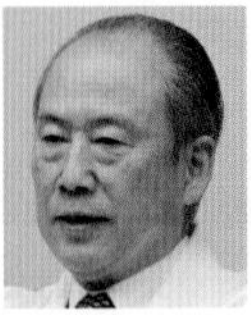

長年活躍し多大な功績がある名医

幕内 雅敏 まくうち まさとし　**江東病院 外科**

●消化器外科専門医　（電話）03-3685-2166　東京都江東区大島 6-8-5

世界初の成人生体肝移植を成功させた世界的名医。数多くの新しい術式を開発した。

有益情報

ランキング医師の病院は遠くて行けないという患者さんのための、北海道、東北、四国、九州を中心とする準名医情報です。ランキングとは別です。ご参考になさってください。

北海道	**平野 聡** ひらの さとし （電話）011-716-1161	**北海道大学病院 消化器外科 II** 北海道札幌市北区北 14 条西 5 丁目	●消化器外科専門医
東北	**元井 冬彦** もとい ふゆひこ （電話）023-633-1122	**山形大学医学部附属病院 第一外科** 山形県山形市飯田西 2-2-2	●消化器外科専門医
四国	**島田 光生** しまだ みつお （電話）088-631-3111	**徳島大学病院 消化器・移植外科** 徳島県徳島市蔵本町 2-50-1	●消化器外科専門医
	鈴木 康之 すずき やすゆき （電話）087-898-5111	**香川大学医学部附属病院** 香川県木田郡三木町池戸 1750-1	●消化器外科専門医
九州	**中村 雅史** なかむら まさふみ （電話）092-641-1151	**九州大学病院 消化管外科** 福岡県福岡市東区馬出 3-1-1	●消化器外科専門医
	七島 篤志 ななしま あつし （電話）0985-85-1510	**宮崎大学医学部附属病院** 宮崎県宮崎市清武町木原 5200	●消化器外科専門医
	今井 克憲 いまい かつのり （電話）096-344-2111	**熊本大学病院 消化器外科** 熊本県熊本市中央区本荘 1-1-1	●消化器外科専門医
その他	**山本 順司** やまもと じゅんじ （電話）0296-77-1121	**茨城県立中央病院 消化器外科** 茨城県笠間市鯉淵 6528	●消化器外科専門医
	井上 陽介 いのうえ ようすけ （電話）03-3520-0111	**がん研究会有明病院 肝・胆・膵外科** 東京都江東区有明 3-8-31	●消化器外科専門医
	高橋 秀典 たかはし ひでのり （電話）06-6945-1181	**大阪国際がんセンター 消化器外科** 大阪府大阪市中央区大手前 3-1-69	●消化器外科専門医

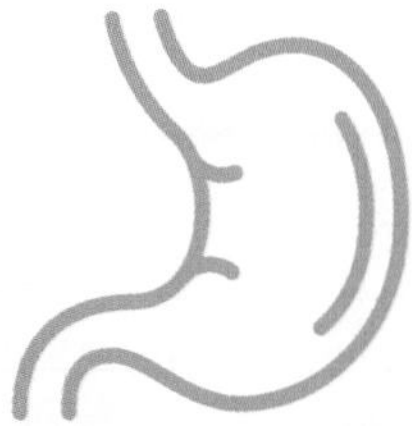

消化器

多くの人が悩んでいる消化器病

消化管は、口から肛門まで連続する一本の管腔臓器で、全長約9m に及びます。消化器疾患には実に多種多様なものがあるため、その診断に高度な診断力が求められます。最近増えている疾患は、

・胃食道逆流症 (GERD)…主に胃酸が食道に逆流し、胸やけや呑酸（どんさん）など不快症状が出る。患者数は成人の10～20%と推測されている。

・消化性潰瘍…胃粘膜がヘリコバクター・ピロリ菌に感染することが主な原因で、非ステロイド性抗炎症薬による潰瘍も増えている。

・炎症性腸疾患 (IBD)…主に潰瘍性大腸炎とクローン病をいう。原因不明だが、免疫異常から発症する。若い人に発症することが多い。

・機能性ディスペプシア (FD)…原因となる明らかな異常がないのに、みぞおちの痛みや胃もたれなど（ディスペプシア症状）がある。

・過敏性腸症候群 (IBS)…お腹の痛みや不快感、便秘や下痢などが数カ月以上続く。原因不明だが、感染性腸炎後になりやすい。

・大腸ポリープ…大腸がんは、正常な粘膜から腺腫（良性腫瘍）を経て悪化する場合と、腺腫を経ずに一気にがんになる場合がある。

消化器病は、生活の質 (QOL) に影響するため、我慢せずに早めに治療を受けられることをお勧めします。

消化器内科

消化管は食物を消化、運搬吸収し、最後には排泄する働きを持つため、がん、潰瘍、炎症などの器質的疾患だけではなく、便秘や逆流性食道炎などの消化管運動不全に伴う機能的疾患も多いのが特徴です。

疾患には、胃がん、食道がん、大腸がん、小腸がん、直腸がんなどの悪性腫瘍の他に、以下のような様々な病気があります。

・胃食道逆流症 (GERD)
・胃潰瘍・十二指腸潰瘍・小腸潰瘍
・鼠径部ヘルニア
・過敏性腸症候群 (IBS)
・潰瘍性大腸炎
・機能性ディスペプシア (FD)
・クローン病

消化器系の不調は、消化器系以外の臓器が原因となっていることもあるため、内視鏡検査、超音波検査、CT 検査や MRI 検査などの結果を含めて、総合的に判断する必要があります。

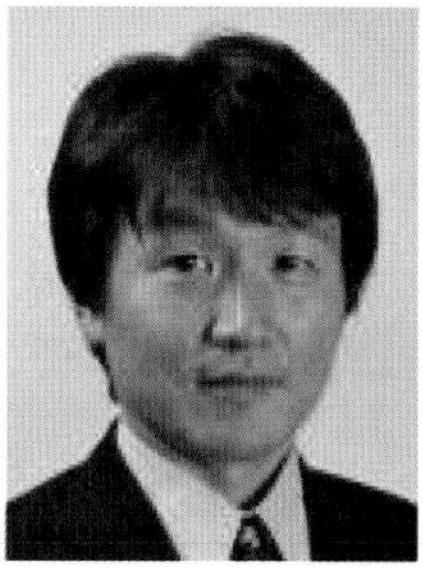

山本 博徳　やまもと ひろのり

自治医科大学附属病院　消化器センター内科部門
（電話）0285-44-2111　栃木県下野市薬師寺 3311-1

ダブルバルーン内視鏡を用いた小腸疾患の診断・治療、
小腸・大腸疾患の内視鏡治療

●消化器病専門医、消化器内視鏡専門医

得意分野・診療案内

当科では、消化管（食道、胃、十二指腸、小腸、大腸）、肝臓、胆道（胆嚢、胆管）、膵臓など、消化器全般の診療を行っています。
Image Enhanced Endoscopy（IEE：画像強調内視鏡）を用いた消化管腫瘍の早期診断および範囲診断、超音波内視鏡を用いた深達度診断、内視鏡的粘膜下層剥離術（ESD）、慢性肝炎のインターフェロン治療や肝臓がん早期発見から腹腔鏡下治療、胆膵系腫瘍の進展度診断や内視鏡的ドレナージ､超音波内視鏡下穿刺吸引術（EUS-FNA）など、広範な領域にわたって基本的診断･治療から最先端の内視鏡診断･治療まで行っています。

診療ポリシー・患者さんへのメッセージ

ダブルバルーン内視鏡（DBE）による診断・治療においては、県外からも数多くの患者紹介を受けています。また、小腸を含めた消化管出血や総胆管結石など緊急内視鏡治療が必要な症例に対しては、24 時間体制で対応し、地域の中核病院としての役割も担っています。
当科の大腸 ESD は、一般には高難度の症例に対しても安全に治療を行っており、県内はもとより北関東一円からの紹介を受け入れています。
外来初診診察は若手医師が担当し、患者の症状や病態に応じた検査を組み、再診は専門性に応じて各臓器グループの専門医が対応しています。入院診療は、研修医 1 名に対して上級医 2 名以上が付く診療チームで対応し、クリニカルパスの利用などにより入院期間の短縮に努めています。

治療実績・コメント	自治医科大学附属病院 消化器内科施行実績（2018 年）	
	上部消化管内視鏡：6,180 件 大腸内視鏡：4,548 件 小腸内視鏡：389 件 内視鏡的逆行性胆道膵管造影：602 件	腹部超音波（外来分）：2,327 件 内視鏡的粘膜下層剥離術：上部 272 件 ：下部 143 件 食道静脈瘤結紮術：53 件　など
	ESD や DBE など、最先端の内視鏡検査および治療では世界をリードする立場であり、国内外からの多くの研修・見学の受け入れを行っています。	

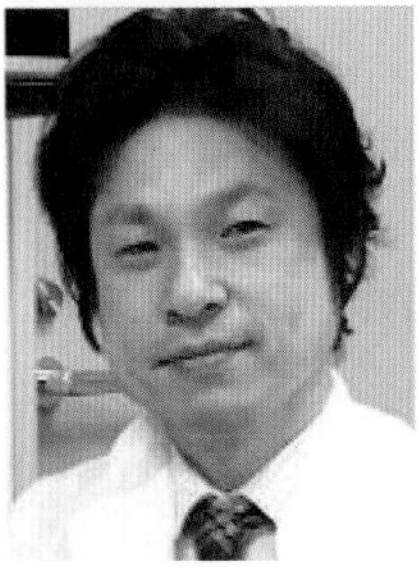

浦岡 俊夫　うらおか としお

群馬大学医学部附属病院　消化器・肝臓内科
（電話）027-220-7111 群馬県前橋市昭和町 3-39-15

早期消化管がん（食道、胃、十二指腸、大腸）の内視鏡診断・治療、内視鏡的粘膜下層剥離術（ESD）、内視鏡的粘膜切除術（EMR）、低侵襲治療

●消化器病専門医、消化器内視鏡専門医

得意分野・診療案内

患者さんにとって安心できる消化管内視鏡（胃・大腸）検査にて、早期がんの発見、確実な診断および適切な治療を目指しています。
大腸内視鏡では、苦痛の無い検査を行います。早期がんで発見されれば、内視鏡にて切除治療できます。一般の施設では行い得ないような大きな病変に対しては、ESD（内視鏡的粘膜下層剥離術）にて切除しております。内視鏡的切除は、根治と臓器温存が可能であり、患者さんの QOL の維持に寄与していると考えています。

診療ポリシー・患者さんへのメッセージ

患者さんファーストでの診療を心掛けています。私たちの診療チームには、プロフェッショナリズムで真摯に患者さんと向き合うよう声掛けしております。

<table>
<tr><td rowspan="2">手術実績</td><td>個人 年間総治療数：ESD120 件以上（2019 年）</td><td>個人 累計総治療数：大腸 ESD1,000 件以上</td></tr>
<tr><td colspan="2">【高難度手術】（2019 年）
生存退院率：100%
術後 1 年以上の生存率：100%
重篤な合併症数：0 件
術死件数：0 件</td></tr>
<tr><td>業績</td><td colspan="2">【賞与】Best Reviewers Award for 2017、2015、2012 - Digestive Endoscopy, 平成 23 年度日本消化器内視鏡学会 学会賞（平成 23 年度）ほか
【論文】英文論文 170 本以上、和文論文 200 本以上
【海外招待講演・ライブデモンストレーション】英国、スペイン、オーストリア、中国（香港を含む）、台湾、韓国、チリ、パナマなど
【研究資金・助成】研究代表者として、科学研究費助成事業・基盤研究 (C)（平成 28-30 年度、平成 24-26 年度）、国立病院機構共同臨床研究・NHO ネットワーク共同研究（平成 28-30 年度）ほか多数
【特許関連】7 件（海外特許および申請中を含む）</td></tr>
</table>

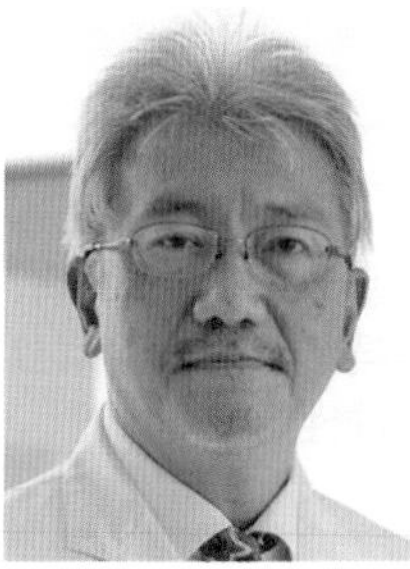

仲瀬 裕志　なかせ ひろし

札幌医科大学附属病院　消化器内科
（電話）011-611-2111　北海道札幌市中央区南1条西16-291

潰瘍性大腸炎及びクローン病などをはじめとする炎症性腸疾患

●総合内科専門医、消化器病専門医、消化器内視鏡専門医

得意分野・診療案内

下部消化管疾患、特に炎症性腸疾患 (inflammatory bowel disease: IBD) の診断・治療が得意分野です。
私は、京都大学大学院・米国 North Carolina 大学で、IBD 病態研究を学びました。この基礎研究を礎に患者さんの病態を考え、一人一人の患者さんに最も適した治療法を行ってまいりました。来院される患者さんにはできるだけ多くの治療オプションを提示するために、当講座はIBD 患者さんに対する数多くの国際共同治験に参加しています。現在、札幌医科大学では、AI システムを応用した内視鏡診断装置を用いて、潰瘍性大腸炎患者さんの大腸粘膜炎症の客観的評価に取り組んでいます。

診療ポリシー・患者さんへのメッセージ

私の診療のモットーは「患者さんやご家族の気持ちを大切にする医師である」ことです。そして、私の医師としての基本は患者さんが笑顔になってくれるような診療を行うことです。治療とは、医師と患者さんが2人3脚で協力して行うものだと思っています。後進の医師たちにも、患者さんを笑顔にできるような診療を指導しています。患者さんもそのご家族も感情を持つ人間です。医師として知識や技術だけでなく、心できちんとコミュニケーションを取ることが求められていると思っています。

	個人年間総治療数:200件以上(2019年)	過去17年間の総治療数：3,050件以上
治療実績・コメント	【治療の内訳】（2019年） ①治療を継続中：98% ②治療を完結した（寛解）：0.5% ③途中で患者さんが来なくなった：0.5% ④他の専門医に紹介した：0% ⑤外科医に紹介した：1%	【主な治療実績】(2019年) ①潰瘍性大腸炎：100件以上 ②クローン病：100件以上 （どちらも難治例の方には、治験を含む新規薬剤による治療を行っています） ③原因不明腸炎：20件以上(必要時には、遺伝子検査を含めた診断を行っています)
	2019年10月から札幌医科大学消化器内科学講座は炎症性腸疾患分野別拠点病院に指定されました（国内で2番目)。道内各地の病院と連携し、炎症性腸疾患患者さん1人1人に合った治療を、地域で提供できる体制をつくりたいと考えています。	
業績	【受賞】内科学会奨励賞、日本消化器病学会学術研究助成など　【招請講演】Asian Organization for Crohn's & Colitis（2016年以降）【その他】潰瘍性大腸炎の粘膜炎症を客観的に評価する新規内視鏡診断装置の成果の国際雑誌への掲載（GUT 2020）日本医療研究開発機構 (AMED) の支援を得た新規消化器疾患の診断基準の作成	

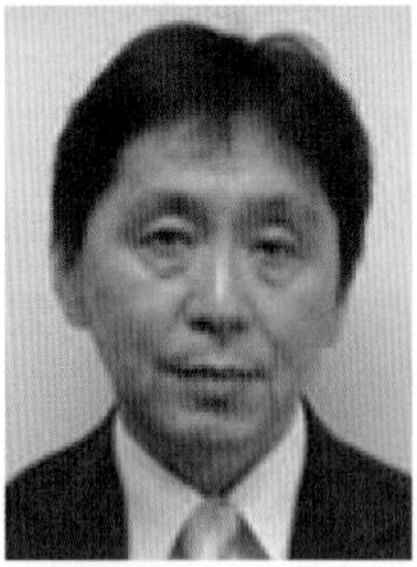

松本 主之　まつもと たかゆき

岩手医科大学附属病院　消化管内科
（電話）019-613-7111　岩手県紫波郡矢巾町医大通 2-1-1

潰瘍性大腸炎、クローン病、単純性潰瘍、腸管ベーチェット病、NSAID 小腸潰瘍、非特異性多発性小腸潰瘍症、消化管ポリポーシス、感染性腸炎、悪性リンパ腫、好酸球性胃腸炎など

●消化器内視鏡専門医、消化器病専門医

得意分野・診療案内

所属する消化管内科の「下部消化管グループ」は、小腸、大腸における様々な疾患を対象として、診断・治療を行っています。大腸がんの診断においては、通常内視鏡検査に加えて、超音波内視鏡や拡大内視鏡検査による拡大観察（pit pattern 診断）、NBI 観察、X 線造影検査が重要となります。各種検査を組み合わせ、大腸がんの質的診断および量的診断を行っています。粘膜から粘膜下層浅層までの早期大腸がんは ESD の絶対的適応となります。当科では早期大腸がんに対して、年間 100 例程度の ESD を行っています。また、潰瘍性大腸炎、クローン病、腸管ベーチェット病などの炎症性腸疾患の診断および治療を行っています。我が国で使用可能なアミノサリチル酸製剤、ステロイド、免疫調整剤、抗 TNF- α 抗体製剤、血球成分除去療法（CAP）を患者さんの状態に合わせて行っています。我々は新規薬剤の治験にも積極的に参加しています。小腸疾患に対してダブル・バルーン内視鏡およびカプセル小腸内視鏡を行っています。特にカプセル内視鏡は東北地方の中でも症例数が多い施設です。小腸 X 線検査やダブル・バルーン内視鏡も積極的に行い、小腸疾患を総合的に診断、治療しています。

診療ポリシー・患者さんへのメッセージ

消化管内科・肝臓内科の入院診療体制の特筆すべき点は、各専門分野のスペシャリストから構成される重症グループ（医師 4 ～ 5 名で構成）の存在です。いついかなる時でも重症な患者様に対応できるように各分野の専門家から構成されており、質の高い診断・治療が迅速かつ適切に行われるようになっています。
また、当科ではひとりの患者様に対し、主治医を中心とする診療グループと各疾患の専門医グループがそれぞれ検討会を持つことにより多方面から検討されるようになっています。

	岩手医科大学附属病院 消化管内科（下部消化管グループ）診療実績				
手術・治療実績	診療実績	2014	2015	2016	2017
	下部消化管内視鏡検査数	2,024 件	2,419 件	2,432 件	2,625 件
	内視鏡的粘膜切除術（EMR）	192 件	249 件	265 件	305 件
	内視鏡的粘膜下層剥離術（ESD）	55 件	64 件	83 件	84 件
	バルーン小腸内視鏡検査	64 件	47 件	66 件	53 件
	カプセル小腸内視鏡検査	80 件	102 件	107 件	110 件
業績	【著書】『小腸内視鏡所見から診断へのアプローチ』（編集）、月刊誌『胃と腸』（第 12 代編集委員長）　【論文】英文論文・和文論文多数				

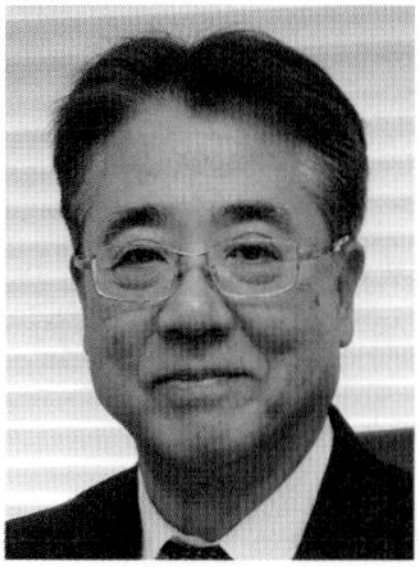

三輪 洋人　みわ ひろと

兵庫医科大学病院　消化器内科
（電話）0798-45-6111　兵庫県西宮市武庫川町 1-1

逆流性食道炎、機能性ディスペプシア、過敏性腸症候群、便秘、下痢、胃十二指腸潰瘍、消化管ポリープ、消化管感染症、消化管のがん（食道、胃、大腸）、消化管リンパ腫など

●消化器病専門医、消化器内視鏡専門医

得意分野・診療案内

特に得意としている分野は機能性ディスペプシア、過敏性腸症候群、逆流性食道炎、便秘・下痢などの消化管の機能性疾患および良性疾患です。これまで多くの研究の積み重ねから胃腸の不調は消化管の運動や知覚など消化管生理機能の異常によるものであることが解明されてきました。これらはストレスや不安、自律神経の不調の影響を大きく受けることが知られています。しかし不調を訴えて医療機関を受診しても、このような病気をきちんと理解して適切に対応してくれる医師は非常に少ないのが現状です。私どもの教室では胃腸の不調の症状を研究課題としており、我が国の医療機関の中でも、最も適切な医療を提供できる病院であると自負しています。もちろん大学病院ですので、内視鏡やがん治療のレベルも高いことは言うまでもありません。内視鏡に関しては診断だけでなく、早期がんの内視鏡治療件数は関西でも有数ですし、食道がんや胃がんの化学療法も極めて高度な治療を提供しています。

診療ポリシー・患者さんへのメッセージ

診療と研究の両者の歯車がかみあってこそ最高の診療を提供できると考えています。このポリシーの下で医局員一同努力してまいりましたが、おかげで今では全国的に有名な消化器医が多く在籍する医局となっています。彼らは豊富な知識と高い技術を有しており、一方では患者さんに寄り添う優しい医師でもあります。当科受診をお考えの患者さんには安心して来院していただきたいと思います。

	科全体 年間総治療数：1,432件（2019年）	
治療実績・コメント	【高難度手術】（2019年） 手術名：内視鏡的粘膜下層剥離術 件数：275件 生存退院率：100％ 重篤な合併症数：0件 再手術数：0件 術死件数：0件	【主な治療実績】（2019年） ①内視鏡的胃粘膜下層剥離術：146件 ②内視鏡的食道粘膜下層剥離術：38件 ③内視鏡的大腸粘膜下層剥離術：91件 ④内視鏡的粘膜切除術：332件 ⑤内視鏡的ポリープ切除術：697件 ⑥内視鏡的バルーン拡張術：127件
	入院患者さんの診療は主として、早期食道がん・胃がん・大腸がん・大腸ポリープなどの内視鏡治療及び、消化器進行がんに対する化学療法を行っております。また、外来では機能性消化管をはじめ、様々な患者さんに対応しております。	
業績	【業績】日本内科学会理事、日本消化器病学会理事、日本消化器内視鏡学会社団評議員、日本神経消化器病学会理事長、日本消化管学会代議員、日本潰瘍学会理事、など 【監修】『シニアの逆流性食道炎』、『別冊 NHK きょうの健康』	

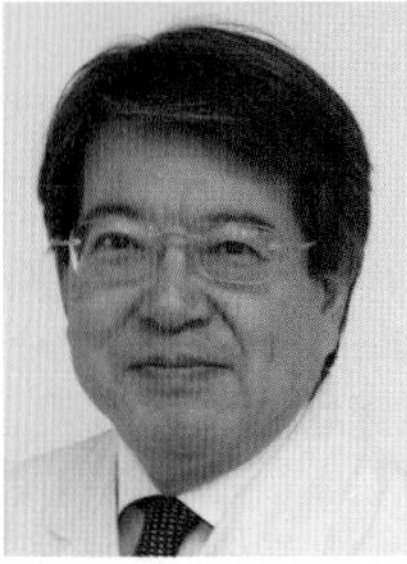

加藤 元嗣　かとう もとつぐ

国立病院機構 函館病院　消化器内科
（電話）0138-51-6281　北海道函館市川原町 18-16

ヘリコバクター・ピロリ感染症（胃炎）、胃がん、胃・十二指腸潰瘍、機能性ディスペプシア、食道腫瘍、胃食道逆流症、大腸腫瘍、急性腸炎、過敏性腸症候群、便秘

●消化器病専門医、消化器内視鏡専門医

得意分野・診療案内

大学在職中ではヘリコバクター・ピロリ（ピロリ菌）と消化器内視鏡の研究を行ってきました。ピロリ菌は胃炎の原因であり、胃がん、胃・十二指腸潰瘍、胃 MALT リンパ腫など多くの胃疾患と深く関連します。ピロリ菌を除菌することで胃炎は治癒して、ピロリ関連疾患の治療や予防ができます。また、ピロリ菌は胃酸とも関連します。ピロリ菌や胃酸と関連する食道や胃の疾患は得意分野です。また画像強調内視鏡の開発等に関わっていますので、消化管の腫瘍性病変の診断と治療も専門領域です。

診療ポリシー・患者さんへのメッセージ

ほとんどの胃がんはピロリ菌感染者か過去の感染者から発症します。ピロリ除菌によって胃がんが予防できることが明らかになりましたが、萎縮性胃炎になってから除菌しても完全な予防はできないので、除菌後は定期的な内視鏡検査が必要です。従って若いうちに除菌することが有効です。
胃がんはピロリ除菌を行って内視鏡でスクリーニングすることで胃がん死を防ぐことができます。胃がんは自分で予防できるがんですので、胃がんで死ぬのは勿体ないです。

	科全体 年間総治療数：156,525 件　（2018 年）	
治療実績・コメント	【治療実績】 ①ピロリ感染胃炎：約 1,000 件 ②胃食道逆流症：約 200 件 ③胃 ESD 等：59 件 ④大腸 EMR 等：902 件 ⑤大腸 ESD：18 件 ⑥食道 ESD：7 件	当院は中規模でがん診療と循環器診療を 2 本柱とした病院です。特に消化器がん、肺がん、乳がんの診療に実績があります。また、全国にさきがけて「がん予防センター」を作り、がん予防に力をいれています。 各種のがん検診は勿論ですが、ピロリ検診では 1,000 円（税込み）で、尿中のピロリ抗体を 30 分でチェックして結果をお渡ししています。 ピロリ陽性者には医療機関を受診して内視鏡検査後に除菌治療を受けるように勧めています。
業績	2019 年の業績として、中国と韓国の学会でピロリ菌と胃がんについての招待講演、国内の学会や地方の医師会で 50 回位の講演を、市民向け講演も 5 回行っています。英語論文は 11 篇、和文論文は 29 篇で、これまでに英語論文 280 篇、和文論文 780 篇になります。	

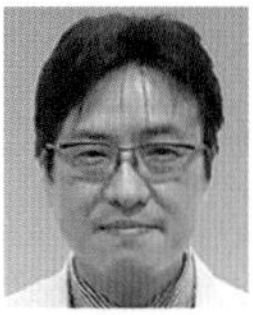

平井 郁仁 ひらい ふみひと

福岡大学病院 消化器内科
（電話）092-801-1011
福岡県福岡市城南区七隈 7-45-1
●消化器病、消化器内視鏡専門医

診療内容

消化管

当科は、消化管グループと肝胆膵グループが一緒になって１つの診療科を形成しています。昨今では、診療科が細かく枝分かれしている大学病院も少なくありませんが、当科は消化器内科領域を全てカバーし、一体感をもって診療・研究にあたっています。当科では消化器がんのより早期の診断および内視鏡を用いた低侵襲治療に注力しています。また、良性疾患でも、例えば炎症性腸疾患などは QOL に大きな影響を与え、日常生活に支障をきたすことが少なくありません。こうした消化器疾患の診療には豊富な知識と経験が必要であり、大学病院の役目の一つと考え、真摯に取り組んでいます。大量消化管出血や肝性脳症、食道胃静脈瘤破裂、肝がんの自然破裂、劇症肝炎などの緊急性の高い疾患に対しては当院救命救急センターと綿密に連携し、２４時間体制で迅速な対応を行っています。

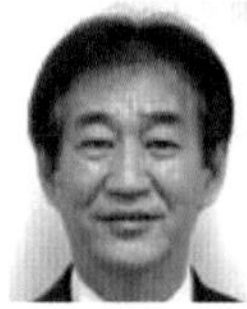

上村 直実 うえむら なおみ

国立国際医療研究センター国府台病院
（電話）047-372-3501
千葉県市川市国府台 1-7-1
●消化器病、消化器内視鏡専門医

診療内容

消化器領域一般、胃がん、上部消化管疾患

一人一人の患者さんを自らの最も大切なひとと考えた優しい医療を当院の特徴としたいと思っております。消化器外来の診療では、食道・胃および大腸がんの早期発見はもとより、胃がんのリスクと密接な関連を有するピロリ菌感染の迅速で正確な診断と治療、患者さんの立場に立った診療を心がけています。胃がんは早期発見でほぼ 100% 完治します。また、胃がんの原因はピロリ菌と判明したので一度は検査しましょう。当院では、最新の設備を用い、質の高い診断により胃がんの早期発見、早期治療に努めております。
消化器・肝臓内科では、正確な診断・安全な治療を提供するだけでなく、患者さんにとって楽な検査を提供することもモットーとしております。無症状であっても、まずは気軽に検査を受けて頂くことをお勧めします。

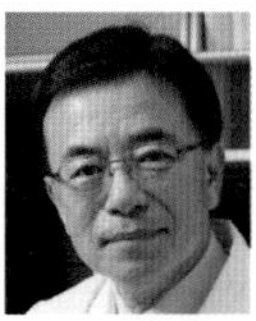

岡田 裕之 おかだ ひろゆき

岡山大学病院 消化器内科
（電話）086-223-7151
岡山県岡山市北区鹿田町 2-5-1
●消化器病、消化器内視鏡専門医

診療内容

小腸も含めた内視鏡検査、食道・胃の早期がん、ヘリコバクターピロリ感染症の診断と治療、食道静脈瘤の内視鏡治療、胃・十二指腸潰瘍、胃 MALT リンパ腫、難治性 GERD など上部消化管疾患

消化器内科は主に消化管疾患、肝疾患，膵・胆道疾患を専門分野としています。内視鏡診療については、対象疾患に対する精度の高い内視鏡診断のみならず積極的な内視鏡治療を行っており､ESD（内視鏡的粘膜下層剥離術）はもとより、中四国地方で初めて POEM を導入しました。ヘリコバクターピロリ感染症は専門外来を開設しており細菌学・病理学教室とも連携し診療しています。炎症性腸疾患については、炎症性腸疾患（IBD）センターを開設し、患者さんの病態に応じた専門的な最新治療が可能です。当センターでは一般の市中病院では対応が困難な重症、あるいは難治の炎症性腸疾患患者の診療の核として専門性の高い診療を行っています。

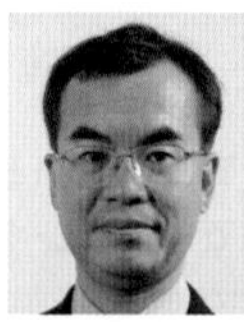

大宮 直木 おおみや なおき

藤田医科大学病院 消化管内科
（電話）0562-93-2111
愛知県豊明市沓掛町田楽ヶ窪 1-98
●消化器病、消化器内視鏡専門医

診療内容

消化管（特に小腸・大腸）疾患の内視鏡診断・治療

消化管内科は咽頭、食道、胃、小腸（十二指腸、空腸、回腸)、大腸（盲腸、上行結腸、横行結腸、下行結腸、S 状結腸、直腸)、肛門にいたる７～９メートルほどの消化管に発生した疾患を扱う内科の１つです。本科には約２０名の医師が在籍し､食道､胃､小腸､大腸､炎症性腸疾患（IBD）の領域のエキスパートが診療を行っています。
本科で診療実績のある主な疾患例：食道がん、逆流性食道炎、食道静脈瘤、食道アカラシア、胃がん、胃潰瘍、十二指腸潰瘍、胃炎、H.pylori 感染症、胃粘膜下腫瘍、胃静脈瘤、胃十二指腸ポリープ、小腸出血、小腸腫瘍、小腸潰瘍、小腸憩室、大腸がん、クローン病、潰瘍性大腸炎、腸結核、虚血性大腸炎、感染性腸炎、大腸ポリープ、大腸憩室症、悪性リンパ腫、その他の腫瘍など。患者さんの立場にたって、安全かつ最高の医療を提供できるよう努力します。

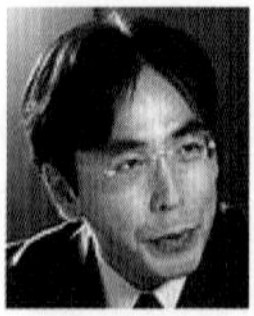

中島 淳 なかじま あつし

横浜市立大学附属病院 消化器内科
（電話）045-787-2800
神奈川県横浜市金沢区福浦 3-9
●消化器病専門医

診療内容

ウイルス肝炎、肝臓がん、肝臓移植、劇症肝炎、慢性特発性偽性腸閉塞症、膵臓がん、小腸がん、など

当科は、食道、胃、小腸、大腸、膵臓、胆のう、肝臓の７臓器を扱う広範な領域で、「肝胆膵消化器病学」および「消化器内科学」の二部門が担当し、すべての消化器疾患に対応可能とすることに努力しております。「肝胆膵消化器病学」教室の診療内容としましては、肝臓疾患はウイルス肝炎、肝臓がんなどの患者さんが多く、肝臓移植や劇症肝炎の患者さんなども受け入れています。膵臓胆道系疾患では黄疸などの救急患者、膵臓がんの早期発見や診断・治療を行っています。消化管に関してはカプセル内視鏡など先進医療機器を用いた診療も精力的に行っており、検査件数は神奈川県最多を誇っています。慢性特発性偽性腸閉塞症という難病に関しては、国内で唯一の専門拠点として当該疾患の国内での最後の砦になっております。

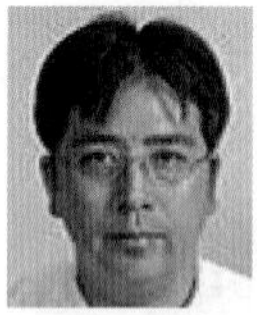

溝上 裕士 みぞかみ ゆうじ

筑波大学附属病院 消化器内科
（電話）029-853-3900
茨城県つくば市天久保 2-1-1
●消化器病、消化器内視鏡専門医

診療内容

消化器疾患全般、NSAIDs 潰瘍、潰瘍性大腸炎、クローン病、内視鏡診断および治療

主に消化管疾患の診療と研究に従事しています。特に消化器内視鏡診断学、内視鏡治療を専門としていますが，この分野は、ここ数年著しい進歩を遂げています。苦痛が少ない内視鏡として普及しつつある経鼻内視鏡や早期がんの内視鏡治療（EMR、ESD）、および今まで診断が困難であった小腸の観察を可能にしたカプセル内視鏡、バルーン内視鏡などです。最近、激増している炎症性腸疾患（潰瘍性大腸炎、クローン病）診断を特にライフワークとしており「常に患者さんに寄り添える医療」をモットーにしています。当科には、消化器疾患および消化器症状の患者さんが１日約 100 名来院しています。早期の胃がん、大腸がんの一部は、外科手術をしなくても内視鏡的治療（ポリープ切除術、粘膜切除術、粘膜剥離術）により治療可能です。

有益情報

ランキング医師の病院は遠くて行けないという患者さんのための、北海道、東北、四国、九州を中心とする準名医情報です。ランキングとは別です。ご参考になさってください。

北海道	**近藤 仁** こんどう ひとし （電話）011-231-2121	**斗南病院 消化器内科** 北海道札幌市中央区北 4 条西 7 丁目 3-8	●消化器病専門医
	南 伸弥 みなみ しんや （電話）0144-32-8111	**王子総合病院 消化器内科** 北海道苫小牧市若草町 3 丁目 4 番 8 号	●消化器病専門医
東北	**八田 和久** はった わく （電話）022-717-7000	**東北大学病院 消化器内科** 宮城県仙台市青葉区星陵町 1 番 1 号	●消化器内視鏡専門医
四国	**北村 晋志** きたむら しんじ （電話）088-631-3111	**徳島大学病院 消化器内科** 徳島県徳島市蔵本町 2 丁目 50-1	●消化器病専門医
その他	**金城 徹** きんじょう てつ （電話）098-895-3331	**琉球大学医学部附属病院 消化器内科** 沖縄県中頭郡西原町字上原 207 番地	●消化器病専門医
	齋田 宏 さいた ひろし （電話）06-6481-1667	**大隈病院 内科** 兵庫県尼崎市杭瀬本町 2 丁目 17-13	●消化器病専門医
	長尾 和宏 ながお かずひろ （電話）06-6412-9090	**長尾クリニック 内科** 兵庫県尼崎市昭和通 7 丁目 242 番地	●消化器病専門医

内視鏡検査・治療

内視鏡治療機器や手技の進化で、体にできるだけ負担をかけない低侵襲治療への流れが、ますます加速しています。

本書では、分かりやすさを重視し、「内視鏡検査・治療」を独立して掲載していますが、ほとんどの病院では消化器内科（消化器外科の場合もあり）で内視鏡治療を行っています。

消化器内科でご紹介した医師の中にも、内視鏡治療でも卓越した実績を残している方々がいらっしゃいますので、「消化器内科」もご参照ください。

略語が使われることの多い内視鏡手技を簡単に説明します。

◇内視鏡的粘膜切除術 EMR

(Endoscopic Mucosal Resection)

：スネアをポリープ にかけて、ワイヤーを絞めて高周波電流を流してポリープを焼いて切り取る内視鏡治療です。

◇内視鏡的粘膜下層はく離術 ESD

(Endoscopic Submucosal Dissection)

：電気メスを用いて病変周囲の粘膜を切開し、さらに粘膜下層をはく離して切除する方法です。

◇内視鏡的逆行性胆管膵管造影 ERCP

(Endoscopic Retrograde Cholangio Pancreatography)

：内視鏡を使って胆管・膵管を造影する検査です。

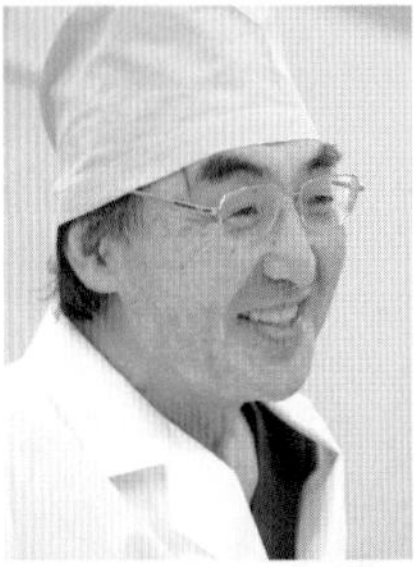

工藤 進英　くどう しんえい

①昭和大学横浜市北部病院　消化器センター
(電話) 045-949-7000 横浜市都筑区茅ヶ崎中央 35-1
②工藤胃腸内科クリニック
(電話) 018-825-9100 秋田県秋田市中通 1-3-5-2F
③東京内視鏡クリニック
(電話) 03-5937-0007 東京都新宿区西新宿 7-10-1-4F

大腸がん、大腸疾患　●消化器内視鏡専門医

得意分野・診療案内

大腸がんの診断・治療、大腸内視鏡による診断・治療、下部消化管内視鏡学。
これまでに世界中で大腸内視鏡検査を 30 万件以上行ってきた大腸がんの検査・診断・治療の名医です。「幻のがん」と呼ばれていた陥凹（かんおう）型大腸がんを世界で多く発見しました。軸保持短縮法で僅か 5 分程度で検査を終える、痛みのない内視鏡検査と治療を行うことから内視鏡ゴッドハンドと呼ばれています。拡大内視鏡、超拡大内視鏡、AI・人工知能のパイオニアであり「真の早期がん」の一刻も早い発見・治療に尽力しています。新大阪駅の大阪内視鏡クリニックでも受診可能です。

診療ポリシー・患者さんへのメッセージ

「大腸がんでは死なせない」をモットーに正確な診断・治療を心掛けています。日本の消化器のがん死は全てのがんの中で最も多く、特に大腸がんの死亡率は男女共に上位です。自覚症状が現れる前の検査が最も重要であり、大腸がんの中でも転移する危険な陥凹型がんは便潜血検査だけではわかりません。だから内視鏡検査の受診をお勧め致します。内視鏡検査の最大のメリットはその場でがんが発見でき同時に切除治療を行い、完治できるということです。内視鏡検査は痛いというイメージがありますが、苦痛のない検査法を取り入れています。内視鏡検査は近年著しく進歩し、520 倍拡大できる超拡大内視鏡と人工知能（AI）を組み合わせ病変の良性・悪性をわずか 0.4 秒で診断する EndoBRAIN を完成させました。現在 EndoBRAIN は薬事認定され発売されています。

手術・治療実績	昭和大学横浜市北部病院 消化器センターの実績（2018 年）	
	内視鏡検査数　7,454 件 　早期がんの数　206 件 内視鏡治療　　4,009 件 　Polypectomy ポリープ切除術 2,117 件 　EMR 内視鏡的粘膜切除術 1,381 件 　ESD 内視鏡的粘膜下層はく離術 193 件 　EPMR 内視鏡的分割粘膜切除術 45 件	手術数 下部消化管（大腸がん）手術症例数 278 件 ・結腸がん　181 件 　(内訳：腹腔鏡 146 件　開腹 35 件) ・直腸がん　97 件 　(内訳：腹腔鏡 87 件　開腹 10 件)
業績	1993年 Olympus 社と共同で 100 倍率の拡大内視鏡を開発。大腸粘膜の観察から「大腸ピットパターン分類」を提唱し欧米各国の教科書にも記載。近年、520 倍率の超拡大内視鏡 (Endocytoscopy) を開発。生きた腫瘍細胞の細胞異型や核異型、細胞動態の観察も可能に。この超拡大内視鏡と人工知能（AI）を組み合わせた EndoBRAIN を用いて AI 自動診断システムによる診療を進め、世界的に著名な医学雑誌 Annals of Internal Medicine 誌、Gastroenterology 誌、Endoscopy 誌、GIE 誌に掲載。	

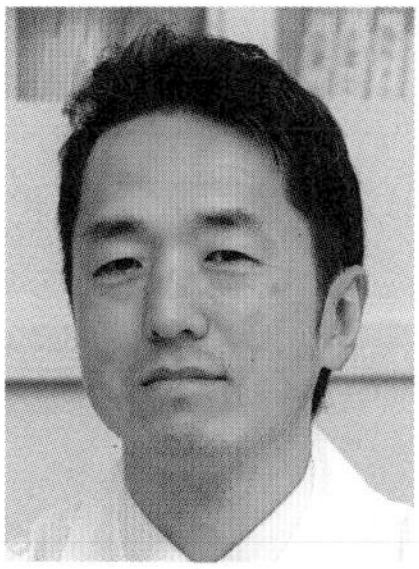

斎藤 豊　さいとう ゆたか

国立がん研究センター中央病院　内視鏡科
（電話）03-3542-2511　東京都中央区築地 5-1-1

消化管早期がんの拡大内視鏡診断と EMR/ESD、食道がん、胃がん、大腸がん、十二指腸腫瘍

●消化器病専門医、消化器内視鏡専門医

得意分野・診療案内

早期消化管がんの拡大内視鏡診断と治療、特に EMR/ESD を専門としています。
内視鏡で切除困難な病変に対しても適切な治療方針を提示し、低侵襲性治療を目指します。

診療ポリシー・患者さんへのメッセージ

ガイドラインに沿った診療を基本としますが、患者様一人一人の希望に応じた最適な診断・治療をモットーとしております。
当院は内科・外科・放射線治療科がチームとして低侵襲性治療をひとりひとりの患者様に提供できる体制を整備しています。

	科全体 年間総治療数：4,082 件（2018 年）	過去５年間の総治療数：16,534 件
手術・治療実績	【治療の内訳】 ① 治療を継続中　1% ② 治療を完結（寛解）した　93.5% ③ 途中で患者さんが来なくなった　−% ④ 他の専門医に紹介した　0.5% ⑤ 外科医に紹介した　5%	【主な治療実績】（2017 年） 大腸 ESD　237 件 大腸 EMR　2,269 件 胃 ESD　423 件 食道 ESD　142 件 食道 EMR　81 件 十二指腸 EMR　60 件（2018 年）
業績	【著書】『失敗しない大腸 ESD 治療困難例のスキル & テクニック』（編纂）、『消化器内視鏡の登竜門：内視鏡診断のすべてがわかる虎の巻』（編集）、『新しい診断基準・分類に基づいた NBI/BLI/LCI 内視鏡アトラス』（編集）	

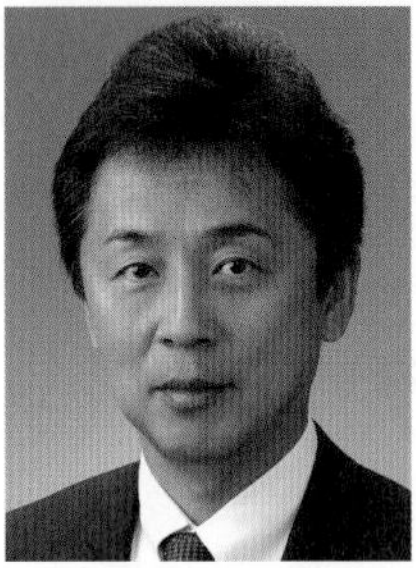

後藤田 卓志　ごとうだ たくじ

日本大学病院　消化器内科・消化器病センター
(電話) 03-3293-1711 東京都千代田区神田駿河台 1-6

胃がん、食道がん、大腸がん、ヘリコバクター・ピロリ胃炎、逆流性食道炎、機能性ディスペプシア、便秘症、過敏性腸症候群

●消化器病専門医、消化器内視鏡専門医

得意分野・診療案内

1995年から2010年まで国立がんセンターで研修および医長として上部消化管内視鏡診断と治療の研鑽と指導を行ってきました。特に内視鏡的粘膜下層剥離術（ESD）は開発と普及に多大なる貢献をしました。その後、国立国際医療センターにて胃がんの原因となるヘリコバクター・ピロリ胃炎や除菌療法、胃がん検診事業にも関わってきました。ESDの技術指導のみならず、消化管がんの早期発見についての指導を国内外で多数行っています。また、多くの国際コンセンサス会議や国際共同研究にも携わっています。
平成27年11月から現職となり教育・研究のみならず、臨床医として一般消化器内科疾患で多くを占めるヘリコバクター・ピロリ胃炎、逆流性食道炎、機能性ディスペプシア、便秘症や過敏性腸症候群についても外来（月曜日･火曜日）を中心に診察を行っています。消化管内視鏡検査および治療は（水曜日・金曜日）に主に行っています。

診療ポリシー・患者さんへのメッセージ

とにかく、受診者およびご家族に安心感を持って頂く、検査･治療にはプロフェッショナルとしての意識で臨む、ことをモットーとしています。

	個人 累計総治療数：3,200件	
手術・治療実績・コメント	【高難度手術】 手術名：内視鏡的粘膜下層剥離術（ESD） 件数：毎年120件 生存退院率：100% 重篤な合併症数：0件 再手術数：0件 術死件数：0件	【主な治療実績】(2019年) 胃内視鏡的粘膜下層剥離術手術：80件 食道内視鏡的粘膜下層剥離術手術：20件 大腸内視鏡的粘膜下層剥離術手術：10件 大腸ポリペクトミー：100件 上部消化管内視鏡検査：1,000件 大腸内視鏡検査：200件
	ESDが対象とする疾患が早期の消化管がんであるため、生存退院率は原則100%です。しかし、熟練を要す技術で治療時間や合併症率に術者間の差があるのが現実です。また、ESDで重要なのは切除後の病理判定の解釈です。切除と治癒とは似て非なるものです。早期の消化管がんは100%治癒させなくてはならない疾患です。	
業績	海外からの技術指導や講演依頼は月に1回程度あります。英語論文は200編以上あり、胃ESDの適応基準を決めた論文は世界で広く引用されています。	

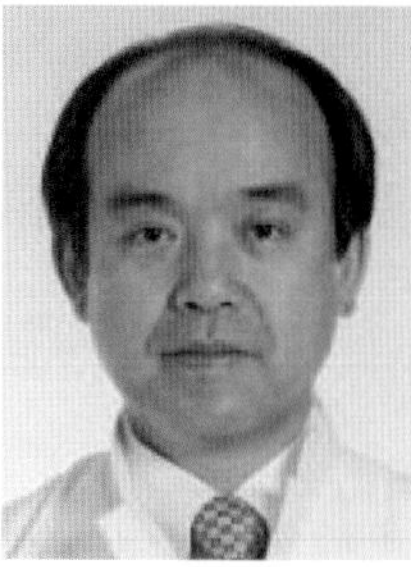

矢作 直久　やはぎ なおひさ

慶應義塾大学病院　腫瘍センター
（電話）03-3353-1211 東京都新宿区信濃町 35

消化管腫瘍の低侵襲治療

●消化器内視鏡専門医、消化器病専門医

得意分野・診療案内

当センターの対象疾患は次のようになっております。
悪性腫瘍（がん）のリハビリテーション、縦隔腫瘍、大腸がん、食道がん、胃がん、膵がん、胆道がん（肝外胆管がん、胆嚢がん）、肝臓がん（肝細胞がん、胆管細胞がん）、乳がん、膵臓腫瘍、肺がん

診療ポリシー・患者さんへのメッセージ

腫瘍センターは、患者さん中心のチーム医療を実践するための、診療科の枠を超えた、横断的かつ包括的ながん医療を提供する組織です。様々な領域のがん専門医、専門看護師、専門薬剤師、理学療法士、歯科衛生士、ソーシャルワーカーなどが、ワンフロアに集まることにより、がん治療のみではなく、がんに伴うあらゆる問題に対応します。腫瘍センターでは、がんの迅速かつ正確な診断、最適な治療計画の策定、診療科の枠を超えた包括的ながん医療を提供することを目指し、「がん専門初診外来」を行っています。リハビリテーション部門では、がんの進行や治療によって受けた身体的なダメージに対し、積極的な対応が行われることはありませんでしたが、様々な障害に対してリハビリを行うことで、日常生活の向上や仕事復帰を目指します。低侵襲療法研究開発部門では、内視鏡と腹腔鏡を用いた低侵襲手術の研究開発を行い、積極的に臨床導入しております。さらに、内視鏡による非穿孔式局所全層切除と腹腔鏡によるセンチネルリンパ節ナビゲーション手術を融合させた、より低侵襲となる手術を開発し、先進医療の一つとして患者様に提供しております。

研究内容

内視鏡治療は低侵襲治療の代表的なものとして世界的にも注目されています。従来は大型病変の治療は困難でしたが、我々は細径スネアの先端をナイフ代わりに用いて、組織を切開して腫瘍を切除する技術を開発しました。これが後に切開と剥離により腫瘍を根こそぎ切除するESDへとつながりました(2004)。その後、内視鏡機器メーカーとの産学共同研究で新たな治療用内視鏡やナイフなどの開発を行ってきました。さらに、製薬メーカーとの産学共同研究として、薬剤の隆起形性能力や組織障害性などを検討し、結果的に、従来から用いられてきた高張液は組織障害性が非常に強く危険であり、より等張に近く粘性の高い薬剤の方が安全で有効であることを明らかにしました(2006)。また海外との共同研究で、高圧で組織切開能力のあるwater jetと高周波処置具を組み合わせたHybrid knife (2009)や、切開能力を上げながら出血を防止する高周波モードなどの開発も行いました。現在は、目的組織を把持してトラクションをかけ切除を容易にするためのリフティング装置や特殊形状ナイフ等、より安全・確実な切除を目指した様々な機器開発を進めており、複数個の特許も出願しています。

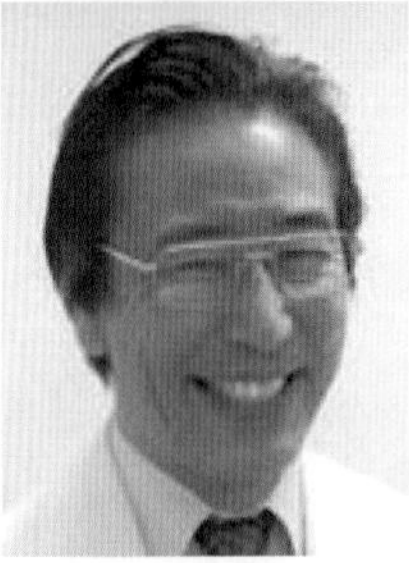

井上 晴洋　いのうえ はるひろ

昭和大学江東豊洲病院　消化器センター
（電話）03-6204-6000 東京都江東区豊洲 5-1-38

消化器内視鏡診断・治療、食道・胃外科

●消化器内視鏡専門医、消化器外科専門医

得意分野・診療案内

消化器センターは、すべての消化器疾患を対象として、特にがんの早期診断から内視鏡治療、外科手術までを一貫して行います。内科・外科の垣根を完全に取り払い、受け持ちは内科医と外科医の混成チームで診断と治療にあたっています。診療チームは上部消化管、下部消化管、肝胆膵グループの３つに編成され、各グループに内科系及び外科系の専門医がおり、同一チーム内でベストの医療を実践できる診療体制をとっています。そのため、外科紹介であっても内科的治療が可能な方には内科治療が展開されます。
食道の病気：食道疾患は機能性障害から悪性疾患まで幅広く、診断が難しい臓器の一つです。また、治療法も多岐にわたり、正確な診断から適切な治療の選択につながる連携が特に重要となるため、内科医と外科医が一緒のチームで診療にあたる私たち消化器センターが非常に得意とする分野です。当院では、1）食道がん 2）食道粘膜下腫瘍 3）食道アカラシア 4）逆流性食道炎、食道裂孔ヘルニア 5）その他あらゆる食道疾患を対象にチーム医療を行っています。
胃の疾患（胃の病気）：当消化器センターでは、多くの胃の病気（悪性疾患および良性疾患）に対し、各種治療を行っております。内科医と外科医が一つのチームで診療にあたる当消化器センターでは、正確な診断に基づき、内視鏡的治療（ESD/EMR など）から、小さな創で行う腹腔鏡下手術、開腹手術までを協力しながら行っております。また、ご病状により、当院腫瘍内科医ともチームを組み、術前・術後の化学療法も行います。

診療ポリシー・患者さんへのメッセージ

我が国の消化器早期がんの診断と治療は世界のトップを走っております。当センターの治療方針は消化器早期がんの拾い上げと低侵襲治療、また患者さんが快適に検査を受けられるように痛みや恐怖のない検査、治療を方針としております。最高の診断と治療で、日本全国の患者さん、そして世界中の患者さんの要望にお応えします。

業績	【著書】『食道疾患の内視鏡診断と治療』、『ステップアップ！消化器内視鏡トレーニング』（編集）、『新しい診断基準・分類に基づいた NBI/BLI/LCI 内視鏡アトラス』（編集）、『消化器内視鏡の登竜門：内視鏡診断のすべてがわかる虎の巻』（編集）ほか 【受賞】2013：Crystal award (ASGE: International service award) ほか

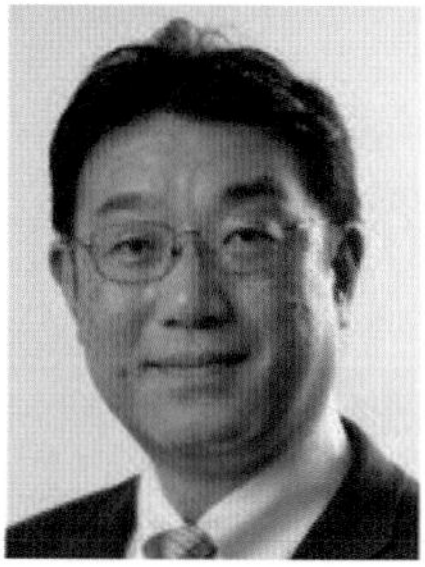

小野 裕之　おの ひろゆき

静岡県立静岡がんセンター　内視鏡科
（電話）055-989-5222　静岡県駿東郡長泉町下長窪 1007

食道、胃、十二指腸、小腸、大腸、胆道、膵臓の検査と治療

●消化器病専門医、消化器内視鏡専門医

得意分野・診療案内

当科では、2019 年には食道・胃・十二指腸の内視鏡治療（主として ESD）を 572 例行っております。私を含む 5 名の上部担当スタッフがほぼ均等に分担しております。
食道全周性切除などの難易度の高い、そして狭窄などの後遺症率の高い病変に対して、積極的に取り組んでいます。また、食道粘膜下層浸潤がんに対する、ESD からの化学放射線療法も高齢者へのオプションの一つとして行っています。さらに、化学放射線療法後の再発病変に対する光線力学的療法も行っています。
胃がんでは、高齢者などの粘膜下層浸潤がんに対して標準治療である外科切除の代替療法として、筋層の一部を切除する ESD もオプションとして行っています。

診療ポリシー・患者さんへのメッセージ

患者さんに対しては、治療をすることのメリットとデメリットを十分に説明し、理解していただくことが重要と考えています。高齢の患者さんや持病をお持ちの患者さんなどでは、ときには治療をしないことも選択枝になり得ると思います。基本的には標準治療のある場合にはまずそれをお勧めしますが、リスクのある病変、患者さんに対しては、より低侵襲な内視鏡治療を行う場合もあります。その場合にも、患者さんには、デメリットを十分に理解し、納得していただいたうえで治療を行っています。

手術・治療実績・コメント	科全体 年間総治療数：572 件（2019 年）	個人 累計総治療数：約 3,500 件
	【主な治療実績】（科全体・2019 年） 食道 ESD（内視鏡的粘膜下層剥離術）：135 件 食道 PDT（光線力学的療法）：2 件 胃 ESD：395 件 十二指腸 ESD、underwater EMR、cold snare polypectomy：47 件	
	他院での遺残再発例や困難例にも対処しています。 患者さんの年齢や合併症など、一人一人の状況が異なります。それを考慮して、一番適切と思われる治療を患者さんが納得したうえで、行うことを心がけています。	
業績	国立がん研究センター中央病院勤務時代から IT ナイフの開発・臨床応用に関与。 【著書】『食道・胃 ESD―IT ナイフによる ESD の実際（症例で身につける消化器内視鏡シリーズ）』（編集）	

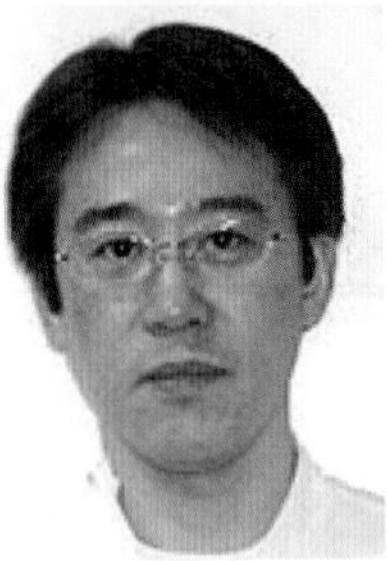

豊永 高史　とよなが たかし

①神戸大学医学部附属病院　消化器内科
（電話）078-382-5111 兵庫県神戸市中央区楠町7-5-2
②岸和田徳洲会病院　消化器内科
（電話）072-445-9915 大阪府岸和田市加守町4-27-1

内視鏡診断治療、特に内視鏡的粘膜下層剥離術（ESD）

●消化器内視鏡専門医、消化器病専門医、救急科専門医

得意分野・診療案内

消化器内科は非常に頻度の多い疾患を扱う診療科で、食道から直腸までの消化管から肝臓胆道膵臓に至る実質臓器にわたるまで幅広い領域を担当しています。また、近年増加している移植医療にも深く関係し外科との協力体制のもと診療にあたっています。消化器内科で扱う具体的な疾患としては、腫瘍（消化管のポリープ・がん・粘膜下腫瘍、肝胆膵領域の良性腫瘍やがんなど）、炎症（食道炎、胃炎、胃潰瘍、炎症性腸疾患、消化管狭窄、急性肝炎、慢性肝炎、劇症肝炎、原発性胆汁性肝硬変、胆石、胆道炎、急性膵炎、慢性膵炎、膵石など）、機能異常（消化管運動異常、十二指腸括約筋機能異常など）等多岐にわたります。

診療ポリシー・患者さんへのメッセージ

・消化管内視鏡的診断・治療
消化管がんの内視鏡診断は拡大内視鏡や特殊光内視鏡を用いて、早期発見と正確な病変診断を行っています。早期がんの場合は内視鏡を用いた治療を行い、進行がんに関しては外科的手術に加えて、抗がん剤治療、放射線治療を積極的に行っています。特に、内視鏡的治療ではESD（内視鏡的粘膜下層剥離術）を中心とした治療を胃は勿論、食道・大腸までも数多く行っており、関西一円から患者様の紹介を受けています。
食道アカラシアに対する内視鏡治療（POEM）を2015年4月から開始しています。現在POEMができるのは関西では当科のみです。
・消化管疾患
胃炎におけるヘリコバクターピロリの診断治療を行っています。炎症性腸疾患（潰瘍性大腸炎・クローン病・腸管ベーチェット病）に対しては血液浄化療法・免疫抑制剤・抗TNF α 抗体など最新の治療を積極的に取り入れています。
・進行がんに対する化学療法・集約的治療
最近重要視されているがんの化学療法（抗がん剤治療）も臨床治験を含めて最新の薬剤を使用する機会を提供しています。また、内視鏡的治療、放射線治療を組み合わせた集約的治療も行っています。

業績	
	【講演・口頭発表等】表在性非乳頭部十二指腸上皮性腫瘍（SNADET）に対する治療法の選択　第94回日本消化器内視鏡学会総会（2017）ほか 【著書】『ESDアトラス―処置具の選択と部位別攻略法』、『近畿 Live Endoscopy 2015-2016』（編集）ほか

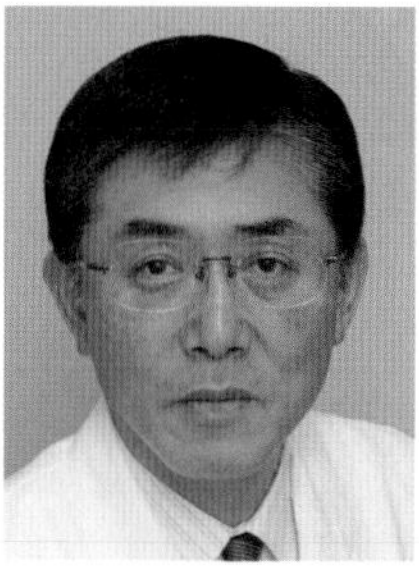

田中 信治　たなか しんじ

広島大学病院　内視鏡診療科
（電話）082-257-5555 広島県広島市南区霞 1-2-3

消化器内科（消化管）、消化管がんの内視鏡診断と治療、炎症性腸疾患、小腸疾患

●消化器病専門医、消化器内視鏡専門医

得意分野・診療案内

当診療科では、上部消化管・大腸内視鏡検査、超音波内視鏡検査、消化管腫瘍の内視鏡的切除、レーザー照射、消化管出血止血術、食道胃静脈瘤硬化療法、狭窄拡張術、異物除去術、炎症性疾患・機能的疾患の精査、胆膵・小腸疾患の診断・治療内視鏡など、内視鏡を用いた疾患の診断および治療を行っています。
セカンドオピニオンをご希望の方は患者支援センターにご相談ください。

診療ポリシー・患者さんへのメッセージ

平成25年9月に広島大学病院の新外来診療棟がオープンし、地下1階に放射線部門と隣接する形で現在の内視鏡診療科が新規オープンしました。面積1,100平方メートルという広いこの新内視鏡室には、消化管専用検査室が7部屋と十分なスペースの透視内視鏡室が2部屋（うちひとつは陰圧ルーム）設置され､準備室（モニタリングルーム）では全ての検査室の内視鏡画像と室内の状況がモニタリングできるようになっています。また、患者さんと医療従事者の動線を分離し、機能的なレイアウトを実現しました。機器保管庫や消毒洗浄室はもとより、待合室、リカバリールーム、更衣室、トイレ、大腸内視鏡前処置室などにも十分なスペースを取り充実した設備になっています。そして、すべての検査室に最新の高画素電子内視鏡システムを備え、ハード面でも本邦屈指の設備に生まれ変わりました。平成25年9月以降、広島大学病院の①消化管内視鏡・②肝胆膵内視鏡・③気管支鏡診療のすべてをこの生まれ変わった内視鏡診療科で行っています。
当診療科では、日本および世界で最先端の消化器内視鏡診断と治療を行っており、その実績は国際的にも評価されるとともに国内外から見学・研修の医師が訪れています。特に当診療科の早期の食道咽頭がん・胃がん・小腸／大腸がんに対する内視鏡治療は高い評価を受けており、大きな腫瘍でも最新の機器による高度な精査を行い、適応のあるものは外科手術することなく内視鏡的切除によって根治的治療を行っています。また、カプセル内視鏡やダブルバルーン内視鏡による全小腸の診断や治療も積極的に行っており、全ての消化器疾患領域において最先端の内視鏡診療を快適に受けることができます。

業績	【著書】『大腸内視鏡診断の基本とコツ』（監修）、『これで納得！画像で見ぬく消化器疾患 vol.2 大腸』、『大腸腫瘍診断 改訂版』（編集）、『大腸 EMR・ESD 改訂版』（編集）

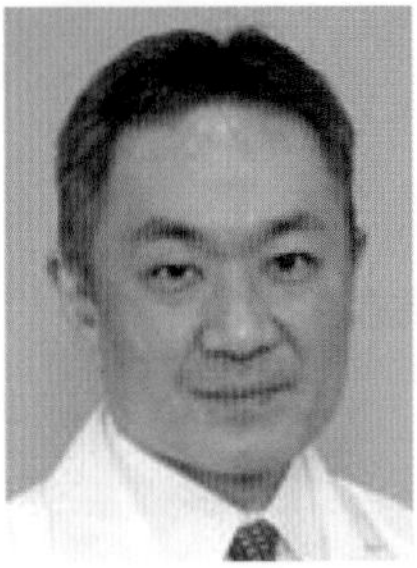

松田 尚久　まつだ たかひさ

国立がん研究センター中央病院　内視鏡科
（電話）03-3542-2511　東京都中央区築地 5-1-1

早期大腸がんの内視鏡治療

●消化器病専門医、消化器内視鏡専門医

得意分野・診療案内

当科は上部消化管スタッフ５名、下部消化管スタッフ４名、検診センター兼任スタッフ４名とがん専門修練医、レジデント、任意研修医が消化管内視鏡に特化し日々検査、治療を行っています。食道、胃、大腸疾患に関してそれぞれ内視鏡科内でカンファレンス（検討、話し合いの会）を行った上で外科を交えたカンファレンスを行っています。また治療後の結果を病理科ともカンファレンスを行っています。学会、研究会にも積極的に参加し、国内のみならず海外でも講演、ライブデモンストレーションを行っています。

診療ポリシー・患者さんへのメッセージ

1962 年「国立がんセンター病院」が開院した際、内科の崎田隆夫、小黒八七郎ら胃カメラ班が検査を行った地下の一室半から当科が始まり、それ以降我が国の消化管内視鏡を牽引してきました。現在も７代目の内視鏡科科長である斎藤豊のもと世界トップレベルの診断、治療を行っており、スタッフは世界中に飛び回り講演、ライブデモンストレーションを行い内視鏡技術向上に努めています。その功績を認められ世界内視鏡機構（World Endoscopy Organization: WEO）より世界で 17 施設、日本では 2 施設目の優秀施設（Centers of Excellence）にも選ばれました。現スタッフ、レジデントのみならず元スタッフや卒業生も全国に広がり地域の内視鏡のレベルアップに努めています。

手術・治療実績・コメント

消化管内視鏡科　診療実績の一部（症例数）

	2014 年	2015 年	2016 年	2017 年	2018 年
大腸内視鏡	3,881	4,450	4,391	4,407	4,161
大腸 EMR	1,465	1,898	2,106	2,269	2,438
大腸 ESD	194	206	214	237	195
検診センター	4,346	4,397	4,397	3,883	4,429

注：診療実績について、2016 年以前は 1 月から 12 月までの 1 年間、2017 年以降は 4 月から翌年 3 月までの 1 年間で集計しています。

業績

【著書】『これだけは読んでおきたい！消化器内視鏡医のための重要論文 200 篇 ＜消化管腫瘍編＞』（編集）、『内視鏡医のための大腸ポリープマネジメント』（編集）

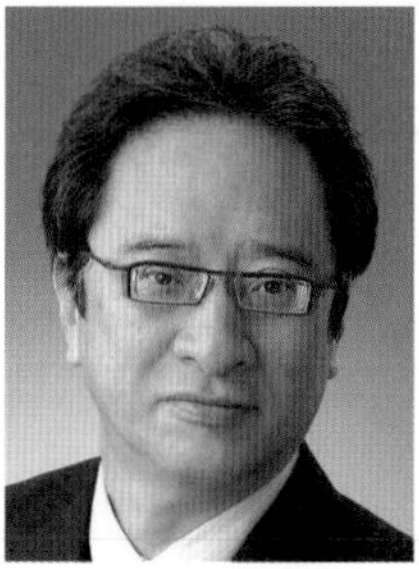

藤井 隆広　ふじい たかひろ

藤井隆広クリニック
（電話）03-3544-6266 東京都中央区銀座 4-13-11-7F

大腸ポリープ、便潜血テスト陽性、大腸がん、下血、便秘、下痢、大腸炎、腹痛、胃がん、食道がん、逆流性食道炎、胃炎、胃潰瘍、十二指腸潰瘍

●消化器内視鏡専門医、消化器病専門医

得意分野・診療案内

「胃、食道、大腸」の内視鏡検査が一日で終了します。身体への負担が少ない新たな前処置法の考案により、大量の下剤を飲むことなく楽に大腸内視鏡検査が受けられます。最新機器 NBI 特殊光や病変を 100 倍まで観察できる拡大内視鏡を用いて、発見困難な陥凹型大腸がんなども正確に診断し適切な治療を行います。他施設で入院が必要とされる巨大ポリープ切除手術も、院長開発の特許取得器具を駆使して全て日帰りで手術が行えるため、検査当日に帰宅ができます。

診療ポリシー・患者さんへのメッセージ

完全予約制度導入。患者様に苦痛なく楽に検査を受けて頂くため、安全な医療を心がけ、事前の診察から内視鏡検査後の説明まで時間をかけて詳しく丁寧に行います。
内視鏡検査を受けられる患者様には、治療後も院長が 24 時間サポートを行います。
消化器以外のがん検診も推進し、必要とされる各画像検査を案内します。がんが発見された場合は、信頼できる専門病院を迅速にご紹介します。大腸がんは自覚症状が無く、気づいた時には手遅れとなる怖い病気で、男女共に死亡率も増加しています。
しかし、大腸がんは早期で発見されれば、内視鏡治療でほとんどが完治します。
40 歳を過ぎたら無症状でも一度は大腸内視鏡検査を受けて下さい。大腸がんは、決して怖い病気ではありません。早期発見、早期治療が一番大事なことになります。

<table>
<tr><td rowspan="3">手術・治療実績・コメント</td><td>個人 年間大腸内視鏡検査総数：533 件
（2019 年）</td><td>大腸ポリープ累計治療数：15,690 件</td></tr>
<tr><td>【がん発見総数】（2019 年）
早期大腸がん：514 件
進行大腸がん：107 件
食道がん：18 件
早期胃がん：84 件
進行胃がん：26 件</td><td>【主な治療実績】（2019 年）
大腸ポリープ内視鏡切除術：839 件
大腸ポリープ（20 mm以上）
内視鏡的切除術：11 件
早期大腸がんの内視鏡的切除術：11 件</td></tr>
<tr><td colspan="2">過去 16 年間で約 9,000 件の内視鏡検査を実施。一般的に 10 mm以上のポリープ切除は入院が必要とされますが、当院では 20 mm以上の巨大な大腸ポリープの切除手術 186 件を今日まで全て日帰り手術で行い、重篤な合併症も起きておりません。</td></tr>
<tr><td>業績</td><td colspan="2">1995 年、英国リーズ大学病院で内視鏡検査の実技指導の際、欧米人には存在しない幻のがん「陥凹型大腸がん」を 2 例発見、海外で高い評価を受け有名な医学雑誌 Lancet に掲載されました。現在も国内外での招聘講演、学会活動に積極的に参加し新しい技術や診断の勉強に取り組んでおります。</td></tr>
</table>

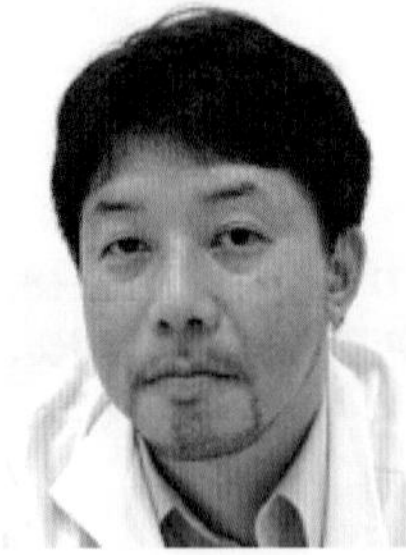

森田 圭紀　もりた よしのり

①神戸大学医学部附属病院 国際がん医療・研究センター消化器内科
（電話）078-302-7111 兵庫県神戸市中央区港島南町 1-5-1
②神戸大学医学部附属病院 消化器内科
（電話）078-382-5111 兵庫県神戸市中央区楠町 7-5-2

食道がん、胃がん、大腸がん（腺腫含む）、十二指腸がん（腺腫含む）、胃粘膜下腫瘍

●消化器病専門医、消化器内視鏡専門医

得意分野・診療案内

「消化管腫瘍（食道・胃・十二指腸・大腸）の内視鏡的診断と治療」：最新の内視鏡機器を駆使した消化管腫瘍の内視鏡的診断および内視鏡的粘膜下層剥離術（ESD）、腹腔鏡内視鏡合同手術（LECS）胃粘膜下腫瘍や大きな十二指腸腫瘍に対しては食道胃腸外科と合同で治療を行っています。
「医療機器開発」：内視鏡治療用デバイスとして「スワンブレード®」や「スプリット・バレル®」を既に上市しています。現在はさらに安全で容易な内視鏡治療を目指して「CO_2 レーザーによる次世代の内視鏡治療技術の開発」など多くの医工産学連携プロジェクトに取り組んでいます。

診療ポリシー・患者さんへのメッセージ

近年、消化器内視鏡分野の著しい進歩により、数 mm 程度のがんも発見できたり、従来は外科手術が必要であった大きな病変でも体にメスを入れることなく、内視鏡的に切除が可能になりました。もちろん全てのがんが対象となるわけではありませんが、内視鏡検査によって転移する可能性が極めて低い早期に発見できれば、その恩恵を受けることができます。患者さんにとって、がんと診断されることはショックなことですが、「一期一会」の精神でお一人お一人に最良の結果が出ますように全力で診療させて頂きます。

	個人 年間総治療数：ESD 250 件（2019 年） ：LECS 10 件（2019 年）	過去 19 年間の総治療数：3,500 件
手術・治療実績・コメント	【高難度手術】（2019 年） 手術名：内視鏡的粘膜下層剥離術（ESD）、腹腔鏡内視鏡合同手術（LECS） 件数：ESD:250 件、LECS:10 件 生存退院率：100%／重篤な合併症数：0 件 再手術数：局所再発による再手術 0 件、非治癒切除による追加手術および化学放射線療法 15% 程度／術死件数：0 件	【主な治療実績】（2019 年） 内視鏡的粘膜下層剥離術（ESD）：250 件 腹腔鏡内視鏡合同手術（LECS）：10 件 内視鏡的粘膜切除術（EMR）：150 件
	当院には技術的難易度の高い、所謂困難症例が多数紹介されてきます。2019 年からは新たに開設した国際がん医療・研究センターで麻酔科医による全身麻酔下での安全確実な治療を行っています。内視鏡治療の最後の砦として全力で診療にあたっています。	
業績	国内外 10 カ国以上で講演や治療を行い内視鏡技術の普及に努めています。医療機器開発も積極的に行っています。 英語原著論文 100 編、特許 12 件、研究費取得：23 件（代表 14 件、分担 9 件）	

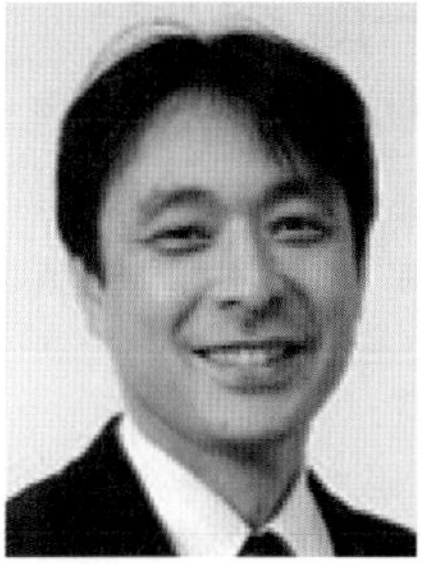

藤城 光弘　ふじしろ みつひろ

名古屋大学医学部附属病院　消化器内科
（電話）052-741-2111 愛知県名古屋市昭和区鶴舞町 65

消化管の内視鏡検査と治療

●総合内科専門医、消化器病専門医、消化器内視鏡専門医

得意分野・診療案内

当科の対象疾患は、消化管（食道、胃、小腸、大腸）の良性疾患（逆流性食道炎、胃潰瘍、炎症性腸疾患など）やがんなどの悪性疾患、急性･慢性肝炎、肝硬変、肝臓がん、胆道･膵臓の良性疾患（胆管･胆嚢結石、急性･慢性膵炎）やがんなどの悪性疾患です。消化管がんの早期発見と内視鏡治療に積極的に取り組んでいます。小腸疾患に対するカプセル内視鏡や小腸内視鏡を用いての診断・治療、ウイルス性肝炎や肝臓がんの診断・治療、胆道・膵臓疾患に対する超音波や内視鏡を用いての診断・治療も得意としています。

診療ポリシー・患者さんへのメッセージ

私たちの教室は、今まで、50 を超える関連施設と密に連携しながら、上部消化管、下部消化管、胆膵、肝臓の 4 グループが、それぞれの担当臓器に発生する疾患の病態解明、新規診断･治療技術の開発を目指した幅広い研究を行ってまいりました。特に、消化器内視鏡分野では、研究のみならず、アジア内視鏡トレーニングセンターを設立するなど、国家プロジェクトとして、新たな医療人の育成、アジア国民の健康増進にも貢献してまいりました。これらの研究・教育活動を、学内外の関連する基礎医学、社会医学、臨床医学教室と協力しながら、新たな視点で発展、進化させるのが私の役目と思っております。

	名古屋大学医学部附属病院 消化器内科の診療実績（年間）	
手術・治療実績・コメント	炎症性疾患の診療	200 例以上
	消化管の早期がんの内視鏡治療	250 例以上
	カプセル内視鏡	300 例以上
	小腸内視鏡	200 例以上
	インターフェロンフリー（経口剤）治療	100 例以上
	胆道・膵臓がんの診断・治療	30 例以上
	毎日､消化管は２名､肝臓は２名､胆道･膵臓は１名の専門医が外来を行っていますので､いつ受診されても専門医が診察します。 先進医療として、消化管の早期がんに対する診断・治療や小腸内視鏡によるポリープ切除やバルーン拡張術、膵がんに対する免疫療法を研究しています。	
業績	【著書】『消化管 EUS パーフェクトガイド』（編集）、『これで納得！画像で見ぬく消化器疾患 vol.1 上部消化管』（編集）、『消化管内視鏡診断テキストⅡ小腸・大腸』（編集）	

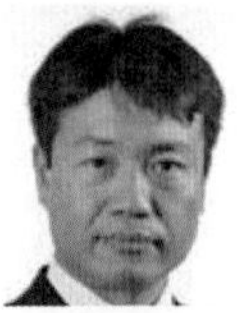

矢野 智則 やの とものり

自治医科大学附属病院
（電話）0285-44-2111
栃木県下野市薬師寺 3311-1
●消化器病、消化器内視鏡専門医

診療内容

ダブルバルーン内視鏡を用いた小腸疾患の診断・治療

ダブルバルーン内視鏡（DBE）を用いた診断と治療が専門分野です。消化器センター内科部門の消化管グループでは、山本博徳教授をグループリーダーとして、食道から大腸までの全消化管領域の疾患治療を担当しており、特に内視鏡的粘膜下層切開剥離術（ESD）とダブルバルーン内視鏡（DBE）においては世界トップレベルの診療実績と自負しております。
当科とフジノン社によって開発されたダブルバルーン内視鏡を用いて、クローン病などに合併しうる小腸狭窄に対し、開腹手術ではなく積極的に内視鏡治療を行っています。また、小腸出血が疑われる患者さんに対しては、カプセル内視鏡による小腸内視鏡検査も行っております。「患者さんに負担のない、精度の高い内視鏡診断・治療」を目指して、チーム医療に取り組んでいます。

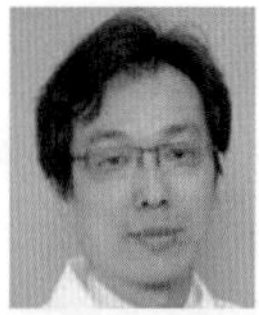

小田 一郎 おだいちろう

国立がん研究センター中央病院
（電話）03-3542-2511
東京都中央区築地 5-1-1
●消化器病、消化器内視鏡専門医

診療内容

胃がん、内視鏡治療

早期胃がんに対する内視鏡治療、特に内視鏡的粘膜下層剥離術（ESD）は、消化管内視鏡科の得意とする分野です。
近年、当院においても、内視鏡治療の比重がますます増してきています。
内視鏡検査はファイバースコープの時代を経て、現在ではビデオスコープが導入され格段に画質が向上し、観察・診断する対象臓器も「胃」から「食道」「十二指腸」「大腸」「気管支」「胆道」「咽頭」など各分野へ広がってきました。内視鏡検査の主な使用目的は病変を発見し、各対象臓器の状態を確認するための「観察・診断」ですが、近年ではそれに加えて内視鏡を使用した「低侵襲治療」も可能になってきています。
当科では、十分な説明によって、患者さんご自身がご自分の病気をよく理解されたうえで治療を開始することを念頭に置いています。

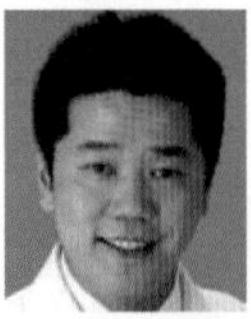

池松 弘朗 いけまつ ひろあき

国立がん研究センター 東病院
（電話）04-7133-1111
千葉県柏市柏の葉 6-5-1
●消化器内視鏡専門医

診療内容

大腸内視鏡検査・治療

大腸内視鏡検査・治療を中心に診療しております。病状や検査・治療についてわからないこと不安なことがございましたら、遠慮されず何なりとお尋ねください。消化管内視鏡科では大腸がんや大腸ポリープの状態に合わせた様々な内視鏡治療方法があります。
1. 内視鏡的ポリープ切除術（ポリペクトミー）：小さい隆起した形のポリープに対して行われます。内視鏡の先端からスネアと呼ばれる輪状の細いワイヤーを出し、病変を絞め付けて、高周波電流で焼き切ります。
2. 内視鏡的粘膜切除術（EMR）：スネアをポリープにかけてワイヤーを絞めて高周波電流を流してポリープを焼いて切り取る内視鏡治療です。
3. 内視鏡的粘膜下層はく離術（ESD）：電気メスを用いて病変周囲の粘膜を切開し、さらに粘膜下層のはく離をして切除する方法です。

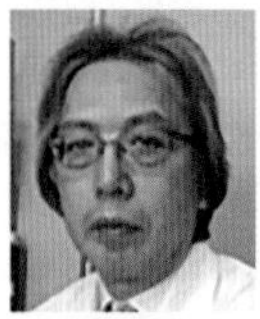

山野 泰穂 やまの ひろお

札幌医科大学附属病院 消化器内科
（電話）011-611-2111
札幌市中央区南 1 条西 16-291
●消化器病、消化器内視鏡専門医

診療内容

消化管がん、消化器内視鏡

消化器領域では各種内視鏡検査（上部消化管内視鏡検査、小腸内視鏡検査、大腸内視鏡検査、カプセル型内視鏡検査、超音波内視鏡検査）、超音波検査、CT、MRI、血管造影検査などを用いて病気の早期診断・精密診断に努めております。良性疾患の代表例としては炎症性腸疾患（潰瘍性大腸炎、クローン病）やB型・C型肝炎があげられ、これらに対する最新の治療に取り組んでおります。悪性疾患については早期消化管がんに対する内視鏡治療や肝がんに対する経皮的治療ラジオ波焼灼術・カテーテル治療といった低侵襲治療から、各消化器がんに対する抗がん剤治療、消化管・胆道ステント留置なども用いた緩和治療まで幅広く診療しています。また、大学病院の特色として、難病・希少疾患の診療に力を入れているほか、遺伝性腫瘍の診断も臨床遺伝センターと連携して行っております。

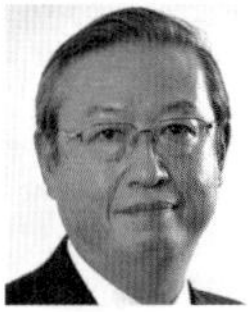

田邉 聡 たなべさとし

北里大学病院 消化器内科
（電話）042-778-8111
神奈川県相模原市南区北里 1-15-1
●消化器病、消化器内視鏡専門医

診療内容

消化器がんの内視鏡治療、消化管出血の内視鏡治療、消化器がん化学療法、など

当科では、早期胃がん、早期食道がん、大腸ポリープに対する内視鏡治療を最も得意としています。肝胆膵疾患に対するFNAを含む各種内視鏡的診断治療、肝がんのラジオ波熱凝固療法・動脈塞栓術、慢性炎症性腸疾患（潰瘍性大腸炎、クローン病）に対する治療、各種消化器悪性腫瘍に対しての積極的化学療法なども、有数の症例数と高い治療水準を誇っています。消化器疾患全般の診断・治療に対応しており、高い評価をいただいております。
2018年度の上部内視鏡検査は10,305件の実績があります。また、内視鏡治療は、ESD（内視鏡的粘膜下層剥離術）220件、EMR（内視鏡的粘膜切除術）21件、APC（アルゴンプラズマ焼灼術）34件、PEG（経皮内視鏡的胃ろう造設術）58件、などの実績があります。

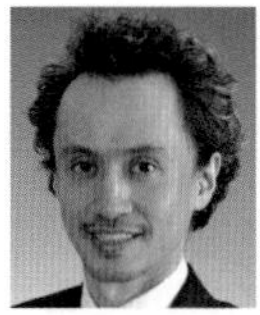

大圃 研 おおはたけん

NTT 東日本関東病院 消化管内科
（電話）03-3448-6111
東京都品川区東五反田 5-9-22
●消化器内視鏡専門医

診療内容

早期の消化管がん（食道、胃、十二指腸、大腸）

早期消化管がんに対する内視鏡治療、特にESDを専門としています。対象臓器を限定せず全臓器の経験を豊富に有している為、治療手技戦略の柔軟さ・引き出しの多さが特徴です。その為、他の病院で治療が難しいと紹介される患者さんが多くいらっしゃいます。技術的な理由で取れない病変は基本的にない、という信念で治療を行っています。ESDの黎明期である2000年からその手技を導入、自身が術者として食道・胃・十二指腸・大腸合わせて3,000例を超える圧倒的な症例経験があり、当院では2018年に食道、胃、十二指腸、大腸を合わせて年間900例を超えるESDを施行しました。特に大腸ESDは年間300例を超え、本邦随一の症例数です。内視鏡診療の普及や教育活動は海外からも評価されており、国内のみならず海外からも多くの研修生を受け入れています。

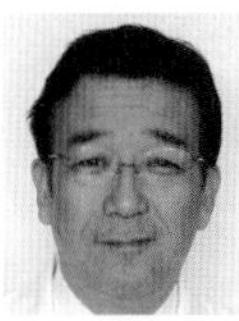

木庭 郁朗 こばいくろう

山鹿中央病院 消化器内科
（電話）0968-43-6611
熊本県山鹿市山鹿 1000
●消化器病、消化器内視鏡専門医

診療内容

食道がん、胃がん、十二指腸がん、大腸がん、睡眠時無呼吸症候群、など

当科では、食道、胃、小腸、大腸などの消化管疾患の診断・治療を行います。最新型電子スコープを導入し、より精密な検査が可能となっています。また、日本消化器内視鏡学会専門医による専門的な検査と治療を行っています。内視鏡を用いた処置・手術として、消化器止血術、胃・大腸・EMR（内視鏡的粘膜切除術）、食道・胃・大腸・ESD（内視鏡的粘膜剥離術）、消化管拡張術・ステント留置、異物除去、PEG（経皮内視鏡的胃ろう造設術）、睡眠時無呼吸症候群のスクリーニングなどを行っています。内視鏡センターでは鎮痛剤や鎮静剤を使用して検査をすることがありますが、患者様のご希望や年齢、基礎疾患次第では使用しないで検査を受けることも可能です。患者様にできるだけ楽に安全な検査が受けられるように努めております。

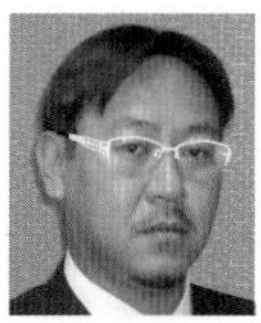

島谷 昌明 しまたにまさあき

関西医科大学附属病院
（電話）072-804-0101
大阪府枚方市新町 2-3-1
●消化器病、消化器内視鏡専門医

診療内容

術後再建腸管（胃や膵臓等の術後）を有する胆膵疾患（胆管結石等）、小腸疾患（小腸クローン病等）

消化器肝臓内科に所属。今まで内視鏡検査が困難とされてきた小腸疾患および術後再建腸管を有する胆膵疾患に対して、ダブルバルーン内視鏡を用いた内視鏡診断・治療を行っています。特に術後腸管を有する胆膵疾患に対する治療は、侵襲的な経皮的治療や外科的治療が第一選択でしたが、非侵襲的な内視鏡治療実現のため、2006年からダブルバルーン内視鏡を用いた胆膵内視鏡治療（DB-ERCP）を開始し、今までに1,800例以上の内視鏡治療を行い、日本でも有数の症例数を誇るまでとなりました。また、2016年には我々の研究成果が基となり、この手技（DB-ERCP）が保険収載され、非侵襲的な内視鏡治療が現実的なものとなりました。近年は海外からも含めた紹介患者様も年々増加し現在では年間250例以上の治療を行っています。

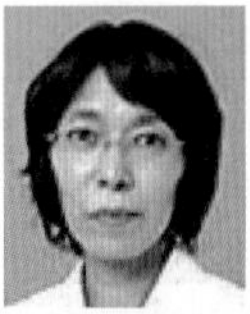

藤崎 順子　ふじさきじゅんこ

がん研究会有明病院 内視鏡診療部
(電話) 03-3520-0111
東京都江東区有明 3-8-31
●消化器病、消化器内視鏡専門医

診療内容

食道がん、胃がん、十二指腸がん、大腸がん、胆嚢がん、胆道がん、膵がん、など

内視鏡診療部では、苦痛の少ない内視鏡検査と治療を目標としています。検査担当医全員が高い内視鏡の技術を持つとともに、患者さんのご希望や必要に応じて、苦痛の少ない内視鏡検査・治療を行っています。また、検査・治療中は、患者さんごとに看護師がつき、全身状態の十分な管理のもとに行っています。内視鏡は、最新の機器（オリンパス社製：VPP 契約により 5 年毎に新製品に変更）を使用しており、通常の検査のほか、必要に応じて精密内視鏡検査（画像強調検査：NBI、拡大内視鏡検査、超音波内視鏡など）も随時行っています。
当院は、がん専門病院であり、通常検査では、病変（がん）の発見を目的としており、精密検査では、がんの深達度診断（治療方針の決定：内視鏡的治療か手術かの診断）を行います。

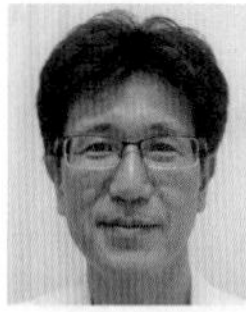

竹内 学　たけうちまなぶ

長岡赤十字病院 消化器内科
(電話) 0258-28-3600
新潟県長岡市千秋 2-297-1
●消化器病、消化器内視鏡専門医

診療内容

消化器疾患全般、消化管疾患、咽頭 / 食道 / 十二指腸 / 大腸の内視鏡診断・治療

当科は、胃腸や肝胆膵領域の悪性疾患・炎症性疾患といった広範囲の病気をカバーし、病態診断、根治的・緊急的内視鏡治療、抗がん剤治療・放射線治療、終末期の緩和的医療、と様々な治療場面に対応します。「おなかのお医者さん」として広く地域医療に貢献できる分野といえるでしょう。実際に当科入院症例数は年々増加の一途で、H26 年度は 1,500 例を超えています。これは当院が新潟県中越地区の基幹病院の一つとして、地域の各医療機関からご信頼いただき、多くの御紹介症例を受けている実績と言えます。当科の活動の場面は外来・病棟・救急と昼夜を問わずに展開されており、治療方針については、定期的に外科や放射線科と合同検討会を開催しています。患者様のためになる治療をモットーに日々診療に従事しております。

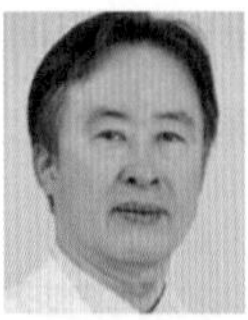

小泉 浩一　こいずみこういち

東京都立駒込病院 消化器内科
(電話) 03-3823-2101
東京都文京区本駒込 3-18-22
●消化器病、消化器内視鏡専門医

診療内容

大腸がんの診断と内視鏡治療

当科では、食道、胃、大腸、胆嚢、膵臓など、肝臓を除く消化器疾患のがんの診断と治療を診療の柱としています。がんを正確に診断し、ガイドラインに従い標準的治療を行うことを基本としていますが、最新の治療を取り入れる一方で、高齢化とともに各種の合併疾患をお持ちの方には、がんだけではなく体全体を診てよりよい治療の選択ができるよう、一般診療部門を持つがんセンターの強みを生かすよう心がけています。食道、胃、大腸等の早期がんはできる限り内視鏡的に切除するよう努力しています。胆嚢、膵臓のがんも早期発見に超音波内視鏡検査を活用しています。進行がんでは、選択肢がいくつかある場合もあり、メリット、デメリットを十分理解して治療法を選ぶ必要があります。患者様と情報を共有し、患者様が納得できる医療を目指しています。

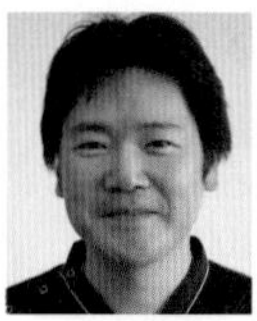

池原 久朝　いけはらひさとも

日本大学病院 消化器内科
(電話) 03-3293-1711
東京都千代田区神田駿河台 1-6
●消化器病専門医

診療内容

胃がん、大腸がんの内視鏡診断治療

私は主に早期胃がんと早期大腸がんの内視鏡診断・治療を専門にしています。特に大腸内視鏡を専門にしています。大腸内視鏡検査は、受ける患者さんにとっては、なかなか大変な検査ですが、私はできるだけ苦痛なく受けていただけるように丁寧な検査を心がけています。そして正確な内視鏡診断に基づいて患者さんの病変を確実に治すために拡大内視鏡を用いて内視鏡治療もしくは外科的治療が適切なのかを判断するようにしています。
また、これまでに他の施設では内視鏡切除が難しいと判断されても正確な診断を行うと私の専門である内視鏡的粘膜下層剥離術（ESD）の適応であることもあります。現在、私自身で約 50 件程度の ESD を担当しています。また、国内外でライブデモを行い、技術の伝達に努めています。

慢性疲労症候群

慢性疲労症候群（CFS）は、風邪などがきっかけで（免疫力の低下）、それ以降原因不明の強い全身倦怠感とともに、微熱、頭痛、筋肉痛、思考力の低下、抑うつ、不安などが長期に続いて健全な生活が送れなくなるという病態です。米国疾病対策センター（CDC）が1988年に提唱した比較的新しい疾患概念です。確実な治療法は確立しておらず、抗酸化療法（ビタミンC大量、CoQ10など）、免疫賦活療法（漢方薬など）、向精神薬、精神療法（認知行動療法）などが試みられます。

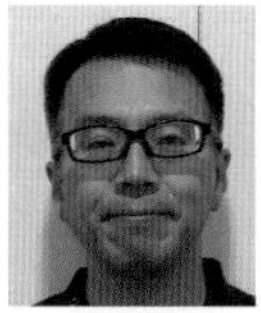

花田 敬士 はなだけいじ

JA尾道総合病院
（電話）0848-22-8111
広島県尾道市平原1-10-23
●消化器病、消化器内視鏡専門医

診療内容

膵・胆道領域の悪性腫瘍、良性疾患（特に膵がんの早期診断）

内視鏡検査・治療の年間件数は11,900件、うち膵胆道系の内視鏡的逆行性膵胆管造影関連は720件、超音波内視鏡検査（EUS）関連は1,195件です。膵がんの早期診断を精力的に行っており、2007年から他に先駆けて尾道市医師会と『膵癌早期診断プロジェクト』を展開しています。10年間でのべ12,307例の精査対象から555例の膵がんが確定診断され、5年生存率の改善（約20%）を認め、学会、TV取材、新聞報道など国内外から注目されています。特にEUSを用いた精度の高い診断が強みです。検診などで"膵管拡張"、"膵のう胞"を指摘された場合は、膵全体を確認する画像検査をお勧めします。膵疾患診断を専門とする内視鏡医は少数であり、膵がんの診断に関する患者さんの悩みに丁寧にお応えする診療を心がけています。

有益情報

ランキング医師の病院は遠くて行けないという患者さんのための、北海道、東北、四国、九州を中心とする準名医情報です。ランキングとは別です。ご参考になさってください。

北海道	**住吉 徹哉** すみよしてつや （電話）011-231-2121	**斗南病院 消化器内科** 北海道札幌市中央区北4条西7丁目3-8	●消化器病専門医
	小野 尚子 おのしょうこ （電話）011-716-1161	**北海道大学病院 消化器内科** 北海道札幌市北区北14条西5丁目	●消化器病専門医
	三井 慎也 みついしんや （電話）011-200-7140	**さっぽろ大通り内視鏡クリニック** 北海道札幌市中央区大通西4丁目6番地1-5F	●消化器病専門医
東北	**遠藤 昌樹** えんどうまさき （電話）019-613-3336	**開運橋消化器内科クリニック** 岩手県盛岡市大通3丁目9-3-2F	●消化器病専門医
	引地 拓人 ひきちたくと （電話）024-547-1111	**福島県立医科大学附属病院** 福島県福島市光が丘1番地	●消化器病専門医
	松田 知己 まつだともき （電話）022-222-6181	**仙台厚生病院 消化器内視鏡センター** 宮城県仙台市青葉区広瀬町4番15号	●消化器病専門医

消化器外科

最新治療に共通するキーワードは「低侵襲治療」です。

しかし、あくまでも治療の優先順位は、1「治す」、2「機能温存」、3「小さな傷」と考えます。がんの再発率が高くなるのであれば、いくらより小さな傷の手術であっても意味がありません。

腹腔鏡下手術とは、お腹に5～12mmの小さな傷を開けて、細長い手術器械を挿入して行う手術です。

ロボット手術は、腹腔鏡下手術と同様に、小さな傷を開けて、手術器械を挿入します。

2018年4月から条件付きで、手術用ロボットを用いた胃がん手術が、国の健康保険で認められました。

現在は、腹腔鏡やロボット手術などで行う症例数がさらに増えています。しかし、その患者にとっての最適な術式の見極めは、大変難しく、重要です。

日々、医療が進歩し、新しい治療法が報道されます。新しい情報を得るのは必要ですが、振り回されることのないように気を付けましょう。

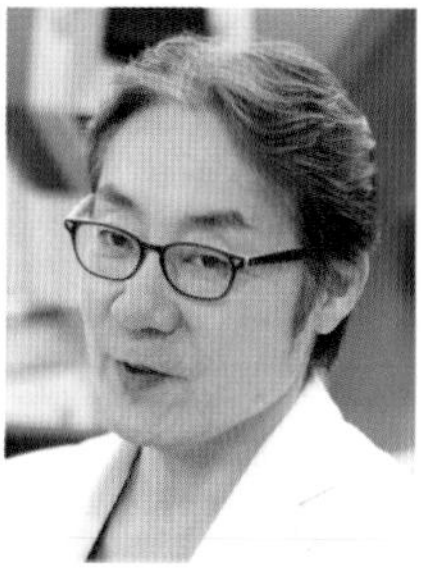

宇山 一朗　うやま いちろう

藤田医科大学病院　総合消化器外科
（電話）0562-93-2111　愛知県豊明市沓掛町田楽ヶ窪 1-98

胃がん、食道がん

●消化器外科専門医、外科専門医

得意分野・診療案内

専門は食道胃外科、特に胃がん治療です。得意分野としては胃がんに対する手術療法です。胃がんに対する腹腔鏡下手術は年間約 180 例行い、現在までに 1,000 例以上の腹腔鏡下胃切除術の経験を有し、全国でもトップクラスの症例数を誇っています。特に進行胃がんに対する腹腔鏡下手術を日本で最初に導入し、その手術手技は世界的にも評価されています。

診療ポリシー・患者さんへのメッセージ

進行胃がんに対しては抗がん剤治療と拡大手術の併用により根治性を高め、早期胃がんおよび一部の進行胃がんに対しては小さい術創で開腹術と同等の根治性を有する腹腔鏡下手術を患者さんの病態に応じて選択提供しています。 又、食道がんに対しても胸腔鏡下手術を導入し、良好な成績を得ています。

	藤田医科大学病院 総合消化器外科 総手術件数 1,728 件（2018 年度手術実績）		
手術・治療実績・コメント	食道悪性腫瘍切除手術	28 例	胸腔鏡 15 例、ロボット胸腔鏡 6 例 非胸腔 7 例
	胃悪性腫瘍手術	180 例	腹腔鏡 111 例、ロボット 58 例、開腹 11 例
	そのうち GIST	14 例	腹腔鏡 13 例、開腹 1 例
	大腸がん悪性腫瘍手術数	270 例	結腸 152 例、直腸 118 例
	腹腔鏡下大腸手術	104 例	結腸がん 65 例、直腸がん 39 例 （うちロボット直腸がん手術 18 例）
	ロボット支援下大腸手術 (2017 年 8 月までの通算)	118 例	
	MITAS （経肛門的局所切除）	16 例	
	仙骨刺激療法 （2017 年 3 月までの通算）	9 例	
業績	【著書】『名医の情熱　がん手術のトップランナーたち』、『日本の手術はなぜ世界一なのか 手術支援ロボットが拓く未来』、『消化器ダヴィンチ手術のすべて』（編集）、『藤田保健衛生大学内視鏡外科手術テキスト』（監修）ほか		

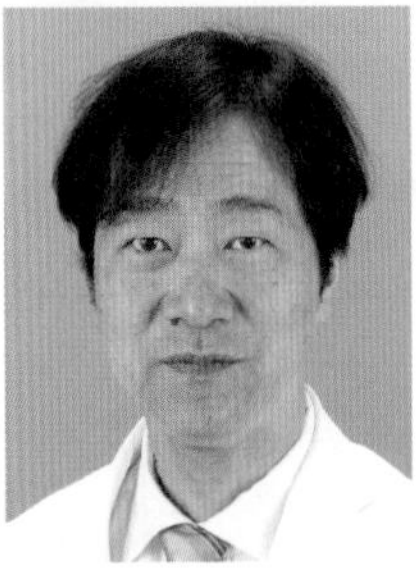

木下 敬弘　きのした たかひろ

国立がん研究センター東病院　胃外科
（電話）04-7133-1111 千葉県柏市柏の葉 6-5-1

胃がん（早期がんからステージⅣの進行がんまで）、食道胃接合部がん（噴門がん）、胃粘膜下腫瘍（GISTなど）

●外科専門医、消化器外科専門医、消化器内視鏡専門医

得意分野・診療案内

主に胃がん、食道胃接合部がん（噴門がん）の治療を行っています。腹腔鏡手術や、ロボット手術などの低侵襲手術から開腹で行う拡大手術まで、25年以上のキャリアの中、多くの経験を積んできました。早期の病変に対しては胃全摘をなるべく回避し、胃の機能温存に努めた術式を選択することにより、患者さんの術後の生活の質（QOL）を維持することを目標にしています。噴門や幽門を温存する幽門保存胃切除、胃亜全摘、噴門側胃切除を行っており、ほぼすべての手術を腹腔鏡やロボットなどの傷の小さな手術で行っています。進行した病変に対しては腫瘍内科と連携をとり、集学的治療で根治（再発をきたさない）を目指します。患者さんそれぞれの病変の遺伝子情報なども基にして、最も適した抗がん剤の選択を行います。発見時に切除不能（ステージⅣ）と診断された患者さんでも諦めずに、抗がん剤で腫瘍の範囲を小さくしてから手術を行い（コンバージョン手術）、根治にもちこんだ経験も多くあります。傷の小さな腹腔鏡手術やロボット手術に関しては、国内外のリーダーとして活動しています。胃がんに対する腹腔鏡手術は2003年から開始し2019年までに総計1,600例、ロボット手術は2014年に開始し総計120例と、数多くの経験を積んできました。

診療ポリシー・患者さんへのメッセージ

患者さんそれぞれの背景や病気の進み具合などに応じ、最適な治療方法を呈示することを信条としています。患者さんにとって大切なことは「しっかり病気が治ること」「食生活を含めて生活の質を維持すること」です。そのために最も確率の高い治療方法を、腫瘍内科をはじめ他科の医師を含め、チーム全体で考えます。常に患者さんを自分の家族だと思い「自分の家族であったらどうするか」という視点で治療方針を考えるようにしています。どうぞ遠慮なく国内有数のがん専門病院である当院にお越し下さい。

<table>
<tr><td rowspan="3">手術・治療実績・コメント</td><td>個人 年間総治療数：200件（2019年）</td><td>個人 過去10年間総治療数：2,000件</td></tr>
<tr><td>【高難度手術】（2019年）
手術名：腹腔鏡・ロボット・開腹による胃がん手術
件数：200件
生存退院率：97%　重篤な合併症数：3件
再手術数：0件　術死件数：0件</td><td>【主な治療実績】（2019年）
ロボット胃切除（幽門側・噴門側・幽門保存・胃全摘）：40件／腹腔鏡胃切除（幽門側・噴門側・幽門保存・胃全摘）：140件／開腹胃切除（幽門側・胃全摘）：20件</td></tr>
<tr><td colspan="2">ロボット・腹腔鏡・開腹手術ともに手技は定型化され安定した成績を残しています。重篤な合併症は非常にまれになってきています。他の併存疾患をもった患者さんであっても他科と連携し、安全に手術が行えるよう配慮しています。</td></tr>
<tr><td>業績</td><td colspan="2">国内外から多くの講演依頼。中国、ロシア、インド、ベトナムの25病院でライブ手術を行い現地医師に指導。手術手技や胃がん治療成績に関して多くの国際論文発表。</td></tr>
</table>

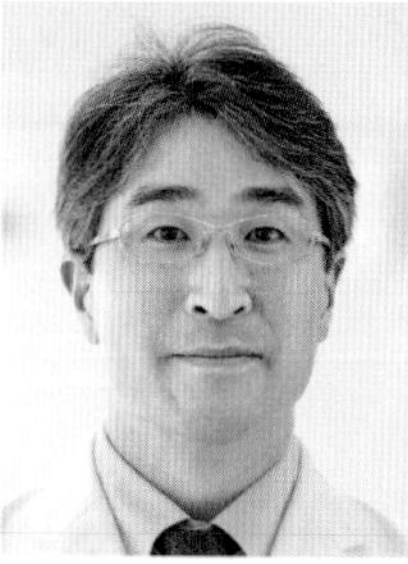

絹笠 祐介　きぬがさ ゆうすけ

東京医科歯科大学医学部附属病院　大腸・肛門外科
（電話）03-3813-6111 東京都文京区湯島 1-5-45

大腸がん、炎症性腸疾患（潰瘍性大腸炎、クローン病）、大腸良性疾患（大腸腫瘍、ポリープ）

●外科専門医、消化器外科専門医

得意分野・診療案内

大腸がんに対する外科治療全般を専門にしています。
特に、ロボット手術による、肛門温存手術、自律神経温存直腸がん手術、局所進行直腸がんや再発がんに対する骨盤内臓全摘術等の拡大手術を得意としています。
通常の腹腔鏡手術の経験も豊富です。

診療ポリシー・患者さんへのメッセージ

ロボット手術では国内最多の経験を持ち、多くの大学病院やがんセンターにて指導を行うとともに、教え子もそのような病院においてロボット手術の中心的な立場となっています。現在は、全国に先駆け、直腸がんだけではなく、結腸がんに対してもロボット手術を導入し、その成績も良好です。
私共の誇るべきは大腸がんの手術成績で、合併症、再発、機能障害が極めて少ない手術を行っています。そのため、多くの患者さんが術後一週間以内に退院し、早期に社会復帰が可能です。他院で肛門温存が出来ないと診断された直腸がんに対しても、積極的に肛門温存手術を行っています。
ほとんどの手術をロボット手術や腹腔鏡手術などの低侵襲手術で行う一方で、骨盤内臓全摘術といった拡大手術も、ロボット手術や開腹手術で行っています。

	個人 年間総治療数：370 件（2019 年）	累計総治療数（ロボット手術のみ）： 過去 8 年間の総治療数：600 件
手術・治療実績・コメント	【高難度手術】（2019 年） 手術名：ロボット大腸がん手術 件数：70 件 生存退院率：－ % 重篤な合併症数：0 件 再手術数：0 件 術死件数：0 件	【主な治療実績】（2019 年） 大腸がん手術：150 件 腹腔鏡下大腸全摘術：20 件 骨盤内臓全摘術：4 件
	ロボット手術の治療成績は極めて良好で、人工肛門を避けるだけではなく、合併症や機能障害、がんの取り残しも少ないです。	
業績	他院でのロボット手術指導　通算 150 件 海外からの招待講演　30 回 国内外からの手術見学者　400 名以上	

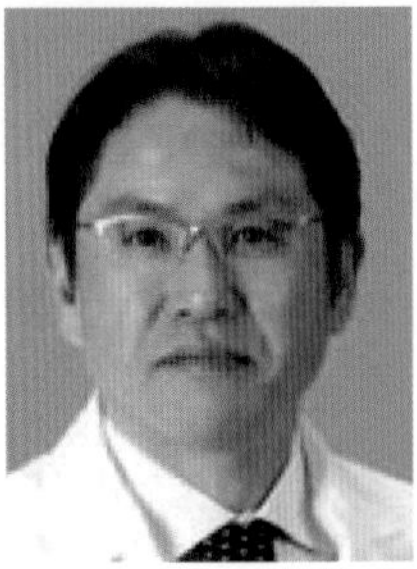

大幸 宏幸　だいこう ひろゆき

国立がん研究センター中央病院　食道外科
(電話) 03-3542-2511　東京都中央区築地 5-1-1

食道がん

●外科専門医、消化器外科専門医

得意分野・診療案内

食道外科グループでは、消化管内科、放射線治療科、放射線診断科との密な医療連携のもと、食道から発生する悪性腫瘍に対して、進行度と患者さんの状態に応じたからだにやさしい外科治療を行っています。さらに、治療成績向上のため、術前補助療法と手術技術に重点を置いた研究と開発も行っています。
からだにやさしい外科治療（低侵襲性外科治療）：当院では食道がんに対して、頸部・胸部・腹部の３領域に及ぶリンパ節郭清を行い、食道を切除する方法を標準手術としています。当院の特色として、食道がん手術をがん切除と再建に分け、がんの進行度に応じ手術方法の個別化を行っています。また、呼吸機能に問題がある方や 80 歳以上のご高齢の方に対しても積極的に手術を行っており、２期分割手術や縦隔鏡を用いた非開胸での手術など、よりからだに優しい手術を行っています。
食道がんに対する内視鏡外科手術：従来、食道がんに対する手術は、大きく胸を開いてがんを切除し、大きくお腹を開けて胃を用いて再建する手術が行われてきました。現在の内視鏡下手術（胸腔鏡下食道切除術・腹腔鏡下再建術）は、小さい傷での手術が可能となりました。またカメラ（内視鏡）によってより拡大されてより繊細にわかりやすくなった画像を基に、確実に食道と病巣を切除することができるようになりました。

診療ポリシー・患者さんへのメッセージ

食道がんに対して、患者さんに応じた治療方法を一緒に考えていきます。

手術・治療実績

国立がん研究センター中央病院　食道外科治療成績

病理学的進行度 (TNM)	1998 年～ 2002 年 症例数	1998 年～ 2002 年 術後５生存率(%)	2001 年～ 2005 年 症例数	2001 年～ 2005 年 術後５生存率(%)
0	5	100		
I	58	72.4	69	91.9
IIA	62	66.1	52	78.8
IIB	69	59.4	87	54.6
III	148	33.8	123	45.9
IVA	31	29.0	23	31.6
IVB	79	13.9	65	33.8

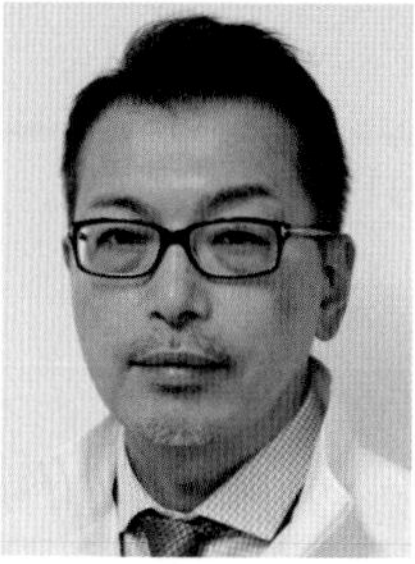

福永 哲　ふくなが てつ

順天堂大学医学部附属順天堂医院　消化器・低侵襲外科
（電話）03-3813-3111 東京都文京区本郷 3-1-3

胃がん、食道がん、胃粘膜下腫瘍、食道裂孔ヘルニア、鼠経ヘルニア、腹壁瘢痕ヘルニア、胆石、虫垂炎、肥満症や糖尿病に対する減量手術

●外科専門医、消化器外科専門医

得意分野・診療案内

1）消化器がんに対する外科手術
進行胃がんや食道がんの手術、特に腹腔鏡やロボット支援下手術による低侵襲外科手術、外科手術と抗がん剤や放射線療法を組み合わせた集学的治療
他院では、高齢や合併症により手術が難しいとされた患者さんを多く診療しています。
2）高度肥満症に対する腹腔鏡下手術

診療ポリシー・患者さんへのメッセージ

質の高い医療を、迅速に安全に、より低侵襲な方法で患者さんに提供することを目標にしています。近年、がんを患う患者さんの高齢化が進み、糖尿病や心臓・肺などに合併症を持つ患者さんが多くおられます。このような患者さんでは、治療の希望があるにもかかわらず満足な治療が受けられない場合も多くあります。われわれはそれぞれの患者さんの体力に合わせた、より侵襲の少ない方法を開発・実施することで、これまで治療を諦めていた多くの患者さんにも、治療を受けていただけるよう診療を行っています。またこれまで切除が難しいと言われた高度進行がんでは、近年進歩が著しい抗がん剤や免疫療法を組み合わせることで、積極的な拡大切除も行っています。本邦でも有数の胃がんをはじめとする腹腔鏡手術の経験から、高度肥満症に対する腹腔鏡下減量手術も積極的に行っています。

<table>
<tr><td></td><td>科全体 年間総治療数：290 件（2019 年）</td><td>過去 10 年間の総治療数：1,190 件</td></tr>
<tr><td rowspan="2">手術・治療実績・コメント</td><td>【高難度手術】（2019 年）
手術名：腹腔鏡下胃がん手術
件数：110 件
生存退院率：術後 1 年以上の生存率 100%
重篤な合併症数：0 件
再手術数：0 件
術死件数：0 件</td><td>【主な治療実績】（2019 年）
腹腔鏡下・ロボット支援下胃切除：110 件
腹腔鏡下大腸切除：20 件
腹腔鏡下胆嚢摘出術：40 件
腹腔鏡下ヘルニア根治術：30 件</td></tr>
<tr><td colspan="2">がんの手術では、初診から 2-3 週間以内に手術できるよう、迅速に対応します。また他院で、手術できないといわれた患者さんでも治療可能な場合があります。諦めずにご来院下さい。</td></tr>
<tr><td>業績</td><td colspan="2">2019 年　米国 Johns' Hopkins 大学病院　招待講演・手術指導・デモ手術
2019 年　欧州内視鏡外科学会　スペイン　講演
2019 年他　海外での、招待講演・手術デモンストレーション・手術指導　8 回</td></tr>
</table>

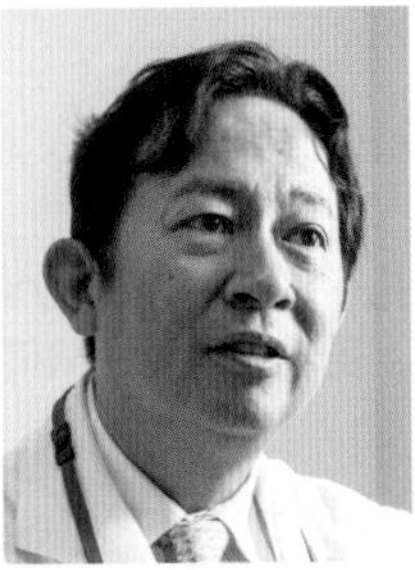

福長 洋介　ふくなが ようすけ

がん研究会有明病院　消化器外科（大腸外科）
（電話）03-3520-0111 東京都江東区有明 3-8-31

大腸がん（虫垂がん・結腸がん・直腸がん・肛門管がん）
小腸がん

●外科、消化器外科、消化器内視鏡、消化器病専門医

得意分野・診療案内

大腸がんに対する外科治療が専門及び得意分野です。特に腹腔鏡下手術を主に行っており、現在まで累積2,000例を超える腹腔鏡下大腸切除術を行ってきました。中でも直腸がんに対する腹腔鏡下手術が多く、早期がんでは基本的な手技を安全に、進行がんに対しては骨盤内臓全摘術や側方郭清術のような拡大手術を行います。進行直腸がんの場合には、課題である局所再発を低率に抑えるために、術前化学放射線療法や化学療法を組み合わせて、さらに腹腔鏡下手術で低侵襲そして根治度の高い治療を実践しています。また術前治療により肉眼的にがんが消失するような症例には、近年欧米で注目されている‘Watch & Wait’（手術をしないで経過をみる方法）にも取り組んでおり、肛門温存率も高くなっています。
結腸がんに対しては、腹腔鏡下手術の中でもさらに整容性と低侵襲化を目指した、細径鉗子で行う‘Needlescopic Surgery’や、腹腔鏡と内視鏡合同で行う大腸の局所切除術（LECS-CR）（大腸を切除せずに病巣部分のみをくり抜く方法）を行っています。

診療ポリシー・患者さんへのメッセージ

患者さんにやさしい低侵襲手術をテーマに行ってきていますが、進行した患者さんでも、この一回にかけるという気持ちでがんの取り残しのない再発の少ない手術をモットーにしています。

	個人 年間総治療数：200件（2018年）	累計総治療数：約2,500件
手術・治療実績・コメント	【高難度手術】（2019年） 手術名：腹腔鏡下直腸低位前方切除術・直腸切断術　件数：80件 生存退院率（術後1年以上の生存率）：100% 重篤な合併症数：2件 再手術数：2件 術死件数：0件	【主な治療実績】（2019年） 腹腔鏡下右半結腸切除術：25件 腹腔鏡下横行結腸切除術：12件 腹腔鏡下S状結腸切除術：35件 腹腔鏡下直腸低位前方切除術：36件 腹腔鏡下内肛門括約筋間直腸切除術：6件 腹腔鏡下直腸切断術：5件
	大腸がんの高難度手術とは進行直腸がんに対する腹腔鏡下手術です。当院では全症例数の4割近くがこのような手術です。重篤な合併症の一つの術後縫合不全は、下部直腸がんの3～4%程度は生じ、年間に3人程度の患者さんに再手術を行っていますが、この10年間ほぼ100%生存退院されております。	
業績	アメリカ、ヨーロッパ、ロシア、中国などで招聘講演を行っています。原著論文は最近5年間に英文47編、邦文27編投稿。著書は、単独著者で3本、共著者で1本です。	

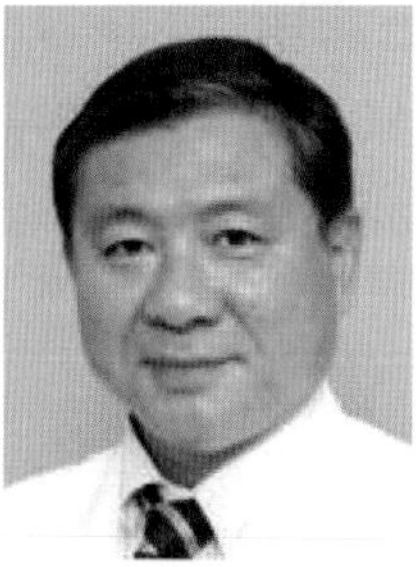

片井 均　かたい ひとし

国立がん研究センター 中央病院　胃外科
（電話）03-3542-2511 東京都中央区築地 5-1-1

胃がん、食道・胃接合部がん、胃ＧＩＳＴ

●外科専門医、消化器外科専門医、消化器内視鏡専門医

得意分野・診療案内

当胃外科では、早期胃がんに対する機能温存手術（噴門側胃切除、幽門保存胃切除など）や低侵襲手術（腹腔鏡下手術、ロボット支援手術）から、高度進行胃がんに対する術前化学療法＋大動脈周囲リンパ節郭清術／経裂孔下縦隔郭清、遠隔転移のあるステージ4に対するコンバージョン手術まで、根治性と術後 QOL のバランスを考慮したテーラーメイドな外科治療を、エビデンスに基づいて提供しています。経験豊富な外科医が、年間 400 例程度の手術を、きわめて安全に行っています。

診療ポリシー・患者さんへのメッセージ

胃がんは、病気の進み具合により治療法や治癒率が大きく変わります。正確な診断に基づいて治療方針を決定するために、当院では内視鏡医、外科医、内科医が常に外来におり、相談をしながら診療を行っています。また、胃がん病棟を共有して緊密に連携していますので、手術と抗がん剤治療の両方が必要な患者さんも、病棟を移動することなく、外科主治医と内科主治医のもとで安心して滞りなく治療を受けられます。
私たちは「治す」、「機能温存」、「低侵襲手術」を重視し治療しています。
標準治療を胃がん治療のエキスパートが、適正に行うことにより高い生存率が得られています。2018 年度に行った症例の手術関連死亡率は 0%でした。2013 年から 2018 年（2,766 例）では、手術関連死亡率 0.036%（1 例）でした。安全な手術を提供することも私たちのモットーです。

	科全体 年間外科治療数：420 件（2018 年）				過去５年間のがん治療数：2,291 件
手術・治療実績	胃外科手術５年生存率				【胃外科術式内訳】（2018 年）
	ステージ	患者数	５年生存率	５年疾患特異生存率	開腹幽門側胃切除　：　57 件
	ⅠA	2,757	95.3%	99.5%	胃全摘　：　75 件
	ⅠB	529	93.5%	97.6%	幽門保存幽門側胃切除：　1 件
	ⅡA	432	87.4%	94.8%	噴門側胃切除　：　12 件
	ⅡB	395	80.1%	85.7%	楔状切除　：　7 件
	ⅢA	403	66.0%	69.9%	腹腔鏡下幽門側胃切除：　109 件
	ⅢB	273	54.6%	57.4%	腹腔鏡下胃全摘　：　11 件
	ⅢC	117	33.0%	34.6%	腹腔鏡下噴門側胃切除：　15 件
	Ⅳ	193	22.2%	24.4%	腹腔鏡下胃楔状切除　：　35 件
業績	【著書】『国がんドクター片井の胃外科手術』、『国立がん研究センターの胃がんの本』（監修）、『がん診療ガイドライン―がん診療に携わるすべての医師の到達目標』（編集） 【受賞】慶應義塾大学外科学賞、ペルーがん研究振興財団賞、がん研究振興財団賞など				

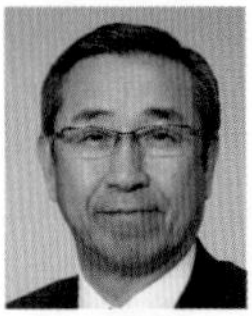

寺島 雅典 てらしま まさのり

県立静岡がんセンター 胃外科
（電話）055-989-5222
静岡県駿東郡長泉町下長窪 1007
●外科専門医、消化器外科専門医

診療内容

胃がん、胃粘膜下腫瘍

当科では、年間約 300 件の胃がん手術を行っております。治療方針は、基本的に胃がん治療ガイドラインに準じており、比較的早期のがんに対しては腹腔鏡手術・ロボット手術を行い、進行がんに対しては開腹による定型手術・拡大手術を行っています。低侵襲手術として近年急速に普及しているロボット手術から、大動脈周囲リンパ節郭清などの拡大手術に至るまで、幅広い治療の選択肢に、個人として対応可能な数少ない外科医です。治療の基本として、患者さんにとって最良となる治療法を提供するように努めております。
また、日本臨床腫瘍研究グループ（JCOG）胃がんグループの代表者を務めており、数々の臨床試験を主導し、最新の胃がん治療に精通しています。患者さんに、より良い医療を提供できるように、日々尽力しております。

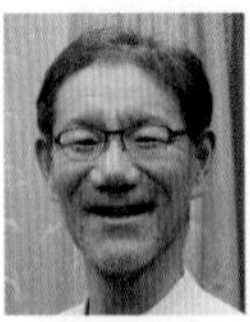

黒柳 洋弥 くろやなぎ ひろや

虎の門病院 消化器外科
（電話）03-3588-1111
東京都港区虎ノ門 2-2-2
●外科専門医、消化器外科専門医

診療内容

結腸がん、直腸がん（特に腹腔鏡手術、ロボット支援手術）

虎の門病院下部消化管外科では大腸がんに対する腹腔鏡手術を専門に行っております（私を含め 5 名が日本内視鏡外科学会技術認定医）。また直腸がん手術では可能な限り肛門温存を目指します。ポリシーとして「あきらめないがん治療」を掲げ、総合病院の強みを生かして、高齢者、重症合併症をお持ちの方に対しても積極的に腹腔鏡手術を行っております。また直腸がんに対してはロボット支援手術も行います。
2019 年 5 月から新病院がオープンし、それに伴い、がん総合診療部が新設され私が担当部長となりました。がん患者さんの治療を病院全体でサポートします。2019 年の大腸がん手術数は新病院移転もあり例年より若干減少し 380 例（うち分院 80 例）、その 99%を腹腔鏡手術で行いました（開腹移行はゼロ）。

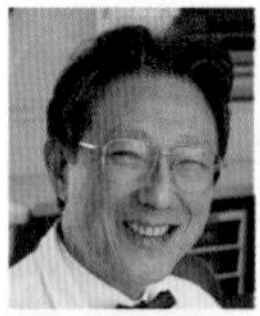

笹子 三津留 ささこ みつる

淀川キリスト教病院 外科
（電話）06-6322-2250
大阪府大阪市東淀川区柴島 1-7-50
●外科専門医、消化器外科専門医

診療内容

胃がん、食道胃接合部がん、食道がん

胃がんは個々の患者さんにより適切な治療法が大きく異なり、高い診断能力と治療法を使い分ける優れた見識と豊富な経験が必要です。初期がんでは胃をどう温存するかを丁寧に検討し、他施設より多くの患者さんに粘膜下層剥離術を適応しています。また、高度進行胃がんでは化学療法後の手術を行います。当院では造影 CT、腹腔鏡、超音波内視鏡を含めた内視鏡診断がすべて高水準で行え、内科・外科医の共同作業で治療を選択します。高度進行胃がんの手術ができる外科医が減少一方の中、本人手術例 4,000 例以上、診断経験でいえば数万に及ぶ存在は他の追随を許しません。手術はやり直せないことを肝に銘じています。2019 年は施設で ESD を含むと 136 例、手術は 55 例でした。治療法は私がリードする会議で決めています。谷向病院（西宮市）でも診療（火曜のみ）しています。

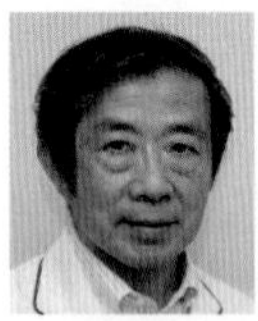

宇田川 晴司 うだがわ はるし

虎の門病院分院 消化管センター外科
（電話）044-877-5111
神奈川県川崎市高津区梶ヶ谷 1-3-1
●外科、消化器外科、消化器病専門医

診療内容

上部消化管の良性・悪性、外科的疾患、特に食道がん、胃がんの手術を中心とした集学的治療

虎の門病院本院で、消化器外科部長として長年食道がんの外科治療を中心として活動をして参りましたが、2018 年 4 月より川崎市高津区にある虎の門分院に院長として赴任しました。分院は腎センター内科と肝臓科の診療実績の高さで知られていますが、消化管センター外科も以前より大腸がんの腹腔鏡手術を中心に活発な活動をしておりました。私が赴任してからは、HCU の開設、病理医の常勤、消化器内視鏡部門の充実、消化管センターの活動開始など、これまで以上に急性期医療に注力しております。その結果、胃がんの腹腔鏡手術も増加し、私の専門である胸腔鏡による食道がんの手術も安全に行える体制が整えられ、実績を積み重ねております。丁寧な説明と同意のプロセスを大切に、患者さんに寄り添う医療を目指しています。

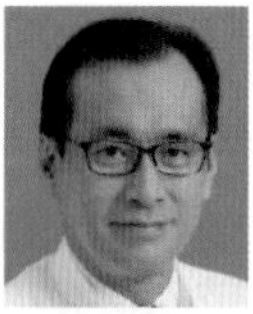

北川 雄光　きたがわ ゆうこう

慶應義塾大学病院 一般・消化器外科
（電話）03-3353-1211
東京都新宿区信濃町 35
●外科、消化器病、消化器内視鏡専門医

診療内容

大腸がん、食道がん、胃がん、膵がん、胆道がん（肝外胆管がん、胆嚢がん）、肝臓がん、肝移植、乳がん、など

当科では、食道、胃、大腸、肝、胆道、膵臓、乳腺、血管領域の様々な疾患の診断・治療および基礎・臨床研究を行っています。それぞれの臓器・領域において世界最高レベルの医療を皆様に提供するために、様々な工夫をしながら取り組んでいます。私たちが 1990 年代より取り組んできた先進技術を導入した低侵襲がん治療から、ほかのどの施設でも対応できない多臓器、血管に及ぶ治療困難高度進行悪性腫瘍に対する治療まで、一般・消化器外科領域の全ての疾患に対し、それぞれの領域のスペシャリストがチームを組んで質の高い医療を提供しています。多臓器に関わる疾患に対しても疾患ごとにチームを組んで患者様に合わせた偏りのないオールラウンドな対応が可能な組織であることが特徴です。

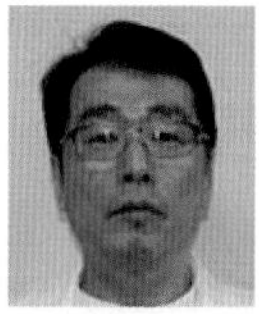

金谷 誠一郎　かなや せいいちろう

大阪赤十字病院 消化器外科
（電話）06-6774-5111
大阪市天王寺区筆ケ崎 5-30
●外科、消化器外科、消化器病専門医

診療内容

上部消化管（食道・胃）の外科治療、特に腹腔鏡下手術・ロボット支援下手術

上部消化管外科の特徴として、進行がんも含めたほぼ全ての胃がん・食道がん症例に対して、患者さんにやさしい低侵襲手術（腹腔鏡・胸腔鏡下手術あるいはロボット支援下手術）を第一選択としていることが挙げられます。
通常４～５㎝長の小切開を加える腹腔鏡補助下手術を採用する施設が多い中、当科では計５カ所の１～２㎝長の切開だけで胃がんの手術の全てを行っています。すでに 10 年以上の実績があり、日本内視鏡外科学会の技術認定医も複数名在籍し、進行がんや食道浸潤症例にも万全の体制で臨んでいます。低侵襲手術に加え、ステージⅡ以上の進行胃がんに対しては、化学療法を併用した集学的治療を積極的に進めています。
食道がんに対しても、胸腔鏡・腹腔鏡下での食道切除術を原則としています。

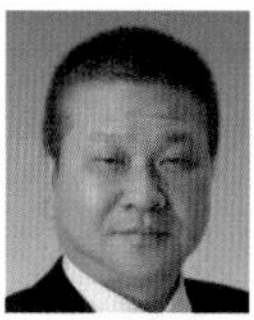

小嶋 一幸　こじま かずゆき

獨協医科大学病院 第一外科
（電話）0282-86-1111
栃木県下都賀郡壬生町北小林 880
●外科専門医、消化器外科専門医

診療内容

早期胃がん、進行胃がん、胃粘膜下腫瘍、GIST、病的肥満症に対する腹腔鏡下スリーブ状胃切除術

胃疾患、特に胃がんに関する治療を行っています。切除不能進行がんや再発胃がんに対する集学的な治療も行っています。低侵襲手術（ロボット支援下手術、腹腔鏡手術）に特に力を入れており、早期がんから進行がんまでほぼ全ての胃がんに対して行っています。2019 年の当科における胃がんに対する手術は 97 例（ロボット支援下手術 36 例、腹腔鏡手術 48 例）、胃粘膜下腫瘍に対して８例（全て腹腔鏡手術）でした。病的肥満症に対する腹腔鏡下スリーブ状胃切除術も保険診療で行っています。内視鏡外科学会の技術認定資格と県内で唯一のロボット手術のプロクター資格（指導医資格）を有し、術者あるいは指導的助手として携わっています。患者さん一人一人に、根治性、安全性、低侵襲性を兼ね備えた最適な治療を提供しています。

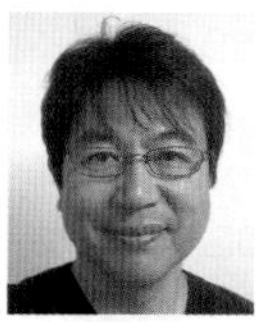

山口 茂樹　やまぐち しげき

埼玉医科大学国際医療センター
（電話）042-984-4111
埼玉県日高市山根 1397-1
●消化器外科、消化器内視鏡専門医

診療内容

大腸がん

当院は３大疾患（がん、心臓病、脳血管疾患）を扱う各センターからなり、そのうちの包括的がんセンターで働いています。専門は大腸がんの手術になります。大腸がんは胃がんを抜いて日本人で最も多いがんとなりました。そして、その手術は開腹手術から腹腔鏡手術へと大きく変わりました。当院ではここ数年、年間 450 例以上（2019 年は 487 例、113 例を執刀）の大腸がん切除手術を行っており、このうち 90%以上を腹腔鏡手術が占めています。創の小さい手術によって多くの患者さんが、術後１週間程度で退院しています。肛門近くの直腸進行がんでは術前放射線治療を行って肛門温存手術を行っています。抗がん剤に関しては消化器腫瘍科、早期がんの内視鏡治療に関しては消化器内視鏡科と連携して、最適な大腸がん治療を行ってゆきます。

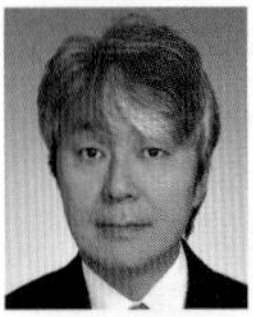

竹政 伊知朗 たけまさ いちろう

札幌医科大学附属病院
（電話）011-611-2111
札幌市中央区南１条西 16-291
●消化器外科、消化器内視鏡専門医

診療内容

無症状（がん検診）、有症状（血便、貧血、腸閉塞など）の大腸がんを主とした下部消化管・肛門疾患

「最新かつ安全確実な医療」をモットーに、個々の患者様にきめ細やかな治療を提供しています。早くからロボットや腹腔鏡による低侵襲手術を取り入れ、年間約 1,000 件の手術件数のうち、大腸がんは 250 例で、その 98%に低侵襲手術を施行しています。ロボット手術件数は全国で top5 に入り、お腹を切らずに経肛門的に直腸腫瘍を摘出する TAMIS は全国最多の件数です。学会指定のロボット手術プロクターで、国際的な手術指導・ロボット手術支援に携わり、その手術クオリティーの高さから国内外から多数の手術見学を受け入れています。特に直腸がん症例は年間 150 例と全国有数で、最新機器を用いた精密な診断のもと、術前化学放射線療法を組み合わせて、極めて高い根治性と、機能温存した治療法を施行しています。

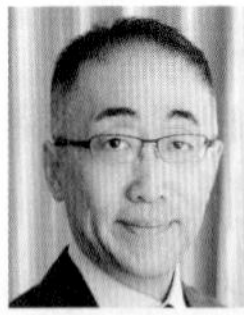

比企 直樹 ひき なおき

北里大学病院 上部消化管外科
（電話）042-778-8111
神奈川県相模原市南区北里 1-15-1
●外科専門医、消化器外科専門医

診療内容

胃がん、胃 GIST、胃粘膜下腫瘍、十二指腸腫瘍、十二指腸がん

上部消化管、つまり食道と胃・十二指腸は食べ物を消化する第一ステップにあたる臓器です。この部分を失うと人は食べることが難しくなるだけではなく、食欲を司るホルモン（グレリン）や味覚に関係するリセプターを失います。胃を全部取ってしまうと、食べる楽しみすら失うことが最近判明しました。「どうしたら胃がん術後に胃を少しだけでも残し、食べる楽しみを温存できるのでしょうか？」単純に切るだけではない、生きる幸せを残す術式の研究を行っています。生きるのみではなく生きる価値を重んじた外科医を育成することが我々の使命だと思っています。さらに世界最高の手術を医局員全員が出来るようにしており、最新の腹腔鏡・ロボット手術、LECS（腹腔鏡内視鏡合同手術）など先進的手術も行える外科医を育てています。

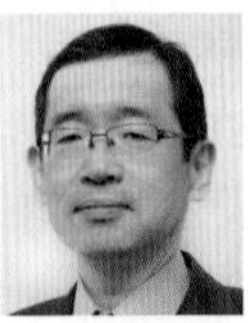

小寺 泰弘 こでら やすひろ

名古屋大学医学部附属病院
（電話）052-741-2111
愛知県名古屋市昭和区鶴舞町 65
●消化器外科専門医、消化器病専門医

診療内容

胃がん、大腸がん、GIST、悪性リンパ腫、がんの微小転移の治療、消化器がんの集学的治療

消化器外科二では、消化器領域（食道、胃、小腸、大腸、肝臓、膵臓、胆道）の主要疾患に対して手術を中心とする治療を行っております。胃がん治療には正確な病期診断が必要です。当科では小寺泰弘教授を中心として、当院の消化器内科や御紹介いただいた診断先の病院での患者さんのデータ、検査結果を充分に把握、確認し、毎週カンファレンスで吟味、協議したうえで、各個人に適した手術、治療法を決定し、提案させていただきます。胃がんの手術では、がんを切除するのみならず、転移の可能性があるリンパ節を残さず系統的に切除する必要があります。これをリンパ節郭清と呼び、その精度と安全性において、わが国の手術の水準は世界最高のものです。小寺泰弘教授はこの分野で世界に知られる専門医のひとりです。

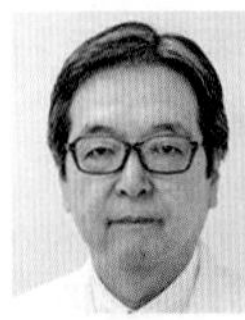

佐野 武 さの たけし

がん研究会有明病院 消化器外科
（電話）03-3520-0111
東京都江東区有明 3-8-31

診療内容

胃がん

がんの治療は日々進化しています。多くのがん患者さんのご協力を得ながら、世界中で臨床研究が行われ、「より良い治療 ＝ 新しい標準治療」が生み出されているのです。がん研有明病院はこの最新の知見を常に取り入れ、いかに目の前の患者さんに活かすかを考えます。また私達自身が世界に先駆ける臨床研究を主導することにも多くの人手と時間を割いています。がん研究会の基本理念である「がん克服をもって人類の福祉に貢献する」は、私達の現実的な目標なのです。

がん研有明病院では、限られた人員とスペースを最大限に活用して、できるだけ多くのがん患者さんの診療に当たり、さらにこの効率をいかに良くするかを常に見直しています。また、がん診療に必然的に伴うさまざまな危険性に対する安全性の確保にも真剣に取り組んでいます。

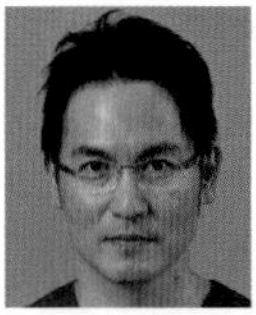

布部 創也　ぬのべ そうや

がん研究会有明病院 胃外科
（電話）03-3520-0111
東京都江東区有明 3-8-31
●外科専門医、消化器外科専門医

診療内容

胃がん、粘膜下腫瘍、など

当科では可能な限り「胃全摘を避ける」ことを一つの大きな目標として診療に当たっており、通常胃全摘が必要とされるような症例でも、胃亜全摘術や噴門側胃切除術にて胃を温存することが可能となっています。胃の温存のためには、外科医の手術手技だけでなく、消化器内科医による的確な術前診断や手術中の内視鏡検査などもきわめて重要であり、外科・内科・放射線科などによるカンファレンスを毎週行い、胃がんチームとして力を合わせ取り組んでいます。「胃を残して欲しい」というのは当科にセカンドオピニオンを求めて受診される患者さんの強い要望であり、この要望に少しでも多く応えることができるよう更なる努力を重ねています。胃切除術に占める胃全摘術の割合は約 30%と報告されていますが、当科では約 15%、特に早期胃がんでは 1.9% にとどまります（2015 年）。

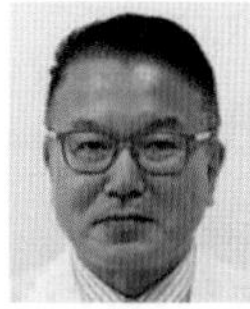

奥田 準二　おくだ じゅんじ

大阪医科大学附属病院
（電話）072-683-1221
大阪府高槻市大学町 2-7
●消化器外科、消化器内視鏡専門医

診療内容

大腸がん

当院の大腸がん手術数は、ここ数年来、西日本で 1 位、全国でもトップ 3 に入っています。これは心身に優しい腹腔鏡下手術を求めて来られる患者さんが多いことが主要因で、2016 年度は 502 件の大腸がん手術のうち 489 件、すなわち約 97%を腹腔鏡下に施行しました。これまでの当院の腹腔鏡下大腸がん手術総数は 5,100 件を越えて国内トップの手術数です。当院の腹腔鏡下大腸がん手術では、開腹大腸がん手術と比べて術後の再発も少なく、良好な成績が得られています。当院消化器外科外来での私の初診診察は、通常は月曜日午前です。大腸がんでの受診・ご紹介、ならびに、セカンドオピニオン外来（随時）も含めて、おかかりの医療機関（診療所や病院など）より当院医療連携室（TEL:072-684-6338）へ連絡のうえで、受診予約してもらってください。

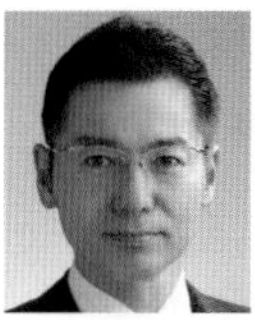

稲木 紀幸　いなき のりゆき

順天堂大学医学部附属浦安病院
（電話）047-353-3111
千葉県浦安市富岡 2-1-1
●消化器外科、消化器内視鏡専門医

診療内容

胃がん、食道がん、食道胃接合部がん、逆流性食道炎、食道裂孔ヘルニア、病的肥満、胃痛、胸やけ、肥満

体への負担が少ない腹腔鏡下や胸腔鏡手術を行っており、精細な手術を実現できるロボット支援下手術も積極的に行っています。診療では患者さんと医師の信頼関係、コミュニケーションを重視しています。年間胃がん外科手術は約 70 件。ほぼ全例を腹腔鏡手術・ロボット支援下手術で行います。早期胃がんや胃粘膜下腫瘍など、胃の温存が可能な場合はできる限り温存します。年間食道がん外科手術は約 20 例。全例を胸腔鏡・ロボット支援下手術で行います。その他、食道裂孔ヘルニアや逆流性食道炎の手術は約 10 例。低侵襲手術を求めて当院を受診される方も多く、他では大きな切開が必要と言われた複雑な部位の病気に対する治療を傷の小さな手術で行い、非常に喜んで頂いています。お困りのことがあればいつでもご相談下さい。

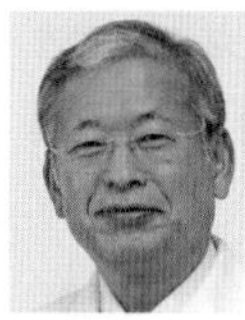

二宮 基樹　にのみや もとき

友愛医療センター 消化器病センター
（電話）098-850-3811
沖縄県豊見城市字与根西原 50
●消化器外科専門医

診療内容

胃がん

友愛医療センターは、豊見城中央病院の新築移転で 2020 年 6 月に開院しました。豊見城中央病院は、これまで急性期医療や 24 時間の救急医療などの高度医療を担い、災害拠点病院、地域医療支援病院の取得など地域の中核的医療機関として安心安全な医療に努めてきました。前職の広島記念病院では消化器センターのセンター長を務めてきましたが、永年にわたり日本胃癌学会のガイドライン委員会に加わり、ガイドライン策定に携わってきました。また、日本胃癌学会理事として研究推進委員会委員長やプログラム委員会委員長を務め胃がんの研究と診断および治療の発展にも関わってきました。2015 年には第 87 回日本胃癌学会総会を会長として広島で開催しました。これらの経験を活かして消化器外科、特に胃がん患者さんの治療に力を注ぎたいと思っています。

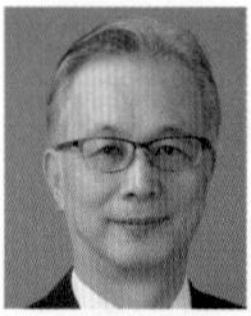

永井 英司 ながいえいし

福岡赤十字病院 外科
（電話）0570-03-1211
福岡県福岡市南区大楠 3-1-1
●外科専門医、消化器外科専門医

診療内容

食道がん、胃がん、食道胃接合部がん、消化管（食道・胃・十二指腸）粘膜下腫瘍、糖尿病を伴う病的肥満

食道がん、胃がん、食道胃接合部がんに対する内視鏡手術を中心に、がんの根治性を追及し、より身体の負担が軽く、合併症も少なくなるように目指しています。また 2013 年にロボット手術を開始し、より精度の高い手術に取り組んでいます。高度に進行したがんの患者さんには抗がん剤治療と内視鏡手術を組み合わせ、予後と共に QOL を重視した治療を行っています。糖尿病を合併する病的肥満の方の中には手術が最も有効な治療法である方もいます。そのような方には内視鏡下胃スリーブ状切除術を行っており、内科医と密に連携をとりながら糖尿病が改善するように治療しています。これまでに食道がん 200 例以上、胃がん 2,000 例以上の手術経験があり、その経験を生かして当院の食道がん、胃がん症例の多くを執刀しています。

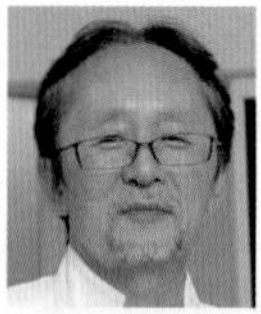

村上 雅彦 むらかみまさひこ

昭和大学病院 食道外科
（電話）03-3784-8000
東京都品川区旗の台 1-5-8
●外科専門医、消化器外科専門医

診療内容

食道がん、噴門部がん、胃がん、その他、内視鏡外科（腹腔鏡）手術が必要な消化器疾患

食道がん・胃がんの胸腔鏡・腹腔鏡手術を最も得意としています。日本で最初に完全胸腔による食道がん手術を開始（1996 年）し、現在まで 1,200 例の実績があります。診療科独自の病状説明書で手術前の十分な説明を行う事を基本とし、多人数によるチーム主治医制をとり、いかなる時でも主治医不在とならないようにしています。高齢者でも術後合併症が残らない手術を心がけ、食道がん手術で最も頻度の高い術後合併症としての肺炎は 7% 以下、反回神経麻痺は 2% 以下を達成しています。また、縫合不全率も 2% 以下で国内でも最も術後合併症が少ない施設です。【2019 年実績】食道がん：総治療数 160 例、手術数 67（執刀）/140 例（全例胸腔鏡手術）、胃がん：総治療数 100 例、手術数 21（執刀）/70 例（手術の 90%は腹腔鏡）

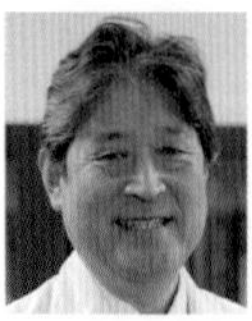

渡邊 雅之 わたなべまさゆき

がん研究会有明病院 消化器外科
（電話）03-3520-0111
東京都江東区有明 3-8-31
●外科専門医、消化器外科専門医

診療内容

食道がん、食道胃接合部がん

がん研究会有明病院（がん研有明病院）院長補佐・消化器外科部長で食道外科部長を兼任しています。がん研有明病院に初診された食道がん症例は全例、食道外科・消化器内視鏡科・消化器化学療法科・放射線治療科で構成される食道カンファレンスで検討され、それぞれの症例に最適の治療が選択されます。早期がんに対してはより低侵襲な治療を、進行がんに対してはより根治性の高い集学的治療を行います。食道がんの根治切除症例数は年々増加しており、2019 年は 131 例で、そのほとんどを胸腔鏡・腹腔鏡を用いた低侵襲手術で施行しています。
チーム医療にも力を入れており、2013 年から外科医・歯科医・看護師・栄養士・薬剤師・理学療法士等の多職種で構成される食道がん周術期管理チームを導入し、食道がん術後の合併症を軽減しています。

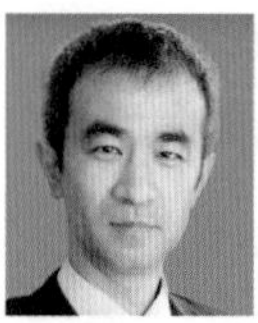

秋吉 高志 あきよしたかし

がん研究会有明病院 大腸外科
（電話）03-3520-0111
東京都江東区有明 3-8-31
●外科専門医、消化器外科専門医

診療内容

結腸がん、直腸がん、その他大腸悪性腫瘍全般

がん研有明病院大腸外科全体で 2019 年度は年間 1,100 件以上の手術を行い、全国で最多となっています。その内 196 件の手術を術者として担当しました。大腸がんのほぼすべてを腹腔鏡下手術で行っており、特に難易度の高い進行直腸がんや局所再発直腸がんの腹腔鏡下手術を得意としています。
がん研有明病院では進行直腸がんに対して術前放射線化学療法を積極的に行っており、局所再発の抑制、肛門温存率の上昇に努めています。
また、放射線治療後に、がんが完全に消失したと考えられる場合、患者さんとよく相談の上、手術をせずに経過観察する (Watch & wait と呼ばれています) 場合もあります。
常に患者さんにとって何がベストかを患者さん目線で考え、治療に当たるように心がけています。

治療法の選択

治療法の選択は、個人差があり大変難しいのですが、優先順位を常に忘れないことが重要です。
1、病気が治ることが、全てにおいて優先される。
2、手術が必要と判断されたら、なるべく臓器は温存する。
3、臓器の温存ができるなら、なるべく傷は小さい方がいい（低侵襲）。
できるだけ手術したくない、切りたくないという気持ちは当然ですが、そうした気持ちの前に、この前提を見失うことがあるので、気を付けましょう。

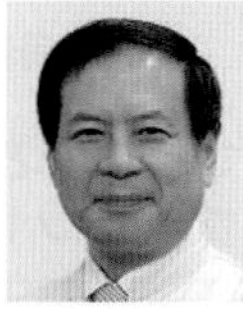

松原 久裕 まつばら ひさひろ

千葉大学医学部附属病院
（電話）043-222-7171
千葉県千葉市中央区亥鼻 1-8-1
●外科専門医、消化器外科専門医

診療内容

食道がん、胃がん、大腸がん

食道・胃腸外科では、食道・胃・小腸・大腸・肛門のがんの手術・抗がん剤・放射線治療、さらに食道アカラシア、逆流性食道炎、胃・大腸のポリープなどの良性疾患の治療を行っています。安全に治療すること、患者さんの治療による苦痛を軽減することを心がけ積極的に内視鏡治療、腹腔鏡手術を取り入れています。食道がんは古くから積極的に治療を行っている施設です。次世代の標準治療確立を目指し、臨床研究・先端医療にも積極的に取り組んでいます。腹腔鏡を用いた身体にやさしい手術、合併症の少ない早期退院可能な手術を専門チームが専属で担当します。早期がんに対しては積極的に内視鏡手術を採用して患者さんの負担を軽減しています。ロボット手術も2013年より行っています。重粒子線治療や免疫療法、温熱療法などの新しい治療法の開発も積極的に行っています。

有益情報

ランキング医師の病院は遠くて行けないという患者さんのための、北海道、東北、四国、九州を中心とする準名医情報です。ランキングとは別です。ご参考になさってください。

北海道	**奥芝 俊一** おくしば しゅんいち （電話）011-231-2121	**斗南病院 外科・消化器外科** 北海道札幌市中央区北 4 条西 7 丁目 3-8	●消化器外科専門医
	西田 靖仙 にしだ やすのり （電話）011-863-2101	**恵佑会札幌病院 消化器外科** 北海道札幌市白石区本通 14 丁目北 1 番 1 号	●消化器外科専門医
	木ノ下 義宏 きのした よしひろ （電話）011-681-8111	**手稲渓仁会病院 消化器外科** 北海道札幌市手稲区前田 1 条 12 丁目 1-40	●消化器外科専門医
東北	**大塚 幸喜** おおつか こうき （電話）019-613-7111	**岩手医科大学附属病院 外科** 岩手県紫波郡矢巾町医大通 2-1-1	●消化器外科専門医
	福島 紀雅 ふくしま のりまさ （電話）023-685-2626	**山形県立中央病院 外科** 山形県山形市大字青柳 1800 番地	●外科専門医
	花山 寛之 はなやま ひろゆき （電話）024-547-1111	**福島県立医科大学附属病院** 福島県福島市光が丘 1 番地	●外科専門医
	長谷川 康弘 はせがわ やすひろ （電話）022-384-3151	**宮城県立がんセンター 消化器外科** 宮城県名取市愛島塩手字野田山 47-1	●消化器外科専門医

有益情報

ランキング医師の病院は遠くて行けないという患者さんのための、北海道、東北、四国、九州を中心とする準名医情報です。ランキングとは別です。ご参考になさってください。

四国	**吉川 幸造** よしかわ こうぞう （電話）088-631-3111	**徳島大学病院 消化器・移植外科** 徳島県徳島市蔵本町 2 丁目 50-1	●消化器外科専門医
四国	**羽藤 慎二** はとう しんじ （電話）089-999-1111	**四国がんセンター 消化器外科** 愛媛県松山市南梅本町甲 160 番	●消化器外科専門医
四国	**沖津 宏** おきつ ひろし （電話）088-622-7788	**田岡病院 外科** 徳島県徳島市万代町 4-2-2	●消化器外科専門医
九州	**夏越 祥次** なつごえ しょうじ （電話）099-275-5111	**鹿児島大学病院 消化器外科** 鹿児島県鹿児島市桜ヶ丘 8 丁目 35 番 1 号	●消化器外科専門医
九州	**馬場 秀夫** ばば ひでお （電話）096-344-2111	**熊本大学病院 消化器外科** 熊本県熊本市中央区本荘 1-1-1	●消化器外科専門医
九州	**猪股 雅史** いのまた まさふみ （電話）097-549-4411	**大分大学医学部附属病院** 大分県由布市挾間町医大ヶ丘 1 丁目 1 番地	●消化器外科専門医
九州	**藤田 文彦** ふじた ふみひこ （電話）0942-35-3311	**久留米大学病院 消化器病センター** 福岡県久留米市旭町 67 番地	●消化器外科専門医
その他	**内藤 剛** ないとう たけし （電話）042-778-8111	**北里大学病院 一般・消化器外科** 神奈川県相模原市南区北里 1-15-1	●消化器外科専門医
その他	**安田 卓司** やすだ たくし （電話）072-366-0221	**近畿大学病院 外科** 大阪府大阪狭山市大野東 377-2	●消化器外科専門医
その他	**関本 貢嗣** せきもと みつぐ （電話）072-804-0101	**関西医科大学附属病院 消化管外科** 大阪府枚方市新町 2 丁目 3 番 1 号	●消化器外科専門医
その他	**藤原 斉** ふじわら ひとし （電話）075-251-5111	**京都府立医科大学附属病院** 京都府京都市上京区河原町通広小路上る梶井町 465	●消化器外科専門医
その他	**高橋 滋** たかはし しげる （電話）075-593-4111	**洛和会音羽病院 腹部一般外科** 京都府京都市山科区音羽珍事町 2	●消化器外科専門医

納得のいく結果を得るための鉄則

- □ 医師・病院の言いなり、お任せにしない
- □ 最後は自分で決めることだと自覚すること
- □ 医師から治療のリスクをきちんと提示してもらうこと
- □ 手術を決めるのに焦（あせ）らないこと
- □ あくまで目的は病気を治すこと。楽だ、簡単などの誘惑に負けないこと

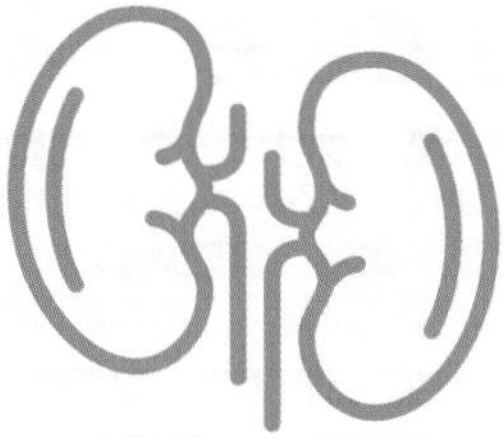

腎臓

老化による腎臓の衰え

腎臓が悪くなったときの症状には、

1. 浮腫（むくみ）…腎臓が原因の場合は左右対称で、むくんでいる部分を10秒以上強く押えるとへこみが残ります。
2. 尿量の異常…腎臓は血液中の老廃物を尿として体の外に排出する役割をしています。
3. 夜間尿…腎臓の尿を濃縮する機能が低下すると、夜間にトイレに行く回数が増えます。
4. 頻尿…高齢男性においては前立腺肥大も考えられます。
5. だるさ…末期腎不全の症状である場合が多く、受診が必須です。
6. 貧血…腎臓が分泌するホルモンの一つ、赤血球を作る働きを促進するエリスロポエチンが減少することによります。
7. かゆみ…腎臓が悪くなると皮膚が乾燥し、かゆみを誘発します。

腎臓は、老化により機能が低下しますので、腎不全は誰にでも起こり得ます。腎不全には、残された腎機能をなるべく長持ちさせるために、食事療法や薬物療法で腎臓の働きを助けることが重要です。

食事療法は治療の基本ですが、患者さん自身も意識していない偏りがあり、自己流でなく専門家の指導が必要とされます。

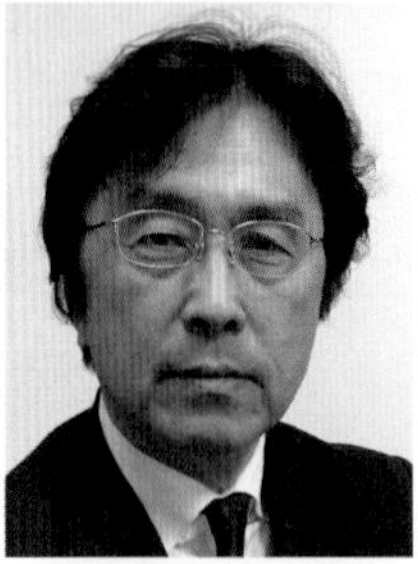

吉村 吾志夫　よしむら あしお

①新横浜第一クリニック　腎臓内科
（電話）045-477-3412　神奈川県横浜市港北区新横浜 3-6-4-8F
②横浜第一病院　腎臓内科
（電話）045-453-6711　神奈川県横浜市西区高島 2-5-15

慢性腎不全（保存期、食事療法）、慢性糸球体腎炎、糖尿病性腎臓病、ネフローゼ症候群、高血圧症、遺伝性腎臓病、膠原病、妊娠高血圧症候群　●腎臓専門医

得意分野・診療案内

・慢性腎臓病に対する食事療法：患者さんの原疾患、およびその進行度を評価しながら、管理栄養士との協力で腎疾患の進行を抑制し、透析導入の回避ないし延長を可能とする食事療法の実践を行っています。患者さんの病態に合わせた食事療法は糖尿病性腎臓病やその他の腎疾患にも効果を呈しています。
・代表的な慢性腎臓病である IgA 腎症に対しては扁桃腺摘出＋ステロイドパルス療法の施行により高い寛解率を、また患者さんごとのきめ細やかな治療による難治性、再発性ネフローゼ症候群においても高い寛解率を維持しています。
・腎臓病であるという理由だけで、あきらめていた妊娠・出産についても適切な血圧管理と食事指導によって多くの患者さんで出産を可能としています。
※南大和病院（TEL 046-269-2411）でも受診可能（要予約）です。

診療ポリシー・患者さんへのメッセージ

腎臓病はかなり悪化するまで、明らかな症状が出ないので、気づいたときはすでに腎不全だったということは珍しくありません。早期に見つけ適切な治療を開始すべきです。内服さえすれば一定の効果が得られる薬と異なり、食事療法は患者さんがご自身で考え実行する治療です。腎機能や症状に即した食事が必要です。食事は生活の一部ですから、おいしく継続できねばなりません。患者さんの生活や希望に沿い、かつ治療効果が高まる食事指導のご提供を心がけています。

	個人 年間総治療数（2019 年外来数）　2,600 件	過去2 年間の総治療数：4,900 件
治療実績・コメント	【治療の内訳】（2019 年） ①治療を継続中：82.7% ②治療を完結した（寛解）：9.3% ③途中で患者さんが来なくなった：4.0%（転居など） ④近隣のかかりつけ医に紹介した：2.0% ⑤外科医に紹介した：2.0%（移植など）	【主な治療実績】（2019 年） 慢性腎不全（保存期）　65 件 糖尿病性腎臓病　20 件 慢性糸球体腎炎　18 件 ネフローゼ症候群　12 件 高血圧症　50 件 妊娠高血圧症候群　3 件
	腎機能低下の進行抑制や透析導入回避を目指す生活管理、特に食事療法の適用を施行します。24 時間蓄尿や食事記録からの評価により、多くの患者さんが現在の腎機能の維持を達成しています。	
業績	【著書】『管理栄養士のための腎臓病学ノート』、『食事療法のための日常食品成分表』（監修）、『おいしく楽しく実践できる低たんぱく食』ほか 海外からの招聘講演「栄養に関する腎疾患国際フォーラム」ほか	

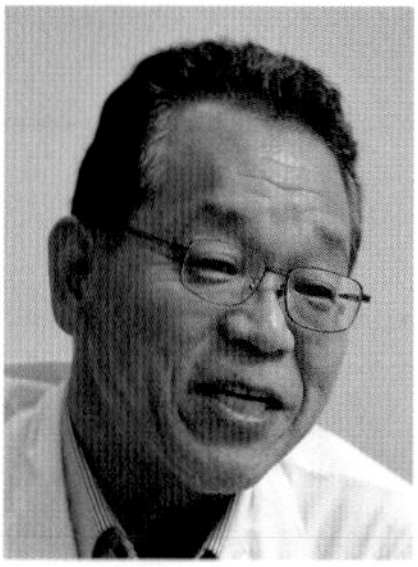

乳原 善文　うばら よしふみ

虎の門病院分院　腎センター内科　リウマチ膠原病科
（電話）044-877-5111　神奈川県川崎市高津区梶ヶ谷 1-3-1

ネフローゼ症候群、IgA 腎症、膜性腎症、微小変化型ネフローゼ症候群、巣状糸球体硬化症、アミロイドーシス、多発性嚢胞腎、結節性硬化症、関節リウマチ、全身性エリテマトーデス、強皮症、多発性筋炎、ANCA 関連血管炎、IgG4 関連　●腎臓専門医、リウマチ専門医

得意分野・診療案内

1．ネフローゼ症候群（蛋白尿が多く、むくみを生じる病気）の診療を中心に慢性腎臓病（CKD）患者が透析に進むことを予防することを第一の目標として診療します。CKD の原因は慢性腎炎（IgA 腎症、膜性腎症、微小変化型ネフローゼ症候群、巣状糸球体硬化症、アミロイドーシス）、リウマチ膠原病（ループス腎炎、強皮症腎、ANCA 関連血管炎、IgG4 関連腎臓病）、多発性嚢胞腎、結節性硬化症、等多岐にわたりますが、全て診療の対象です。
2．関節リウマチに対する生物学的製剤を用いた診療（慢性腎臓病（CKD）のある患者も含む）、全身性エリテマトーデス、強皮症、多発性筋炎、ANCA 関連血管炎、IgG 4 関連疾患の診療と治療。
3．これらの疾患で付随する骨粗鬆症の診断治療を行います。

診療ポリシー・患者さんへのメッセージ

「CKD の上手な診療はご自身の人生を楽しくする」。
大学卒業後より一貫して虎の門病院にて主に腎疾患とリウマチ膠原病に関する内科臨床を行ってきました。日常臨床を行いながら、その都度生じた問題点を臨床的に解明することを目標にし、それを英語論文として整理しようと試みてきました。Pub Med Service で検索できるものだけで 261 編になりました。現在は若手医師にいかに腎臓、膠原病、骨代謝領域の臨床の面白さを知ってもらうかということと、日常臨床で得られた知見を英語論文で書き、それを Pub Med 上で発見することの面白さを指導することが仕事の中心になりつつあります。

治療実績	【主な治療実績】（2019 年　所属科全体） CKD リウマチ患者：300 名 SLE：250 名 嚢胞腎患者：3,000 名 その他の CKD 患者：3,000 名 備考：CKD（慢性腎臓病）、SLE（全身性エリテマトーデス）
業績	【著書】『～所見を「読んで」「考える」～臨床医のための腎病理読解ロジック』（監修） 『～至適透析を理解する～ 血液透析処方ロジック』（監修）

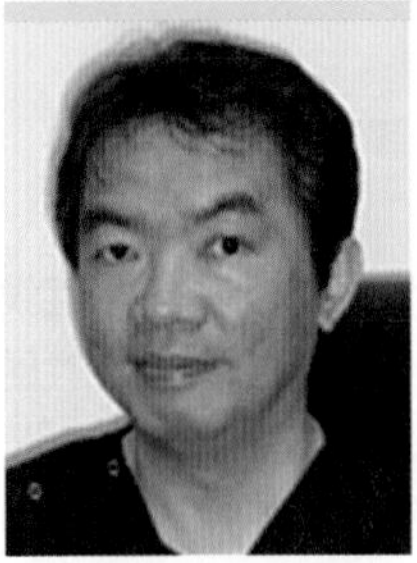

堀田 修　ほった おさむ

堀田 修クリニック
（電話）022-390-6033　宮城県仙台市若林区六丁の目南町 2-39

内科疾患全般、糖尿病、高血圧、高脂血症、肥満などの生活習慣病、腎疾患、膠原病、機能性身体症候群

得意分野・診療案内

当クリニックが扱う疾患：当クリニックでは広く内科一般の診療を行います。中でも、慢性腎臓病と生活習慣病（糖尿病、高血圧、高脂血症）治療が主体になります。また、膠原病などの免疫疾患や喘息、アトピー、花粉症などのアレルギー疾患、そして、慢性疲労症候群、自律神経失調症、頭痛めまいなどの機能性身体症候群なども当クリニックの理念である「木を見て森も見る医療の実践」により、対症治療を併用しながら根本治療を目指します。
IgA 腎症でお悩みの方のご相談案内：予約制ですので、外来窓口までご連絡ください。

診療ポリシー・患者さんへのメッセージ

病巣感染（炎症）の診断と治療：体のどこかに慢性的な感染や炎症があると、それ自体はほとんど自覚症状が無くても、遠く離れた腎臓などの臓器に炎症を引き起こしたり、糖尿病や動脈硬化を悪化させる原因となります。この現象を病巣感染（炎症）と言いますが、扁桃、虫歯・歯周病、上咽頭（鼻の奥）が頻度の高い部位です。根本治療を行う上で、この病巣感染（炎症）の概念は極めて重要です。当院では、病巣感染（炎症）の診断・治療に実績のある耳鼻科・歯科とも連携をとりながら病巣感染（炎症）の徹底した治療を行います。
患者さん一人ひとりの特性に合わせた療養指導：多くの疾患には遺伝的素因と環境因子の両方が関与しています。生まれつきの遺伝的素因は変えることができませんが環境因子は改善することができます。例えば「糖尿病で肥満」→「減量が必要」→「カロリー制限＋運動」というワンパターンな療養指導では患者さんは長続きしません。患者さん一人ひとりに対して環境因子の根本的な問題点を患者さんとともに掘り下げることから始めなければいけません。また、医食同源と言われるように食養生は言うまでもなく重要です。そして、食と並んで生きてくためには欠かすことのできない空気を取り入れる呼吸も実は極めて重要です。生活習慣病や慢性の免疫病の患者さんは健康を損ねる「口呼吸」の習慣を持っていることが多く、当クリニックでは「口呼吸」を「鼻呼吸」に改める積極的な指導を行います。

業績	IgA 腎症・根治治療ネットワーク代表。1988 年 IgA 腎症の根治治療として扁摘パルス療法を考案。2001 年、2002 年扁摘パルスにより、早期の段階に治療介入を行えば IgA 腎症が治りうる疾患であることを米国医学雑誌（AJKD）に報告。その後は同治療の普及活動と臨床データの集積を続ける。扁桃、上咽頭、歯などの病巣感染（炎症）が引き起こす様々な疾患の臨床と研究を行う。　【著書】『腎臓病を治す本』ほか

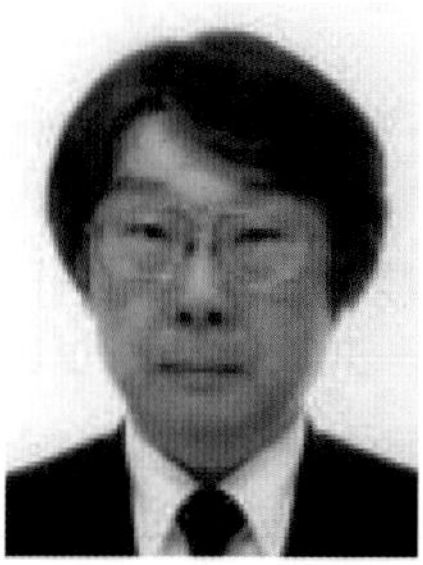

小林 正貴　こばやし まさき

東京医科大学茨城医療センター　腎臓内科
(電話) 029-887-1161　茨城県稲敷郡阿見町中央 3-20-1

慢性糸球体腎炎（IgA 腎症を含む）、糖尿病性腎症、膠原病性腎疾患（抗好中球細胞質抗体関連腎炎、ループス腎炎など）、高血圧性腎疾患、遺伝性腎疾患（常染色体優性多発性嚢胞腎（ADPKD）、Fabry 病など）　●腎臓専門医

得意分野・診療案内

当科は日本腎臓学会、日本透析医学会、日本アフェレシス学会、日本高血圧学会の認定施設です。専任の指導医・専門医を中心に腎臓病の早期から末期までを包括的に診療しています。腎臓は沈黙の臓器といわれ、腎臓病は自覚症状があまり出ないことも多く、適切な治療を受けずに末期腎不全に至ってしまう患者さんも多いようです。
また、最近は生活習慣病に起因する慢性腎臓病（CKD）が注目されており、当科では腎臓病に対する理解を深め、納得して診療を受けていただけるように心掛けています。大学病院としての高度医療と地域に密着したきめ細やかな医療の両面を兼ね備えた診療を目標としています。

診療ポリシー・患者さんへのメッセージ

○外来診療実績（平成 29 年度）：月間患者数は約 2,000 名で、慢性糸球体腎炎、糖尿病性腎症、膠原病性腎疾患、高血圧性腎疾患、遺伝性腎疾患、生活習慣病に起因する腎疾患など様々な腎疾患を診療しており、また、これらの疾患が進行した状態である慢性腎不全も数多く診療しています。
大学病院ながら外来維持血液透析を施行しており、血液透析ベッドは全 50 床で、外来維持血液透析患者数は 106 ～ 110 名（うち夜間透析 17 例）でした。
○入院診療実績（平成 29 年度）：月間入院患者数は延べ約 300 名で、科長を中心とした回診を毎日行い、スタッフ全員で診療する体制をとっています。
腎生検施行症例は 22 例で、内訳は微小変化型 4 例、巣状分節性糸球体硬化症 2 例、IgA 腎症 5 例（IgA 血管炎を含む）、ANCA 関連血管炎 4 例、IgG4 関連疾患 2 例、血栓性微小血管症 2 例で、抗 GBM 病、アミロイドーシス、尿細管間質性腎炎が各々 1 例でした。
新規血液透析導入症例は 48 例で、そのうち 7 例は当院維持血液透析療法へと移行、残り 41 例は他の透析医療機関に逆紹介しました。

診療実績	腎臓内科　診療実績 (平成 29 年度) 【外来患者数】 初診外来患者数　787 名 再診患者数　21,584 名 延患者数　22,371 名	【入院患者数】 新入院患者数　221 名 実患者数　350 名 延患者数　4,596 名 平均在院日数　20.1 日
業績	【著書】『STEP 内科〈4〉腎・呼吸器』（監修）、『臨床に直結する腎疾患治療のエビデンスー ベッドサイドですぐに役立つリファレンスブック』（編集）	

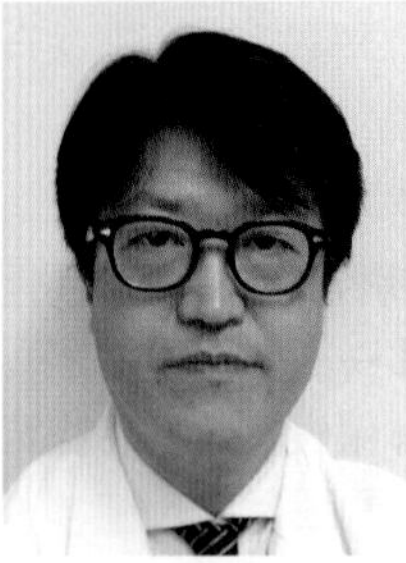

井上 嘉彦　いのうえ よしひこ

昭和大学藤が丘病院　腎臓内科
（電話）045-971-1151　神奈川県横浜市青葉区藤が丘 1-30

腎臓病（腎炎・ネフローゼ・慢性腎不全・糖尿病性腎症など）、膠原病（関節リウマチ・全身性エリテマトーデス・シェーグレン症候群・強皮症など）、高血圧症

●総合内科専門医、腎臓専門医、リウマチ専門医

得意分野・診療案内

各種糸球体疾患を含めた慢性腎臓病の進行阻止のための食事療法、IgA 腎症に対する扁桃腺摘出術＋ステロイドパルス療法、難治性ネフローゼ症候群に対する薬物・食事療法、関節リウマチ、全身性エリテマトーデスなどの膠原病治療。

診療ポリシー・患者さんへのメッセージ

十分にお話をお聞きした上で生活状況や診療に対する要望を加味し、最善と思われる治療法を提供するように心がけています。慢性腎臓病は残念ながら必ず治る薬はありません。しかし、病状を把握することで進行を抑制することはできます。食事療法では特殊食品使用の経験豊富な腎臓専門医と管理栄養士による継続的な患者指導が必要であり、当院ではこれを実践し、全国から食事療法を希望した患者さんが来院しています。工夫をして自分に合った食事療法をみつけましょう。
腎臓病早期では完治（寛解）する可能性があります。検診で尿異常を指摘されましたら、自覚症状がない場合が多いですが、そのままにしておかず、受診するようにして下さい。関節リウマチ、全身性エリテマトーデスなどの膠原病の患者さんに対しては膠原病外来を設置し、患者さんに病状をご説明し、生物学的製剤の使用など話し合いながら治療を提供しております。

<table>
<tr><td></td><td>個人 年間総治療数：1,000 件（2019 年）</td><td>過去 3 年間の総治療数：3,000 件</td></tr>
<tr><td rowspan="2">治療実績・コメント</td><td>【治療の内訳】（2019 年）
①治療を継続中：75%
②治療を完結した（寛解）：15%
③途中で患者さんが来なくなった：3%
④近隣のかかりつけ医に紹介した：5%
⑤外科医に紹介した：2%</td><td>【主な治療実績】（2019 年）
慢性腎臓病 食事療法：600 件
IgA 腎症・IgA 血管炎：180 件
ネフローゼ症候群：150 件
糖尿病性腎症：180 件
関節リウマチ：150 件
全身性エリテマトーデス：30 件</td></tr>
<tr><td colspan="2">厳しい食事療法の実践により腎疾患進行抑制の成果を多数あげています。IgA 腎症に対する扁桃腺摘出＋ステロイドパルス療法では、特に発症早期の方に尿異常が消失する効果がみられ、当院では 200 名以上の患者さんに施行しております。</td></tr>
<tr><td>業績</td><td colspan="2">【海外招聘】栄養、IgA 腎症治療（中国）【著書】『慢性腎臓病に対する食事療法』(2019)、『腎疾患 ネフローゼ症候群　病態栄養専門医テキスト』(2015)、『慢性腎障害：腎機能保持を目指した食事療法』(2014)、『微小変化型ネフローゼ症候群　副腎皮質ステロイド薬（使用期間，投与量）』(2012) ほか</td></tr>
</table>

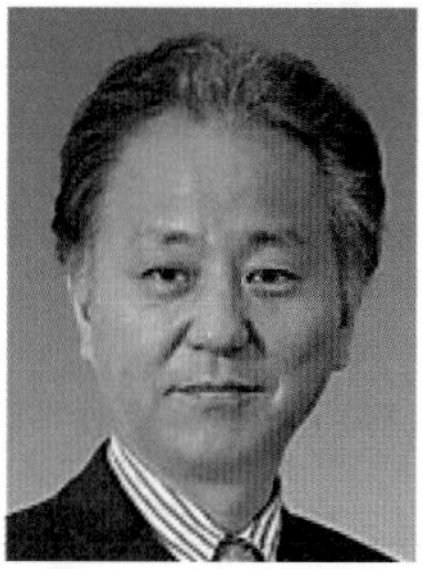

山縣 邦弘　やまがた くにひろ

筑波大学附属病院　腎臓内科
（電話）029-853-3900　茨城県つくば市天久保 2-1-1

一次性糸球体腎炎、ネフローゼ症候群、糖尿病・高血圧・膠原病等による二次性腎臓病、多発性嚢胞腎を含めた遺伝性腎臓病、尿細管間質性腎炎、急性腎障害、慢性腎不全、水・電解質・酸塩基平衡異常など　●腎臓専門医、総合内科専門医

得意分野・診療案内

原発性糸球体腎炎、糖尿病・高血圧・膠原病等による二次性腎疾患、多発性嚢胞腎を含めた遺伝性腎疾患、間質性腎炎など全ての内科的腎疾患ならびに急性・慢性腎不全および維持透析患者における合併症などの総合的な診断、治療、研究を行っております。また、腎疾患以外の自己免疫疾患や神経筋疾患、肝疾患などの疾患に対しても積極的に血液浄化療法などの治療を行っております。腎移植においては、移植外来、泌尿器科と協働して腎移植前のドナー患者の評価を行い、腎移植後はレシピエント患者ならびにドナー患者の診療を行っております。

診療ポリシー・患者さんへのメッセージ

外来診療は月曜日から金曜日まで連日行っており、全ての内科的腎疾患ならびに腎不全に対してきめ細かい診療を心がけております。年間入院患者は約 200 人にのぼります。腎疾患の確定診断に必要な腎生検は、主に超音波ガイド下で経皮的に、年間約 120 例施行しており、腎病理カンファランスで検討の上治療方針の決定を行います。血液透析療法を要する疾患に対しての診療は、原則として入院患者のみを対象としております。血液浄化療法室は 16 床を有しており、加えて ICU 内でも重篤な病態における血液透析・血液浄化療法に対応しております。腹膜透析は外来・入院共に診療を行っています。慢性腎不全患者の新規透析療法導入数は年間約 60 人、その他、急性腎不全患者や他臓器疾患の合併症を有する維持透析患者を含めると透析患者数は年間約 350 人におよびます。

業績	【著書】『腎疾患・透析最新の治療 2020-2022』（編集）、『最新版 筑波大学附属病院が教える毎日おいしい腎臓病レシピ 286』（監修）、『最新版 今すぐできる！腎機能 守る！効く！40 のルール（健康図解）』（監修）、『腎臓専門医のための CKD 診療 Q&A』（編集）、『腎疾患・透析最新の治療 2017-2019』（編集）、『最新医学図解 詳しくわかる腎臓病の治療と安心生活』（監修）、『腎機能を守る！下げない!54 のコツ（健康実用）』（監修）、『薬剤性腎障害 (DKI) 診療 Q&A DKI 診療ガイドラインを実践するために』（編集）、『NHK きょうの健康 腎臓病のごちそう術：低たんぱく & 減塩なのにおいしい！栄養計算いらずのレシピ 111 と裏ワザ 48（生活シリーズ）』（監修）ほか 【受賞】茨城県医師会勤務医部会学術奨励賞（1997）

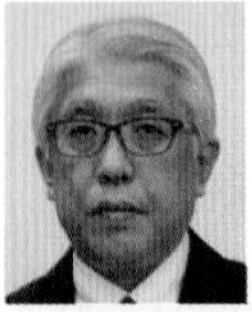

大谷 晴久 おおたに はるひさ

紀泉 KD クリニック 内科
（電話）073-454-5515
和歌山県和歌山市善明寺 358-1
●腎臓専門医

診療内容

慢性腎臓病（CKD)、慢性腎不全（CRF)、IgA 腎症、糖尿病性腎症、ネフローゼ症候群、多発性嚢胞腎

当院は、CKD（慢性腎臓病）の専門施設です。私は院長として、非透析患者さんの大部分の診療を担当しています。通院 CKD 患者さんは年間約 1,000 名、非透析慢性腎不全患者さんは約 300 名、和歌山市の非透析 CRF 患者さんの約 1/3 が当院に通院していると推測されます。診療ポリシーは、徹底して透析導入を予防することで、治療の中心は適切な薬物療法に加えての食事療法であり、2018 年の非透析 CKD 患者さんの栄養指導件数は 1,187 件です。食事療法は患者さんやご家族が自分たちで実施する治療であり、取り組むのは難しく継続も大変です。教育入院や腎臓病教室を通じて、患者さん自らが腎臓病、食事療法を学び理解し、管理栄養士が懇切丁寧に指導をすることにより、多くの患者さんが実践できるようになっています。

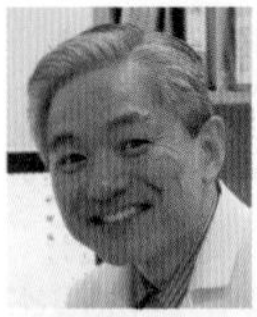

小田 弘明 おだ ひろあき

小田内科クリニック 内科
（電話）082-568-0700
広島県広島市東区曙 5-3-26
●総合内科専門医、腎臓専門医

診療内容

慢性腎臓病、糸球体腎炎、保存期腎不全、慢性腎不全、血液透析、腹膜透析、高血圧、糖尿病性腎臓病、腎臓リハビリ

慢性腎臓病は自覚症状を伴わずに進行し、重症化するまで気付かれないことがあります。腎臓機能が慢性的に障害されると、いくら治療を行っても元通りに戻らないことが多いため早期発見、早期治療が大切です。健診などで慢性腎臓病を疑う異常を指摘されたらまずかかりつけ医にご相談ください。慢性腎臓病の進行を遅らせるためには無理のない範囲内で身体を動かし減塩食・たんぱく質調整食・適切なエネルギー量摂取を柱とする食事療法により栄養バランスを良好に保つことが大切です。当院では 1 年間に外来栄養指導（保存期腎不全 700 症例、透析 360 症例)、調理実習（保存期腎不全 120 回、透析 12 回、糖尿病 12 回）を行いながら適切できめ細かい薬物治療を提案しています。

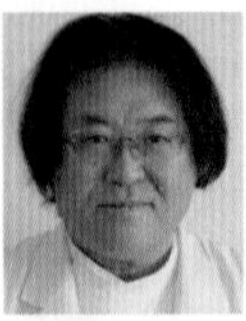

鈴木 亨 すずき さとる

鈴木クリニック 内科・人工透析
（電話）0776-66-2624
福井県坂井市丸岡町吉政 7-7-1
●腎臓専門医

診療内容

蛋白尿、血尿、慢性腎炎（特に IgA 腎症)、慢性腎不全（透析含む)、高血圧、糖尿病（糖尿病性腎症含む)、膠原病、高脂血症

慢性腎炎の中でも最も高頻度で、高率に腎死に至り、透析療法に導入される IgA 腎症の研究で世界的に評価されています。診療は内科と人工透析による治療を行っています。内科は、腎臓病・糖尿病・高血圧・高脂血症・膠原病を中心に診療を行っています。人工透析は、64 台の透析装置による血液透析を行っています。さらに、リクセルを使用した透析アミロイドーシス、ＬＤＬアフェレーシスによる閉塞性動脈硬化症に対する治療を積極的に行っています。外来維持透析患者数は 146 名、うち夜間透析患者は 24 名、年間総透析治療患者数は 21,382 名でした。患者さんが前向きで明るい日々を重ねることができるように、十分な説明に基づく最良の医療をチーム医療により提供しています。

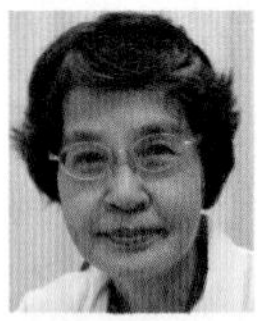

原 茂子 はら しげこ

原 プレスセンタークリニック
（電話）03-3595-2961
東京都千代田区内幸町 2-2-1-B1
●腎臓、総合内科、糖尿病専門医

診療内容

腎炎、糖尿病、リウマチ、膠原病、高血圧・生活習慣病などの全身疾患による慢性腎臓病

40 年余にわたる虎の門病院での腎疾患の診療で、血液浄化療法部長や腎センター内科部長としてオールランドに腎臓病の診断と治療を行ってきました。腎臓病が進行せず、より充実した日常生活をエンジョイし、透析治療を回避、遅延できるように保存的管理のためのお薬での治療と食事療法のアドバイスもしております。ホルモンや膠原病関連検査などを除いて、血液および尿検査結果を、当日約 40 分後には患者さんに御説明し、診断や治療にもより早く対応しています。ＣＴやＭＲＩなど特殊な画像検査や入院が必要な場合には、医療連携で、虎の門病院での検査施行や入院で対応し、より充実した診断と適切な治療が可能です。個々の患者さんの腎疾患の病態に合わせた治療とともに生活背景も踏まえて全人的な診療を心がけています。

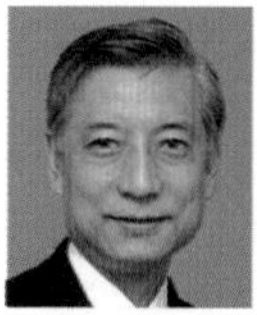

今井 圓裕 いまいえんゆう

中山寺いまいクリニック
（電話）0797-86-2600
兵庫県宝塚市中山寺 2-8-18
●腎臓専門医

診療内容

慢性腎臓病、糖尿病、糖尿病性腎症に関する検査

30 年に渡り、腎臓内科専門医として、腎臓病の治療にあたってきました。
また、日本腎臓学会より発行されました、慢性腎臓病（CKD）の診療についてまとめた診療指針「CKD 診療ガイド 2012」を委員長として作成いたしました。
これらの経験を生かし、平成 24 年 10 月 1 日、宝塚市に腎臓病、糖尿病、高血圧の診断治療を専門に行う「中山寺いまいクリニック」を開設いたしました。
腎臓病、糖尿病、高血圧、脂質異常症などの生活習慣病にかかっておられる方は、心臓病、脳卒中、人工透析など重篤な病気に至らないように一緒に治療していきましょう。
一般内科の診療も行っておりますので、病気に関することは何でもご相談に応じます。一人で悩まずに、まずは一度ご訪問ください。

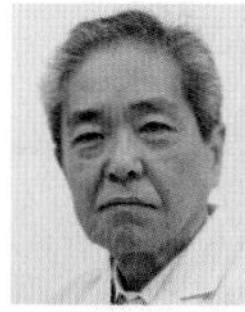

雑賀 保至 さいかやすし

藤井病院 腎・透析センター
（電話）072-436-2201
大阪府岸和田市西之内町 3-1
●腎臓専門医

診療内容

慢性腎炎、糖尿病性腎症、保存期腎不全、血液透析、移植後腎不全

保存期腎不全の低たんぱく食療法と血液透析の栄養が専門です。私は診療の中で、患者さんの「透析をしたくない！」という気持ちを日々ひしひしと感じます。保存期腎不全治療の大きな柱は、血圧管理と低たんぱく食療法の 2 つですが、現在その食事療法がなおざりになっています。透析医療の発展が保存期治療への情熱を弱めているものと思われますが、患者さんの「透析をしたくない！」という気持ちに変わりはありません。もう一度低たんぱく食療法に目を向けるべきと考えます。医師、栄養士、患者向けにセミナー、勉強会を続けています。病院では保存期腎不全患者 200 人を管理栄養士 5 名とともに食事指導し、血液透析患者は 360 人のうち 120 人を担当。管理栄養士の年間指導件数は保存期 2,000 件、透析 3,000 件です。

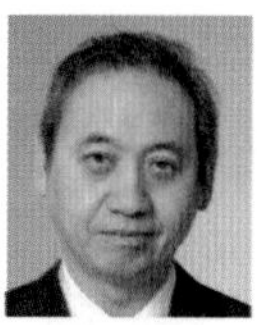

川村 哲也 かわむらてつや

東京慈恵会医科大学附属病院
（電話）03-3433-1111
東京都港区西新橋 3-19-18
●総合内科専門医、腎臓専門医

診療内容

慢性糸球体腎炎、ネフローゼ症候群、急速進行性腎炎、IgA 腎症、膜性腎症、糖尿病腎症、ループス腎炎

職場検診などで指摘された蛋白尿や血尿などの尿異常が、放置して良いものか、腎臓病の可能性があるのかを迅速に正しく判断します。もしも、進行する可能性のある腎臓病が疑われる時には腎生検 (腎臓の組織検査) によって診断を確定し、まず、その疾患の自然歴、推奨される標準治療と副作用を十分に説明します。そして、将来腎臓の働きが低下しないよう、患者さんやご家族と相談のうえ、今後の検査計画、腎生検所見から考えられる患者さんの病態にマッチした最適な治療法と生活管理を提示します。
特に国の指定難病である IgA 腎症やネフローゼ症候群の患者さんには、レニン - アンジオテンシン系阻害薬、ステロイド薬、扁桃摘出術、免疫抑制薬などを安全かつ効果的に使って尿所見の正常化を目指します。

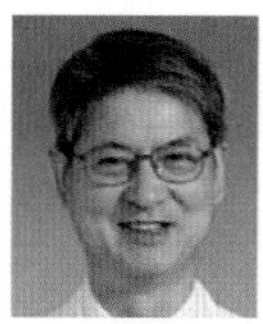

重松 隆 しげまつたかし

和歌山県立医科大学附属病院
（電話）073-447-2300
和歌山県和歌山市紀三井寺 811-1
●腎臓専門医

診療内容

腎臓病、透析医療

腎臓内科の専門分野は、急性腎炎・慢性腎炎、血尿・蛋白尿の精査、高血圧、糖尿病性腎症、腎生検診断、腎不全 (保存期腎不全・末期腎不全・腎移植・人工透析・腹膜透析)、透析合併症、高脂血症、自己免疫疾患、急性腎不全・肝不全・多臓器不全、膠原病性腎症です。腎臓病の多くは、数年から数十年かけて進行します。早期に診断できた場合、早期の治療へとつながり、治癒が可能となります。よってできるだけ早期に専門医による診断が不可欠となります。当科では可能な限り腎生検による腎臓病の正確な診断を行い、適切な治療を行っています。また腎臓病の多くは高血圧や脂質異常、糖尿病などを伴っており、それらの管理を含めた、より総合的な診療を行っていきます。透析医療では、血液透析や腹膜透析を始め血液浄化が有効な疾患に対する血液浄化療法を行っております。

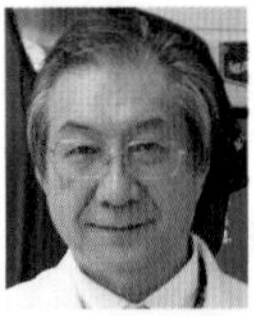

岩崎 滋樹 いわさき しげき

横浜市立市民病院 腎臓内科
(電話) 045-316-4580
横浜市神奈川区三ツ沢西町 1-1
●総合内科専門医、腎臓専門医

診療内容

慢性腎臓病、慢性糸球体腎炎、ネフローゼ症候群、急性腎不全、高血圧症、二次性高血圧症、糖尿病性腎症

○患者さんの納得を基本とした医療の実践。そして患者さんの病気への理解を高めて診療効率と実績を上げている。医師が最善の治療を行うことは当然として、患者さんはご自身の病気を理解して、患者としてどうすれば良いかをわかり、できる範囲の中で実施して頂くことで最善の結果をもたらします。○必ず過去 3 回以上のデータ推移をお渡しして、病気の現状を理解してもらう。○病院、内外での独自の講演／勉強会を開催して自分の病気を理解する。特に、講演会、勉強会には力を入れており、院内での腎臓病教室は毎回異なったテーマで開催され、多くの腎臓疾患や食事療法を含めた治療などが理解できるため是非とも参加して下さい（HP から予約可能)。年 1 ～ 2 回市民公開講座も実施。

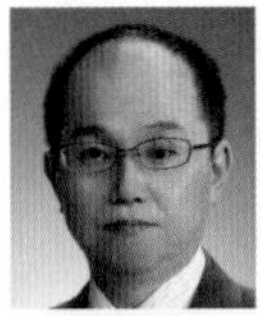

鶴岡 秀一 つるおか しゅういち

田尻ヶ丘病院 内科
(電話) 0294-43-2323
茨城県日立市田尻町 3-24-1
●腎臓専門医

診療内容

慢性腎臓病、急性腎障害、慢性腎炎、ネフローゼ症候群、多発性嚢胞腎、高血圧症、尿細管障害

腎臓病は、検尿異常など早期の段階で正確に診断し、投薬、運動、食事療法など様々な手法を駆使した治療を適切な時期に開始することが重要です。薬物療法一つをとってみても、併用薬との飲み合わせや、その方の生活歴に合わせた服薬時間の調整など、患者さんごとに個別化していく時代です。
当科では、臨床薬理学的知識を用い個々の患者さんの病態に合わせた“合理的なさじ加減”を重視した薬物療法を行い、患者さんやご家族からの満足度の高い診療を目指しています。
以下の病院でも週 1 回外来を行っています。
1）真岡病院 (電話) 0285-84-6311
栃木県真岡市荒町 3-45-16
2）新上三川病院 (電話) 0285-56-7111
栃木県河内郡上三川町上三川 2360

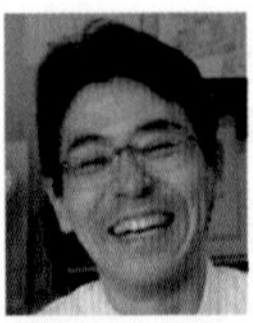

松永 智仁 まつなが ともひと

永仁会病院 腎センター
(電話) 0229-22-0063
宮城県大崎市古川旭 2-5-1
●腎臓専門医

診療内容

慢性腎臓病、食事療法、透析治療

慢性腎臓病は今や新たな国民病といわれるほど、透析にいたる患者数が増加しています。当院では、腎臓の保存的治療として食事療法を取り入れ、腎機能悪化の進行抑制、および透析導入遅延に努めています。
また、透析療法では血液透析と腹膜透析を行っています。それぞれの患者様に至適な透析療法を行えるよう努めています。
当院透析室は 60 床のベッド数を有し、専門医、看護師、臨床工学技士、管理栄養士がチームとなって、安全で安心な透析医療を提供できるよう努めています。
また、お仕事をされている患者様を対象に、火曜日・木曜日・土曜日には夜間透析を実施しています。
【著書】『おいしい低たんぱく食 東北編―慢性腎臓病の方のためのレシピ集』（共著）

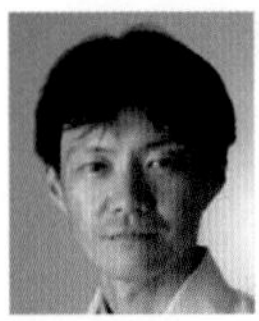

石橋 由孝 いしばし よしたか

日本赤十字社医療センター
(電話) 03-3400-1311
東京都渋谷区広尾 4-1-22
●腎臓専門医

診療内容

内科、腎臓内科、腎不全、腹膜透析、腎移植

当センター腎臓内科の方針は、全人的総合的腎臓病・腎不全医療（Total Renal Care: TRC）の実践です。腎不全保存期の段階においては腎臓病の進展阻止を、末期腎不全の患者さんに対して、「個々の患者さんに最適な腎不全医療」を提供していくことを目標としております。患者さんの身体面は当然のこと、ご家族を含めた精神心理面・社会生活面を包括的に支援してまいります。当センターでは、いずれの腎代替療法も提供可能ですが、中でも腹膜透析は社会復帰に有利で自宅での生活を維持しやすいことから潜在的ニーズが高く、当センターで特に重視している分野でもあります。
診療実績（2018年度）入院：延患者数 8,638 人、新患者数 474 人、1 日平均患者数 23.7 人
外来：延患者数 27,549 人、新患者数 816 人、1 日平均患者数 112.9 人

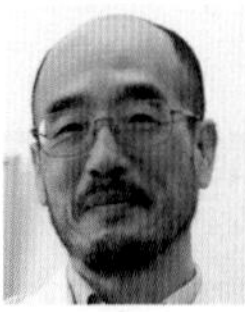

池田 謙三 いけだ けんぞう

泉が丘内科クリニック 内科
（電話）0766-27-0211
富山県高岡市佐野 892-1
●総合内科専門医、腎臓専門医

診療内容

腎臓病（保存期腎不全治療～透析治療）

私の腎臓専門医としての特徴は、保存期腎不全治療への取り組みです。32 万人余の透析例は今なお増加しています。透析リスクの高い保存期腎不全の食事療法の基本は低タンパク食です。尿毒素の源となるタンパク質を適切に減らすことにより、疾患活動性を低下させ、透析導入を回避あるいは 10 年以上遅らせるなど、極めて有効な治療法です。これを厳しいレベルで行い、蓄尿検査より求めた推定タンパク質 / 塩分摂取量と食事内容を管理栄養士と共に点検し、個別に対応してきました。自己流では低栄養に陥るリスクがあり、手間のかかる専門的治療です。腎臓専門医は通常超多忙であり、指導能力のある栄養士も少なく、ニーズの高さに反して、行う医療機関が圧倒的に少ない現実があります。2004 年の開院以来継続し、これからも悩める方々に応えたいと考えています。

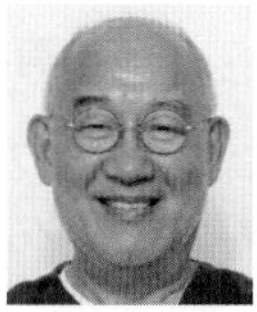

塚本 雄介 つかもと ゆうすけ

板橋中央総合病院 腎臓内科
（電話）03-3967-1181
東京都板橋区小豆沢 2-12-7
●腎臓専門医

診療内容

IgA 腎症、ネフローゼ症候群、急速進行性糸球体腎炎および SLE 腎症、慢性腎臓病（CKD）、血液透析の開始、多発性嚢胞腎（ADPKD）、腎臓移植、高血圧の原因診断、水電解質の異常、浮腫ほか

腎臓内科の担当する疾患は慢性腎臓病 CKD、急性腎臓病、水電解質異常、二次性高血圧、透析患者の種々の合併症などです。とくに CKD の原因疾患である慢性糸球体腎炎、急速進行性糸球体腎炎、ネフローゼ症候群、膠原病による腎炎は腎生検 (年間 40 件) による病理診断を基礎とした治療ガイドラインを遵守して行っています。糖尿病性腎症も診療します。末期腎不全になってしまった場合は血液透析の開始 (年間 30-50 件) や腎臓移植を腎臓外科とともに行っています。また遺伝疾患で腎臓だけでなく全身に種々の異常をきたす常染色体優性遺伝多発性嚢胞腎 ADPKD のトルバプタンによる治療も行っています。

有益情報

ランキング医師の病院は遠くて行けないという患者さんのための、北海道、東北、四国、九州を中心とする準名医情報です。ランキングとは別です。ご参考になさってください。

北海道	**伊丹 儀友** いたみ のりとも （電話）0143-84-4321	**伊丹腎クリニック** 北海道登別市若山町 4 丁目 43-2	●腎臓専門医
	西尾 妙織 にしお さおり （電話）011-716-1161	**北海道大学病院 内科 II** 北海道札幌市北区北 14 条西 5 丁目	●腎臓専門医
東北	**宮崎 真理子** みやざき まりこ （電話）022-717-7000	**東北大学病院 腎・高血圧・内分泌科** 宮城県仙台市青葉区星陵町 1 番 1 号	●腎臓専門医
	上月 正博 こうづき まさひろ （電話）022-717-7000	**東北大学病院 内部障害リハビリテーション科** 宮城県仙台市青葉区星陵町 1 番 1 号	●腎臓専門医
	山辺 英彰 やまべ ひであき （電話）0173-35-2726	**増田病院 内科** 青森県五所川原市字新町 41	●腎臓専門医
四国	**横井 徹** よこい とおる （電話）087-862-2222	**横井内科医院** 香川県高松市木太町 1663-2	●腎臓専門医
九州	**海津 嘉蔵** かいづ かぞう （電話）093-474-7200	**新北九州腎臓クリニック** 福岡県北九州市小倉南区曽根北町 4-11	●腎臓専門医

有益情報

ランキング医師の病院は遠くて行けないという患者さんのための、北海道、東北、四国、九州を中心とする準名医情報です。ランキングとは別です。ご参考になさってください。

九州	**原田 篤実** はらだ あつみ （電話）092-922-2052	**島松内科医院** 福岡県筑紫野市二日市中央 5 丁目 5-16	●腎臓専門医
	有薗 健二 ありぞの けんじ （電話）096-334-6655	**中央仁クリニック** 熊本県熊本市東区下江津 3 丁目 7 番 15 号	●腎臓専門医
その他	**横山 仁** よこやま ひとし （電話）076-286-3511	**金沢医科大学病院 腎臓内科** 石川県河北郡内灘町大学 1-1	●腎臓専門医
	伊藤 恭彦 いとう やすひこ （電話）0561-62-3311	**愛知医科大学病院** 愛知県長久手市岩作雁又 1 番地 1	●腎臓専門医
	丸山 彰一 まるやま しょういち （電話）052-741-2111	**名古屋大学医学部附属病院** 愛知県名古屋市昭和区鶴舞町 65 番地	●腎臓専門医
	阿部 雅紀 あべ まさのり （電話）03-3972-8111	**日本大学医学部附属板橋病院** 東京都板橋区大谷口上町 30-1	●腎臓専門医
	福島 正樹 ふくしま まさき （電話）086-282-5311	**重井医学研究所附属病院 腎臓内科** 岡山県岡山市南区山田 2117	●腎臓専門医
	柴垣 有吾 しばがき ゆうご （電話）044-977-8111	**聖マリアンナ医科大学病院** 神奈川県川崎市宮前区菅生 2-16-1	●腎臓専門医
	酒井 謙 さかい けん （電話）03-3762-4151	**東邦大学医療センター大森病院** 東京都大田区大森西 6-11-1	●腎臓専門医
	竜崎 崇和 りゅうざき むねかず （電話）03-3451-8211	**東京都済生会中央病院 腎臓内科** 東京都港区三田 1 丁目 4 番 17 号	●腎臓専門医

治療費が心配になったら

長期入院などで医療費が高額に…と心配になったら、様々な治療費支援制度がありますので、病院受付で相談してみましょう。入院時はお金の心配をすることなく、安心して治療に専念できるようにすることも大切です。
「高額療養費制度」は本人の年齢・所得によって 1 カ月の自己負担限度額が決まり、超えた分の治療費が返還される制度です。差額ベッド、先端医療、食事は対象外になるなどの条件があります。
あらかじめ「限度額適用の認定証」を入手して病院に提出しておけば、上限を超えた分は病院から健康保険に直接請求されますので、病院窓口では限度額分を支払うだけで済みます。

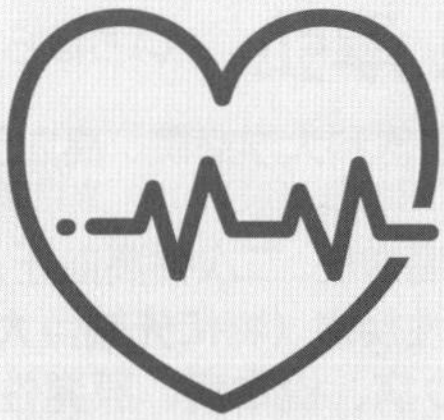

高血圧

ホルモンや動脈硬化をチェック

高血圧治療を始める前には、ホルモン検査を受けるとよいでしょう。高血圧の患者さんの 10 人に 1 人くらいは、高血圧の原因がホルモン異常によるもので、これは治る可能性があるということです。

近年、ガイドラインでの血圧目標値は厳しくなる傾向ですが、皆が同じ値まで下げた方が良いのではなく、動脈硬化の度合いで個別治療を行う必要があります。

動脈硬化の検査には、CAVI（心臓足首血管指数）、FMD（血流介在血管拡張反応）、AI（中心血圧）、頸動脈エコーなどがあります。年 1 回動脈硬化の度合いを測り治療の指針とすると、運動、食事などの生活習慣改善にも励みになります。

高血圧治療は原因からいうと「腎臓・内分泌科」ですが、「循環器内科」が対応している病院もあります。

高血圧は、動脈硬化を進行させる要因の一つです。薬を定期的に服用するのが嫌で、受診されない患者さんもいることでしょう。しかし、高血圧を放置すると、後に脳卒中や心筋梗塞のリスクが高まります。受診しながら生活習慣を見直し、高血圧対策をしましょう。

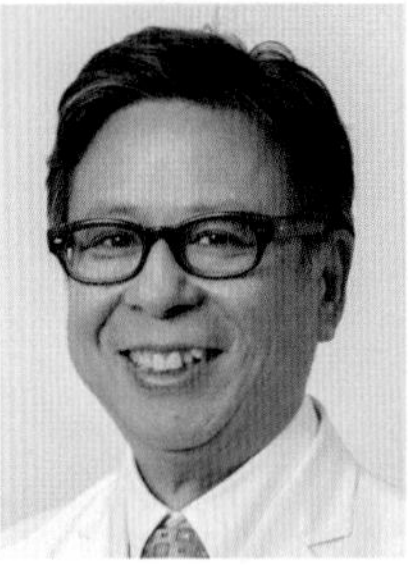

市原 淳弘　いちはら あつひろ

東京女子医科大学病院　高血圧・内分泌内科
（電話）03-3353-8111　東京都新宿区河田町 8-1

本態性高血圧、二次性高血圧、閉経期高血圧、妊娠高血圧症候群、内分泌性疾患（特に先端巨大症、プロラクチノーマ、クッシング病、バセドウ病、橋本病、原発性アルドステロン症など）、性腺機能低下症（男性更年期障害など）、トランスジェンダーに関する相談

●総合内科専門医、内分泌代謝科専門医、腎臓専門医

得意分野・診療案内

高血圧を「管理する」から「治療する」疾患へと変えるため、世界を先導する攻めの医療を展開しています。高血圧疾患の９割を占める原因不明の本態性高血圧という疾患は、従来、心臓内科医、腎臓内科医、神経内科医などが、臓器障害に対するリスクファクターとして「管理する」ことを主目的に診療されてきました。しかし、東京女子医科大学高血圧・内分泌内科では、本態性高血圧を複数のホルモン異常の集積疾患として捉え、高血圧を「治療する」ことにチャレンジしています。

診療ポリシー・患者さんへのメッセージ

受診された患者様には、まずホルモンプロフィールを評価させていただいた上で、患者様個々に異なる複数のホルモン異常を是正するための戦略（食事・運動・嗜好・生活習慣）を立てさせていただいております。同時に、高血圧の結果生じる全身の動脈硬化を非侵襲的に評価し、動脈硬化を是正するための薬物介入を行い、さらに動脈硬化を定期的に観察する「血管を標的とした診療」を実践しています。これにより、高血圧の原因を明確にして、脳卒中や心筋梗塞を未然に防ぐことを目標にした治療計画を立てます。そして、特定のホルモンが原因である高血圧や難治性高血圧の患者様には、根治を目指した新しい治療法への適応を検討させていただいています。

	個人 年間総治療数：8,000 件（2019 年）	過去８年間の総治療数：60,000 件
治療実績・コメント	【治療の内訳】（2019 年） ①治療を継続中：70% ②治療を完結した（寛解）：20% ③途中で患者さんが来なくなった：0% ④近隣のかかりつけ医に紹介した：0% ⑤外科医に紹介した：10%	【主な治療実績】（2019 年） 高血圧症　6,000 件 副腎疾患（主に原発性アルドステロン症）1,000 件 甲状腺疾患（主に橋本病、バセドウ病）500 件 下垂体疾患　200 件 性腺機能低下症　100 件 妊娠高血圧症候群　50 件
	受診患者様の多くが、脂質異常症や２型糖尿病を含む耐糖能異常、骨粗鬆症、肥満症に合併した高血圧や難治性高血圧の患者様であり、内分泌性高血圧・腎血管性高血圧などの二次性高血圧や妊娠高血圧症候群の診療に高い評価をいただいています。	
業績	海外からの招聘講演会 20 回、原著論文 150 編、米国心臓学会賞、日本高血圧学会賞、国際高血圧学会賞、慶應医学賞医学研究奨励賞など受賞歴多数	

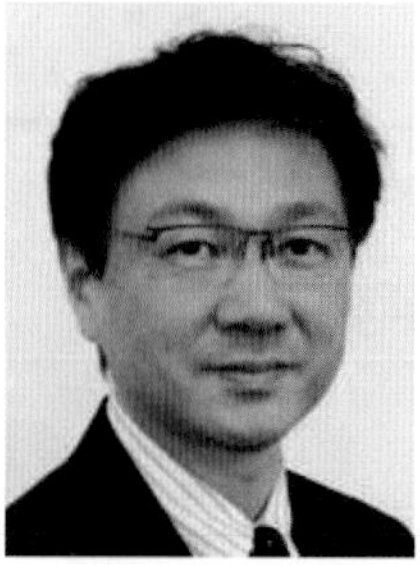

楽木 宏実　らくぎ ひろみ

大阪大学医学部附属病院　老年・高血圧内科
（電話）06-6879-5111 大阪府吹田市山田丘 2-15

老年病全般ならびに高血圧を専門

●老年病専門医

得意分野・診療案内

老年病全般ならびに高血圧を専門としています。

診療ポリシー・患者さんへのメッセージ

ふらつき、もの忘れ、不明熱といった臓器別の診療では対応できない疾患や、どの科を受診したら良いかわからない時、年をとって何となく体調不良を感じる時は老年・高血圧内科を受診して下さい。病気を治すだけではなく、生活の質をサポートしていきます。介護・寝たきりの相談や短期入院検査もしています。
特殊外来として「難治性高血圧専門外来」（水曜 14：30 ～、その他月～木まで随時対応可能）「もの忘れ外来」（月曜日午後・隔週、木曜日午後、金曜日午後）を開設しておりますのでご利用ください。またパス入院として「1 泊 2 日もの忘れパス入院」「1 週間高血圧教室入院」も開始しました。積極的にご利用ください。人は「血管から老いる」と言われます。高血圧はその代表的な原因で、最新のガイドラインに沿った治療を提供しています。
なかなか血圧が下がらない難治性高血圧の治療に特に力を入れております。難治性高血圧の二次性高血圧（各種の内分泌性高血圧や腎性高血圧）も専門にしています。
動脈硬化が進んで歩くと足が痛くなるほどになった方には、最新の治療を提供しています。
当科への紹介時のお願い：老年者一般、認知症を含む老年症候群、複数の疾患合併のために特定の臓器別外来で対応しがたい患者さんの診療、介護や寝たきり、CGA に基づく介護申請書作成についての相談も受けます。難治性高血圧、二次性高血圧疑い例の鑑別診断と治療方針決定だけでなく、一般の本態性高血圧患者について合併症評価を行いガイドラインに沿った診療方針をご参考に提示します。「難治性高血圧専門外来」「もの忘れ外来」「1 泊 2 日もの忘れパス入院」「1 週間高血圧教室入院」を積極的にご利用ください。

コメント	日本の高血圧治療ガイドラインの作成に関与しており、特に、「老年者高血圧」については主導的役割を果たし続けています。腎臓疾患や腎血管の狭窄、副腎腫瘍などによる二次性高血圧の診断と治療、難治性高血圧の治療にも多くの実績があります。
業績	【著書】『内科学』（編集）、『フレイルとロコモの基本戦略』（編集）、『内分泌性高血圧診療マニュアル』（編集）、『聴平衡覚と健康長寿・フレイル対策』（監修）

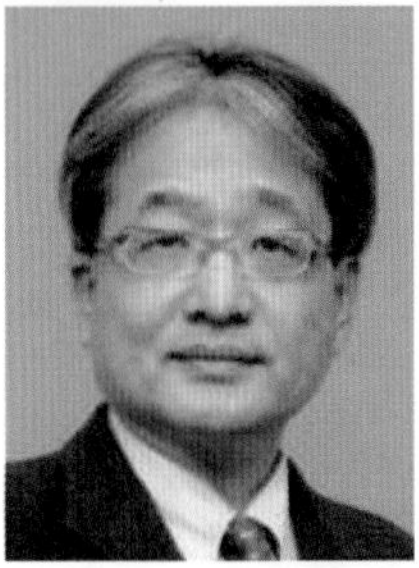

伊藤 裕　いとう ひろし

慶應義塾大学病院　腎臓・内分泌・代謝内科
（電話）03-3353-1211 東京都新宿区信濃町 35

内科、内分泌、高血圧症、糖尿病代謝、腎臓疾患

●内分泌代謝科専門医、糖尿病専門医

得意分野・診療案内

腎疾患の診断、糖尿病腎症、腎硬化症、膠原病に伴う腎障害など様々な慢性腎臓病の診療・進行抑制を行っています。特に慢性腎臓病の進行抑制として、従来の手法にとどまらず、高血圧、肥満、脂質異常症などメタボリックシンドロームに関連した因子の是正も取り入れた包括的治療戦略を導入しています。また末期腎不全における腎代替療法として、血液透析、腹膜透析、腎移植の治療選択をお話しし、個々にあった治療法の選択を指導しています。慢性腎臓病や内分泌性などの原因による二次性、難治性高血圧患者の紹介患者も多く受け入れており、多くの高血圧専門医による高血圧の管理を行っています。

診療ポリシー・患者さんへのメッセージ

我が国で、百歳を超えて生きておられる方（百寿者）は 35,000 人以上になり、その数はどんどん増えています。生き生きはつらつとして笑顔で日々をおくっておられる百寿者の方がたくさんおられます。当科はそうした健康長寿の実現のため日々診療活動を行っております。

治療実績・コメント	腎臓病（原発性、二次性）、高血圧、透析患者の定期チェックの通院患者数は約 4,000 人。腎生検数は年間約 100 例、年間透析導入患者数は血液透析患者 60 例、CAPD 患者 10 例。年間入院患者数は約 600 症例です。（糖尿病腎症 25%、腎炎 24%、高血圧 20%、透析合併症 25% など）。内分泌代謝疾患（1 型糖尿病、2 型糖尿病、甲状腺疾患、副腎疾患、視床下部・下垂体疾患、副甲状腺疾患、性腺疾患など）として通院継続中の患者数は約 4,800 人で、うち糖尿病患者数は約 3,400 人（1 型 220 人、2 型 2,930 人、その他 250 人）、年間入院患者数は約 250 症例（2 型糖尿病 62%、1 型糖尿病 12%、内分泌疾患 10%、他感染症の合併例など）です。他科の入院患者の診療（併診）も多く、年間併診患者数も上記に加えてさらに約 400 症例に達します。手術前後の血糖管理はもちろんのこと、専門性を要求される妊娠糖尿病管理についても産科と連携し、きめの細かい治療を行っています。
業績	【著作】『「超・長寿」の秘密――110 歳まで生きるには何が必要か』、『ココロとカラダを元気にする ホルモンのちから 』、『幸福寿命 ホルモンと腸内細菌が導く 100 年人生』、『臓器の時間――進み方が寿命を決める』 ほか

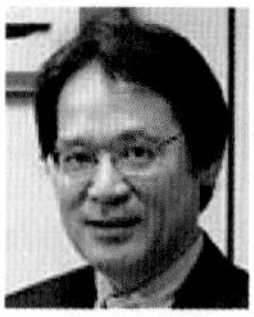

向山 政志 むこうやま まさし

熊本大学病院 腎臓内科
（電話）096-344-2111
熊本県熊本市中央区本荘 1-1-1
●腎臓専門医

診療内容

腎炎、腎不全、高血圧、内分泌疾患、電解質異常

腎臓内科では腎炎·ネフローゼ、腎不全、高血圧、電解質異常など、腎疾患全般の専門総合診療を担当しています。血尿・蛋白尿や腎機能低下がある場合には、疾患の経過、腎機能、尿蛋白量を評価し、腎生検による確定診断と治療方針の決定を行っています。
高血圧のコントロールは、まず食事の塩分制限と、肥満のある症例では適切な運動療法で生活習慣の是正をはかり、薬物療法としては腎保護および尿蛋白減少効果が証明されているアンジオテンシン変換酵素阻害薬やアンジオテンシンII 受容体拮抗薬を積極的に使用しています。定期的に 1 日蓄尿検査を実施し、治療効果の判定を行っています。高血圧は、腎臓だけではなく、心臓や脳などの様々な臓器に障害を来す重要な疾患です。当科では日本高血圧学会専門医が的確な診断および治療を行っています。

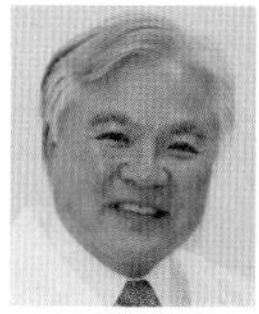

伊藤 貞嘉 いとう さだよし

公立刈田綜合病院 腎臓内科
（電話）0224-25-2145
宮城県白石市福岡蔵本字下原沖 36

診療内容

高血圧、腎臓病

東北大学病院教授を退官後、当病院に赴任、2019 年秋、紫綬褒章を受章しました。
内科学、特に高血圧・腎臓学の分野において、尿細管細胞の緻密斑が食塩を感知して、血圧調節ホルモン（レニン）や血液濾過を調節する腎臓学にとって根源的な課題を明らかにするとともに、慢性腎臓病の微量尿タンパクが脳・心血管病の発症と深く関連する機序の解明、さらに、慢性腎臓病と高血圧の国際的臨床研究により、新たな診断・治療法を開発するなど優れた功績があります。受診に際しては、当病院の地域連携室にて、地域の医療機関（紹介元）より当院に患者様を紹介していただく際の受け入れ窓口として検査や診療の予約を受け付けます。
【著書】『保健指導で高血圧パラドックスの解消へ』、『慢性腎臓病 CKD—病態理解に基づいた予防と治療のあり方』、『二次性高血圧』ほか

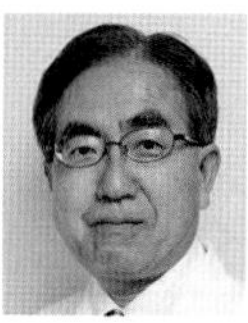

土橋 卓也 つちはし たくや

製鉄記念八幡病院
（電話）093-672-3176
福岡県北九州市八幡東区春の町 1-1-1
●循環器専門医、腎臓専門医

診療内容

高血圧

循環器・高血圧内科では、狭心症、心筋梗塞などの虚血性心臓病や心不全、高血圧の診療に力を注いでいます。もちろん不整脈の患者さんも多数診療しています。
高血圧においては、腎動脈狭窄により起こる腎血管性高血圧や副腎腫瘍が原因で起こる原発性アルドステロン症など、二次性高血圧（治る高血圧）の診断や治療、治療抵抗性高血圧の治療など高血圧専門医としての診療を行います。
高血圧症の治療の第一歩は生活習慣の見直し、次にお薬です。循環器・高血圧内科では、患者さんご自身と医療スタッフ（医師・看護師・薬剤師・管理栄養士）とが協力して、高血圧症治療を行ってまいります。
どうぞお気軽にご相談ください。
当科には高血圧専門医も 2 名在籍し、高血圧研修施設となっています。

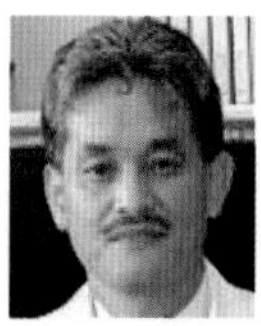

東 幸仁 ひがし ゆきひと

広島大学病院 循環器内科
（電話）082-257-5555
広島県広島市南区霞 1-2-3
●循環器専門医

診療内容

末梢血管疾患、高血圧、循環器内科一般

「末梢血管」外来を担当し、未来医療センター長を務めます。未来医療センターは先進医療として認可（保険診療）された末梢血管疾患、慢性閉塞性動脈硬化症·ビュルガー病（バージャー病）に対する血管再生治療を行う部門です。閉塞性動脈硬化症とは上肢、下肢の血管が動脈硬化により慢性に閉塞することによって血液の流れが悪くなる疾患です。バージャー病は症状としては閉塞性動脈硬化症と同じで血液の流れが悪くなる疾患ですが、大きな違いは原因不明という点です。末梢動脈疾患の一般的な治療に反応せず、足の切断を余儀なくされている患者さんは全国で毎年約 1 万人、広島県の人口 300 万人で約 250 人いらっしゃいます。その患者さんを対象とした新しい治療（血管再生療法）：自家骨骨髄幹細胞移植が有効な治療法として当院で実施し、現在 59 例の実績があります。

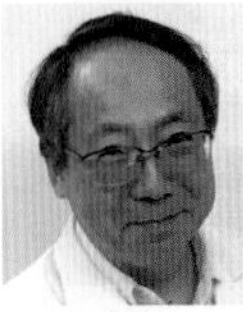

甲斐 久史 かい ひさし

久留米大学医療センター 循環器内科
（電話）0942-22-6111
福岡県久留米市国分町 155-1
●循環器専門医

診療内容

高血圧症、生活習慣病、心不全、老年疾患、動脈硬化症

循環器内科は、冠動脈疾患（狭心症・心筋梗塞）や心不全、不整脈、末梢動脈疾患（ASO）などの循環器病の急性期専門医療から、心臓リハビリテーションによる回復期治療、慢性期の薬物・運動・食事療法による包括的心血管疾患管理まで、一貫したチーム医療で「アンチフレイル医療」を行っています。

狭心症・心筋梗塞（胸の痛み）、心不全（息切れ、呼吸困難、むくみ）、不整脈（脈の乱れ、動悸など）、失神、心電図の異常など心臓の病気や、高血圧、脂質異常症（コレステロール、中性脂肪高値）を専門にしています。禁煙外来、心臓病定期検査外来、睡眠時無呼吸外来、脂質異常症外来を開設し、冠動脈疾患や脳卒中の原因になる動脈硬化の予防医療にも力を入れています。

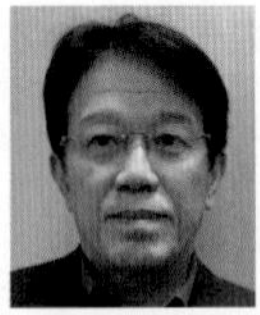

大蔵 隆文 おおくら たかふみ

市立八幡浜総合病院 内科
（電話）0894-22-3211
愛媛県八幡浜市大平 1 番耕地 638
●循環器、腎臓、老年病専門医

診療内容

本態性高血圧、二次性高血圧、慢性腎臓病、急性腎障害、ネフローゼ症候群、心臓肥大、心不全

愛媛大学医学部附属病院で約 25 年間高血圧外来を担当し、現在も高血圧を中心に循環器・腎臓疾患の診療を行っています。風邪は万病の元と言いますが、高血圧も様々な病気の原因となり、また様々な病気をさらに悪くさせることから、高血圧も万病の元と言えるでしょう。

高血圧は、脳では脳出血・脳梗塞、心臓では心肥大・心不全、腎臓では腎不全、血管には大動脈解離などの合併症を起こします。したがって、大病を患わず、長生きできるかは、如何に高血圧を治療するかにかかっています。高血圧には原因を取り除けば治ってしまう二次性高血圧という病気もあります。高血圧の治療は専門医でなくとも可能ですが、患者さん一人一人に最も適した治療が重要です。血圧を厳格にコントロールすることで、健康寿命を伸ばしましょう。

有益情報

ランキング医師の病院は遠くて行けないという患者さんのための、北海道、東北、四国、九州を中心とする準名医情報です。ランキングとは別です。ご参考になさってください。

北海道	**長谷部 直幸** はせべ なおゆき （電話）0166-65-2111	**旭川医科大学病院 第一内科** 北海道旭川市緑が丘東 2 条 1 丁目 1 番 1 号	●循環器専門医
その他	**苅尾 七臣** かりお かずおみ （電話）0285-44-2111	**自治医科大学附属病院 循環器内科** 栃木県下野市薬師寺 3311-1	●循環器専門医
	山下 純世 やました すみよ （電話）052-721-7171	**名古屋市立東部医療センター** 愛知県名古屋市千種区若水一丁目 2 番 23 号	●総合内科専門医
	供田 文宏 ともだ ふみひろ （電話）0766-91-1307	**中村記念病院 内科** 富山県氷見市島尾 825	●腎臓専門医

糖尿病・甲状腺

体全体の調和が崩れる内分泌異常

ホルモンを生成し分泌する臓器を内分泌臓器と呼びます。これには、脳視床下部、脳下垂体、甲状腺、副甲状腺、膵臓、副腎、卵巣、精巣、心臓、肝臓、腎臓などの多くの臓器があります。近年、脂肪組織も内分泌臓器の仲間だということがわかってきました。

内分泌代謝疾患の中には、糖尿病や高脂血症のように患者数の多い疾患から、これまで原因不明とされてきたノイローゼやうつ傾向などの精神疾患まで、数多くの疾患があります。

1. 脳視床下部・下垂体（低身長症、先端巨大症、乳汁漏出症など）
2. 甲状腺（バセドウ病、甲状腺機能低下症など）
3. 副甲状腺（高カルシウム血症、骨粗鬆症など）
4. 膵臓（糖尿病など）
5. 副腎（高血圧症、低血圧症など）
6. 卵巣・精巣（インポテンツ、無月経、不妊など）
7. 心臓（心不全など）
8. 肝臓（糖代謝異常など）
9. 腎臓（貧血など）
10. 脂肪（肥満症、糖脂質異常など）

糖尿病

血糖値が高い状態が長く続くと、眼、腎臓、神経などに障害が起こる他、心筋梗塞や脳梗塞、全てのがんのリスクが上昇します。しかし、重症化する前は病気と感じにくいためか、糖尿病専門医にかからず他の疾患の受診の際に〝ついでに〟薬を処方してもらうようなケースも多くみられ、厚労省でも問題視しています。

糖尿病症状の改善には、食事療法や運動療法をチーム医療で対応する必要があります。また治療には、主に7つのメカニズムの違う内服薬があり、インシュリン注射薬や新薬も開発されていますので、経験と知識が豊富な糖尿病専門医を受診しましょう。

近くの病院に糖尿病専門医がいない場合は、重要な初期対応に糖尿病専門医を受診し、症状が安定した後の定期受診はかかりつけ医に任せるというローテーションも可能です。

最近話題のホルモン注射に、GLP-1受容体作動薬があります。GLP-1は食事をとると小腸から分泌され、インスリンの分泌を促進する働きをもつホルモンの一つで、血糖値が高い場合にのみインスリンを分泌させる特徴があります。

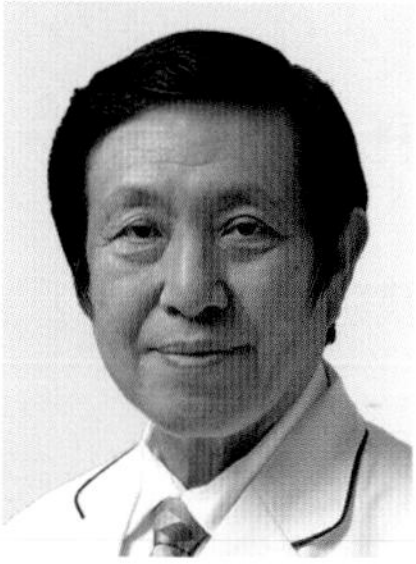

門脇 孝　かどわき たかし

虎の門病院　内分泌代謝科（糖尿病・代謝部門）
（電話）03-3588-1111 東京都港区虎ノ門 2-2-2

糖尿病

●糖尿病専門医

得意分野・診療案内

糖尿病やその他の代謝疾患の多くは、痛みや体の不調を自覚することがなく、見過ごされがちな疾患です。しかし、放置すると、数年後には全身の臓器にその影響が現れ、多くの場合は重大な合併症に進展することがあります。健康診断やドックなどで異常な所見を指摘された際にはなるべく早く受診されるのが最も理想的です。食事療法などに関するアドバイスも外来で行っておりますのでお気軽にお越し下さい。
代謝部門が担当する病気には糖尿病、脂質異常症（高コレステロール血症、高中性脂肪血症）、高尿酸血症（痛風）、ホルモン異常による疾患（低血糖症、その他）などがあります。
糖尿病治療の目的は、糖尿病の血管合併症の発症、進展を防止して、日常生活の質の維持と健康寿命を確保することです。
このためには、血糖値を良いレベルにコントロールする必要があります。
血糖値と同時に、血圧、脂質のコントロールも重要です。

診療ポリシー・患者さんへのメッセージ

我が国の糖尿病患者数は、平成 28（2016）年の国民健康・栄養調査で 1,000 万人となり、予備群を合わせて 2,000 万人と推定されています。その合併症も細小血管症（腎症、網膜症、神経障害）、大血管症（脳梗塞、心筋梗塞）をはじめとして重大な健康障害を引き起こしています。更に、糖尿病患者の超高齢化とも相まって、がん、認知症、フレイルなどの新たな合併症の増加も引き起こし、我が国で健康寿命を短縮させる最も重大な疾患の一つとなっています。

業績等	【受賞】日本内分泌学会学会賞 「2型糖尿病の分子機構 インスリンとアディポネクチン作用を中心に」、2012 Kroc Lecture in Diabetes, University of Chicago（平成 24 年度）ほか多数

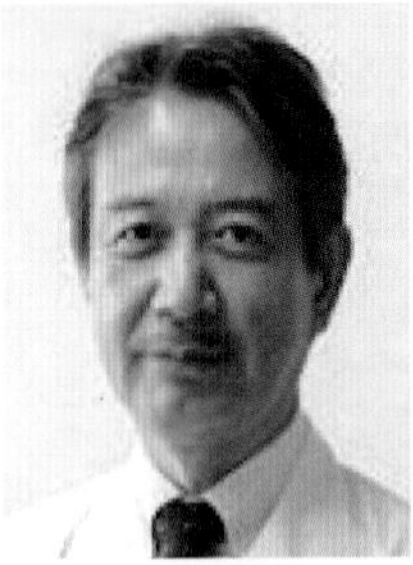

小田原 雅人　おだわら まさと

東京医科大学病院　糖尿病・代謝・内分泌内科
(電話) 03-3342-6111　東京都新宿区西新宿 6-7-1

糖尿病、動脈硬化、代謝異常（高脂血症、高尿酸血症）

●糖尿病科専門医、内分泌代謝科専門医

得意分野・診療案内

【糖尿病】１～２週間程度の教育入院では計画的な教育を実行しさらに合併症検査も積極的に行っています。また外来診療では外来糖尿病教室や食事会、外来インスリン導入、フットケアなど専門外来ならではの治療を行っています。
【代謝疾患（生活習慣病）】食事療法、運動療法を行いつつ、必要に応じて薬物療法を加えていきます。また代謝疾患によって引き起こされる動脈硬化の検索には頚動脈エコー、脈波伝達速度などの検査を実施しています。
【甲状腺疾患】血液検査（ホルモン値測定、自己抗体評価など)、超音波検査、核医学検査などの専門的検査により、確実な診断と正確な治療効果の判定を行っています。

診療ポリシー・患者さんへのメッセージ

糖尿病は、患者さんご自身のご協力がないとうまく治療が進まない病気です。ですから、私自身は時間の許す限りよく説明をしてわかっていただくということを最も重要に考えて、できるかぎりそうしていきたいと思っています。
この病気は主治医が治すのではありません。主治医、看護師、栄養士といった医療従事者を利用してよくなろうという患者さん主体の治療をしていただくことが大切です。ですから、我々をどんどん利用していただいて、自分の病気をよくする方向の治療をご自身の意識でやっていただきたいと思います。

	東京医科大学病院 糖尿病・代謝・内分泌内科　2017 年度実績			
治療実績	【スタッフ】	入院患者数		
	常勤医師 21 名	2 型糖尿病	217 人	53.3%
	非常勤医師 6 名	1 型糖尿病	17 人	4.2%
		膵性糖尿病	4 人	1.0%
		妊娠糖尿病	2 人	0.5%
	【外来患者数】	ステロイド糖尿病	1 人	0.2%
	初診患者数 651 人	甲状腺・副甲状腺	15 人	3.7%
	再診患者数 31,824 人	下垂体	11 人	2.7%
		副腎	61 人	15.0%
		その他	79 人	19.4%
		合計	407 人	100%
業績	【著書】『最新版 あんしん糖質オフ全百科』(共著)、『増補・改訂版 目で見る食品糖質量ハンドブック：無理なくやせる！健康づくりに役立つ！』(監修)、『糖尿病 (New 専門医を目指すケース・メソッド・アプローチ)』(編集)			

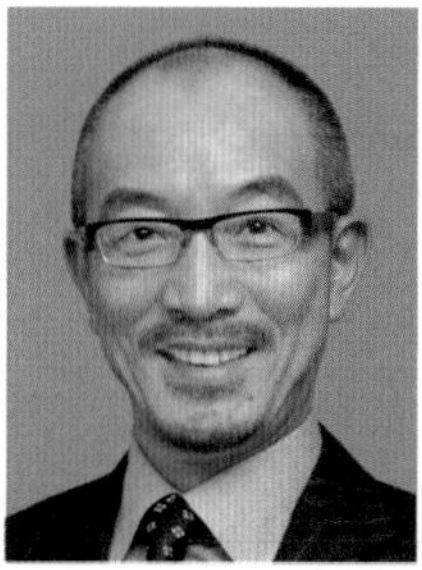

古家 大祐　こや だいすけ

金沢医科大学病院　内分泌・代謝科
（電話）076-286-3511　石川県河北郡内灘町大学 1-1

１型および２型糖尿病、糖尿病合併症、特に糖尿病性腎臓病、下垂体疾患、甲状腺疾患、副腎疾患、肥満

●糖尿病専門医、腎臓専門医

得意分野・診療案内

1型および2型糖尿病患者さんに対して、まず管理栄養士とともに食事療法の指導、理学療法士とともに運動療法の指導を行っています。1型糖尿病に絶対的なインスリン療法の適応ですから、強化インスリン療法（各食直前の超即効型と朝もしくは睡眠前の持効型）、あるいはCSII療法（持続皮下インスリン注入療法、又はインスリンポンプ療法）を行い、持続的な血糖測定が必要な患者さんに対しては、リアルタイムに血糖をモニターできる治療法も行っています。2型糖尿病患者さんに対しては、食事・運動療法に加えて経口血糖降下薬やインスリン療法が必要になることがあります。その際には、ご自身のインスリン分泌能や体形、日常生活強度など確認してから、低血糖なく血糖を管理できる薬物を選択しています。特に、65歳以上の高齢者の方が大半ですので、ゴムエキスパンダーを用い筋肉の減少を防ぐレジスタンス運動の指導も外来で行っています。得意分野は、この30年余り糖尿病性腎臓病（腎臓の働きが悪くなったり、尿に蛋白がでている患者さん）の診療にあたってきましたので、早期発見と透析療法や腎移植にならないよう重症化予防をチーム医療を介して行っています。

診療ポリシー・患者さんへのメッセージ

糖尿病患者さんは、それぞれ食の好みや日常生活が異なりますから、食事療法や運動療法に関しても、個々に応じた指導を行っています。さらに、高齢の糖尿病患者さんが増加の一途をたどっていますので、私個人が医師として診療するだけでなく、管理栄養士、薬剤師、理学療法士、臨床検査技師など他の医療従事者とともに対応するようにしています。つまり、多くの時間を患者さんが自分の糖尿病と向き合える診療環境を構築しています。時には、家族の方々も我々とともに診療する一人となって頂くこともあります。

	個人 年間総治療数：395件（2019年）	過去14年間の総治療数：5,530件
治療実績・コメント	【治療の内訳】（2019年） ①治療を継続中：80% ②治療を完結した（寛解）：10% ③途中で患者さんが来なくなった：0% ④近隣のかかりつけ医に紹介した：0% ⑤外科医に紹介した：10%	【主な治療実績】（2019年） 1型糖尿病：10件 2型糖尿病：350件 甲状腺疾患：20件 下垂体疾患：35件 副腎疾患：5件　副甲状腺疾患：5件
	血糖管理に関しては、約60%の患者さんのHbA1cは7%未満と合併症を発症しない、合併症が悪化しない管理ができています。また、専門分野が糖尿病性腎臓病ですので、早期発見と重症化予防を中心に診療しています。実際に、透析導入になる患者さんは年々減少しています。	

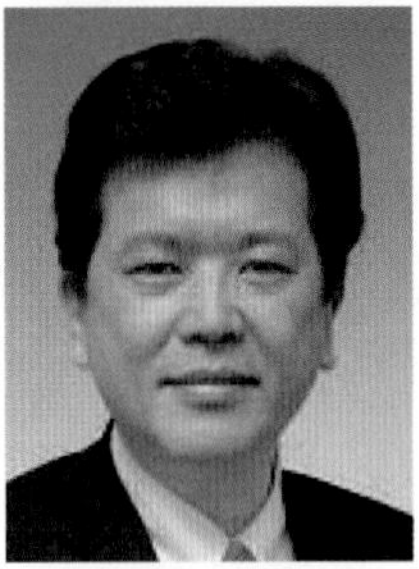

植木 浩二郎　うえき こうじろう

国立国際医療研究センター病院　糖尿病内分泌代謝科
（電話）03-3202-7181 東京都新宿区戸山 1-21-1

糖尿病、内分泌代謝疾患

●糖尿病専門医、内分泌代謝科専門医

得意分野・診療案内

【糖尿病】当科では10名の糖尿病専門医のもとに、糖尿病を診療する外来が平日の毎日開かれています。
糖尿病には網膜症・腎症・神経障害という特徴的な合併症があります。また糖尿病は動脈硬化が進みやすく、それに伴って心筋梗塞・脳卒中が起りやすい病気でもあります。糖尿病の合併症等の診断、治療の過程で腎臓内科、眼科、神経内科、循環器科、心臓血管外科などと密に連絡をとって、的確な医療を目指しています。
また小児期に糖尿病を発症した方が成人になられたことを期に小児科から内科へ診療をバトンタッチしたり、妊娠時の糖代謝の異常（糖尿病の方の妊娠・妊娠糖尿病）を産婦人科との連携のなかで診療しています。
当科では患者さんのニーズにより一層応えるために、通常の診療枠とは別に「先進1型糖尿病外来」、「内分泌外来」、「糖尿病・肥満外来」という専門外来があります。
【甲状腺など内分泌の病気】当科では3名の内分泌専門医のもとに、甲状腺（バセドウ病や橋本病）・副甲状腺・副腎・下垂体などの内分泌の病気を診療する外来が平日の毎日開かれています。内分泌の病気については、必要な場合には当科と同様にこれを専門とする小児科・耳鼻科・産婦人科・泌尿器科・脳外科各科と協力して診察しています。例えば妊娠中・出産後の甲状腺の病気は産婦人科と、副腎の腫瘍は泌尿器科と、脳下垂体の腫瘍は脳外科と連携しています。
【フットケア外来】当院の糖尿病内分泌代謝科を受診されている方を対象に糖尿病足病変ハイリスク患者さんにフットケア外来を平日午前中で開設しています。

診療ポリシー・患者さんへのメッセージ

個々の患者さんの嗜好やライフスタイルを尊重する治療を行います。そして、糖尿病が治る日を目指して研究も行っています。

	国立国際医療研究センター病院　糖尿病内分泌代謝科
治療実績	【膵島移植プロジェクト】国立国際医療研究センターが膵島移植の認定施設になりました。レシピエント登録を受け付けています。 1型糖尿病や膵臓手術後でインスリン治療を行っていても血糖値が不安定な方、低血糖で血糖コントロールがしにくい方、膵島移植という新しい治療法があります。
業績	【著書】『糖尿病予防と治療のエビデンス（ヴィジュアル 糖尿病臨床のすべて）』（共著）、『心血管リスクを防ぐ！テーラーメイド糖尿病診療ガイド』（編集）、『糖尿病のフットケア（インフォームドコンセントのための図説シリーズ）』（編集）

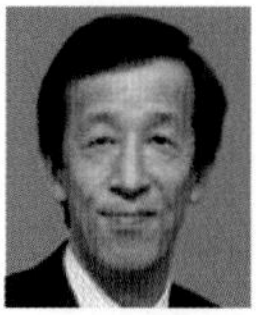

中村 二郎 なかむら じろう

愛知医科大学病院 糖尿病内科
（電話）0561-62-3311
愛知県長久手市岩作雁又 1-1
●糖尿病専門医

診療内容

糖尿病（1 型糖尿病、2 型糖尿病、妊娠糖尿病、その他の糖尿病）、肥満

糖尿病患者さんの数が激増している今日、その発症を予防することが重要な課題であることは言うまでもありませんが、様々な糖尿病性合併症は糖尿病患者さんの生活の質を著しく低下させるだけでなく、生命の危機に繋がる重要な問題です。合併症の発症・進展を阻止するためには、良好な血糖コントロールを糖尿病発症早期から、且つ長期に亘って維持することが重要です。長期間に亘りより良い療養生活を送るためには、糖尿病を専門とするコメディカルスタッフを含めたチームでの療養指導が不可欠です。その一環として、平成 28 年度より病院組織内に「糖尿病療養支援チーム」を正式に設立し、糖尿病に対する横断的な療養支援の実現を可能としました。糖尿病患者さんのお役に立てる糖尿病内科・糖尿病センターを目指しています。

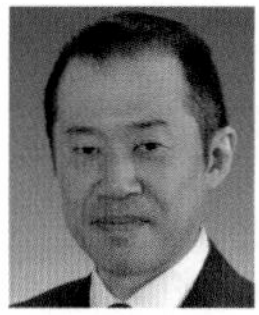

西村 理明 にしむら りめい

東京慈恵会医科大学附属病院
（電話）03-3433-1111
東京都港区西新橋 3-19-18
●糖尿病専門医

診療内容

1 型糖尿病・2 型糖尿病、その他の糖尿病を含めた診断、治療

糖尿病・代謝・内分泌内科は、糖尿病に関して、診断から治療、合併症の管理に至るまで、あらゆる領域に対応できる糖尿病学会の認定専門医・認定指導医を擁しております。特に、インスリン療法を中心とした薬物療法、患者教育、合併症の管理に力を入れており、関連診療科の眼科、循環器内科、腎臓・高血圧内科、産科との密接な連携のもとに、質の高い診療を実践しています。また、インスリンポンプ、持続血糖モニター等の先進医療に関しては、我が国をリードしてまいりました。当診療科より、多くの優秀な実地医家を輩出しており、このネットワークを生かして、有機的な病診連携を行っています。現在定期的に通院中の糖尿病患者は、約 5,000 人、うち 1 型糖尿病は約 1 割。通院圏は、東日本ほぼ全域に及んでいます。

渥美 義仁 あつみ よしひと

永寿総合病院 糖尿病・内分泌内科
（電話）03-3833-8381
東京都台東区東上野 2-23-16
●糖尿病専門医

診療内容

糖尿病、フットケア（糖尿病による足病変の予防）、血糖自己測定の活用

糖尿病臨床研究センターは、2013 年開設以来、糖尿病・内分泌内科と一体で外来・入院診療ならびに臨床研究を行っています。
1 型糖尿病、2 型糖尿病、妊娠糖尿病、すい臓・肝臓疾患による糖尿病を中心に診断・治療・指導を行っています。糖尿病の治療では、食事療法、運動療法、経口血糖降下薬・インスリン・GLP1 受容体作動薬などの薬物療法、インスリンポンプ（SAP も活用）、血糖自己測定の活用、リアルタイム CGM、リアルタイム FGM、スマートホンを用いた自己管理アプリの利用、データマネージメント指導、など最新の治療法を取り入れています。
【著書】『活かそう SMBG!―24 の対話からエンパワーメント指導法をつかむ』（共著）ほか。

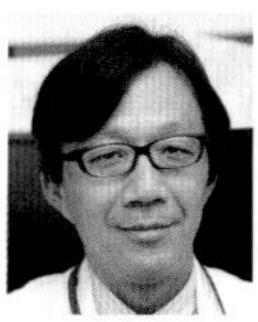

弘世 貴久 ひろせ たかひさ

東邦大学医療センター大森病院
（電話）03-3762-4151
東京都大田区大森西 6-11-1
●内分泌代謝科専門医、糖尿病専門医

診療内容

糖尿病、脂質代謝異常、内分泌疾患（視床下部下垂体、甲状腺、副腎、副甲状腺、性腺）

糖尿病、内分泌疾患の診療を幅広く行っています。特に患者数の多い糖尿病診療では個々の患者さんの抱える様々な背景（体質、遺伝、生活状況（食事や運動習慣）、ストレス、経済状況など）を勘案しながら患者さん一人ひとりのニーズにあった治療を行うべく日々精進しています。インスリン療法を始めとする薬物療法ではわが国のオピニオンリーダーを自負しています。診療ではエビデンスに基づく診断・治療はもちろんのこと、それぞれの患者さんの要望や思いを重視してより豊かな生活を送れることを治療目標に掲げています。私自身が診療する延べ患者数は 3,000 人 / 年程度ですが、当センターでは活気ある若手医師やコメディカルが一丸となって患者さんの目線に立った診療をしています。お気軽に当科の門戸を叩いてください。

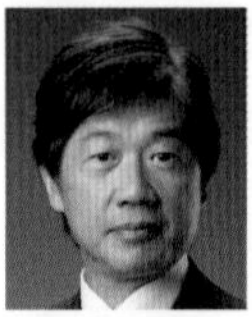

福井 道明 ふくいみちあき

京都府立医科大学附属病院
（電話）075-251-5111
京都市上京区河原町通広小路上る梶井町 465　**●糖尿病専門医**

診療内容

糖尿病、肥満症・脂質異常症・高尿酸血症を含めた代謝疾患、甲状腺・副腎・下垂体・副甲状腺などに由来する内分泌疾患

内分泌・糖尿病・代謝内科では、糖尿病を中心に肥満症、高尿酸血症・脂質異常症を含めた代謝疾患、甲状腺・副腎・脳下垂体・視床下部・副甲状腺などに由来する内分泌疾患（いわゆるホルモンの異常による病気）を診療しています。各分野とも、最新の研究成果を踏まえた臨床応用を行い、最善の医療を供することを目標にしています。糖尿病の診療では、外来持続血糖測定（FreeStyle リブレ Pro）と外来糖尿病栄養指導も実施しております。内分泌疾患の診療では、現在、甲状腺疾患が最も多いですが、他の下垂体・副腎疾患などまれな内分泌疾患も扱い、各種負荷試験、画像診断を駆使し確かな診断を行っています。私は糖尿病専門医のほか、総合内科専門医・内分泌代謝科専門医でもあります。

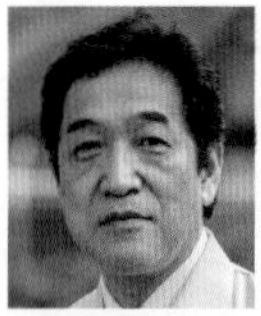

岡田 洋右 おかだようすけ

産業医科大学病院
（電話）093-603-1611
北九州市八幡西区医生ヶ丘 1-1
●糖尿病専門医

診療内容

糖尿病、高血圧症、脂質異常症、高尿酸血症、肥満症、骨粗鬆症、下垂体、甲状腺、副腎

糖尿病専門外来への受診患者さんは 2,000 名以上で、患者さん個々の病態にあった適切な治療を提供しています。教育入院を行う一方、重症の慢性合併症を有する患者さんも他科との協力体制の元にきめ細かい診療を行っています。また、2009 年に持続血糖モニタリングが承認されてから、延べ 2,000 症例以上のデータが蓄積し、患者さんの教育・治療に活用しています。糖尿病・内分泌代謝疾患は全身性疾患であり、医学的根拠と問題点に立脚した系統的な思考過程を介して患者さんの全体像を捉え、患者さんから信頼を持ってむかえられる診療を常に提供しています。誘惑の多い現代社会を元気で生き抜いていくためにも、毎日のちょっとした努力は必要です。もしも糖尿病について心配や疑問等があれば遠慮なく相談してください！

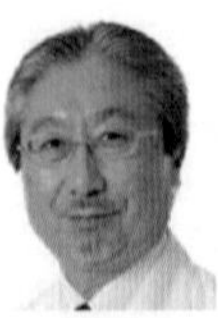

吉岡 成人 よしおかなりひと

NTT 東日本 札幌病院
（電話）011-623-7000
北海道札幌市中央区南 1 条西 15
●糖尿病専門医

診療内容

糖尿病、内分泌代謝

糖尿病内分泌内科では、糖尿病の方には食事療法と運動療法を十分に行っていただき、改善のない場合には経口糖尿病治療薬の投与を行い、それでも血糖コントロールが不十分な場合にインスリン療法を導入しています。
また、インクレチン製剤（GLP-1 受容体作動薬）による治療も行っています。短期教育入院ではスタッフによる糖尿病教室を行い、糖尿病に関する正しい知識を身につけていただくように努めております。
また入院中には自己血糖測定のトレーニングも行い、患者さん一人ひとりが糖尿病の自己管理能力を高めることができるようにしていただきたいと考えております。
【著書】『内分泌・代謝―成人看護学〈6〉（系統看護学講座 専門分野）』、『バセドウ病：正しい治療がわかる本』（共著）ほか。

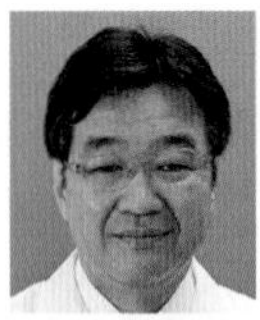

片桐 秀樹 かたぎりひでき

東北大学病院 糖尿病代謝科
（電話）022-717-7000
宮城県仙台市青葉区星陵町 1-1
●糖尿病専門医

診療内容

糖尿病、高脂血症、肥満症、マルチプルリスクファクター症候群、メタボリックシンドローム

当科は糖尿病、高脂血症、肥満、動脈硬化症など生活習慣病の診療の「拠点」として、東北地方の多くの病院からさまざまな患者さんが紹介されてきます。血糖コントロールが不良で治療に困難をきわめる症例、なかなか体重を減量できない高度肥満症例、原因不明の低血糖症例、合併症をまとめて検査したい症例など、さまざまな依頼を受けつけています。
外来では、血糖コントロールに加えて、糖尿病合併症や肥満、高脂血症、動脈硬化症の診断と治療を行っています。また、糖尿病療養指導士によるインスリン自己注射や在宅自己血糖測定の指導、管理栄養士による食事療法の指導により、個々の患者さんにフィットした治療を選択しています。糖尿病足病変は外来フットケアにて救肢できたこともあります。

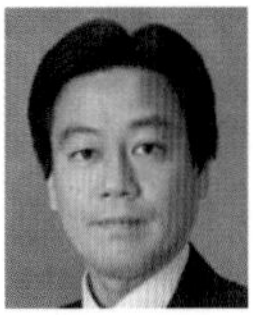

鈴木 大輔 すずき だいすけ

すずき糖尿病内科クリニック
(電話) 046-281-8885
神奈川県厚木市愛甲 1-3-24-2F
●糖尿病専門医、腎臓専門医

診療内容

糖尿病

糖尿病は自覚症状に乏しく、放っておくと様々な合併症が進行する病気です。だからこそ、定期的な通院が必要であり、医師、看護師、管理栄養士、臨床検査技師、理学療法士など多くの職種が一丸となったチーム医療によるサポートが重要です。当クリニックでは、「治療に生活を合わせる」のではなく、「患者さんひとりひとりの生活に合わせた治療」を基本理念として、患者さんの生活スタイルに合わせた治療を医療チーム全員で考えていきます。そのために5名の看護師以外にも、2名の管理栄養士や臨床検査技師も常勤させ（7名が日本糖尿病療養指導士 CDE-J の資格を有する)、病気のみを診るのではなく、患者さんの生活を尊重する治療を目指します。そして日々進歩する医療・医学を勉強し、理解し、解釈し、それを患者さんに還元出来るように精進します。

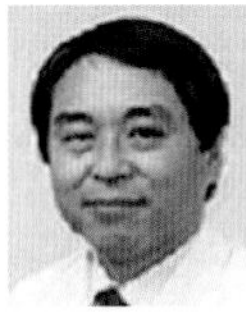

鈴木 吉彦 すずき よしひこ

HDCアトラスクリニック
(電話) 03-3234-6060
東京都千代田区一番町 5-3-1F
●糖尿病専門医

診療内容

2型糖尿病、1型糖尿病、肥満、ミトコンドリア糖尿病、神経障害、腎症、睡眠時無呼吸症候群

通院中の糖尿病患者さんは毎月 1,300 名程おられます。その内 HbA1c が 6.5% 以下の方は半数以上となり、他院でインスリン療法を受けていた方が GLP1 治療へ切り替えインスリン注射フリーの状態となるなど、良好な結果が得られております。これにより合併症を持つ方が急減しました。また、がんの早期発見を目的としたがん検査に特化した「特別ドック」を行い、がん治療後の通院患者さんも、増えています。血糖コントロールが良好になり、肥満例が増えた為「抗肥満治療」にも注力しています。オンライン肥満外来も運用中です。【一言ポイント】国際学会で得られた情報を臨床に応用し最先端医療を目指します。SNS を駆使し情報を公開している為、患者さんは、事前に治療方針をご理解され来院されるのが当院の特徴です。

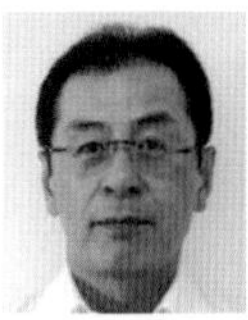

坂根 直樹 さかね なおき

京都医療センター 糖尿病内科
(電話) 075-641-9161
京都市伏見区深草向畑町 1-1
●内科専門医

診療内容

糖尿病、糖尿病教育

1. 生活習慣病である糖尿病の治療には、患者さんご自身が自己管理能力を身につけることが大事です。
2. 当科では糖尿病教育、すなわち患者さんへの教育を実施すると同時に、患者さんに対する指導能力を高めた教育スタッフを育成し、より一層の治療実績アップに努めます。
3. 地域の糖尿病基幹病院としての責務を果たすべく、地域連携に努めます。

糖尿病内科の治療実績（2017 年度）：1日平均入院患者数 14.5 名、新入院患者数 339 名、入院平均在院日数 14.7 日、1日平均外来患者数 84.9 名。CGM（連続皮下ブドウ糖測定）32 件、CAVI/ABI 測定 222 件、CT（内臓脂肪面積測定）29 件。

【著書】『まるごとわかる！生活習慣病』、『病態別栄養指導の○と×：会話形式でわかる』ほか。

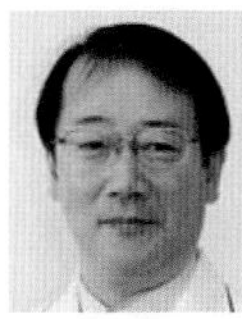

森 保道 もり やすみち

虎の門病院 内分泌代謝科
(電話) 03-3588-1111
東京都港区虎ノ門 2-2-2
●糖尿病専門医

診療内容

糖尿病、脂質異常症（高脂血症)、高尿酸血症など代謝疾患

糖尿病やその他の代謝疾患の多くは、痛みや体の不調を自覚することがなく、見過ごされがちな疾患です。しかし、放置すると、数年後には全身の臓器にその影響が現れ、多くの場合は重大な合併症に進展することがあります。健康診断やドックなどで異常な所見を指摘された際にはなるべく早く受診されるのが最も理想的です。食事療法などに関するアドバイスも外来で行っておりますのでお気軽にお越し下さい。

代謝部門が担当する病気には、糖尿病、脂質異常症（高コレステロール血症、高中性脂肪血症)、高尿酸血症（痛風)、ホルモン異常による疾患（低血糖症、その他）などがあります。

私自身は、睡眠時無呼吸症候群が糖尿病患者さんに高率に認められるので、その関連を研究しています。

甲状腺

甲状腺はのどぼとけの下にある臓器で、甲状腺ホルモンを分泌します。このホルモンは、心臓、肝臓、腎臓、脳など全身の臓器で新陳代謝を盛んにし、妊娠や子供の成長や発達に関与する重要なホルモンです。

甲状腺の疾患に、血中の甲状腺ホルモン量が必要よりも低下した疾患や過剰な疾患、甲状腺腫瘍（甲状腺がんなど）などがあります。

甲状腺機能低下症では、無気力、疲労感、むくみ、寒がり、体重増加、動作緩慢、記憶力低下、便秘などがみられますが、軽度では無自覚な場合もあります。橋本病(慢性甲状腺炎)は、甲状腺機能低下症の代表的な疾患です。

甲状腺機能亢進症では、動悸、体重減少、指の震え、暑がり、汗かきなどの症状が起きます。その他、疲れやすい、軟便・下痢、筋力低下や女性では生理が止まることがあります。バセドウ病は、甲状腺機能亢進症の代表的な疾患で、20 ～ 30 代の若い女性に多い病気です。

甲状腺腫瘍には良性と悪性があります。検査はまず超音波検査を行い、精密検査として穿刺吸引細胞診を行って良性か悪性かの判定をします。

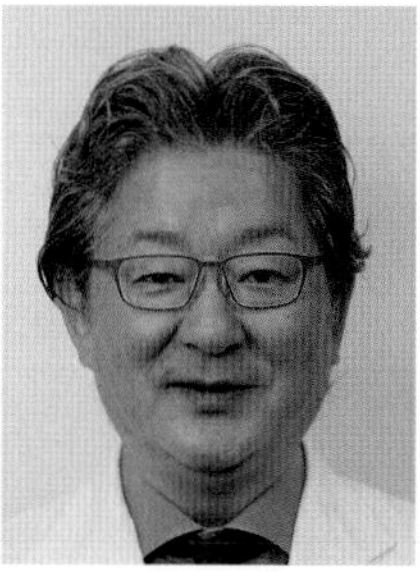

伊藤 公一　いとう こういち

伊藤病院
（電話）03-3402-7411　東京都渋谷区神宮前 4-3-6

バセドウ病、橋本病、亜急性甲状腺炎、甲状腺良性腫瘍、甲状腺悪性腫瘍（乳頭がん、濾胞がん、髄様がん、未分化がん、悪性リンパ腫）

●外科専門医、内分泌外科専門医

得意分野・診療案内

甲状腺疾患の手術治療：名古屋分院（名古屋甲状腺診療所）の患者も含め、自身では100例以上の甲状腺手術（2019年）を行っております。
甲状腺疾患の多くは血液検査・超音波検査で発見可能ですが、中にはアイソトープ検査や、細胞診技術が求められる場合があります。また、甲状腺の周囲には血管・神経が集中しており、手術の際には専門的な解剖知識と熟練した手技が必要です。
そこで殆どの患者様は手術のみで完全治癒に導いておりますが、重症例には放射性ヨウ素内用療法、リニアックによる外照射治療を行います。さらに最近は、それらの甲状腺治療が効果に乏しい例には分子標的薬治療を導入しております。

診療ポリシー・患者さんへのメッセージ

当院は1937年の開院以来、甲状腺疾患診療に専心しております。そして、これまでの診療経験・臨床研究を活かし、常に最新の設備を整えつつ良質な医療を提供しています。甲状腺疾患は圧倒的に女性に多く、ホルモンが関係する不妊についても、他施設と連携して治療にあたっています。
甲状腺の病気は決して珍しい病気ではなく、見落とされていることが多々あります。しかしながら、殆どの甲状腺疾患は血液検査と超音波検査で簡単に診断できますので、気になる方は専門医療機関受診をお勧めします。

	個人 年間総治療数：9,621 件（2019 年）	過去 5 年間の総治療数：49,855 件
手術・治療実績・コメント	【手術】（2019 年） 件数：　91 件 生存退院率：術後 1 年以上の生存率 100% 重篤な合併症数：0 件 再手術数：0 件 術死件数：0 件	【主な治療実績】（2019 年） 甲状腺乳頭がん手術　40 件 橋本病手術　11 件 結節性甲状腺腫手術　11 件 腺腫様甲状腺腫手術　10 件 甲状腺濾胞性腫瘍手術　5 件 バセドウ病手術　5 件
	がんの治療成績は通常 5 年生存率で解釈しますが、私どもで治療する甲状腺がんは、25 年生存率と長期のフォローアップで確認しております。それらの診療経過は極めて良好であり、当院において甲状腺がんで亡くなる方は 10%にも満たないほどです。このように甲状腺がんの大半は、おとなしく、進行もゆっくりです。よって早期に発見することが大切です。	
業績	社会医学系指導医・専門医に認定されました。第 48 回日本甲状腺外科学会学術集会会長（東京）と、第 30 回日本内分泌外科学会総会会長（札幌）を務めました。	

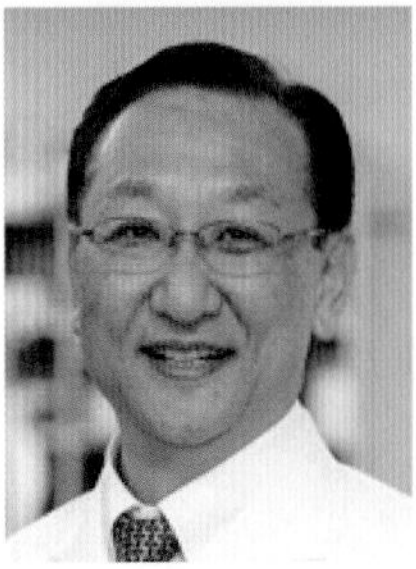

山田 正信　やまだ まさのぶ

群馬大学医学部附属病院　内分泌糖尿病内科
（電話）027-220-7111 群馬県前橋市昭和町 3-39-15

糖尿病、肥満症、脂質異常症、甲状腺疾患、副腎疾患、下垂体疾患、副甲状腺疾患、性腺疾患、膵内分泌腫瘍疾患など

●甲状腺専門医、糖尿病専門医、内分泌代謝科専門医

得意分野・診療案内

内分泌糖尿病内科では、日本の中枢で疾患の「診断・治療のガイドライン」などを策定している医師が、直接指導体制を組んで診療に当たっており、日本のトップレベルの診断と治療法を患者様に提供し「日本をリードする臨床」を展開しています。
専門外来では、以下のような治療を行っています。
・糖尿病の持続血糖測定（CGM）や持続皮下インスリン注入療法（CSII）の導入
・動脈脈波伝播速度測定器を用いたインスリン抵抗性及び早期動脈硬化の診断と治療
・甲状腺や副腎、副甲状腺、下垂体疾患、膵内分泌腫瘍などに対する遺伝子診断やサンプリングを含む先進医療と治療

診療ポリシー・患者さんへのメッセージ

多発性内分泌腫瘍症２型および家族性甲状腺髄様がんの原因遺伝子であるRET遺伝子について、当科にて遺伝子検査が可能です。米国臨床腫瘍学会ではRET遺伝学的検査は標準的な医療として位置づけられ、積極的に推奨されており、またわが国の「甲状腺腫瘍診療ガイドライン（2010年版）」においても、すべての髄様がん患者に対して、RET遺伝学的検査は強く推奨されています。
RET遺伝学的検査には「発端者診断」と「保因者診断」の２種類があります。「発端者診断」とはご自身が甲状腺髄様がんに罹患している患者さん、もしくは臨床的に多発性内分泌腫瘍症２型が強く疑われる患者さんが対象です。RET遺伝学的検査の結果、変異ありと診断されると病気の確定診断となり、甲状腺髄様がんの手術術式が決定されます。「保因者診断」は、既にRET遺伝子に異常が見つかっている血縁者がいる方を対象に施行され、自分が血縁者と同じ病気の原因となる遺伝子異常を有しているかどうかが解ります。遺伝子異常が見つかった場合には、発症までの慎重な経過観察や予防的甲状腺摘出術が必要となります。遺伝子検査の前に、遺伝子診療部を受診し遺伝カウンセリングを受けて頂く必要がありますので、027-220-8122にお電話いただき、遺伝子診療部受診の予約を取ってください。

治療実績	【代表的疾患の年間入院患者数】（2017年度） 下垂体疾患　56 甲状腺、副甲状腺疾患　5	副腎疾患　72 膵内分泌腫瘍疾患　4 糖尿病／その他　140
業績	2019年、会長として第62回日本甲状腺学会学術集会を開催、1,100名以上参加	

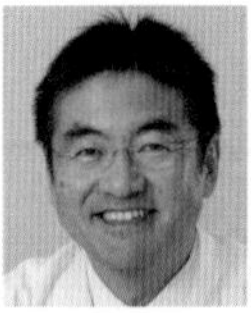

高橋 裕 たかはし ゆたか

奈良県立医科大学附属病院
（電話）0744-22-3051
奈良県橿原市四条町 840
●糖尿病、内分泌代謝科専門医

診療内容

糖尿病・内分泌代謝疾患、特に、下垂体、副腎、甲状腺・副甲状腺、性腺、骨代謝疾患、その他

糖尿病内分泌内科では、糖尿病の先進的な医療に加えて、原発性アルドステロン症や骨粗しょう症といった頻度の高い内分泌疾患から、まれなものまで幅広く診療しています。そして市中病院で診断や治療が難しい疾患を診療することで地域における最後の砦としての役割を果たして参ります。特に間脳下垂体疾患については、厚生労働科学研究費補助金難治性疾患等政策研究事業間脳下垂体機能障害における診療ガイドライン作成に関する研究班の研究分担者として重要な役割を果たしており、日本でも有数の患者さんのご紹介を頂いています。また研究では新たな下垂体疾患を発見したり、ホルモンの治療応用を進め世界をリードしています。糖尿病·内分泌疾患で困っている患者さんのお役に立てたらという気持ちで診療に取り組んでいます。

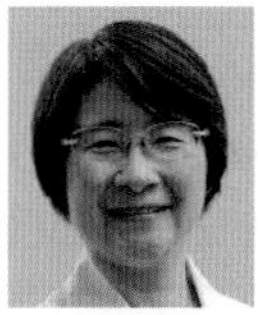

荒田 尚子 あらた なおこ

国立成育医療研究センター 母性内科
（電話）03-3416-0181
東京都世田谷区大蔵 2-10-1
●内分泌代謝科、糖尿病専門医

診療内容

妊娠に関連した糖尿病、甲状腺疾患

慢性疾患をもつ方の中には、元気な子どもを産むことが出来るか不安な方や、お腹の赤ちゃんへの影響を心配して妊娠後の治療の継続を躊躇される方がいます。そのような方が安心して妊娠と病気の療養を両立できるよう、産科医師と協力し、お母さんの健康作りをサポートします。“妊娠は女性にとっての負荷テストである”という言葉にもあるように、妊娠中には将来発症しうる病気の素因が分かることがあります。妊娠糖尿病や妊娠高血圧症候群などがその代表です。妊娠糖尿病や妊娠高血圧症候群を経験された方は、出産後、数年を経た後にそれぞれ糖尿病や高血圧症を発症しやすいことが知られています。生活指導などを行うことで、未病に導ける可能性があると考えています。
初めて受診（初診）する場合は、医療機関（医院、病院）からの紹介状が必要です。

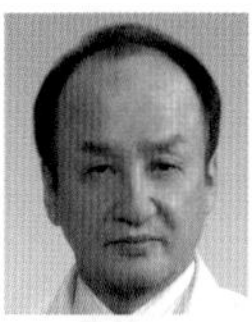

山下 弘幸 やました ひろゆき

やました甲状腺病院 外科
（電話）092-281-1300
福岡県福岡市博多区下呉服町 1-8
●外科専門医、内分泌外科専門医

診療内容

甲状腺·副甲状腺疾患（甲状腺悪性腫瘍、良性腫瘍、バセドウ病、副甲状腺機能亢進症）の内科·外科治療

甲状腺·副甲状腺疾患に特化し、外科系 5 名（すべて内分泌外科専門医で、3 名は外科専門医、1 名は耳鼻科専門医、1 名は両専門医）、内科 2 名（甲状腺内科と内分泌内科専門医）です。年間手術数は 900 前後、5 名の外科医が術者となり主治医執刀制です（私は 200-250 症例の手術を担当）。手術の内訳は、悪性腫瘍が 50%強、良性腫瘍が 25%ほど。副甲状腺疾患が他施設と比べて多いのも特徴で、原発性と腎性をあわせて全手術例の 1 割弱を占めています（2019 年は 100 例）。悪性腫瘍は縦隔郭清、ルビエール郭清、喉頭気管神経の合併切除再建などの進行例まで、バセドウ病も巨大甲状腺腫のものまで対応しています。その他、術後の補助療法として放射性ヨード治療を行っています。2 床の治療病床で年間約 100 症例です。

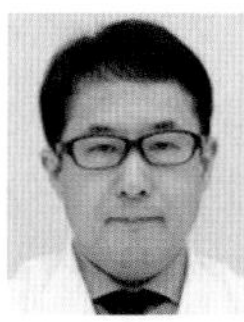

伊藤 充 いとう みつる

隈病院 内科
（電話）078-371-3721
神戸市中央区下山手通 8-2-35
●内分泌代謝科専門医

診療内容

甲状腺疾患

隈病院は甲状腺疾患中心の専門病院です。
診療実績（2018 年）は、1 日平均外来患者数：623 名、初診患者数：14,539 名、他院からの紹介:9,211 名、紹介率:70.7%、アイソトープ治療件数:719 件（バセドウ病治療 533 件·がん治療 186 件）です。
治療件数（2018 年）は、手術件数:1,746 件、甲状腺（悪性：973 件、バセドウ病：174 件、良性：471 件)、副甲状腺：133 件、乳腺：4 件です。※上記数値には重複あり。
学会発表は、国内学会：155 件、国際学会：27 件、発表論文は、日本語論文：46 編、英文論文：31 編です。※学会発表の件数は筆頭演者のみ、発表論文の編数は共著を含みます。
病気の現状と治療法について詳しくご説明し、患者様のニーズに応えるよう努めてまいります。

有益情報

ランキング医師の病院は遠くて行けないという患者さんのための、北海道、東北、四国、九州を中心とする準名医情報です。ランキングとは別です。ご参考になさってください。

東北	**鈴木 進** すずき すすむ （電話）024-925-1188	**太田西ノ内病院 糖尿病内科** 福島県郡山市西ノ内 2-5-20	●糖尿病専門医
その他	**江本 直也** えもと なおや （電話）043-486-1311	**佐倉中央病院 糖尿病・内分泌内科** 千葉県佐倉市栄町 20-4	●総合内科専門医

糖尿病患者さんの災害への備え

どんな病気であっても、災害時には対応に苦慮します。特に、糖尿病患者さんは薬の調達や食事面でのケアが重要です。

公益社団法人日本糖尿病協会では、ホームページで、「大災害でも生き残るために～これだけはやっておこう～糖尿病連携手帳挟み込み型防災リーフレット」を公開しています。A4 両面 1 枚を四つ折りにして携帯できます。

表面は、災害への準備として、薬剤等の非常時携行品リスト、薬剤の名称や避難所情報、地域の災害拠点病院の連絡先記入欄に加えて、災害発生時における糖尿病管理の心得がまとめられています。裏面は、避難生活における食事と運動のワンポイントアドバイスを掲載しています。

以下、一部紹介いたしますので、是非リーフレットを携帯してください。

◇災害時に最低限持ち出すべきものリスト（いつも一カ所にまとめておく）

・インスリン自己注射セット
（インスリン製剤、注射器、注射針、消毒用アルコール綿など）

・経口薬　・糖尿病連携手帳　・保険証（コピーでも可）

・血糖自己測定器（センサー、穿刺器具、消毒用アルコール綿など）

・お薬手帳（薬局でもらう薬の説明書き、コピーでも可）

◇災害時の心得

1）食事と水分はしっかりとりましょう。

2）飲み薬やインスリン注射は状況に応じて調整しましょう。

3）できるだけ体を動かし、同じ姿勢を長時間続けないようにしましょう。

4）手洗い、歯みがき、うがいをして細菌・ウイルスによる感染症を防ぎましょう。

5）怪我をしたら傷を放置せず、きちんと手当てをしましょう。

6）発熱・嘔吐・下痢・脱水などの症状が出たら、すぐに診療所、医療救護所へ行くか、巡回している医療スタッフに症状を伝えましょう。

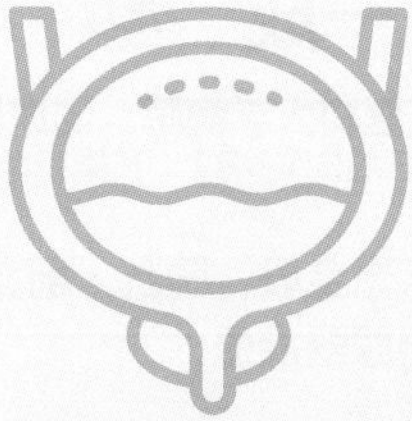

泌尿器

気軽に泌尿器科受診を

65 歳以上の人口が、すでに全人口の 25% を占める時代において前立腺肥大症はますます増加しています。泌尿器系トラブルは誰しもに起こりやすいのですが、受診に踏ん切りがつかない人が多いようです。しかし、尿トラブル回避は、生活の質を保つために必要です。不便を感じていたら、迷わず泌尿器科を受診しましょう。

◇頻尿：過活動膀胱とは、膀胱に尿が十分に溜まっていないのに、膀胱が勝手に収縮するという病気で、尿意が我慢できず（尿意切迫感）、トイレに何回も行くようになります。男女とも頻度の高い病気です。

原因は様々です。

◇尿失禁：40 歳以上の女性の 4 割以上が経験し、悩んでいる方は大変に多いのに、恥ずかしいので我慢している方がほとんどです。尿失禁の状態や原因に応じてきちんとした治療法があります。

◇ PSA 値が高い：PSA とは前立腺特異抗原のことで、検討される疾患は、①前立腺がん、②前立腺肥大症、③前立腺炎などです。前立腺がんの治療も非常に進化しています。できれば 40 歳代からの検診受診を強くお勧めします。

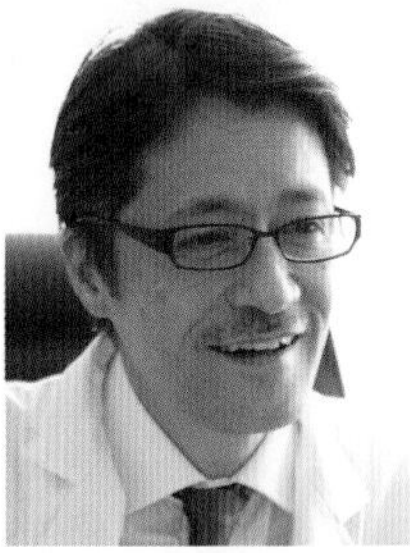

田邉 一成　たなべ かずなり

東京女子医科大学病院　泌尿器科
(電話) 03-3353-8111 東京都新宿区河田町 8-1

泌尿器疾患全般、膀胱・前立腺・腎臓のがん、腎臓移植、小児の泌尿器疾患

●泌尿器科専門医、腎臓専門医

得意分野・診療案内

専門は腎移植手術と手術支援ロボット（ダヴィンチ）による手術です。
患者さんへの負担を考慮した手術方法を選択し、前立腺全摘術（前立腺がん）や膀胱悪性腫瘍手術（膀胱がん）、腎部分切除術（腎臓がん）などこれまでに累計 1,373 例のダヴィンチ手術を行って、国内トップレベルの実績をあげています。(2011 年 8 月～2019 年 2 月時点)
特に腎部分切除術は難易度が高い手術ですが、長年にわたり培った腹腔鏡下手術のノウハウをベースに、2011 年いち早くダヴィンチによる手術を導入しました。
腎臓は血管が多いことから繊細な手術手段を要しますが、腎臓移植で培った国内トップレベルの腎血管外科手技を活用し、難易度の高いダヴィンチ手術にも対応しています。

診療ポリシー・患者さんへのメッセージ

腎全摘出は簡単な手術で済みますが、術後の長期予後などを考えた場合、正常な部分は可能な限り残した方がいいと考えています。セカンドオピニオンにも対応していますので悩んだら一度相談に来て頂けたらと思います。

	科全体 年間総手術数：1,165 件　(2019 年)	
手術・治療実績・コメント	【高難度手術】(2019 年) 手術名：ロボット支援手術 腎がん・前立腺がん 件数：腎がん：310 件　前立腺がん：74 件 生存退院率：術後 1 年以上の生存率（腎がん・前立腺がん　100%) 重篤な合併症数：0 件 再手術数：0 件 術死件数：0 件	【主な治療実績】(2019 年) ①生体腎移植：139 件 ②腎がん　　：391 件 ③膀胱がん　：112 件 ④前立腺がん：　68 件
	現在、ダヴィンチは最新型の Xi が 3 台稼働しているので手術待機時間が短縮され、概ね 1 か月以内に手術ができるようになりました。これからも手術の安全性・確実性の向上を実現しつつ、患者さんに信頼される医療を目指していきます。	
業績	タンザニア国立病院での移植手術指導を定期的に行っています。 国内講演　32 回、海外講演　5 回	

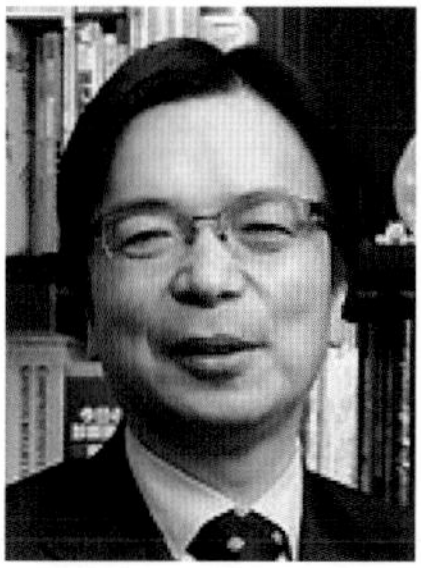

髙橋 悟　たかはし さとる

日本大学医学部附属板橋病院　泌尿器科
（電話）03-3972-8111 東京都板橋区大谷口上町 30-1

前立腺がん手術、腹腔鏡下手術、尿失禁・骨盤底再建手術、排尿障害・尿失禁の薬物療法

●泌尿器科専門医

得意分野・診療案内

泌尿器科では、尿路（尿の流れる路）と男性生殖器に関係する臓器の病気を取り扱います。具体的には、腎臓・尿管・膀胱・尿道・前立腺・精巣・陰茎・副腎などに発生する病気ですが、これらについて画像診断や臨床検査など最新の手段を用いた診断、および薬物治療などの内科的手段、手術などの外科的手段を駆使して治療にあたります。尿路性器に発生する悪性疾患（がん）が中心となりますが、排尿障害や尿失禁などの生活の質に関わる疾患も多く扱うのが特徴です。

診療ポリシー・患者さんへのメッセージ

「自分の家族を診る気持ちでいつも診療に臨む」をモットーに講座の先生方と力をあわせて日々頑張っています。これが最も重要なことだと考えております。
世界に類を見ない超高齢社会の到来に伴い、前立腺疾患や頻尿･尿失禁で悩んでいらっしゃる患者さまが急増しています。これらに対応すべく専門外来や病診連携を充実させ、「患者さまに選択される」泌尿器科診療を提供し、地域医療に微力ながら貢献したいと考えています。

	日本大学医学部附属板橋病院 泌尿器科 2009 年手術実績（抜粋）（単位:例）			
手術・治療実績・コメント	副腎摘除術（開腹）	1	経尿道的膀胱腫瘍切除術	82
	副腎摘除術（腹腔鏡）	8	前立腺全摘除術（開腹・ミニマム創を含む）	13
	根治的腎摘除術（開腹）	1	前立腺放射線治療（根治的外照射）	20
	根治的腎摘除術（腹腔鏡）	8	前立腺放射線治療（密封小線源）	28
	腎部分切除　（開腹）	5	経尿道的前立腺手術（経尿道的前立腺切除術）	3
	腎部分切除　（腹腔鏡）	4	経尿道的前立腺手術（経尿道的前立腺核出術）	17
	腎尿管全摘除術（開腹）	3	尿失禁手術（尿道粘膜下コラーゲン注入）	7
	腎尿管全摘除術（腹腔鏡）	4	尿失禁手術（TVM ＋ TOT または TVT）	37
	尿管結石手術（TUL）	16	精巣手術（高位精巣摘除術）	11
	膀胱全摘除術（開腹）	6	CAPD（持続携帯型腹膜透析）（腹腔鏡）	5
	主だった疾患の手術・処置で、他にもいろいろ行っております。			
業績	【著書】『よくわかる前立腺の病気』、『あきらめないで！尿失禁はこうして治す』ほか			

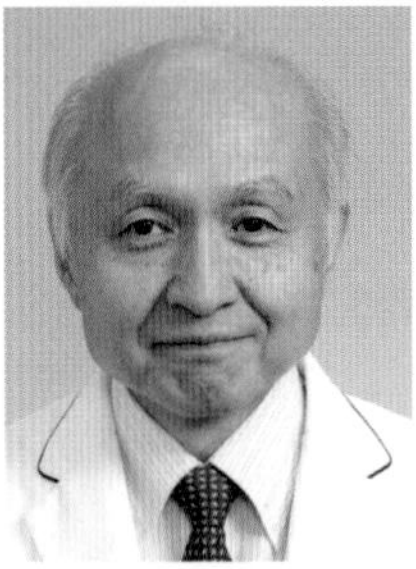

後藤 百万　ごとう　ももかず

中京病院　泌尿器科
（電話）052-691-7151 愛知県名古屋市南区三条 1-1-10

泌尿器内視鏡手術（腹腔鏡手術、ロボット手術）・排尿障害・女性泌尿器科・再生医療

●泌尿器科専門医

得意分野・診療案内

当科の診療内容は、尿路の結石・悪性腫瘍や排尿障害といった泌尿器科における主要疾患から小児先天性異常や腎不全治療等に至る多くの領域をカバーしています。中でも腎移植医療は当科の特徴でもあります。
また、腎移植以外でも体外衝撃波結石破砕術（ESWL）は 1988 年より、腹腔鏡下手術も 1992 年より開始するなど、新しい治療にも積極的に取り組んでおります。

診療ポリシー・患者さんへのメッセージ

① 悪性腫瘍：泌尿器科領域の悪性腫瘍全般の治療を行っており、代表的な疾患としては腎がん・尿路上皮がん（腎盂尿管がん・膀胱がん・尿道がん）・前立腺がん・精巣がんなどがあり、他にも数は少ないですが、副腎がん・陰茎がん・尿膜管がん・後腹膜肉腫なども取り扱います。手術療法・化学療法・放射線療法・免疫療法などを行っており、手術としては腹腔鏡下手術や手術支援ロボットのダヴィンチを使った手術を積極的に行っております。
② 尿路結石：内科的治療が難しい場合には、体外衝撃波結石破砕術（ESWL）や内視鏡下手術を行っておりますが、レーザー治療導入後は内視鏡下手術が増えています。
③ 排尿障害：排尿困難・頻尿・尿失禁・排尿痛など多くの症状が含まれ、原因により治療法は様々ですが、男性の前立腺肥大症に対しては手術も行っております。前立腺肥大症に対する手術としては、経尿道的前立腺切除術（TUR-P）を行っております。
④ 小児泌尿器科疾患：先天性尿路疾患の患児の方も多く治療しています。
⑤ 腎移植、腎不全外科：末期腎不全に対する根治療法である腎移植を 1973 年から開始し、2011 年末までに生体腎移植 349 例、献腎移植 160 例を施行しています。

手術・治療実績・コメント

泌尿器科　上位 10 位の手術件数（生検を除く）　2017 年 4 月～ 2018 年 3 月

順位	項目	件数	順位	項目	件数
1	経尿道的腎尿管砕石術	114	6	腎尿管全摘膀胱部分切除術（鏡視下）	18
2	経尿道的膀胱腫瘍切除術	87	7	経尿道的膀胱切石術	16
3	体外衝撃波砕石術	78	8	経皮的腎・尿管切石術	15
4	ロボット支援根治的前立腺全摘術	63	8	停留精巣固定術	15
5	経尿道的前立腺切除術	52	8	包皮環状切除術	15

【得意領域の手術件数等（2017 年 4 月～ 2018 年 3 月）】
腎移植術：5 件／前立腺がん密封小線源治療：29 件／小児泌尿器科手術：83 件／ロボット支援腎部分切除術（RAPN）：10 件

業績

【著書】『高齢者と家族のためのはじめての排泄ケア』（監修）、『EBM 泌尿器疾患の治療 2015 - 2016』（編纂）、『今日からケアが変わる 排尿管理の技術 Q&A127』ほか

泌尿器

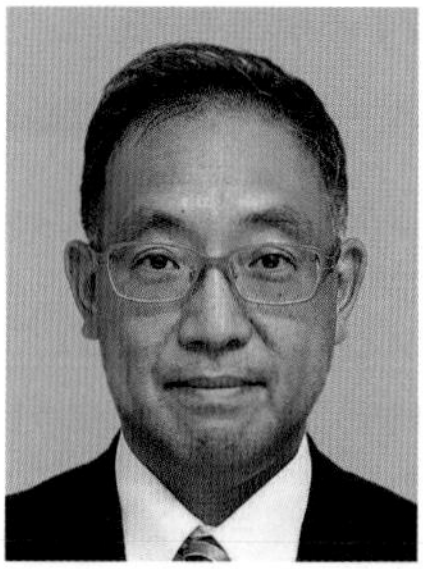

近藤 恒徳　こんどう つねのり

東京女子医科大学東医療センター　泌尿器科
（電話）03-3810-1111 東京都荒川区西尾久 2-1-10

泌尿器腫瘍（腎がん、腎盂尿管がん、膀胱がん、前立腺がん）、腹腔鏡手術、ロボット手術、腎不全治療、腎移植

●泌尿器科専門医

得意分野・診療案内

当科は泌尿器科悪性腫瘍に対する手術治療を得意としています。特に腎悪性腫瘍（腎がん・腎盂尿管がん）に対する腎摘出術（腎部分切除を含む）は年間 120 例を超え、全国でもトップクラスの手術数を有しています。これまでの東京女子医大本院での経験数・雑誌などでの紹介もあり、近隣のみならず全国から患者さんの紹介を頂いており、手術支援ロボット「ダヴィンチ」による部分切除手術から、下大静脈や心臓まで腫瘍の進展した症例に対する高難度な開腹手術まで幅広く対応しています。腎部分切除は年間 80 例ほど行っており、腫瘍が腎内に埋没していたり、腎血管に近いところにある症例、単腎に対する困難な症例などの紹介が増えています。膀胱がんや前立腺がんに対しても「ダヴィンチ」を用い安全で低侵襲な治療を提供しています。手術治療のみならず、進行がん症例に対する化学療法・分子標的薬・免疫チェックポイント阻害薬を併用した集学的治療の経験も豊富であり、新規治療薬の臨床研究にも数多く参加しています。

診療ポリシー・患者さんへのメッセージ

救急疾患が多いのも特徴です。同センターは救急車の受け入れが全国的にみても多いこともあり、尿管結石や腎膿瘍による敗血症性ショック、腎外傷、血尿タンポナーデ、精巣捻転症など泌尿器科救急疾患の患者さんが数多く来院されます。

	東京女子医科大学東医療センター　泌尿器科　手術実績一覧			
手術・治療実績		2017 年	2018 年	2019 年
	副腎摘除術（鏡視下）	0	12	9
	根治的腎摘除術（開腹、下大静脈腫瘍塞栓摘出含む）	26	17	12
	下大静脈腫瘍塞栓摘出術	11	8	5
	根治的腎摘除術（鏡視下）	14	25	19
	腎部分切除術（開腹）	12	5	8
	腎部分切除術（ロボット）	50	76	87
	腎尿管全摘除術（開腹）	13	13	16
	経皮的腎瘻造設術	26	14	19
	尿管ステント留置術	110	166	190
	経尿道的膀胱腫瘍切除術（TUR-BT）	104	100	108
	前立腺全摘除術（ロボット）	25	26	37
	経尿道的前立腺切除術（TUR-P）	12	15	6
	経尿道的尿管砕石術（TUL）	25	25	37

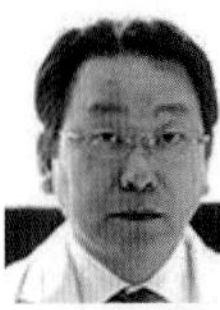

武中 篤 たけなか あつし

鳥取大学医学部附属病院 泌尿器科
（電話）0859-33-1111
鳥取県米子市西町 36-1
●泌尿器科専門医

診療内容

泌尿器悪性腫瘍、低侵襲手術、骨盤外科解剖

当科では、悪性腫瘍に対してはがんの根治性と手術の低侵襲化を目指し、腎がんに対する腹腔鏡下腎摘除術あるいは腹腔鏡下腎部分切除術、腎盂尿管がんに対する腹腔鏡下腎尿管全摘術などの腹腔鏡手術や、前立腺がんに対する腹腔鏡下小切開前立腺全摘除術を施行しています。
また、良性疾患に対しても副腎内分泌活性腫瘍に対する腹腔鏡下副腎摘除術、腎盂尿管移行部狭窄症に対する腹腔鏡下腎盂形成術、小児停留精巣に対する腹腔鏡下精巣固定術などを行っています。さらに、最先端の低侵襲手術支援ロボットである da Vinci システムを山陰地区ではじめて導入しました。腎不全患者様に対する生体腎移植を施行しています。良好な生着率と安全な移植を心がけ、現在良好な成績を得ています。また、女性特有の泌尿器疾患には専門外来を行っていますので、ぜひ御相談ください。

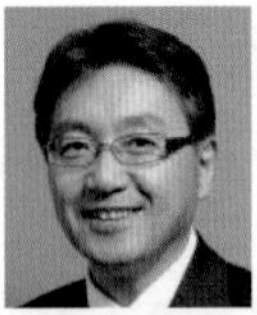

大山 力 おおやま ちから

弘前大学医学部附属病院 泌尿器科
（電話）0172-33-5111
青森県弘前市本町 53
●泌尿器科専門医

診療内容

尿路性器悪性腫瘍、前立腺がん、膀胱がん、精巣腫瘍、腎がん、がん化学療法、尿路変向術、鏡視下手術、糖鎖生物学、ロボット手術、腹腔鏡下手術

泌尿器科では副腎と尿路（腎臓、腎盂、尿管、膀胱、尿道）および、男性生殖器（精巣、前立腺など）の疾患に対して外科手術を主体とした治療を行います。主な疾患としては前立腺がん、膀胱がん、腎がん、腎結石、尿管結石、腎盂腎炎、膀胱炎、前立腺肥大症などによる排尿障害や尿失禁、腎不全、男性不妊症などが対象になります。前立腺がんでは安定した成績を誇る低侵襲前立腺全摘術（内視鏡下小切開）と最新のロボット支援手術、小線源療法を行っています。放射線治療科と協力して質の高い前立腺がん治療を提供しています。膀胱がんでも優れた治療成績をあげており、患者さんの負担の少ない化学療法と QOL を重視した回腸代用膀胱（弘前膀胱）を提供します。

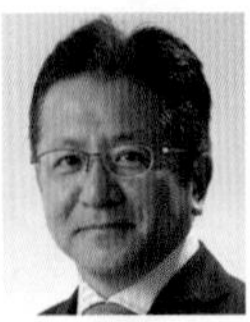

杉元 幹史 すぎもと みきお

香川大学医学部附属病院 泌尿器科
（電話）087-898-5111
香川県木田郡三木町大字池戸 1750-1
●泌尿器科専門医

診療内容

泌尿器科がん（前立腺がん、膀胱がん、腎盂尿管がん、腎がん）

前立腺がんを中心に診療をしています。近年、PSA 検査の普及により多くの前立腺がんが発見されるようになりました。治療をするなら放射線治療、手術、薬物療法のどれを選択すべきか。それぞれの患者さんのがんの状況はもちろん、生活環境、性機能、価値観、人生観まで勘案して決定されるべきです。更に早期前立腺がんの中には直ちに治療を開始しなくても命に関わらないおとなしいがんがあります。そのようながんに対しては、直ちに治療を開始しない監視療法という選択肢があります。我々は以前より私が研究代表者としてこの監視療法の全国的な多施設前向き研究を行っています。現在わが国では 900 人を超える患者さんのデータが蓄積しています。最適な治療法を理性的に選択し、過剰治療を防ぐことが我々の重要な役割です。

武井 実根雄 たけい みねお

原三信病院 泌尿器科
（電話）092-291-3434
福岡県福岡市博多区大博町 1-8
●泌尿器科専門医

診療内容

下部尿路機能障害、性機能障害、女性泌尿器科（尿失禁・骨盤臓器脱・間質性膀胱炎）

当院泌尿器科は、古い歴史と実績をもっており、18 名体制で行っています。ＥＳＷＬ（衝撃波結石破砕術）は昭和 61 年に九州で初めて導入しました。また、男性不妊やＥＤ（性機能障害）の専門をもった医師も有しており全国から患者様が受診に来られます。
泌尿器科では以下の診療を行っています。尿路結石（腎結石・尿管結石・膀胱結石など）、悪性腫瘍（がん）（腎臓がん・腎盂尿管がん・膀胱がん・前立腺がん・精巣がんなど）、排尿障害疾患（男性：前立腺肥大症・尿道狭窄症・尿失禁・頻尿など、女性：尿失禁・間質性膀胱炎・神経因性膀胱・性器脱・膀胱脱・頻尿など）、男性不妊症、男性機能障害、性感染症（クラミジア・性器ヘルペス・りん病・尖形コンジローマなど）、その他の泌尿器科疾患。

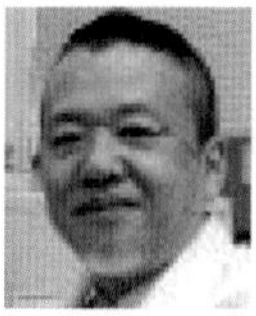

岡田 弘 おかだ ひろし

獨協医科大学埼玉医療センター
（電話）048-965-1111
埼玉県越谷市南越谷 2-1-50
●泌尿器科専門医

診療内容

男性不妊症、排尿機能、精巣腫瘍、腎腫瘍

泌尿器科では、腎臓、尿管、膀胱および尿道からなる尿路や前立腺、精巣などの男性生殖器、副腎を含む後腹膜臓器に対する全般の診療を行っています。診療を受けられる方は男性、女性を問わず、高齢者から乳幼児まで幅広いのが当科の特徴です。対象疾患としては排尿機能障害、尿路性器腫瘍、感染症、先天奇形、男性不妊症、男性更年期障害、女性泌尿器疾患（膀胱瘤、尿失禁）などがあげられますが、特に多い疾患は前立腺がん、膀胱がん、腎がん、前立腺肥大症、尿路結石、尿失禁、神経因性膀胱、小児泌尿器疾患（尿道下裂、VUR、水腎症、巨大尿管、後部尿道弁、遺尿症など）、男性不妊症、勃起不全などがあげられます。2017 年 12 月よりロボット支援腹腔鏡下手術を開始しました。当科には、ロボット認定資格医が 4 名在籍しており、万全の体制でダヴィンチ手術に当たります。

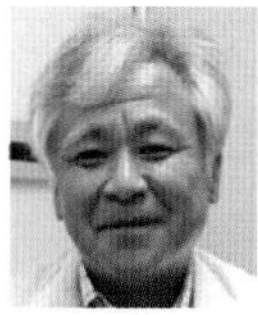

河合 弘二 かわい こうじ

筑波大学附属病院 泌尿器科
（電話）029-853-3900
茨城県つくば市天久保 2-1-1
●泌尿器科専門医

診療内容

泌尿器外科、精巣腫瘍、腎がん、前立腺がん、がん免疫療法

当科では、尿路性器がん（腎がん、腎盂尿管がん、膀胱がん、前立腺がん、精巣腫瘍など）、前立腺疾患、尿路結石、水腎症、神経因性膀胱、尿失禁、夜尿症、男性不妊症、男性機能障害、小児泌尿器、副腎疾患、尿路感染症、後腹膜腔の疾患など泌尿器科の全分野において専門的な診療を行っています。診療科内全体として、安全な医療を第一に、ていねいな説明と同意、QOL の重視及び先端医療の提供を基本姿勢として診療にあたっています。
泌尿器科の検査：超音波、CT、MRI 及び核医学などの先端的画像診断については放射線科との連携で診断技術の向上に努めています。泌尿器科の最も基本となる膀胱鏡検査については検査に伴う痛みを軽減するため軟性ファイバースコープを導入しています。

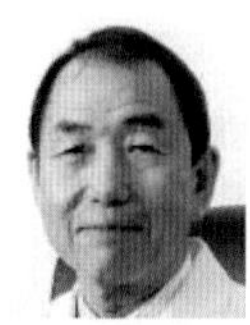

寺地 敏郎 てらち としろう

古賀病院 21 泌尿器科
（電話）0942-38-3333
福岡県久留米市宮ノ陣 3-3-8
●泌尿器科専門医

診療内容

泌尿器科腫瘍学

当科の診療には下記の３つの特長があります。①放射線診断科や放射線治療科と連携した前立腺がんの検診－診断－治療の一貫医療体制が整っています。②大きな皮膚切開による開腹手術は行わず、腹腔鏡手術、結石破砕治療、レーザー治療など身体への負担の少ない低襲性治療を行っています。③週 1 回、女性医師による診察を実施しています。
【2018 年度手術実績】腎がん 41 例／腎盂、尿管がん 21 例／膀胱がん 162 例／前立腺がん 42 例／副腎腫瘍 9 例／前立腺肥大症 80 例／腎、尿管結石 262 例／膀胱結石 13 例／陰嚢内疾患 8 例／前立腺針生検 210 例／その他 159 例／緊急手術 139 例
前立腺肥大の治療は、「電気メスを用いた内視鏡手術（ＴＵＲＰ）」と、「ツリウムレーザ前立腺蒸散術 (ThuVAP)」での治療を行っています。

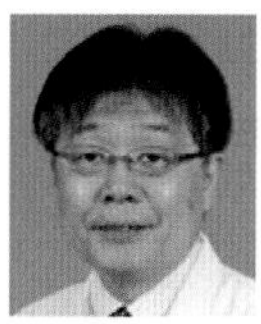

舛森 直哉 ますもり なおや

札幌医科大学附属病院 泌尿器科
（電話）011-611-2111
札幌市中央区南 1 条西 16-291
●泌尿器科専門医

診療内容

泌尿器科腫瘍、前立腺肥大症、性同一性障害

泌尿器科で診療対象とする疾患は、腎臓、副腎、尿管、膀胱、前立腺、陰茎・精巣などの疾患、生まれつきの泌尿器の病気、男性不妊症、勃起不全、尿失禁、腎移植などです。専門外来は「前立腺･排尿外来」「腎･膀胱腫瘍」「尿路変向外来」「性機能・男性更年期外来」「不妊・内分泌・男性更年期外来」「腎移植外来」に分かれています。1996 年より、副腎、腎、前立腺の手術に腹腔鏡を用いた手術手技を取り入れております。昨今、手術件数は現在まで 600 例におよびます。
【当科専門分野】泌尿器がん（腎がん、腎盂がん、尿管がん、膀胱がん、前立腺がん、陰茎がん、精巣腫瘍、副腎がん）、泌尿器科領域感染症（尿路感染症、性感染症）、内分泌疾患（副腎腫瘍、先天性疾患）、不妊症（男性不妊症）、排尿障害（前立腺肥大症、神経因性膀胱、間質性膀胱炎）、性機能障害

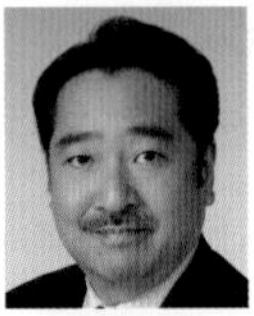

赤倉 功一郎 あかくらこういちろう

東京新宿メディカルセンター
(電話) 03-3269-8111
東京都新宿区津久戸町 5-1
●泌尿器科専門医

診療内容

前立腺がん、尿路結石症

前立腺がんについて、診断からさまざまな治療選択まで、幅広い臨床経験があります。所属施設に、3テスラMRI、手術用ロボット、トモセラピーなどの最新機器が整備されています。
治療法として、監視療法（無治療経過観察）、手術療法、放射線療法（外部照射、放射線内用療法）、ホルモン療法、化学療法など、ほとんどすべてに対応しています。とくに、間欠的ホルモン療法に関しては、世界で初めて開始したグループのメンバーです。ホルモン療法後に効果がなくなった去勢抵抗性前立腺がんの治療においては、新規ホルモン治療薬、化学療法、放射線内用療法、骨修飾薬による治療に精通しています。また、セカンドオピニオンにも積極的に対応しています。シスチン尿症、原発性副甲状腺機能亢進症などの再発性尿路結石症に対する治療例が豊富です。

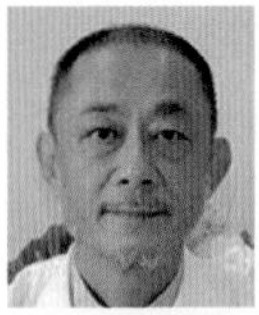

吉岡 邦彦 よしおかくにひこ

板橋中央総合病院 泌尿器科
(電話) 03-3967-1181
東京都板橋区小豆沢 2-12-7
●泌尿器科専門医

診療内容

ロボット手術

当科は、腎臓、尿管、膀胱、尿道などの尿路や前立腺、精巣、精巣上体、陰茎など男性生殖器、副腎などにみられる疾患を対象とし、副腎腫瘍、腎がん、腎盂尿管がん、膀胱がん、尿道がん、前立腺がん、陰茎がん、精巣がんなどの腫瘍性疾患、腎尿管結石などの尿路結石、急性膀胱炎、急性腎盂炎や急性前立腺炎などの尿路性器感染症、過活動膀胱、前立腺肥大症、間質性膀胱炎、男性更年期障害、勃起障害、男性不妊症などの疾患に対して治療を行っています。
腹腔鏡下手術、経尿道的ホロミウムレーザー前立腺切除術や経尿道的腎尿管結石レーザー砕石術などを積極的に行っています。前立腺がんに対しては手術以外に放射線療法（IMRT）も施行しています。排尿困難や血尿などでお悩みの患者さまには泌尿器科疾患が隠れている場合があり、紹介していただければ幸いです。

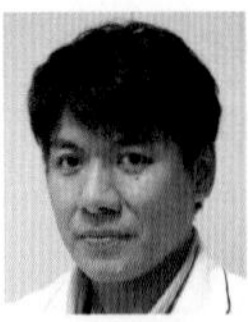

松川 宜久 まつかわよしひさ

名古屋大学医学部附属病院 泌尿器科
(電話) 052-741-2111
愛知県名古屋市昭和区鶴舞町 65
●泌尿器科専門医

診療内容

前立腺がん、腎臓がん、膀胱がん、腎盂尿管がん、前立腺肥大症、過活動膀胱、尿失禁全般、性機能障害

当科の特徴として、がんなどの悪性疾患だけでなく、生活の質に影響する良性疾患に対しても、質の高い医療を受けられることが挙げられます。前立腺がんや腎臓がんに対する外科的治療は、私の専門分野であり、腹腔鏡やロボット支援システムを利用して、年間 200 例 (筆者は 100 例以上) を超える治療実績をあげており、制がん効果に加え、低侵襲かつ機能温存を図った治療を行っています。一方、前立腺肥大症や過活動膀胱、尿失禁に代表されるおしっこのトラブルについても、積極的に取り組んでいます。それぞれの患者さんの病態を把握したうえで、個々人にあった治療（オーダメイド医療）を実践しており、満足度の高い治療を受けることができると自負しております。泌尿器疾患でお困りの患者さんは気軽にご相談ください。

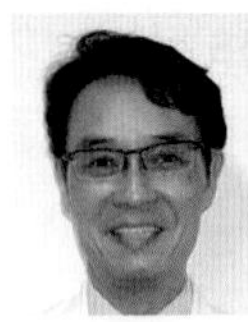

辻村 晃 つじむらあきら

順天堂大学医学部附属浦安病院
(電話) 047-353-3111
千葉県浦安市富岡 2-1-1
●泌尿器科専門医

診療内容

泌尿器がん、男性不妊症、排尿障害、腎移植、男性更年期

泌尿器科では前立腺がんに対して平成 29 年 2 月よりダヴィンチを導入し、平成 30 年 10 月までに 120 例を超える前立腺全摘除術を施行。低侵襲で繊細な手術が可能であり、患者さんの経過も良好です。手術を希望なさらない方には、放射線科に依頼し、強度変調放射線治療による根治を目指しています。腎がんや尿管がんに対しては腹腔鏡下手術など低侵襲で先端的な治療を行うと同時に、膀胱がんに対しては化学療法、膀胱全摘除術を含めた集学的治療を積極的に行っています。生体腎移植術を開始し、既に 20 例以上の方に施行しています。取り扱う主な疾患：腎不全、副腎腫瘍、腎がん、膀胱がん、前立腺がん、精巣腫瘍、男性不妊症、尿失禁、過活動膀胱、骨盤臓器脱、前立腺肥大症、LOH 症候群、尿路結石、神経因性膀胱、性機能障害

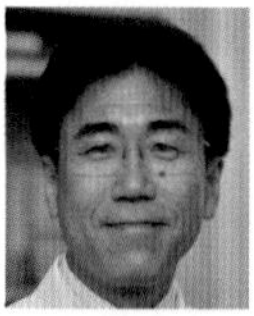

土谷 順彦 つちや のりひこ

山形大学医学部附属病院 泌尿器科
（電話）023-633-1122
山形県山形市飯田西 2-2-2
●泌尿器科専門医

診療内容

泌尿器がんの診断・治療、低侵襲手術、ロボット支援手術

当科では、副腎、腎臓、尿管、膀胱および前立腺などの病気を診療しています。
具体的には、以下になります。
1. 腎臓がん：新規薬剤（分子標的薬や免疫チェックポイント阻害薬）による治療を数多く行っています。腹腔鏡手術（おなかは大きく切らずに内視鏡で行う手術）を数多く行っています。県内で唯一、手術用ロボットを用いた腎部分切除術を行っています（腫瘍径の小さいもののみ）。
2. 膀胱がん、3. 前立腺がん、4. 副腎腫瘍、5. 尿失禁、6. 膀胱瘤（膀胱が膣から出てくる病気）、7. 先天性水腎症、8. 慢性腎不全
当院は泌尿器科領域におけるほぼすべての病気に関して診断治療を行える設備・スタッフを有しています。

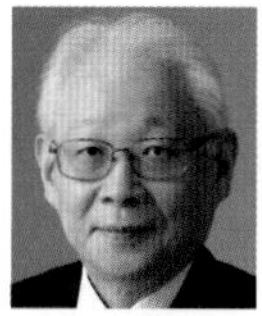

吉田 正貴 よしだ まさき

国立長寿医療研究センター 泌尿器外科
（電話）0562-46-2311
愛知県大府市森岡町 7- 430
●泌尿器科専門医

診療内容

前立腺肥大症、過活動膀胱、尿失禁、夜間頻尿、低活動膀胱、間質性膀胱炎

超高齢社会の中で前立腺肥大症や過活動膀胱、尿失禁、夜間頻尿などの排尿障害を有する方が増えています。これらの病気は生活の質を大きく損なうことから、困られている患者様に対して、積極的に薬物療法や生活指導を行っています。また、外科的治療が必要な方には、苦痛が少なく安全で、術後早期から術前の生活に戻れるような治療法を第一選択として実施しています。高齢の患者様では、身体機能や認知機能などが損なわれていることもあるので、患者様の総合的機能に留意した診療が重要です。生活の質の維持・向上を目指し、体に優しく、満足度の高い診療をポリシーとしています。
排尿障害でお悩みの方は、‘歳のせい’とあきらめずに、是非受診してください。うまく治療することにより、豊かな生活が戻ってきます。

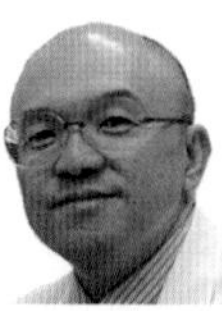

原田 浩 はらだ ひろし

はらだ腎泌尿器クリニック
（電話）011-738-1409
札幌市中央区北 11 条西 14-1-1-4F
●泌尿器科専門医

診療内容

慢性腎臓病、排尿障害・尿失禁、尿路性器感染症、尿路性器悪性腫瘍、腎移植後フォローアップ

20 年以上にわたり、600 件を超える腎移植を市立札幌病院において行って参りました。腎移植成績の向上、および腎移植数の増加で腎移植後のフォローアップ患者さん数が激増し、市立札幌病院ではきめ細やかな対応ができなくなって参りました。よって 2019 年 8 月に市立札幌病院の目の前に腎移植フォローアップを中心とするクリニックを開設しました。『おしっこトラブルから腎移植まで』と謳い、いかなる尿のトラブルや、尿路性器腫瘍、感染症、排尿障害さらには、急性および慢性腎臓病に至るまで幅広い診療を行っています。
当院では院内検体検査センターを完備し、緊急での血液検査が可能で、薬物血中濃度の測定もできます。大病院よりも迅速、丁寧な診療をモットーにしております。

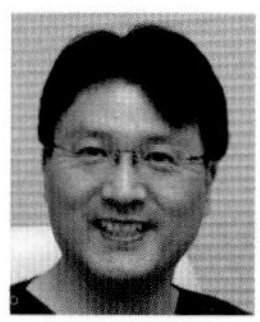

永尾 光一 ながお こういち

東邦大学医療センター大森病院
（電話）03-3762-4151
東京都大田区大森西 6-11-1
●形成外科専門医、泌尿器科専門医

診療内容

男性不妊、精索静脈瘤、無精子症、勃起障害、陰茎湾曲、ペロニー病、尿道下裂、尿道狭窄、骨盤臓器脱

当院リプロダクションセンターは 1981 年に開設された日本初の男女総合生殖医療施設です。男性不妊症では、閉塞性無精子症に対する顕微鏡下精路再建手術、精巣内精子採取術、特発性（非閉塞性無精子症）に対する顕微鏡下精巣内精子採取術、精子凍結保存、精索静脈瘤手術、内分泌検査や治療、染色体検査など、さらに婦人科部門と一体で人工授精、体外受精、顕微授精を行っています。性機能障害では、勃起障害、射精障害、先天性陰茎湾曲症、陰茎硬化症（ペロニー病）、顕微鏡下尿道下裂手術、性腺機能障害などの診療を行っています。得意分野はマイクロサージャリーをはじめとする生殖医学領域（主に陰茎・陰嚢）の形成外科的手術です。
患者さんへのメッセージ：婦人科では自分から申し出ないと泌尿器科へ紹介して貰えません。

習慣変えて尿トラブル回避

膀胱は筋肉なので、ある程度尿を溜めて膨らませないと、筋肉が固くなっていきます。対策としてトイレに行きたくなってから、2～3分我慢して（次第に我慢する時間を延ばす）膀胱の柔軟性を取り戻しましょう。トイレに行きたくなるからと水分を取らないと、脱水症状の危険があります。尿の色が濃いのは脱水気味のサインです。
逆に、水分の取り過ぎ（水中毒）にも注意です。重症では死亡に至るケースもあります。１日に必要な水分量は通常２リットル程度です。

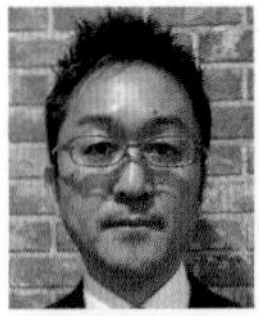

高木 敏男 たかぎ としお

東京女子医科大学病院 泌尿器科
(電話) 03-3353-8111
東京都新宿区河田町 8-1
●泌尿器科専門医、腎臓専門医

診療内容

腎細胞がん、腎盂尿管がん、膀胱がん、前立腺がん、腎不全

腎細胞がんに対する腎温存治療を中心に診療しております。主な手術方法として da Vinci Surgical System を用いた、ロボット支援腎部分切除術を行っております。施設としては、年間約 300 例、個人としては約 200 例の上述の手術を行っております。累積すると、施設として 1,200 例、個人としては 800 例以上の手術を経験しています。腎臓は左右両側に存在しますが、可能な限り腎機能を温存することが、その後の心血管系合併症の予防につながると言われております。そのため、当院ではＴ１（７㎝以下）の腎細胞がんについては約 96%に上述の手術を行っており、日々腎機能温存のための研究、臨床を行っています。その他、他臓器転移をきたした腎細胞がんに対して、臨床治験を含めた全身治療を幅広く行っております。

有益情報

ランキング医師の病院は遠くて行けないという患者さんのための、北海道、東北、四国、九州を中心とする準名医情報です。ランキングとは別です。ご参考になさってください。

四国	**雑賀 隆史** さいか たかし (電話) 089-964-5111	**愛媛大学医学部附属病院 泌尿器科** 愛媛県東温市志津川 454	●泌尿器科専門医
その他	**井上 貴博** いのうえ たかひろ (電話) 059-232-1111	**三重大学医学部附属病院** 三重県津市江戸橋 2-174	●泌尿器科専門医
	菊地 栄次 きくち えいじ (電話) 044-977-8111	**聖マリアンナ医科大学病院** 神奈川県川崎市宮前区菅生 2-16-1	●泌尿器科専門医
	藤田 和利 ふじた かずとし (電話) 072-366-0221	**近畿大学病院 泌尿器科** 大阪府大阪狭山市大野東 377-2	●泌尿器科専門医
	内田 潤次 うちだ じゅんじ (電話) 06-6645-2121	**大阪市立大学医学部附属病院** 大阪府大阪市阿倍野区旭町 1-5-7	●泌尿器科専門医

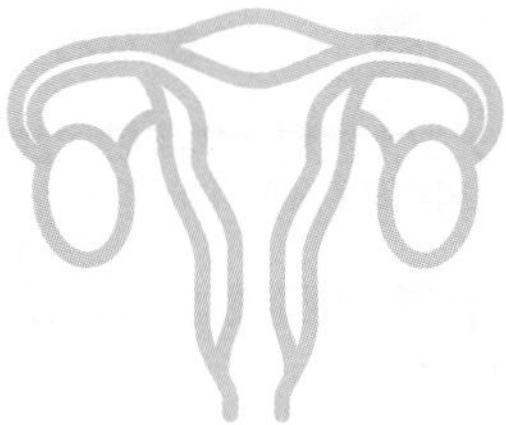

婦人・不妊

婦人科は女性の総合診療科

生理のリズムは、卵胞ホルモン（エストロゲン）と黄体ホルモン（プロゲステロン）という２つの女性ホルモンの分泌で生まれます。女性の体は、これらホルモンの影響などによって年齢とともに様々な変化がみられます。肩こりや貧血などの症状も女性ホルモンのバランスが崩れて起こるケースもあります。婦人科で検査をして異常が認められなかった場合は、他の専門の科を紹介するなど、婦人科は、総合診療科的な役割もはたします。

婦人科の主な病気は、以下の通りです。

◇子宮の病気……子宮筋腫、子宮内膜炎、子宮内膜症、子宮膣部びらん、子宮頸管ポリープ、子宮がんなど

◇卵巣・卵管の病気……卵巣機能不全、卵巣のう腫、卵巣腫瘍、卵巣炎、卵管炎、卵巣がんなど

◇膣の病気……膣炎など

◇外陰部の病気……外陰炎、外陰掻痒症（そうよう）、外陰潰瘍（かいよう）など

本章では、婦人科疾患（子宮がん、子宮頸がんを含む）と不妊の分野を分けて掲載しています。

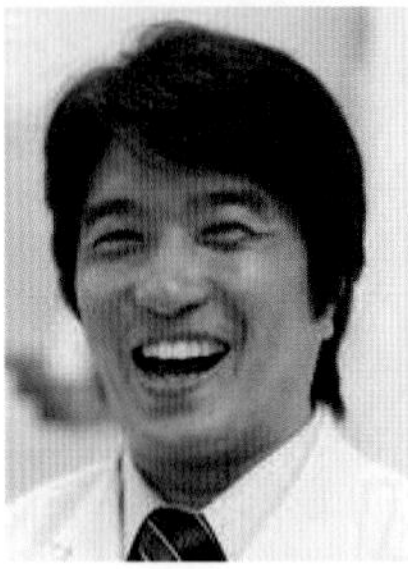

鈴木 直　すずき なお

聖マリアンナ医科大学病院　産科・婦人科
（電話）044-977-8111　神奈川県川崎市宮前区菅生 2-16-1

婦人科腫瘍、絨毛性疾患、緩和医療、がん・生殖医療、産婦人科全般

●産婦人科専門医

得意分野・診療案内

産婦人科は女性のライフサイクルに沿った様々なトラブルや悩み事を解決していくための診療科です。女性の一生には、女性特有の問題が山積されています。思春期の月経異常、不妊症や不育症の悩み、妊娠中や出産前後の問題、子宮内膜症や子宮筋腫などの良性疾患や婦人がんに対する心配、更年期や老年期の体調の変化に関する悩みなどその範囲は多くの領域にわたります。当院の産婦人科は、これらの病気に悩まれている多くの女性の悩みを解決するため、先進的な ART（補助的生殖技術）を駆使した生殖医療ならびに思春期や更年期、老年期の体調の変化に伴う苦痛軽減を専門とする生殖内分泌部門、安心して出産ができるよう地域の周産期医療を守る周産期部門、婦人科全般に関する手術療法（内視鏡手術や婦人科がん手術など）を施行し、また抗がん剤による化学療法や放射線療法を併せた集学的治療を行い緩和医療も提供する婦人科部門を有しています。

診療ポリシー・患者さんへのメッセージ

他の病気で悩まれている将来の妊娠･出産を希望されている一部の若年の患者さん（乳がん、SLE、精巣腫瘍など）に対して、治療開始前に卵子や精子、受精卵、そして卵巣組織を凍結保存し、病気が完全に治ってから ART によって妊娠成立を目指す新たな先進医療「がん・生殖医療」を行っています。また、適切な治療法が存在していない早期に閉経が発来した患者さんに対して当院独自の治療法を開発し、世界初の先進的な医療も行っています。

	聖マリアンナ医科大学病院 産科・婦人科　主な手術および検査件数（2018 年）
手術・治療実績・コメント	・婦人科手術症例 　良性疾患手術件数：開腹手術 47 件、腟式手術 70 件、腹腔鏡手術 212 件 　悪性腫瘍手術件数：広汎子宮全摘術 16 件、準広汎子宮全摘術 3 件、単純子宮全摘術 52 件、子宮頸部円錐切除術 59 件 ・周産期症例：分娩数（分娩母体数（死産を含む）625 件、双胎妊娠 38 件） ・生殖医療症例： 　採卵件数 307 件、新鮮胚移植件数 11 件、凍結融解胚移植件数 204 件、卵巣組織凍結件数（がん・膠原病）15 件、子宮鏡 84 件、IUI 241 件、卵管鏡下卵管形成術（FT）16 件
	【専門外来】がん・生殖医療外来：毎週火曜日 （若年がん患者のための妊孕性温存の専門外来、紹介状持参で直接来院可）

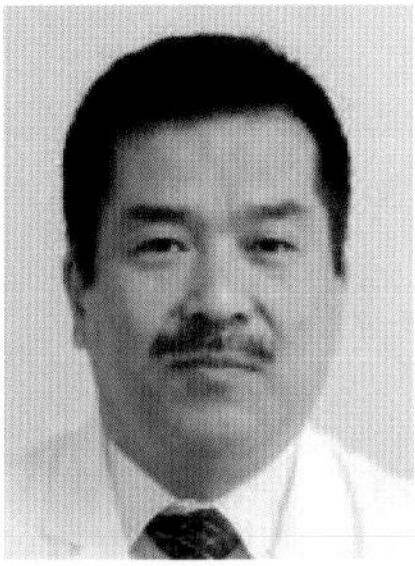

三上 幹男　みかみ みきお

東海大学医学部付属病院　産婦人科
（電話）0463-93-1121 神奈川県伊勢原市下糟屋 143

婦人科腫瘍、婦人科手術

●産婦人科専門医

得意分野・診療案内

当科では5名の婦人科腫瘍専門医の元に、子宮頸がん、子宮体がん、卵巣がんなどの婦人科悪性腫瘍に対して最新の治療ガイドラインに準拠しながら手術、化学療法、放射線療法を行っています。当院は日本婦人科腫瘍学会指定修練施設に認定されております。また婦人科悪性腫瘍研究機構（JGOG）にも参加し、積極的に臨床試験や治験にも取り組んでおります。主な対象疾患は子宮頸がん、体がん、卵巣がんなど婦人科悪性腫瘍が中心です。進行の早い悪性腫瘍の患者さんを優先して治療計画を立てる場合がありますのでご了承ください。

診療ポリシー・患者さんへのメッセージ

産婦人科は女性を生涯にわたってサポートする診療科であります。女性の一生は、生物学的な変化と社会的な変化の両面を伴っています。第2次性徴に始まる女子ホルモンの分泌の開始、恋愛・結婚、妊娠・分娩というビッグイベント、子育て、家族と仕事の両立、仕事への傾注、さらには閉経、というように生物学的・社会的にいろいろなことを人生の中で経験していき、男性とは全く違うドラマチックな体験をしていきます。この女性の一生の中で、内分泌学的（ホルモン）による体の変化（月経不順、不妊症）、ビッグイベントの妊娠・出産、そして月経困難症を主な症状とする子宮内膜症、子宮頸がんをはじめとする悪性腫瘍、更年期などのトラブルに一緒に対応していくのが私たち産婦人科医の役目です。
産婦人科医療の中には、内科的要素、外科的要素、産科的要素、心療内科的要素、アンチエイジングなど、幅広いものが含まれていることが特徴です。

	東海大学医学部付属病院 産婦人科の診療実績（婦人科腫瘍）			
手術・治療実績		2016年	2017年	2018年
	子宮頸がん手術	44	45	30
	子宮体がん手術	58	57	44
	卵巣がん手術	38	36	44
	その他悪性腫瘍手術	6	4	8
	日帰り子宮蒸散術	36	28	17
	通院化学療法数	737	717	956
業績	【論文】Mikami M, et al. Induction of the differentiation of cultured endometrial carcinoma cells by type I collagen : Relevance of sulfolipids. ONCOLOGY LETTERS ; 1 : 113-117(2010) ほか			

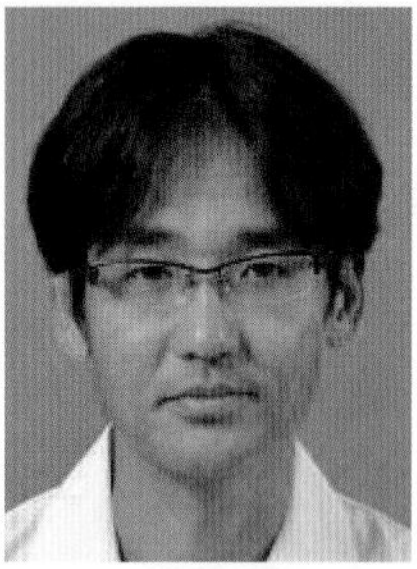

金尾 祐之　かなお ひろゆき

がん研究会有明病院　婦人科
（電話）03-3520-0111　東京都江東区有明 3-8-31

婦人科悪性疾患全般、特に子宮頸がん、子宮体がん、卵巣がん

●産婦人科専門医

得意分野・診療案内

婦人科がん全般（特に子宮頸がん、子宮体がん、卵巣がん）において国内最多の診療実績（化学療法なども含む）を誇っており、さらに子宮頸がん、子宮体がん、卵巣がんに対する手術はいずれも国内トップの件数を毎年施行しております。開腹手術、腹腔鏡手術、ロボット手術いずれも対応可能で、特に婦人科がんに対する腹腔鏡手術施行件数は国内最多であるばかりか、全国的には稀な手術（再発がんに対する切除術や妊孕性（妊娠する可能性）を温存した婦人科がん手術）も積極的に行っております。そのため国内ばかりか海外からも多くの医師が手術を学びに当科を訪れております。

診療ポリシー・患者さんへのメッセージ

「傷が小さく手術を行いたい」という気持ちはだれしも持っています。もちろん当科では腹腔鏡手術、ロボット手術と低侵襲な手術を積極的に行っておりますが、がんに対する手術において重要な点はがんを根治させることです。傷が小さくても再発させては意味がありません。それぞれのがんの状態にどの手術が最適か、じっくり相談して決定していきましょう。我々は常にがんを根治させる可能性が少しでも高い治療を提供してまいります。

	個人 年間総治療数：悪性手術 約 180 件 良性疾患 約 100 件（2019 年）	累計総治療数：（悪性手術 約 1,000 件、良性手術 約 4,000 件）
手術・治療実績・コメント	【高難度手術】 手術名：腹腔鏡下再発腫瘍切除術 件数：毎年 10 ～ 15 件 生存退院率：100% 術後 1 年以上の生存率 60% 重篤な合併症数：5 件 / 年 再手術数：0 ～ 1 件 / 年 術死件数：0 件 / 年	【主な治療実績】（2019 年） 腹腔鏡下広汎子宮全摘術（子宮頸がん）：40 件 腹腔鏡下子宮体がん根治術：50 件 卵巣がん根治術（開腹）：40 件 ロボット支援下子宮体がん手術：30 件 腹腔鏡下婦人科良性疾患手術（単純子宮全摘術など）：100 件
	再発婦人科がん（特に放射線治療後の再発がん）に対する手術は全国的にもほとんど行われていません。技術的に非常に困難であるばかりか、体に対する負担も大きく、また治療効果も不明な点が多いためです。手術適応を含めて十分に話し合って手術を行うかどうか決めましょう。	
業績	国内、海外において現在まで 30 回を超える手術指導を行ってきました。また海外の学会において 20 回を超える招聘講演、受賞歴があります。	

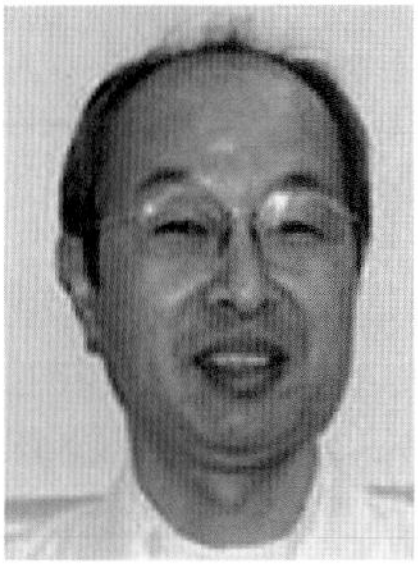

安藤 正明　あんどう まさあき

倉敷成人病センター　婦人科
(電話) 086-422-2111 岡山県倉敷市白楽町 250

子宮・卵巣がん、深部 / 異所性子宮内膜症、子宮筋腫

●産婦人科専門医

得意分野・診療案内

1986年より開腹、腹腔鏡下手術を問わず婦人科疾患の手術を数多く施行してきました。そのなかでも、婦人科の腹腔鏡下手術の症例数は全国トップクラスであり、婦人科悪性腫瘍の腹腔鏡下手術を確立させた国内のパイオニアの一人でもあります。難症例の手術も数多く施行しており、世界的権威のある学会で10年連続、学会賞を受賞するなど、医師の間でも高い評価をいただいています。その高度な技術で、様々な症例の患者さんに対して最良と考える治療を行っています。

診療ポリシー・患者さんへのメッセージ

倉敷成人病センターで理事長を務める私、安藤正明は、婦人科医としてこれまで多くの患者さんとその患者さんの抱える病気に向き合ってきました。一人ひとりの患者さんに対して真摯に対応するよう努め、患者さんの気持ちに寄り添った医療を目指しています。患者さんには病気や手術に対する大きな不安があるかと思います。だからこそ「安藤になら任せられる」と大きな信頼をいただけるよう、手術のリスクを含め情報開示を徹底しています。病気や手術について充分に理解・納得していただいたうえで、持てる技術と豊富な経験に基づく治療を行っています。

手術・治療実績・コメント	累積症例数 (2013 年度)：1986 年以来婦人科の全身麻酔手術の執刀は 16,000 例以上 (内訳：腟式子宮全摘術 6,000 例以上、腹式子宮全摘術 1,560 例、腹腔鏡下手術 8,500 例以上) それに加え、後腹膜リンパ節郭清を伴う腹腔鏡下子宮がん・卵巣がん手術は 600 例以上
	年間症例数 (2013 年度)：腹腔鏡手術 1,300 例 (2011 年 1 月現在) のうち約 850 件を執刀。内訳：腹腔鏡下子宮全摘術 522 例、筋腫核出術 241 例、後腹膜リンパ節郭清を要す悪性腫瘍 68 例。主に倉敷成人病センターで手術を行っておりますが、その他国内外の病院から要請を受けて手術を行っております。京都大学、東京女子医科大学をはじめ、イタリア、タイ、オーストラリアでも行いました。 【年間の疾患別の腹腔鏡下手術】子宮頸がんの広汎性子宮全摘術 33 例、広汎性子宮頸部切除術 6 例、子宮体がん 35 例、卵巣がん 28 例、子宮筋腫約 625 例、卵巣のう腫約 382 例、子宮内膜症 208 例、その他約 39 例
業績	【受賞】第 26 回日本内視鏡外科学会にて「大上賞」受賞 (2013) ほか

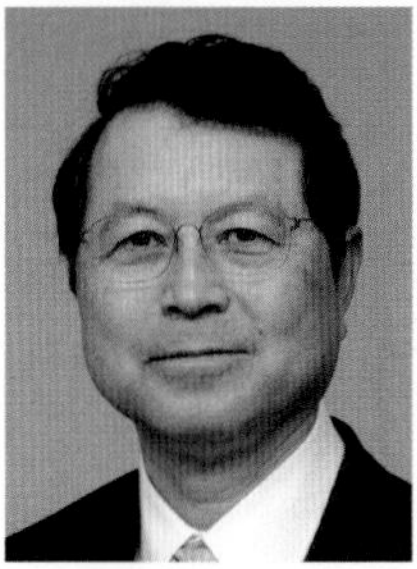

佐々木 寛　ささき ひろし

①佐々木医院　産婦人科
（電話）03-3872-6776 東京都台東区浅草 5-33-12
②千葉徳洲会病院　婦人科
（電話）047-466-7111 千葉県船橋市高根台 2-11-1

子宮頸がん、異形成上皮、子宮体がん、内膜増殖症、卵管がん、卵巣がん、卵巣境界悪性腫瘍、良性腫瘍、子宮がん検診、梅毒、淋菌、クラミジア、ヘルペス、子宮内膜症、月経困難症、月経前緊張症、浮腫、骨粗鬆症、陰部神経痛、仙腸関節痛、子宮脱 ●産婦人科専門医

得意分野・診療案内

女性の良性・悪性腫瘍の内視鏡（ロボット支援手術・腹腔鏡下手術・子宮鏡下手術）の技術認定医で、高度な手術技術を駆使して多くの婦人科腫瘍手術を行っております。単に手術だけでなく、細胞診断の専門医かつ婦人科腫瘍の専門医として適確な診断・治療を行います。副作用を軽減したがん治療を常に心がけており、例として術後の下肢リンパ浮腫の予防治療、抗がん剤の副作用軽減、術後の排尿障害の対策など支持療法に精通しています。一方、予防医学にも目を向け、日本人間ドック学会の専門医として女性の健康を支えることを目指しております。その一環として、日本婦人科がん検診学会の理事長として、子宮頸がん検診の普及・精度管理の指導的立場におります。また、老人医療（骨粗鬆症の治療・更年期障害・初老期うつ症状等）の治療を得意とし、特別養護老人ホームの理事長として高齢者の健康に心を砕いております。

診療ポリシー・患者さんへのメッセージ

女性のトータルケアをモットーとし、一医療機関を超えて患者さんに最適な医療を提供することを心がけております。自ら病診連携を実践し、クリニックと大病院の両方で診療を行って、それぞれの施設の特長を活かし、患者さんの多様なニーズにお応えできるようにしております。がんの治療では早期診断、患者さんの負担を少しでも減らした治療を目指しております。

<table>
<tr><td></td><td>個人 年間総治療数：318 件（2019 年）</td><td>過去５年間の総治療数：1,685 件</td></tr>
<tr><td rowspan="2">手術・治療実績・コメント</td><td>【高難度手術】（2019 年）
手術名：ロボット手術、腹腔鏡下手術、子宮鏡下手術、レーザー治療
件数：280 件
生存退院率：術後 1 年以上の生存率 100%
重篤な合併症数：0 件
再手術数：0 件
術死件数：0 件</td><td>【主な治療実績】（2019 年）
ダビンチ支援子宮体がん手術：11 件
腹腔鏡下子宮全摘術：78 件
腹腔鏡下筋腫核出術：38 件
腹腔鏡下卵巣のう腫切除術：47 件
子宮鏡下筋腫核出術：48 件
子宮頸部異形成レーザー治療：58 件</td></tr>
<tr><td colspan="2">内視鏡手術は、開腹手術に比べ術後の回復が早く、傷もきれいです。子宮体がんの手術は早期Ｉａ期であればロボットや腹腔鏡下手術が可能で、治癒率も開腹術と差がありません。内視鏡技術認定医かつ婦人科腫瘍認定医による執刀をお薦めします。</td></tr>
<tr><td>業績</td><td colspan="2">【受賞】日本臨床細胞学会学会賞・Kazumasa Masubuchi Life-Time Achievement in Clinical Cytology Award　【原著論文】欧文 65 本</td></tr>
</table>

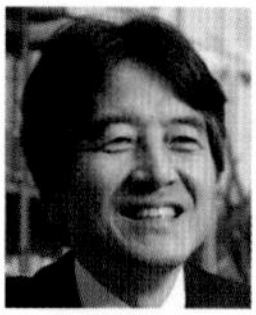

片渕 秀隆 かたぶちひでたか

熊本大学病院 婦人科
（電話）096-344-2111
熊本県熊本市中央区本荘 1-1-1
●産婦人科専門医

診療内容

子宮頸がん、子宮体がん、卵巣がん、卵管がん、腟がん、外陰がん、腹膜がん、絨毛性疾患、子宮筋腫

婦人科悪性腫瘍に対しては、手術、化学療法、放射線療法、化学放射線併用療法、免疫療法を総合的に駆使し放射線診断・治療科、外科や病理部の協力を得て対応しています。がんゲノム医療の実施に向けて遺伝子パネル検査を行い、その結果を解析し、遺伝子情報に基づくがん個別化治療を検討します。QOL を第一に考え、特に骨盤リンパ節郭清後に生じる下肢のむくみに対して、リンパマッサージなどによる積極的な予防策を行い効果を上げています。また、術後の補助化学療法では外来化学療法センターでの外来治療を積極的に取り入れています。若年者においては将来妊娠・出産が可能であるように妊孕性の温存を考慮した治療を行っており、妊娠中に判明した婦人科疾患については周産期分野のスタッフと密接に協力しています。

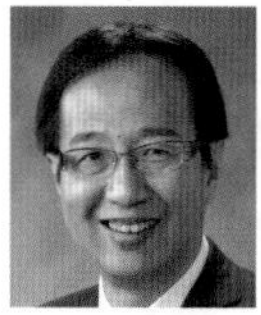

榎本 隆之 えのもと たかゆき

新潟大学医歯学総合病院
（電話）025-223-6161
新潟市中央区旭町通一番町 754
●産婦人科専門医

診療内容

子宮頸がん、卵巣がん、子宮体がん、外陰がん、腟がん、子宮筋腫、卵巣嚢腫、子宮頸部異形成

妊娠初期に子宮頸部浸潤がんと診断された患者さんに、子宮を摘出せずに胎児を温存しながら、患部を摘出することによって、母体も胎児も助ける手術の名医として特に有名です。新潟大学では婦人科悪性疾患に対しては、子宮を切除しない「妊孕性温存治療（妊娠する能力を保つ治療）」、「子宮体がんの腹腔鏡手術、ロボット手術」、「抗がん剤治療と放射線治療を組み合わせた集学的治療」を行っており、患者さんにとってベストの治療が提供できるよう心がけています。また新薬などを使用した臨床試験にも参加しています。
2019 年の婦人科悪性手術は 135 例、うち子宮頸がん（浸潤がん）が 19 例、子宮体がんが 55 例（腹腔鏡 20 例・ロボット 4 例）、卵巣がんが 58 例でした。

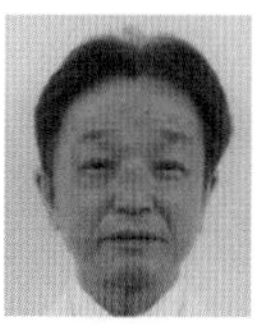

田畑 務 たばた つとむ

東京女子医科大学病院 婦人科
（電話）03-3353-8111
東京都新宿区河田町 8-1
●産婦人科専門医

診療内容

婦人科腫瘍

【特徴】婦人科では各ライフステージの女性に対するトータルケアとしてのウィメンズヘルスを目指しています。腫瘍、生活習慣病の抑制としての更年期／老年期、内分泌／不妊、周産期の４つの分野を柱に、各々専門外来を設置し、専門医が診療に当たります。
【合併症への対応】他科と密接な連帯をしつつ、合併症を有する患者様にも安心して女子医大ならではの診療が受けられます。
【女性機能の温存】悪性腫瘍には徹底した治療を行う一方で、良性疾患や早期がんに対しては女性機能の温存、QOL の維持を重視した最先端の診療を行います。
【著書】『改訂 2 版 子宮体癌・卵巣癌における Staging Laparotomy: en bloc 骨盤・傍大動脈リンパ節郭清術』ほか

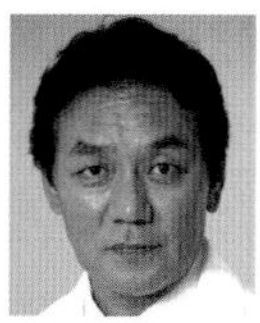

岡本 愛光 おかもと あいこう

東京慈恵会医科大学附属病院
（電話）03-3433-1111
東京都港区西新橋 3-19-18
●産婦人科専門医

診療内容

子宮筋腫、卵巣嚢腫、子宮頸がん、子宮体がん、卵巣がん、腹腔鏡手術、更年期障害、遺伝性乳がん卵巣がん（HBOC）

婦人科・腫瘍部門：子宮筋腫や卵巣嚢腫などの良性腫瘍では腹腔鏡手術をはじめとした低侵襲手術を積極的に導入しています。婦人科悪性腫瘍（子宮頸がん、子宮体がん、卵巣がんなど）の治療方針は、ガイドラインに基づいた標準治療を基本としておりますが、新規治療法を安全かつ有効に開発、提供するために臨床試験への参加も積極的にお勧めしています。また、症例によっては妊孕性温存（妊娠の可能性を残す）治療も行っています。
婦人科の実績（2017 年度）：手術総数 819 件、うち開腹手術 323 件（38.9%）、腹腔鏡下手術 216 件（26.3%）、他 94 件、日帰り入院 186 件、卵巣がん 86 件、子宮頸がん 28 件、子宮体がん 67 件

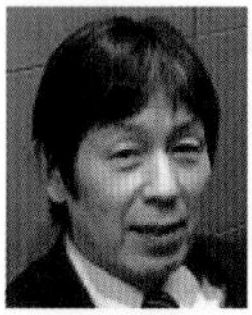

若槻 明彦 わかつき あきひこ

愛知医科大学病院 産科・婦人科
(電話) 0561-62-3311
愛知県長久手市岩作雁又 1-1
●産婦人科専門医

診療内容

腹腔鏡下手術、周産期医学、更年期医学、性差医学

産科・婦人科のあらゆる疾患に対して最新の診断・治療技術と看護体制を敷いて診療を行っています。また緊急疾患に対していつでも入院・手術に対応できる体制を整えています。婦人科領域では、子宮筋腫・子宮内膜症・卵巣腫瘍に対してほとんど腹腔鏡下手術や子宮鏡下手術を行っています。ここ 7 ～ 8 年間では、難易度の高い腹腔鏡下子宮筋腫核出術と腹腔鏡下膣式子宮全摘術の症例数が激増しております。
また、子宮体がんの腹腔鏡下手術の先進医療を平成 23 年に、子宮頸がんの腹腔鏡下手術の先進医療を平成 29 年に取得し、積極的に行ってきました。
外来は、新患外来と、２つの再診で対応し、専門外来としては一般産科・ハイリスク産科・腫瘍外来・腹腔鏡下手術外来・更年期外来、また助産師によるママクリニックを設けています。

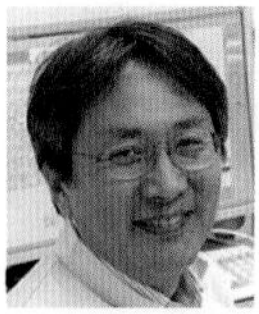

大須賀 穣 おおすが ゆたか

東京大学医学部附属病院 産婦人科
(電話) 03-3815-5411
東京都文京区本郷 7-3-1
●産婦人科専門医

診療内容

生殖医学、内視鏡手術、子宮内膜症、抗加齢医学

当院の子宮内膜症外来は、日本で最初に「子宮内膜症外来」として設立いたしました。
外来患者数は、開設当初より全国から患者さんが紹介され現在は述べ 3,000 名以上となっております。初診時の病巣の内訳では、卵巣嚢胞が 69%、子宮腺筋症 24%、稀少部位（腸管、膀胱、肺、臍、鼠径、会陰、肝臓など重複を含む）5% を占めており、それ以外にも月経困難症や深部子宮内膜症などの患者さんがおられます。2015 年には、子宮腺筋症外来を新たに開設いたしました。本外来は子宮腺筋症を専門としており患者さんに好評をいただいております。さらに、臨床研究・基礎研究・学会活動・講演などにも力を入れて国内外に向けて情報発信することで、ひとりでも多くの患者さんへの質の高い医療を提供できるよう努力を続けていきます。

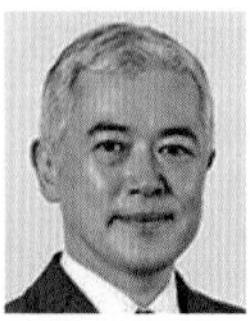

百枝 幹雄 ももえだ みきお

聖路加国際病院 女性総合診療部
(電話) 03-3541-5151
東京都中央区明石町 9-1
●産婦人科専門医

診療内容

子宮内膜症、不妊

女性総合診療部は、周産期科・一般婦人科・女性外科の３科で構成されています。婦人科部門では、腹腔鏡下手術および悪性腫瘍の治療を積極的に実施しています。腹腔鏡は、子宮内膜症や、チョコレート嚢腫や皮様嚢腫など良性と考えられる卵巣腫瘍のほとんどに導入し、腹腔鏡下子宮筋腫核出、腹腔鏡下子宮全摘術も実施しています。2014 年には約 400 件以上の腹腔鏡手術と 80 件の子宮鏡下手術を行いました。子宮全摘は年間 100 例以上が腹腔鏡で行われています。
当院は入院期間が短いのも特徴で、一例をあげると、卵巣の腹腔鏡下手術の入院期間は入院から退院まで 4 日間が標準となっています。2011 年 11 月より、手術支援ロボット『da Vinci』を導入し、腹腔鏡手術の更なる可能性を追求しています。

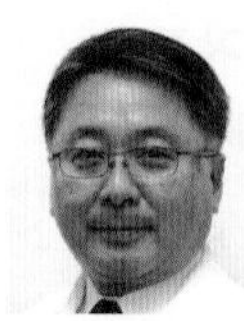

進 伸幸 すすむ のぶゆき

国際医療福祉大学成田病院
(電話) 0476-35-5600
千葉県成田市畑ケ田 852
●産婦人科専門医

診療内容

子宮体がん、子宮頸がん、卵巣がん、子宮内膜増殖症、子宮頸部異型上皮、子宮頸部異型腺細胞（AGC）、卵巣嚢腫、子宮筋腫、内膜ポリープ

産婦人科内視鏡下手術技術認定医と婦人科腫瘍専門医のダブルライセンスを有し、腹腔鏡下手術、子宮鏡下手術の多数の手術実績を有し、開腹手術を含めて、三田病院 3 年間と前職の慶應義塾大学病院 7 年間の執刀例は 2,000 例を超えます。また、若年子宮体がんの黄体ホルモン療法では世界有数の治療実績（約 320 名の治療と 90 名の妊娠）を有しています。子宮体がん 100 名以上の方の協力の下、センチネルリンパ節検索を行い、ナビゲーション手術の準備を行ってきました。子宮頸部異型腺細胞（AGC）の国際共同臨床試験も担当し、100 名以上の患者さんの診断、治療の経験があります。また婦人科遺伝性腫瘍の相談、がん手術後の長期的フォローアップも担当しています。

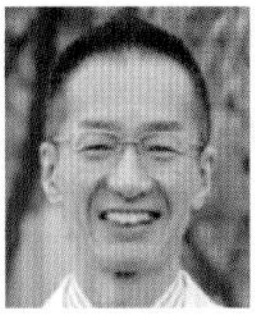

伊藤 公彦 いとう きみひこ

関西ろうさい病院 産婦人科
（電話）06-6416-1221
兵庫県尼崎市稲葉荘 3-1-69
●産婦人科専門医

診療内容

卵巣がん、子宮頸がん、子宮体がん、外陰がん、膣がん、子宮筋腫、卵巣嚢腫、子宮内膜症、腺筋症、性器脱

婦人科悪性腫瘍を中心に、治療を行っています。豊富な経験と最新の医学知識をもとに、それぞれの患者さんに最適の医療を提供できるように、チームで取り組んでいます。手術、放射線、抗がん剤、分子標的治療薬、免疫チェックポイント阻害薬、がん遺伝子パネル検査などを駆使して治療に当たります。2019 年は、術者、第一助手として 119 件の手術を行いました。うち、悪性腫瘍の手術を 82 件（子宮頸がん 12 件、子宮体がん 35 件、卵巣がん 33 件、膣がん 2 件）行いました。また、ロボット支援下手術も 12 件（悪性 8 件､良性 4 件）行いました。NPO 法人関西臨床腫瘍研究会の会長も務めており、患者さんにより良い医療を提供するために、臨床研究や治験も積極的に行っています。

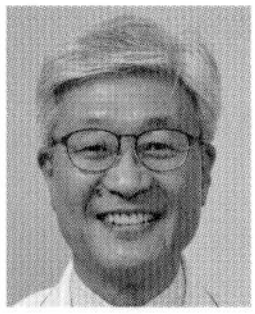

平嶋 泰之 ひらしま やすゆき

静岡県立静岡がんセンター 婦人科
（電話）055-989-5222
静岡県駿東郡長泉町下長窪 1007
●産婦人科専門医

診療内容

子宮がん、卵巣がん、膣がん、外陰がん、絨毛がん

婦人科浸潤がんを年間 340 件治療し、同手術件数も年間約 280 件あり、国内有数の例数です。近年は腹腔鏡下手術、ロボット支援下手術も数多く手がけています。
治療の基本は、現在最も効果が期待できる「標準治療」となり、安全で根治性の高い手術、適切な抗がん剤治療と副作用対策など適切な治療方針を決定しています。また、関連各科が定期的に集まって、最適な治療方針を検討しています。しかし、患者さんの希望は価値観や取り巻く環境によって異なります。当科では患者さんの思いに寄り添い、患者さんが " 納得のいくがん治療 " を選択できるように最新かつ正確な情報を提供しています。さらに、新しい治療法の開発・確立を目指して、臨床試験や新しい薬剤の開発研究である治験にも積極的に取り組んでいます。

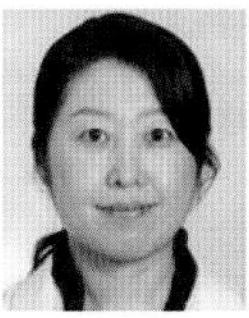

田中 京子 たなか きょうこ

東邦大学医療センター大橋病院
（電話）03-3468-1251
東京都目黒区大橋 2-22-36
●産婦人科専門医

診療内容

婦人科腫瘍（子宮頸がん、特に妊孕性温存療法、子宮体がん、卵巣がん）

婦人科腫瘍のなかでも子宮頸がんを専門としています。積極的に取り組んでいるのは、従来では子宮温存の適応外である早期子宮頸がんに対する妊孕性温存療法としての「広汎性子宮頸部摘出術（トラケレクトミー）」です。この手術は高度な技術が必要であり、どこの施設でも可能という訳ではありません。2009 年～ 2018 年まで慶應義塾大学病院にて手術を執刀した経験を生かして、2018 年 7 月からは当院でこの手術を行っています。患者様の希望に沿った最善の治療法を提供し、図などを用いて患者様に理解しやすい説明を心がけています。思春期、生殖期、成熟期、更年期、老年期と、女性のあらゆるライフステージにおける諸疾患に対応いたします。特色として婦人科腫瘍の診断および治療を得意としております。

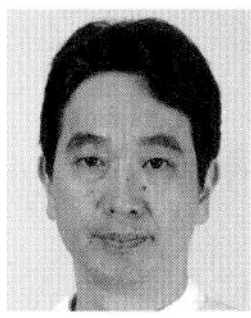

松村 謙臣 まつむら のりおみ

近畿大学病院 産科婦人科
（電話）072-366-0221
大阪府大阪狭山市大野東 377-2
●産婦人科専門医

診療内容

子宮頸がん、子宮体がん、卵巣がん、子宮筋腫、子宮内膜症、卵巣嚢腫、骨盤臓器脱、合併症妊娠

当院は、婦人科がんに対して根治性および QOL の維持にこだわって、患者本位で先進的な医療を提供しています。手術では、特に腹腔鏡手術やロボット手術などの低侵襲手術を積極的に取り入れており、その手術技術は全国的にも高く評価されています。私は当院のみならず、他病院の手術指導も広く行ってきました。また当院は最先端の放射線治療や薬物療法を行うための体制も有しています。当院の 2019 年の子宮がん（子宮頸部・体部の浸潤がん）の治療件数は 170 件、うち手術 93 件（腹腔鏡手術 54 件、ロボット手術 8 件）、卵巣がんの治療件数は 76 件､うち手術 42 件（生検を含まず）、婦人科良性疾患も含めた手術は 630 件でした。このように当院は婦人科疾患において南大阪では随一で国内でも有数の医療機関です。

髙倉 聡 たかくらさとし

獨協医科大学埼玉医療センター
（電話）048-965-1111
埼玉県越谷市南越谷 2-1-50
●産婦人科専門医

診療内容

婦人科悪性腫瘍の手術（含む da Vinci 手術）、薬物療法

婦人科悪性腫瘍の診療では、当院は埼玉県の東部地区における基幹病院です。年間約 100 例の新規症例を取り扱っています。初期がんには「可能な限り低侵襲ながん治療」、進行・再発がんには「諦めないがん治療」を理念として診療しております。合併症などを有するため他院で受け入れができない患者さんも可能な限り受け入れて全身状態の許す限り全力で治療しております。悪性腫瘍の治療は手術療法が基本ですが、術前に腫瘍の状態や患者さんの全身状態などの評価を行い、最適の手術方式を選択しています。開腹手術の入院期間は 2 週間前後が目安です。また、平成 30 年 4 月より子宮体がんに対する内視鏡手術支援機器を用いた腹腔鏡下手術（da Vinci 手術）が保険適応とされ、当科では平成 30 年 11 月より同手術を行っております。

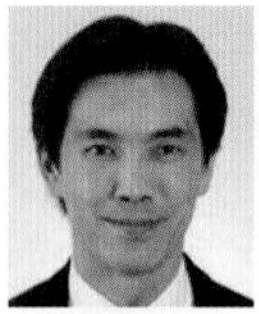

馬場 長 ばばつかさ

岩手医科大学附属病院 産婦人科
（電話）019-613-7111
岩手県紫波郡矢巾町医大通 2-1-1
●産婦人科専門医

診療内容

婦人科悪性腫瘍、腹腔鏡手術、ロボット手術

当科には各種専門医が集まり、産科、婦人科疾患全般の診療、不妊症に対する診療を行っています。産科・婦人科は矢巾の附属病院にて、不妊症は内丸 MC にて診療します。産科疾患は岩手県総合周産期母子医療センターや小児科新生児集中治療室、精神科、内科、社会福祉士と連携し、県内広域から当院にかかる妊産婦と胎児の健康に寄り添えるように注意深く診療を行っています。妊婦健診は毎週、月水金の午前中に予約制で行っています。また、超音波診断外来は毎週、月木金の午後に予約制で行っています。婦人科疾患は、良性腫瘍、悪性腫瘍ともに患者さんにとって最善の治療を提供することを目指しています。内視鏡手術（腹腔鏡手術、ロボット手術、子宮鏡手術）にも対応しています。産科・婦人科ともに新患は原則的に毎日、周産期専門医と婦人科腫瘍専門医が担当します。

日本人は慢性睡眠不足

睡眠中に細胞、筋肉の修復、記憶の定着が行われるので、睡眠時間が短いと、身体が常時、緊張状態（血管が収縮し心拍数が増加、血圧が上がる）となり、高血圧、脳卒中、心筋梗塞、うつ病、糖尿病などの発症の危険性が高まります。食欲増進のホルモンが活発になって空腹を感じ、肥満につながることもあります。また免疫力も低下し、感染症リスクも増大します。日本は、先進国の中で睡眠不足が最も深刻な国です。詳しくは、桜の花出版『眠るだけで病気は治る！』をご参照ください。

杉山 徹 すぎやまとおる

聖マリア病院 婦人科
（電話）0942-35-3322
福岡県久留米市津福本町 422
●産婦人科専門医

診療内容

婦人科腫瘍（良性・悪性）

婦人科で扱う疾患は子宮筋腫や卵巣嚢腫などの良性腫瘍、子宮がんや卵巣がんなどの悪性腫瘍、骨盤内や外陰部の炎症性疾患や感染症、思春期・更年期などの内分泌疾患などその範囲は多岐にわたっています。
子宮筋腫や卵巣の良性腫瘍や救急疾患に対する内視鏡（腹腔鏡・子宮鏡）手術や子宮動脈塞栓術なども積極的に行っており、とくに妊孕性を温存する手術に力をいれています。
婦人科悪性腫瘍（子宮がん、卵巣がんなど）の診断には MRI や PET-CT などの最新機器を活用するとともに放射線科医や関連各科との連携による集約的治療を実践しています。治療方針は、各々のガイドラインに基づき最新治療を提供し、また、新しい治療方法を安全かつ有効に開発、提供するために JGOG、JCOG などの国内の臨床試験に積極的に参加しています。

有益情報

ランキング医師の病院は遠くて行けないという患者さんのための、北海道、東北、四国、九州を中心とする準名医情報です。ランキングとは別です。ご参考になさってください。

北海道	**齋藤 豪** さいとう つよし （電話）011-611-2111	**札幌医科大学附属病院 婦人科**　●産婦人科専門医 北海道札幌市中央区南1条西16丁目291番地
	山下 剛 やました つよし （電話）0138-43-2000	**市立函館病院 産婦人科**　●産婦人科専門医 北海道函館市港町1丁目10番1号
	寒河江 悟 さがえ さとる （電話）011-665-0020	**北海道大野記念病院 婦人科**　●産婦人科専門医 北海道札幌市西区宮の沢2条1丁目16番1号
	渡利 英道 わたり ひでみち （電話）011-716-1161	**北海道大学病院 婦人科**　●産婦人科専門医 北海道札幌市北区北14条西5丁目
	加藤 秀則 かとう ひでのり （電話）011-811-9111	**北海道がんセンター 婦人科**　●産婦人科専門医 北海道札幌市白石区菊水4条2丁目3番54号
東北	**新倉 仁** にいくら ひとし （電話）022-293-1111	**仙台医療センター 産婦人科**　●産婦人科専門医 宮城県仙台市宮城野区宮城野二丁目11番12号
	島田 宗昭 しまだ むねあき （電話）022-717-7000	**東北大学病院 婦人科**　●産婦人科専門医 宮城県仙台市青葉区星陵町1番1号
	永瀬 智 ながせ さとる （電話）023-633-1122	**山形大学医学部附属病院**　●産婦人科専門医 山形県山形市飯田西2-2-2
	横山 良仁 よこやま よしひと （電話）0172-33-5111	**弘前大学医学部附属病院**　●産婦人科専門医 青森県弘前市本町53
	水沼 英樹 みずぬま ひでき （電話）024-547-1111	**福島県立医科大学附属病院**　●産婦人科専門医 福島県福島市光が丘1番地
	吉田 仁秋 よしだ ひろあき （電話）022-791-8851	**仙台 ART クリニック**　●産婦人科専門医 宮城県仙台市宮城野区名掛丁206-13
四国	**竹原 和宏** たけはら かずひろ （電話）089-999-1111	**四国がんセンター 婦人科**　●産婦人科専門医 愛媛県松山市南梅本町甲160番
九州	**小林 裕明** こばやし ひろあき （電話）099-275-5111	**鹿児島大学病院 産科・婦人科**　●産婦人科専門医 鹿児島県 鹿児島市桜ヶ丘8-35-1
	牛嶋 公生 うしじま きみお （電話）0942-35-3311	**久留米大学病院 婦人科**　●産婦人科専門医 福岡県久留米市旭町67番地
その他	**寺井 義人** てらい よしと （電話）078-382-5111	**神戸大学医学部附属病院**　●産婦人科専門医 兵庫県神戸市中央区楠町7丁目5-2
	小西 郁生 こにし いくお （電話）075-621-1111	**伏見桃山総合病院 婦人科**　●産婦人科専門医 京都府京都市伏見区下油掛町895

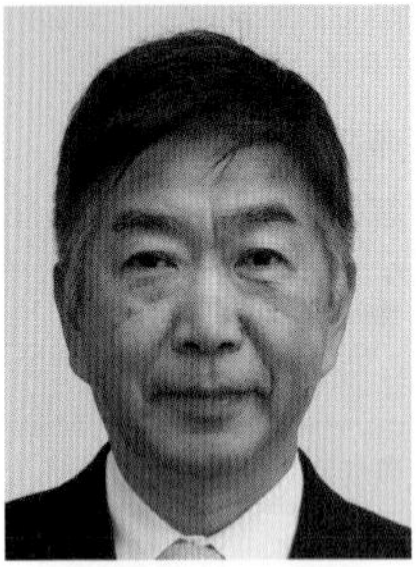

堤 治　つつみ おさむ

山王病院　リプロダクション・婦人科内視鏡治療センター
（電話）03-3402-3151 東京都港区赤坂 8-10-16

産科婦人科診療一般、不妊症、子宮筋腫、子宮内膜症、性分化異常症、高齢出産

●産婦人科専門医

得意分野・診療案内

不妊症に対する生殖医療をリプロダクション・婦人科内視鏡治療センターで実施しています。当リプロダクションセンターは平成８年から全国に先駆けて体外受精治療に取り組んでまいりました。卵巣機能の低下した方や高齢の方にも治療法を工夫して、良好な成績をあげています。妊娠後は産科施設も充実しており、シームレスなケアが可能です。婦人科内視鏡センターでは、婦人科の良性疾患である子宮筋腫や子宮内膜症、卵巣嚢胞の手術を内視鏡を使用して実施しています。不妊症の診断治療にも内視鏡を使用します。すべて内視鏡で手術を実施し、旧来の開腹手術はほとんどありません。開腹による術後の疼痛はなくなり、入院期間も短縮されます。

診療ポリシー・患者さんへのメッセージ

不妊診療は、基本的な検査から、必要な場合腹腔鏡検査、さらに生殖補助医療（体外受精等）を患者さんの理解の上でステップアップしていきます。
手術を必要とする婦人科腫瘍の治療は内視鏡（腹腔鏡および子宮鏡）を用いて患者さんの肉体的負担を軽減し、社会復帰も容易にいたします。
患者さんは、医師とコミュニケーションをとり、自分の病気をよく理解した上で、最善の治療法を選択されることが大事だと思います。

	個人 年間総治療数（オペ／産科婦人科一般診療併せて 600 件以上）	
手術・治療実績	【高難度手術】（2019 年） 手術名：子宮内膜症凍結骨盤手術 件数：115 件 生存退院率： 術後 1 年以上の生存率 100% 重篤な合併症数：0 件 再手術数：0 件 術死件数：0 件	【主な治療実績】（2019 年） 腹腔鏡下子宮全摘：23 件 腹腔鏡下子宮筋腫摘出（核出）術：83 件 腹腔鏡下卵巣嚢腫摘出術・付属器切除：71 件 腹腔鏡下手術その他：15 件
業績	【受賞】日本産科婦人科内視鏡学会　杉本賞（2013 年） 【著書】『産婦人科手技シリーズ 腹腔鏡下手術』（2010 年）、『山王病院 不妊診療メソッド』（2013 年）、『生殖外科のすべて 』4-10/172-180（2018 年） 【招聘講演】「Laparoscopic management of uterine fibroids: application of laparoscopically assisted myomectomy (LAM) avoids old day laparotomy」 The 20th APAGE Annual Congress,Chongqing,China./ ほか論文、講演多数	

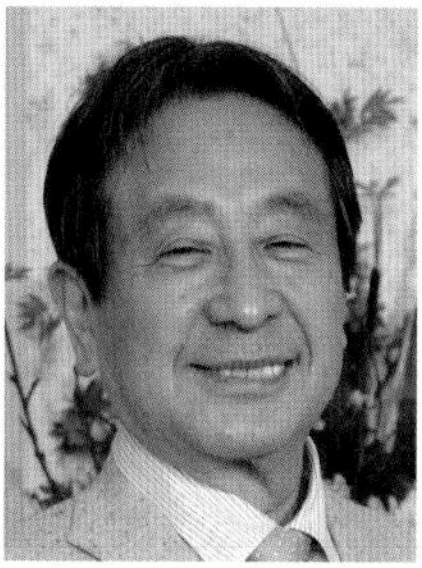

田中 温　たなか あつし

セントマザー産婦人科医院
（電話）093-601-2000　福岡県北九州市八幡西区折尾 4-9-12

不妊症治療全般

●産婦人科専門医

得意分野・診療案内

①非閉塞性無精子症に対し、精子が認められない症例は現在では治療方法が全くない状態ですが、当院では円形精子細胞注入（ROSI）を開発し、既に600人以上の生児を得ております。この成績は世界で最も高い数値と評価を得ております。
②極小精子（1～3匹）の精巣内精子または射出内精子の凍結法を開発し、ほぼ100%生存精子を回収可能となり反復精巣生検の頻度が減少しました。
③多嚢胞性卵巣症候群に対して、当院では新しいアロマターゼ阻害剤（レトロゾール）を用いることにより、採卵数を減らすことなく非常に質の高い胚盤胞ができ、なおかつ卵巣過剰刺激症候群の生じない排卵誘発法の臨床応用をしております。
④老化した卵巣機能を高める腹腔鏡下卵巣機能賦活化法を開発、臨床応用し既に16人妊娠しております。

診療ポリシー・患者さんへのメッセージ

目の前の患者様を自分にとって最も大事な人や兄弟、親友等と考えて接すると、治療に対する最良の選択肢は一つしかありません。このような考えで一人一人の患者様の対応を行っています。35歳未満の方は、精子、卵子、卵管に異常が無い場合には原則的には自然妊娠を目標としており、他施設では殆ど実施されていない腹腔鏡検査を行い、腹腔内の癒着剥離、洗浄を行い自然妊娠率が約50%高くなりました。

	科全体 年間総治療数:4,777件(2019年)	過去5年間の総治療数：34,979件
手術・治療実績・コメント	① ART（体外受精・顕微授精）：2018年6,273例、2019年1～10月4,287例 ② 顕微鏡下精巣内精子回収法：MD-TESE 107例、精子回収率：40% 精巣上体精子回収法（MESA）：19例、精子回収率：95% ③ 円形精子細胞注入 (ROSI)：250例、妊娠率：15% ④ 腹腔鏡補助下子宮鏡下卵管形成術：14例、卵管形成成功率：約60% ⑤ 腹腔鏡下卵巣機能賦活化法：100例施行、16例妊娠 ⑥ Piezo顕微授精：約3,000例、臨床成績15%上昇	
	不妊症治療はご夫婦二人の協力と参加を必要とし、経済的、肉体的、精神的負担のかかる治療であるため、1回の治療に対する成功率を高くするようにしており、また、患者様の心のケアに対しては年間不休の診療体制と常時可能なカウンセリングを行っております。	
業績	【招請講演】2019年：フィリピン、香港、ポーランド、ロシア【受賞】Medical Achievement Award for 2018 from Bonei Olamなど【原著論文】2018年：Ninety babies born after round spermatid injection into oocytes: survey of their development from fertilization to 2 years of age. など	

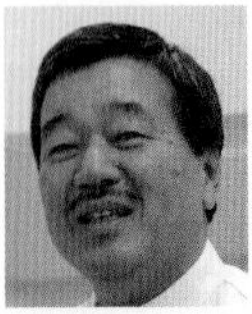

辰巳 賢一 たつみけんいち

梅ヶ丘産婦人科
(電話) 03-3429-6036
東京都世田谷区梅丘 1-33-3
●産婦人科専門医

診療内容

不妊症、排卵障害、卵管障害、子宮内膜症、男性不妊

それぞれの患者さんにとっての必要最小限の不妊治療での妊娠をめざしています。
現在の不妊治療は体外受精などの生殖補助医療（ART）が中心となっていますが、ART を受けている方の中には一般不妊治療や人工授精で妊娠できる方も多く含まれています。
私はこれまでの３万人を超える治療データを基に個別の治療方針をたて、最終的な妊娠率を下げることなくできるだけ自然に近い妊娠をめざす一方で、必要があれば機を逸する事なく ART に移っています。
治療を受ける方の 60％の方が妊娠され、2018 年に妊娠された 912 人の妊娠方法の内訳は、タイミング指導などの一般不妊治療による妊娠が 32%、人工授精による妊娠が 24%、ART による妊娠が 44%となっています。

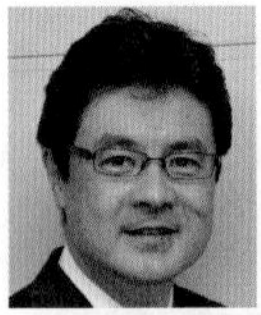

明樂 重夫 あきらしげお

日本医科大学付属病院
(電話) 03-3822-2131
東京都文京区千駄木 1-1-5
●産婦人科専門医

診療内容

子宮内膜症、子宮筋腫、子宮腺筋症、不妊症、卵巣機能不全、骨盤臓器脱

安全性、完遂性と体への優しさを徹底させた腹腔鏡手術や最新のホルモン療法を駆使し、子宮内膜症、不妊症、子宮筋腫、卵巣嚢腫、骨盤臓器脱などの婦人科良性疾患を治療しています。特に子宮内膜症では月経痛や下腹部痛などの痛みから不妊症まで、あらゆる年齢・病態・症状に応じ、エビデンスに基づいた最良の治療法を選択しています。不妊症では子宮筋腫核出術や卵管形成術などの手術療法から体外受精まで、いかなる病態・治療にも対応できるようにしています。2019 年度の腹腔鏡手術の施行数は 280 例でした。婦人科良性疾患は挙児希望の有無など、女性のライフステージによってベストの治療法は異なります。患者さんとじっくり話し合ってオーダーメイド的に治療法を選択することが何よりも大切であると感じています。

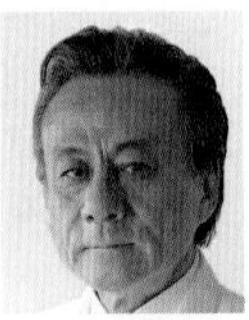

石塚 文平 いしづかぶんぺい

ローズレディースクリニック
(電話) 03-3703-0114
東京都世田谷区等々力 2-3-18
●産婦人科専門医

診療内容

一般不妊治療、早発卵巣不全（POI）、原始卵胞体外活性化法（IVA）治療、婦人科一般

当院では最先端の技術を駆使して一般的不妊症から難治性の早発卵巣不全による不妊までを治療します。早発卵巣不全の不妊治療を本格的に行っているのは世界で当院のみです。現在では不妊施設で体外受精をうける女性の平均年齢は 40 歳を超えていると言われます。私は、1990 年代より早発卵巣不全（POI）の研究、治療に取り組んできました。その後の研究により現在では一年以上自然の月経のない本格的な POI の方で 20% の治療成績、一年以内の方では、ほぼ正常卵巣機能（妊娠可能）の方と同様の治療成績を得ております。タイミング療法、人工授精から体外受精、ローズ法（POI に対する卵巣刺激法）、そして更に高度の最新治療である IVA までその方にあった治療法を駆使してその方の状況にあった不妊治療に当たります。

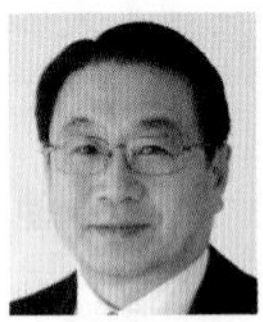

北脇 城 きたわきじょう

京都府立医科大学附属病院
(電話) 075-251-5111
京都市上京区河原町通広小路上る梶井町 465 **●産婦人科専門医**

診療内容

子宮内膜症、子宮筋腫、卵巣腫瘍、子宮・卵巣がん、不妊症、更年期障害、月経不順、合併症妊娠

診療理念は「女性一生涯のヘルスケア」。なかでも子宮内膜症の研究をライフワークとし、その成果を診療に応用し患者さんの生活の質（ＱＯＬ）向上につながるよう日々励んでいます。手術療法では内視鏡（腹腔鏡・子宮鏡）を用い患者さんの負担軽減につとめています。思春期・更年期の心身の問題にはホルモン療法や漢方など、個々の患者さんに適した治療法を提供しています。体外受精・胚移植や、重い持病のある妊婦さんの妊娠分娩管理など、妊娠一出産一産後までトータルで支援しています。がん治療ではロボット手術、遺伝子診断に基づく抗がん剤治療など先端医療を積極的に導入しています。
産婦人科の年間診療実績（2018 年度）：腹腔鏡手術（ロボット手術込）255 件、悪性腫瘍手術 87 件、帝王切開 108 件です。

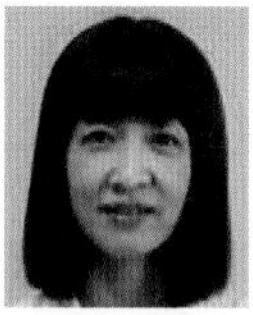

小島 加代子 こじまかよこ

高木病院 不妊センター
（電話）0944-87-0001
福岡県大川市大字酒見 141-11
●産婦人科専門医

診療内容

不妊治療、産婦人科一般

体外受精・顕微授精など不妊治療を主に行っています。高い治療成績を維持し、心のケアを大切にした質の高い不妊治療を提供できるよう努力してまいります。
【日本でも有数の歴史と治療実績を誇ります】当センターでは1991年に不妊外来を開設し、体外受精・胚移植を開始しました。1993年にはいち早く顕微授精を導入。2016年12月までに2,711人の赤ちゃんが誕生しています。
【多胎防止への取り組み】多胎妊娠防止による患者様の身体的リスクの軽減を目指し、いかに少ない移植胚で高い妊娠率を得ることができるかを重要視しています。当センターでは基本的に1回の移植に1個の胚だけを移植する単一胚移植を行っています。多胎率は1.4%で、全国平均3.9%（日本産婦人科学会報告）を大きく下回っています。

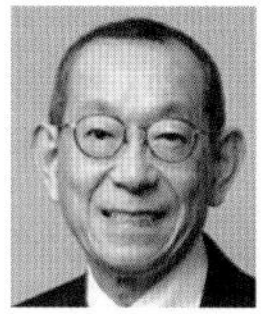

福田 愛作 ふくだあいさく

IVF 大阪クリニック
（電話）06-4308-8824
大阪府東大阪市長田東 1-1-14
●産婦人科専門医

診療内容

不妊症、不育症

体外受精採卵は年間1,500件、凍結融解胚移植は700件です。その他に日本産婦人科学会認定の着床前診断も実施。がん患者様のための卵子／胚（受精卵）凍結や精子凍結を無料（採卵費は有料）で実施しています。特殊な体外受精として多嚢胞性卵巣の方に未熟卵体外受精を日本で初めて成功させ多くの方に実施しています。卵管通過障害に対しては健康保険適用の卵管鏡下卵管形成術を外来手術（私が日本で初めて実施）として年間500件以上実施し現在までに7,000例となっています。最終的に妊娠に至らなかった患者様に対してもNext Stepと称した相談会で今後の相談をしています。クリニックのポリシーは「希望の持てる不妊治療」です。肉体的、精神的に痛みを伴わない治療を目指しています。医学的には、女性の一生をトータルに見据えた不妊治療を目指しています。

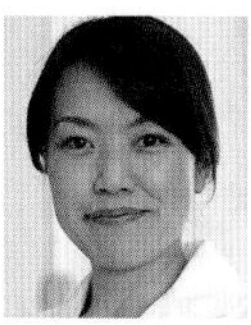

俵 史子 たわらふみこ

俵 IVF クリニック
（電話）054-288-2882
静岡県静岡市駿河区泉町 2-20
●産婦人科専門医

診療内容

不妊症検査、一般不妊治療、生殖医療補助医療ほか

当クリニックは不妊治療を専門としております。開院以来、約5,000組のご夫婦に妊娠が成立し、当院を卒業されました。当院の不妊治療の特徴は「納得・理解して進む治療」、そして「オーダーメード治療」です。オーダーメード治療とは画一的な治療にとどまらず個々に応じた治療を選択していくということです。20年近く不妊症の患者様に携わり、多くの実績を重ねてきた経験から、妊娠に近づく第一歩は患者様との信頼関係だと確信しております。妊娠したいという強い気持ちを持ち、私共を信じて治療を受けて頂くことが、いい結果に繋がる近道と考えます。そのためには、日々の通院で疑問や不安を残さずに十分納得しながら進む必要があります。当院では医師による診察の他、皆様の理解を深めて頂くために十分な知識と経験を持ったスタッフがサポートをしております。

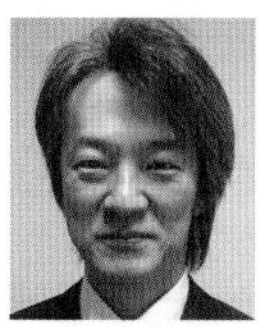

河村 和弘 かわむらかずひろ

山王病院
（電話）03-3402-3151
東京都港区赤坂 8-10-16
●産婦人科専門医

診療内容

女性不妊症、卵巣機能不全、早発閉経、無月経、子宮内膜症、多嚢胞性卵巣症候群、子宮筋腫

生殖医療に関する治療、研究を幅広く行っていますが、特に難治性である高齢女性不妊、卵巣機能不全、その最重症型である早発閉経に対する最先端の治療を行っています。閉経した女性が自己の卵子で妊娠可能な卵胞活性化療法を開発し、世界初の本法による妊娠・分娩に成功しました。諸外国においても卵胞活性化療法の指導を行い、これまで国内外で多くの妊娠・分娩が得られています。さらに、高齢不妊女性の卵子の質を改善可能な様々な研究開発を行っており、近く実用化される予定です。当院では、不妊患者に対する個別化診療を行っており、卵巣機能や年齢に応じた最適な治療法を提供しています。難治性不妊の患者様は多くの悩みを抱えていますので、患者様の心に寄り添った最適な治療を行っております。

東洋医学の基本

東洋医学では、体を構成しているのは気・血・津液（しんえき）で、これらが様々な要因で損傷されたり、正常な働きが阻害されたりすると、体の全体のバランスが崩れ、病気になると考えます。まだ発症までには至っていないが、正常な状態ではない状態を『未病（みびょう）』といい、崩れた体のバランスを整えず、さらに状態が悪化すると『病気』が発症すると考えます。
「不定愁訴（ふていしゅうそ）」（自覚症状を訴えるが病気が見つからない状態）も、未病の段階で正常な状態に戻すためのシグナルとして重要視します。

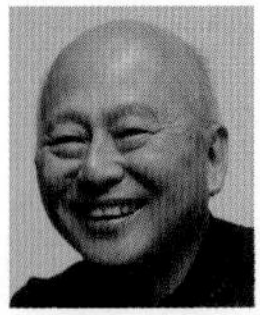

岡本 純英 おかもと すみひで

岡本ウーマンズクリニック
（電話）095-820-2864
長崎県長崎市江戸町 7-1
●産婦人科専門医

診療内容

不妊外来、一般婦人外来、産科外来

当クリニックは、産婦人科の中でも「生命の誕生」、「妊娠の成立」をお手伝いする専門医（生殖医療指導医）が主催するクリニックです。不妊相談（一般不妊外来）、不妊治療（体外受精）、そして不妊予防（加齢による妊孕能低下を回避する様々な助言指導）を信条としています。
私たちは、医師、胚培養士、看護師、心理カウンセラー、受付それぞれの高い専門性を活かしたチーム医療で、子供を望むカップルをサポートします。一貫した治療体制を支える技術と設備、ISO の品質管理により、正しい初期検査をご夫婦共に実施し、最新の EBM(Evidence Based Medicine：証拠に基づく医療) に即した正しい助言を行うことで、患者様が正しい知識のもと、ご自身に最適な治療を選択できるようになることを理想としています。母なる大地、女性の時代、私たちは女性の健康を応援します。

有益情報

ランキング医師の病院は遠くて行けないという患者さんのための、北海道、東北、四国、九州を中心とする準名医情報です。ランキングとは別です。ご参考になさってください。

北海道	**神谷 博文** かみや ひろふみ （電話）011-231-2722	**神谷レディースクリニック** 北海道札幌市中央区北 3 条西 2 丁目 2-1-2F	●産婦人科専門医
東北	**京野 廣一** きょうの こういち （電話）022-722-8841	**京野アートクリニック仙台** 宮城県仙台市青葉区本町 1-1-1-3F	●産婦人科専門医
四国	**矢野 浩史** やの こうじ （電話）089-921-6507	**矢野産婦人科** 愛媛県松山市昭和町 72-1	●産婦人科専門医
四国	**杉山 隆** すぎやま たかし （電話）089-964-5111	**愛媛大学医学部附属病院 産婦人科** 愛媛県東温市志津川 454	●産婦人科専門医
九州	**宇津宮 隆史** うつのみや たかふみ （電話）097-547-1234	**セント・ルカ産婦人科** 大分県大分市東大道 1-4-5	●産婦人科専門医
その他	**北出 真理** きたで まり （電話）03-3813-3111	**順天堂大学医学部附属順天堂医院** 東京都文京区本郷 3-1-3	●産婦人科専門医
その他	**高橋 敬一** たかはし けいいち （電話）043-243-8024	**高橋ウイメンズクリニック** 千葉県千葉市中央区新町 18-14-6F	●産婦人科専門医

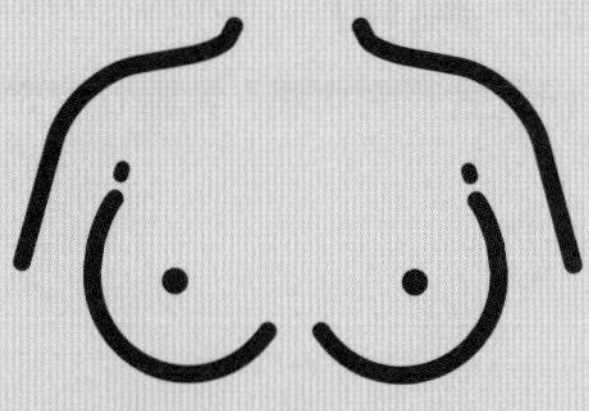

乳がん

乳がん予防は日頃のセルフチェックから

乳がんは早期発見・治療すれば、完治率も高い病気です。
「セルフチェック」が有効です。

Q1 血や膿が混じった乳汁が出る
Q2 血縁者に乳がん発症者がいる
Q3 乳房に以前はなかったしこりがある
Q4 乳房の一部がへこんでいる、ひきつれている、発赤している
Q5 卵巣がんになったことがある
Q6 乳がん検診を受けたことがない
Q7 出産経験がない
Q8 授乳経験がない
Q9 初潮の年齢が早かった（11 歳未満）
Q10 肥満である
Q11 ホルモン補充療法（黄体ホルモン製剤含む）を行っている
Q12 習慣的にタバコを吸う
Q13 習慣的にお酒をよく飲む
Q14 カロリーが高い食事をよく食べる

ドキッとした方は、乳がん検診を受けましょう。

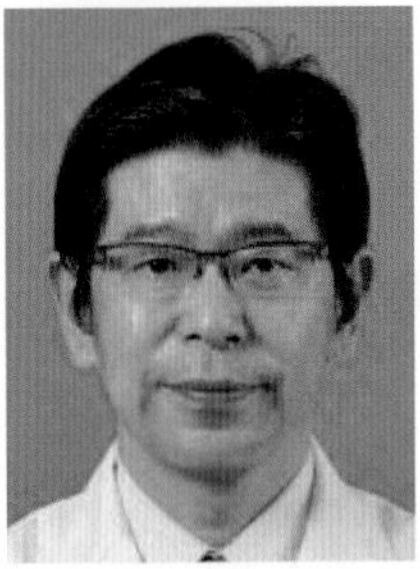

大野 真司　おおの しんじ

がん研究会有明病院　乳腺センター
（電話）03-3520-0111 東京都江東区有明 3-8-31

乳がん

●乳腺専門医

得意分野・診療案内

当センターは乳がんをはじめとする乳腺の様々な病気の診断と治療にあたっています。有明の新病院では、従来分かれていた乳腺外科と化学療法科が、「乳腺センター」としてひとつになり、2012 年からは名称も「乳腺外科」「乳腺内科」と改められました。さらに放射線治療が必要な場合には、放射線科医が乳腺センターに加わって診療することにより、病理医を含め様々な分野の医師がいつでも話し合いながら、乳がんの総合的な治療をよりスムーズに行えるようになりました。他の病院で治療を行っている方に対してはセカンドオピニオン外来を設け現在行っている治療や診断に関して時間をとって相談に応じています。また、当センターでは患者さんの QOL を最大限に考慮して、形成外科との連携による乳房再建手術を積極的に行っています。そして総合科のなかには腫瘍精神科があり、乳がんと診断された後の精神的なケアのためになくてはならないものとなっています。緩和ケア科、緩和ケア病棟も有明移転以降、新規に開設され、まだ決して十分な態勢とは言えませんが再発後の疼痛管理を中心に乳がんの診療に重要な役割を果たしています。リハビリの指導については専門の理学療法士が、乳がん術後のむくみについてはリンパ浮腫外来にて乳がん認定看護師とセラピストが指導にあたっています。

診療ポリシー・患者さんへのメッセージ

乳がんの治療法は、大きく分けて３つあります。がんの状態に応じて１～３を組み合わせて行います。1. 外科治療（手術を主体とした治療）、2. 薬物療法（抗がん剤、ホルモン剤などの薬剤を主体とした治療）、3. 放射線治療（患部に放射線をあてる治療）。抗がん剤の点滴は、乳腺センターのすぐ前にある外来治療センター（ATC）で行います。

手術・治療実績	乳腺センター手術件数：1,396 件（2018 年）	
	初回手術数（入院＋外来）1,185 乳房温存 379 乳房切除 804 うち同時再建を伴う 295 乳房操作なし 2	その他 210 良性手術 44 再発手術 66 追加手術 66 上記以外 35
業績	【著書】『外科医が修得すべき 乳がん手術』、『NHK ここが聞きたい！名医に Q 乳がんのベストアンサー：病気丸わかり Q&A シリーズ（11）』（監修）ほか	

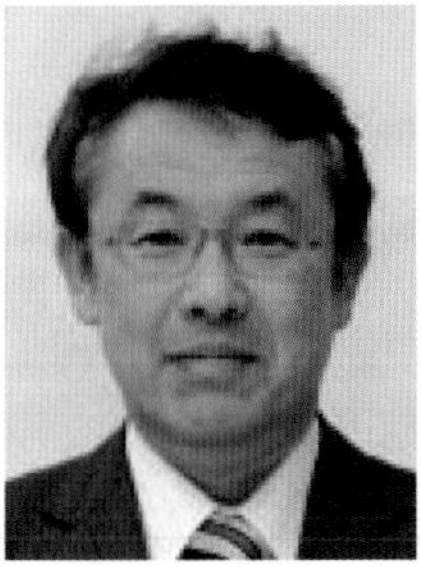

岩田 広治　いわた ひろじ

愛知県がんセンター病院　乳腺科部
（電話）052-762-6111 愛知県名古屋市千種区鹿子殿 1-1

乳がん

●乳腺専門医

得意分野・診療案内

乳がんをはじめとする乳腺の病気の診断、治療を行っています。他院から紹介された方だけでなく、乳房に関しての自覚症状がある方、乳がん検診で要精査となった方、再発乳がんの治療が必要な方、など色々なきっかけで患者さんは当院を受診されます。私たち乳腺科のスタッフはどのような方に対しても正確な診断とわかりやすい説明を心がけて毎日の診療を行っています。

診療ポリシー・患者さんへのメッセージ

乳がんの診断から初期治療（手術、薬物療法）、再発治療から緩和医療まで、幅広く一貫した治療を心掛けています。今では標準治療になったセンチネルリンパ節生検を日本でもいち早く取り入れて実践し、患者さんにより負担の少ない手術を日々心がけています。また、薬物療法では、標準治療（現在の最先端の治療）を目の前の患者さんに提供することを第一に、世界規模の臨床試験にも数多く参加して、いち早く新規薬剤を日本の患者さんに届ける使命を痛感しながら診療を行っています。再発治療から緩和医療では、患者さんの個々の事情に合わせて、院内の乳がんチームが多方面のサポートをさせていただいています。乳腺科の部長として、東海地区の乳がん治療の要として、日本のオピニオンリーダーとして、世界の乳がん治療を動かす一人として、「患者さんによりよい医療を提供するためには、我々医療者が心身ともに健康であれ」を部のスローガンにして、常にチームの柱として診療を行っています。

<table>
<tr><td rowspan="3">手術・治療実績・コメント</td><td colspan="2">乳腺科部 診療実績：525 件（2013 年）</td></tr>
<tr><td>【病期】0 期（非浸潤がん）98、Ⅰ期 208、Ⅱ期 152、Ⅲ期 12、Ⅳ期 6
【原発性乳がん】総数 476
【術式内訳】乳房切除術 275(58%)、乳房温存術 203(42%)、腋窩リンパ節郭清術 113(23%)、センチネルリンパ節生検 376(77%)、一期的再建術 74(27%)</td><td>【術前薬物療法】
術前化学療法：75（15%）
術前内分泌療法：27（6%）
【マンモトーム生検】
ステレオガイド下マンモトーム生検：98
超音波ガイド下マンモトーム生検査：254
【化学療法件数】5,667</td></tr>
<tr><td colspan="2">愛知県がんセンターでは乳がんの診断・手術・放射線療法・薬物療法のすべての分野において、標準治療を軸としながら、患者さん一人一人に最善の治療を受けていただけるよう診療を行っております。また新規薬剤や新規の治療方法の臨床試験も行っており、幅広い選択肢を患者さんに提示しています。近年では遺伝性乳がんの診療も開始し、カウンセリングや遺伝性乳がんに特化した治療も開始しております。</td></tr>
</table>

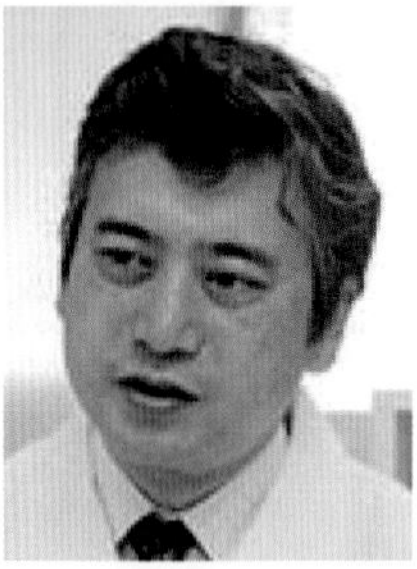

中村 清吾　なかむら せいご

昭和大学病院　ブレストセンター
（電話）03-3784-8000 東京都品川区旗の台 1-5-8

早期及び進行再発乳がん（遺伝性乳がん・卵巣がん症候群に関する遺伝カウンセリングを含む専門外来）、乳腺症、乳腺線維腺腫、乳腺炎、女性化乳房症等の乳房良性疾患

●乳腺専門医

得意分野・診療案内

昭和大学病院ブレストセンターは総合医科大学としてのメリットを最大限に活用し、関連各科と密接に連携した患者中心の医療を提供します。また、我が国における乳がん死ゼロを目指して、予防・検診医学の研究と実践にも努めます。
検診で乳がんが疑われた場合の鑑別診断、手術を中心とする初期治療、再発乳がんの治療を、腫瘍センター、緩和ケアセンターなどとの連携により「患者中心の医療」の理念に基づいて提供しています。
チーム医療の担い手である乳腺専門医のほか、専門知識と高度な技術を持った専門看護師や薬剤師、臨床検査技師、カウンセラー等の育成も推進し、さらに国際的な人事交流や共同研究を積極的に行うことでアジアにおける乳がん診療拠点となることを目標としています。

診療ポリシー・患者さんへのメッセージ

センター内には診察室のほか各種検査機器が設置されており、乳房に関する一連の検査及び診察をセンターにて受けて頂くことが可能です。また、治療中の患者さんや、そのご家族に対し、様々な情報提供や教育啓蒙を目的とした「リボンズハウス」が併設されています。その他、「遺伝性乳がん・卵巣がん」に関するカウンセリングや、患者さんやご家族の「心のケア」に配慮した対応をするために、カウンセリングルームも設置されています。外来化学療法に関しては、院内の腫瘍センターと連携して行っております。また、大学病院という特性上、地域の検診センターや乳がん専門クリニックと連携し、円滑な情報交換のもとで診療を行っております。

	ブレストセンターの手術件数年次推移					
手術・治療実績	内訳	2014年	2015年	2016年	2017年	2018年
	総手術件数	476	476	578	555	588
	悪性腫瘍手術	451	452	537	497	533
	良性などの手術	25	24	41	58	55
コメント	「患者中心の医療」の理念に基づく治療を提供するために、当センターではチーム医療を実践しています。我々が目指す乳がんのチーム医療は、患者さん自身もチームの一員と考えます。患者さんの治療方針は科学的根拠（エビデンス）に基づき判断します。各職種が専門性を発揮し責任を持ち協働して医療を提供することにより、患者さんの価値観に照らし合わせ、患者さんの満足度をより高める医療の実践を目指します。					

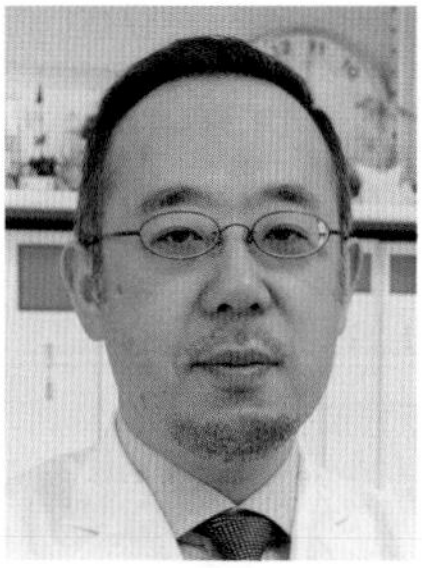

佐治 重衡　さじ しげひら

福島県立医科大学附属病院　腫瘍内科
（電話）024-547-1111　福島県福島市光が丘 1

早期乳がん・進行再発乳がんに対する薬物療法、新薬の治験

●がん薬物療法専門医、乳腺専門医

得意分野・診療案内

乳がんに対する、抗がん剤治療、分子標的治療、ホルモン療法などを行ったり、その選択や必要性に関しての治療相談（セカンドオピニオン含め）を受けています。
乳がんへの新薬を開発する治験も多数行っています。
少ない日数ですが、いくつかの病院で外来をしており、そのときは次にどんな治療があるか、副作用をどうコントロールしたらよいか、新薬や他の方法はないかなどの御相談をうける外来をしています。
星総合病院（郡山市）、北福島医療センター（福島市）、竹田総合病院（会津若松市）、東北公済病院（仙台市）でも患者さんを診せていただく日があります。

診療ポリシー・患者さんへのメッセージ

がん患者さんの全人的（身体的、精神的、社会・経済的）苦痛に対して、支持療法を含む充分な対応・配慮を行うことが、がん治療の中で大きな割合を占めるようになってきています。がんに対する診断も治療も複雑になってきた現在、一つの科の医師のみでがん診療を行っていくことは不可能であり、各診療科の医師・看護師・薬剤師・ソーシャルワーカーをはじめとした多職種からなるチームを形成してがん診療を行うことが一般的になっています。
腫瘍内科医は、がん薬物療法の専門家ということだけでなく、多職種がん診療チームの中で、がん患者さんの総合診療医のような役割を果たすことが理想です。腫瘍内科の領域で先駆的立場にある米国では、1970 年代という早い段階で腫瘍内科専門医の育成が始まり、現在では 1 万人をこえる腫瘍内科専門医がいます。しかし、日本では、腫瘍内科専門医は 1,300 人ほどとまだまだ少数であり、残念ながらすべてのがん患者さんの診療にあたることはできません。
このような社会的背景の中、本学の腫瘍内科学講座が 2014 年 9 月に発足しました。各個人が得意とする専門領域の職務を行いながらも全人的に対応できるがん専門医療スタッフが増えて、がん患者さんが笑顔になるチーム医療の提供ができることを私たちは目指しています。

業績	個人 年間総治療数：新規 30 ～ 40 件／年
	【著作】『乳がん薬物療法ハンドブック』（編集）、『チームで学ぶ女性がん患者のためのホルモンマネジメント』（編纂）、『患者さんのための乳がん診療ガイドライン　2019 年版』（編集）、英文論文 130 報

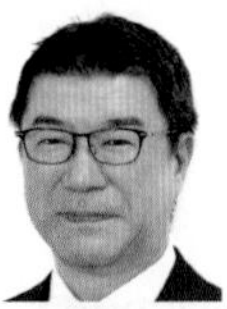

増田 慎三 ますだのりかず

大阪医療センター 乳腺外科
(電話) 06-6942-1331
大阪市中央区法円坂 2-1-14
●外科専門医、乳腺専門医

診療内容

乳がん(診断、外科治療、薬物療法、開発治験・臨床試験)、乳腺良性疾患

「乳がん完治をめざした診療と研究」をスローガンに、乳腺疾患の精密検査(早期発見)から、手術・薬物療法などの治療、再発乳がんの治療とケアなど幅広い各分野の専門性の統合をリードします。初発乳がんの年間症例数は 160 ~ 180 例でチーム医療体制の元、その全症例の診断・治療カンファレンス、エビデンスと 25 年を超える専門診療の多くの経験の学びから、最新で質の高い一人一人に適した"個別化診療"の実践をめざしています。標準治療はもとより、新規治療開発治験や臨床試験の推進にも力を入れています。有望な治療をいち早く患者さんに還元したいとの願いで、3 年間で 30 件を超える治験を契約､実施中です。手術においても個々の乳房形態、がんの進展、希望を総合的に判断し、乳房再建も含め最適な術式を提案します。

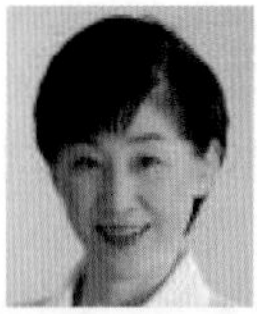

山内 英子 やまうちひでこ

聖路加国際病院 乳腺外科
(電話) 03-3541-5151
東京都中央区明石町 9-1

診療内容

乳がん検診の二次精査、乳房腫瘤の良悪性鑑別診断、早期乳がんの治療、進行乳がんに対する術前化学療法、再発乳がんの治療、家族性乳がんカウンセリング(遺伝診療部、女性総合診療部と連携)

ブレストセンターでは、質の高いエビデンスを元に、標準医療ガイドラインに沿った治療をベースにしながら、患者さんに寄り添って、最善・最良の医療の提供を目指しています。その目標に向けて、様々な部署と定期的にカンファレンスを行いチーム体制で診療にあたっています。また、総合病院という特色を生かし、併発疾患を抱えた患者さんの受け入れも積極的に行っています。ブレストセンターの詳しい診療内容については、HP をご覧ください。
診療実績(2017 年度):総乳房手術 1,150、乳がん手術 928、一期的乳房再建術 232、良性腫瘤切除術 59、35 歳未満手術 48、成人の入院日数(手術)の目安 4 日~ 2 週間

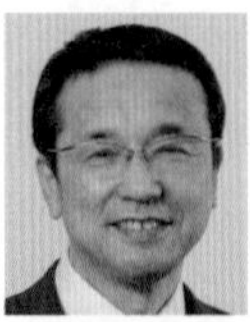

髙橋 將人 たかはしまさと

北海道がんセンター 乳腺外科
(電話) 011-811-9111
札幌市白石区菊水 4 条 2-3-54
●外科専門医、乳腺専門医

診療内容

乳がん

乳がんの診断、治療を専門にしています。乳腺外科の外来は月曜日から金曜日の毎日実施しています。紹介状があれば地域連携室を通じて予約可能です。
当科の外来の特徴として、遺伝子先端医療外来と BRCA の遺伝学的検査に対応しています。また、ゲノム拠点病院でもあります。当科の手術は、年間 420 例程度であり、7 人の執刀医で対応しているので、私は年間 50 例程を担当していますが、患者申し出療養制度で行っているラジオ波熱焼灼療法は、主に私が担当しています。このような特殊な手術を含めて、約 2,000 例の乳がん治療の担当をしてきました。
当院はがん治療連携拠点病院であり、乳がんの多くの治験を実施しており、北海道の乳がん治療の中心施設です。

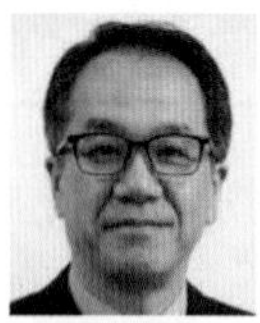

戸井 雅和 といまさかず

京都大学医学部附属病院 乳腺外科
(電話) 075-751-3111
京都市左京区聖護院川原町 54
●乳腺専門医

診療内容

乳がん

乳がんは、年々増加傾向にあり、2000 年頃から女性に発生するがんのトップになり、その後急速に増加しています。従って、乳がんという病気への関心は極めて高くなっています。
乳がん診療は急速に進展しています。診断技術や治療方法は年々改善され、全体の治療成績も格段によくなりました。今後もこの大きな流れは変わらず、さらに多くの新しい診断法や治療法、あるいは予防法が実地臨床に導入されると考えられます。
京大乳腺外科は、この先端部を担い、先進的乳がん診療を推進し、同時に、安心感のある医療"ひとりひとりにやさしい信頼の医療"を実践することを心がけています。
最先端の診療法を駆使して、その方に適した治療、信頼される医療を実践したいと思います。

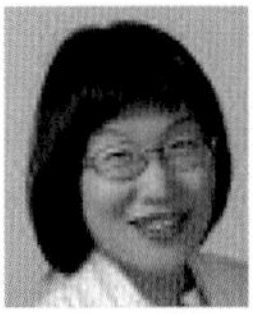

明石 定子 あかし さだこ

昭和大学病院 ブレストセンター
（電話）03-3784-8000
東京都品川区旗の台 1-5-8
●乳腺専門医

診療内容

乳がん

ブレストセンター内には、マンモグラフィ2台、超音波検査装置3台、骨塩量測定装置が設置され、専用の検査衣に着替えた後、一連の検査及び診察を効率よく受けることができ、必要に応じて、マンモトームやバコラ等の画像を元にした乳房組織生検も行うことが可能です。予約制にてセカンドオピニオンや遺伝カウンセリングもお受けしています。
また、昭和大学江東豊洲病院ブレストクリニック（乳腺外科）でも、診療を行っています。
江東豊洲病院では、5人の経験を積んだ乳腺専門医を中心に、関連各科や多職種のメンバー、さらには昭和大学病院ブレストセンターと緊密に連携したチームで診療に取り組んでいます。スタッフ一同、患者さんが緊張することなく安心して診療を受けていただけるよう常に心がけています。

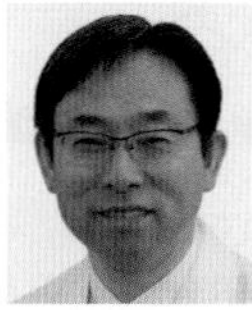

中山 貴寛 なかやま たかひろ

大阪国際がんセンター
（電話）06-6945-1181
大阪府大阪市中央区大手前 3-1-69
●乳腺専門医

診療内容

乳がん

乳腺・内分泌外科（乳腺）の手術件数は5年前から急速に増加しており、2016年には総手術件数は500件を超えました。初発乳がん手術は400件を超え、2012年の約1.7倍になっています。乳房温存療法が乳がん手術全体の6割を超え、一次（同時）乳房再建と合わせて8割の方が乳房を残せています。
当院の乳房再建の特徴は、インプラント、広背筋皮弁、下腹壁動脈穿通枝皮弁など、患者さんのライフスタイルや希望に合わせていろいろな方法で再建を行っていることです。手術の傷もできるだけ小さく目立たないように工夫をしています。
また、センチネルリンパ節生検は初発乳がん症例の8割の方に施行し、センチネルリンパ節転移陽性・腋窩非郭清も毎年40例以上の方が対象となっています。

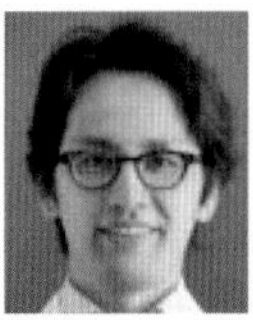

相良 安昭 さがら やすあき

相良病院 乳腺科
（電話）099-224-1800
鹿児島県鹿児島市松原町 3-31
●乳腺専門医

診療内容

乳がん

当院では、科学的根拠に基づき、手術･薬物療法･放射線療法において、乳がんの進行度や個性に応じた個別の治療を実践しています。
薬物療法では、病理診断科・腫瘍内科の正確な診断により、がんの性質や特徴に応じて最も効果が期待でき、なるべく不要な副作用がないような薬剤を選択しています。また日常生活を継続できるように、外来で安全かつ安心して薬物療法を受けられるようにしています。
乳がんは放射線の感受性が高く、放射線治療が効果的です。当院の放射線治療センターは、定位放射線治療にも対応可能なフォーカルユニットを備えたリニアック装置を導入。豊富な治療実績を基に乳がんの術後や再発の治療に大きな効果を発揮しています。また、緩和ケア科と連携し、治療の早い段階から身体的、精神的な苦痛をやわらげる緩和ケアを取り入れています。

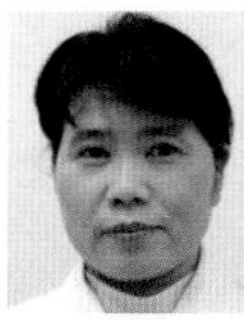

徳永 えり子 とくなが えりこ

九州がんセンター 乳腺科
（電話）092-541-3231
福岡県福岡市南区野多目 3-1-1
●乳腺専門医

診療内容

乳腺疾患全般

当科の原発性乳がんの手術症例数は年間約300例です。乳がんの手術法、特に乳房温存療法を行うのか、乳房切除（全摘）を行うのかについては、乳がんの進行度や大きさなどがんの状況と、患者さんの希望とを十分に考慮して決定しています。乳房切除後に乳房再建を行う患者さんもおられます。乳房再建については、その適応、方法、再建時期などについて、当院形成外科医師とも十分連携、相談して決めています。また、術前の検査で明らかな腋窩（えきか）リンパ節転移のない患者さんには、センチネルリンパ節生検を行い、多くの症例で腋窩リンパ節郭清を省略しています。
診療実績（2018年）：原発乳がん切除術308、乳腺良性腫瘍摘出手術6、再発乳がん切除術15、センチネルリンパ節生検253、腋窩郭清56、乳房再建術8

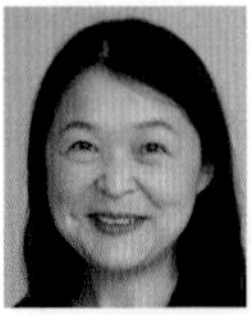

坂東 裕子 ばんどう ひろこ

筑波大学附属病院 乳腺・甲状腺・内分泌外科
(電話) 029-853-3900
茨城県つくば市天久保 2-1-1
●外科専門医、乳腺専門医

診療内容

乳腺疾患、乳がん

乳腺疾患の診断、手術、化学療法、再発治療などを行います。乳がんの診療では臨床研究を積極的に実践しています。年間手術数は診療科で約 300 ～ 350、個人で約 100 ～ 120 症例(執刀医もしくは責任医師)。形成外科、腫瘍内科、緩和ケア科をはじめ他診療科や多職種と連携しつつ、乳がん診療のあらゆる局面にチームで柔軟に対応できるように努めています。診療ではどのような検査を受けるか、手術術式、薬物療法などにおいてさまざまな選択肢があります。また、診療を受ける方の状況や診療への希望もそれぞれだと思います。診療を受ける方と医療者が相談をしながら、何が最善なのか一緒に考えていきましょう。診療は長期間にわたりますので、地域連携システムやお住いの近くの病院との連携により、皆様の利便性に配慮した医療を提供して参ります。

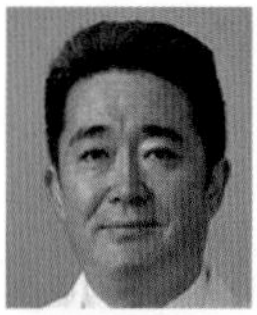

福間 英祐 ふくま えいすけ

亀田総合病院 乳腺科
(電話) 04-7092-2211
千葉県鴨川市東町 929
●乳腺専門医

診療内容

乳がん治療、乳腺内視鏡下手術、乳腺画像診断、凍結療法

当院乳腺センターの手術の新たな取り組みとして、小乳がんに対して切らない治療、「非切除凍結療法」を世界に先駆け開始し、13 年間で 300 例以上の経験から乳房温存術と同等の結果を得ています。非切除凍結療法は局所麻酔下の日帰り手術で対応するため体への負担は最小限で、整容性も良好です。(あわせてセンチネルリンパ節生検を行う場合は、2 泊 3 日の入院手術となります。)
乳腺科全体の手術実績 (2017 年度):乳腺科入院手術延べ 938 件、乳がん手術 651 件(全摘 290 件うち内視鏡手術 121 件、乳頭乳輪温存皮下乳房切除術 81 件)、温存 295 件(うち内視鏡手術 146 件)、凍結療法 66 件、乳房再建術 (一期再建・二期再建) 170 件、脂肪注入術 27 件、豊胸術 7 件、その他 83 件

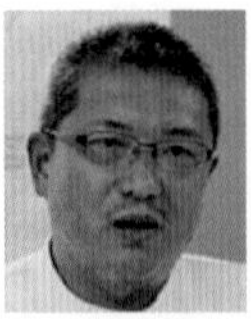

有賀 智之 あるが ともゆき

都立駒込病院 乳腺外科
(電話) 03-3823-2101
東京都文京区本駒込 3-18-22
●乳腺専門医

診療内容

乳がん

当院の乳腺診療チームは診断から手術、薬物治療、遺伝子診断、緩和治療まで行う総合的な乳腺疾患治療チームです。
連携する形成再建外科は乳房再建に関して日本の草分け的存在であり、40 年近い歴史と実績を有しております。また、日進月歩の乳腺画像診断に関しては放射線診断部医師、マンモグラフィー技師、乳腺超音波技師と定期的な症例カンファレンスを通じ、画像診断の向上を図っております。放射線治療部においては、全国有数の規模と症例数を有し、毎週、個々の患者さんごとの適応などを討論しております。さらに問題症例に関し、病理スライドを投影して病理専門医とのディスカッションが行われるなど、普段患者さんの目に触れる表の診療の裏で、診療に関わる様々なクオリティーの維持、向上を図っております。

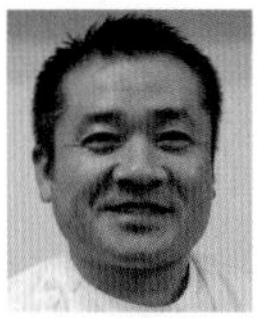

大谷 彰一郎 おおたに しょういちろう

広島市立広島市民病院 乳腺外科
(電話) 082-221-2291
広島県広島市中区基町 7-33
●乳腺専門医、がん薬物療法専門医

診療内容

乳がん (手術、薬物療法)、再発転移性乳がん (薬物療法全般)、良性乳腺疾患、乳がん検診

原発性乳がん手術数:505 例 (全国 9 位) と中四国地方では群を抜いた手術数ならびに日本有数の治験症例数を有した薬物療法も日本トップの実績を有する乳腺外科を主任部長・ブレストケアセンター長として牽引しています。チームの強みの「和」をもとに、最も大切な「患者さんが happy になる治療」を誠実に行っています。個人としては、世界一のがんセンターである MD アンダーソンがんセンター留学経験を基にエビデンスに沿った治療、患者さんの病状に最も適した治療を提供しています。乳腺外科医では全国で数名しかいない、がん薬物療法専門医・指導医も有しており、世界最先端の治験も多数行っております。患者さんから笑顔を頂けるような温かい仕事を継続していきたいと思っております。宜しくお願い申し上げます。

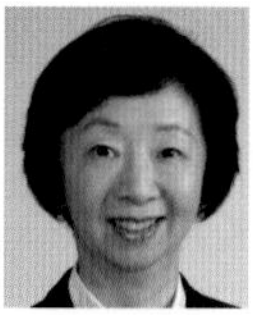

唐澤 久美子 からさわくみこ

東京女子医科大学病院 放射線腫瘍科
（電話）03-3353-8111
東京都新宿区河田町 8-1
●放射線治療専門医

診療内容

がんの放射線治療全般、頭頸部腫瘍、乳がん、肺がん、消化器がん、泌尿器腫瘍、婦人科腫瘍、骨軟部腫瘍など、がん重粒子線治療のコンサルト

がんの放射線治療全般、特に乳がんと頭頸部腫瘍、肺がん、消化器がん、泌尿器腫瘍、婦人科腫瘍などを専門としています。放射線腫瘍科では４人の放射線治療専門医が常勤しており、年間約 700 人のがん患者さんの放射線治療を最新の技術を取り入れて行っています。当科には高精度放射線治療が可能な高エネルギーX線治療装置３台、治療計画専用 CT １台、遠隔小線源治療装置（高線量率イリジウム RALS）１台が完備されており、十分なインフォームド・コンセントの上で、放射線治療を行っています。化学療法も積極的に併用し、エビデンスに準拠した治療を行っています。治療終了後も原則として外来での経過観察を放射線治療の依頼を受けた診療科とともに行っています。

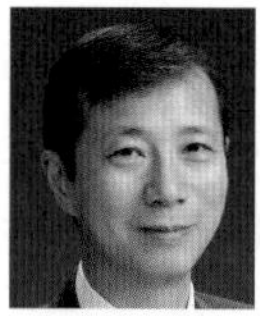

千島 隆司 ちしまたかし

横浜労災病院 乳腺外科
（電話）045-474-8111
横浜市港北区小机町 3211
●外科専門医、乳腺専門医

診療内容

悪性疾患：乳がん、間質肉腫、血管肉腫など
良性疾患：線維腺腫などの良性腫瘍、乳腺炎など

私がセンター長を務める包括的乳腺先進医療センターは、多職種で連携しながら診断・手術・薬物療法・放射線治療・緩和支持治療・がん看護を含めた患者支援までを行っています。2019 年の乳腺悪性腫瘍手術件数は 270 件で、良性疾患を含めると 309 件でした。乳がんを告知された患者さんは、家族との生活や将来の夢など、とても多くのことを犠牲にしながら治療を受けています。「仕事を続けたい、子供が欲しい、化学療法中も輝いていたい」などの夢を叶え、治療を乗り切った後には「もとの生活を取り戻すことができる」というのが、私の考える理想的な乳がん診療です。これからもこの信念を大切にして、乳がんになっても患者さんが笑顔を忘れずにいられるための診療をチーム一丸でサポートしていきたいと考えています。

がんになっても子どもを持ちたい

AYA（あや）世代（15 歳から 39 歳）は、妊娠・出産期に重なるため、がん治療に際して切実な問題の１つが、子どもを持てる可能性をどう残すかです。医療の進歩により、薬物療法を受けながら妊娠が可能になってきています。これを「がん・生殖医療」といい、卵子や精子を凍結保存して治療前から準備します。がん治療の中には、生殖機能に影響を及ぼすものがあるためです。がん治療後の出産準備について、若い女性には主治医の先生が抗がん剤治療をする前に、以下のような話をする場合があります。

・抗がん剤治療の開始をどのくらい待つことができるか
・その間に出産の可能性を残すため卵子を取るか
・治療とその後の生活のバランスをどうするか

もし医師から話がないようなら、患者さん自身が知識を持ち、医療者に確認することも必要です。
がん治療と充実した人生をどうやって送るかを見極めてくれ、一緒に考えてくれる先生を探しましょう。

有益情報

ランキング医師の病院は遠くて行けないという患者さんのための、北海道、東北、四国、九州を中心とする準名医情報です。ランキングとは別です。ご参考になさってください。

東北	**石田 孝宣** いしだ たかのり （電話）022-717-7000	**東北大学病院 総合外科** 宮城県仙台市青葉区星陵町1番1号	●乳腺専門医
	鈴木 真彦 すずき まさひこ （電話）0237-42-2111	**北村山公立病院 乳腺外科** 山形県東根市温泉町二丁目15番1号	●乳腺専門医
四国	**丹黒 章** たんごく あきら （電話）088-631-3111	**徳島大学病院 食道・乳腺甲状腺外科** 徳島県徳島市蔵本町2丁目50-1	●乳腺専門医
	川口 英俊 かわぐち ひでとし （電話）089-924-1111	**松山赤十字病院 乳腺外科** 愛媛県松山市文京町1番地	●乳腺専門医
九州	**田中 眞紀** たなか まき （電話）0942-33-1211	**久留米総合病院 乳腺外科** 福岡県久留米市櫛原町21番地	●乳腺専門医
	山本 豊 やまもと ゆたか （電話）096-344-2111	**熊本大学病院 乳腺・内分泌外科** 熊本県熊本市中央区本荘1-1-1	●乳腺専門医
	西村 令喜 にしむら れいき （電話）096-364-6000	**くまもと森都総合病院 乳腺センター** 熊本県熊本市中央区大江3-2-65	●乳腺専門医
	久芳 さやか くば さやか （電話）095-819-7200	**長崎大学病院 乳腺・内分泌外科** 長崎県長崎市坂本1丁目7番1号	●乳腺専門医
	秋吉 清百合 あきよし さゆり （電話）092-641-1151	**九州大学病院 乳腺外科** 福岡県福岡市東区馬出3-1-1	●乳腺専門医
その他	**三好 康雄** みよし やすお （電話）0798-45-6111	**兵庫医科大学病院 乳腺・内分泌外科** 兵庫県西宮市武庫川町1-1	●乳腺専門医

乳がん治療と同時に乳房形成

乳がん治療と乳房再建の流れは、概ね以下の通りです。
手術でがんを全部取った後に、膨らませていくブーブークッションのようなものを胸の筋肉の裏側に入れます。それから半年から1年後に、そのクッションをシリコンに入れ替えます。
乳がんを取る処置は乳腺外科医で、クッションを入れるところで、形成外科医とバトンタッチします。つまり一つの手術で医師が入れ替わります。
乳がん手術の半年から1年後に、シリコンを入れ替える、乳首を作るというところは、形成外科医だけで行います。

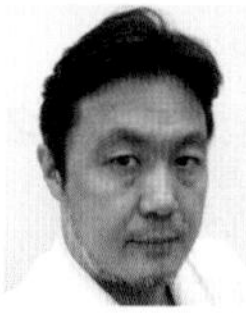

寺尾 保信 てらお やすのぶ

都立駒込病院 形成再建外科
（電話）03-3823-2101
東京都文京区本駒込 3-18-22
●形成外科専門医

診療内容

乳房再建、頭頸部再建、四肢再建、マイクロサージャリー、顎顔面外科、形成外科一般

腫瘍切除後の再建手術を中心に診療を行っています。再建するのは形態や機能ですが、それらを治すことで心も豊かになって頂くよう努めています。早期の社会復帰、治療後の生活の質の向上、患者さんが本来の自分を取り戻すことが再建手術の役割と考えています。再建の目的や目標は患者さんごとに異なりますので、患者さんの希望や生活背景を考慮して最適な再建方法を選択し、患者さんが望むゴールを目指しています。2019 年の手術件数は、乳房再建 182 件（一次再建 131、二次再建 51、腹部穿通枝皮弁 86、広背筋皮弁 41、シリコンインプラント 53、脂肪注入単独 2）、頭頸部再建 35 件、悪性軟部腫瘍切除後再建 18 件などで、あらゆる部位の再建を行っています。このうち遊離組織移植による再建は 120 部位に行いました。

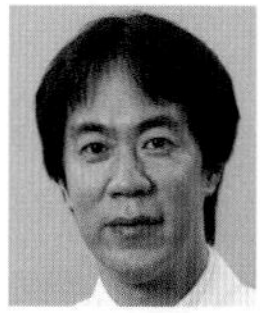

佐武 利彦 さたけ としひこ

富山大学附属病院
（電話）076-434-2281
富山県富山市杉谷 2630
●外科専門医、形成外科専門医

診療内容

乳がん術後の乳房欠損や変形、先天性乳房低形成、乳腺良性疾患治療後の変形など

乳がん術後の乳房再建を特に専門としており、2003 年から遊離皮弁による乳房再建に着手し、下腹部、殿部、大腿部、腰部などから「温かく柔らかく自然で美しい乳房」を低侵襲で再建する術式を開発してきました。2012 年より脂肪注入による乳房再建を開始し、新たな傷痕を残さず、身体への負担も少なく日帰りでの治療が可能となりました。近年では、脂肪組織由来幹細胞、培養脂肪幹細胞などの再生医療の技術を導入して、放射線照射後、両側乳がん術後、痩せ体型など、脂肪注入での再建が難しい患者さんの治療成績の向上を目指しています。

手術実績（2019 年）：遊離皮弁による乳房再建 52 例、脂肪注入による乳房再建 72 例、脂肪注入による乳房再建 (再生医療)38 件、乳頭乳輪再建 41 例、その他 42 件

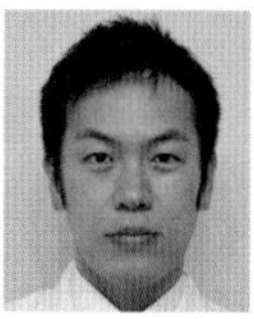

冨田 興一 とみた こういち

大阪大学医学部附属病院 形成外科
（電話）06-6879-5111
大阪府吹田市山田丘 2-15
●形成外科専門医

診療内容

乳がん・乳腺腫瘍切除後の乳房形態変形、先天性乳房形態異常（ポーランド症候群等）、陥没乳頭

乳がん切除後を始めとする、あらゆる乳房形態変形の再建を専門分野としています。特徴として、人工物再建と自家組織再建のいずれも得意としていることが挙げられます。さらに、採取部犠牲の少ない脂肪注入法を補助療法として積極的に導入し、他の再建法と組み合わせることで、さらに質の高い乳房再建を目指しています。また、それぞれの方法には利点と欠点がありますので、患者さんの希望や状況に応じてとことん話し合った上で選択するよう心がけています。どんな状況であっても再建することは可能です。相談だけでも大歓迎ですので、どうか気軽に受診ください。2019 年度の年間総治療（手術）数は約 140 例です。内訳は、乳がん手術と同時に行う 1 次再建手術が約 80 例、乳がん手術後に行う 2 次再建手術が約 60 例でした。

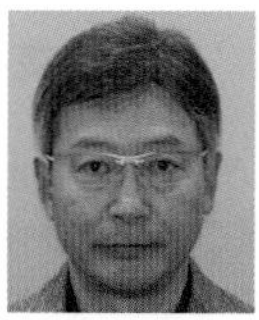

矢野 健二 やの けんじ

大阪ブレストクリニック
（電話）06-6465-4108
大阪府大阪市福島区大開 1-13-8
●形成外科専門医

診療内容

乳がん術後乳房再建、乳房先天奇形や変形に対する修正術、乳房増大術、乳房縮小術

1995 年大阪大学附属病院に赴任してから約 25 年間乳がん術後乳房再建に携わり、2017 年から乳がん専門病院の当クリニックに勤務しています。乳房再建総数はおよそ 2,500 例です。大学病院勤務時は自家組織を用いた乳房再建を中心に手術を行ってきましたが、現在は人工物である乳房インプラントを用いた再建を主に行い、対称的な乳房の作成を目指して様々な術式の改善に取り組んでいます。2018 年は 170 例、2019 年は 9 月までで 126 例の手術を施行しました。インプラントを用いた再建は、患者さんへの侵襲が少なく手軽な手術ではありますが、もちろん乳がん治療が最優先であり根治性を損なってまで行う手術ではありません。乳腺外科医の治療方針を遵守しながら、最善の乳房再建法を提供したいと考えています。

がんの10年生存率

国立がん研究センターなどの研究班が、2020年3月、全国19の主ながん専門病院でがんと診断された人の10年後の生存率が57.2%だったと発表しました。種類別では、前立腺がんが97.8%、乳がんが85.9%、甲状腺がんが84.1%、子宮体がんが81.2%でした。2006年までの4年間にがんと診断された8万人余りのデータとのことで、研究班は、「医療技術が大きく向上しており、現在治療を受けている人では、生存率はさらに向上すると見込まれるため、あくまで参考にとどめてください」とのことです。

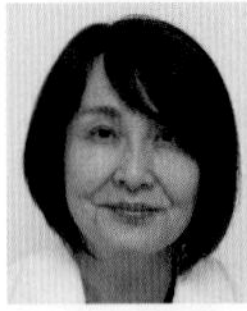

矢永 博子 やながひろこ

Yanaga CLinic(矢永クリニック)
(電話) 092-737-1177
福岡市中央区天神 1-2-12-3F
●形成外科専門医

診療内容

乳がん術後欠損、乳頭乳輪欠損、乳房低形成、陥没乳頭、白斑、にきびあと、低鼻、きずあと、抗加齢

“いつも患者さんとともに”
2019年間総外来患者数は約8,200件で、うち治療件数はnonsurgicalを含めますと1,305例になります。全身麻酔手術は415例で、局所麻酔を含めますと860例になります。専門的に行っているのは乳房再建と再生医療(皮膚、軟骨、脂肪、線維芽細胞、PRP療法)です。開院後2001年から2019年間に約4,081例の乳房乳頭乳輪再建を行って来ました。また、新しい乳房再建法として2009年から、再生医療である自家培養脂肪細胞移植を52症例に行い、良好な結果を得ています。乳房温存、放射線照射後症例にも適応しています。
その他の再生医療はこれまで治療法がなかった白斑と重度にきびあとの325例に培養表皮移植を行っています。抗加齢治療も行っています。

有益情報

ランキング医師の病院は遠くて行けないという患者さんのための、北海道、東北、四国、九州を中心とする準名医情報です。ランキングとは別です。ご参考になさってください。

その他	**岩平 佳子** いわひらよしこ (電話) 03-5793-5070	**ブレストサージャリークリニック** 東京都港区高輪 2-21-43-2F・3F	●形成外科専門医
	吉川 勝宇 よしかわかつひろ (電話) 077-582-5031	**滋賀県立総合病院 形成外科** 滋賀県守山市守山5丁目4番30号	●形成外科専門医

乳がん

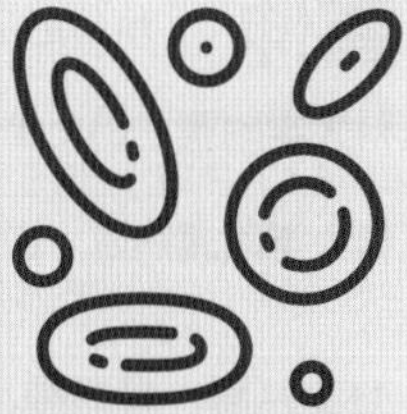

血液

白血病治療にもヒトiPS細胞

血液には、赤血球、白血球、血小板などの血液細胞（血球）と、液体成分（血漿）があり、血液の病気には以下があります。

・血液悪性腫瘍…白血病、悪性リンパ腫、多発性骨髄腫など
・血球をうまく作れない…再生不良性貧血や骨髄異形成症候群など
・出血しやすく血が止まりづらい…血小板減少症や血友病など

血球は、骨髄にある「造血幹細胞」から作られます。造血幹細胞は、自分で増える能力（自己複製能）と、赤血球・白血球・血小板などの様々な細胞に成長していく能力（多分化能）をもっています。

通常の化学療法や免疫抑制療法だけでは治すことが難しい血液がんや免疫不全症などに対して、この「造血幹細胞移植」があります。ドナーの造血幹細胞を体に入れる治療法で、移植といっても手術ではなく、点滴や注射を行います。

近年のトピックスでは、京都大学の河本宏 ウイルス・再生医科学研究所教授らが世界で初めて、ヒトiPS細胞から、がん細胞やウイルスに感染した細胞を殺傷する能力をもつキラーT細胞を作製することに成功しました。新しい白血病治療として期待されています。

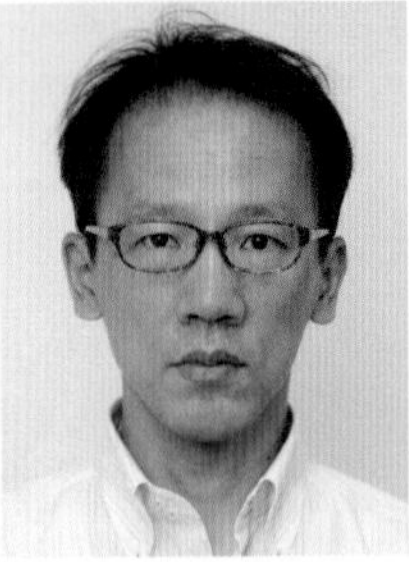

神田 善伸　かんだ よしのぶ

①自治医科大学附属さいたま医療センター　血液科
（電話）048-647-2111　埼玉県さいたま市大宮区天沼町 1-847
②自治医科大学附属病院　血液科
（電話）0285-44-2111　栃木県下野市薬師寺 3311-1

白血病、リンパ腫、骨髄腫、再生不良性貧血、造血幹細胞移植

●総合内科専門医、血液専門医

得意分野・診療案内

白血病、リンパ腫、骨髄腫を中心とした造血器腫瘍や、その他の再生不良性貧血などの血液疾患に対して、化学療法、免疫抑制療法、造血幹細胞移植などの治療を行っています。HLA不適合（ハプロ）移植や遺伝子導入細胞免疫療法などの先端的治療も行っています。また、若年患者さんの妊孕性の温存など、QOL（生活の質）についても配慮した治療を心がけています。

診療ポリシー・患者さんへのメッセージ

治療の選択においては、まずは客観的な情報、すなわち有効率、生存率、副作用の発生率などの数値が必要です。しかし、これらの客観的な情報で優れていると判断される治療が、すべての患者さんにおいてベストの選択というわけではありません。客観的情報に加えて、患者さんご本人あるいはご家族の人生観、家族構成なども加味して、ひとりひとりに適した治療法を考えていくことが重要です。情報の中の数値を、無機的で冷たい数値として扱うのではなく、人間性をともなう暖かい数値に置き換えて考えていくことが重要です。そして、医療者と患者さん、ご家族をまじえてじっくりと考えて、後悔することのない選択をできるようにしましょう。

	科全体 年間総治療数：造血幹細胞移植 142 件（2018 年）
治療実績・コメント	【主な治療実績】（2018 年） 自家造血幹細胞移植：55 件 同種造血幹細胞移植：87 件
	白血病、リンパ腫、骨髄腫を中心とした造血器腫瘍や、その他の再生不良性貧血などの血液疾患に対して、化学療法、免疫抑制療法、造血幹細胞移植などの治療を行っています。HLA 不適合 (ハプロ) 移植も数多く行っています。また、若年患者さんの妊孕性の温存など、QOL(生活の質) についても配慮した治療を心がけています。 客観的な情報に加えて、患者さんご本人あるいはご家族の人生観、家族構成なども加味して、ご本人にもっとも適した治療法を考えていきましょう。
業績	造血幹細胞移植における HLA 不適合の影響の解析や、さまざまな治療関連合併症の解析などについて、若手医師とともに取り組み、数多くの研究成果を国際専門誌に発表しています。詳細については自治医科大学附属病院血液科、同附属さいたま医療センター血液科のホームページをご覧ください。

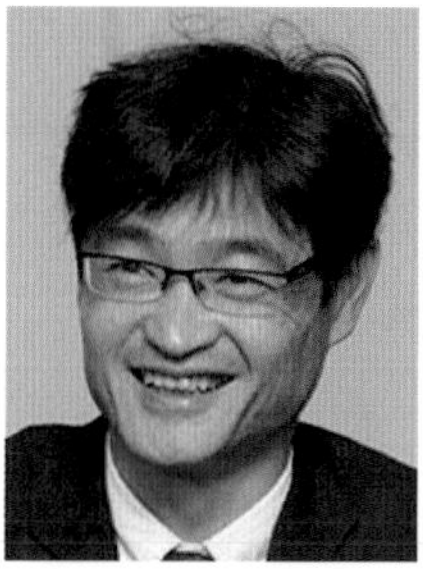

豊嶋 崇徳　てしま たかのり

北海道大学病院　血液内科
（電話）011-716-1161 北海道札幌市北区北 14 条西 5

血液学、造血細胞移植学、輸血学、免疫学

●血液専門医、総合内科専門医

得意分野・診療案内

年々専門性が高くなりつつある医療の中にあって、大学病院におけるその存在意義は大きいものと考えます。血液疾患は種々ありますが、当科ではその全てを網羅し、最先端の医療を提供すべく、全国的な研究班にも数多く参画し、基礎研究および臨床研究を進め、成果を上げております。また、血液を専門とする関連病院も多く、それらとの連携で北海道の血液疾患医療の発展に貢献すべく努力しているところであります。血液疾患が懸念される患者様におきましては、是非とも気兼ねなく当科を受診され、治癒を目指して共に歩まれますようご案内申し上げます。

診療ポリシー・患者さんへのメッセージ

診療体制：急性骨髄性白血病、急性リンパ球性白血病、悪性リンパ腫等の造血器悪性疾患患者に対する骨髄移植を含む造血細胞移植療法および化学療法を中心に、特発性血小板減少性紫斑病、再生不良性貧血、血友病を含む血液凝固異常症などの血液疾患全般の他、HIV 感染症の診療も行っております。
治療方針：当科は白血病、悪性リンパ腫、骨髄異形成症候群、成人 T 細胞性白血病、再生不良性貧血等に対する根治的治療として骨髄移植をはじめとする造血幹細胞移植を積極的に行っており、日本骨髄バンクの正式認定施設として非血縁者間移植も血縁者間移植と同等以上に施行しています。これまで「不治の病」と言われた造血器悪性腫瘍患者さんの根治を目指した治療を展開しております。

治療実績・コメント	・1988 年から同種造血幹細胞移植（以下、同種移植）を開始しています。この同種移植が適応となる血液疾患の患者さんには積極的に移植医療を提供しており、当院では 1988 年から 2016 年の期間に 652 名の患者さんに同種移植を行いました。 ・当院で移植医療を受けた患者さんの平均年齢は 43 歳（最低 15 歳 - 最高 73 歳）でした。 ・急性白血病（急性骨髄性白血病と急性リンパ性白血病を合わせた総称）の患者さんへの同種移植件数が最も多く、約半数を占めていました。次いで悪性リンパ腫、骨髄異形性症候群の順に同種移植を行っています。
業績	【著書】『GVHD(移植片対宿主病) と造血細胞移植 (インフォームドコンセントのための図説シリーズ) 』(編集)、『造血幹細胞移植 (ガイドラインパースペクティブ)』(編集)、『症例とエビデンスに学ぶ造血細胞移植と感染症』（編集)、『みんなに役立つ GVHD(移植片対宿主病) の基礎と臨床』（編集） 【受賞】米国造血細胞移植学会　最高論文賞（1999）

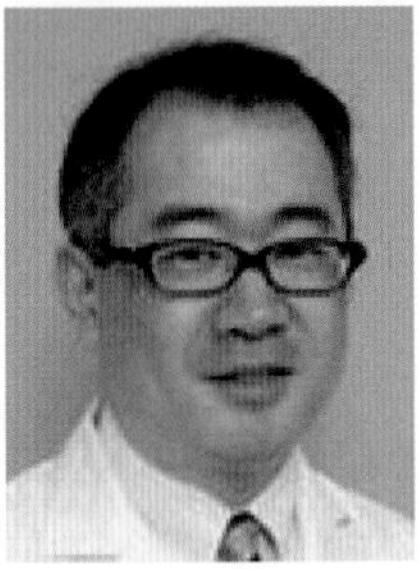

伊豆津 宏二　いづつ こうじ

国立がん研究センター 中央病院　血液腫瘍科
（電話）03-3542-2511　東京都中央区築地 5-1-1

血液がん（造血器腫瘍）、リンパ腫、白血病、骨髄腫

●血液専門医、総合内科専門医

得意分野・診療案内

1997 年から 2004 年までは新患患者数は増加し続けましたが、その後は人的および施設面での制約により横ばい状態です。それでも年間約 250 名から 300 名の悪性リンパ腫の新患数は国内最多の施設の一つで、世界でも屈指の数です。これだけの多数の患者さんでも血液腫瘍科内では統一した診療方針が貫かれています。入院中の患者さんだけではなく、外来通院中の患者さんについても診療科としての治療方針を決定するために、毎週、カンファレンスが開かれ、スタッフ全員が目を通します。
さらに悪性リンパ腫では初診の患者さんの病理診断および治療方針決定を目的に毎週カンファレンスが開かれ、病理医、放射線診断医、放射線治療医の参加のもとで統一的な治療方針が決定されます。また、これらのカンファレンスは、若手医師にとっては格好の教育の場になっています。造血幹細胞移植科のカンファレンスにも血液腫瘍科のスタッフ・がん専門修練医・レジデントが出席し、移植適応などに関してさまざまな角度から共同で検討します。

診療ポリシー・患者さんへのメッセージ

当科ではリンパ腫、白血病、骨髄腫に代表される血液がん（造血器腫瘍）の診断・治療を行っています。血液の病気の診断やその状態、併存症など患者さんそれぞれの状態にあわせて最適な治療選択肢を患者さんと一緒に考えていきたいと思います。

	血液腫瘍科　年次別疾患別新患患者数					
治療実績		2014	2015	2016	2017	2018
	急性骨髄性白血病	10	(7-9)	(4-6)	(7-9)	(1-3)
	急性リンパ性白血病	(1-3)	(4-6)	(7-9)	(4-6)	(1-3)
	慢性骨髄性白血病	(4-6)	(1-3)	10	(7-9)	(7-9)
	慢性リンパ性白血病	(1-3)	(4-6)	(4-6)	(7-9)	(1-3)
	その他の白血病	(1-3)	0	(1-3)	(1-3)	(1-3)
	骨髄異形成症候群	10	11	(7-9)	11	(7-9)
	非ホジキンリンパ腫	141	144	156	237	224
	ホジキンリンパ腫	(7-9)	10	(7-9)	17	27
	成人Ｔ細胞白血病／リンパ腫	(4-6)	(4-6)	(4-6)	(4-6)	(4-6)
	多発性骨髄腫	(7-9)	11	14	14	11
	原発性マクログロブリン血症	0	(1-3)	(1-3)	(1-3)	(1-3)
	合計	191	200	223	315	295
	セカンドオピニオン	108	140	181	216	273
	注：診療実績について、１月から 12 月までの１年間で集計しています。					

血液

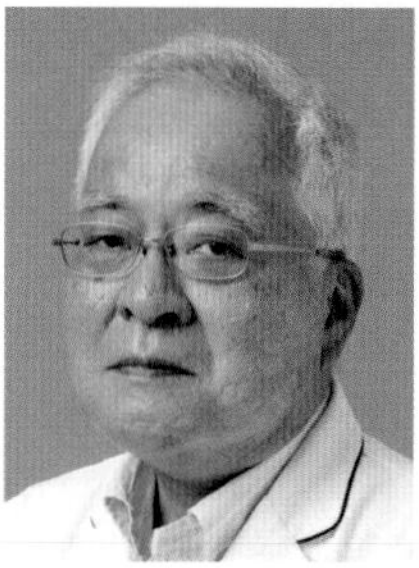

谷口 修一　たにぐち しゅういち

虎の門病院　血液内科
(電話) 03-3588-1111　東京都港区虎ノ門 2-2-2

白血病・骨髄異形成症候群・悪性リンパ腫・多発性骨髄腫などの治療、特に難治性の血液疾患に対する臍帯血移植

●血液専門医

得意分野・診療案内

血液内科では、貧血のような誰にでも起こりうる問題から、急性白血病、リンパ腫、骨髄腫のような重大な病気まで、さまざまな血液の病気の診断・治療を担当しています。それぞれの患者さんに合った医療が提供できるように努めています。
初診の方は予約なしで来院されても結構ですが、他の病院にかかられている場合、出来るだけ診療情報提供書を持参の上、来院ください。また、今後の治療法の相談や現在の治療に不安、心配な点がおありになれば、十分な時間がとれない通常の専門外来ではなく、セカンドオピニオンのご利用をお勧めします。

診療ポリシー・患者さんへのメッセージ

白血病やリンパ腫から再生不良性貧血、血小板減少症まで幅広い血液疾患の診断・治療を行っています。
造血幹細胞移植の症例数は、2003 年より 11 年間連続して年間 100 例を超えています。このうち臍帯血移植の割合が多くを占めるのが当科の特徴です。今後より確実な治療法として、臍帯血移植の特殊性を乗り越えて確立すべく臨床研究を進めています。
当科では疾患の状態や患者さんの状態（年齢等）にあわせた移植方法を選択しており、60 歳代～ 70 歳代前半の患者さんに対して、同種造血幹細胞移植の適応が広がっています。
リンパ腫・骨髄腫などのリンパ増殖性疾患の新規患者数は年間約 100 例で、病理診断科・臨床検体検査部の協力のもと、最新の診断分類に基づいて適切な治療が提供できるように努めています。

	虎ノ門病院での造血幹細胞移植件数年次推移				
治療実績		2015 年	2016 年	2017 年	2018 年
	自家	26	27	25	20
	血縁	11	11	10	12
	非血縁骨髄	25	11	7	6
	非血縁臍帯血	88	122	132	112
	合計	150	171	174	150

小林 光 こばやし ひかる

長野赤十字病院 血液内科
(電話) 026-226-4131
長野県長野市若里 5-22-1
●総合内科専門医、血液専門医

診療内容

白血病、骨髄異形成症候群、悪性リンパ腫などの血液悪性腫瘍、再生不良性貧血などの造血障害、血小板疾患や血友病などの止血異常疾患

長野県内の北信地域における血液疾患治療の基幹病院として、近隣の病院との連携も通じながら多くの血液疾患治療に関わっています。2019年現在、血液内科医師(腫瘍内科2名を含む)は13名で、病床数60床を有しており一般病院の血液内科治療施設としては国内有数規模となっております。1991年から2018年までの28年間における入院に限った新規血液疾患症例数は4,891例で、この数は年々増加し、2018年度1年間は282名でした。内訳は、急性白血病14例、骨髄異形成症候群15例、慢性骨髄性白血病4例、非ホジキンリンパ腫69例、ホジキンリンパ腫6例、多発性骨髄腫15例、特発性血小板減少性紫斑病9例、再生不良性貧血3例などです。

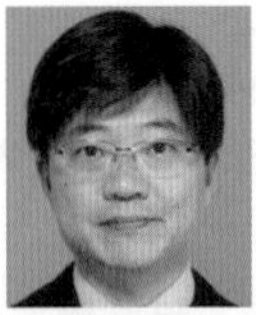

飯田 真介 いいだ しんすけ

名古屋市立大学病院
(電話) 052-851-5511
名古屋市瑞穂区瑞穂町字川澄 1
●総合内科専門医、血液専門医

診療内容

造血器疾患一般、骨髄腫、リンパ腫の診断と治療

診療科部長からのメッセージ：私たち血液・腫瘍内科は、まず疾患名とその病型診断を正確に行わせていただきます。それに基づく治療のエビデンスを提示させていただいた上で患者さんのご希望を十分にお聞きして最終的な治療方針を決定させていただきます。また私たちはチーム医療の実践を重要視するとともに、常に問題意識を持ちながら診療を行う姿勢や最新・最良の治療法の選択・開発に日夜取り組んでいます。
診療科の特色：血液・腫瘍内科は「白血病、悪性リンパ腫、多発性骨髄腫」を中心とした造血器腫瘍に対する診療と「貧血、出血傾向、血栓性疾患、不明熱」などをきたす疾患の診療を専門領域としています。
「血液のがん」に対する全身化学療法や造血細胞移植療法および分子標的療法のエキスパートです。

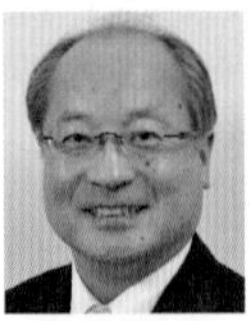

小松 則夫 こまつ のりお

順天堂大学医学部附属順天堂医院
(電話) 03-3813-3111
東京都文京区本郷 3-1-3
●血液専門医

診療内容

骨髄増殖性腫瘍、急性・慢性白血病、悪性リンパ腫、多発性骨髄腫、再生不良性貧血を含む貧血全般

私の外来には月に100名を超える骨髄増殖性腫瘍の患者さんが通院しています。この領域の臨床試験における当科の登録数は常に国内トップを誇ります。2018年10月に27床の無菌病棟がオープンし、造血幹細胞移植を積極的に行っていますが、なかでも骨髄増殖性腫瘍の一つである骨髄線維症の移植実施数は国内でトップクラスです。骨髄増殖性腫瘍のセカンドオピニオンも積極的に行っており、全国から患者さんが来院されます。その他、悪性リンパ腫や多発性骨髄腫、慢性骨髄性白血病などの専門外来を設けていることも当科の特徴です。私は名医ではなく、患者さんファーストの良医を目指しています。「先生に診てもらって良かった」と心底思ってもらえるように、患者さんに寄り添う姿勢を常に心がけ診療にあたっています。

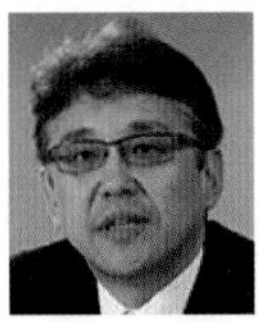

木村 晋也 きむら しんや

佐賀大学医学部附属病院
(電話) 0952-31-6511
佐賀県佐賀市鍋島 5-1-1
●血液専門医

診療内容

慢性骨髄性白血病、化学療法、がん分子標的治療

血液・腫瘍内科は各種の貧血をはじめとして血液のがんといわれる白血病や悪性リンパ腫などの悪性血液疾患、出血傾向や血栓傾向を生じる病気まで、いろいろな血液疾患の診断や治療を行っています。佐賀県の血液疾患患者さんのうち約1/3の方々が当科を受診され治療を受けられています。これらの方々に対して世界的に認められた標準的治療を行うとともに、難治性疾患に対しては造血幹細胞移植やサリドマイドのような新しい治療法も提供しています。当施設は日本血液学会などの認定施設としてリンパ性腫瘍に対する標準的治療確立のための新しい治療法の検討(臨床治療研究)に取り組んでいます。その他、白血病や悪性リンパ腫、成人T細胞白血病・リンパ腫や多発性骨髄腫などの悪性腫瘍に対する治療についての多施設共同研究にも参加して最新の治療法の提供も可能です。

放射線

体に負担の少ない放射線治療

がんの三大療法は、「外科手術」「放射線治療」「化学療法（抗がん剤）」で、これらを組み合わせて効果を上げる「集学的治療」が行われる場合が多くなりました。放射線治療の進歩は目覚ましく、最近は手術と同等の治療実績を上げているケースもあります。

放射線治療には、エックス線、ガンマ線、陽子線、重粒子線などがあり、がんができた臓器やその進行度、患者さん自身の状況などにより使い分けられます。

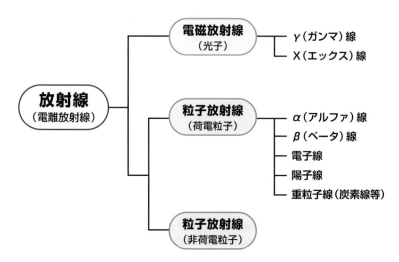

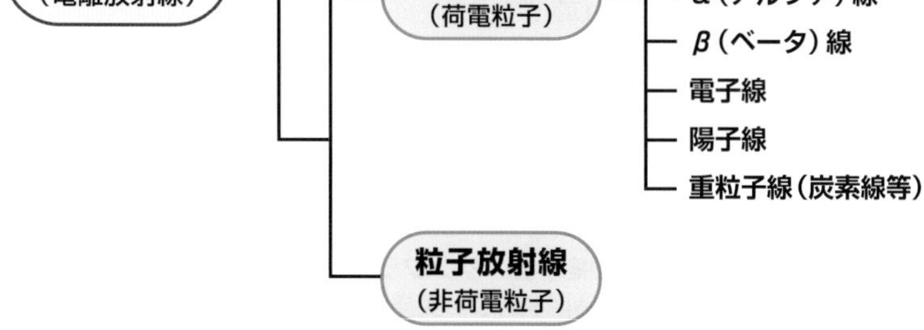

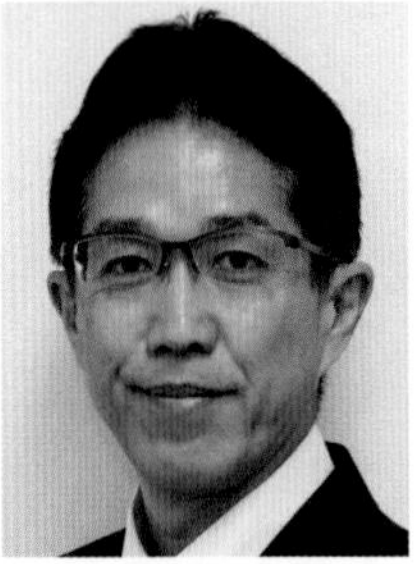

大西 洋　おおにし ひろし

山梨大学医学部附属病院 放射線科
（電話）055-273-1111 山梨県中央市下河東 1110

早期肺がん、進行期肺がん、前立腺がん、頭頸部がん、子宮頸がん、脳腫瘍、食道がん、肝臓がん、再発がん

●放射線治療専門医

得意分野・診療案内

高精度放射線治療、体幹部定位放射線治療、強度変調放射線治療、サイバーナイフ治療、呼吸性移動臓器への精密照射、密封小線源治療、画像誘導放射線治療、臨床試験

診療ポリシー・患者さんへのメッセージ

ガイドラインや標準治療だけでなく、個々の患者さんのお気持ちに応じた患者さん主体の患者さんと共に考える低侵襲がん治療を心掛けています。

治療実績・コメント	過去 10 年間の総治療数：5,000 件
	主な治療実績（2019 年） 体幹部定位放射線治療　100 件 強度変調放射線治療　100 件 呼吸性移動対策　50 件 画像誘導放射線治療　100 件
	高精度放射線治療に傾注しており、肺がん・肝臓がん・腎がん・前立腺がんなどへの定位放射線治療は 1,000 症例以上の経験があります。
業績	世界肺癌学会、アジア臨床腫瘍学会、サンフランシスコ大学、クリーブランド大学、シンガポール大学などから招待講演あり。英語原著論文 100 点以上。 日本放射線腫瘍学会阿部賞、日本肺癌学会の篠井河合賞など多数あります。

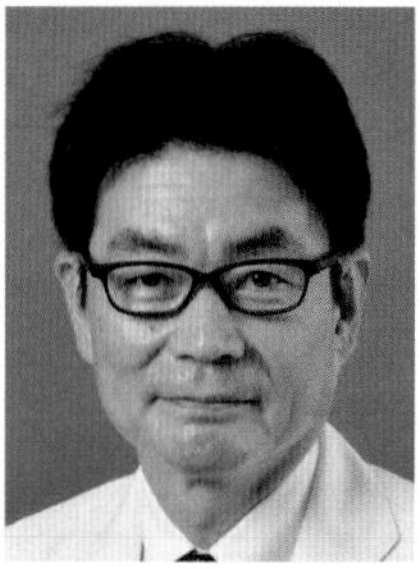

小口 正彦　おぐち まさひこ

がん研究会有明病院　放射線治療部
（電話）03-3520-0111 東京都江東区有明 3-8-31

頭頸部がん、食道がん、肺がん、乳がん、胆管がん、膵臓がん、大腸がん、直腸がん、前立腺がん、子宮がん、悪性リンパ腫、骨転移、脳転移、など

●放射線治療専門医

得意分野・診療案内

診療科の特徴としては、呼吸器センター、消化器センター、レディースセンター、ブレストセンター、前立腺センターに所属し、各臓器別診療科と密接な連携をとりながら、個々の患者さんについて治療方針を決定します。病気の状態によっては、放射線治療と化学療法を組み合わせて臓器の形態・機能温存を目的とした治療を行っています。また、手術と組み合わせて、その前後に放射線治療を行っています。
例えば、乳がん・頭頸部がん・直腸がん・食道がん・骨軟部腫瘍などを対象にしています。特に乳房温存手術後の術後放射線治療は、多くの症例に行っています。
副作用を減らし病巣に正確に放射線をあてるために、多くの疾患に対し 3 次元照射、強度変調放射線治療（IMRT）を行っています。 小さな肺がんなどに対しては、体幹部定位照射（ピンポイント照射）を行っています。 ヨウ素 125 シード線源による前立腺がん密封小線源治療、ラルスを用いた小線源治療（腔内照射）も行っています。
骨転移や脳転移などには、症状を緩和する目的の放射線治療を実施しています。

診療ポリシー・患者さんへのメッセージ

放射線治療部は、原発性脳腫瘍、小児の悪性腫瘍を除く全てのがんに対し、放射線治療を行っています。受診の際は、はじめに各臓器別診療科を受診してください。その際、紹介状、画像（CT、MRI など）、病理標本をお持ちください。

	放射線治療部 年間総治療数：1,760 件（2018 年）					
治療実績（一部）	頭頸部がん	2014 年	2015 年	2016 年	2017 年	2018 年
	（IMRT）	239	235	263	246	212
	（IMRT 以外）	(105)	(137)	(169)	(170)	(166)
	食道がん	(135)	(98)	(94)	(76)	(46)
	肺がん・縦隔腫瘍	91	114	94	92	104
	肺定位照射	91	95	103	88	85
	（ピンポイント照射）	41	27	32	25	31
	乳がん	298	354	414	433	377
	（温存術後）	(172)	(205)	(237)	(279)	(228)
	（乳房切除後）	(126)	(149)	(177)	(154)	(149)
	肝臓・胆嚢・膵臓のがん	6	7	7	11	8
	直腸がん・肛門管がん	128	126	107	115	127
	子宮頸がん	66	96	66	62	73

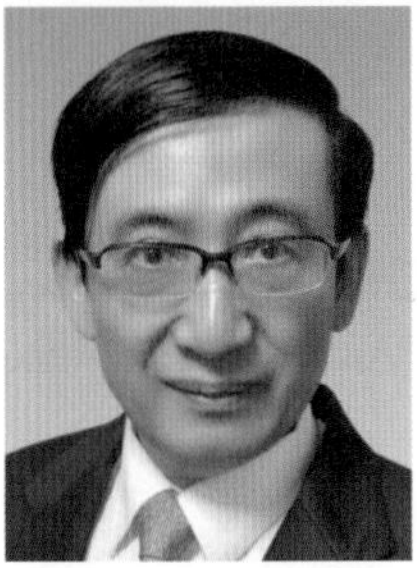

唐澤 克之　からさわ かつゆき

都立駒込病院　放射線診療科（治療部）
（電話）03-3823-2101　東京都文京区本駒込 3-18-22

肺がん、乳がん、前立腺がん、頭頸部がん、原発性脳腫瘍、甲状腺がん、食道がん、膵がん、直腸がん、肛門がん、子宮がん、膀胱がん、軟部組織肉腫、血液がん、悪性リンパ腫、骨転移、脳転移

●放射線治療専門医

得意分野・診療案内

得意分野は、肺がん・消化器がん・泌尿器がん・甲状腺がん他の放射線療法、高精度放射線療法（定位照射、IMRT）です。
放射線療法はこの10年、20年の間に高精度化し飛躍的に進歩しており、その治療成績も向上しつつあります。当院では数多くの高精度放射線治療装置を装備し、数多くの患者様に適用しております。高精度放射線治療は、正常組織への線量をできるだけ下げ、腫瘍にのみ治癒に必要な線量投与が可能になり、身体に優しく、無駄の少ない治療を受けることが可能です。IMRTの患者様は1日あたり60～70人程治療を受けておられますが、当院の場合、それだけのキャパシティがございますので、お待たせせずに治療の提供が可能です。もちろん通常照射、緩和照射も行っております。

診療ポリシー・患者さんへのメッセージ

放射線療法は以前は腫瘍にも正常組織にも同じ線量が照射され、確かに効果はあるものの、辛い治療であるというイメージが先行しておりました。当院では副作用低減のために、積極的に腫瘍のみに高い線量を集中させ、周囲の正常な臓器への線量をできるだけ低く落とし、最適化された身体に優しい放射線療法をご提供することをポリシーとして治療を行っています。

<table>
<tr><td></td><td>科全体 年間総治療数：約2,000件
（2019年）</td><td>累計総治療数（過去45年間）：40,000件</td></tr>
<tr><td rowspan="2">治療実績・コメント</td><td>【治療の内訳】（2019年）
①治療を継続中： - %
②治療を完結した（寛解）：97%
③途中で患者さんが来なくなった： - %
④他の専門医に紹介した：3%
⑤外科医に紹介した： - %</td><td>【主な治療実績】（2019年）
肺がん：300件
乳がん：250件
前立腺がん：150件
甲状腺がん：100件
血液がん：100件
頭頸部がん：100件</td></tr>
<tr><td colspan="2">IMRTの適応疾患は、頭頸部がん、前立腺がん、脳腫瘍、肺がん、膀胱がん、膵臓がん、直腸がん、肛門がん、食道がん、軟部組織肉腫など、定位照射の適応疾患は転移性脳腫瘍、肺がん、肝臓がん、腎がん、転移性骨腫瘍など、白血病の全身照射はIMRTで行っています。甲状腺がんの放射性ヨード治療も行っています。</td></tr>
<tr><td>業績</td><td colspan="2">IAEAのアジア太平洋地域の体幹部定位照射の国内対応委員として国際協力を行っています。2019年のAccuray社のPatient First Awardを受賞。中枢型肺がんの加速寡分割照射論文、肛門がんの化学放射線療法の臨床試験のPIをしています。</td></tr>
</table>

放射線

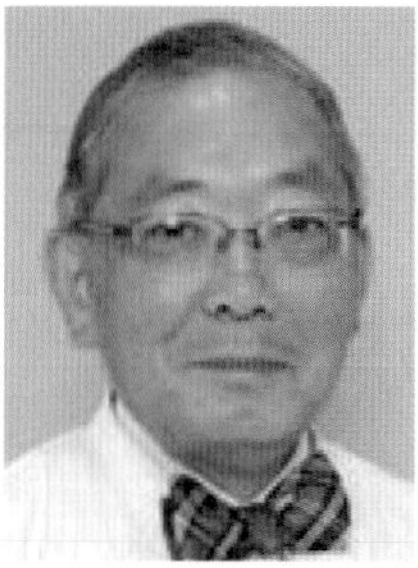

伊丹 純　いたみ じゅん

国立がん研究センター 中央病院　放射線治療科
（電話）03-3542-2511 東京都中央区築地 5-1-1

小線源治療、悪性リンパ腫の放射線治療、BNCT（ホウ素中性子捕捉療法）、放射線管理

●放射線治療専門医

得意分野・診療案内

放射線治療は外科療法、薬物療法（抗がん剤による治療）とならぶがんに対する治療の三本柱の１つです。がんの種類や進行状況と患者さんの体の状態、治療に関する希望に応じ、治癒を目指す治療より症状緩和を目的とした治療まで、幅広く応用されています。放射線治療は手術と同じく部分の治療であり、その効果や多くの副作用は治療部位に限られます。その特徴として、①臓器の働きや形を保つ、②副作用の少ないがん治療、③根治的治療より緩和的治療まで幅広い応用範囲、④手術や化学療法の併用でよりよい治療効果が得られる、などがあります。

診療ポリシー・患者さんへのメッセージ

放射線治療科では、すべての臓器科と連携し、また他院とも協力して、よりよい放射線治療を提供するための努力をしています。治療方法の検討（薬物療法や手術などの併用や放射線治療方法を検討します）、治療計画、内容の検討（精度管理）、放射線治療の実施、治療中や治療後の診察（効果や副作用は治療後長期間みる必要があります）などを行い、放射線腫瘍医・放射線治療の知識を持つ診療放射線技師や看護師・医学物理士など多くの関係者がチーム医療を支えています。

	放射線治療科　診療実績				
治療実績	原発部位別新患数	2014 年	2015 年	2016 年	2017 年
	全患者数	2,063	2,546	2,677	2,963
	1. 脳・脊髄	48	56	64	61
	2. 頭頸部	142	142	153	174
	3. 食道	117	124	149	107
	4. 肺・気管・縦隔	258	350	322	344
	4-a. うち肺	136	305	259	271
	5. 乳腺	296	332	387	396
	6. 肝・胆・膵	88	95	83	122
	7. 胃・小腸・結腸・直腸	252	277	299	231
	8. 婦人科	80	74	107	120
	9. 泌尿器系	138	157	151	152
	9-a. うち前立腺	102	91	91	103
	10. 造血器リンパ系	88	95	83	122
	11. 皮膚・骨・軟部	110	111	122	131
	12. その他（悪性）	0	0	0	17

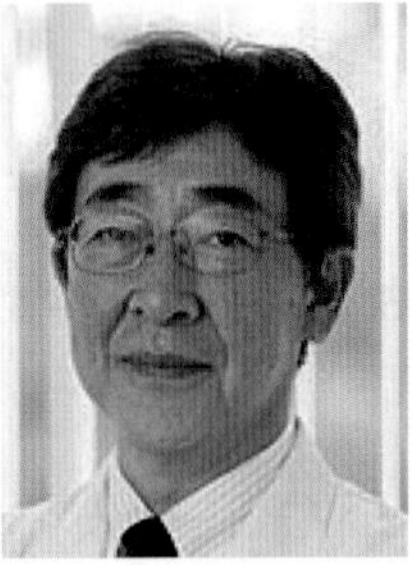

櫻井 英幸　さくらい ひでゆき

筑波大学附属病院　放射線腫瘍科
（電話）029-853-3900 茨城県つくば市天久保 2-1-1

脳腫瘍、頭頸部がん、食道がん、肺がん、乳がん、前立腺がん、子宮頸がん、膀胱がん、肝臓がん、小児がん、など

●放射線治療専門医

得意分野・診療案内

当科は国立大学病院の中で最も積極的に放射線治療に取り組んでいるグループで、エックス線治療、小線源治療、陽子線治療など様々な放射線治療を行っています。陽子線治療については1983年より本格的臨床研究を始め、国内で最も長い歴史と多くの優れた実績を持っています。特に、肝臓がんなど体の深部に発生したがんに対しては、世界に先駆けて陽子線治療を行っており、その治療法は現在、世界のスタンダードとして高い評価を受けています。また、新しい放射線治療技術の開発にも積極的に取り組んでおり、再発がんや難治性がんに対応する新しいがん治療として注目を集める「ホウ素中性子補足療法（BNCT）」の装置開発や基礎的、臨床的研究も手掛けています。通常のエックス線治療はもとより、陽子線治療、BNCTなど患者さん個々の状態に合わせて最適な放射線治療を提供できる世界で唯一の放射線治療施設を目指し、放射線治療を通じた地域のがん医療と患者様のQOL向上に貢献して参ります。

診療ポリシー・患者さんへのメッセージ

各臓器の専門診療科との緊密な協力の下、がんの患者さんに最も良い治療を提供できるよう心掛けています。また、放射線治療の基礎である放射線生物学と医学物理学の専門家と共に、患者さんに安心で安全な治療を提供できるよう体制を整備しています。

治療実績・コメント

1983年から2000年までの間にKEK（現・高エネルギー加速器研究機構）で治療した実績を含めた陽子線治療センターの総治療数：5,826名（2020年3月末現在）

肝臓がん	1,733名	脳腫瘍	176名
前立腺がん	922名	膵臓がん	140名
肺がん	573名	頭蓋底腫瘍	89名
転移性腫瘍	572名	脳動脈奇形等	55名
小児がん	466名	縦隔	36名
食道がん	353名	直腸がん	29名
頭頸部がん	287名	腎がん	20名
膀胱がん	189名	その他	186名

最も多いのが肝臓がんで、前立腺がん、肺がんの順となっています。当センターでは、陽子線治療が有効性を発揮できる腫瘍であればあらゆる疾患の治療に対応しています。

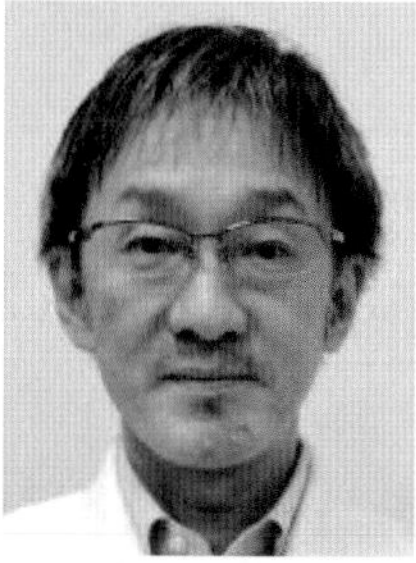

宇野 隆　うの たかし

千葉大学医学部附属病院　放射線科
（電話）043-222-7171 千葉県千葉市中央区亥鼻 1-8-1

脳腫瘍、脊髄腫瘍、頭頸部がん、肺がん、乳がん、食道がん、胃がん、大腸がん、泌尿器腫瘍、婦人科がん、皮膚がん、骨軟部腫瘍など

●放射線治療専門医

得意分野・診療案内

放射線診療は患者さんの診断・治療にとても重要な役割を担っています。放射線診療には、画像診断とその手技を利用した治療（IVR）、核医学診断と治療、そしてがん放射線治療の３つの領域があります。放射線科はこれらの領域で、各診療科と連携して大切な役割を果たします。千葉大学病院では放射線診療は新しい高度な技術を迅速かつ低侵襲な方法で患者さんに提供しています。

診療ポリシー・患者さんへのメッセージ

臨床の現場では、患者さん一人ひとりの違いを感じ、日々、驚かされています。これだけ医学が進んでいても、標準的な治療だけで治ってしまう人がいれば、標準的な治療をしていても運悪く再発してしまう人もいるのです。大学病院としては今後、どういう方が標準的な治療に向いていて、どういう方が不向きなのかということを追求していかなくてはならないと思います。
診断・治療技術そしてEBMが高度に進歩した現在でも、医療にとってもっとも大切なことは、医師の情熱と気合いです。決して装置の新旧・優劣や知識ではありません。一臨床医としての責務を全うすべく、個々の患者に視線をおいた診療業務を最優先し、患者さんから、そして社会から求められる医師となれるよう、診断医と治療医とで力を合わせて前進しています。

	放射線治療　疾患別症例数（2108年）		画像検査数　71,905件（2018年度）
治療実績・コメント	脳・脊髄腫瘍	30	・CT　45,179件 ・MRI　18,297件 ・核医学　5,342件 ・IVR　3,087件 画像検査は年々増加傾向にあります。検査の内容もそれに伴い専門化・多様化が進んでおり、画像検査に対する専門性が求められています。緊急検査にもできる限り対応し、緊急血管造影・血管内治療にも取り組んでいます。
	頭頸部腫瘍	112	
	肺がん・気管・縦隔腫瘍	100	
	乳がん	158	
	食道がん	58	
	胃・小腸・結腸・直腸がん	33	
	肝・胆・膵がん	21	
	泌尿器腫瘍	51	
	婦人科がん	71	
	皮膚・骨・軟部腫瘍	21	
	造血管・リンパ系腫瘍	51	
	その他（悪性腫瘍）	6	
	良性疾患	4	
	集計	716	

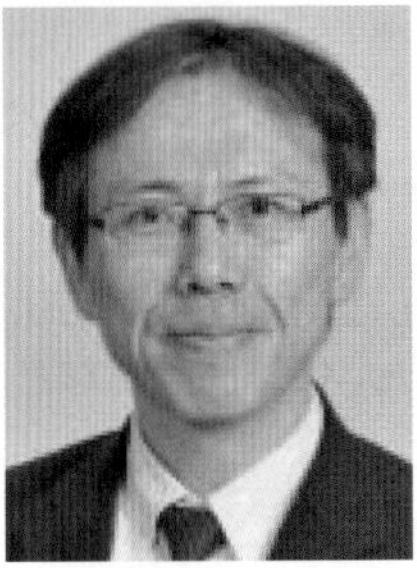

古平 毅　こだいら たけし

愛知県がんセンター病院　放射線治療部
（電話）052-762-6111 愛知県名古屋市千種区鹿子殿 1-1

頭頸部がん、子宮がん、食道がん、肺がん、乳がん、前立腺がん、悪性リンパ腫、転移性脊椎腫瘍

●放射線治療専門医

得意分野・診療案内

当院は昭和 39 年開院以来放射線科として診断業務と治療部門を独立して業務を行ってまいりました。当時としては画期的な「高精度放射線治療」である原体照射法を当初より臨床に応用し、頭頸部がん、婦人科がん、前立腺がん、肺がん、食道がんなどに優れた治療効果と安全性を報告してまいりました。最近では治療技術や計画コンピュータの革新的な進歩により三次元放射線治療や定位放射線治療、強度変調放射線治療などの高精度放射線治療は臨床に浸透していますが、これらの放射線治療の基礎は当院で長い実績のある原体照射法に端を発していると言っても過言ではありません。

診療ポリシー・患者さんへのメッセージ

がんはいまや日本人の二人に一人がかかる病気で、一昔前のような特別な病気では無くなってきています。また医療の進歩により、切らないでがんを治すことができる治療方法も増えています。放射線治療はメスを使わない治療法として近年注目されています。放射線を含むいくつかの治療法が選択できる病状の患者さんも増えてきていますが、まだまだ放射線治療が有効であることを知られていない場合もあると感じています。患者さんの病状にあわせて治療方法を十分に考えて判りやすく説明し、納得して治療を受けていただけるように心がけて日々の診療にあたっています。

	原発部位別 新患照射実績（人数）					
治療実績		2014 年度	2015 年度	2016 年度	2017 年度	2018 年度
	頭頸部	141	178	169	176	175
	肺	141	169	175	152	172
	乳腺	186	199	174	152	175
	食道	86	80	69	80	95
	胃	23	21	14	10	16
	腸	28	27	23	27	26
	肝臓・膵臓・胆道	31	18	25	23	35
	女性性器	53	53	42	66	85
	泌尿器・男性性器	75	92	67	50	63
	骨軟部	12	15	21	17	27
	血液	19	24	23	21	25
	その他	24	24	24	13	12

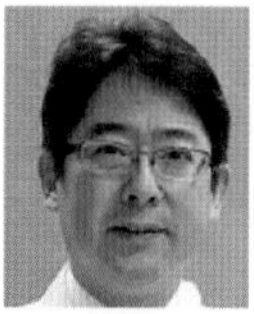

塩山 善之 しおやま よしゆき

九州大学病院 放射線科
（電話）092-641-1151
福岡県福岡市東区馬出 3-1-1
●放射線治療専門医

診療内容

甲状腺がん、転移性脳腫瘍、腎細胞がん、転移性骨腫瘍、前立腺がん、肺がん、肝がん、など

当科では、①甲状腺がん、②転移性脳腫瘍、③腎細胞がん、④転移性骨腫瘍、⑤前立腺がんの治療を主に行っています。その他、体幹部定位放射線治療（肺がん、肝がんなど）、腎がんに対する凍結療法、甲状腺がんに対する核医学治療、肝がんに対する動注化学塞栓術、前立腺がんに対する放射線治療、内視鏡的粘膜下層剥離術（胃がん、大腸がん、食道がん）、動脈塞栓術（内臓動脈瘤、血管奇形）を行います。私の日常臨床では放射線治療全般を行っております。放射線治療は根治目的から緩和目的まで、がん治療において幅広く適応できる有用な治療です。近年、定位照射、強度変調放射線治療、粒子線治療など治療技術の進歩も目覚ましいものがありますが、病む人の気持ちを尊重した温かみのあるがん治療の実践が最も重要と考えています。

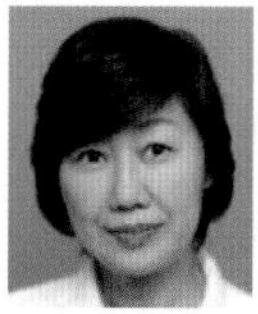

中山 優子 なかやま ゆうこ

国立がん研究センター 中央病院
（電話）03-3542-2511
東京都中央区築地 5-1-1
●放射線治療専門医

診療内容

胸部の放射線治療、特に肺がん

日本肺癌学会の『肺癌診療ガイドライン 2019 年版』ガイドライン検討委員長。胸部の放射線治療、特に肺がんを担当しています。
当院では外部照射用リニアック 5 台とサイバーナイフ 1 台、小線源治療装置・小線源治療室により放射線治療を実施しています。
治療の対象となるがんにより、放射線治療単独での治療以外に手術との併用（術前・術中・術後）や薬物療法との併用により、効果を高め副作用を軽減する工夫を行っています。また、放射線治療の特徴をいかし、外来で多くの治療を実施しています。患者さん自身に自らの病気や体の状況を理解していただき、よりよい生活の質（Quality of Life）をともに考え、一緒に治療を選択していきます。
当院での治療以外の選択が好ましい場合には、他施設の紹介も行っています。

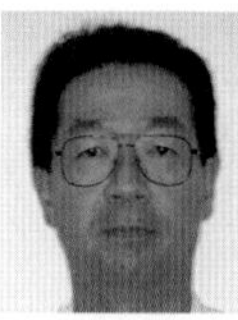

幡野 和男 はたの かずお

東京ベイ先端医療・幕張クリニック
（電話）043-299-2000
千葉県千葉市美浜区豊砂 1 -17
●放射線治療専門医

診療内容

前立腺がん、乳がん、肺がん、肝臓がん、悪性リンパ腫、すい臓がん、直腸がん、他ほぼ全てのがん

日本で初めて IMRT(強度変調放射線治療) を始めた院長を中心としたスタッフによる PET/CT、MRI などの画像診断機器を用いて腫瘍の進展範囲を把握し腫瘍に限局した低侵襲な治療を行っています。また、左乳がんの術後照射では心臓への影響を最小限にする深吸気息止め照射を実施しています。2019 年の治療実績は年間およそ 320 例で前立腺がん 102 例、乳がん 105 例、その他、肺がん、肝臓がんなどへの定位照射 20 例、悪性リンパ腫、すい臓がん、直腸がん、骨転移などが 90 例ほどです。他の施設で適応なしと言われた患者様でも可能な限りその患者様の病状に即した治療を考え、必要あれば治療させていただいております。とにかく諦めない治療をポリシーとしておりますので治療に迷ったらご相談ください。

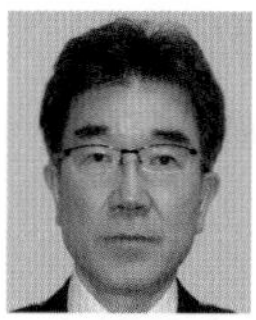

中村 和正 なかむら かつまさ

浜松医科大学医学部附属病院
（電話）053-435-2111
静岡県浜松市東区半田山 1-20-1
●放射線治療専門医

診療内容

放射線治療全般、前立腺がん、頭頸部がん、肺がん、肝がん、など

放射線治療の専門医として、放射線治療全般を担当しています。特に、前立腺がんや頭頸部がんの強度変調放射線治療、肺がんの定位放射線治療などを専門としています。放射線治療科では、外部照射、子宮腔内照射、非密封放射性同位元素内用療法等にて、年間 500 名程度の治療を実施しており、科長として全症例のチェックを行い、若い医師の指導に当たっています。中部地区の大学病院やがんセンター、基幹病院、JCOG 放射線治療グループと連携して、照射技術向上に努めています。研究面では高精度放射線治療実施のためのデバイス開発を行っており、より良い放射線治療の実現に努力しています。浜松医科大学では、2021 年に新しく放射線治療部門が移転し、最新の装備でさらに充実した放射線治療を提供できる予定です。

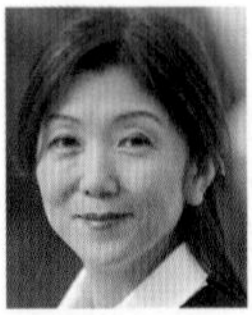

淡河 恵津世 おごう えつよ

久留米大学病院 放射線科
（電話）0942-35-3311
福岡県久留米市旭町 67
●放射線治療専門医

診療内容

悪性リンパ腫、脳腫瘍、頭頸部がん、肺がん、乳がん、食道がん、膵臓がん、子宮がん、前立腺がん

大学内の他診療科からの紹介・近隣の医療機関からの紹介をいただき、がんの放射線療法の適応とケアをします。根治治療から緩和治療まで多岐にわたり対応可能です。各科と連携し、優しく丁寧な診療を心がけるようにしています。
放射線科外来は、がん診療において横断的な役割を果たしており、悪性リンパ腫、脳腫瘍、頭頸部がん、肺がん、乳がん、食道がん、膵臓がん、子宮がん、前立腺がんなど、ほぼすべての領域のがんを診療しています。がんの根治だけではなく、転移や再発からくる、痛みや麻痺などの症状緩和に対しても、放射線治療はとても有効です。病巣にピンポイント照射することも可能となり、患者さんに優しい治療を提供できるよう心がけています。セカンドオピニオンも受け付けています。お気軽にご相談下さい。

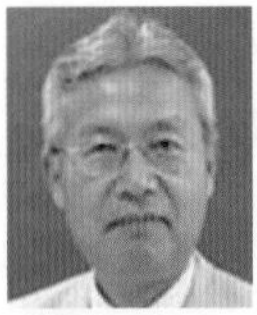

西村 恭昌 にしむら やすまさ

近畿大学病院 放射線治療科
（電話）072-366-0221
大阪府大阪狭山市大野東 377-2
●放射線治療専門医

診療内容

頭頸部腫瘍、肺がん、食道がん、消化器がん、など

近畿大学医学部放射線腫瘍学部門では、放射線医学のうち放射線腫瘍学（放射線治療）の診療、教育、研究を行っています。
診療においては、CT あるいは PET/CT シミュレーションを用いた 3 次元あるいは 4 次元治療計画を行い、頭頸部腫瘍、脳腫瘍や前立腺がんなどには強度変調放射線治療（IMRT）、孤立性肺がんなどには定位放射線治療の高精度放射線治療が行えるわが国でも有数の放射線治療施設です。
子宮がんに対する 192-Ir 高線量率腔内照射、あるいは前立腺がんに対する 125-I 永久挿入密封小線源治療も実施しています。
放射線腫瘍学の人材育成として、文部科学省採択事業「7 大学連携先端的がん教育基盤創造プラン」を通じ、放射線腫瘍医および医学物理士の大学院教育・研究を推進しています。

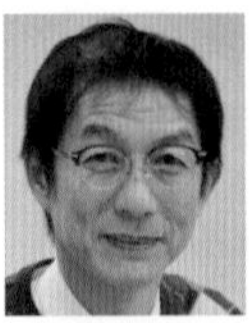

武田 篤也 たけだ あつや

大船中央病院 放射線治療センター
（電話）0467-45-2111
神奈川県鎌倉市大船 6-2-24
●放射線治療専門医

診療内容

肺がん、肝細胞がん、前立腺がん、オリゴメタスタシス、そのほか放射線治療が奏功する悪性腫瘍

当院は体幹部定位放射線治療 (SBRT) と強度変調回転放射線治療 (VMAT) のハイボリュームセンターです。全国から受診される患者の主治医と連携しつつ診療し、質の高い高精度放射線治療を行います。2019 年現在、2,500 例超の SBRT の実績（肺がんは全国累計の 6%、肝細胞がん 24%、前立腺がん 7%、肺転移 4%、肝転移 8%）があり、治療成績向上と積極的な適応拡大に努めています。早期肺がん、肝細胞がん、肺・肝転移に対する照射部位のがんの制御率はそれぞれ 99%、96%、100%と非常に良好で、国内外で高い評価を得ています。診療では病状を把握し様々な治療法を比較しながら、方針が正しいか患者と一緒に考え、理解を共有することに重点を置いています。武田医師は全体を統括し、ほぼ全患者に携わっています。

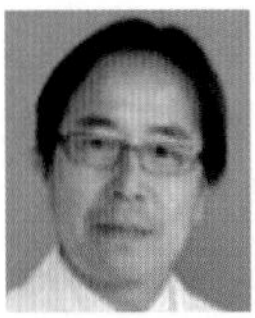

茂松 直之 しげまつ なおゆき

慶應義塾大学病院 放射線治療科
（電話）03-3353-1211
東京都新宿区信濃町 35
●放射線治療専門医

診療内容

脳腫瘍、頭頸部がん、食道がん、乳がん、肺がん、肝臓がん、胆道がん、胃がん、膵臓がん、直腸がんなど

当科ではリニアックを用いた外部放射線治療のほか、前立腺がん組織内照射や子宮がん腔内照射といった小線源治療、去勢抵抗性前立腺がんの骨転移に対する塩化ラジウム内用療法を実施しています。放射線治療には大きく分けて二つの方法があります。身体の外から腫瘍を狙って放射線を照射する外部放射線治療と、放射線を出す線源を腫瘍（あるいはその近く）に挿入して治療する小線源治療です。がんを完全に治すことを目的とする治療はもちろん、がんに伴う様々な症状を和らげる治療まで、個々の患者さんに最適な放射線治療が可能です。放射線治療は全身の腫瘍を対象とするため各診療科との連携が大切です。院内の各診療科と定期的にカンファレンスを行い、患者さんごとに最適な治療を提供できるよう日々知恵をしぼっています。

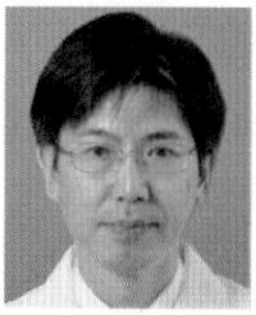

吉岡 靖生 よしおか やすお

がん研究会有明病院 放射線治療部
（電話）03-3520-0111
東京都江東区有明 3-8-31
●放射線治療専門医

診療内容

頭頸部がん、食道がん、肺がん、乳がん、胆管がん、膵臓がん、大腸がん、直腸がん、前立腺がん、子宮がん、悪性リンパ腫、骨転移、脳転移、など

放射線治療はほとんど全てのがんが治療の対象となります。全身状態や併用療法にもよりますが、多くの場合、放射線治療は通院で行うことができます。 当院では、リニアックを用いた外照射だけでなく、子宮頸がんや前立腺がんに対する小線源治療も行っています。放射線療法には単独で行う治療と、抗がん剤や手術と組み合わせて行う治療（集学的治療）があり、放射線治療では主に体の外から放射線（エックス線・ガンマ線・電子線）をあてて、がん細胞を縮小・消失させます。集学的治療では、病気の状態によって抗がん剤などの薬剤と同時に、または時期をずらして放射線治療を行ったり、手術の前後に放射線治療を行ったりすることがあります。疑問があれば遠慮なくお尋ね下さい。

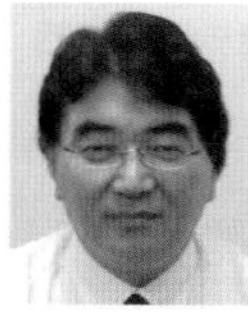

芝本 雄太 しばもと ゆうた

名古屋市立大学病院 放射線科
（電話）052-851-5511
名古屋市瑞穂区瑞穂町川澄 1
●放射線治療専門医

診療内容

放射線治療対象疾患全般。特に、乳がん、前立腺がん、肺がん、脳腫瘍など

放射線治療は近年顕著な発展をとげ、様々ながんが手術せずに治るようになりました。最新のピンポイント治療（特にトモセラピーや陽子線治療）を推進しつつ、温熱療法、種々の増感法、免疫療法との併用も手がけています。年間に診察する新患は 200 名以上です。前立腺がんは陽子線治療や強度変調放射線治療 (IMRT) で手術より副作用を少なくして治せます。早期肺がんはピンポイント定位照射で手術と同等の治癒率が得られます。乳がんを手術せずに完治させる増感放射線治療も成果を上げています。他にも食道がんや子宮頸がんは手術と同等の治癒率ですし、耳鼻科領域の頭頸部がんは以前から放射線治療が第一選択です。治療法は患者さん自身が選択する時代ですが、がんの場合は放射線治療という選択肢が大きくなっているのです。

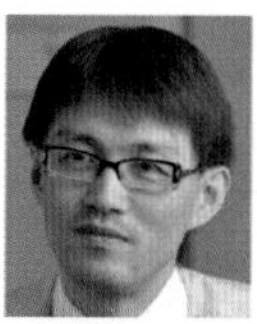

萬 篤憲 よろず あつのり

国立病院機構東京医療センター
（電話）03-3411-0111
東京都目黒区東が丘 2-5-1
●放射線治療専門医

診療内容

前立腺がん、膀胱がん、腎がん、子宮頸がん、子宮体がん、頭頸部がん、乳がん、肺がん、リンパ腫、消化器がん、軟部肉腫、皮膚がん、転移がん、原発不明がん他

がんの根治・緩和を目的とする放射線治療の他、さまざまな再発・転移がんの放射線治療の適応判断、計画からフォローまで行います。また、必要に応じて薬物療法や手術とのアレンジを他部門と調整して行います。特に、泌尿器・婦人科がんには、高精度外部照射と小線源治療やその併用は多く、その経験は世界有数です。年間総治療数は約 800 名。セカンドオピニオンを含めて、日本よりも欧米の方針を尊重しています。大学病院やがんセンターで治療方針に悩んでいる方には、一般的な診療ガイドラインを用いず、患者さんの人生観を優先し、がんと闘わず、無理せずに自分の人生を全うできるようなお手伝いをします。がんで悩むよりも、自分の人生を送れるよう支援しています。

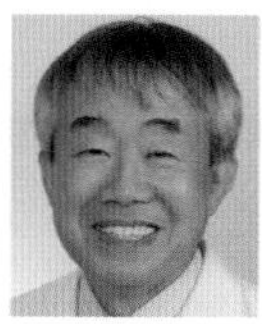

永田 靖 ながた やすし

広島大学病院 放射線治療科
（電話）082-257-1545
広島県広島市南区霞 1-2-3
●放射線治療専門医

診療内容

肺がん

放射線治療科では、放射線科専門医の資格を持つ放射線治療専門医 7 名が診療を担当しています。2 台の高精度放射線治療装置（リニアック）や小線源治療装置および小線源治療病室など充実した治療設備を有し、ほとんど全ての放射線治療に対応可能です。また、品質管理士の資格を持つ複数の放射線技師による治療装置や治療行程の厳重な精度管理を行っております。原則的に全ての治療に対して、CT を用いた 3 次元治療計画を用い、線量分布図を作成し正確な線量計算を行っています。放射線治療医により放射線治療期間中および治療終了後の経過観察を行っており、放射線治療による副作用や病状の変化に迅速に対応します。また、治療前に、治療方法、効果、副作用や他に選択可能な治療法などの説明を十分に行い、患者さんに納得して頂いたうえで治療を行います。

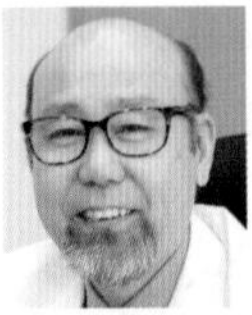

沖本 智昭　おきもと ともあき

兵庫県立粒子線医療センター
（電話）0791-58-0100
兵庫県たつの市新宮町光都 1-2-1
●放射線治療専門医

診療内容

前立腺がん、肝がん、膵がん、胆道がん、肺がん、頭頸部がん、骨軟部腫瘍、食道がん、転移（リンパ、肺、肝）

科全体の年間総治療数：469 名（2018 年度）開院から 2019 年 10 月末までの科全体累計総治療数：9,205 例
外科医・内科医と協力しながら粒子線治療（陽子線治療、重粒子線治療とも可能）、抗がん剤治療、カテーテル治療を駆使して、難治がん治療に挑み実績を上げている施設です。
【得意分野・診療案内】1. 保険診療（手術、薬物療法、X 線治療）で完治できない難治がん（膵がんなど）に対して、粒子線治療、抗がん剤治療、カテーテル治療を駆使して治療効果を上げています。2. 美しい自然に囲まれた最高の環境でリゾートホテル様の病室（50 床）に入院して治療に専念できます。3. 診察および治療開始まで迅速に対応できる体制を整備しています。長くお待たせする事はありません。

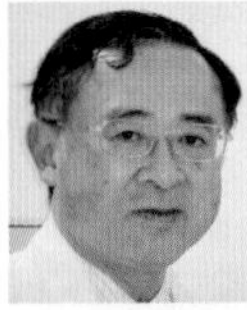

笹井 啓資　ささいけいすけ

順天堂大学医学部附属順天堂医院
（電話）03-3813-3111
東京都文京区本郷 3-1-3
●放射線治療専門医

診療内容

脳腫瘍、頭頸部腫瘍、食道、肺、肝、膵、直腸、前立腺、膀胱、骨、悪性リンパ腫

がんの放射線治療を中心とした治療を行っています。私が責任者をしている放射線治療部門では、最新の治療装置と優秀な同僚、スタッフに恵まれ、安全で的確な治療を行うことができます。放射線治療は私一人ではなく、部門全体がグループで治療を行います。通常の治療ともに強度変調放射線治療（IMRT）、脳、肺、肝などの小さな病気への定位放射線照射などの最先端の治療、前立腺がんのシード（密封小線源治療）などほぼ全ての放射線治療を数多く手がけています。放射線治療は体の形や働きをそのまま残してがんを治す治療です。また、がんによる痛みなどの症状を取り除くこともできます。患者さんからは「もっと早く受ければよかった」という声をよく聞きます。2018 年度には初めて放射線治療を受けた患者さんが 790 名でした。

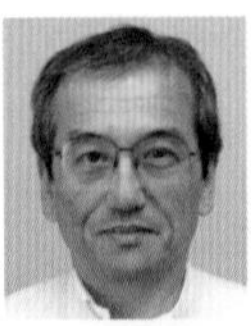

山田 滋　やまだ しげる

量子科学技術研究開発機構 QST 病院
（電話）043-206-3306
千葉県千葉市稲毛区穴川 4-9-1
●放射線治療専門医

診療内容

消化器がん（膵がん・大腸がん・食道がん等）に対する重粒子線治療

私は 11 年間千葉大学消化器外科に従事し、米国 NASA で重粒子線の研究を行い、その後 22 年間当院で消化器がんに対する重粒子線治療に従事しています。膵臓がんは切除可能な患者さんに対し術前重粒子線治療、手術ができない患者さんに根治重粒子線治療を施行しています。大腸がんは再発大腸がん、特に術後局所再発やリンパ節再発に対する重粒子線治療を施行しています。重粒子線はピンポイントに照射が可能で正常組織を避けてがんのみに正確に治療を行うことが可能です。2018 年度当院での重粒子線治療患者数は全体で 804 例、膵臓がん 67 例、大腸がん 56 例でした。外科で習得した解剖の知識を十分に生かし、腫瘍の進展範囲を確実に診断し、正常組織を避けることで、安全で効果的な重粒子線治療を行うよう心がけています。

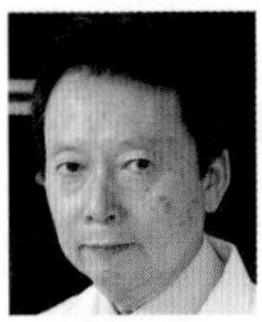

不破 信和　ふわ のぶかず

伊勢赤十字病院 放射線治療科
（電話）0596-28-2171
三重県伊勢市船江 1-471-2
●放射線治療専門医

診療内容

頭頸部がん、肺がん、食道がん、舌がん、上顎洞がん、特に頭頸部進行がんに対する動注併用放射線治療

私は頭頸部がん、肺がん、食道がんを中心に診療しています。特に頭頸部進行がんに対する動注併用放射線治療に 1992 年から取り組んできました。動注治療とは耳の前に位置する動脈から、細い管（カテーテル）をがんを栄養する動脈に挿入し、抗がん剤を直接投与する治療です。今まで色々な改良をしてきましたが、最近開発した方法により治療成績はさらに改善しており、手術と遜色のない結果が得られています。本治療は舌がん、上顎洞がんに特に有効です。進行舌がんの標準治療は切除ですが、舌の半分以上あるいは全てを取ることになり、その場合の生活の質（QOL）は大きく低下してしまいます。20 代、30 代の若い方にも舌がんは発症します。セカンドオピニオンはいつでも可能です。悔いのない治療を選択してください。

有益情報

ランキング医師の病院は遠くて行けないという患者さんのための、北海道、東北、四国、九州を中心とする準名医情報です。ランキングとは別です。ご参考になさってください。

北海道	**坂田 耕一** さかた こういち （電話）011-611-2111	**札幌医科大学附属病院** 北海道札幌市中央区南 1 条西 16 丁目 291 番地	●放射線治療専門医
	永倉 久泰 ながくら ひさやす （電話）011-822-1811	**KKR 札幌医療センター 放射線科** 北海道札幌市豊平区平岸 1 条 6 丁目 3-40	●放射線治療専門医
	西山 典明 にしやま のりあき （電話）011-811-9111	**北海道がんセンター 放射線治療科** 北海道札幌市白石区菊水 4 条 2 丁目 3 番 54 号	●放射線治療専門医
	中田 健生 なかた けんせい （電話）011-726-2211	**市立札幌病院 放射線治療科** 北海道札幌市中央区北 11 条西 13 丁目 1-1	●放射線治療専門医
東北	**神宮 啓一** じんぐう けいいち （電話）022-717-7000	**東北大学病院 放射線治療科** 宮城県仙台市青葉区星陵町 1 番 1 号	●放射線治療専門医
	髙井 良尋 たかい よしひろ （電話）024-934-5322	**南東北 BNCT 研究センター** 福島県郡山市八山田七丁目 10 番地	●放射線治療専門医
	中村 隆二 なかむら りゅうじ （電話）019-613-7111	**岩手医科大学附属病院** 岩手県紫波郡矢巾町医大通 2-1-1	●放射線治療専門医
四国	**生島 仁史** いくしま ひとし （電話）088-631-3111	**徳島大学病院 放射線科** 徳島県徳島市蔵本町 2 丁目 50-1	●放射線治療専門医
	柴田 徹 しばた とおる （電話）087-898-5111	**香川大学医学部附属病院** 香川県木田郡三木町池戸 1750-1	●放射線治療専門医
九州	**林 靖之** はやし のぶゆき （電話）095-847-1511	**長崎原爆病院 放射線治療科** 長崎県長崎市茂里町 3 番 15 号	●放射線治療専門医
	大賀 才路 おおが さいじ （電話）092-852-0700	**九州医療センター 放射線科** 福岡県福岡市中央区地行浜 1 丁目 8 番地 1 号	●放射線治療専門医
	小幡 史郎 おばた しろう （電話）0957-63-1145	**長崎県島原病院 放射線科** 長崎県島原市下川尻町 7895 番地	●放射線治療専門医
	荻田 幹夫 おぎた みきお （電話）0986-22-1717	**藤元総合病院 放射線治療科** 宮崎県都城市早鈴町 17-1	●放射線治療専門医
	村木 宏一郎 むらき こういちろう （電話）0942-35-3311	**久留米大学病院 放射線科** 福岡県久留米市旭町 67 番地	●放射線治療専門医

コラム

放射線治療の進歩

がんができた臓器やその進行度、患者さん自身の状況など様々な要素により、どんな放射線が最適かは異なり、その選択は容易ではありません。放射性物質を体内に埋め込み微力の放射線を放出させる療法や、外部から行う放射線治療では、強度変調放射線治療（IMRT)、陽子線治療、重粒子線治療、さらにホウ素中性子捕捉療法などがあります。放射線治療のポイントは「がんに如何に集中的に照射できるか」です。

◇強度変調放射線治療（IMRT）：放射線治療計画装置による最適化計算により、エックス線をがん組織に集中的に照射します。

◇粒子線治療（陽子線治療・重粒子線治療）：粒子放射線の陽子や重粒子（炭素イオン）などをがん病巣に照射する放射線治療法の総称です。エックス線より、さらに集中的に照射できます。

◇ホウ素中性子捕捉療法（BNCT）：重粒子線治療の一つです。ホウ素薬剤を患者さんのがん細胞に選択的に取り込ませ、外部より患部へ中性子を放射します。ポイントは、ホウ素と中性子の核反応で発生する重粒子線（α粒子とLi粒子）が飛程する距離が細胞一個分という点です。α粒子とLi粒子は殺細胞能力が高いが飛程距離が短く、隣の細胞まで届きません。この細胞内で発生する放射線により、がん細胞のみ死滅させることができます。1回か2回の照射で済み、事前検査で効くかどうかある程度予測がつきます。京都大学原子炉実験所 粒子線腫瘍学研究センターでは、2008年に世界初となる加速器を中性子源としたBNCT照射システムが設置され、2012年から再発悪性脳腫瘍を対象疾患とした、加速器BNCT照射システムとホウ素薬剤の治験が開始されました。同センターの鈴木実教授によると、今後の課題はより選択的なホウ素薬剤の開発とのことです。

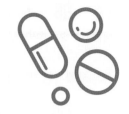

化学療法

がん細胞へ異なるアプローチ

薬物療法には、「化学療法」「内分泌療法（ホルモン療法）」「分子標的療法」などの種類があります。化学療法という言葉がよく使われますが、「細胞障害性抗がん薬」という種類の薬を使う治療のことを、化学療法ということがあります。

薬の種類によって、がん細胞への攻撃の仕方が異なります。

◇細胞障害性抗がん薬：細胞の増殖の仕組みに着目して、その仕組みの一部を邪魔することでがん細胞を攻撃する薬です。

◇内分泌療法薬（ホルモン療法薬）：ホルモンの分泌や働きを阻害し、ホルモンを利用して増殖するタイプのがんを攻撃する薬です。

◇分子標的薬：がん細胞の増殖に関わるタンパク質や、栄養を運ぶ血管、がんを攻撃する免疫に関わるタンパク質などを標的にしてがんを攻撃する薬です。

免疫療法は、免疫本来の力を回復させてがんを治療する方法で、近年注目されており、研究が進められています。現在、臨床研究で効果が証明されている免疫療法は、「がん細胞が免疫にブレーキをかける」仕組みに働きかける免疫チェックポイント阻害薬などの一部の薬に限られ、がんの種類も限られています。

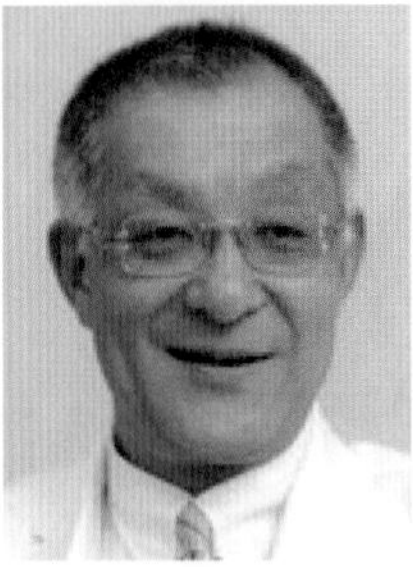

大江 裕一郎　おおえ ゆういちろう

国立がん研究センター中央病院　呼吸器内科
（電話）03-3542-2511 東京都中央区築地 5-1-1

肺がん、縦隔腫瘍、胸膜腫瘍など進行胸部悪性疾患

●総合内科専門医

得意分野・診療案内

外来診療では、呼吸器内科、呼吸器外科、内視鏡科、放射線診断科が、「呼吸器科」として共同診療体制をとり、患者さんの病状に合わせて、診療を分担します。入院診療では、スタッフ医師をリーダーとする５つの診療チームが患者さんを担当します。診療方針は、呼吸器内科全員で検討します。

診療ポリシー・患者さんへのメッセージ

当科では科内の結束に加え、外科、内視鏡科、放射線治療、病理、画像診断、IVR、緩和ケア、精神腫瘍科、研究所などの多くの医師や薬剤師、看護師、治験コーディネーター、ソーシャルワーカーなどのメディカルスタッフ、研究補助員などと協力して日々の診療や新しい治療の開発にあたっています。私たちのチーム力は、全国どこの病院にも負けないと自負しています。
同じ肺がんでも、患者さんごとに最善の治療は大きく異なります。最善の治療について一緒に考えましょう。

国立がん研究センター中央病院 呼吸器内科の診療実績

治療実績・コメント

胸部悪性腫瘍治療開始患者数（一部）

	2015 年	2016 年	2017 年	2018 年
非小細胞肺がん	350	354	350	338
小細胞がん	49	49	69	78
胸膜中皮腫	7	23	19	20
胸腺がん	5	12	23	17
胸腺腫	2	3	6	2

2009 年から 2013 年に当院で初回治療を開始した患者さんの生存率（%）

疾患	病期	治療法	症例数	1年生存率	2年生存率	3年生存率	4年生存率	5年生存率
非小細胞肺がん	ⅢB・Ⅳ期 再発	化学療法	527	66	43	28	21	16
非小細胞肺がん	ⅢA・ⅢB 期	化学放射線治療	172	87	60	47	40	35
小細胞肺がん	進展型	化学療法	104	52	18	2	1	1
小細胞肺がん	限局型	化学放射線治療	46	87	63	37	28	24

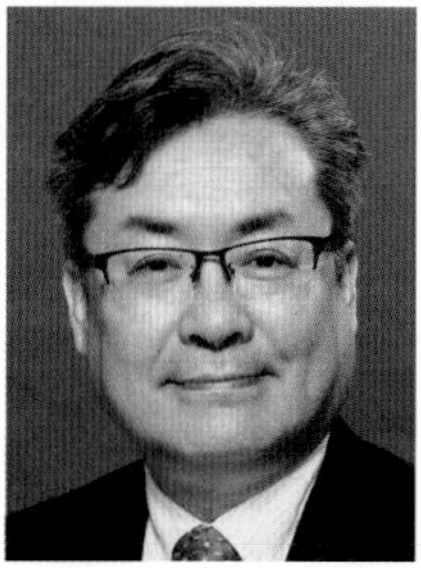

中川 和彦　なかがわ かずひこ

近畿大学病院　腫瘍内科
（電話）072-366-0221　大阪府大阪狭山市大野東 377-2

肺がん、胸膜中皮腫、大腸がん、胃がん、食道がん、乳がん、頭頸部がん、原発不明がん

●総合内科専門医

得意分野・診療案内

肺がん、消化器がん、乳がんを中心とした固形がんの抗がん剤治療を主に行っています。当科の抗がん剤治療は、エビデンスに基づいた治療の実践だけでなく、治験や臨床試験など新たな治療開発も積極的に行っています。

診療ポリシー・患者さんへのメッセージ

エビデンスに基づくがん治療の中に患者さんの価値観を反映していくことにより患者さんに満足して頂ける治療選択を支援したいと考えています。標準治療だけでなく、臨床試験による実験的治療も患者さんの選択肢に加えて選択肢をできるだけ増やすことを目指しております。

	科全体 年間総治療数：757 件（2018 年）（新規患者）	過去 15 年間の総治療数：10,905 件（新規患者）
治療実績・コメント	【治療の内訳】（2019 年） ①治療を継続中：80% ②治療を完結した（寛解）：15% ③途中で患者さんが来なくなった：1% ④近隣のかかりつけ医に紹介した：2% ⑤外科医に紹介した：2%	【主な治療実績】（2018 年 新規患者数） 肺がん　：239 件 大腸がん　：95 件 乳がん　：72 件 頭頸部がん：64 件 食道がん　：53 件 胃がん　：49 件
治療実績・コメント	腫瘍内科の外来患者数は約 1,500 人／月で、多くは外来で化学療法を行っております。点滴での化学療法は通院化学療法センターを利用しており、当院では約 1,300 人／月の利用患者さんがおられますが、うち約 50%が腫瘍内科の患者さんです。 腫瘍内科の入院ベッド数は 49 床ですが、入院患者さんも多く稼働率は 110%前後で推移しております。 治験登録も積極的に行っており、2018 年度の新規治験数は 17 件で、登録患者数は 130 人でした。	
業績	医学誌 Lung Cancer 2020「Final progression-free survival results from the J-ALEX study of alectinib versus crizotinib in ALK-positive non-small-cell lung cancer.」筆頭著者 2019 年米国臨床腫瘍学会（ASCO）にて「Ramucirumab plus erlotinib in patients with untreated, EGFR-mutated, advanced non-small-cell lung cancer (RELAY): a randomised, double-blind, placebo-controlled, phase 3 trial.」の口頭発表を行い、Lancet Oncol に掲載	

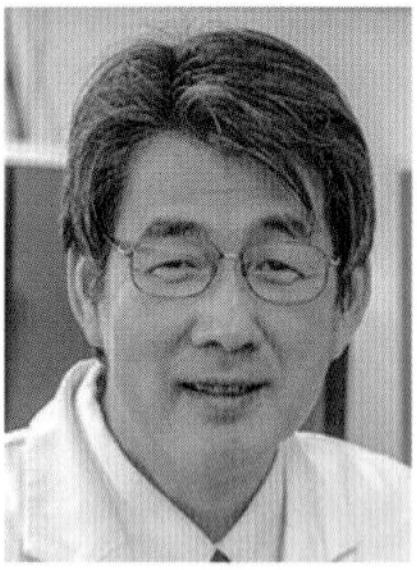

木浦 勝行　きうら かつゆき

岡山大学病院　呼吸器・アレルギー内科

（電話）086-223-7151 岡山県岡山市北区鹿田町 2-5-1

胸部腫瘍性疾患（肺がん、胸腺腫・胸腺がん、悪性胸膜中皮腫に対するがん化学療法および集学的治療、その他のがん腫に対する化学療法）、呼吸器・アレルギー疾患

●呼吸器専門医

得意分野・診療案内

胸部腫瘍性疾患では肺がんの治療を専門的に行っており、世界的にも良好な治療成績を報告しています。特に局所進行型肺がんの場合には、抗がん剤を用いた多剤併用療法、外科手術および胸部放射線治療をそれぞれ組み合わせた治療を積極的に行っています。

また標準療法を変えるべく、新規分子標的薬剤を用いた個別化治療、免疫チェックポイント阻害剤など新たな免疫療法の治験、臨床試験に取り組んでいます。

診療ポリシー・患者さんへのメッセージ

呼吸器疾患は最も一般的な疾患系のひとつです。呼吸器疾患は多岐にわたり、肺がんや特発性肺線維症といった重篤な疾患も多く、呼吸苦など苦痛の症状が出現しやすい疾患でもあります。地域医療とも連携して患者さんおよびご家族に寄り添いきめ細やかな医療、現在の最善の医療を提供できるよう日々努めております。

治療方針の原則として、皆さまに病名の告知を行い、期待される効果のみならず予想される副作用も詳しく説明し、同意を得てから治療を開始しております。当診療科では、呼吸器疾患・固形腫瘍に対する治験・臨床試験を積極的に行っておりますので、ご不明な点がございましたらお問い合わせください。

	岡山大学病院　血液・腫瘍・呼吸器・アレルギー内科の取り組み
治療実績・コメント	**◆がん薬物療法について** 近年、がん薬物療法に関する進歩はめざましく、「細胞障害性抗がん薬」のみならず「分子標的薬」、「免疫チェックポイント阻害薬」など多くの薬剤が使えるようになりました。さらに、「がんゲノム医療」の普及に伴い、臓器横断的な治療戦略をたてる必要があり、より深く、より広いがん薬物療法の知識が必要になります。 **◆分子標的治療薬による治療について** 分子標的治療薬とは、がんだけに発現する分子や正常細胞に比べて著しく多く発現している分子を標的とした治療法です。これまでの抗がん剤（細胞障害性抗がん剤）が、主に細胞分裂時のDNA複製過程を阻害していたため分裂が盛んな正常細胞にも影響が大きかったのに対し、分子標的治療薬は主にがん細胞の細胞増殖シグナルを標的としており、より特異性の高い治療と言えます。悪性疾患を幅広く扱う当科にとって分子標的治療は欠くことのできない分野であり、診療および研究開発において最も力を入れている分野のひとつです。

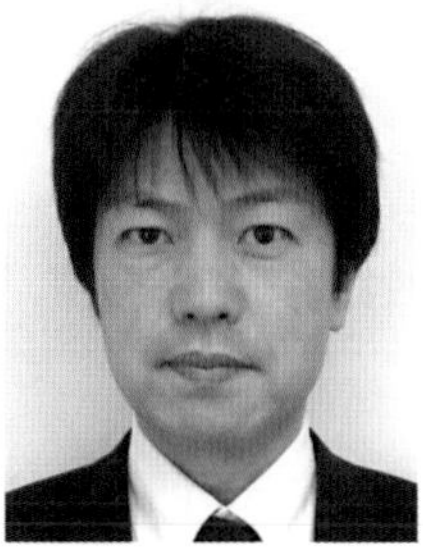

上野 秀樹　うえの ひでき

国立がん研究センター中央病院　肝胆膵内科
（電話）03-3542-2511 東京都中央区築地 5-1-1

膵がん、胆道がん（胆嚢がん、胆管がん、十二指腸乳頭部がん）、肝がん、神経内分泌がん

●総合内科専門医

得意分野・診療案内

肝胆膵内科では、膵がん、胆道がん、肝がんに対する薬物療法（化学療法）や放射線治療、胆道系内視鏡治療などを行っています。いずれも診断・治療が難しい疾患ですが、個々の患者さんの病状や希望を踏まえながら、豊富な経験と知識に基づき的確に状況を判断し、速やかに治療を行います。
当センターの特徴としては、既存の治療（標準治療）のみならず、新規治療にも力を入れている点が挙げられ、新しい抗がん剤や免疫療法等の治験や臨床試験を積極的に行っています。また、がんゲノム医療中核拠点病院に指定されており、遺伝子検査の結果に基づくがんゲノム医療提供の実績も豊富です。
当センターでは、医師、看護師、薬剤師に加え、栄養士、ソーシャルワーカーなどさまざまな職種が、がんの診療に係わっており、患者さんが安心して治療に専念できる環境が整っています。

診療ポリシー・患者さんへのメッセージ

肝胆膵のがんと診断された患者さんやご家族は、大変な不安を抱えていらっしゃることと思います。確かにこれらのがんは、医療が進歩した現代においても、治すことが難しい疾患です。しかし、以前よりも有効な治療が増えており、今後さらに治療選択肢が増えることが予想されています。「現時点でベストな治療は何か？」を患者さん、ご家族とともに相談し、実施していきたいと思います。

	科全体 年間総治療数：375 件（2018 年） ※治療開始患者数	過去 5 年間の総治療数：1,536 件 ※治療開始患者数
治療実績	【診療科治療実績】（2018 年） 膵がん：薬物療法開始 229 件 胆道がん：薬物療法開始 81 件 肝細胞がん：薬物療法開始 18 件、RFA 35 件、TACE 107 件 神経内分泌がん：薬物療法開始 25 件 胆道系内視鏡治療：832 件	
業績	【論文】英語原著論文：120 編、日本語論文：130 編 【国際学会発表】13 件 【その他】日本臨床腫瘍学会協議員、日本膵臓学会評議員、日本臨床腫瘍研究グループ（JCOG）肝胆膵グループ代表委員	

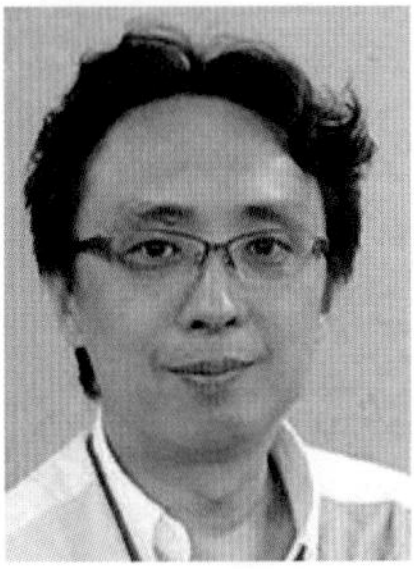

清田 尚臣　きよた なおみ

神戸大学医学部附属病院　腫瘍・血液内科
(電話) 078-382-5111 兵庫県神戸市中央区楠町 7-5-2

固形がん全般、頭頸部悪性腫瘍、消化器悪性腫瘍、新薬開発

●総合内科専門医、消化器病専門医、がん薬物療法専門医

得意分野・診療案内

固形がん全般の診療を行うと共に、頭頸部悪性腫瘍・消化器悪性腫瘍を中心とする治療開発及び普及を目指して活動しています。
腫瘍・血液内科では、血液悪性疾患を含む全てのがんの患者さんを対象に抗がん剤治療、支持療法を行っています。また血液悪性疾患を中心に適応のある患者さんには骨髄移植・末梢血幹細胞移植・臍帯血移植などの造血幹細胞移植を行っています。他の病院で治療をされている患者さんでも、セカンドオピニオンや適応がある場合には治療を受けることが可能です。また国内未承認の新規抗がん剤の開発治験も行っています。治療には過去の診断や治療経過が大変役に立ちますので、かかりつけの先生に相談し、情報提供（紹介状）を依頼してください。かかりつけの先生からの初診予約により、短い待ち時間でスムーズに受診していただくことが可能です。

診療ポリシー・患者さんへのメッセージ

今までの日本では、がんの内科的治療は臓器別診療科で行われてきました。しかし、最近ではその弊害が指摘され化学療法を専門とする腫瘍内科の重要性が認識されています。腫瘍・血液内科では、乳がん、頭頸部がん、食道がん、胃がん、膵がん、大腸がん、肺がん、肉腫、白血病、悪性リンパ腫など臓器の枠にとらわれずに、全てのがんの患者さんを対象にエビデンスに基づいた治療、支持療法を行います。臓器横断的に各種がんの患者さんの治療を行うばかりでなく、各専門科とカンファレンスなどを行い、放射線治療、手術を併用した集学的治療を含めて、それぞれの患者さんに最適な治療を提供します。

	神戸大学医学部附属病院　腫瘍・血液内科が得意とする診療
治療実績・コメント	◆各種がんに対する内科的治療：適切に抗がん薬を用い副作用に対応することで、確実で安全な治療を患者さんに安心して受けていただくことを目標としています。また、これまでの殺細胞性抗がん薬ばかりでなく、分子標的治療薬・ホルモン薬・免疫チェックポイント阻害薬など、それぞれの治療薬の効果が期待できる患者さんには、適切に治療を行います。 ◆がん治療に関する臨床試験：当科では新しい薬剤を開発する治験を含めて、ご協力いただける患者さまには積極的に臨床試験を実施し、より良い治療方法の開発を行うとともに、最新の治療を受けていただく機会を提供いたします。 ◆緩和医療：緩和医療はがんが進行した時期だけでなく、がん治療の早い時期から行われるべきです。腫瘍・血液内科ではがんに対する治療と並行して緩和医療も行います。

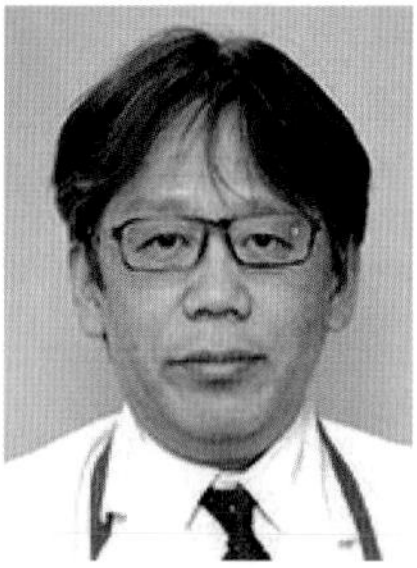

山本 信之　やまもと のぶゆき

和歌山県立医科大学附属病院　呼吸器内科・腫瘍内科
（電話）073-447-2300　和歌山県和歌山市紀三井寺 811-1

呼吸器疾患、特に肺がん

得意分野・診療案内

当科は、気管支喘息などのアレルギー性疾患、慢性閉塞性肺疾患（COPD）、各種間質性肺炎などのびまん性肺疾患、肺炎・肺結核など種々の呼吸器感染症、肺がんなど、広範囲にわたる呼吸器疾患全般についての診断および治療を行っています。
日常臨床（外来、入院）において、呼吸機能検査、各種画像検査（胸部 X 線、CT、MRI、核医学検査）、その他、種々の手法を駆使し、積極的に各種疾患の診断・治療を行っており、さらに気管支鏡を用いた診断・治療として、生検検査、気管支肺胞洗浄液等による疾患の診断に加え、胸水貯留例の診断に局所麻酔下胸腔鏡を用いた積極的な診断も行っております。これらの気管支鏡や局所麻酔下胸腔鏡については、中央内視鏡部と連携の上で、中心的な役割を担っています。
また各種疾患に伴う急性・慢性呼吸不全の呼吸管理も行っており、救急集中治療部とも連携し、人工呼吸管理などを使用した高度医療、さらには非侵襲的陽圧人工呼吸や在宅酸素療法、在宅人工呼吸にも携わっています。
睡眠時無呼吸症候群については、ポリソムノグラフィーを用いた診断から、鼻マスク持続陽圧呼吸療法による治療までの一連の診療を、短期間の入院により効率的に行っています。

診療ポリシー・患者さんへのメッセージ

私は、呼吸器内科としては肺がん診療が専門で、日本臨床腫瘍学会暫定指導医、日本がん治療認定医機構の暫定教育医です。
肺がんを主体においた呼吸器内科、肺がんを主体とした腫瘍内科は、その他の大学にもありますが、呼吸器内科と腫瘍内科の両立を念頭においた教室は、日本の中でもそんなに多くはありません。

	当科呼吸器疾患外来開設以来の総新患数：延べ 5,000 人超（内訳：気管支喘息 700 例、慢性閉塞性肺疾患 360 例、間質性肺炎 170 例、肺がん 700 例など）	
治療実績	【最近 1 年間の新患内訳】 気管支喘息 200 例 慢性閉塞性肺疾患 100 例 間質性肺炎 50 例 肺がん 100 例 睡眠時無呼吸症候群 30 例など	※各疾患ともに近年増加傾向にあります。 気管支鏡による診断・治療は年間約 150 件程度施行しており、主として肺がんや間質性肺炎の診断などを行っています。

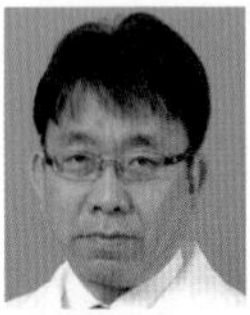

西尾 誠人 にしお まこと

がん研究会有明病院 呼吸器内科
(電話) 03-3520-0111
東京都江東区有明 3-8-31

診療内容

肺がん

当科と呼吸器外科を合わせ週に44の新患枠(セカンドオピニオン含む)を確保しています。どちらの科でも胸部疾患(肺がんや縦郭腫瘍など)の診察や検査が受けられます。その検査結果を踏まえ、呼吸器センターの症例検討会で治療の方向性を決定し、治療する担当科へ転科するシステムになっています。検討会では呼吸器内科・呼吸器外科・放射線診断科・放射線治療部・病理部・細胞診断部と多くの専門医が集まり診断・進行度の決定から治療方針の検討を行います。この検討会で決定した方針は呼吸器センターの方針になり、外来担当医の個人的見解が優先されることはありません。その上で患者さんやご家族の気持ちを尊重しながら治療方針を決定します。原則として全ての患者さんに病名告知を行います。化学療法を受ける患者さんには、主治医のほか薬剤師からの説明も行っています。

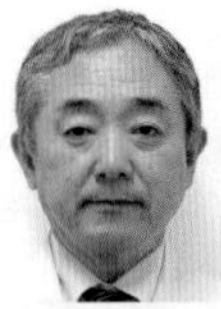

坂 英雄 さか ひでお

松波総合病院 呼吸器内科
(電話) 058-388-0111
岐阜県羽島郡笠松町田代 185-1

●呼吸器専門医、がん薬物療法専門医

診療内容

がん化学療法、気管支鏡による診断・治療

呼吸器内科では以下の疾患などを対象とします。肺炎・肺結核・非定型抗酸菌症・肺真菌症などの肺感染症/気管支喘息や好酸球性肺炎を始めとしたアレルギー性肺疾患/リウマチや血管炎などの自己免疫疾患に伴う肺障害/肺がんなどの肺悪性疾患/塵肺などの職業性肺疾患/COPD(慢性閉塞性肺疾患)や気管支拡張症などの気道系疾患/気胸や胸水貯留などの胸膜疾患/睡眠時無呼吸症候群/呼吸器疾患は多義にわたる為、肺がんなどの肺悪性疾患の診断・治療・手術については呼吸器外科と連絡を取りつつ治療を行っています。※まつなみ健康増進クリニックの呼吸器科にお越しください。
初診の患者様には、近隣の開業医を受診していただくようお願い致します。万が一、初診で来院された患者様には、近隣開業医一覧にてご説明またはご案内させていただきます。

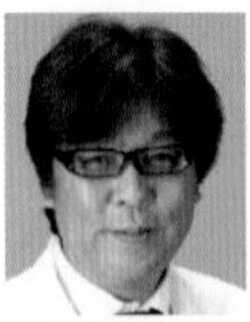

吉野 孝之 よしの たかゆき

国立がん研究センター 東病院
(電話) 04-7133-1111
千葉県柏市柏の葉 6-5-1

診療内容

食道、胃、大腸、十二指腸、小腸、肛門管などのがん

外来でも入院でも、消化管内科、消化管内視鏡科、外科、放射線治療、放射線診断の各グループに所属する多数の医師が集まって話し合い、総合的な判断によって個々の患者さんに合った治療を決めて行く方針をとっています。これにより個人の偏った診断や部署ごとの方針の違いがなくなり、現在最もよいと考える治療が患者さんに提供できます。この点は当院が最も誇りとするところです。また、診療においては医師だけではなく、看護師、薬剤師を含むチーム医療を行っており、個々の患者さんにとって最適の治療を提供するために治療方針を総合的に検討し、入院の目的を明確にした治療計画を提示することを心掛けています。患者目線で世界最高レベルのがん医療を実践しています。患者さんごとに最善の治療は異なりますので、一緒に取り組んでいきましょう。

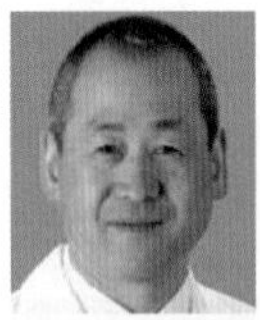

後藤 功一 ごとう こういち

国立がん研究センター 東病院
(電話) 04-7133-1111
千葉県柏市柏の葉 6-5-1

診療内容

肺がん(非小細胞がん、小細胞がん)、悪性胸膜中皮腫、胸腺腫瘍(胸腺腫、胸腺がん)

呼吸器内科では肺がん、悪性胸膜中皮腫、胸腺腫瘍の初回の抗がん剤治療は短期入院または外来通院で行っています。医師と看護師、薬剤師を含むチーム医療を行い、患者さんが少しでも安心して抗がん剤治療を受けられるように心がけています。2次治療以降の抗がん剤治療の多くは外来通院で行っています。現在の病状、治療法の選択肢について納得いくまでお話しした上で、患者さんにとって最善の治療法を一緒に考えていきます。肺がんの抗がん剤治療は、従来の化学療法から個々の患者さんの遺伝子異常に合った分子標的薬を用いる精密な個別化治療へ大きくシフトしています。個別化治療の実践に重点を置いた診療、研究を心がけています。非小細胞肺がんの患者さんには保険診療で免疫チェックポイント阻害薬の治療も行っています。

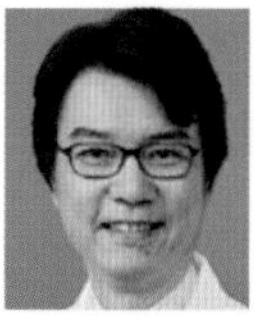

堀之内 秀仁 ほりのうちひでひと

国立がん研究センター 中央病院
（電話）03-3542-2511
東京都中央区築地 5-1-1
●総合内科、呼吸器、がん薬物療法専門医

診療内容

胸部悪性腫瘍

呼吸器内科では、肺がんをはじめとして、縦隔腫瘍、胸膜腫瘍など進行胸部悪性疾患に対して、最善の治療を提供するとともに、より効果的な新治療法の開発に取り組んでいます。
呼吸器内科では、化学療法や化学放射線療法など、患者の病状にとって最善の治療を提供します。患者さんには、病状をありのままにお話しし、選択肢となる各治療法を説明して十分話し合った上で、最適の治療法を決定します。
また、患者さんの病状に合わせて、居住地域の基幹病院や緩和ケア専門施設との連携体制をとっています。
【著書】『レジデントノート 2017 年 2 月 Vol.18 No.16 病棟でのがん患者サポート～悪心、発熱、下痢、疼痛などの副作用から、生活の悩みまで、患者さんの困りごとに答えられる』（編集）

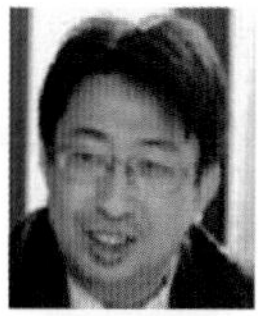

室 圭 むろけい

愛知県がんセンター病院 薬物療法部
（電話）052-762-6111
愛知県名古屋市千種区鹿子殿 1-1

診療内容

消化管がん、原発不明がん・頭頸部がん・軟部肉腫・胚細胞腫瘍がん・腎がん・難治性乳がん・難治性婦人科がんなどの固形がん

最近の高度・専門化しているがん薬物療法は、疾患に対する豊富な知識、臨床経験を有していることのみならず、がん化学療法に精通したスペシャリストによって行われるべきであると考えます。我々はがん化学療法（特に消化器がん化学療法）の専門家であり、また各臓器がんの病態にも精通しています。標準的治療（臨床実地）の実践は勿論のこと、臨床試験を積極的に推し進めることで常に有望な治療開発に努めております。多くの臓器にまたがる腫瘍を相手にしていますので、遺伝子病理診断部、消化器外科、消化器内科、放射線診断・IVR 部、放射線治療部、頭頸部外科、乳腺科、泌尿器科、整形外科、婦人科といった各グループと密に連携して診療にあたっております。

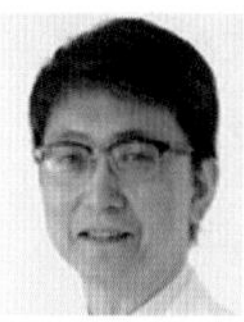

田原 信 たはらまこと

国立がん研究センター 東病院
（電話）04-7133-1111
千葉県柏市柏の葉 6-5-1
●がん薬物療法専門医

診療内容

頭頸部（鼻副鼻腔、上・中・下咽頭、口腔、喉頭、唾液腺、甲状腺など）のがん

わが国で数少ない頭頸部がんの薬物療法に精通した医師です。わが国には頭頸部がんの薬物療法に精通した医師が少なく、副作用をなるべく出さないよう最初から薬物の用量を下げたり（効果も低下）、手術まで待ち時間が長いために抗がん剤を行ったり（メリットは証明されていない）と、医療者側の都合に合わせた治療が横行しています。また各施設独自の治療が行われ、科学的根拠に乏しい治療が数多く存在します。さらに十分な治療説明がないことから、治療方針に疑念を持ったがん難民も多いです。我々はこのような状況を打破するために、まず患者に病状・治療選択肢について十分説明し、他科との合同カンファレンスにて最適な治療を検討し、患者の価値観や QOL を重視したうえで患者にとって最適な治療方針を決めています。

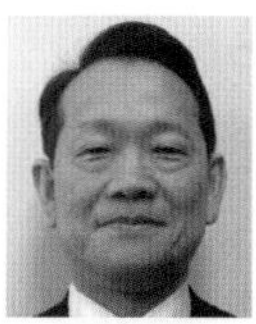

川口 知哉 かわぐちともや

大阪市立大学医学部附属病院
（電話）06-6645-2121
大阪府大阪市阿倍野区旭町 1-5-7
●総合内科、がん薬物療法専門医

診療内容

がん化学療法

化学療法センター長を務め、呼吸器内科で外来診療を行っています（呼吸器専門医の資格有）。抗がん剤治療を外来通院で行う外来化学療法は既に多くの病院で実施され、その成果は着実に積み重ねられ、その量とともに質の向上も図られつつあります。当院でも各診療科、講座の壁をこえて病院の中央部門として化学療法センターが 2006 年に開設されました。当院は現在、25 床で月約 800 件の治療を行っています。抗がん剤の投与・施行にあたっては電子カルテ上にレジメン一覧が掲載され、使用に際しては十分なチェック機能が働くシステムになっています。当センターそのものの外来はありませんので、各診療科（呼吸器内科、乳腺内分泌外科、消化器外科・内科、肝胆膵外科・内科、血液内科など）を受診して頂き、診療科主治医の指示で当センターをご利用頂くことになります。

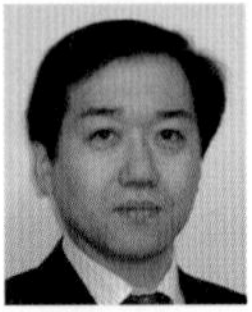

武藤 学 むとう まなぶ

京都大学医学部附属病院 腫瘍内科
（電話）075-751-3111
京都市左京区聖護院川原町 54
●消化器病、消化器内視鏡専門医

診療内容

消化管がん

当科では、京大病院がんセンターに関連する各診療科と連携して薬物治療が必要ながん患者さんの入院と外来診療を看護師、薬剤師とともにチームで診療にあたっています。最新のがん治療においては、外科手術や放射線治療を組み合わせた集学的治療が治療成績の向上に寄与するため、集学的治療が必要な消化器系のがん（食道がん、胃がん、大腸がん、膵臓がん、胆嚢がん）、頭頸部のがん（咽頭がん、喉頭がん、口腔がん）などを中心に診療しています。原発不明がんや希少がんの方に対しても、できるだけ迅速かつ積極的に受け入れ、当院の英知を集結して診断・治療に取り組んでいます。副作用の強い治療は入院で行いますが、多くの場合は、日常生活ができるよう外来で行います。いずれの場合も、副作用の軽減と安全面を重視して、安心してがん薬物治療が受けられる体制をとっています。

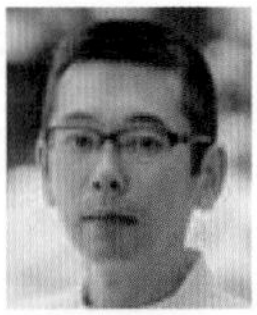

朝比奈 肇 あさひな はじめ

北海道大学病院 内科Ⅰ
（電話）011-716-1161
北海道札幌市北区北 14 条西 5
●がん薬物療法専門医

診療内容

肺がん

当科では、肺がんの化学療法や化学療法と放射線の併用療法においては、最新の知見を元にした標準的治療を施行しております。週 1 回水曜日に肺がん患者を担当している主治医と肺がんを専門にするグループ員が集まり、内科Ⅰに入院または外来通院中の胸郭内腫瘍を有する全ての症例の治療方針について検討を行っています。さらには放射線科治療担当医とともに放射線療法併用の治療方針についても検討し、これらに基づいて患者様へのインフォームド・コンセントが行われます。手術適応症例については週 1 回火曜日に内科Ⅰ（第一内科）、呼吸器外科（第二外科）、放射線科診断部門、核医学科の医師が合同で行う「呼吸器症例検討会」で検討しています。当科では「全身を診る」という考え方、そして、患者さんを決まった医師が診る「担当医師」の体制で診療します。

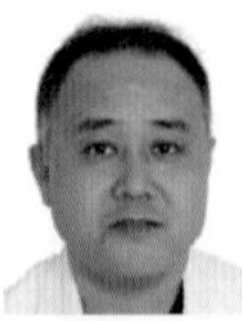

藤原 豊 ふじわら ゆたか

三井記念病院 呼吸器内科
（電話）03-3862-9111
東京都千代田区神田和泉町 1
●総合内科、がん薬物療法専門医

診療内容

肺がん、悪性胸膜中皮腫、胸腺腫瘍、固形がん、胸部異常影、肺炎、気管支喘息、COPD、間質性肺炎

固形がん全般の抗がん剤治療、免疫チェックポイント阻害薬治療を得意分野としています。特に肺がん、悪性胸膜中皮腫などの胸部悪性腫瘍が専門です。これまで抗がん剤の開発に関わってきたため、抗がん剤の特徴や効果、副作用に対する十分な知識を持っています。治療の目的に応じて目の前の患者さんに勧められるか、逆になぜ勧められないのかを一緒に相談していきます。ご自身が望む医療やケアについても早期からみんなで話し合っていく機会を作ります。肺炎、気管支喘息、COPD、間質性肺炎などの呼吸器疾患の治療も行いますし、胸部異常影の CT 診断から、早期肺がんや経過観察不要の陰影の判断を行うことも得意としています。健康診断などで胸部に異常をいわれた方はぜひ一度受診ください。呼吸器専門医も取得しています。

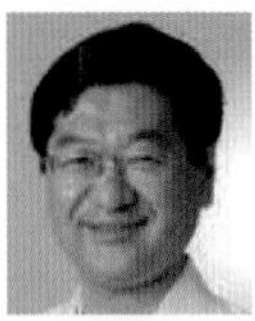

國頭 英夫 くにとう ひでお

日本赤十字社医療センター
（電話）03-3400-1311
東京都渋谷区広尾 4-1-22
●呼吸器専門医

診療内容

胸部腫瘍

化学療法科は積極的にキャンサーボード（肺がん、大腸がん、婦人科がん、泌尿器がん、放射線治療）を開催しています。また、患者さんや家族とは一緒にがんに対する治療をしていくという共有意思決定を大切にしています。
当科で対象としている疾患は血液腫瘍を除くすべての固形がんです。最近、がんゲノム医療が注目されている中で、2018 年 7 月より血液によるがん遺伝子検査を開始しました。さらに、早期からの緩和医療も積極的に行っており、がんプランニング外来を行っています。緩和腫瘍内科医が様々な部署と協力し合い、早期より心や体の症状緩和に取り組んでいます。
当科が、扱う疾患は、胸部悪性腫瘍（肺がん、悪性中皮腫、胸腺腫瘍）、消化器悪性腫瘍、肝胆膵悪性腫瘍、乳がん、婦人科がん、泌尿器がん、頭頸部がん、肉腫、胚細胞腫瘍、希少がんです。

自分で決めるという自覚を

誰でも病気を宣告され、手術を告げられたら不安になり、本人も家族も正常な判断ができなくなっていきます。そして、何かに依存したい気持ちになります。ここがまず注意すべき点です。

危険をできるだけ排除して、より良い医療を受けるためには、医師・病院選びは、最後は自分で決めることだと自覚することです。

誰かが勧めるから、近くの病院だからと安易に選ばないで、自分でも情報を集めるようにしましょう。

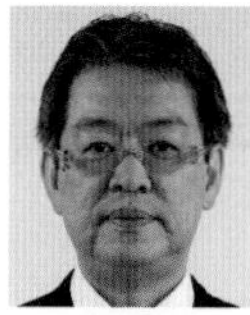

佐藤 温 さとう あつし

弘前大学医学部附属病院 腫瘍内科
（電話）0172-33-5111
青森県弘前市本町 53
●がん薬物療法、消化器病専門医

診療内容

胃がん、食道がん、大腸がん、膵臓がん、胆道がん、希少がん（軟部腫瘍，神経内分泌腫瘍等）、原発不明がん

消化器領域のがん薬物療法が専門です。昨年担当しました主ながん患者さんの内訳（外来担当患者数 / 昨年新患数）は、食道がん 26/15 名、胃がん 58/25 名、大腸がん 44/22 名、膵臓がん 54/34 名、胆道がん 12/7 名、原発不明がん 11/1 名、神経内分泌腫瘍 7/3 名、軟部腫瘍 8/4 名でした。病状が進行した方が多いです。治癒が困難な状況での医療は、医の本質が問われます。私たちは標準治療がより効果的になるよう、十分な支持療法を行います。さらなる結果を求めて新規薬剤を含む臨床試験を積極的に行っています。けれども、これらは科学という医療の一面です。医の本質では、科学だけではなく、関りをもってその人自身を支援します。病気になってもこころ豊かに暮らせるように共に歩むことを大切にしています。

有益情報

ランキング医師の病院は遠くて行けないという患者さんのための、北海道、東北、四国、九州を中心とする準名医情報です。ランキングとは別です。ご参考になさってください。

北海道	大崎 能伸 おおさき よしのぶ （電話）0166-65-2111	旭川医科大学病院 呼吸器センター 北海道旭川市緑が丘東 2 条 1 丁目 1 番 1 号	●呼吸器専門医
東北	前門戸 任 まえもんど まこと （電話）019-613-7111	岩手医科大学附属病院 岩手県紫波郡矢巾町医大通 2-1-1	●がん薬物療法専門医
四国	上月 稔幸 こうづき としゆき （電話）089-999-1111	四国がんセンター 呼吸器内科 愛媛県松山市南梅本町甲 160 番	●がん薬物療法専門医
その他	佐々木 治一郎 ささき じいちろう （電話）042-778-8111	北里大学病院 集学的がん診療センター 神奈川県相模原市南区北里 1-15-1	●がん薬物療法専門医
	瀧川 奈義夫 たきがわ なぎお （電話）086-225-2111	川崎医科大学総合医療センター 岡山県岡山市北区中山下二丁目 6 番 1 号	●がん薬物療法専門医
	安井 博史 やすい ひろふみ （電話）055-989-5222	静岡がんセンター 消化器内科 静岡県駿東郡長泉町下長窪 1007 番地	●消化器内視鏡専門医

コラム

がんゲノム医療で最適薬を

「がんゲノム医療」とは、今までの臓器別の治療薬ではなく「遺伝子変異」に有効な薬を特定する新しい治療法です。現在、見つかった遺伝子変異に有効な薬が判明する確率は6割ですが、実際には1割しか治療がされていません。日本で承認されているがんの臓器以外では、薬の使用が認められていないからです。例えば、乳がんで承認されている薬が、遺伝子異常検査で大腸がんの患者さんに効くと分かっても投薬できません。また、個人が自費で適応外の治療薬を使うことも、「混合診療」(保険診療と自費診療の組み合わせ)につながる恐れがあるため推奨されていません。

がんゲノム医療の体制づくりは進められていますが、掛け声の割に実際に活用される例は少なく、日本国内では個人情報という点でもデータベースはまだ整備されていません。

国内では様々な規制がある一方で、アメリカなどでは、精度は低いですが安い遺伝子検査がどんどん広まっています。アメリカに基本のデータベースを作られてしまうという状況では、日本人の遺伝子情報が根こそぎ取られてしまう恐れがあります。日本は欧米にすでに大きく遅れており、今後ますますその差が広がると予測されます。がんゲノム医療は、10年後必須の医療技術といわれ、国内の協力体制の整備が一刻も早く望まれています。

厚労省が指定した「がんゲノム医療中核拠点病院」(2020年度～21年度)は、以下の通りです。

- ・北海道大学病院
- ・国立がん研究センター東病院
- ・国立がん研究センター中央病院
- ・静岡県立静岡がんセンター
- ・京都大学医学部附属病院
- ・岡山大学病院
- ・東北大学病院
- ・慶應義塾大学病院
- ・東京大学医学部附属病院
- ・名古屋大学医学部附属病院
- ・大阪大学医学部附属病院
- ・九州大学病院

整形外科

誰でも悩まされる肩こり、腰痛、膝痛

整形外科は専門性の高い分野で、専門分野が分かれている場合が多いので、本書では以下のように部位別で掲載しています。

◇首・腰　◇肩・手　◇股関節　◇膝など足（外反母趾含む）

医師によっては、複数の部位を診察している場合もありますので、詳しくは各医師の紹介ページをご参照ください。

運動不足が、多くの疾患の要因となります。運動器の障害のために移動機能の低下をきたした状態を「ロコモティブシンドローム（略称：ロコモ、和名：運動器症候群）」といいます。

ロコモは筋肉、骨、関節、軟骨、椎間板といった運動器のいずれか、あるいは複数に障害が起こり、「立つ」「歩く」といった機能が低下している状態をいいます。進行すると、日常生活に支障が生じ介護が必要となるリスクが高まります。2007 年、日本整形外科学会は人類が経験したことのない超高齢社会・日本の未来を見据え、このロコモという概念を提唱しました。いつまでも自分の足で歩き続けていくために、運動器を長持ちさせ、ロコモを予防し、健康寿命を延ばしていくことが重要です。

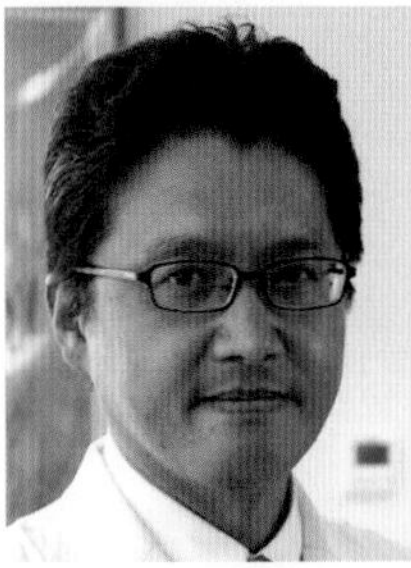

西良 浩一　さいりょう こういち

徳島大学病院　整形外科
（電話）088-631-3111 徳島県徳島市蔵本町 2-50-1

腰椎椎間板ヘルニア、腰部脊柱管狭窄症、腰椎椎間板症、スポーツ障害としての腰痛、謎の腰痛、非特異的腰痛

●整形外科専門医

得意分野・診療案内

腰痛診療が得意分野です。徹底した問診と画像診断と機能診断により、腰痛の原因を追求します。確定診断に応じた低侵襲治療により、腰痛の完治を目指します。“徳島には謎の腰痛は無い”をポリシーとしています。アスリートの腰痛治療に関しては、確定診断と内視鏡治療により局所の完治を導き、アスレティックリハビリにより腰部をさらに安定化させます。さらに腰痛の原因となった機能不全部位を矯正します。このようなチームアプローチで、腰痛になる前の100%を超える復帰へ導きます。
これまで、セリーグ・パリーグ12球団すべてのチームより、腰痛選手がセカンドオピニオン受診しております。11名が内視鏡手術を受け完全復帰を果たしております。
局所麻酔で意識下、内視鏡手術で腰痛治療しております。現在、腰部脊柱管狭窄症に対して、局所麻酔で可能な内視鏡手術を進化・開発しています。高齢化社会において、局所麻酔が可能な内視鏡手術の技術が進化することは、全身麻酔がかけにくい高齢者に取り、大きい福音となるからです。これまで、徳島発の新しい２つの内視鏡手術術式を世界に先駆け開発しました。

診療ポリシー・患者さんへのメッセージ

“腰痛には謎は無い”をモットーに診療しております。腰痛の部位を確定し、内視鏡を中心としたピンポイント治療を行います。また、腰痛治療には運動療法は欠かせません。ピラティスを中心とした最先端運動療法を取り入れております。
徳島県鳴門病院、香川県高松市立みんなの病院、JA 吉野川医療センター、JA 阿南医療センターなどで診療・手術支援をしております。また、東京腰痛クリニック（銀座）、スポーツ・栄養クリニック代官山（東京都）でも、不定期ですが、診療しております。

手術・治療実績・コメント	個人 年間総治療数：190 件（2019 年）	個人 過去５年間の総治療数：850 件
	【高難度手術】（2019 年） 手術名：局所麻酔・内視鏡腰痛手術 件数：110 件 手術名：プロ野球選手・内視鏡腰痛手術 件数（過去５年間）：９件	【主な治療実績】（2019 年） ①手術：190 件 ②頚椎・胸椎手術（除圧、固定）：20 件 ③腰椎内視鏡手術（ヘルニア、狭窄症など）：110 件 ④腰痛除圧、腰椎固定（拡大鏡 mini-OPEN など）：60 件
	腰痛は付き合うものではなく治すものです。高齢者になっても完治を目指しましょう。	
業績	【2019 年 海外招待講演】第７回アジア脊椎低侵襲会議（韓国・ソウル）　ほか 【学会主催】第 22 回日本脊椎低侵襲学会（2019 年会長）　ほか 【国際会議メンバー】　国際腰痛学会 ISSLS メンバー　ほか	

整形外科

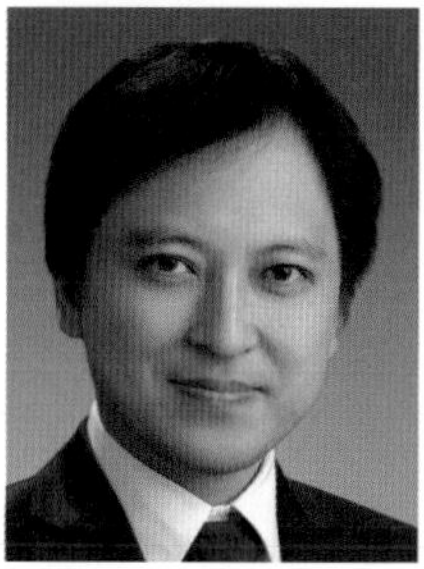

石井 賢　いしい けん

①国際医療福祉大学三田病院　整形外科・脊椎脊髄センター
（電話）03-3451-8225 東京都港区三田 1-4-3
②江戸川病院　整形外科　人工関節センター
（電話）03-3673-1221 東京都江戸川区東小岩 2-24-18

頚部痛、腰痛、頚椎症、腰椎すべり症、首下がり症候群、成人脊柱変形、頚椎・腰椎ヘルニア、頚部・腰部脊柱管狭窄症、頚椎・胸椎後縦靱帯骨化症、脊椎・脊髄腫瘍　●整形外科専門医

得意分野・診療案内

腰痛、首こり、難治性疾患（首下がり症候群、靱帯骨化症、脊柱変形、脊椎脊髄腫瘍など）をはじめとする脊椎脊髄疾患全般を担当し、4,000 症例を超える豊富な手術経験を持ちます。腰椎すべり症、頚椎症、首下がり症候群、脊柱変形、斜頚などに対する徹底した保存療法と最小侵襲・内視鏡手術を多く手掛けています。
頚椎人工椎間板置換術、靱帯骨化切除、脊椎脊髄腫瘍切除、難治性疾患手術などにも多くの経験を持ちます。４つの診療グループ（脊椎・脊髄、上肢、股膝足、スポーツ）による専門性の高い総合的な治療を実施しています。

診療ポリシー・患者さんへのメッセージ

脊椎・脊髄疾患を様々な手法を用いて的確に診断致します。治療は、まず薬物療法やリハビリテーションなどによる手術をしない治療（保存治療）を優先して行います。一方、手術が必要な場合には、最小侵襲・内視鏡などの最新技術を取り入れながら、患者さんへの負担を最小限にする手法を優先します。
メッセージ：最小侵襲脊椎治療学に基づく、最も負担の少ない治療法を実施致します。2020 年 4 月、アジアを代表する世界的なハブ病院（成田病院）が開院致しました。

手術・治療実績・コメント	個人 年間総治療数：238 件（2017 年）、242 件（2018 年）、203 件（2019 年）	個人 累計総治療数：4,000 件以上
	【高難度手術】 首下がり症候群に対する矯正固定術：毎年 10 件 最小侵襲脊椎安定術（MISt）：毎年 100 件 腫瘍脊椎骨全摘術：毎年 3 件 後縦靱帯骨化症手術：毎年 15 件	【主な治療実績】（2019 年） ①最小侵襲脊椎安定術（MISt）：100 件 ②最小侵襲椎弓形成術：30 件 ③脊椎内視鏡手術：20 件 ④頚椎人工椎間板置換術：19 件 ⑤首下がり症候群矯正術：10 件 ⑥成人脊柱変形矯正術：10 件
	エビデンスに基づき、集学的治療を実践しています。	
業績	日本整形外科学会代議員、日本脊椎脊髄病学会評議員、最小侵襲脊椎治療学会理事長など多数。 １、CSRS-AP Award （2010年） ２、AAOS Guest Nation Award （2012年） ３、日本整形外科学会奨励賞 （2012 年） ４、日本整形外科学会基礎学会優秀演題賞 （2015 年）など他 19 件 【招聘講演会】HSS Symp, New York, USA, 2015. ／ Toronto Western Hospital, Toronto, Canada, 2015. ／ International Spine Symp of 4 Univ, San Francisco, USA, 2016. ／ MIS Symp, Shanghai, China, 2016. など他 31 件	

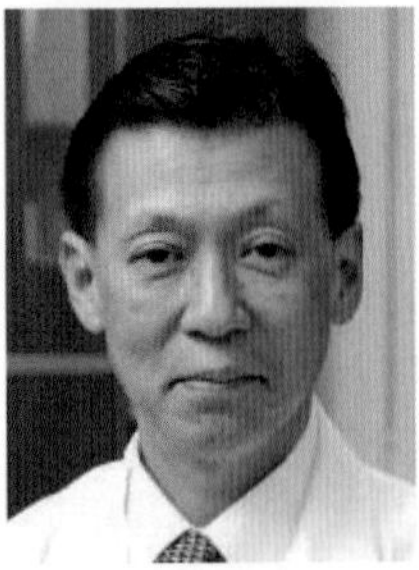

松本 守雄　まつもと もりお

慶應義塾大学病院 整形外科
(電話) 03-3353-1211 東京都新宿区信濃町 35

脊椎一般、腰椎内視鏡下手術、側弯症

●整形外科専門医

得意分野・診療案内

整形外科では「骨・関節・靱帯・筋肉さらには脊椎・脊髄・末梢神経を含む、運動器官」に関する治療を行っています。世界的に類を見ない高齢化が進んでいる我が国において、運動器疾患の治療は社会的にも重要性を増しています。4つの臨床グループ（脊椎・脊髄、上肢、下肢、腫瘍）により専門性の高い外来と手術を行っています。当院の整形外科は一般のクリニック・病院では治療が難しい疾患・腫瘍や手術症例などを中心に診療する特定機能病院となっています。

診療ポリシー・患者さんへのメッセージ

当科では4グループの臨床班（脊椎・脊髄、上肢、下肢、腫瘍）の総勢21名のスタッフがそれぞれ専門性の高い外来を行っております。他の医療機関では治療困難と考えられた運動器疾患にも積極的に取り組み、実績を上げています。2015年も2,000件を超える専門性の高い手術を行いました。当科では‘一流の追及’‘基礎から臨床へ夢の実現’を教室員のモットーとし、エビデンスに裏打ちされた最先端医療を提供し‘基礎研究と臨床が一体化した世界レベルの先駆的・先導的な整形外科教室’を目標に、日夜業務に励んでおります。

	慶應義塾大学病院　整形外科の主な脊椎・脊髄手術件数				
手術・治療実績		2015年	2016年	2017年	2018年
	脊柱変形	194	204	263	265
	腰部脊柱管狭窄症（変性すべり症含む）	156	155	170	264
	腰椎椎間板ヘルニア	32	24	26	70
	頚椎症性脊髄症	42	46	50	57
	脊髄腫瘍（硬膜内髄外）	69	49	58	57
	脊髄腫瘍（髄内）	40	36	39	36
	骨粗鬆症性椎体圧潰	6	12	14	22
	脊椎腫瘍（原発性、転移性）	27	11	16	21
	後縦靱帯骨化症	14	14	11	14
	腰椎分離症、分離すべり症（先天性含む）	8	6	8	10
	頚椎椎間板ヘルニア	3	7	6	4
	胸髄症	5	6	3	4
	リウマチ性脊椎炎	0	2	4	3
業績	【著書】『NHKここが聞きたい！名医にQ 腰痛のベストアンサー』（監修）、『整形外科専門研修マニュアル』（監修）ほか				

整形外科

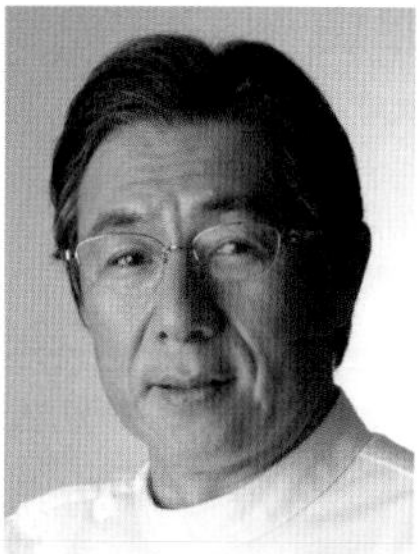

久野木 順一　くのぎ じゅんいち

日本赤十字社医療センター　脊椎整形外科
（電話）03-3400-1311 東京都渋谷区広尾 4-1-22

腰部脊柱管狭窄症、椎間板ヘルニア、腰痛症、透析脊椎症、骨粗鬆症性脊椎圧迫骨折、頚椎症、頚椎椎間孔狭窄症、頚椎後弯症、頚椎後縦靱帯骨化症、成人脊柱変形

●整形外科専門医

得意分野・診療案内

脊椎疾患全般に対して、独自の保存療法と手術療法を行っています。
他の医療機関で治療できない例、術後も十分に改善しない例に対しても適応があれば積極的に手術療法を行い、良好な成績を上げています。
適切な保存療法の少ない成人脊柱変形（脊柱後弯症、側弯症、頚椎後弯症）、慢性の難治性腰痛に対しても、ノルディックウオークや体幹筋強化訓練、姿勢指導などによる指導を行い手術回避に努めています。
治療上問題となりやすい、透析脊椎症、骨粗鬆症性脊椎圧迫骨折・変形などの骨脆弱性脊椎疾患に対しても、特殊な脊椎固定法を工夫し良好な成績を上げています。成人脊柱変形に対する脊柱矯正固定術においても、特に問題となる隣接椎間障害や再手術を少なくする術式を工夫しています。頚椎疾患、腰椎疾患で術後に痛みやしびれの遺残の大きな原因である椎間孔狭窄の正確な診断と独自の手術法を開発し、痛みやしびれが術後しっかり取れるように努めています。

診療ポリシー・患者さんへのメッセージ

ほとんどの脊椎疾患、難治性脊椎疾患に対し、安全、確実、患者さんにやさしい外科的治療、リハビリテーション、生活支援を心がけています。どの程度良くなりそうかの予想を術前によく説明し、手術手技としては１００％の成功を常に目標としています。まだほど遠いのですが、チーム医療を重視する究極の良医を目指しています。

	個人 年間総治療数：169件（2019年）	個人 累計総治療数：13,509件 個人 過去３５年間の総治療数:13,509件（手術指導を含む）
手術・治療実績・コメント	【高難度手術】(2019年) 脊椎手術：169件 生存退院率：100% 重篤な合併症数：３件 再手術数：４件 術死件数：０件	【主な治療実績】（2019年） ①腰部脊柱管狭窄症に対する日赤式還納式椎弓形成術：76件 ②腰部脊柱管狭窄症、変性すべり症に対する固定術：38件 ③腰椎透析脊椎症に対する除圧・固定術：14件 ④頚椎透析脊椎症に対する除圧・固定術：５件 ⑤脊椎圧迫骨折に対する椎体形成術・固定術：８件 ⑥頚椎脊椎症・椎間孔狭窄に対する前方除圧固定術：11件
	脊椎疾患の外科治療では、安全、確実、出来るだけ低侵襲な治療が重要となります。また痛み、しびれを出来るだけスッキリ取り除き、さらに一回の手術で治癒させることが重要です。治療全体では手術手技の重みは50%程度であり、残りの50%は優れたチーム医療、適切なリハビリテーション、生活支援に影響されます。	
業績	1996年　日本脊椎外科学会奨励賞受賞／1999年　日本脊椎インスツルメンテーション学会優秀賞受賞／国内論文多数、国際論文20編	

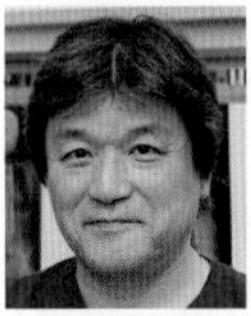

清水 敬親 しみずたかちか

群馬脊椎脊髄病センター 整形外科
（電話）027-343-8000
群馬県高崎市上豊岡町 828-1
●整形外科専門医

診療内容

側弯症、骨粗鬆性後弯症、後縦靱帯骨化症、頚椎症性脊髄・神経根症、腰部脊柱管狭窄症、脊髄腫瘍

【得意分野】上位頚椎病変（上位頚髄腫瘍、環軸椎脱臼、後弯変形）、脊柱変形（側弯症、後弯症、成人脊柱変形）の外科的治療
【年間総手術治療数】当センター全体では年間手術例は約 500 例、うち個人執刀数は約 70 例。上位頸椎手術（環軸椎固定術、頭蓋頚椎移行部後弯症の矯正手術、脊髄腫瘍）、小児側弯症、成人側弯・後弯症、の手術例が多い。
他院で画像所見（MRI や CT）のみで判断され手術を受け、症状悪化を来し来院される患者さんが後を絶ちません。患者さんの訴え・神経学的所見を説明しうる画像診断に基づき的確な治療を心がけています。優れた低侵襲手術もある中で、フェイク低侵襲手術を受けて困って来院される患者さんもあり、マスコミを含めた医療業界全体のあり方に疑問を感じながら診療を行っています。

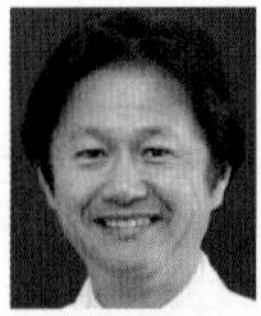

中村 雅也 なかむらまさや

慶應義塾大学病院 整形外科
（電話）03-3353-1211
東京都新宿区信濃町 35
●整形外科専門医

診療内容

脊椎脊髄疾患、脊髄腫瘍、脊椎変性疾患、頚髄症、頚椎後縦靱帯骨化症、腰部脊柱管狭窄症、脊髄損傷、椎間板ヘルニア、脊髄再生

得意分野は脊椎脊髄疾患、特に脊髄腫瘍、脊髄損傷、脊椎変性疾患（頚髄症、頚椎後縦靱帯骨化症、椎間板ヘルニア、腰部脊柱管狭窄症など）。当科ではそれぞれの臨床班により、高度かつ専門的な手術を行っています。総手術数は毎年 2,000 件前後ですが、2018 年は四肢外傷手術が増加し 2,497 件の手術が行われました。
【業績】平成１６、17、19、20 年：Cervical spine research society Basic science research award ／平成１８年：日本整形外科学会・学会奨励賞、慶應義塾大学医学部三四会・北島賞／平成２６年：日本再生医療学会・学会賞（臨床）、第５１回 ベルツ賞（１等賞）／Journal of Orthopaedic Science, Best paper award 2013・2014

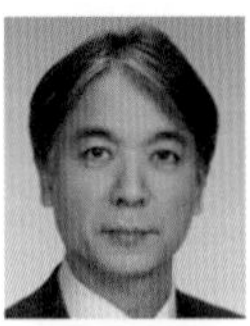

山崎 正志 やまざきまさし

筑波大学附属病院 整形外科
（電話）029-853-3900
茨城県つくば市天久保 2-1-1
●整形外科専門医

診療内容

脊椎脊髄外科、（特に頚椎インストゥルメンテーション手術）、脊柱靱帯骨化症の病因病態解析、脊髄再生医療、骨軟骨再生医療、新規インプラントの開発、ロボットリハビリテーション

整形外科の「脊椎・脊髄外科」では茨城県内外から多くの患者さんを紹介していただき、後頭骨から骨盤に至るまで、整形外科で扱うありとあらゆる脊椎脊髄疾患に対応して治療を行っております。大学附属病院では特に手術の難易度が高いとされる上位頚椎疾患や頚胸椎後縦靱帯骨化症（OPLL）や脊髄腫瘍（硬膜内髄外・髄内）および前後合併手術が必要となった椎体の偽関節など、また集学的治療が必須である脊椎腫瘍（原発性・転移性）や化膿性脊椎炎など、一般施設では治療完遂が困難な難症例に対する手術治療を中心に、大学病院に与えられた「最後の砦」としての責務を果たせるように診療に当たっております。

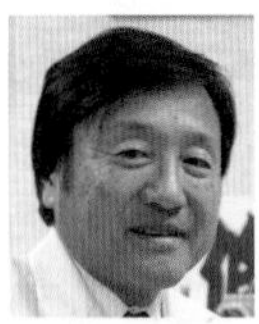

中井 修 なかいおさむ

九段坂病院 整形外科
（電話）03-3262-9191
東京都千代田区九段南 1-6-12
●整形外科専門医

診療内容

腰部脊柱管狭窄症、成人脊柱変形、腰椎椎間板ヘルニア、頚椎後縦靱帯骨化症、頚椎症性脊髄症

2019 年１～12 月まで 225 件の手術を執刀し、内訳は腰部脊柱管狭窄に対する除圧固定術 110 件、同上疾患に対する除圧術のみが 44 件でした。成人脊柱変形に対する手術は後方矯正固定術（骨切り術、多椎間固定等）21 件、前後合併手術 11 件でした。これらの手術に要する時間は６～12 時間に及びます。頸椎の手術は後縦靱帯骨化症や頸椎症性筋萎縮症に対する前方手術８件、頚椎症性脊髄症に対する後方手術 13 件。その他、脊髄腫瘍、胸椎黄色靱帯骨化症等の手術が 18 件でした。当科全体では 2019 年は 1,025 件の脊椎手術をしています。脊椎疾患は痛みやしびれ、麻痺を起こし、日常生活を困難にします。安全な手術ができるように努めていますので、我慢しないで治療のタイミングを逃がさないように相談に来て下さい。

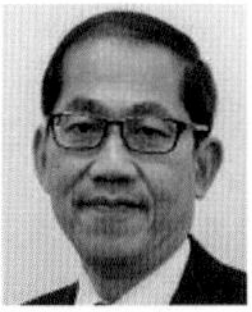

竹下 克志 たけしたかつし

自治医科大学附属病院 整形外科
（電話）0285-44-2111
栃木県下野市薬師寺 3311-1
●整形外科専門医

診療内容

脊椎脊髄疾患（特に側弯症）、頚椎変性疾患、運動器疼痛

脊椎、骨、関節、筋その他の運動器疾患に生じる疾患や外傷に対する総合的な診療を行っています。
当科の得意分野は以下になります。
脊椎脊髄手術：ナビゲーションシステム、顕微鏡手術／手の外傷に対するマイクロサージャリー、鏡視下手根管開放術／股関節手術（ＪＣＨＯうつのみや病院と提携）：関節リウマチ・大腿骨頭壊死症・変形性股関節症などに対する、各種骨切り術および人工股関節置換術（再置換術を含む）／膝関節手術：変形性膝関節症、関節リウマチ、変形の高度な膝関節症に対しても様々タイプの人工膝関節手術を行って対処しています。／肩関節手術：腱板断裂、習慣性脱臼に対する鏡視下手術／多発外傷、開放骨折、偽関節

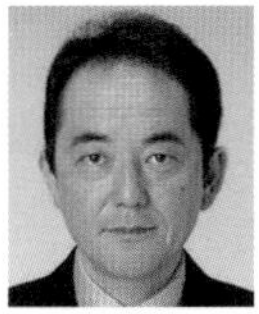

種市 洋 たねいちひろし

獨協医科大学病院 整形外科
（電話）0282-86-1111
栃木県下都賀郡壬生町大字北小林 880
●整形外科専門医

診療内容

脊椎外科

整形外科は全身の運動器を対象とする診療科です。脊椎脊髄病外科、関節外科（肩･股･膝･足）、手外科（手、肘）、スポーツ整形外科を中心に、各分野の専門家が連携し整形外科全般の診療を行っております。特に脊柱変形は全国から御紹介いただき、小児から高齢者まで幅広く、困難とされる手術を積極的に行っております。またドクターヘリで搬送される重度多発外傷も診療しています。
【当科の治療対象疾患】
脊柱変形：側弯症、後弯症「腰曲がり」／頚椎胸椎：後縦靱帯骨化症、脊髄症・神経根症、黄色靱帯骨化症／腰椎：脊柱管狭窄症、変性すべり症、椎間板ヘルニア、分離・すべり症／肩関節／股関節／膝関節／手、手関節、肘関節／足、足関節／関節リウマチ／スポーツ障害／骨折、外傷／骨軟部腫瘍／骨粗鬆症

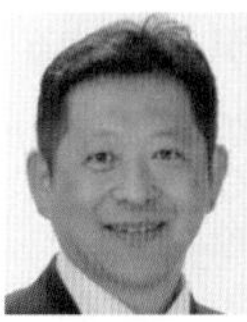

戸川 大輔 とがわだいすけ

近畿大学奈良病院 整形外科・リウマチ科
（電話）0743-77-0880
奈良県生駒市乙田町 1248-1
●整形外科専門医

診療内容

脊椎（頚椎、胸椎、腰椎）、腰椎変性疾患、骨粗鬆症性椎体骨折

2019 年４月より近畿大学奈良病院整形外科では、診療部長として勤務しています。専門分野は脊椎外科です（外来は月曜日、および金曜日、紹介状が必要です）。診療科として『患者に優しい医療』を心がけて診療しています。脊椎変性疾患（腰部脊柱管狭窄症、すべり症、変性側弯症、頚椎症性脊髄症）や、骨粗鬆症性椎体骨折、それによる神経障害などの診療が中心で、着任初年度の 2019 年度は年間 120 件程度のペースで手術治療を行っております。骨粗鬆症性椎体骨折に対する Balloon Kyphoplasty では、低侵襲で確実な骨折椎体の安定化を行い、早期離床、早期 ADL 回復を目指します。変性側弯や脊柱変形に対しても十分に手術適応を検討し、患者様およびご家族とよく相談してご納得が得られる場合には丁寧に手術を行います。

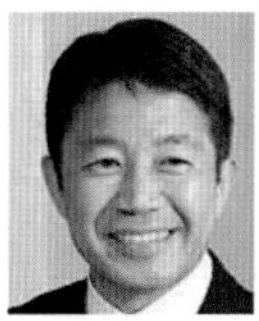

松山 幸弘 まつやまゆきひろ

浜松医科大学医学部附属病院
（電話）053-435-2111
静岡県浜松市東区半田山 1-20-1
●整形外科専門医

診療内容

脊椎・脊髄外科

整形外科の脊椎外来では特に難治性脊椎脊髄疾患の治療を行っております。
側弯症などの脊柱変形の手術に関しては、脊柱変形において世界で最も権威のある学会である Scoliosis Research Society から成人側弯症治療研究を行う世界の 15 施設のひとつに認定され、国際的にもひけをとらない治療を行っております。
また脊髄腫瘍、特に脊髄髄内腫瘍に関しては日本でも有数の手術症例数を誇り、東海地区のみならず全国各地から患者さんが訪れています。
脊椎後縦靱帯骨化症治療においても、厚生省研究班のメンバーである松山教授を中心に治療を行っております。
それ以外にも、患者さんの多い脊柱管狭窄症や椎間板ヘルニア、頚髄症に関しても専門知識を生かした診断、治療を行っております。

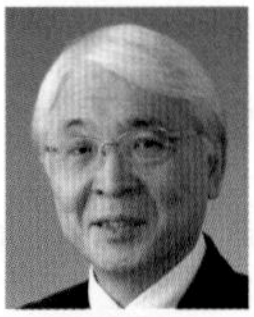

伊藤 康信　いとう やすのぶ

総合東京病院 脳神経外科・脊椎脊髄センター
（電話）03-3387-5421
東京都中野区江古田 3-15-2
●脳神経外科専門医

診療内容

頚椎症、脊柱管狭窄症、腰椎すべり症、脊髄圧迫骨折・外傷・腫瘍、椎間板ヘルニア、OPLL、骨粗鬆症

頚椎症性脊髄神経根症、腰椎変性分離すべり症、脊柱管狭窄症、骨粗鬆症性脊椎圧迫骨折、椎間板ヘルニアなどの変性疾患、脊椎骨折・環軸椎亜脱臼などの外傷疾患、脊椎･脊髄腫瘍、手根管･肘部管症候群などの末梢神経疾患、キアリ奇形、脊髄空洞症などの先天奇形に対する外科治療が専門です。保存的治療に重点をおいていますが、効果がなく、ADL ならびに仕事に大きな支障をきたしている場合には積極的に顕微鏡下での低侵襲手術を行っています。手術を受ける患者さんとは一生のお付き合いです。外科手術は経験がものを言う世界ですが、過信することなく、個々の患者さんにとって最良最適な手術を選択し、平常心で臨むように日々心がけています。
個人年間総治療数：2017 年 156 件、2018 年 200 件、2019 年 250 件、個人累計総治療数：3,608 件

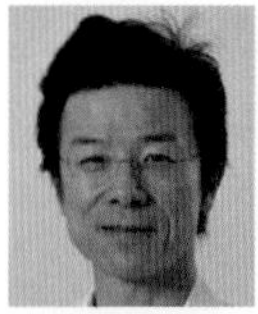

長谷川 和宏　はせがわ かずひろ

亀田第一病院 新潟脊椎外科センター
（電話）025-382-3111
新潟市江南区西町 2-5-22
●整形外科専門医

診療内容

脊椎疾患

脊椎外科とは脊椎（頭の骨、背骨、腰の骨）と、それらの中の脊髄神経の病気を専門的に扱う新しい分野です。昔は整形外科の一部でしたが、最近は分離する動きが全国的に進んでいます。
当院は整形外科から分離した新潟県最初の脊椎外科です。当センターにおける脊椎手術の特徴は、一般的な内容に加えて、①高齢化社会で激増しつつある変性疾患に対する顕微鏡および内視鏡を駆使した高精度低侵襲手術　②若年者から高齢者までの重度脊柱変形に対する高度矯正・固定手術　③最新の脊髄モニタリング（手術中に神経機能を確認しながら操作を行う監視装置）による安全対策に集約できます。
私共は、国内外で学会活動や講演、社会活動をするかたわら、全国からの脊椎疾患の診断や手術技術の向上をめざす専門医（整形外科医、脳外科医）の方々の研修をも受け入れています。

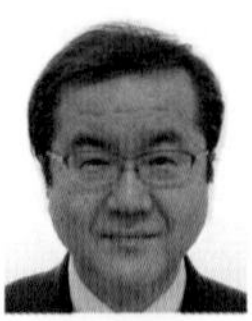

山下 敏彦　やました としひこ

札幌医科大学附属病院 整形外科
（電話）011-611-2111
札幌市中央区南 1 条西 16-291
●整形外科専門医

診療内容

頚椎・胸椎・腰椎疾患（椎間板ヘルニア、脊柱管狭窄症、頚髄症、腰痛症、脊椎・脊髄腫瘍など）

変性疾患、腫瘍、感染症、外傷など幅広い範囲の脊椎・脊髄疾患を診療しています。理学療法を中心とした保存療法をまず十分行うことを基本方針としています。手術適応となった患者さんに対しては、内視鏡を用いた神経除圧術や、頚部筋肉温存椎弓形成術などの低侵襲手術を行い、術後の疼痛軽減や早期の退院・社会復帰を可能にしています。診療は脊椎・脊髄グループで行い、年間約 270 例の手術を行っています。教授として同グループの診療・研究の統括・指導を行っています。「スポーツ医学センター」と連携したアスリートの脊椎障害治療や、「慢性疼痛センター」における難治性疼痛治療など、集学的アプローチを行っています。2019 年からは、世界に先駆けて、骨髄間葉系幹細胞を用いた脊髄再生治療を開始しています。

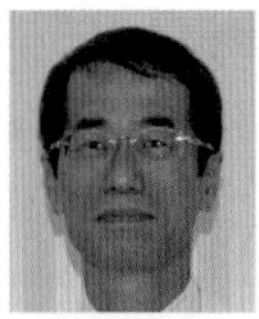

寳子丸 稔　ほうしまる みのる

交野病院 信愛会脊椎脊髄センター
（電話）072-891-0331
大阪府交野市松塚 39-1
●脳神経外科専門医

診療内容

頚椎症性脊髄症、後縦靱帯骨化症、頚椎椎間板ヘルニア、黄色靱帯骨化症、腰部脊柱管狭窄症、脊髄腫瘍

当センターでは、椎間板ヘルニアに対する低侵襲手術から大きな固定術、さらには高度のテクニックを要する脊髄腫瘍摘出術まで幅広い疾患の手術を行っており、年間手術数は 2019 年までの 3 年間、784 件、904 件、954 件と右肩上がりです。小生はその中で、顕微鏡を用いた手術を中心に手術を行っており、年間の手術数は 151 件です。低侵襲の頚椎椎弓形成術を得意とし、センター全体では 316 件と全国的にも屈指の件数となっています。脊椎脊髄疾患は非常に多い病気ですが、我々は生活習慣病の一つとして捉えています。症状が特に強い場合には最初から手術を考慮しますが、通常では、症状の原因を的確に診断した上で生活改善の努力を提案し、症状が改善しないようであれば手術を提案するようにしています。

有益情報

ランキング医師の病院は遠くて行けないという患者さんのための、北海道、東北、四国、九州を中心とする準名医情報です。ランキングとは別です。ご参考になさってください。

北海道	**鐙 邦芳** あぶみ くによし （電話）011-662-1118	**札幌整形外科 脊椎脊髄センター** 北海道札幌市西区発寒 13 条 4-13-56	●整形外科専門医
	伊東 学 いとう まなぶ （電話）011-611-8111	**北海道医療センター 整形外科** 北海道札幌市西区山の手 5 条 7 丁目 1 番 1 号	●整形外科専門医
東北	**末綱 太** すえつな ふとし （電話）017-757-8750	**青森新都市病院 整形外科** 青森県青森市石江 3-1	●整形外科専門医
	菅原 卓 すがわら たく （電話）018-833-0115	**秋田県立循環器・脳脊髄センター** 秋田県秋田市千秋久保田町 6 番 10 号	●整形外科専門医
九州	**小西 宏昭** こにし ひろあき （電話）0956-49-2191	**長崎労災病院 整形外科** 長崎県佐世保市瀬戸越 2 丁目 12 番 5 号	●整形外科専門医
	播广谷 勝三 はりまや かつみ （電話）0977-27-1600	**九州大学病院別府病院 整形外科** 大分県別府市大字鶴見字鶴見原 4546	●整形外科専門医
その他	**川上 紀明** かわかみ のりあき （電話）0586-48-0077	**一宮西病院 整形外科** 愛知県一宮市開明字平 1	●整形外科専門医
	川西 昌浩 かわにし まさひろ （電話）075-572-6331	**武田総合病院 脳神経外科** 京都府京都市伏見区石田森南町 28-1	●脳神経外科専門医

ノルディック・ウォーキングで寝たきり回避

脊椎脊髄に問題がある方、多くの関節に障害を持った方に、「ノルディック・ウォーキング（スキーのように２本のポールを使う）」がお勧めです。

普通の１本杖で歩いていると、かえって姿勢が悪くなることが少なくないのですが、ノルディック・ウォーキングでスキーのように２本ポールを使うことにより、四足歩行になり姿勢が矯正されます。また、歩行も安定します。

姿勢が悪い人は、腰が曲がり、首もそのため変形しています。しかし、姿勢が良くなると、首の変形も軽減します。また、ポールを使うことによって、肩や手の筋肉が鍛えられるため、様々なメリットがあります。まず、上肢を含め、より多くの筋肉を使うため、エネルギー消費が 1.3 倍から 1.5 倍くらいになります。もちろん、ダイエットにもなります。姿勢が良くなって、早く歩けるので、足腰が強くなります。常に肩の筋肉を使うので、肩こりも治ります。

ノルディック・ウォーキングの歩行訓練で、車椅子が必要だった患者さんでも、何とか歩けるようになった例もあるとのことです。

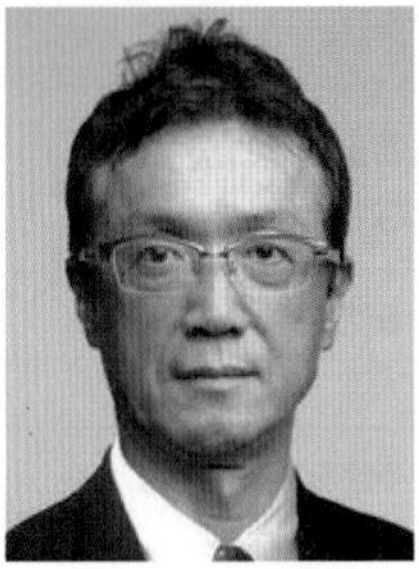

菅谷 啓之　すがや ひろゆき

船橋整形外科病院　スポーツ医学・関節センター
（電話）047-425-5585 千葉県船橋市飯山満町 1-833

スポーツ医学、肩関節疾患、肘関節疾患

●整形外科専門医

得意分野・診療案内

肩関節・肘関節疾患の治療が専門です。肩・肘関節疾患を中心に外来診察患者数は年間延べ約 12,000 名で、理学療法を駆使した保存療法が中心です。
手術を要する症例については、関節鏡視下手術を年間約 900 例程度行っています。肩関節鏡視下手術（反復性肩関節脱臼に対する鏡視下バンカート法、腱板断裂に対する鏡視下腱板修復術をはじめ、投球障害肩・関節唇損傷・難治性拘縮肩・肩鎖関節脱臼など）を年間 800 例程度、肘関節鏡視下手術（関節ねずみの摘出、離断性骨軟骨炎、変形性関節症、肘関節拘縮など）を年間 100 例程度、リバース型人工肩関節などの人工肩関節手術を年間 100 例程度行っています。

診療ポリシー・患者さんへのメッセージ

スポーツ医学･関節センターは、従来、船橋整形外科病院にて行ってきた一般整形外科･リハビリテーション、スポーツリハビリテーションをさらに発展させるため、膝関節･肩関節を中心に関節鏡を用いた低侵襲手術による専門的医療を提供することを目的として、専門医を迎え平成 14 年 4 月に設立されました。ここでは、スポーツ選手だけでなく膝関節・足関節や肩関節・肘関節に障害をかかえる全ての人々が対象となります。スポーツ医学センターの " スポーツ " とは、それぞれの患者さんの " ニーズ＝要望 " であり、プロスポーツレベルから一般の方の日常生活レベルまで、身体的に『どうありたい』、『こうありたい』というそれぞれの " ニーズ " に専門的知識と診療技術、リハビリテーションを駆使して答えていこうとするものです。

	船橋整形外科病院　スポーツ医学・関節センター 手術実績（2017 年）		
手術・治療実績・コメント	肩・肘	鏡視下バンカート	209 件
		鏡視下腱板修復術	303 件
		肘関節	117 件
		人工	76 件
		その他	130 件
	2002 年以降当センターでの術後再脱臼率は概ね 2%程度で、スポーツ復帰率はほぼ 95%以上です。現在でも、究極の目標である術後再脱臼 0%、スポーツ復帰率 100%を目指して日々鋭意工夫を凝らしています。		
業績	【著書】『機能でみる 船橋整形外科方式 肩と肘のリハビリテーション』（編集）、『肩関節手術のすべて』（編集）、『新版 野球の医学』（編集）、『肩関節外科 手術テクニック：写真･WEB 動画で理解が深まる (整形外科 SURGICAL TECHNIQUE BOOKS)』（著、編集）、『実践肩のこり・痛みの診かた治しかた』（著、編集）		

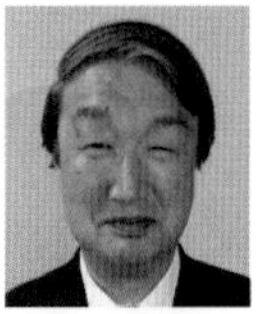

中川 照彦 なかがわ てるひこ

同愛記念病院 整形外科
（電話）03-3625-6381
東京都墨田区横網 2-1-11
●整形外科専門医

診療内容

肩腱板断裂、反復性肩関節脱臼、石灰沈着性腱板炎、上方関節唇損傷（SLAP 病変）

専門分野は肩関節疾患です。特に肩腱板断裂に対する鏡視下腱板修復術や反復性肩関節脱臼に対する鏡視下バンカート修復術を得意としています。私の外来日は火曜日と木曜日で 9:00 ～ 12:00 が初診の受付時間です。できれば近くのクリニックや診療所からの紹介状があると有難いです。また MRI 等の画像を CD で持参して頂けると助かります。肩の MRI を撮っていなければ、できる限り初診当日に撮り、当日その画像をみて診断致します。その際、MRI の予約枠の合間をぬって撮りますので多少お待たせしてしまいますことをご了承下さい。肩腱板断裂は 50 ～ 60 歳以上の患者さんで多く見られ、五十肩との鑑別を要しますが MRI 画像で判別できます。鏡視下腱板修復術は年間 100 件、鏡視下バンカート修復術は年間 20 件程度です。

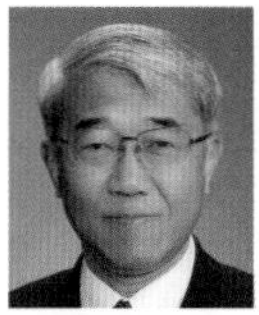

井樋 栄二 いとい えいじ

東北大学病院 整形外科
（電話）022-717-7000
宮城県仙台市青葉区星陵町 1-1
●整形外科専門医

診療内容

肩腱板断裂、凍結肩、反復性肩関節脱臼、石灰性腱炎、上腕二頭筋長頭腱炎、変形性肩関節症

東北大学病院整形外科としては肩、膝、股関節などの関節疾患、脊椎・脊髄疾患、さらに神経筋疾患、骨粗鬆症、関節リウマチなど広く対応しています。個人的には肩関節疾患を専門にしています。外来での患者診察、検査、診断確定後の治療方針の決定を行い、保存療法としては関節内注射、リハビリ、薬物療法を行い、手術療法としては、疾患に応じて腱板断裂に対して鏡視下腱板修復術、反復性肩関節脱臼に対して鏡視下バンカート修復術、凍結肩に対して鏡視下関節包切離術、変形性肩関節症に対して解剖学的人工肩関節置換術、腱板断裂性関節症に対して反転型人工肩関節置換術などを行っています。肩関節初回脱臼に対する外転・外旋位固定の有用性を明らかにする多施設前向き臨床比較試験にも参加しています。

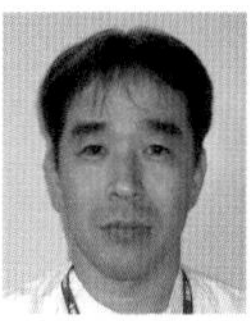

岩堀 裕介 いわほり ゆうすけ

あさひ病院 スポーツ医学・関節センター
（電話）0568-85-0077
愛知県春日井市下原町字村東 2090
●整形外科専門医、リウマチ専門医

診療内容

凍結肩、腱板断裂、肩こり、胸郭出口症候群、肩関節脱臼、野球肩、野球肘、変形性肘関節症、肘部管症候群、関節リウマチ

専門領域は、肩・肘関節、スポーツ医学、関節リウマチです。診療はあさひ病院を中心に下記の医療機関で行っています。診療ポリシーは「プロ意識」「熱意」「思いやり」の３つで、このどれが欠けてもいけないと考えています。肩・肘関節の痛み、スポーツ障害、関節リウマチでお悩みでしたら、是非ご来院ください。まずどんな病変があるのかを身体所見・画像所見を総合的に検討して正確に診断します。そして、保存療法を理学療法士と協力して徹底的に行います。保存療法で対処困難な場合に最適な手術を選択して実施します。
【受診可能な病院】春日井整形外科、伊藤整形外科、あらかわ医院（愛知県）、阪奈中央病院（奈良県）、八王子スポーツ整形外科（東京都）

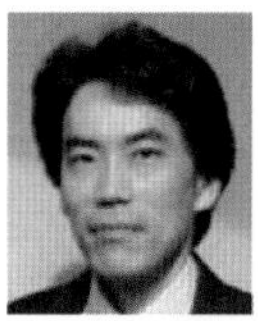

池上 博泰 いけがみ ひろやす

東邦大学医療センター大橋病院
（電話）03-3468-1251
東京都目黒区大橋 2-22-36
●整形外科専門医

診療内容

肩・肘・手の外科、関節リウマチ、スポーツ整形外科

整形外科の専門外来「肩・肘・手の外科」を担当。肩関節、肘関節、手・指関節を総合的に診察し、上肢を「運動器のひとつのユニット」として評価を行ったうえで、適切な治療方針を決定しています。このような方法をとることで、関節リウマチや糖尿病による上肢障害（バネ指、デュプイトレン拘縮、絞扼性神経障害、拘縮肩など）など上肢全体が罹患する疾病にも、より的確な治療を行うことができ、非常に有効です。手術療法では、関節鏡下手術も肩・肘・手・指関節のすべてに導入しています。さらに高齢化社会に向けて、当科オリジナルの人工肘関節や人工肩関節を開発し、臨床に応用しています。とくに人工肩関節置換術を施行している医療機関は全国でもまだ数少なく、当科は国内でもトップレベルの手術件数を有しています。リバース型の人工肩関節を用いた手術にも対応しています。

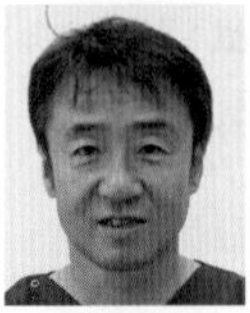

小林 尚史 こばやしたかし

八王子スポーツ整形外科
（電話）042-626-0308
東京都八王子市中町 5-1
●整形外科専門医

診療内容

肩・肘関節疾患、上肢スポーツ障害、肩腱板断裂、肩関節脱臼、五十肩、変形性肩関節症、野球肩、野球肘、肘靭帯損傷、上腕骨滑車離断性骨軟骨炎

運動器の疾患は不良姿勢・動作の結果としておこるため、局所の痛みを訴える患者さんを評価する時、局所の構造的破綻を見つけ出すだけではなく、全身の動作を必ずチェックし、運動機能の判定を行います。治療の原則は機能を引き出すためのリハビリテーションで、優秀なセラピストが担当します。自身もCore Power Yoga CPY®コンディショニングトレーナーであり、基本的な身体動作評価と指導を行いますが、障害予防のための集団指導にも関わっています。多くはこの保存的治療で改善しますが、改善しない局所の損傷は主に内視鏡を駆使した低侵襲手術を年間約250例行っています。患者さんのニーズに合った治療の選択肢を提案するように心がけています。KKR北陸病院（金沢市）でも診療。

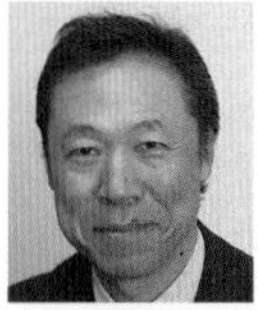

三上 容司 みかみようじ

横浜労災病院 整形外科
（電話）045-474-8111
神奈川県横浜市港北区小机町 3211
●整形外科専門医

診療内容

末梢神経外科、腕神経叢外科、マイクロサージャリー、手外科、機能再建外科

整形外科の「手・末梢神経外科」は、日本手外科学会認定基幹研修施設に認定されており、疾患や外傷による上肢（肩・肘・手・手指）機能障害に対する専門的診療を行っています。
特に、四肢の末梢神経障害に対しては、詳細な神経学的診察と補助的に筋電図・神経伝導検査など電気生理学的検査や画像検査を行うことにより、高度な専門性のある診断・治療を行っています。
（上肢）機能再建がその目標であり、主な治療法として装具やブロック注射などの保存的治療と、効果が不十分な場合・強い麻痺が生じている場合にはマイクロサージャリーを含めた手術的治療があります。交通事故などで生じる腕神経叢損傷は、末梢神経損傷のなかでも高度な専門的診断・治療が必要です。

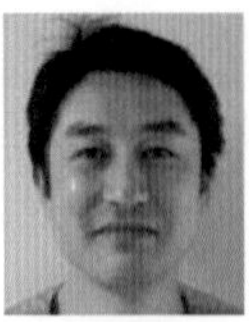

高橋 憲正 たかはしのりまさ

船橋整形外科病院
（電話）047-425-5585
千葉県船橋市飯山満町 1-833
●整形外科専門医

診療内容

肩関節外科、肘関節外科、スポーツ医学

スポーツ医学・関節センターに所属し、年間約300例の肩関節・肘関節の手術を執刀しています。野球を中心としたオーバーヘッドスポーツ、ラグビー・サッカーなどのコンタクトスポーツ、体操競技などのスポーツ選手の治療を数多く経験しています。
資格・取得専門医・認定医：医学博士、千葉大学【医学部臨床准教授】、日本整形外科学会【専門医・指導医】、日本体育協会【公認スポーツドクター】、千葉県体育協会スポーツ医科学研究委員、日本オリンピック委員会強化スタッフ（医・科学スタッフ）、フィギュアスケート強化スタッフ（スポーツドクター）
国内学会・研究会：日本整形外科スポーツ医学会【代議員】、日本肩関節学会、日本肘関節学会、日本臨床スポーツ医学会、日本関節鏡・膝・スポーツ整形外科学会、千葉上肢を語る会など

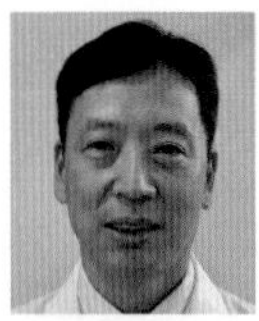

三浦 俊樹 みうらとしき

JR東京総合病院 整形外科
（電話）03-3320-2210
東京都渋谷区代々木 2-1-3
●整形外科専門医

診療内容

手外科（手外科専門外来）：母指CM関節症、手根管症候群、肘部管症候群、舟状骨骨折、屈筋腱断裂、デュピュイトラン拘縮など

手・指のトラブルは誰でも経験しますが、しばしば専門性の高い判断や治療が必要な病気・怪我も含まれています。日本での認知度はまだ低いのですが、繊細な感覚と精緻な運動を可能とする上肢、手の疾患を扱う分野が「手外科」です。整形外科や形成外科を基盤としてトレーニングを積んだ医師が対応します。
対象疾患は幅広く、手の関節障害、神経障害、変性疾患、関節リウマチ、外傷などを扱っています。年間手外科手術は約350件、2019年の代表例は下記の通りでした。
母指CM関節症12件／手根管症候群40件／肘部管症候群7件／デュピュイトラン拘縮手術6件／酵素注射療法5件／橈骨遠位端骨折47件／舟状骨骨折・偽関節8件／屈筋腱断裂4件

整形外科

有益情報

ランキング医師の病院は遠くて行けないという患者さんのための、北海道、東北、四国、九州を中心とする準名医情報です。ランキングとは別です。ご参考になさってください。

北海道	**和田 卓郎** わだ たくろう （電話）0134-25-4321	**済生会小樽病院 整形外科** 北海道小樽市築港 10 番 1	●整形外科専門医
	岡村 健司 おかむら けんじ （電話）011-351-2211	**羊ヶ丘病院** 北海道札幌市厚別区青葉町 3 丁目 1 番 10 号	●整形外科専門医
東北	**皆川 洋至** みながわ ひろし （電話）018-832-0023	**城東整形外科** 秋田県秋田市東通 6-7-6	●整形外科専門医
	村 成幸 むら なりゆき （電話）023-654-1188	**吉岡病院** 山形県天童市東本町三丁目 5 番 21 号	●整形外科専門医
四国	**堀江 亮佑** ほりえ りょうすけ （電話）087-868-1551	**香川県済生会病院 整形外科** 香川県高松市多肥上町 1331 番地 1	●整形外科専門医
九州	**柴田 陽三** しばた ようぞう （電話）092-921-1011	**福岡大学筑紫病院 整形外科** 福岡県筑紫野市俗明院 1-1-1	●整形外科専門医

肩こり・腰痛予防に座りっぱなし厳禁

「抗重力筋」とは、地球の重力に対して姿勢を保つために働く筋肉で、下腿・大腿・腹部・胸部・首の各部前後に張り巡らされ、前後互いに伸び縮みをしながらバランスを取っています。

立っているだけ・座っているだけでも常に抗重力筋のどれかが緊張していて、最も疲労しやすい筋肉といえます。日常生活で正しくない姿勢をし続けると、その癖が抗重力筋のゆがみにつながり、慢性の肩こりや腰痛を引き起こします。例えば、座りっぱなしのデスクワーク、立ちっぱなしの接客業など、同じ姿勢を続けることは、抗重力筋の疲労や収縮に繋がり、抗重力筋のバランスが乱れます。

最低 1 時間に 1 回、できれば 30 分に 1 回は立ち上がり、首回し、肩回しのストレッチをしましょう。頑張って仕事をしているのに、それが病気の原因になってしまってはたまりません。

効率の悪さを重く見た企業では、立ちながらの会議、立ったままでのデスクワークを推奨している会社もあります。

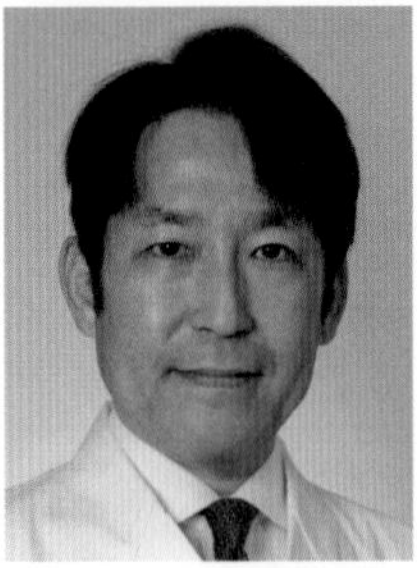

稲葉 裕　いなば ゆたか

横浜市立大学附属病院　整形外科
（電話）045-787-2800 神奈川県横浜市金沢区福浦 3-9

変形性股関節症、大腿骨頭壊死症、寛骨臼形成不全症、関節リウマチ、小児股関節疾患（先天性股関節脱臼、ペルテス病、大腿骨頭すべり症など）

●整形外科専門医

得意分野・診療案内

診療内容は、小児から成人まで股関節疾患の治療を中心に行っております。股関節領域の全ての手術にコンピュータ技術を使用しており、手術の計画では術前CTデータから得た3次元情報をコンピュータソフトウェアを用いて詳細に解析して、最適な術前計画を立案しております。そして手術の実施にあたっては、コンピュータナビゲーションシステムを用いて術前計画を再現した正確な手術を行っています。
現在、人工股関節全置換術については最先端のロボットを用いて手術を行っている数少ない施設であります。股関節骨切り術についてもコンピュータソフトウェアを用いた術前計画を行い、ナビゲーションシステムを使用して正確な手術を行っているので、他施設からの紹介患者さんが多いのが特徴です。また感染症例の治療経験が豊富なため、多くの感染症例が紹介されており、再置換術の症例数も多いのも特徴です。

診療ポリシー・患者さんへのメッセージ

患者さんごとの病態を把握し、適切な治療計画をたてております。治療内容については患者さんに納得してもらえるまで十分に説明を行っております。分からないことがあれば何でも聞いてください。

<table>
<tr><td></td><td>科全体 年間総治療数：
股関節手術 287 件（2019 年）</td><td>科全体 過去 10 年間の総治療数：
股関節手術 約 2,000 件</td></tr>
<tr><td rowspan="2">手術・治療実績・コメント</td><td>【高難度手術】（2019 年）
手術名：ロボットを使用した人工股関節全置換術
件数：50 件
生存退院率：術後 1 年以上の生存率 100%
重篤な合併症数：0 件
再手術数：0 件
術死件数：0 件</td><td>【主な治療実績】（2019 年）
①人工股関節全置換術：141 件
②寛骨臼回転骨切り術：20 件
③大腿骨骨切り術（大腿骨頭回転骨切り術など）：8 件
④人工股関節再置換術：28 件
⑤人工関節感染手術（抜去、洗浄等）：16 件
⑥股関節骨折手術（人工骨頭、骨接合術）：51 件</td></tr>
<tr><td colspan="2">人工股関節全置換術の入院日数は術後 7 〜 10 日間で、全国の大学病院の中では入院期間が最も短期間の病院です。骨切り術や再置換術など高難度の手術が多いのが特徴。</td></tr>
<tr><td>業績</td><td colspan="2">日本整形外科学会代議員、日本股関節学会理事、日本小児整形外科学会理事、日本人工関節学会評議員、日本骨・関節感染症学会理事、日本リウマチ学会評議員など多数の役職を務め、日本股関節学会や日本関節病学会の優秀論文賞などの受賞も多数あります。</td></tr>
</table>

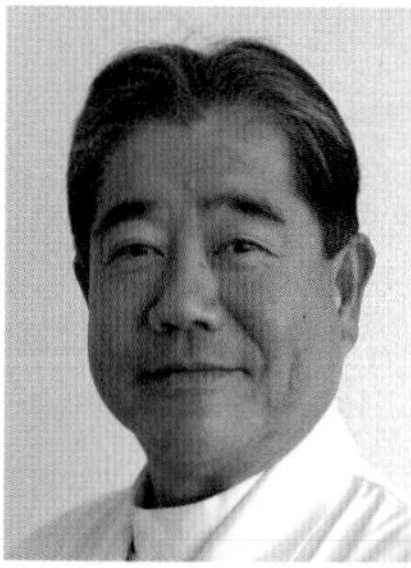

平川 和男　ひらかわ かずお

湘南鎌倉人工関節センター
（電話）0467-47-2377 神奈川県鎌倉市台 5-4-17

整形外科、成人股関節（小児疾患を除く）、
変形性股関節症、関節リウマチ、大腿骨頭壊死、外傷性股関節症、骨切術後の変形破壊

●整形外科専門医

得意分野・診療案内

日本初の独立型人工関節専門施設として15年が経過しました。従来20cm以上の大きな傷で行う人工股関節置換術を７～８cmの傷で行い、耐用年数は15年で90％を超えます。変形の程度によりますが、筋肉や腱にダメージを与えない手術（剥がない、傷つけない）も行います。
日本、欧米諸国共に術後合併症が７％と報告がありますが、２％台に抑え込んでいます。合併症とは、手術をしなければ起きない、ほかの病気になる、または新たな治療を要することです。具体的には感染、脱臼、輸血、肺塞栓症などです。徹底予防をし、その結果を海外の英文雑誌に掲載し優位性を証明しています。

診療ポリシー・患者さんへのメッセージ

初診は30分以上かけ、丁寧に説明します。パンフレットやビデオ、DVDを用いご家族にも勉強もしていただきます。後から「聞いてなかった」、「知らなかった」では済まされません。前日入院で翌日手術が基本。手術翌日から３日、５日で自宅退院という２つの選択肢があります。70歳以上では２週間入院で筋力が落ち７歳年を取るといいます。手術当日は立って足踏み訓練、翌日から歩行、2日目はシャワー可能。１度目の手術は大変でも、２度目はベアリング交換のみの方も多く、若い方は事前によく相談してください。スポーツ復帰などはご相談ください。

<table>
<tr><td rowspan="3">手術・治療実績・コメント</td><td>科全体 年間総治療数：680 件（2019 年）</td><td>科全体 累計総治療数：1 万件以上
個人 過去 25 年間の総治療数：
3,000 件以上</td></tr>
<tr><td>【高難度手術】
手術名：人工股関節再置換術、骨切り後の人工関節置換術、大腿骨短縮矯正骨切による人工股関節置換術
件数：毎年 10 ～ 20 件
生存退院率：術後 1 年以上の生存率 100%
重篤な合併症数：感染など　2 件
再手術数：1 件　　術死件数：0 件</td><td>【主な治療実績】（2019 年）
①人工股関節置換術：680 件
②人工股関節再置換術：12 件
③骨切り術：0 件
④その他：5 件</td></tr>
<tr><td colspan="2">どこよりも早く、歩行時に体が傾くことがなどないような、手術後の早期社会復帰を目指しています。変形の程度が強く、他施設で難しいといわれる症例もお任せください。骨切り術は行っていませんが、若い方で必要があればよい先生を紹介いたします。</td></tr>
<tr><td>業績</td><td colspan="2">海外招聘講演は年２～３回で、学会発表も多数。原著論文は 2017-2019 で和文 5、英文 5、受賞２。英文雑誌の査読委員 3、編集委員１を務めています。</td></tr>
</table>

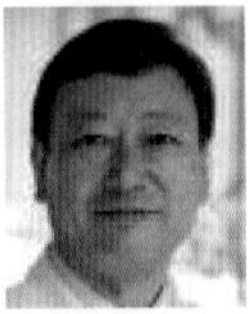

松原 正明 まつばらまさあき

玉川病院 股関節センター
（電話）03-3700-1151
東京都世田谷区瀬田 4-8-1
●整形外科専門医

診療内容

股関節疾患

股関節センターは、2004 年、股関節の治療の専門医、松原正明医師が中心となり開設されました。経験豊富な股関節の専門医が多数在籍しており、外来患者数は現在毎日平均 58 名（延べ 13,000 人 / 年）に上ります。手術療法においても豊富な実績があり、年間約 740 例程度の人工関節置換術を実施しております。
紹介状をお持ちの方、または、病院にて股関節が悪いと診断されたことがある方や、1 年以上股関節（足の付け根）に痛みのある方を優先に、一人ひとり丁寧に診療しておりますので、無理に手術を勧めることは致しません。
【股関節センターで診る主な疾患】変形性股関節症、関節リウマチ、人工股関節のゆるみ、大腿骨頚部骨折、大腿骨近位部骨折、骨頭壊死など
【股関節疾患の手術療法】関節温存手術（骨切り術）、人工関節置換術、人工骨頭置換術

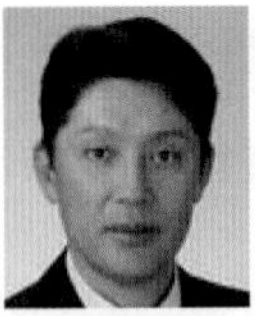

中島 康晴 なかしまやすはる

九州大学病院 整形外科
（電話）092-641-1151
福岡市東区馬出 3-1-1
●整形外科専門医

診療内容

股関節外科、関節リウマチ、小児整形外科

当科では変形性股関節症、軟部腫瘍、変形性膝関節症、十字靱帯断裂、半月板損傷、大腿骨頭壊死症等の治療を主に行っています。その他、変形性脊椎症、脊柱側弯症、関節リウマチ、足部疾患、肩・上肢疾患等の治療を行っています。
変形性股関節症は、いわゆる股関節の“軟骨がすり減ってしまう”病気です。その“きっかけ”はいろいろとありますが、日本では骨盤側の形態異常である寛骨臼形成不全症が原因の患者さんが多く見受けられます。関節症が進行している場合には、人工股関節全置換術の適応となります。人工関節置換術（股・膝・肩関節）は、変形した各関節を金属およびポリエチレンからなる人工物で置換する手術であり、主に高齢の方で末期の変形性関節症に対して有用な手術です。劇的に関節の痛みを緩和することができ、早期の社会復帰が可能となります。

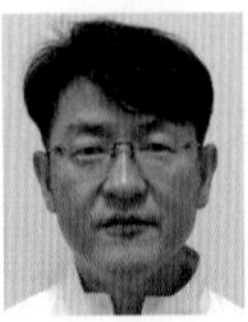

加畑 多文 かばたたもん

金沢大学附属病院 整形外科
（電話）076-265-2000
石川県金沢市宝町 13-1
●整形外科専門医

診療内容

変形性股関節症・寛骨臼形成不全症・大腿骨頭壊死症・股関節インピンジメント、関節リウマチ

専門は股関節疾患と関節リウマチです。コンピューターナビゲーションを用いた手術が得意で、基本的にはすべての手術症例にナビゲーションを使用しています。2019 年は、人工股関節置換術を 120 件、人工股関節再置換術を 9 件行いました。骨切り術にもナビゲーションを使用している数少ない施設です。人工股関節置換術に関しては、手術前にコンピューターで綿密な設計図を作成し、ナビゲーションを用いてその設計図通りに高い精度でインプラントを設置しています。個々の患者さんに最も理想的な状態で設置できるため、術後に動作制限を行わずにすんでいますし、人工関節の耐久性も良好ではないかと考えています。変形が強い症例ほどナビゲーションが有効になるため、これまで数多くの高度変形例が紹介されてきました。

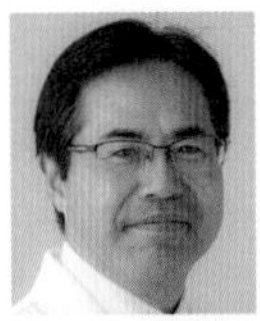

岩瀬 敏樹 いわせとしき

浜松医療センター 整形外科
（電話）053-453-7111
静岡県浜松市中区富塚町 328
●整形外科専門医

診療内容

成人股関節疾患

当院での人工股関節置換術は、世界で 100 万例以上の使用実績を持ち、良好な長期成績が得られることが検証されている骨セメント使用機種を主として用いています。2019 年の手術件数は初回人工股関節置換術 113 件、人工股関節再置換術 6 件でした。
さまざまな形態を持つ日本人の股関節疾患に対する人工股関節置換術では、機種選択や手術進入路の選択以上に人工関節を理想的な位置に安定して設置する手術技術が重要です。当院整形外科スタッフは常に技術的及び学術的研鑽にも努めており、安定した術後成績と周術期合併症発生予防に努め、治療成績などは学術論文等で随時報告しています。看護スタッフやリハビリテーションスタッフなどの病院内のさまざまな手術治療をとりまくチームとの密な連携により安心安全な手術治療の提供を心掛けています。

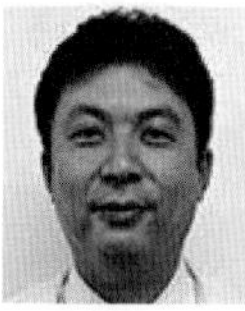

菅野 伸彦 すがの のぶひこ

大阪大学医学部附属病院 整形外科
（電話）06-6879-5111
大阪府吹田市山田丘 2-15
●整形外科専門医

診療内容

関節外科、人工関節、バイオマテリアル、ナビゲーション手術、ロボット手術、４次元動作解析

当科で診療している主要疾患は下記です。腫瘍：骨腫瘍、軟部組織腫瘍、転移性骨腫瘍／股関節：変形性股関節症、臼蓋形成不全、特発性大腿骨頭壊死症、急速破壊型股関節症、人工股関節置換術後ゆるみ等／リウマチ関節疾患：関節リウマチ、変形性膝関節症等／肩関節：肩腱板損傷、肩関節脱臼、投球障害肩等／脊椎外科：頸椎後縦靱帯骨化症、頸椎症性脊髄症、側弯症、腰椎すべり症、脊髄腫瘍、脊椎靱帯骨化症／小児整形外科：先天性内反足、先天性股関節脱臼、内反膝変形、脚長差、骨系統疾患による低身長等／手の外科：上肢外傷後変形、手関節疾患、腕神経叢損傷、手の先天奇形、手の腫瘍等／スポーツ：膝関節靱帯損傷、膝関節半月損傷、膝蓋骨亜脱臼、膝関節、足関節離断性骨軟骨炎等／膝関節外科：中高年の変形性膝関節症、骨壊死等

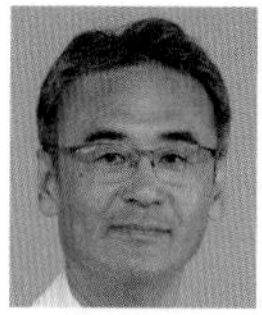

名越 智 なごや さとし

札幌医科大学附属病院 整形外科
（電話）011-611-2111
北海道札幌市中央区南 1 条西 16-291
●整形外科専門医

診療内容

変形性股関節症、寛骨臼形成不全、大腿骨頭壊死症、人工股関節ゆるみ、金属合併症、急速破壊型股関節症

専門分野は股関節外科で、年間総治療数 2,650 人、総手術数 4,084 件、年間手術 250 件、合併症率 2.1%、主に人工股関節置換術、寛骨臼・大腿骨骨切り術を行います。国際学会、主要学会での学術講演、シンポジスト、パネリスト、座長など 180 回以上行い、80 編以上の英文原著で股関節外科の教育と発展に寄与しています。股関節疾患の正確な診断に基づいた治療計画を患者さんにわかりやすく説明します。
人工股関節置換術では、確実な手術手技で正確な設置と骨軟部組織の低侵襲性を実現し、術後合併症を低減しています。寛骨臼回転骨切り術では、巧の技を駆使した骨切り術と術前３次元画像解析により理想的な股関節を構築します。
ネット情報を安易に信用せず、医師や医療関係者が信頼する良医を受診してください。

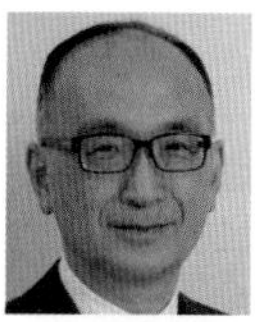

中村 茂 なかむら しげる

西東京中央総合病院 整形外科
（電話）042-464-1511
東京都西東京市芝久保町 2-4-19
●整形外科専門医

診療内容

股関節疾患、変形性股関節症、大腿骨頭壊死症、急速破壊型股関節症

手術の適応や方法は、股関節の診察と画像検査だけでは決まりません。患者さんの求める機能、スポーツ活動、仕事内容、ほかの関節の状態などを慎重に考慮して決めています。
寛骨臼回転骨切り術は、高度の技術を要する手術ですが、正確な手術により良好な長期成績が得られます。私が執刀した例のうち最も術後経過年数が長い例は、術後 29 年経過しておりますが、関節症の進行はありませんでした。比較的若い寛骨臼形成不全、あるいは変形性股関節症の患者さんにとって有効な手術法です。私の累計治療数は 300 例です。
人工股関節置換術は、インプラントの改良と手術手技の進歩により、耐用年数が長くなり、50 歳から受けていい術式と考えます。私の累計治療数は 1,400 例です。

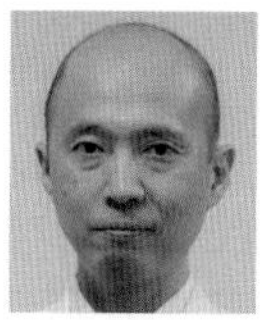

神野 哲也 じんの てつや

獨協医科大学埼玉医療センター
（電話）048-965-1111
埼玉県越谷市南越谷 2-1-50
●整形外科、リハビリテーション科、リウマチ専門医

診療内容

変形性股関節症、大腿骨頭壊死症、発育性股関節形成不全、ペルテス病、大腿骨頭すべり症

獨協医科大学埼玉医療センターに 2018 年に新設された第二整形外科では、股関節と膝関節の専門医が主として人工関節置換術（年間約 150 件、約 20%が両側一期的手術）や各種骨切り術（年間約 20 件）を行っています。私は主任教授として、小児～高齢者の股関節疾患を主な診療対象としています。患者さんのニーズに合わせ、保存療法、骨切り術（寛骨臼回転骨切り術、Chiari 骨盤骨切り術、大腿骨骨切り術など）、人工股関節全置換術から最適な治療法を選択します。人工股関節置換術では、低侵襲手術により術直後から動作制限不要とし、速やかに「何ら意識しない関節」となることを目指します。東京医科歯科大学医学部附属病院（電話：03-3813-6111）でも非常勤講師として専門外来（木曜のみ）や共同研究を継続しています。

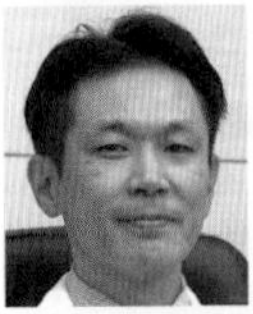

伊藤 英也 いとう ひでや

日本赤十字社医療センター
（電話）03-3400-1311
東京都渋谷区広尾 4-1-22
●整形外科専門医

診療内容

変形性股関節症、大腿骨頭壊死症、寛骨臼（臼蓋）形成不全、先天性股関節発育性不全（先天性股関節脱臼）

「骨・関節整形外科」にて、変形性股関節症に対する人工股関節置換手術を中心に幅広い股関節疾患の専門的な診療を行っております。人工股関節全置換手術は年間約 120 件で、すべての症例でコンピューターによる三次元術前計画を行い、患者個々に最適なインプラントを使用した低侵襲手術（筋肉温存前方アプローチ）を実施し、早期の回復、良好な関節機能、長期耐用性を目指しています。脱臼の心配等がなく日常生活や負担の少ないスポーツ復帰が可能で患者さんからは好評です。手術はすべて股関節専門医による執刀で行っております。その他、人工股関節再置換や高度変形症例の高難度の人工股関節置換手術にも対応いたします。また寛骨臼回転骨切りなど若年の股関節疾患に対する治療も行っております。

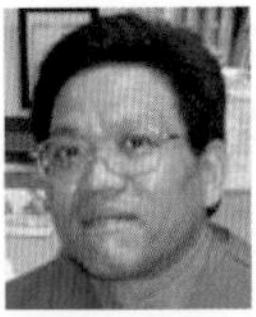

老沼 和弘 おいぬま かずひろ

船橋整形外科病院 人工関節センター
（電話）047-425-5585
千葉県船橋市飯山満町 1-833
●整形外科専門医

診療内容

股関節外科

当センターは、人工股関節や人工膝関節手術、およびそのリハビリテーションに関して、最新の知識や技術をいち早く取り入れ、患者さんにより良い医療を提供することを目的に設立されました。当院での MIS は、真の MIS を追求したもので、その名の通りの minimum invasive surgery（最小侵襲手術）です。単に皮膚切開長が短いだけの minimum incision surgery（最小切開手術）ではありません。その最大の特徴は、股関節周囲の筋組織を切離せずに人工関節手術を行うこと（前方進入法：DAA）で、その結果、手術時間の短縮、出血量の軽減、早期リハビリ、早期退院、そして早期社会復帰を可能となりました。2004 年より、国内で初めて筋組織を切離せずに行う前方進入法を人工股関節手術全症例に採用しています。病院全体の人工股関節の症例数は年間 1,000 例ほどです。

有益情報

ランキング医師の病院は遠くて行けないという患者さんのための、北海道、東北、四国、九州を中心とする準名医情報です。ランキングとは別です。ご参考になさってください。

東北	**石井 政次** いしい まさじ （電話）023-682-1111	**山形済生病院 整形外科** 山形県山形市沖町 79-1	●整形外科専門医
東北	**青田 恵郎** あおた しげお （電話）024-547-1111	**福島県立医科大学附属病院** 福島県福島市光が丘 1 番地	●整形外科専門医
東北	**中村 吉秀** なかむら よしひで （電話）0172-32-4311	**弘前病院 整形外科** 青森県弘前市大字富野町 1 番地	●整形外科専門医
四国	**江川 洋史** えがわ ひろし （電話）088-631-7151	**徳島県立中央病院 整形外科** 徳島県徳島市蔵本町 1 丁目 10-3	●整形外科専門医
九州	**大川 孝浩** おおかわ たかひろ （電話）0942-22-6111	**久留米大学医療センター** 福岡県久留米市国分町 155-1	●整形外科専門医
九州	**原 俊彦** はら としひこ （電話）0948-22-3800	**飯塚病院 整形外科** 福岡県飯塚市芳雄町 3-83	●整形外科専門医

その他	**中村 琢哉** なかむら たくや （電話）076-424-1531	**富山県立中央病院 整形外科** 富山県富山市西長江２丁目２番78号	●整形外科専門医
	徳永 邦彦 とくなが くにひこ （電話）025-382-3111	**亀田第一病院 新潟股関節センター** 新潟県新潟市江南区西町 2-5-22	●整形外科専門医
	安永 裕司 やすなが ゆうじ （電話）082-425-1455	**広島県立障害者リハビリテーションセンター** 広島県東広島市西条町田口 295-3	●整形外科専門医
	坂井 孝司 さかい たかし （電話）0836-22-2111	**山口大学医学部附属病院** 山口県宇部市南小串 1-1-1	●整形外科専門医

関節の痛み…、関節リウマチの初期症状？

関節が痛む…、どこかで痛めたかな、もう少し様子を見ようか…。こんな時、次に挙げるような症状が当てはまった場合は即受診しましょう！ 関節リウマチの初期症状に関節の痛みがあります。関節リウマチでも、早期発見・早期治療が大切です。

症状としては、

◇ 朝起きると、関節がこわばっている
◇ 起きてから30分〜1時間で普段どおりに動くようになる
◇ 左右両方の関節が動かしにくい
◇ 痛む関節が腫れている
◇ 痛む関節を触ると熱っぽい
◇ 痛む関節がやわらかくブヨブヨしている

朝のこわばりは、関節リウマチの典型的な症状です。寝ている間に炎症を引き起こす物質が関節にたまるからですが、起きて体を動かしているうちに、炎症を引き起こす物質が全身に拡散して、こわばりが治まっていきます。これらのサインを見落とさないようにしましょう。

どの年代でもおこりますが、特に30〜40歳代の女性に多く発症します。

現在では、「ステップダウンブリッジ方式」といって、発症3カ月以内の早期から抗リウマチ薬を積極的に使用して関節炎の進行を抑制するという治療法が提唱されています。

そのうち痛みは治るだろうと放置しておかず、受診しましょう。早期なら治療の選択肢が広がります。

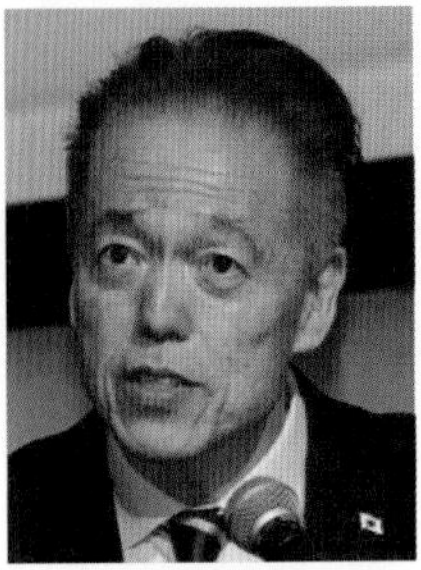

土屋 弘行　つちや ひろゆき

金沢大学附属病院　整形外科
（電話）076-265-2000　石川県金沢市宝町 13-1

骨・軟部腫瘍、転移性骨腫瘍、がんロコモ、四肢変形（先天性および後天性）、外傷骨折後の合併症（偽関節、変形治癒、感染、骨欠損など）、骨・関節感染症、変形性関節症（特に膝、足、股）

●整形外科専門医

得意分野・診療案内

1）骨軟部腫瘍の診断と治療
2）先天性疾患や骨折後遺症による脚延長術や変形矯正術　3）難治性骨折の治療
4）骨・関節感染症の診断と治療　5）人工関節深部感染の診断と治療

診療ポリシー・患者さんへのメッセージ

基本的な診療ポリシーは、現在ある最新かつ最良の医療を提供することです。そして患者さんへは、病気を治すため、いい結果を得るためには“あきらめない”ことが一番重要であるとアドバイスしたいと思います。医学は日々進歩しています。医学の進歩に直接関わるよう、あるいは追随していく姿勢を常に忘れず、何らかの活路を見いだせるように心がけています。具体的な診療内容は、高悪性度骨軟部腫瘍に対しては、術前術後の化学療法と患肢温存手術を積極的に行い、低悪性度骨軟部腫瘍であれば、広範切除を基本とした患肢温存手術を行っています。そして、四肢の短縮や変形に対しては、創外固定器を応用した脚延長術や変形矯正術を導入し、多くの難治例の方においても良好な成績を得ています。また、骨折後の感染性偽関節や慢性骨髄炎に対して、創外固定術や抗生剤含有人工骨移植などを応用し、患肢温存に努め、切断を回避しています。これまで複数回の手術を受け、難治性となった状態でも、リカバリー手術で良好な結果が多く出ており、全国各地から患者さんに受診して頂いています。最近では、創外固定による患者さんの負担を軽減するために（治療期間の短縮もかねて）、創外固定から内固定へのコンバージョンを積極的に行っています。

	個人 年間総治療数：250件（2019年）	個人 過去10年間総治療数：2,500件
手術・治療実績・コメント	【高難度手術】 手術名：悪性骨軟部腫瘍手術 件数（毎年）：55～65件 生存退院率：術後1年以上の生存率 98% 重篤な合併症数：2件 再手術数：1件 術死件数：0件	【主な治療実績】（2019年） ①骨軟部腫瘍手術（転移性骨腫瘍含む）：133件 ②変形性膝関節症手術（主に骨切り術）：44件 ③変形矯正・脚延長術（創外固定を含む）：15件 ④骨関節感染症手術（創外固定を含む）：9件 ※悪性骨軟部腫瘍に対しては、患肢温存手術を主に行っています。
	悪性骨軟部腫瘍の5年生存率は初診時に転移のない場合は約80%です。手術に伴う合併症は近年では減少傾向にあります。重篤な合併症としましては、術後感染症ですが、悪性腫瘍の患肢温存手術では約7～8%に認めています。一方で、外傷骨折後の重篤な合併症も積極的に治療しています。	
業績	海外招聘講演250回以上。英語原著論文562編、日本語原著論文500編以上。 国際患肢温存学会最優秀論文賞など、数多くの国内外受賞歴を有しています。	

整形外科

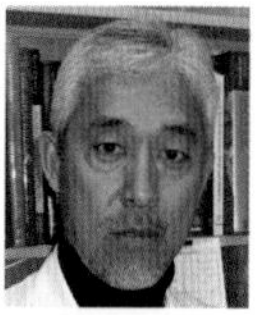

熊井 司 くまいつかさ

八王子スポーツ整形外科
（電話）042-626-0308
東京都八王子市中町 5-1-4F
●整形外科専門医

診療内容

足のスポーツ障害全般、足関節靱帯損傷、関節ねずみ、ランニング障害：アキレス腱障害、足底腱膜症、審美系スポーツ障害：三角骨障害、種子骨障害、疲労骨折

アスリートの早期復帰を目指したオーダーメイド低侵襲治療を心がけています。選手の希望される復帰スケジュールを最優先に考え積極的な保存療法での対応を行っています。手術療法では障害された組織の血流を温存し修復能力を最大限に引き出すことのできる関節鏡を用いた低侵襲手術で対応。関節鏡による手術は組織に与えるダメージも少なく低侵襲に行える優れた治療法です。安易に手術を選択するのではなく、まだ可能性のある保存療法が残されていないか再検討した上で、ニーズに合った治療法が提供できればと考えています。早期回復・復帰が可能となる徹底した低侵襲治療がキーワードです。2019 年手術数は約 200 ～ 250。阪奈中央病院 スポーツ・関節鏡センター（奈良県）でも診療。

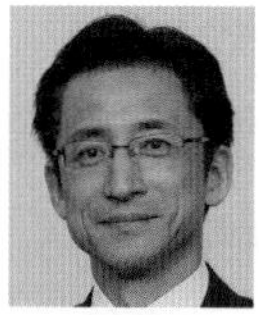

石橋 恭之 いしばしやすゆき

弘前大学医学部附属病院 整形外科
（電話）0172-33-5111
青森県弘前市本町 53
●整形外科専門医

診療内容

膝・肩・肘スポーツ傷害（膝前十字靱帯、半月板、軟骨障害、変形性膝関節症、肩関節脱臼など）

膝関節を中心に靱帯再建術や半月板修復、自家軟骨細胞移植や人工膝関節置換術や骨切りを行っています。また肩の腱板損傷や反復性肩関節脱臼、足関節の関節鏡視下手術も行っております。担当するスポーツ外来では手術治療に特化せず、疲労骨折、腰椎分離症（腰椎疲労骨折）、肩肘投球障害などの保存治療を、リハビリテーション科と協力し行っております。当病院は地方における最後の砦です。様々な症例や疾患に対応できるよう、またベストな治療を行えるよう教室員共々日々研鑽しております。運動器の治療は手術も重要ですが、リハビリも重要です。患者さんと十分相談の上、治療方針を決定したいと思います。【2019 年】手術数：約 350 件 内訳：前十字靱帯再建術 120、半月板縫合 80、人工膝関節置換術 30、鏡視下腱板縫合術 50 件

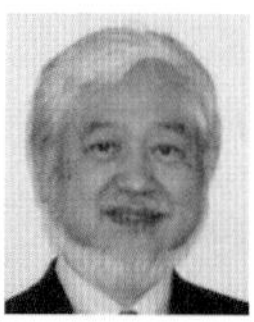

大関 覚 おおぜきさとる

獨協医科大学埼玉医療センター
（電話）048-965-1111
埼玉県越谷市南越谷 2-1-50
●整形外科専門医

診療内容

関節外科：足の外科、変形矯正、機能再建手術

第一整形外科では、大学病院としての専門的な治療のみならず、地域の基幹病院としての機能を果たすべく、整形外科領域全般の難治性疾患の治療を行っています。当科のモットーは多くの治療手段を応用して、運動機能を総合的に回復・改善する「総合的機能再建外科」です。
四肢関節疾患では、変形性関節症に対する人工関節置換術、先天性や外傷性変形に対するイリザロフ法を応用した変形矯正や脚延長術、先天性内反足に対する Ponseti 法による保存療法や手術的治療、麻痺性疾患やリウマチ性疾患の変形矯正、骨軟部腫瘍の治療と切除後の機能再建手術、膝・肩関節鏡視下手術、スポーツ外傷に対する鏡視下靱帯再建術などに力を入れています。
10 歳未満の側彎症や高齢者の後彎症に対しても積極的に治療を行っています。

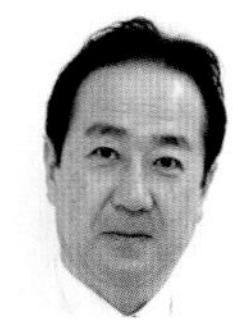

松田 秀一 まつだしゅういち

京都大学医学部附属病院 整形外科
（電話）075-751-3111
京都市左京区聖護院川原町 54
●整形外科専門医

診療内容

膝関節外科

膝関節外科は、膝の痛みに対する治療を専門にしています。その中で最も多くの患者さんが困っている疾患は、怪我や加齢により膝の軟骨がいたむ変形性膝関節症です。診察とレントゲンや MRI などの画像診断により変形の程度を診断して、可能な限り運動療法・装具療法・投薬・関節内注射などの保存療法を試みます。しかし、保存療法にも限界があり、効果が認められない場合に、手術療法をおすすめします。手術療法は、膝関節の軟骨障害や変形の程度により異なりますので、それぞれの患者さんの症状に応じて最適な方法を選択します。
整形外科では骨、関節、脊椎、脊髄、筋肉など運動器の加齢に伴う変性疾患、スポーツ障害、先天性疾患、腫瘍性疾患などを対象に、各分野ごとの専門医が治療を行っており、安定した良好な治療成績を提供しています。

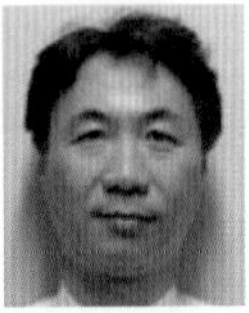

土屋 明弘 つちや あきひろ

船橋整形外科病院 スポーツ医学・関節センター
（電話）047-425-5585
千葉県船橋市飯山満町 1-833
●整形外科専門医

診療内容

スポーツ医学、膝関節・股関節外科、下肢関節鏡手術

膝関節、足関節疾患の治療、膝関節関節鏡視下手術は通算 4,000 例を超えます。昨年度も約 300 例の関節鏡視下手術を行いました。オリジナルな手術法を股関節では関節鏡視下修復術、膝関節では外側支持機構再建術、足関節では距骨離断性骨軟骨炎に対する関節鏡視下骨接合術を考案しました。
資格・取得専門医・認定医：医学博士、東京女子医科大学【整形外科客員教授】、日本整形外科学会【専門医・指導医・認定スポーツ医】、日本スポーツ協会【公認スポーツドクター】、日本関節鏡・膝・スポーツ整形外科学会【関節鏡技術認定医】 ／ スポーツ、チーム、大会帯同：JOC オリンピック強化スタッフ（フィギュアスケート）、千葉県体育協会医科学委員、日本スケート連盟強化部学医事委員、NTTcomunications ラグビー部チームドクター（TOP LEAGUE）

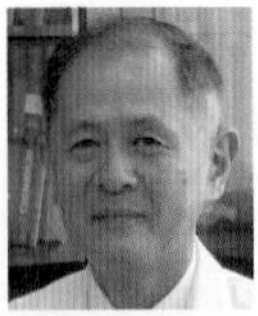

須田 康文 すだ やすのり

国際医療福祉大学塩谷病院
（電話）0287-44-1155
栃木県矢板市富田 77
●整形外科専門医

診療内容

外反母趾、ハンマートウ、変形性足関節症、モートン病、成人期扁平足などの足部・足関節疾患

足部・足関節の慢性疾患に対する診療を主に行っています。年間約 200 例の手術を行い、そのほぼ 8 割は外反母趾及びそれに付随した他趾の変形を対象としています。外反母趾に対しては、患者様へのご負担軽減を目指した DLMO 法という低侵襲手術を行っています。これまで約 2,500 例の実績があります。診療に際しては、患者様の症状をよく伺い、その原因となる病態（症状のメカニズム）を明らかにし、病態にあった治療法を選択することをモットーとしています。たとえ手術の適応であっても、お仕事やご家族の介護等で手術治療が難しい環境にいらっしゃる場合には、症状の緩和を目的とした保存治療を提示、指導させていただいております。診療は、月曜日午前、火曜日午後、木曜日午前に完全予約制で行っております。

堀部 秀二 ほりべ しゅうじ

正風病院 スポーツ整形外科
（電話）072-255-0051
大阪府堺市北区新金岡町 5-1-3
●整形外科専門医

診療内容

スポーツ整形外科

当科ではサッカー、ラグビー、バスケットボール等で生じる下肢スポーツ外傷に対して、競技レベルで活躍される選手からスポーツ愛好家の方まで幅広く治療しております。MRI や CT 等の画像検査は早期に撮影が可能であり、迅速で正確な診断を心がけております。手術が必要な膝前十字靱帯損傷や半月板損傷等に対しては、関節鏡を用いて低侵襲かつ正確な手術を施行し、早期かつ確実なスポーツ復帰を目指しています。また、足関節に対しても関節鏡手術を行っております。術後はスポーツ活動への復帰に向けて、入院中はもちろんのこと、退院後も通院リハビリを積極的に行っております。さらに入院中は、栄養士による栄養管理を行っているのも特徴です。ランニング、マラソン等で生じる下肢の腱炎症等スポーツ障害についても体外衝撃波治療器を導入し積極的に保存治療を行っております。

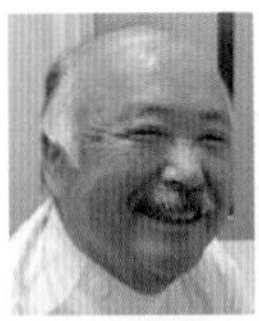

小堀 眞 こぼり まこと

こぼり整形外科クリニック
（電話）053-438-3133
静岡県浜松市北区根洗町 548-2
●整形外科専門医、リウマチ専門医

診療内容

関節外科：膝関節、股関節／脊椎外科：頸椎、腰椎

全ての手術は小堀眞医師・小堀かおり医師の 2 名で行っています。人工膝関節手術は小堀眞医師の得意分野であり、2017 年『Mobile Beaming の実際 - 40 年目を迎える LCS を通して -』を編集、出版。聖隷三方原病院時代から約 5,000 例の手術を行い、開業後も年間 190 例の LCS を行っています。人工股関節は小堀眞医師の開発したセメント型人工股関節を使用し、年間 100 例を行っています。脊椎手術は両名ともに脊椎脊髄外科指導医であり、後方インストゥルメンテーション手術を年間 100 例行っています。椎間板ヘルニアに対しては 2018 年より椎間板内酵素注入療法を行い、年間 100 例を施行、80%以上の好成績をあげています。関節リウマチの治療では、かおり医師が最先端バイオを駆使し東海地方屈指の好成績をあげています。

サルコペニア肥満

サルコペニアとは、加齢とともに筋肉の量が減少し、機能が低下した状態です。近年、サルコペニア（筋肉の減少）と肥満（体脂肪の増加）が重なって起きるサルコペニア肥満が、特に内科分野で問題になっています。筋肉の減少による運動能力、機能低下の他に、内臓疾患のリスクも肥満単独よりも高くなるとされています。一見肥満はなくても、筋肉組織の中の脂肪が増加してサルコペニアが進行していることがあるので要注意です。ロコモティブシンドロームとともに、筋肉の重要性は特に注目されるでしょう。

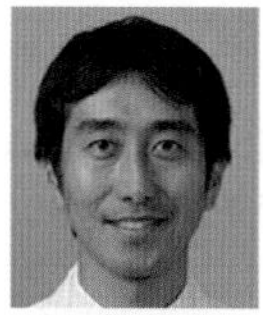

加藤 有紀 かとう ゆうき

亀田総合病院 スポーツ医学科
（電話）04-7092-2211
千葉県鴨川市東町 929
●整形外科専門医

診療内容

スポーツ整形外科、膝関節外科、鏡視下手術、膝疾患（離断性骨軟骨症、半月板損傷、靱帯損傷、膝蓋骨脱臼、軟骨損傷、変形性肘関節症など）、肩疾患（反復性肩関節脱臼、腱板断裂など）

認定資格：日本関節鏡・膝・スポーツ整形外科学会評議員／日本大学医学博士／日本大学医学学士／日本整形外科学会専門医／日本整形外科学会運動器リハビリテーション医／日本整形外科学会運動器リウマチ医／日本整形外科学会運動器スポーツ医／日本リハビリテーション医学会認定臨床医
所属学会：日本整形外科学会／日本リハビリテーション医学会／日本関節鏡・膝・スポーツ整形外科学会（JOSKAS）／日本整形外科スポーツ医学会／日本臨床スポーツ医学会／日本関節病学会／日本リウマチ学会／日本臨床バイオメカニクス学会
子供から高齢者まで趣味にスポーツに再び参加できるようサポートしたいと思っています。

有益情報

ランキング医師の病院は遠くて行けないという患者さんのための、北海道、東北、四国、九州を中心とする準名医情報です。ランキングとは別です。ご参考になさってください。

東北	高木 理彰 たかぎ みちあき （電話）023-633-1122	山形大学医学部附属病院 整形外科 山形県山形市飯田西 2-2-2	●整形外科専門医
四国	三浦 裕正 みうら ひろまさ （電話）089-964-5111	愛媛大学医学部附属病院 愛媛県東温市志津川 454	●整形外科専門医
	池内 昌彦 いけうち まさひこ （電話）088-866-5811	高知大学医学部附属病院 整形外科 高知県南国市岡豊町小蓮 185-1	●整形外科専門医
九州	前田 朗 まえだ あきら （電話）092-710-7455	まえだ整形外科 博多ひざ・スポーツクリニック 福岡県福岡市博多区下呉服町 5-7	●整形外科専門医
	上山 裕史 うえやま ゆうじ （電話）0983-41-0808	上山整形外科クリニック 宮崎県西都市中央町 2-61	●整形外科専門医
その他	田中 康仁 たなか やすひと （電話）0744-22-3051	奈良県立医科大学附属病院 奈良県橿原市四条町 840 番地	●整形外科専門医
	吉矢 晋一 よしや しんいち （電話）0798-33-0601	西宮回生病院 整形外科 兵庫県西宮市大浜町 1-4	●整形外科専門医

有益情報

ランキング医師の病院は遠くて行けないという患者さんのための、北海道、東北、四国、九州を中心とする準名医情報です。ランキングとは別です。ご参考になさってください。

その他	**乾 洋** いぬいひろし （電話）03-3815-5411	**東京大学医学部附属病院** 東京都文京区本郷 7-3-1	●整形外科専門医
	新垣 晃 あらかきあきら （電話）098-850-3811	**豊見城中央病院 整形外科** 沖縄県豊見城市字上田 25 番地	●整形外科専門医

ロコモティブシンドローム

日本は、世界でも有数の高齢化社会となりました。長寿は、大変喜ばしいことです。しかしその一方で、特に病名がついていなくても、腰痛や関節痛、歩行時のふらつきや骨粗鬆症などによる運動器の障害をかかえる人が増えています。

人生 100 年時代、「健康寿命」に注目が集まっています。健康寿命とは、健康上の問題がない状態で日常生活を送れる期間のことです。平均寿命と健康寿命の間には、男性で約 9 年、女性で約 13 年の差があります。

「運動機能で健康寿命が決まる」ともいわれています。

日本整形外科学会では、健康で将来寝たきりにならないように、「ロコモティブシンドローム」という言葉を提唱し、定期的な運動の必要性を伝えています。7 つのチェックポイントは、

1. 片脚立ちで靴下がはけない
2. 家の中でつまずいたり滑ったりする
3. 階段を上るのに手すりが必要である
4. 家の中のやや重い仕事が困難である
   （掃除機の使用、布団の上げ下ろしなど）
5. 2kg 程度の買い物をして持ち帰るのが困難である
   （1 リットルの牛乳パック 2 個程度）
6. 15 分くらい続けて歩けない
7. 横断歩道を青信号で渡りきれない

詳しくは、日本整形外科学会公認 ロコモティブシンドローム予防啓発公式サイト参照

骨密度や筋肉量のピークは 20 ～ 30 歳代で、以後少しずつ減少していきます。座ってばかりで運動習慣のない 40 歳代にもロコモティブシンドロームが当てはまる場合があるので、注意しましょう。

整形外科

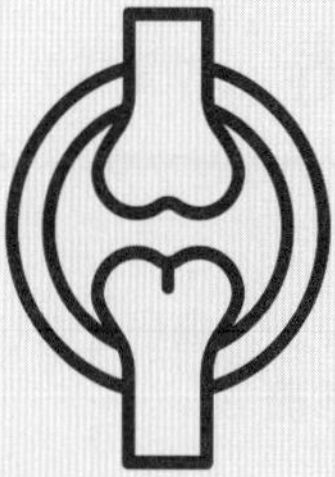

膠原病・リウマチ

関節リウマチ発症から2年間が勝負

膠原病は、体内のコラーゲン（真皮・靱帯・腱・骨・軟骨などを構成するタンパク質）が全身的に障害・炎症を生じる様々な疾患の総称です。代表的なものは関節リウマチ、全身性エリテマトーデス、全身性強皮症などで、20以上の膠原病類縁疾患があります。

関節リウマチの治療薬には、1. 抗リウマチ薬、免疫抑制薬、2. 非ステロイド抗炎症薬（NSAIDs）、3. 副腎皮質ステロイド、4. 生物学的製剤があります。発症から約2年間が、治療効果を上げるチャンスです。この期間に適切な治療を行うことで、寛解の可能性が格段にアップします。

新しい薬である生物学的製剤は、最先端のバイオテクノロジー技術によって生み出された生体が作る物質です。現在日本で関節リウマチに使用できる生物学的製剤は8剤あります。

現在では「ステップダウンブリッジ方式」といって、発症3カ月以内の早期から抗リウマチ薬を積極的に使用して関節炎の進行を抑制するという治療法が提唱されています。治療薬の選択が重要ですので、治療法の長所短所を知り尽くした名医を受診することが必要です。

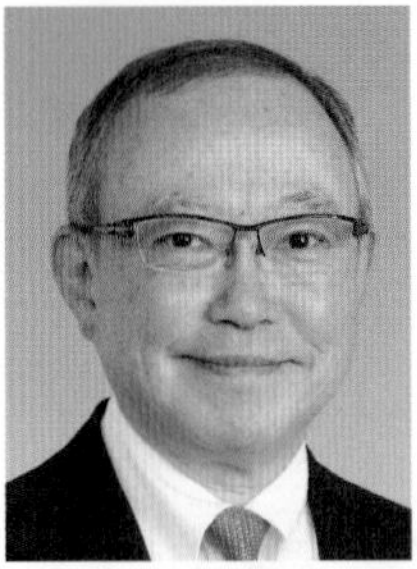

山中 寿　やまなか ひさし

山王メディカルセンター　リウマチ・痛風・膠原病センター
（電話）03-3402-5581　東京都港区赤坂 8-5-35

関節リウマチ、痛風をはじめとするリウマチ性疾患全般に対する内科的診療

●リウマチ専門医

得意分野・診療案内

東京女子医科大学膠原病リウマチ痛風センターにて 37 年間勤務し、1996 年からは同センター所長として診療・研究・教育と運営に多忙な日々を送りました。2019 年 4 月に東京女子医大を退職し、2019 年 5 月から山王メディカルセンターに籍を移しました。その結果、今までより外来診療に割ける時間が長くなりました。
医師になって現在までの 40 年間、関節リウマチや痛風の臨床研究を精力的に推進し、特に関節リウマチに関しては東京女子医科大学にて IORRA というコホート研究を 2000 年から開始して、多くの患者さんの協力を得ながら、臨床的に有用なエビデンスを確立してきました。痛風に関しても、いくつもの臨床研究を行って治療方針を確立し、また有用性の高い新薬を開発することにより、医療に貢献できたと自負しています。リウマチ性疾患で最も患者数の多い、関節リウマチと痛風に関しては、各々ガイドライン作成の責任者を務めました。

診療ポリシー・患者さんへのメッセージ

病院を受診される患者さんは、身体上のいろいろな悩みを抱えています。ひとりの医師として、そのような患者さんが喜ぶ姿を見たいと常に思っています。そして、そのために私ができることは何かを考え、最善を尽くしたいと思います。

治療実績・コメント	個人 年間総治療数： のべ 3,000 名程度　（2019 年）	過去 40 年間の総治療数：のべ 20 万名程度
	【治療の内訳】（2019 年） ①治療を継続中：85% ②治療を完結した（寛解）：5% ③途中で患者さんが来なくなった：2% ④近隣のかかりつけ医に紹介した：6% ⑤外科医に紹介した：2%	【主な治療実績】（2019 年） ①関節リウマチ ②痛風と高尿酸血症 ③リウマチ性多発筋痛症などのリウマチ性疾患 ④全身性エリテマトーデスなどの膠原病 ⑤糖尿病、高血圧などの生活習慣病
業績	現在までの原著論文は約 500 編、国内外の学会で多くの招請講演を行ってきました。受賞歴としては、2000 年に日本痛風・核酸代謝学会学会賞、2012 年に日本リウマチ学会賞などがあります。関節リウマチや痛風に関して平易に解説した図書を多数出版しましたが、2011 年からの 8 年間、毎月ホームページに掲載してきたエッセイを集めた『リウマチ歳時記』も出版しています。	

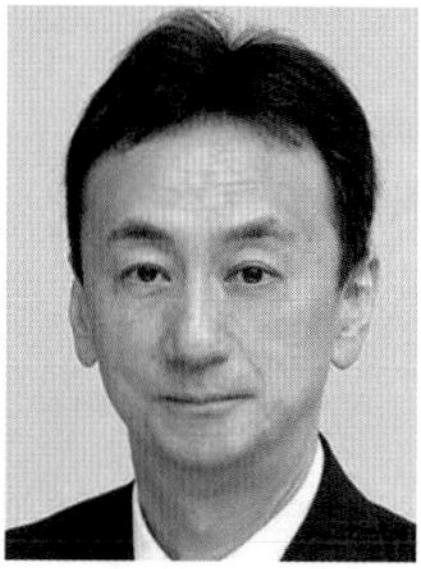

桑名 正隆　くわな まさたか

日本医科大学付属病院　リウマチ・膠原病内科
（電話）03-3822-2131　東京都文京区千駄木 1-1-5

膠原病全般、特に強皮症、膠原病に伴う間質性肺疾患・肺高血圧症

●リウマチ専門医、総合内科専門医

得意分野・診療案内

当分野で扱う疾患は関節リウマチをはじめとした炎症性骨関節疾患、全身性エリテマトーデス、強皮症、多発性筋炎 / 皮膚筋炎、ベーチェット病、各種血管炎症候群など多岐に渡ります。いずれも慢性かつ難治性なことから、患者さんの目線で全人的医療を提供できるよう努めています。また、早期診断・早期治療を実践できるよう近隣のクリニックや医院との密な連携を重視し、地域医療の向上を目指しています。
当科の診療における強みは以下の 4 点です。

1. 専門性の高さ：当科は国内有数の経験豊富なスタッフを揃えており、それぞれが国内診療ガイドライン作成だけでなく、国際的な疾患克服への取り組みの中心的役割も果たしています。特に強皮症、多発性筋炎 / 皮膚筋炎、ベーチェット病、膠原病に伴う間質性肺炎（間質性肺疾患）や肺高血圧症の診療では国内随一の患者数を誇り、日本各地から専門的診療を求めて多くの患者さんが集まっています。このような患者さんにとっては、私たちが「最後の砦」なのです。
2. 総合診療：当科ではリウマチ専門医はもとより、神経、腎臓、呼吸器専門医資格を持つスタッフを揃えており、視野の広い診療を実践しています。
3. チーム医療：膠原病は呼吸器、循環器、腎臓、神経など全身に症状をきたすことから、内科他領域、皮膚科、眼科をはじめ多くの診療科との密な連携を行っています。
4. 難治性病態に対する取り組み：難治稀少疾患に対する新規治療の開発段階から積極的に関わり、グローバル臨床試験の中心メンバーとして日本での実施とりまとめ役を果たしています。

診療ポリシー・患者さんへのメッセージ

病気の理解が進み、新薬の開発とともに膠原病の診療は大きく変貌を遂げつつあります。最先端の専門的医療をタイムリーに提供できるよう日々取り組んでいます。
病状が進行すると治療に苦渋することが少なくありません。そのため、早期に発見し、的確に診断することで治療を早期に始めることが必要不可欠です。

	日本医科大学付属病院　リウマチ・膠原病内科　入院症例の内訳（抜粋）			
治療実績		2016 年	2017 年	2018 年
	関節リウマチ	19	33	46
	全身性エリテマトーデス	11	14	15
	強皮症	24	22	27
	炎症性筋炎（皮膚筋炎、多発性筋炎）	5	12	24
	混合性結合組織病	4	3	9
	総数	151	163	235

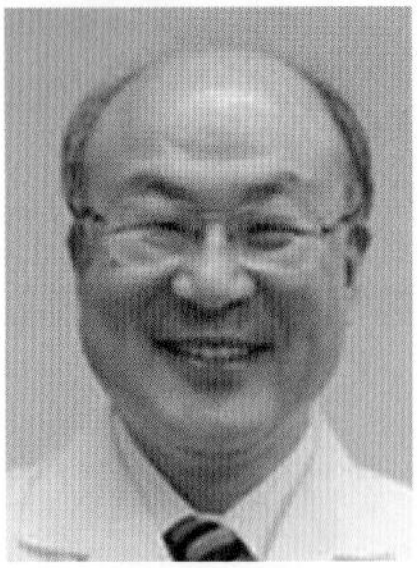

西本 憲弘　にしもと のりひろ

大阪リウマチ・膠原病クリニック
（電話）06-4708-8816　大阪府大阪市中央区南船場 4-4-10-5F

リウマチ、膠原病

●リウマチ専門医

得意分野・診療案内

当院は、関節リウマチや全身性エリテマトーデスなどの膠原病、アレルギー疾患を専門とするクリニックです。従来、関節リウマチや全身性エリテマトーデスは免疫難病と呼ばれ、不治の病と考えられてきましたが、現在では適切な治療を行えば、ごく普通の生活を営めるようになりました。特に関節リウマチの治療は新薬の登場により、この10年間で大きく変わりました。痛みや腫れが全くない状態を「寛解」と呼びますが､寛解は今や多くの患者さんが達成できるごく普通の目標です。花粉症やアトピー性皮膚炎などアレルギー疾患においても、様々な薬が開発され、症状を緩和する事が可能になりました。

診療ポリシー・患者さんへのメッセージ

当院では複数の専門医が連携して患者さまをサポートしてまいります。お一人おひとりの人生を共に考え、共に歩いていくクリニックでありたいと考えております。
また、医学の進歩は日進月歩である事から、私をはじめ当クリニックの医師は、今も大学での研究を行っており、最新の治療法を学び、患者様お一人おひとりに最適な治療を提供していきたいと考えております。充実した設備、快適な空間とアットホームな雰囲気のスタッフが皆様のご来院を心よりお待ちしております。
リウマチ性疾患の患者様の多くは女性です。そのため、病気が結婚や出産など、人生の様々なイベントに関わってきます。私は出産を一度は諦めた患者様に、様々な面でサポートを行い、妊娠、出産を実現する事ができ、この手に赤ちゃんを抱く事ができました。私はこれからもそういった患者様の生涯を支えたいという思いを込めて、当院のマークをつくりました。

業績	【実績】国産で世界初のIL－6阻害抗体医薬「アクテムラ」の臨床開発の第一人者。海外では2009年1月にヨーロッパで、2010年1月にはアメリカで承認され、現在世界100ヶ国以上で使用されている。 【著書】『最新バイオロジクス治療から学ぶRA診療の注意点（トシリズマブケーススタディ）』、『今日の治療指針　私はこう治療している（ベーチェット病）』、『関節リウマチ～生物学的製剤の正しい使い方とは～改訂版(トシリズマブ/アクテムラ)』 【論文など】Nishimoto N, Sasai M, Shima Y, Nakagawa M, Matsumoto T, Shirai T, Kishimoto T, Yoshizaki K. Improvement in Castleman's disease by humanized anti-Interleukin-6 receptor antibody therapy. Blood . 2000; 95:56-61　他、163編

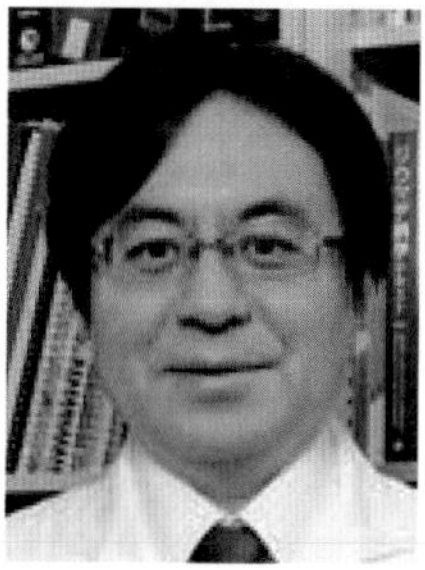

藤井 隆夫　ふじい たかお

和歌山県立医科大学附属病院　リウマチ・膠原病科
（電話）073-447-2300　和歌山県和歌山市紀三井寺 811-1

関節リウマチ、膠原病、臨床免疫学

●リウマチ専門医

得意分野・診療案内

専門分野
・関節リウマチ、全身性エリテマトーデス、強皮症、多発性筋炎・皮膚筋炎、全身性血管炎、混合性結合組織病、血清反応陰性脊椎関節症、ベーチェット病、再発性多発軟骨炎、リウマチ性多発筋痛症、成人スティル病、回帰性リウマチなど
・何週間も持続する原因不明熱（38℃以上）、全身倦怠感（仕事や家事ができないくらいの状態）
・きっかけがわからない関節痛、筋肉痛、皮膚症状

診療ポリシー・患者さんへのメッセージ

◯われわれが専門とする疾患は「全身性自己免疫疾患」です。
1. ひとつにとどまらない複数の症状が存在する、あるいは発熱（しばしば高熱となります）や倦怠感など体全体に広がる症状が認められる
2. 本来は異物（細菌やウイルスなど）を排除する「免疫」の異常がその病態に関与し、リウマチ反応などが陽性となる
3. 同じ症状が何週間も持続する

などが特徴ですが、病気の始まりを示すサインとしては、発熱、関節の痛み、皮膚の症状（顔に発疹が出たり、手足が紫色になったりする）が多いとされています。

◯関節リウマチや膠原病に関して、以下のような誤解があります。
1. リウマチは高齢の方の病気で、若い人には起こらない
2. がんではないので命を落とすことはあり得ない
3. 関節や筋肉の病気なので、血液や肺、腎臓が悪くなることはない
4. すべてのリウマチ・膠原病は不治の病である、あるいは難病である

知ってほしいのは、同じ病名であっても患者さんによりその症状や重症度、治療法が大きく異なることです。今すぐ入院して治療しないといけない方もいれば、ほとんど薬が必要ない軽症な患者さんもおられます。したがって、初めてリウマチや膠原病を疑われても悲観することはありません。重要なことは、早期にリウマチ・膠原病専門医を受診し、自分がどのような種類のリウマチ・膠原病であるのかを正確に診断してもらい、巷の情報に惑わされることなく正確な知識を学んだうえで、必要な治療（治療は薬だけではありません）を始めることが重要です。

業績	論文発表、国際学会、国内学会（教育講演）多数 【著書】『膠原病：免疫が強いの？弱いの？自分の病気を知るために』

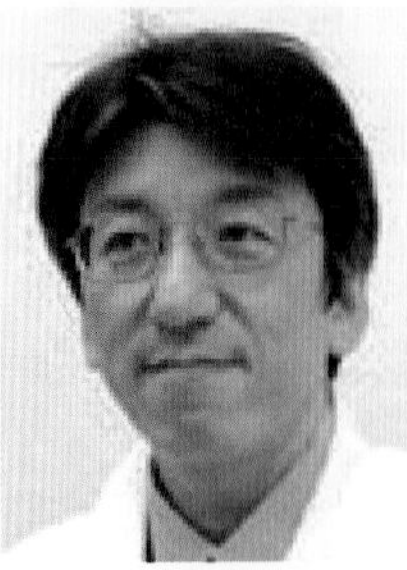

岡田 正人　おかだ まさと

聖路加国際病院　リウマチ膠原病センター
（電話）03-3541-5151　東京都中央区明石町 9-1

全身性エリテマトーデス、ループス腎炎、膠原病、膠原病関連肺高血圧症、関節リウマチ

●リウマチ専門医、アレルギー専門医

得意分野・診療案内

全身性エリテマトーデス（SLE）を中心とする難病指定疾患である膠原病、関節リウマチなどの関節炎疾患、小児リウマチをはじめとする小児膠原病、アナフィラキシーなどの重症アレルギー疾患を中心に診療しています。
【対象疾患・得意分野・専門分野】全身性エリテマトーデスおよびループス腎炎、関節リウマチ、乾癬性関節炎、強直性脊椎炎、皮膚筋炎・多発性筋炎および間質性肺炎、全身性硬化症および肺高血圧症、混合性結合組織疾患、ベーチェット病、血管炎（高安病、結節性多発動脈炎、顕微鏡的多発血管炎、ウェゲナー肉芽腫症）、若年性特発性関節炎（小児リウマチ）、小児膠原病、アナフィラキシー

診療ポリシー・患者さんへのメッセージ

当センターでは、全身性自己免疫疾患である膠原病、関節リウマチの最先端の診療を行っています。実際に患者さんの病状を改善し、できる限り通常の日常生活を送っていただくことを目標に、それぞれの患者さんにあった治療の選択肢をご相談させていただきます。
最善の治療を行うには、最新の医学知識のみでなく実際の臨床経験が重要となります。当センターは、全国の大学病院出身の医師が集まっており、また米国のリウマチ膠原病専門医が２人フルタイムで働いている日本で唯一の施設です。年齢を問わず診療ができるように、リウマチ膠原病内科医と小児リウマチ専門医が同じセンターの中で共同で治療にあたるシステムもとっています。欧州、米国、日本での診療経験に基づき、それぞれの長所を活かした診療を行いながら、常に最新の知識に基づいた診断と治療を実践しています。
初診は平日のみですが、病状の進行が心配な場合などは予約を早めるなどの対応も行います。また、慢性疾患であり紹介状の依頼が困難などの場合は、紹介状なしでの受診も例外的に受け付けています。
2014 年からは漢方医療の専門知識を持つ医師も加わり、欧米のみでなくまさに世界中の最先端を統合した医療をご提供出来る体制を整えて、聖路加国際病院らしい患者さんに優しい医療を実践しています。

業績	【主な受賞】Yale Markey's Physician Scientist Award（イェール大学） 米国リウマチ学会 Senior Rheumatology Scholar Award 【著書】『あなたも名医！アレルギー？大丈夫、恐れるに足らず』

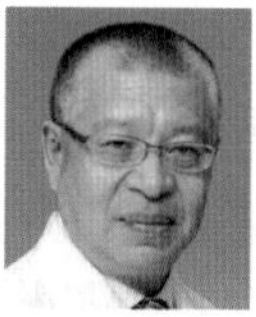

土橋 浩章 どばし ひろあき

香川大学医学部附属病院
（電話）087-898-5111
香川県木田郡三木町池戸 1750-1
●総合内科専門医、リウマチ専門医

診療内容

膠原病・リウマチ内科

膠原病・リウマチ内科は、『地方でも中央や欧米と同様の質の高い医療を享受することができる』をポリシーとして、患者さんの人生のパートナーとしての立場を十分に理解し、患者様と歩んでいく姿勢を大切に診療に臨んでいます。
膠原病は関節・皮膚・筋肉・涙腺・唾液腺などの体表面に近い臓器以外にも種々の重要臓器に炎症を起こすことがあり、患者様によっては急速に臓器障害が進行し、生命に危険が及ぶこともしばしば起こります。そのため、私たちは早期に診断を行い臓器障害の程度を評価するとともに、適切な治療を行っていくことが大切であると考えています。
一方で抗核抗体またはリウマチ因子といった検査異常のみで紹介来院される患者様も多く見られ、病気に対する不安に対して丁寧に説明を行うように心がけています。

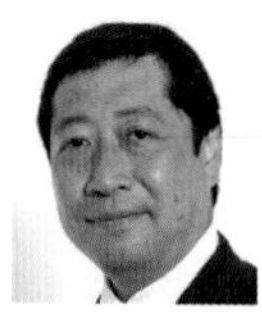

渥美 達也 あつみ たつや

北海道大学病院 内科 II
（電話）011-716-1161
札幌市北区北 14 条西 5
●リウマチ専門医

診療内容

リウマチ・膠原病学

内科 II は、内科疾患のうち、リウマチ・膠原病、糖尿病・内分泌疾患、腎疾患の分野をそれぞれの専門グループが担当して診療しています。内科学の中でも代謝や免疫にかかわる幅広い領域を担当しておりますので、あらゆる病状に対応できるよう、他科との十分な連携をとりながら、常にベストの医療を提供できるよう取り組んでいます。
2018 年度の外来患者数は、初診が 1,312、再診は 48,184、合計 49,496 です。同年度のリウマチ・膠原病の入院患者数は 416 人でした。内科 II は大正 12 年の発足以来「2 内」の愛称で呼ばれ、各グループが密接に協力しながら臨床的・基礎的研究を継続してきました。現在は、それぞれの研究グループによる疾患の成因の解明と治療法の確立を究極の目標として日々活動しています。

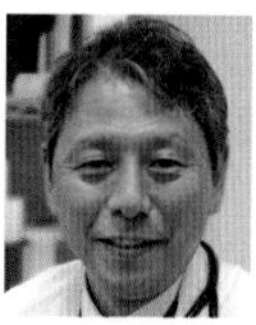

日髙 利彦 ひだか としひこ

市民の森病院 膠原病リウマチセンター
（電話）0985-39-7630
宮崎県宮崎市大字塩路 2783-37
●総合内科専門医、リウマチ専門医

診療内容

関節リウマチを主に、その他膠原病全般

関節リウマチを主に、膠原病を診療しています。他科専門医・多職種医療スタッフと連携をとったチーム医療と県内以外の医療機関との連携を基本に適切なリウマチ医療を提供いたします。患者さんの個々の状態に応じて、エビデンスと多くの臨床経験を基に最も適切と考えられる治療法を選択して早めの病気の安定化を試みます。特に診断時は納得のいくまで話し合い、最適な治療を患者さんと決めていくようにしています。肉親者をみるつもりで患者さんに寄り添い、訴えを聞き、一緒に語らうことを信念にしていますので、何でも気軽にお話し下さい。
当センターで 1,600 人の患者さんを診療しておりますが、私自身で 1,100 人（950 人は関節リウマチ）を診ております。約 30%の患者さんに生物学的製剤、JAK 阻害薬を使用しております。宮崎善仁会病院でも診療しています。

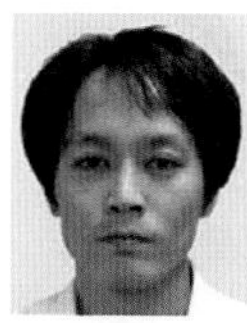

池田 啓 いけだ けい

千葉大学医学部附属病院
（電話）043-222-7171
千葉県千葉市中央区亥鼻 1-8-1
●リウマチ専門医、アレルギー専門医

診療内容

関節リウマチ、全身性エリテマトーデス、皮膚筋炎・多発性筋炎、アレルギー疾患

アレルギー・膠原病内科では、気管支喘息をはじめとするアレルギー性疾患と関節リウマチや膠原病などの全身性自己免疫疾患の診療を行っています。年間約 18,000 人の患者さんが通院し、毎月の新患は 40 人です。膠原病が約 1,000 人、気管支喘息とアレルギー疾患が約 300 人、関節リウマチが約 400 人、年間約 170 人の方が入院しています。これまでの長年にわたる診療経験により、良質の医療を提供するとともに、新しい診断法や治療法の確立を目指し、さまざまな基礎研究や臨床研究を行っています。当科では新患完全予約制を導入していますので、初めて受診される方は、月曜日から金曜日の午後 3 時～4 時半の間に、当院アレルギー・膠原病内科外来に、電話：043-222-7171（内線 6678）でご連絡ください。

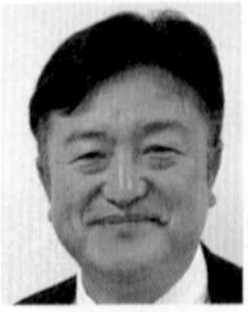

伊藤 聡 いとう さとし

新潟県立リウマチセンター
(電話) 0254-23-7751
新潟県新発田市本町 1-2-8
●総合内科専門医、リウマチ専門医

診療内容

関節リウマチ、強直性脊椎炎、乾癬性関節炎、リウマチ性多発筋痛症、顕微鏡的多発血管炎

関節リウマチを主体に、その他のリウマチ性疾患も診療しています。受診は地域連携センターへのファックスによる紹介状が必要です。当院では医師のみでなく、看護師、薬剤師、リハビリスタッフなどがチーム医療で治療する、トータルマネジメントを行っています。関節リウマチの治療では目標を定めた、Treat to target (T2T) を行っており、外勤先のクリニックでは、治療の中心となるメトトレキサートを使用できる方は全員が寛解になっていることを報告しています。医師と患者さんが、総合的疾患活動性という指標を共に把握しながら治療を行うことが重要です。効果は抜群ですが高価な生物学的製剤も、寛解達成後に中止して、いわゆるバイオフリーという状態になれることが分かってきました。専門機関での治療をお勧めいたします。

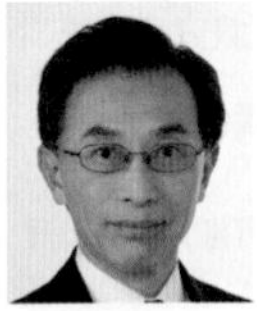

針谷 正祥 はりがい まさよし

東京女子医科大学病院
(電話) 03-3353-8111
東京都新宿区河田町 8-1
●総合内科専門医、リウマチ専門医

診療内容

血管炎症候群、SLE、関節リウマチ、多発性筋炎、皮膚筋炎、強皮症、他の膠原病、痛風など

膠原病と関節リウマチ (RA) を主に診療しています。初診は火曜と金曜の午前中で、予約センターで電話予約が可能です。診療では、丁寧な診察と各種検査に基づく正確な診断を心がけ、標準的な治療を意識しつつ、個々の患者様の状況に応じた最善の治療を提供することを目指しています。RA の治療はこの 10 年で画期的に進歩しました。有効な治療を安全に受けて頂くためには、発症早期にリウマチ専門医を受診することが重要です。多くの膠原病の治療にステロイドは不可欠ですが、副作用による臓器障害を軽減するために免疫抑制薬、分子標的治療薬を積極的に使用し、ステロイドの早期減量、低い維持量を重視しています。ANCA 関連血管炎の医師主導治験、各種の企業治験も行い、最先端の治療を提供可能な環境を整えています。

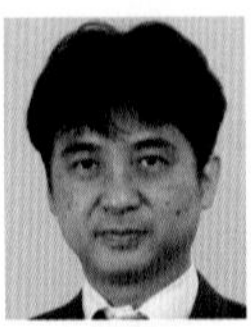

石井 智徳 いしい とものり

東北大学病院 血液免疫科
(電話) 022-717-7000
宮城県仙台市青葉区星稜町 1-1
●総合内科専門医、リウマチ専門医

診療内容

リウマチ膠原病全般、関節リウマチ、全身性エリテマトーデス、全身性強皮症、多発性筋炎 / 皮膚筋炎など

リウマチ膠原病分野は幅広く多数の疾患が存在しますが、主要なリウマチ膠原病の多くに診療実績があり、ほとんどの疾患に対応可能です。関節リウマチ (RA) も主要疾患として診療していますが、特に、難病に指定されている全身性エリテマトーデス(SLE)、全身性強皮症(SSc)、多発性筋炎 (PM) / 皮膚筋炎 (DM) など希少性のある疾患の診療経験が豊富なのが特徴です。当科として診療している患者数は代表的疾患として、SLE 700 例、SSc 300 例、PM/DM 250 例などで、いずれも全国屈指の診療数です。また、こうした難病に対する最先端医療に深く携わっていることも、当科の大きな特徴の一つです。数多くの治験を実施しており、現在、主要なところでは SLE7 剤、SSc3 剤、PM/DM3 剤、RA3 剤の治験を施行しています。

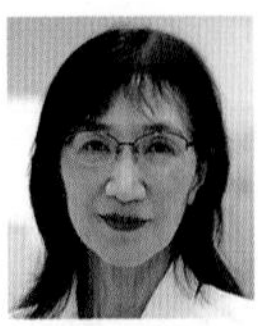

中島 亜矢子 なかじま あやこ

三重大学医学部附属病院
(電話) 059-232-1111
三重県津市江戸橋 2-174
●総合内科専門医、リウマチ専門医

診療内容

膠原病、リウマチ性疾患一般

リウマチ膠原病性疾患の治療薬や治療方法は、近年、非常に進歩しています。リウマチ・膠原病センターでは、リウマチ膠原病性疾患の世界標準に基づいた、安全な質の高い診療を行っています。疾患の早期診断と早期コントロールを目指すとともに、長期的にも生活の質も含めたより良い治療をうけていただけるよう、患者さんのニーズを伺いながら治療にあたります。また、当センターは、リウマチ膠原病性疾患の特徴である多臓器病変をお持ちの患者さんの外来・入院治療に対応できる施設です。多くの診療科の医師、看護師、薬剤師等メディカルスタッフとチーム医療に取り組み、地域の先生方との連携を大切にしています。県内のリウマチ膠原病診療に寄与したい意志を持つ医師・スタッフとともに診療内容を充実させ、皆様のお役に立ちたいと考えております。

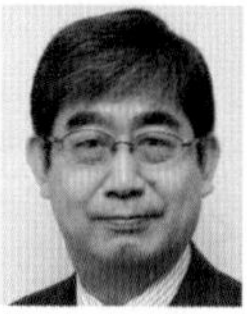

鈴木 康夫 すずき やすお

東海大学医学部付属八王子病院
（電話）042-639-1111
東京都八王子市石川町 1838
●リウマチ専門医

診療内容

リウマチ・膠原病、特に関節リウマチ、血管炎、など

リウマチ内科は、関節リウマチを始めとする膠原病、膠原病類縁疾患、その他の自己免疫疾患を対象に診療を行っています。外来では関節リウマチに対する診療を中心に行い、寛解を目標にメトトレキサートを始めとする疾患修飾性抗リウマチ剤や生物学的製剤の投与を行っています。入院加療としては、全身性エリテマトーデスや多発性筋炎／皮膚筋炎、血管炎症候群などに対して副腎皮質ステロイド剤の投与や免疫抑制剤の併用を行っています。リウマチ性疾患は多臓器が障害され得る全身性疾患であり、治療経過も長いため、重篤な臓器障害の場合や、周術期、妊娠 / 出産時などには他科と連携し診療を行います。リウマチの専門的治療を行う医療機関は限られており、地域に貢献できるよう努力していきたいと考えています。東海大学医学部付属病院（伊勢原市）でも外来があります。

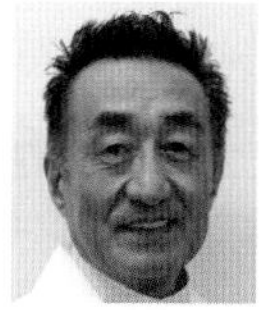

山田 秀裕 やまだ ひでひろ

聖隷横浜病院 リウマチ・膠原病内科
（電話）045-715-3111
神奈川県横浜市保土ヶ谷区岩井町 215
●リウマチ専門医

診療内容

関節リウマチ、他の関節炎、全身性エリテマトーデス、強皮症、皮膚筋炎、血管炎、その他の膠原病

2016 年にリウマチ・膠原病センターを開設以来、近隣の医療機関からの紹介患者さんが右肩上がりに増加しています。この 1 年間の新患数は 467 名に増加し、外来診療患者さんは、関節リウマチ 556 名、膠原病 410 名、他のリウマチ性疾患 182 名です。リウマチ膠原病の最新治療を安全・安心に提供するため、リウマチ看護外来を担当するリウマチ専任看護師 4 名や専門薬剤師・PT/OT など多職種医療スタッフが円滑に連携してチーム医療を実践し、薬物療法だけに頼ることのない包括的ケアを推進しています。脱ステロイドと合併症ゼロを目指した結果、バイオなどの分子標的抗リウマチ薬の導入数は、3 年 10 カ月間にのべ 405 例と増加し、重症膠原病の治療にもバイオ製剤や新規免疫抑制薬が積極的に用いられています。

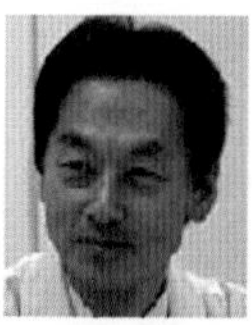

大村 浩一郎 おおむら こういちろう

京都大学医学部附属病院
（電話）075-751-3111
京都市左京区聖護院川原町 54
●リウマチ専門医

診療内容

膠原病、自己免疫疾患、リウマチ疾患、など

免疫・膠原病内科が担当する診療においては、免疫異常を発症の基盤とする膠原病、自己免疫疾患、リウマチ疾患の診療が中心となります。このような疾患の多くは多臓器を障害する全身性疾患です。それだけに全身の臓器に対する幅広い見識が必要であり、また関連診療科との密接な連携をとりながら、全人的な医療をめざしています。また、病態に免疫が関与する疾患は広い分野に及び、さらに感染症、移植医療、がん免疫療法など種々の領域の治療応用にも免疫学は深く関与することから、臨床免疫学は今後ますます医学における重要な位置付けを占めるものと考えられます。
当科では安全で有効な診療を目指し様々な臨床研究・治験を行っています。
京都大学ゲノム医学センターをはじめ、理研、ハーバード大学とも共同研究を行っています。

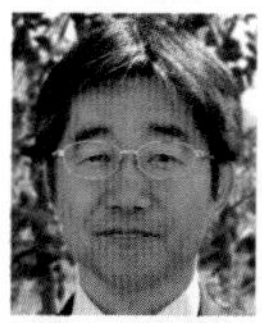

亀田 秀人 かめだ ひでと

東邦大学医療センター大橋病院
（電話）03-3468-1251
東京都目黒区大橋 2-22-36
●総合内科専門医、リウマチ専門医

診療内容

膠原病（関節リウマチ、全身性エリテマトーデスなど）、脊椎関節炎（強直性脊椎炎や乾癬性関節炎）

関節症状の的確な診断や評価のため全ての診察室に超音波機器を設置し、1 ～ 2 関節であればその場で関節超音波検査を行います。さらに初めて受診した患者さんや治療方針を見直す患者さんのために、週に 5 日の関節超音波外来で 40 関節の検査をしています。治療方針は「膠原病・リウマチ性疾患をきれいに治す」、つまりステロイドの投与を不可欠な場合のみ最小限とし、免疫抑制薬や生物学的製剤を中心とした治療です。その結果、以前に比べて合併症の減少や入院期間の短縮など診療実績に明らかな変化がみられています。関節リウマチでは国際的な寛解基準を半数の患者さんが達成しており、多くの治験にも参加していますので、既存の治療でコントロールが難しい患者さんにも最新治療による改善の機会が得られます。

有益情報

ランキング医師の病院は遠くて行けないという患者さんのための、北海道、東北、四国、九州を中心とする準名医情報です。ランキングとは別です。ご参考になさってください。

北海道	佐川 昭 さがわ あきら （電話）011-271-0770	佐川昭リウマチクリニック 北海道札幌市中央区北 1 条西 7 丁目 -5F	●リウマチ専門医
	片山 耕 かたやま こう （電話）0166-39-1155	片山整形外科リウマチ科クリニック 北海道旭川市豊岡 13 条 4 丁目 5 番 17 号	●リウマチ専門医
東北	泉山 朋政 いずみやま ともまさ （電話）022-237-5311	東仙台リウマチ科内科クリニック 宮城県仙台市宮城野区新田東一丁目 17 番地 5 号	●リウマチ専門医
	今田 恒夫 こんた つねお （電話）023-633-1122	山形大学医学部附属病院 山形県山形市飯田西 2-2-2	●リウマチ専門医
	東 光久 あずま てるひさ （電話）0248-22-2211	白河厚生総合病院 総合診療科 福島県白河市豊地上弥次郎 2 番地 1	●リウマチ専門医
四国	谷口 義典 たにぐち よしのり （電話）088-866-5811	高知大学医学部附属病院 高知県南国市岡豊町小蓮 185-1	●リウマチ専門医
	公文 義雄 くもん よしたか （電話）088-822-5231	近森病院 リウマチ・膠原病内科 高知県高知市大川筋 1 丁目 1-16	●リウマチ専門医
	答島 章公 とうじま あきひろ （電話）0884-28-7777	阿南医療センター リウマチ科 徳島県阿南市宝田町川原 6 番地 1	●リウマチ専門医
九州	川上 純 かわかみ あつし （電話）095-819-7200	長崎大学病院 リウマチ・膠原病内科 長崎県長崎市坂本 1 丁目 7 番 1 号	●リウマチ専門医
	松田 剛正 まつだ たけまさ （電話）099-261-2111	鹿児島赤十字病院 リウマチ科 鹿児島県鹿児島市平川町 2545	●リウマチ専門医
その他	森信 暁雄 もりのぶ あきお （電話）078-382-5111	神戸大学医学部附属病院 兵庫県神戸市中央区楠町 7-5-2	●リウマチ専門医
	安岡 秀剛 やすおか ひでかた （電話）0562-93-2111	藤田医科大学病院 愛知県豊明市沓掛町田楽ヶ窪 1 番地 98	●リウマチ専門医
	平田 信太郎 ひらた しんたろう （電話）082-257-5555	広島大学病院 リウマチ・膠原病科 広島県広島市南区霞 1-2-3	●リウマチ専門医
	村川 洋子 むらかわ ようこ （電話）0853-23-2111	島根大学医学部附属病院 島根県出雲市塩冶町 89-1	●リウマチ専門医
	後藤 仁志 ごとう ひとし （電話）06-6929-1221	大阪市立総合医療センター 大阪府大阪市都島区都島本通 2-13-22	●リウマチ専門医
	守田 吉孝 もりた よしたか （電話）086-462-1111	川崎医科大学附属病院 岡山県倉敷市松島 577	●リウマチ専門医
	小林 大介 こばやし だいすけ （電話）025-223-6161	新潟大学医歯学総合病院 新潟県新潟市中央区旭町通一番町 754 番地	●リウマチ専門医
	菊池 正俊 きくち まさとし （電話）025-281-5611	きくち内科医院 新潟県新潟市中央区女池 4 丁目 19 番 2 号	●リウマチ専門医

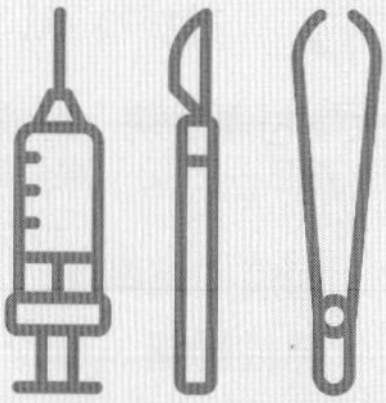

形成

形成手術でQOL（生活の質）向上

形成外科では、生まれつきの体表面の形態異常、外傷による変形・欠損、悪性腫瘍切除手術による欠損などを、可能なかぎり正常な状態に近づける治療を行います。形成外科での成果が、患者さんのQOL（生活の質）に直結します。

マイクロサージャリーとは、顕微鏡を覗きながら特殊な器具を用いて行う微小外科のことで、形成外科では、事故や手術などで失った体の欠損部に対して、他の部位から組織（骨、筋肉、皮膚、神経など）を切り離して移植し、血管や神経の吻合を行います。

やけどは外傷が広範囲に及ぶと皮膚移植が必要になります。

自分の正常皮膚を移植する「自家植皮術」は紀元前からあるそうですが、2007 年、日本初の再生医療等製品として自家培養表皮が重症熱傷を対象に国から承認されました。皮膚は再生能力が高いので、3 週間くらいで約 1,000 倍くらいに培養することができます。

熱傷によるひきつれも、再建手術で機能回復が可能です。

これらの再建手術は、時間が経ってからでも可能ですが、関節を動かさずにいると、可動域が狭くなってしまうので、早めに再建手術を受けて、リハビリに取り組むことが望まれます。

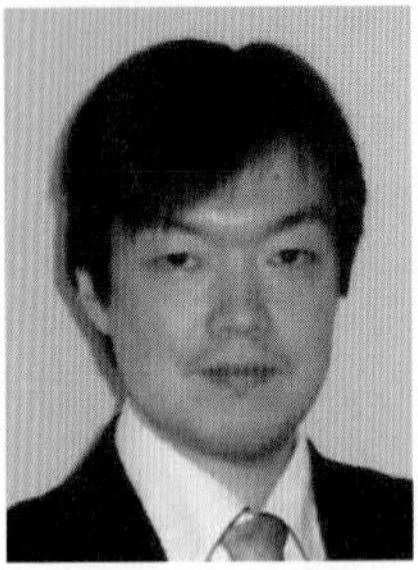

小川 令　おがわ れい

日本医科大学付属病院　形成外科・再建外科・美容外科
（電話）03-3822-2131 東京都文京区千駄木 1-1-5

熱傷再建・瘢痕拘縮再建、ケロイド・肥厚性瘢痕・瘢痕治療、皮膚良性・悪性腫瘍・リンパ浮腫治療、創傷治療・美容医療・抗加齢医療におけるメカノセラピー、マイクロサージャリーを用いた組織再建外科治療　●形成外科専門医

得意分野・診療案内

ケロイド外来では、赤く盛り上がる「きずあと」である、ケロイドや肥厚性瘢痕を専門的に診察・治療しています。ケロイドや肥厚性瘢痕は、赤く盛り上がって痒みや痛みを伴う、たいへん不愉快なものです。特に顔をはじめとして目立つ場所にできた場合など､ケロイドの苦しみや不安は本人にしかわからないものです。日本医科大学（日本医大）のケロイド外来はそのような患者様の苦しみを少しでも減らすことを目的としてつくられました。
ケロイドの治療は、患者様の体質、年齢、またケロイドのできた場所によって最適な治療法が異なるため、専門の知識が必要です。この外来では、患者様個人個人にあった最適な治療法を提案させていただいております。ケロイドの患者様はもちろん、ケロイドかどうか分からない方、またケロイドの予防にご興味のある方（ケロイド体質であることがわかっている上で、手術を受ける予定がある方）など、少しでも心配なことがありましたら、どなたでもお気軽に御相談ください。

診療ポリシー・患者さんへのメッセージ

東京は千駄木にある日本医大付属病院形成外科のケロイド外来には、毎年１年間で2,000 人弱のケロイドの新患患者様が日本全国からおみえになりますが、年に１～２回しか来れない遠方の方や海外にお住まいの方でも無理なく治療を継続できるような治療プランを提案させていただいております。現在ではケロイドは完治できる疾患となりました。

業績	【論文】小川令，赤石諭史，栗林茂彦，館野温，宮下次廣，百束比古．日本医科大学付属病院におけるケロイド電子線治療の工夫と長期成績．瘢痕・ケロイド治療ジャーナル 1: 26-28, 2007. 他 【著書】『局所皮弁〈第 1 巻〉顔面・頸部・体幹』（編集）、『ここまでできる ケロイド・肥厚性瘢痕の予防と治療』、『エキスパートが答える Dr. 小川の傷や傷あと治療 Q&A』、『アトラス きずのきれいな治し方 改訂第二版 - 外傷、褥瘡、足の壊疽からレーザー治療まで』（編集）、『感染症をもっと知ろう―外科系医師のために―』（編集）、『瘢痕・ケロイドはここまで治せる―Less - Scar Wound Healing のための形成外科』、『ケロイド・肥厚性瘢痕の最新治療 』（編集）ほか

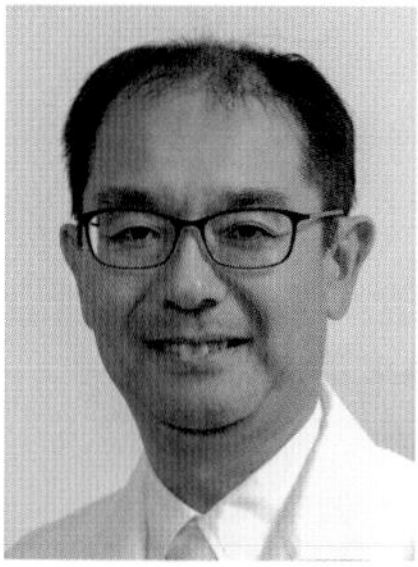

櫻庭 実　さくらば みのる

①岩手医科大学附属病院　形成外科
（電話）019-613-7111 岩手県紫波郡矢巾町医大通 2-1-1
②青森県立中央病院　乳房再建外科
（電話）017-726-8111 青森県青森市東造道 2-1-1

がん切除後の頭頸部再建、乳房再建、手の先天異常、指切断、血管腫血管奇形、動静脈奇形、皮膚がん、直腸膣ろう、直腸尿道ろう、熱傷瘢痕拘縮、放射線下顎骨壊死　●形成外科専門医

得意分野・診療案内

顕微鏡を用いて1～2mmの血管をつなぎ合わせるマイクロサージャリーという技術を用いて、身体の各部から組織を移植して様々な創傷や組織欠損、機能障害を治療することを最も得意としています。実際の診療内容としては、がんを切除した後の欠損を再建する頭頸部再建や乳房再建、悪性骨軟部腫瘍切除後の再建などがあげられます。またこのマイクロサージャリーの技術は手足の外傷にも応用する事が可能で、切断指の再接着や外傷後の手足の機能障害、手の先天異常の治療、血管腫血管奇形の治療にも積極的に取り組んでいます。
岩手医科大学赴任以前に、国立がん研究センター東病院／中央病院にて約20年にわたりがん治療に携わってきた経験から、直腸膣ろう、尿道直腸ろう、放射線下顎骨壊死、咽頭食道皮膚ろう、肺がん術後の気管支瘻孔や膿胸などの、がん治療によって生じた合併症の治療にも幅広い経験を有しています。

診療ポリシー・患者さんへのメッセージ

様々な病気や機能の障害、形態の障害を持つ患者さんそれぞれに、最適な治療を提供できるよう常に考えるようにしています。またチーム医療こそ最強の医療と考えており、他科合同カンファレンスや合同手術を通じて、様々な診療科と連携して診療にあたっています。

手術・治療実績・コメント	個人 年間総治療数：74件（2019年）	累計総治療数：3,000件
	【高難度手術】 手術名：遊離組織術 件数：毎年40件 生存退院率：術後1年以上の生存率99% 重篤な合併症数：1件 再手術数：2件 術死件数：0件	【主な治療実績】（2019年） 頭頸部再建手術：30件（岩手医大） 乳房再建手術:9件（青森県立中央病院） 皮膚悪性腫瘍切除：10件（岩手医大） 難治性瘻孔治療：8件 血管腫硬化療法／切除：16件 切断指再接着：6件
	遊離組織移植の成功率は全国的に見ても95～97%程度と低くはありませんが、2019年は現在の所100%の成功率です。しかし合併症をゼロにする事は困難なので、今後も良い成績が残せるよう努力していきます。	
業績	2019年英語の原著論文2編を共著者として掲載済みです。	

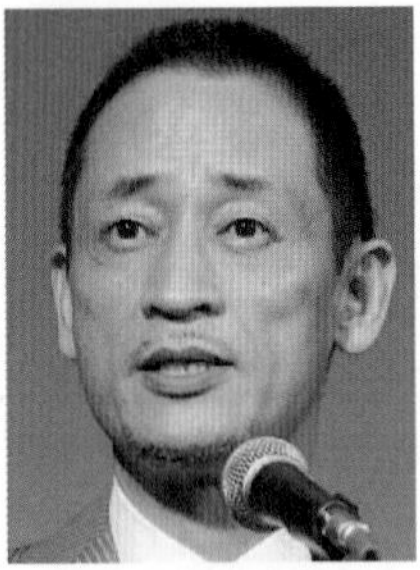

寺師 浩人　てらし ひろと

神戸大学医学部附属病院　形成外科
（電話）078-382-5111 兵庫県神戸市中央区楠町 7-5-2

形成外科一般、皮膚・軟部組織腫瘍、創傷治癒学（褥瘡・難治性潰瘍）、再生医療学、糖尿病性足潰瘍、重症下肢虚血

●形成外科専門医

得意分野・診療案内

形成外科では身体の中でも顔面、手足など、外から見える部位の組織欠損・変形・醜状に対する悩みの治療を行っています。取り扱う疾患としましては、皮膚・皮下の良性腫瘍・悪性腫瘍・母斑・血管腫・血管奇形、瘢痕・瘢痕拘縮・肥厚性瘢痕・ケロイド、顔面・体幹・手足の先天異常や外傷、顔面骨骨折、褥瘡・難治性皮膚潰瘍、顔面神経麻痺、リンパ浮腫、乳房再建、眼瞼下垂症、下肢静脈瘤、腋臭症などが挙げられます。当科で特に力をいれている疾患・治療としましては、再建手術（悪性腫瘍切除後や乳房再建など）、褥瘡・難治性皮膚潰瘍、あざ・血管腫・血管奇形、顔面外傷・顔面骨骨折、眼瞼下垂症、顔面神経麻痺、リンパ浮腫などが挙げられます。

診療ポリシー・患者さんへのメッセージ

毎週木曜日に褥瘡・難治性潰瘍の専門外来をしています（再診のみ）。褥瘡は「床ずれ」とも呼ばれ、身体の骨突出部で皮膚や皮下の組織が自分の体の重さで圧迫されることによって局所の血流が遮断され、その部位の組織が壊死に陥り、皮膚潰瘍を生じたものです。麻痺や、老衰、活動性に影響を及ぼすその他の疾病によって自分自身で体位の変換が不可能な患者さんによく見られます。局所に加わる圧迫の強さによって、褥瘡発生までの時間は異なりますが、通常、圧迫の継続時間を 2 時間以内にとどめれば発生を予防できるとされています。
外科的な治療方法は患者さんの基礎疾患とその疾患の将来の回復の見込み、年齢、合併疾患の有無（糖尿病、動脈硬化症、肥満）、麻痺の有無、全身状態、リハビリテーション、褥瘡の大きさなどを総合的に考慮して、術後再発が少なく、患者さんへの負担の少ない方法を選択します。

業績	下肢病変に関する業績として、2011 年に「糖尿病性足潰瘍の神戸分類」を提唱し、治療方針の決定に役立つツールとして現在我が国で広く受け入れていただいております。また、2005 年から現在までの 15 年間における下肢病変に関わる論文業績は、著書 97 編、総説 77 編、原著 92 編です。 【著書】『糖尿病性足潰瘍の 100 例―あなたの患者さんはどの Type?』、『外科系医師が知っておくべき創傷治療のすべて』（編集）、『皮膚悪性腫瘍はこう手術する―Oncoplastic Surgery の実際―』（編集）、『創傷のすべて―キズをもつすべての人のために』（編集）、『糖尿病性足潰瘍の局所治療の実践』、ほか

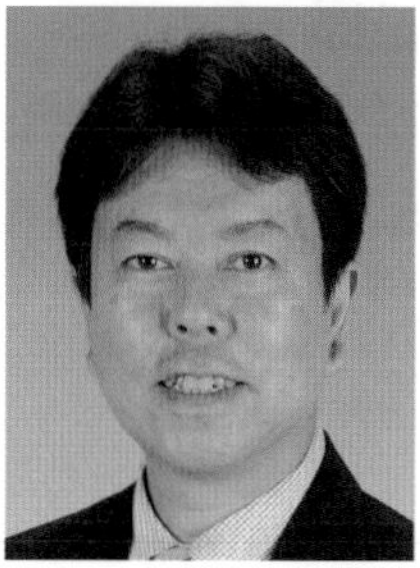

水野 博司　みずの ひろし

①順天堂大学医学部附属順天堂医院　形成外科
（電話）03-3813-3111　東京都文京区本郷 3-1-3
②東京品川病院　形成外科
（電話）03-3764-0511　東京都品川区東大井 6-3-22

唇裂口蓋裂などの小児形成外科、眼瞼下垂、乳房再建、頭頸部再建、難治性の慢性皮膚潰瘍、傷および傷あと（ケロイド、肥厚性瘢痕を含む）、皮膚悪性腫瘍など　●形成外科専門医

得意分野・診療案内

形成外科疾患全般に対して対応しておりますが、中でも一般再建外科、乳房再建、唇裂口蓋裂、足潰瘍に代表される難治性の皮膚潰瘍治療、また近年では眼瞼下垂（先天性・後天性とも）に力を入れており、多くの近隣医療機関からご紹介を受けております。全国で最もアクティビティの高い大学病院というメリットをフルに駆使し、他診療科との協力体制を敷くことで患者さんの抱える合併症などにも細心の注意を払いながら安全第一を目指して診療にあたっています。

診療ポリシー・患者さんへのメッセージ

順天堂医院形成外科は開設50年以上の長い歴史と伝統を誇ります。当科では小さなお子様からご高齢者までのすべての方々に対し、“患者さんにやさしい医療”を信条に、安全で根拠に基づく適切で質の高い医療を提供させていただきます。当科に勤務するすべての医師は、患者さんの国籍、性別、宗教、文化、年齢、社会的経済的背景、ハンディキャップの有無、といった多様性を尊重しながら診療に従事しています。そして個々の患者さんのニーズに合わせて一定の経験を有する複数の専門医の主導のもと、院内各部署と密接かつ調和のとれた連携をとりながら患者さんに最適な治療法を提示させていいただいております。

手術・治療実績・コメント	科全体 年間総治療数：1,445 件（2019 年）	過去 10 年間の総治療数：約 12,200 件
	【高難度手術】（2019 年） 手術名：マイクロサージャリーによる組織移植 件数：47 件 生存退院率：術後 1 年以上の生存率 100% 重篤な合併症数：0 件 再手術数：4 件 術死件数：0 件	【主な治療実績】（2019 年） 眼瞼下垂症手術：91 件 乳房再建術：80 件 （自家組織移植 16 件、インプラント再建 64 件） 皮膚悪性腫瘍手術：34 件 血管腫レーザー治療：13 件 唇裂口蓋裂顎裂手術：12 件 頭蓋形成術：10 件
	大学病院という特殊性もあり形成外科単独あるいは多くの外科系診療科と共同して難易度の高い手術を手掛けてはおりますが、それだけでなく一般形成外科分野全般に対しても偏りなく実施していますのでお気軽に相談していただければと思います。	
業績	海外招待講演 27 回、学術論文 256 編、著書 56 編（英文 14 編）。多くの学会理事（形成外科学会、美容外科学会など）・評議員を歴任しています。	

形成

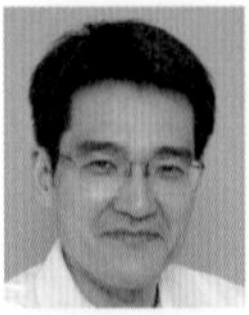

宮本 慎平 みやもと しんぺい

東京大学医学部附属病院
(電話) 03-3815-5411
東京都文京区本郷 7-3-1
●形成外科専門医

診療内容

悪性腫瘍切除後の組織欠損に対する再建外科（頭頸部、乳房、体幹（腹壁・胸壁）、四肢）

マイクロサージャリー（顕微鏡下血管吻合）を用いた組織移植、特に悪性腫瘍切除後の再建外科・皮弁外科を専門としております。本領域は、移植の失敗・皮弁壊死などの合併症も多い領域ですが、私は皮弁生着率 100%、術後合併症ゼロを実現する術式の確立をライフワークとしており、国立がん研究センター中央病院在籍時より、頭頸部再建、乳房再建、肉腫切除後（整形外科領域）の再建、患肢温存手術などにつき多数の再建術式を考案・報告してまいりました。常に再建術式に関する多彩な選択肢を有し、患者様にとって、最も安全で確実、かつ最も負担の少ない術式を選択することをポリシーとしております。昨年（2018 年）1 年間で、頭頸部再建・乳房再建・四肢再建を中心に、80 例程度の遊離組織移植を執刀しております。

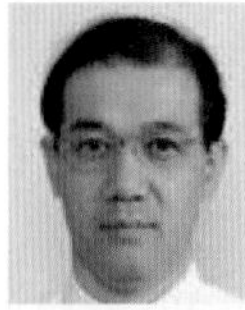

前川 二郎 まえがわ じろう

横浜市立大学附属病院 形成外科
(電話) 045-787-2800
神奈川県横浜市金沢区福浦 3-9
●形成外科専門医

診療内容

リンパ浮腫、再建外科、小耳症

【リンパ浮腫】日本ではまだわずかな施設でしか行っていないスーパーマイクロサージャリー技術を駆使したリンパ管静脈吻合術という外科治療と、保存的な治療との組み合わせによる総合治療により浮腫の改善を得ています。また、リンパシンチグラフィや PDE カメラを用いた ICG 蛍光リンパ管造影で、リンパ浮腫の機能的評価を行い、経時的に浮腫の評価を行っています。重症例では手術の効果が少ない場合がありますが、著効例では患肢の周径で 10cm 以上浮腫が減少し、保存治療が軽減することも期待できます。【小耳症】自家肋軟骨移植による耳介形成術を行い、基本的には 2 回の手術で耳をつくります。夏休みや冬休みを中心に多くの子供たちが手術を受けますが、一回目は術後に傷があまり痛まないよう硬膜外麻酔を使い、二回目は植皮を行い、どちらも約二週間の入院です。

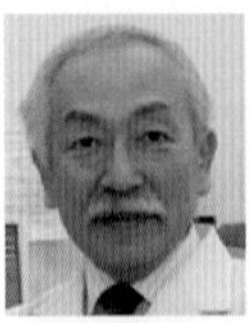

楠本 健司 くすもと けんじ

関西医科大学附属病院 形成外科
(電話) 072-804-0101
大阪府枚方市新町 2-3-1
●形成外科専門医

診療内容

顎顔面外科、唇裂・口蓋裂、眼瞼形成、形成外科全般

当科では、全身の体表面の外傷や生まれつきの変形、腫瘍切除後の再建手術を行います。外傷（ケガ、やけど）、潰瘍や床ずれ（褥瘡）、傷あと（瘢痕）やケロイド、皮膚や皮下のできもの（良性腫瘍・悪性腫瘍）、生まれつきの変形（唇裂、口蓋裂、小耳症、多指症合指症など）、事故による組織欠損や他科での腫瘍切除手術後（乳房再建、顔面や食道、咽頭、喉頭の再建）は主に手術で治療します。救命救急センターと連携し、重症熱傷や顔面外傷・骨折の治療、マイクロサージャリーの手技による切断指再接着も行っています。手術だけでなく先進の各種皮膚レーザー治療を積極的に行っており、赤アザ（血管腫）、黒アザ（色素性母斑など）、青アザ（太田母斑、異所性蒙古斑など）、茶アザ（扁平母斑など）だけでなくシミ治療や脱毛も対応しています。

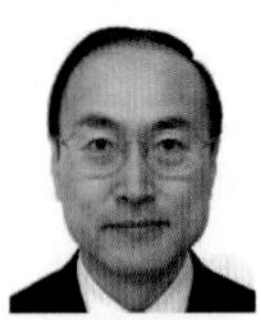

野平 久仁彦 のひら くにひこ

蘇春堂形成外科
(電話) 011-222-7681
札幌市中央区南 1 条西 4-5-1-2F
●形成外科専門医

診療内容

眼瞼下垂症、乳房形成

当院では、形成外科・美容外科全般を行いますが、特に外傷や手術によるきずあとの修正術、眼瞼下垂症はじめ眼瞼周囲の疾患、乳房形成（豊胸・がん切除後の再建など）、腋臭は高い評価を得ています。

以下の著書があります。
『眼瞼の美容外科 手術手技アトラス』（編集）
『実写で示す乳房再建カラーアトラス』（編著）
『乳房の美容外科 - 私の方法 以前と変わったこと、変わらないこと』（編集）

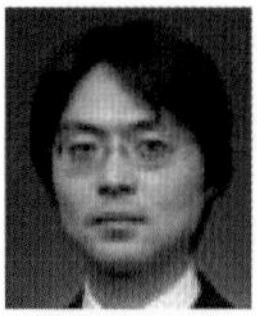

橋川 和信 はしかわ かずのぶ

神戸大学医学部附属病院
（電話）078-382-5111
兵庫県神戸市中央区楠町 7 -5-2
●形成外科専門医

診療内容

顔面・頭頸部の形成・再建・美容外科、血管・神経・リンパ管のマイクロサージャリー

形成外科の概要と取り扱う疾患：身体の中でも顔面、手足など、外から見える部位の組織欠損・変形・醜状に対する悩みの治療を行っています。取り扱う疾患としましては、皮膚・皮下の良性腫瘍・悪性腫瘍・母斑・血管腫・血管奇形、瘢痕・瘢痕拘縮・肥厚性瘢痕・ケロイド、顔面・体幹・手足の先天異常や外傷、顔面骨骨折、褥瘡・難治性皮膚潰瘍、顔面神経麻痺、リンパ浮腫、乳房再建、眼瞼下垂症、下肢静脈瘤、腋臭症などが挙げられます。
個人の手術執刀実績（平成 31 年・令和元年）：顎顔面・頭頸部の手術 172 例、マイクロサージャリー 139 例。
【著書】『イチから学ぶ！頭頸部再建の基本』（編集）ほか。

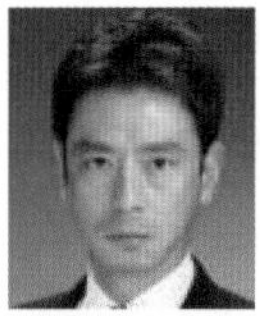

元村 尚嗣 もとむら ひさし

大阪市立大学医学部附属病院
（電話）06-6645-2121
大阪府大阪市阿倍野区旭町 1-5-7
●形成外科専門医

診療内容

再建外科（外傷後・術後変形、顔面神経麻痺、乳房再建）、皮膚悪性腫瘍

治療対象には４つの柱があり、①外傷、②腫瘍、③先天異常、④美容です。
①外傷は新鮮な傷だけではなく既に傷が治った後の醜形や機能障害も治療対象となります。特に顔面の外傷は形成外科の独自分野です。
②腫瘍は良性腫瘍から悪性腫瘍を扱います。腫瘍をしっかり取って、きれいに治します。
③先天異常は顔面の異常から手指・足趾の異常、体幹の異常も整容的・機能的に改善させます。
④美容は残念ながら当院では行っておりませんが、形成外科手術の手技はほとんどが美容手術の手技と同じです。
上記以外に当科は特に再建外科に力を入れています。他の科で悪性腫瘍を取った後の再建手術をチーム医療としてとりくんでおります。

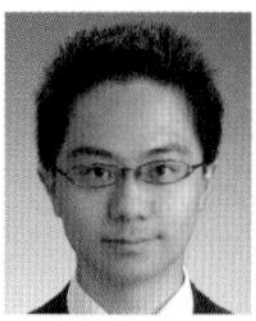

山本 匠 やまもと たくみ

国立国際医療研究センター病院
（電話）03-3202-7181
東京都新宿区戸山 1-21-1
●形成外科専門医

診療内容

重度四肢外傷、各種切断損傷、神経損傷、熱傷、熱傷瘢痕、ケロイド、リンパ浮腫、がん治療後再建

スーパーマイクロサージャリー・マイクロサージャリーを駆使した全身の各種再建手術を精力的に行っており、今までに 10,000 本以上の超微小血管吻合を行ってきました。リンパ浮腫外科治療（リンパ管細静脈吻合術、血管柄付きリンパ節・リンパ管移植術）、がん術後再建手術（頭頸部・顔面・体幹・四肢・乳房・陰茎などの再建）、外傷外科（切断指・耳・鼻・陰茎再接着術、重度四肢外傷再建、足趾移植術）、瘢痕・ケロイド治療、神経再建（血管柄付き神経移植術、遊離筋肉移植術、知覚皮弁移植術）など様々な再建手術を行っています。常に外国人医師が臨床修練医として診療に参加しており、国内はもとより世界中より再建治療が必要な方を受け入れるとともに、毎年海外で依頼手術・公開手術を行うなど国際的に診療しております。

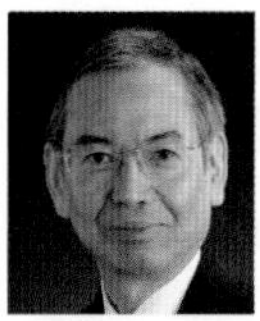

鈴木 茂彦 すずき しげひこ

浜松労災病院 形成外科
（電話）053-462-1211
静岡県浜松市東区将監町 25
●形成外科専門医

診療内容

熱傷、瘢痕、ケロイド、瘢痕拘縮、キズ、口唇裂・口蓋裂、外表の変形、皮膚腫瘍、母斑（アザ）

京都大学から、昔勤務していた浜松労災病院に院長として戻りました。浜松労災病院形成外科は日本で２番目にアザのレーザー治療を行った由緒ある施設です。火曜日午前の院長外来（予約）で全国からの患者さんを診察し、週に平均１例の手術を行っています。健康な皮膚の犠牲を最小にとどめ、キズアトをきれいに治すのが私の診療ポリシーです。このために瘢痕拘縮（キズアトのヒキツレ）や顔の皮膚腫瘍・母斑（アザ）の治療に独自の術式を考案し用いています。また大きなアザや皮膚腫瘍を再生医療で治療するために人工真皮を開発しました。さらに難治性の皮膚潰瘍を治すために、新型機能性人工真皮も開発しました。口唇裂・口蓋裂、小耳症の治療も主たる専門分野で、こちらもキズアトを目立たせず、形をきれいに治しています。

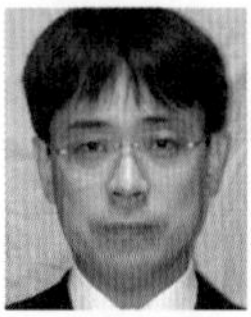

今井 啓道 いまいよしみち

東北大学病院 形成外科
（電話）022-717-7000
宮城県仙台市青葉区星陵町 1-1
●形成外科専門医

診療内容

唇顎口蓋裂の治療、頭蓋顎顔面外科、顎顔面領域の仮骨延長法

診療の特色（頭蓋顎顔面外科）：先天体表異常のなかで最も頻度が高いのは口唇裂・口蓋裂です。これらは顔面に大きな醜形を生じるため、機能的にもまた整容的にも早期により正常に近い形への修復が必要ですし、成人するまでの長期間の継続的な治療が重要です。
東北大学では新生児期より歯科（歯学部）、耳鼻咽喉科、小児科などとのチーム医療によって口唇裂・口蓋裂以外にも小顎症、小耳症、頭蓋骨形態異常などのさまざまな先天異常に対し頭蓋顎顔面外科の専門外来を設けて診療を行っています。
また外傷や腫瘍切除後の頭蓋顎顔面の変形に対しても同様に対応しています。
形成外科全体の年間手術数：約 700 件です。

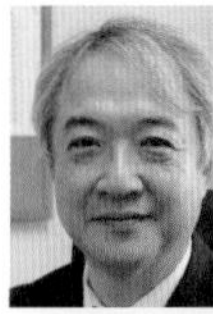

田中 克己 たなかかつみ

長崎大学病院 形成外科
（電話）095-819-7200
長崎県長崎市坂本 1-7-1
●形成外科専門医

診療内容

顔面・四肢などの先天異常、手の外科、がん切除後の再建、熱傷、皮膚腫瘍、褥瘡・難治性潰瘍

形成外科は主に体表面の変形や異常に対して手術を行うことで機能や形態の改善を目指していますが、当科では形成外科疾患のほぼ全ての領域の治療を行っています。私自身は特に生まれつきの体表面の疾患、手の外科、がん切除後や外傷後の再建を担当しています。当科では 2019 年には約 1,000 例の手術を行いました。その中で私は手の外科の手術 120 例、マイクロサージャリーによる組織移植 100 例、その他の疾患 60 例の執刀あるいは指導を行いました。『形成治心』とは当科の初代難波雄哉教授のことばです。形態の改善はその方の見かけや機能だけでなく、心のケアにもつながるとの教えです。生後間もない赤ちゃんからご高齢の方まで全ての患者さん、ご家族に対して、このことばを常に心に留めながら診療を行っています。

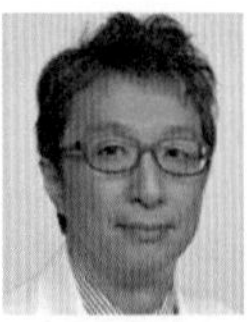

島田 賢一 しまだけんいち

金沢医科大学病院 形成外科
（電話）076-286-3511
石川県河北郡内灘町大学 1-1
●形成外科専門医

診療内容

形成外科一般、手の外科、マイクロサージャリー、美容外科

当科は年間 1,200 例前後の再建外科手術を行いますが、難治性皮膚潰瘍や、瘢痕、ケロイド、皮膚腫瘍・母斑などの皮膚再建外科症例に加え、外表先天異常（口唇・口蓋裂、耳介異常、眼瞼下垂症、多合指症、尿道下裂など）、手外科（切断指など）、頭蓋・顔面骨の形態異常、乳房再建、顔面神経麻痺、上下顎部・頭蓋底腫瘍後の変形などが多数を占めています。これらの症例にマイクロサージャリーを用いた組織移植・再接着や頭蓋顔面骨の骨切り、延長、組み替えなど、高度な手技を用いた再建手術を行っています。熱傷の治療においても全身管理から再建手術まで、全経過を担当し、多くの重症例を社会復帰させて来ました。最近は難治性褥瘡に対する手術治療例も多くなっています。また、平成 16 年 4 月より美容外科診察を開始しました。

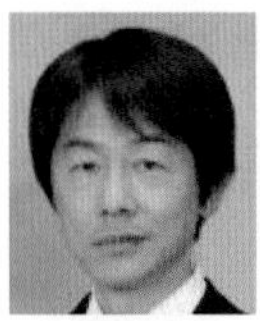

岡崎 睦 おかざきむつみ

東京大学医学部附属病院 形成外科
（電話）03-3815-5411
東京都文京区本郷 7-3-1
●形成外科専門医

診療内容

顔面変形、顔面神経麻痺、一般形成外科

診療体制：形成外科専門医が、それぞれの専門性を生かした診療を行っております。手術法に関しては、担当医のみで決定するのではなく、診療科スタッフ全員が揃ったカンファランスで検討した後に決定しているので、安心して手術を受けることができます。また、変形・機能障害によっては、複数の診療科の専門医がチームとなって総合的に治療を行っています。
治療方針：「多くの患者さんが満足する平均点の高い治療」ではなく、患者さんとの話し合いによる「一人一人の病態と希望に添ったオーダーメイドの治療」を基本として診療を行っています。科全体の主な手術や処置件数（2018 年度）：顔面神経麻痺 68 件、リンパ浮腫 120 件、頭頸部再建 107 件、乳房再建 101 件、血管腫・脈管奇形 53 件、足壊疽 36 件、褥瘡 11 件、顔面骨骨折 71 件、眼瞼下垂 57 件。

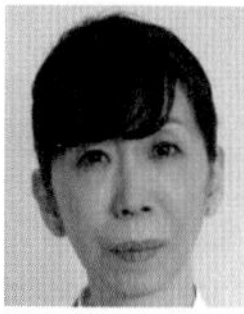

山下 理絵 やましたりえ

湘南藤沢形成外科クリニックR
（電話）0466-54-4374
神奈川県藤沢市藤沢 571
●形成外科専門医

診療内容

あざ（赤、青、茶、黒）、皮膚良性・悪性腫瘍、傷跡、眼瞼下垂、しみ、しわ、たるみ、ほくろ

近藤謙司医師と共に、2名の男女の形成外科専門医で形成外科、美容外科クリニックを開院。外傷から美容治療まで、乳児から高齢者まで、見た目の改善、「きれいに治す」をポリシーとして診療をしています。レーザー機器を16台有し、疾患ごとに適正なレーザーを用い、小児のあざは生後早期から治療を行い、しみ、しわ、たるみなどの美容は内服外用、レーザーや高周波、注入などの低侵襲な治療から始めています。年間レーザー治療数は3,000件、年間手術数は600件（形成外科で多いのは腫瘍切除）、診療は、祝日以外、土日も行っています。（山下は火曜手術のみ、木曜休診）。
患者さんへのメッセージ：ひとりで悩まず、そしてまだ、小さいから、若いから、もう年だからは禁句、今できることを始めましょう。

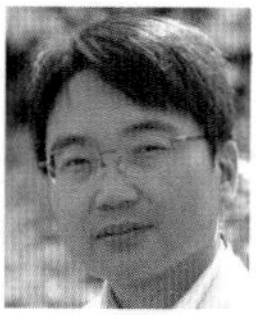

齊藤 晋 さいとうすすむ

京都大学医学部附属病院
（電話）075-751-3111
京都市左京区聖護院川原町 54
●形成外科専門医

診療内容

手足先天異常（母指多指症、多趾症、合指症、合趾症、先天性絞扼輪症候群、裂手症、巨指症、短指症ポーランド症候群、斜指症、屈指症、母指形成不全症など）の初回治療と術後後遺症に対する二次治療

こどもたちの指を最高に綺麗になおしたい、そんな思いで手の先天異常の手術をしています。特に母指多指症に専門的に向き合い、診療と研究を続けています。近年新しい科学的発見をしました。この発見は論文として世界に発信され、国内でも高く評価されています。複雑な病態を理論的に説明できるようになり、より機能的な再建手術につながることが期待されています。一方、手の先天異常では機能面はもとより、整容面への追求も非常に大切です。傷あと、ふくよかさ、爪のかたち、それらすべてをできる限り美しくなおす必要があります。私は整容面・機能面で最高水準の手術をこどもたちに届けるため、日々研鑽を続けています。

健康の心得12カ条

病気にならないこと、手術を受ける必要がない健康であることが理想です。そのために、今の生活をチェックしてみましょう。

① 規則正しく生活をする
② 腹八分（バランス良く栄養のあるもの。間食をしない）
③ その日のうちに寝る。たっぷり寝る（6時間以上8時間以下）
④ 適度な運動（1日8000歩以上歩く）
⑤ 適度にストレスのある仕事をこなす。適度なストレスは刺激となる
⑥ 笑顔を絶やさない
⑦ 毎日感謝する
⑧ できるだけ許す（「できるだけ」がポイント）
⑨ その日の事は、その日に終わらせる
⑩ 部屋を適当に整頓する
⑪ 主義主張におちいらず、偏見で他人に接しない
⑫ 「まあよし」と日々をこなす

有益情報

ランキング医師の病院は遠くて行けないという患者さんのための、北海道、東北、四国、九州を中心とする準名医情報です。ランキングとは別です。ご参考になさってください。

北海道	**四ッ柳 高敏** よつやなぎ たかとし （電話）011-611-2111	**札幌医科大学附属病院 形成外科** 北海道札幌市中央区南 1 条西 16 丁目 291 番地	●形成外科専門医
	佐々木 了 ささき さとる （電話）011-231-2121	**斗南病院 形成外科** 北海道札幌市中央区北 4 条西 7 丁目 3-8	●形成外科専門医
	木村 中 きむら ちゅう （電話）0138-52-1231	**函館中央病院 形成外科** 北海道函館市本町 33 番 2 号	●形成外科専門医
東北	**太田 勝哉** おおた かつや （電話）017-726-8111	**青森県立中央病院 形成・再建外科** 青森県青森市東造道 2 丁目 1-1	●形成外科専門医
	鳥谷部 荘八 とりやべ そうはち （電話）022-293-1111	**仙台医療センター 形成外科** 宮城県仙台市宮城野区宮城野二丁目 11 番 12 号	●形成外科専門医
四国	**橋本 一郎** はしもと いちろう （電話）088-631-3111	**徳島大学病院 形成外科・美容外科** 徳島県徳島市蔵本町 2 丁目 50-1	●形成外科専門医
	田中 嘉雄 たなか よしお （電話）087-823-1500	**TANAKA クリニック** 香川県高松市丸亀町 1-1-2F	●形成外科専門医
九州	**大安 剛裕** だいあん たけひろ （電話）0985-51-7575	**宮崎江南病院 形成外科** 宮崎県宮崎市大坪西 1 丁目 2 番 1 号	●形成外科専門医
その他	**保阪 善昭** ほさか よしあき （電話）03-3387-5421	**総合東京病院 形成外科・美容外科** 東京都中野区江古田 3-15-2	●形成外科専門医
	亀井 康二 かめい こうじ （電話）0766-29-2555	**カメイクリニック高岡院** 富山県高岡市京田 441-1	●形成外科専門医

幅広い形成外科の適応

形成外科は、生活の質 "Quality of Life" の向上に直結する外科系専門領域で、以下のような疾患に対応しています。

・新鮮外傷、新鮮熱傷　・顔面骨骨折および顔面軟部組織損傷
・唇裂、口蓋裂　・手、足などの先天異常、外傷
・母斑、血管腫、良性腫瘍　・悪性腫瘍およびそれに関連する再建
・瘢痕、瘢痕拘縮、肥厚性瘢痕、ケロイド　・褥瘡、難治性潰瘍
・美容整形　など

熱傷（やけど）は日常生活において最も多い外傷の一つですが、特に顔面、手、関節、会陰部のやけどの場合は、小範囲でも専門の治療が必要です。

皮膚

アトピー性皮膚炎

　アトピー性皮膚炎の外用療法に使われる薬には、次のようなものがあります。

1）ステロイド外用薬

効果の強弱で５段階に分類され、一般的に効果の高さと副作用リスクは比例します。皮疹の重症度に見合った薬剤を選ぶことが、大切です。

2）カルシニューリン阻害外用薬（タクロリムス軟膏）

アトピー性皮膚炎の新たな治療薬として 1999 年に登場した免疫抑制外用剤です。タクロリムス（プロトピック®）軟膏には 0.1%成人用と 0.03%小児用（2～15 歳）があります。顔の皮疹に対してステロイド外用薬のミディアムクラス以上の有用性があります。塗り始めて数日間刺激感がありますが、症状が軽快すると刺激感も消えていきます。顔以外の部位にも使え、ステロイド外用薬のストロングクラスと同等です。

　ステロイド外用薬とタクロリムス軟膏をいかに選択し組み合わせるかが重要で、皮膚病を熟知した医師を受診しましょう。

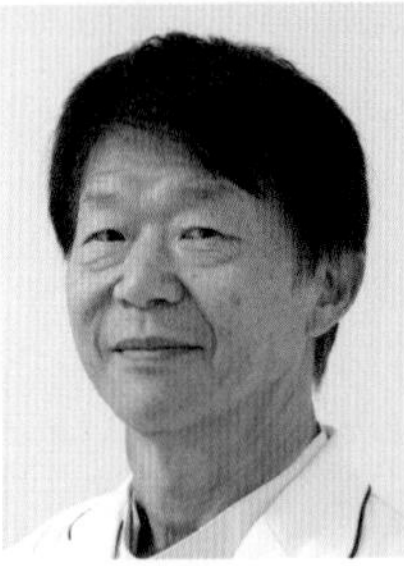

大原 國章　おおはら くにあき

赤坂虎の門クリニック　皮膚科
(電話) 03-3583-8080　東京都港区赤坂 1-8-1-B1

手術対象となる皮膚病、皮膚の良性腫瘍、皮膚がん、色素性母斑（黒あざ、ほくろ）

●皮膚科専門医

得意分野・診療案内

皮膚科医となってから47年、一貫して皮膚病の手術に取り組んでいます。一般の方にとっては、皮膚科で手術は耳慣れないかもしれませんが、良性や悪性の腫瘍（皮膚がん）以外にも手術で治すべき病気が沢山あります。軟膏や薬物で治療しても治らない慢性の病気、生まれつきあるいは成長後に発生する皮膚のできものなどです。皮膚の手術を行うのは、皮膚のことをよく知っている皮膚科医が最も適しています。そして適切な手術方法を選ぶためには、皮膚の病理をわきまえていなければなりません。病理とは、顕微鏡レベルでの細胞診断のことです。さらに、ダーモスコピーという皮膚の拡大鏡での診察も欠かせません。目で見るだけでなく（肉眼的な視診）、拡大して観察することで、病気の微細な構造が手に取るように分かり、診断精度はアップし、適切な治療法を選ぶことにつながります。
今のクリニックでは外来手術が中心ですが、赤ちゃんや幼児の日帰り手術にも対応しています。全身麻酔が必要な場合には、関連の病院に入院していただいて、私が出張して執刀することも可能です。

診療ポリシー・患者さんへのメッセージ

難しい医学用語は使わずに、分かりやすい説明を心がけています。手術に関しては、手術以外の方法も含めて、いろいろな選択肢、術式を患者さんとともに考え、個々の患者さんにとって最も適した方法を選びます。親しみやすい診療がモットーです。
手術後の病理検査も私が自分で確認し、顕微鏡撮影した画像をお見せしています。
また、治療前、後の経過写真を記録しておきます。

	【主な治療実績】顔面の基底細胞がん、爪の悪性黒色腫、グロムス腫瘍（爪）、額の骨腫、粉瘤、脂肪腫など
業績	日本皮膚科学会・名誉会員、日本皮膚悪性腫瘍学会・名誉会員、日本皮膚外科学会・理事長、臨床皮膚科医会・特別会員、インドネシア大学・連携教授 【著書】『大原アトラス（1～4）』、『皮膚疾患のクロノロジー 一長期観察で把握する母斑・腫瘍の全体像』、『カラーアトラス Dermoscopy』（編集）、『血管腫・血管奇形臨床アトラス』（編集） 【論文】800 篇以上 【招聘講演】韓国、台湾、中国、インドネシア、ブラジル、アメリカ、イギリスなど

皮膚

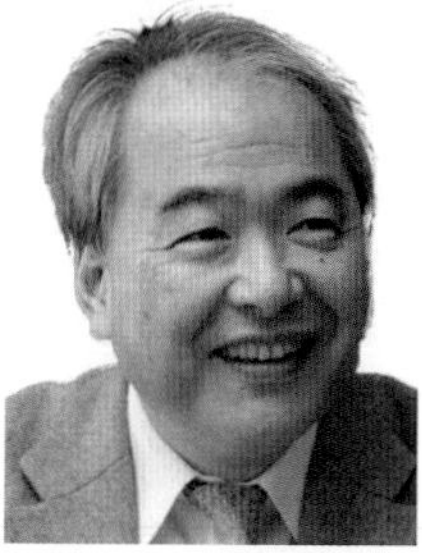

戸倉 新樹　とくら よしき

①中東遠総合医療センター　皮膚科
（電話）0537-21-5555　静岡県掛川市菖蒲ヶ池 1-1
②浜松南病院　皮膚科
（電話）053-443-2111　静岡県浜松市南区白羽町 26

皮膚科一般、皮膚アレルギー、皮膚悪性リンパ腫、アトピー性皮膚炎、皮膚リンフォーマ、乾癬、光線過敏症

●皮膚科専門医

得意分野・診療案内

当科では、皮膚症状を生じるすべての病気を扱います。皮膚に目で見てわかる症状があれば、まず皮膚科を受診してください。診断や治療が難しい場合でも、浜松医科大学皮膚科の協力のもと最善の医療を提供できるよう努めています。

診療ポリシー・患者さんへのメッセージ

紫外線照射療法について:アトピー性皮膚炎、円形脱毛症、乾癬（かんせん）（赤みを伴って、かさかさした薄皮ができては剥がれていく慢性の皮膚病）、白斑（皮膚にまだらができる疾患）、掌蹠膿疱症（しょうせきのうほうしょう）（膿が溜まった膿疱と呼ばれる皮疹が手のひらや足の裏に数多くみられる病気）などに対して、紫外線照射は有効な治療法です。
当院の皮膚科は、立位のまま全身を一度に照射できる、最新の紫外線照射装置を設置しています。治療時間は約１分間と短く、患者様の負担軽減に寄与しています。
また、当科は手足のみを照射できる機器も設置しているため、症状に応じて機器を選択します。紫外線照射療法を行うかどうかは医師の診療により判断します。上述した疾患にかかっている方、または、心配に思われる方は、お気軽にご相談ください。

	中東遠総合医療センター皮膚科　診療実績の一部				
手術・治療実績		平成 27 年度	平成 28 年度	平成 29 年度	平成 30 年度
	皮膚切開術	144 件	150 件	118 件	130 件
	創傷処理	21 件	32 件	34 件	30 件
	皮膚、皮下腫瘍摘出術（露出部以外）	101 件	80 件	121 件	115 件
	皮膚、皮下腫瘍摘出術（露出部）	121 件	116 件	125 件	94 件
	デブリードマン	4 件	11 件	12 件	3 件
	分層植皮術	3 件	6 件	6 件	3 件
	皮膚悪性腫瘍切除術	0 件	3 件	1 件	2 件
	皮膚悪性腫瘍切除術（単純切除）	10 件	16 件	11 件	24 件
	四肢切断術	0 件	2 件	0 件	0 件
業績	【著書】『新しい薬疹』、『ここが大事！高齢者皮膚診療のコツとピットフォール』（共著）、『皮膚リンパ腫アトラス』（編集）、『臨床力がアップする！皮膚免疫アレルギーハンドブック』（編集）、『日常皮膚診療に役立つアレルギー百科』（編集）				

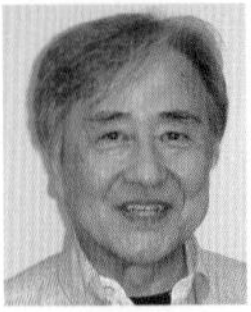

岩月 啓氏 いわつき けいじ

福島労災病院 皮膚科
（電話）0246-26-1111
福島県いわき市内郷綴町沼尻 3
●皮膚科専門医

診療内容

一般皮膚科、皮膚リンパ腫、膠原病、自己免疫性水疱症（天疱瘡、類天疱瘡など）、皮膚ウイルス感染症

岡山大学病院皮膚科を定年退職となり、平成３０年４月より福島労災病院で皮膚科診療（週2日）を始めることになりました。
北大での学生生活後に、駆け出し皮膚科医ながら充実した生活を送った浜松医大、怖いもの知らずに医療に取り組んだ福島医大、そして医療環境が充実した岡山大学病院で、医師として存分に活躍の機会をいただきました。いずれの施設においても尊敬できるメンターと同僚に恵まれたことをありがたく思います。もとより凡庸そのものの私では、ご期待に応えられなかった点が多く、忸怩たる思いがありますが、今後はひとりの医療人として、必要とされる場所で医療活動をしたいという思いが強くなりました。チーム医療を大切に、いわき地区の皮膚科医療に、少しでもお役に立てば幸甚です。

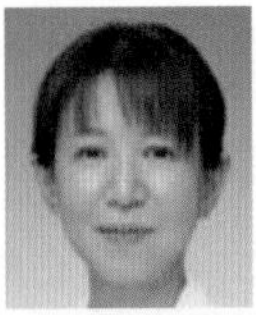

山本 有紀 やまもと ゆき

和歌山県立医科大学附属病院
（電話）073-447-2300
和歌山県和歌山市紀三井寺 811-1
●皮膚科専門医

診療内容

皮膚悪性腫瘍、レーザー、美容皮膚科、ケミカルピーリング

皮膚科は、頭の先から（髪の毛）から、足の先（爪）まで体表面の全てが、守備範囲です。当科では、アトピー性皮膚炎、膠原病、尋常性乾癬などの全身性皮膚疾患また、皮膚腫瘍、母斑（あざ）など外科的手術を必要とする皮膚疾患を中心に、治療を行っております。ボトックス治療・ケミカルピーリングとレーザー治療の一部は私費診療で予約・紹介状が必要です。ケミカルピーリングとは、皮膚に化学薬品を塗り、皮膚を剥がしとる治療で、当科ではにきび、しみ・くすみ、早期皮膚がんを対象としています。
フェノールによる皮膚がん治療は私費、要予約制で、まず水曜日の外来診察が必要です（紹介状）。美容皮膚科外来（毎週火曜日午後 特診）の予約方法：私費、要予約制で、まず午前中の外来診察が必要です。

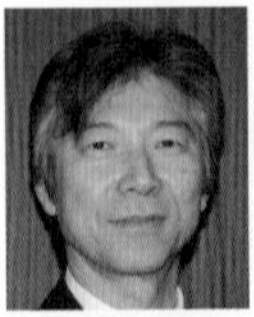

森田 栄伸 もりた えいしん

島根大学医学部附属病院 皮膚科
（電話）0853-23-2111
島根県出雲市塩冶町 89-1
●皮膚科専門医、アレルギー専門医

診療内容

皮膚科一般、アレルギー

当科では皮膚科一般診療に加えて、アレルギー、形成外科、皮膚外科、下肢静脈瘤、レーザー治療、皮膚美容（私費）の診療を行っています。
アレルギーの診療では国内最高レベルの診療を実施しており、全国の医療施設から検索依頼を受けています。皮膚テスト、アレルゲン特異的IgE 検査に加えて、誘発試験、免疫ブロット、好塩基球活性化試験を適宜用いて原因検索を行います。皮膚・軟部組織の再建、リンパ浮腫のスーパーマイクロ手術、皮膚悪性腫瘍にはセンチネルリンパ節同定による病期診断を実施します。下肢静脈瘤に対して超音波診断、レーザー治療を行います。
特殊外来（形成外科外来、アレルギー外来、皮膚外科外来）、専門外来（アトピー外来、静脈瘤外来、レーザー外来、脱毛レーザー外来）を設置し、専門的な診療を実施しています。

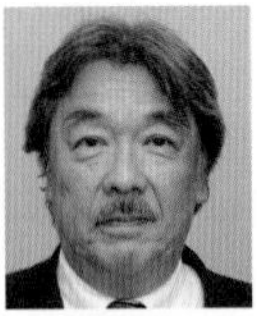

江藤 隆史 えとう たかふみ

あたご皮フ科
（電話）03-6402-3636
東京都港区芝大門 1-1-35
●皮膚科専門医

診療内容

アトピー性皮膚炎、乾癬、かぶれ、水虫、じんま疹、しみ、あざ

アトピー性皮膚炎と乾癬を専門としています。東京逓信病院での25年間では、「アトピー教室」や「乾癬教室」を開催し、患者さんとのコミュニケーションを重要視した「明るく楽しい皮フ科」を続けてきました。あたご皮フ科でも同様です。アトピー教室の卒業生は、年間200人以上、25年間で5,000人以上となりました。患者会（アトピー／乾癬）のサポーター医師としても活躍し、年２回の友の会講演会などに参加しています。光線療法も得意分野で、さまざまな疾患の光線治療を行っています。逓信病院では朝９時から夕方４時まででしたが、あたご皮フ科では、朝８時から夕方６時まで光線療法ができます。忙しい人でも週１回の照射が続けやすくなっています。そのほかレーザー治療や生物学的製剤の治療も実施しています。

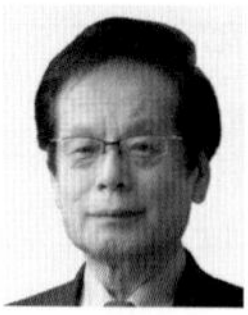

北島 康雄 きたじま やすお

木沢記念病院 皮膚科
（電話）0574-25-2181
岐阜県美濃加茂市古井町下古井 590
●皮膚科専門医

診療内容

皮膚病一般、稀少難治性皮膚疾患、水疱症、角化症、皮膚腫瘍、膠原病、湿疹、アトピー、真菌症

当皮膚科では皮膚科医７名でチーム診療しています。私は火曜終日、木曜午後、土曜午前に外来診療、紹介状は有りでもなしでもかまいません。通院可能なら再診もします。ほとんどの患者さんが数箇所で診療を受けられた後なので、初診では検査など含めて 60 ～ 90 分診療時間がかかり、予約が必要です。この様な難治性の患者さんを初診で年間 200 ～ 250 名診療しています（再診は延べ約 3,000 名 / 年）。入院が必要な時は部長以下５人の医師の誰かが主治医になり、共同で診療します。遠方の方はセカンドオピニオンとして、患者さんの皮疹の写真を撮ってその特徴の一つ一つを矢印で示して説明し、なぜこの様になったか、どうしてこの診断名にしたか、最適治療を説明し、内容を皮疹写真と合わせて診断書として発行します。

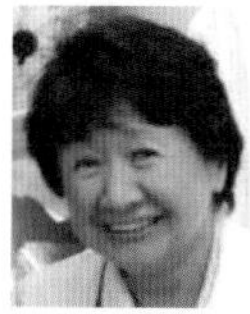

本田 まりこ ほんだ まりこ

まりこの皮フ科
（電話）045-947-2512
横浜市鶴見区豊岡町 3-25-7F
●皮膚科専門医

診療内容

アトピー性皮膚炎、単純ヘルペス、帯状疱疹、いぼ、尖圭コンジローマ、乾癬、掌蹠膿疱症、皮膚外科などの皮膚科治療全般

私たちは専門分野を活かした医療提供を目指しております。内臓疾患からくる皮膚疾患、アトピー性皮膚炎、ウイルス性疾患を特に得意としております。患者さん１人ひとりの悩みや不安に真摯に向き合い、納得いただいたうえで治療を受けていただけるよう、わかりやすい、丁寧な説明を心がけております。
一般皮膚科や皮膚外科から美容まで、皮膚科診療のことなら、どうぞお気軽にご相談、ご来院ください。
クリニックのロゴは「スズラン」をモチーフにしております。スズランの花言葉には、「幸福が訪れる」「幸福の再来」「意識しない美しさ」があります。スズランの花言葉の想いをこめて、皆様の健康生活のお役に立てれば幸いです。

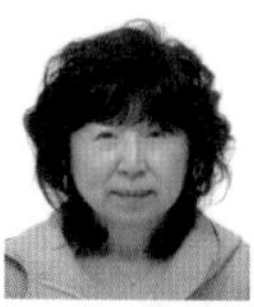

細谷 律子 ほそや りつこ

細谷皮フ科
（電話）03-3430-5688
東京都狛江市中和泉 1-1-1-3F
●皮膚科専門医

診療内容

皮膚疾患全般、アトピー性皮膚炎、慢性蕁麻疹、にきび、トリコチロマニア、神経症性擦症のような皮膚科心身症

皮膚疾患に対して、正確な診断を心がけ、治療について最新の情報を提供するとともに、１人１人、その人にあった指導をしたいと思っています。また、慢性に経過する皮膚疾患の場合、症状がストレスになったりうつなどを併発する場合もあり、一方、心理的要素が皮膚症状の悪化因子になっていることもあります。皮膚と心の両面から治療することが必要な場合も少なくありません。アトピー性皮膚炎の患者さんの場合、子どもの時から治療していく事もたびたびですが、幼い頃からの心のケアが大事と思っています。必要と思われた場合、発達テスト、描画などの心理テストも行っています。
最近の主な講演：第 48 回日本女性心身医学会（2019 年６月）など。

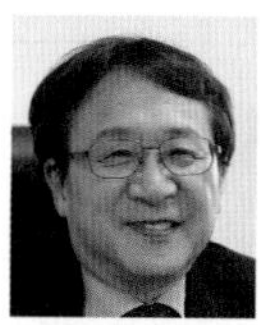

古川 福実 ふるかわ ふくみ

高槻赤十字病院 皮膚科
（電話）072-696-0571
大阪府高槻市阿武野 1-1-1
●皮膚科専門医、アレルギー専門医

診療内容

アトピー性皮膚炎、接触皮膚炎、血管炎、膠原病、蕁麻疹、乾癬、しみ、にきび、美容皮膚科

患者さんにわかりやすい言葉で説明し、皮膚のモデルも使い、なぜこの皮膚病がおこるのかを丁寧に説明するように日々工夫しています。患者さんが質問しやすい雰囲気を作るようにしています。診察は、当院の皮膚科副部長（女性）と一緒に行い、独善的でないように努めています。心配、疑問があれば遠慮なく受診してください。紹介状や予約がある方が、私共にとっても大変ありがたいです。診察は基本的には水曜日で、小児科では隔週金曜日にアトピー性皮膚炎外来で診療しております。年間総治療数は、アトピー性皮膚炎 50 名、膠原病関係は 30 名です。抗体製剤の導入も積極的に行っており、膠原病のループスリテマトーデスなどの皮膚病変にはヒドロキシクロロキンの適応について多くの先生方から紹介をいただいています。

期待の新薬、デュピルマブ

重度のアレルギー疾患に有効な新薬、デュピルマブ（遺伝子組換え）製剤（商品名：デュピクセント）が、2018年保険収載され、期待されています。

対象疾患は、〇既存治療で効果不十分なアトピー性皮膚炎　〇気管支喘息（既存治療によっても喘息症状をコントロールできない重症または難治の患者に限る）です。

デュピクセントは、アトピー性皮膚炎治療薬として初めての生物学的製剤（抗体医薬）で、最適使用推進ガイドラインに沿って基準を細かく定められています。

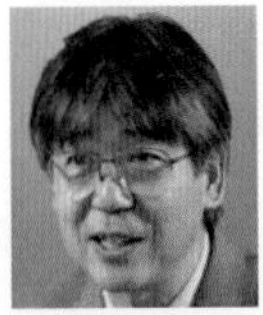

照井 正　てるいただし

日本大学医学部附属板橋病院
（電話）03-3972-8111
東京都板橋区大谷口上町 30-1
●皮膚科専門医

診療内容

尋常性乾癬、アトピー性皮膚炎、皮膚の炎症・免疫・アレルギー

皮膚科は皮膚や毛髪、爪の疾患について診療する科です。乾癬外来は予約制にて個々の症例に合わせ外用剤、レチノイド内服、免疫抑制剤内服、紫外線療法を行っています。紫外線療法は全身型１台（311nm）、小型２台（308nmと311nm）のナローバンドUVB照射装置を使って、皮疹の範囲に合わせた治療を行っています。特に入院による集中的なナローバンドUVB照射療法では、重症な乾癬に対しても著明な軽快を得ています。

アトピー性皮膚炎に対しては，抗アレルギー剤の内服と外用剤の加療を基本としています。外用剤は、保湿剤と皮疹の重症度に合わせた適切なランクのステロイド外用薬を使用しています。重症例では多くの症例が短期間の入院加療により軽快しています。

皮膚がんの重症度は大きさより深度

皮膚がんの種類は、大きく６つに分類されます。

- 基底細胞がん：皮膚がんのなかで最も多い。初期症状として最も多くみられるのは、ほくろのように小さくて黒いできもの（色素斑）。
- 有棘細胞がん：表皮角化細胞の悪性化によるがん。
- 悪性黒色腫：メラノーマともいわれる悪性度の高いがん。メラニン色素形成にかかわるメラノサイト（色素細胞）が悪性化することで起こる。日光が関与する（主に顔周辺）タイプと、無関係なタイプ（手足など）がある。
- ボーエン病：表皮角化細胞ががん化したもの。転移の可能性はほとんどなく、比較的浅いがんとされる。
- 日光角化症：日光（紫外線）を浴び続けたことで発症する皮膚疾患。60歳以上の高齢者に多くみられる。有棘細胞がんの前がん病変とされ、悪化すると有棘細胞がんへ進行する。
- パジェット病：汗を産生する細胞ががん化したと考えられるがん。

紫外線が関与する皮膚がんがあるので、過度の日焼けは避けましょう。

有益情報

ランキング医師の病院は遠くて行けないという患者さんのための、北海道、東北、四国、九州を中心とする準名医情報です。ランキングとは別です。ご参考になさってください。

地域	医師	医療機関	資格
北海道	**根本 治** ねもと おさむ （電話）011-221-8807	**札幌皮膚科クリニック** 北海道札幌市中央区南3条西2丁目1番1-6F	●皮膚科専門医
	高橋 英俊 たかはし ひでとし （電話）0155-25-6733	**高木皮膚科診療所** 北海道帯広市西3条南4丁目16	●皮膚科専門医
	松田 三千雄 まつだ みちお （電話）0154-38-5160	**ふみぞの松田皮膚科** 北海道釧路市文苑4丁目2-10	●皮膚科専門医
東北	**谷田 泰男** たにた やすお （電話）022-223-7666	**谷田皮膚科医院** 宮城県仙台市青葉区国分町3-4-12	●皮膚科専門医
四国	**町野 博** まちの ひろし （電話）089-957-4100	**町野皮フ科** 愛媛県松山市越智町3-8-15	●皮膚科専門医
	中島 喜美子 なかじま きみこ （電話）088-866-5811	**高知大学医学部附属病院 皮膚科** 高知県南国市岡豊町小蓮185-1	●皮膚科専門医
	池田 政身 いけだ まさみ （電話）087-831-7101	**高松赤十字病院 皮膚科** 香川県高松市番町4丁目1-3	●皮膚科専門医
九州	**中原 剛士** なかはら たけし （電話）092-641-1151	**九州大学病院 皮膚科** 福岡県福岡市東区馬出3-1-1	●皮膚科専門医
	日野 亮介 ひの りょうすけ （電話）0940-43-5521	**日野皮フ科医院** 福岡県福津市中央1-1-9	●皮膚科専門医
	佐藤 俊宏 さとう としひろ （電話）097-547-8673	**いいそらヒフ科クリニック** 大分県大分市東大道1-8-15-2F	●皮膚科専門医
その他	**中川 秀己** なかがわ ひでみ （電話）03-6402-3636	**あたご皮フ科** 東京都港区芝大門1-1-35	●皮膚科専門医
	是枝 哲 これえだ さとし （電話）075-746-6698	**これえだ皮フ科医院** 京都府京都市中京区竹屋町通烏丸東入清水町389	●皮膚科専門医
	佐藤 淳 さとう あつし （電話）086-420-2066	**佐藤皮膚科** 岡山県倉敷市帯高540-7	●皮膚科専門医
	堺 則康 さかい のりやす （電話）03-3342-6111	**東京医科大学病院** 東京都新宿区西新宿6-7-1	●皮膚科専門医
	井上 千津子 いのうえ ちづこ （電話）0739-22-0169	**晒医院** 和歌山県田辺市東陽27-6	●皮膚科専門医

コラム

あなたの主治医は何専門医？

I. 基本領域専門医	II. サブスペシャルティ領域専門医
内科	消化器病
外科	循環器
小児科	呼吸器
産婦人科	血液
精神科	内分泌代謝
皮膚科	糖尿病
眼科	腎臓
耳鼻咽喉科	肝臓
泌尿器科	アレルギー
整形外科	感染症
脳神経外科	老年病
形成外科	神経内科
救急科	リウマチ
麻酔科	消化器内視鏡
放射線科	がん薬物療法
リハビリテーション科	消化器外科
病理	呼吸器外科
臨床検査	心臓血管外科
総合診療	小児外科
	乳腺
	内分泌外科
	放射線治療
	放射線診断

これまで各学会が独自で制度設計をして専門医を認定してきましたが、学会専門医制度が乱立し、専門医の質の低下への懸念が生じました。そこで、平成23年、専門医の認定は各学会ではなく中立的第三者機関で行うこととなり、平成26年、一般社団法人日本専門医機構が発足しました。
現在（2020年4月）、専門医制度は「基本19領域」と「サブスペシャルティ23領域」の2段階制です。2018年4月より新専門医制度がスタートし、「総合診療専門医」の研修が開始されました。

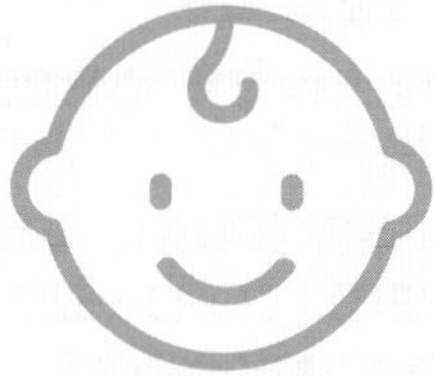

小児

小児治療から胎児治療へ

小児の治療は、診断機器や再生医療の発達によって、画期的に進歩しています。

心臓の治療は、胎児の時に異常が見つかれば専門病院で出産前から始め、出産前に入院して、出産時に即手術という場合もあるということです。

再生医療として、心筋になる能力がある「幹細胞」を採取し、体外で培養して増やし、本人の心臓に戻して心機能を回復するという手術も行われています。

こうした再生医療、幹細胞の治療は、年齢が小さいほど良く効き、しかし、その詳しいメカニズムは今はまだ解明されていないということで、今後の課題といえるでしょう。

また、ＡＩ（人工知能）、コンピューターにより、手術別に結果をシミュレーションし、その人にとってどちらの手術法が良いのか、事前に知ることができるというシステムも検討されています。

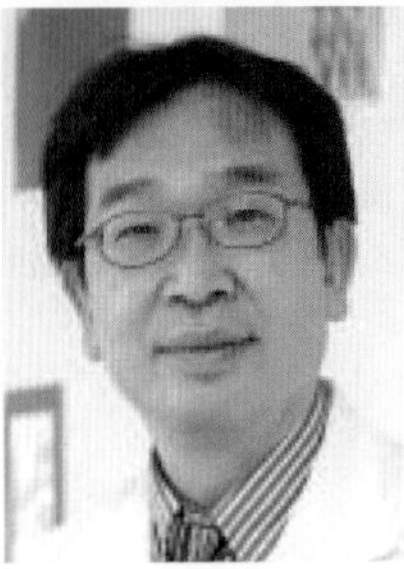

坂本 喜三郎　さかもと きさぶろう

静岡県立こども病院　心臓血管外科
（電話）054-247-6251 静岡県静岡市葵区漆山 860

動脈管開存症（PDA）、心房中隔欠損症（ASD）、心室中隔欠損症（VSD）、ファロー四徴症、単心室症、左心低形成症候群、無脾症候群、感染性心内膜炎

●心臓血管外科専門医

得意分野・診療案内

『点を繋げて、命の線を引く』医療を実践・実現させるためにどのような病院を目指すのか。私なりに出した答えが『人を大切にし続けられる病院』です。
人とは、“患児とその家族”、“患児を紹介してくれる、または地域で診てくれる方々”、そして“患児のために共に働く私の仲間”です。
“患児とその家族”を大切にするために最も大事なことは、常に時代に即した「質の高い医療」を提供することだと思います。「質の高い医療」が提供できるように全力で取り組みます。“患児を紹介してくれる、または地域で診てくれる方々”を大切にするには、常に「誠実な対応」を心掛けることだと考えています。誠意を持って努力します。次に挙げた“患児のために共に働く当院の仲間”を大切にするということを奇異に思われた方がおられるかもしれません。私は、皆さまが外来に来ていただくときにも、入院していただくときにも、そしてどんな小さなことで連絡を取っていただくときにも、“皆さまが暖かい気持ちになっていただける、人に優しい対応ができる病院”にしたいと思っています。このためには、病院で働くスタッフのこころと身体が健全に維持されていることが必須です。人に優しい医療を実現するために、ここにも心を砕いていきたいと思っています。

診療ポリシー・患者さんへのメッセージ

一所懸命の努力を続けてくれる健康な仲間と、人を大切にし続けられる、暖かい病院を目指します。

	静岡県立こども病院 心臓血管外科　疾患別手術数（2016年度）	
手術・治療実績	無脾症候群：34	大動脈弁狭窄症：12
	多脾症候群：14	僧帽弁狭窄症：2
	左心低形成症候群：22	エブスタイン氏病：8
	大動脈離断・縮窄症：3	総肺静脈還流異常症：9
	単心室：11	心室中隔欠損症：45
	三尖弁閉鎖症：12	心内膜症欠損症：18
	純型肺動脈閉鎖症：5	心房中隔欠損症：7
	大血管転位症：5	部分肺静脈還流異常症：4
	修正大血管転位症：5	三心房心：4
	両大血管右室起始症：17	動脈管開存症：9
	ファロー四徴症：11	不整脈：6
	肺動脈閉鎖症兼心室中隔欠損症：15	

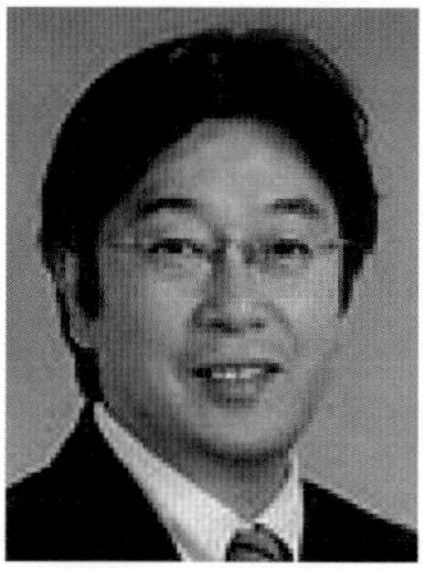

山岸 正明　やまぎし まさあき

京都府立医科大学附属病院　小児心臓血管外科
（電話）075-251-5111 京都市上京区河原町通広小路上る梶井町 465

先天性心疾患の外科治療（特に大血管転位症、フォンタン手術など）、体外循環（人工心肺）

●心臓血管外科専門医

得意分野・診療案内

当科では、先天性の心臓や血管の病気を対象に手術を行っています。対象年齢は生後間もない新生児から成人まで幅広くなっています。一方で、成長段階にあるお子さんが大多数を占めており、我々は常に手術成績の向上のために創意工夫を続けることをモットーとして、成長に伴う長い将来を見据えた治療に取り組んでいます。

診療ポリシー・患者さんへのメッセージ

当科では独自の手術法の開発など積極的に取り組み、世界的にも先進的な外科治療を行っております。こうして様々な先天性心疾患に対して安全に手術を受けていただけるようになっています。
・新生児心臓手術：小児特有の生理、血行動態に合わせて開発した人工心肺装置や各種機材を用いて最適のタイミングで適切な手術をできるように心がけています。
・低侵襲手術：無輸血心臓手術や美容にも考慮した小切開手術にも積極的に対応しています。
・独自開発の術式：自己組織の利用、生体適合素材の利用により子どもの成長に合わせた外科治療の開発を行っています。
・入院期間の短縮：心房中隔欠損症や心室中隔欠損症などの軽症例では早期退院により、幼児・学童の幼稚園、学校への早期復帰を促しています。

	京都府立医科大学附属病院 小児心臓血管外科　手術実績				
手術・治療実績		2015年	2016年	2017年	2018年
	心房中隔欠損閉鎖術	12	10	13	7
	心室中隔欠損閉鎖術	25	20	19	12
	ファロー四徴症根治術	6	4	5	4
	ロス手術	4	3	3	0
	動脈スイッチ手術	0	5	2	3
	フォンタン手術	8	6	5	9
	ノルウッド型手術	2	1	3	2
	開心術	144	154	140	149
	手術総数	170	185	167	190
	手術死亡	3	2	0	1

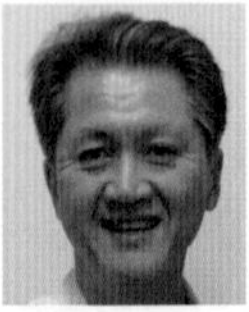

芳村 直樹 よしむら なおき

富山大学附属病院 小児循環器外科
（電話）076-434-2281
富山県富山市杉谷 2630
●外科専門医、心臓血管外科専門医

診療内容

新生児期から成人期にいたる先天性心疾患全般の外科治療

先天性心疾患の外科治療が専門です。2005 年 4 月に富山大学に赴任し 2019 年 12 月までの総手術数は 2,040 例、2019 年の年間手術数は 155 例でした。先天性心疾患全般の手術を行っていますが、多発性心室中隔欠損、総肺静脈還流異常、純型肺動脈閉鎖の外科治療に関しては全国的な注目を集めています。先天性心疾患のこども達の 90%以上が成人に達する現在、長期間・継続的に診療を行っていくためには小児心臓外科医のみならず、循環器小児科医、循環器内科医、麻酔科医、臨床工学技士、集中治療スタッフ、病棟看護スタッフによるチーム医療と切れ目のない次世代医療者の育成が不可欠です。これらを擁する富山大学は北陸地方における先天性心疾患診療のセンター施設として地域のネットワークを形成しています。

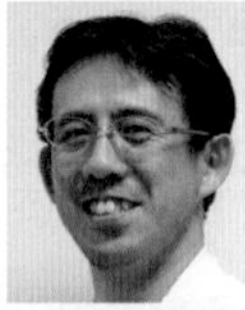

平田 康隆 ひらた やすたか

東京大学医学部附属病院 心臓外科
（電話）03-3815-5411
東京都文京区本郷 7-3-1
●心臓血管外科専門医

診療内容

先天性心疾患手術、新生児心臓外科手術、成人先天性心疾患手術、小児補助人工心臓、小児心臓移植

生まれたばかりの新生児から成人まで先天性心疾患の幅広い手術を行っております。どんなことでもご相談ください。
先天性心疾患では、産婦人科、小児科との協力のもと、胎児期に診断され新生児期に手術を要する左心低形成症候群、単心室、総肺静脈還流異常症、完全大血管転位症等の複雑心奇形の手術が多いことが特徴で、年間１３０例ほどの手術を行っています。ＮＩＣＵ（新生児集中治療室）、ＰＩＣＵ（小児集中治療室）との協力により適切な新生児管理、術前管理を経て、良好な治療成績を収めております。
また、当院は全国で３ヶ所の小児心臓移植施設の一つに認定されております。私は米国コロンビア大学附属病院で多くの小児心臓移植を執刀しており、移植手術の経験も豊富です。

子ども医療電話相談

全国同一の短縮番号「＃ 8000」で、お住まいの都道府県の相談窓口に自動転送され、小児科医師や看護師さんから、お子さんの症状に応じた適切な対処の仕方や受診する病院などのアドバイスが受けられます。発熱、頭をぶつけた、嘔吐、けいれんなど判断に困ったら、電話で相談できます。
厚生労働省のホームページに、詳しく記載されています。全国都道府県の実施時間帯が記されており、夜間や休日でもつながり、県によっては 365 日 24 時間体制の地区もあります。

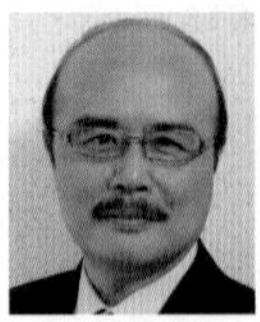

角 秀秋 かど ひであき

福岡市立こども病院 心臓血管外科
（電話）092-682-7000
福岡県福岡市東区香椎照葉 5-1-1
●心臓血管外科専門医

診療内容

先天性心臓病

当科では年間 400 例を超える心臓血管手術を行っておりその手術症例数は全国でもトップクラスで、1980 年の開院以来の心臓血管手術の総数は 1 万例を超えています。近年では手術症例の半数以上が 1 才未満の新生児および乳児で、複雑心奇形の修復手術が多いのが特徴です。また当科ではより安全で有効な心臓血管手術をめざして様々な工夫と取り組みを行っています。新生児期、乳児期早期の大動脈弓の形成が必要な開心術では従来行われていた循環停止法を完全に回避する新しい体外循環法を独自に開発して臨床応用しています。また体外循環中は血液の限外濾過法を併用するなど、より低侵襲な環境での手術を行っております。当院は先天性心臓病治療の基幹施設であり、全国から患者さんの紹介やセカンドオピニオンの依頼、また手術の依頼が多いのも特徴の一つです。

小児

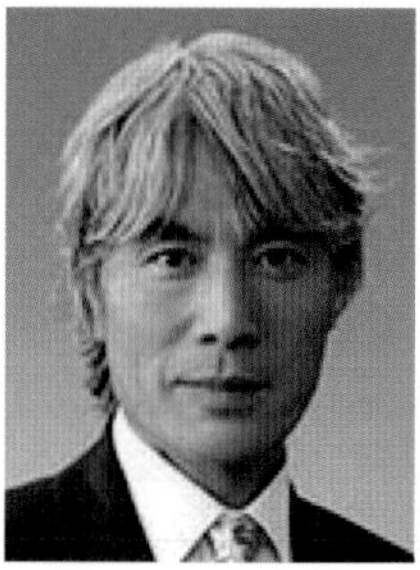

山高 篤行　やまたか あつゆき

順天堂大学医学部附属順天堂医院　小児外科・小児泌尿生殖器外科
（電話）03-3813-3111 東京都文京区本郷 3-1-3

小児外科的疾患、小児泌尿器科的疾患

●小児外科専門医

得意分野・診療案内

全国から患者さんが紹介され、年間手術総数は1,300例以上と本邦最多となっております。赤ちゃんから中学生までのお子さまの、手術をしなければ治らない病気を、私どもの豊富な経験と優れた技術を用い、心を込めて、安全・確実に治療することが私ども小児外科医の使命であります。そのために、学会認定指導医のもと、日々、全ての患者さんについての病状検討を行い、治療方針を決めさせていただいております。夜間・休日・祭日は、当直医の他に上記指導医を含む3人が常時待機していることから、救急患者さんに対しても、確実な診断・安全な治療を提供していると考えております。当科は、小児科・思春期科、産科および関連診療科（脳神経外科、心臓血管外科、形成外科、眼科、耳鼻咽喉・頭頸科）とも密接な連携が取られていることから、幅広い領域に亘り、小児の手術治療を行うことが特徴であります。更に、手術症例数が豊富であることから、麻酔科医も、母体、新生児・小児麻酔に精通しており、極めて安全な麻酔が提供されております。今後も、妊婦、母親、お子さまに手厚い治療を提供するために、スタッフ一同、誠意をもって努力し、皆さまのご期待にお応えしたいと考えております。赤ちゃんから中学生までのお子さまの、手術しなければ治らない病気を治療するのが小児外科・小児泌尿生殖器外科です。

診療ポリシー・患者さんへのメッセージ

この子が自分の子供なら、どのように診断し、いかなる手術を選択し、どのように術後管理を行うかを考えていく・・・それが私の治療方針です。

治療実績・コメント	小児外科・小児泌尿生殖器外科　入院総数および手術総数（2014～2018年の推移）					
		2014	2015	2016	2017	2018
	入院患者総数	1,276	1,339	1,370	1,280	1,347
	総手術件数	1,134	1,209	1,065	1,146	1,121
	小児外科的疾患、小児泌尿器科的疾患に精通しており、安全で確実な治療を提供できると考えております。					
業績	【著書】『スタンダード小児内視鏡外科手術』（編集）、『小児外科看護の知識と実際（臨床ナースのためのBasic&Standard）』（編集）					

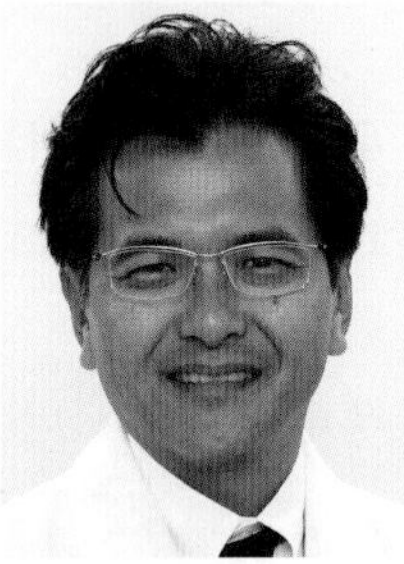

笠原 群生　かさはら むれお

国立成育医療研究センター　臓器移植センター
（電話）03-3416-0181　東京都世田谷区大蔵 2-10-1

劇症肝炎、肝不全、胆道閉鎖症、アラジール症候群、カロリ病、家族性胆汁鬱滞症、先天性代謝性疾患（チロシン血症、糖原病、ウィルソン病、尿素サイクル異常症、高シュウ酸血漿など）、肝芽腫、肝細胞がん、肝悪性腫瘍、原発性硬化性胆管炎、小腸機能不全、短腸症候群、腎不全　●外科専門医

得意分野・診療案内

お子さんを総合的にサポートし、また期待される新しい細胞移植などの選択肢がより身近になることを目指し、2011年5月1日、国立成育医療研究センター内に臓器移植センターが設立されました。肝臓、腎臓、小腸、心臓などの臓器移植と、細胞移植までをカバーする当センターでの臓器移植医療は、移植外科医・レシピエント移植コーディネーターだけでなく、多くの方々の協力があって成り立っているものです。各種診療部門・診療科の医師、研究所の先生方、看護部を始め、薬剤部・検査部・臨床工学士・放射線技師・保健師・栄養士などの関連職種・事務部門など、様々な関連部門の方々の多くの協力により、移植を受けた患者さんを永続的に診療するシステムが完成されています。現在、日本の小児肝移植の60～70%を当センターで実施しています。

診療ポリシー・患者さんへのメッセージ

国立成育医療研究センターでは、2005年11月から生体肝移植プログラムを開始いたしました。開始当初は大変小さなプログラムでしたが、年々移植患者さんの数は増え、現在は、世界最多の小児肝移植・小腸移植・腎移植施設として周知されています。この14年間で私たちは、新しい治療方法の開発を試みてきました。当センターには、日本全国及び海外から移植手術を受けるために、たくさんのお子さんが来院されます。ナショナルセンターという病院の使命から、非常に重篤な疾患の方・稀な病気の方も多くいらっしゃいますが、当センターが一丸となって、1人でも多くのお子さんが元気になって笑顔で退院できるよう、学校に行けるよう、社会に出てお父さん・お母さんになれるよう、おじいちゃん・おばあちゃんになれるよう、私たちに何ができるか、自問自答しながら謙虚に移植医療を行っていきたいと考えています。

手術・治療実績・コメント	個人 年間総治療数：150件（2019年）	過去30年間の総治療数：1,500件
	【高難度手術】（2019年） 手術名：生体肝移植 件数：60件 生存退院率：術後1年以上の生存率96% 重篤な合併症数：1件 再手術数：4件　術死件数：0件	【主な治療実績】（2019年） 生体肝移植手術：60件 脳死肝移植：2件 腎移植：10件
	小児臓器移植における新規移植方法として脳死分割肝移植・ドミノ移植・小腸移植・腎移植・多臓器移植・肝細胞移植等があります。これら新規移植方法を確立するには臓器毎の移植適応、適切な手術手技、周術期管理、至適免疫抑制剤使用方法、長期フォローアップ体制整備、小児移植医療に携わる人材育成が必要です。国立成育医療研究センターは小児臓器移植医療・小児がん移植などで国際的に有名な施設です。	

小児

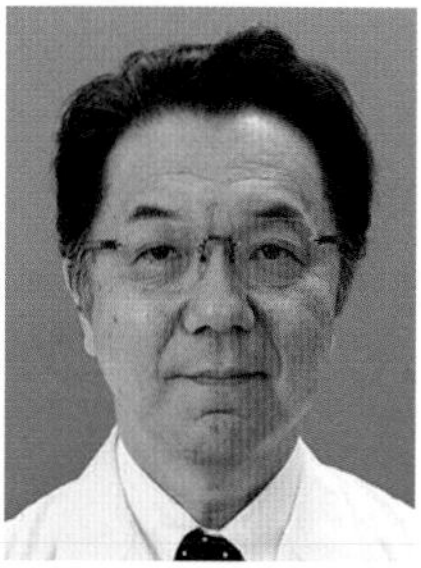

仁尾 正記　にお まさき

東北大学病院　小児外科
（電話）022-717-7000 宮城県仙台市青葉区星陵町 1-1

胆道閉鎖症、新生児外科、小児内視鏡外科、小腸移植

●小児外科専門医

得意分野・診療案内

病気の不利益から身を守るためとはいえ、手術は体にキズをつける治療手段です。できれば手術をしないで治せないかと考えるのは患者さんやご家族にとって当然の気持ちです。わたしども外科医は手術が仕事ですから、必要とあればもちろんお引き受けする訳ですが、本当に手術以外の方法がないかをまず考えます。そしてどうしても必要な場合、どうしたら患者さんの痛みや辛い思いを少なくすることができるかを常にこころして診療にあたっております。
私は、わたしどもが治療を担当した小さな患者さんがその後の長い人生を過ごしていく間、手術を受けたことをあまり意識しないでも済むような外科治療を提供したいと考えております。言い替えるなら、手術による利益を最大にして、不利益を最小に（できればゼロに）して差し上げることをいつも心がけております。
わたしどもが長年実施している低侵襲（患者さんへの負担の少ない）手術はそのような気持ちの表れのひとつですし、最近では、とくに治療に時間のかかる病気をもった患者さんとそのご家族に対する「こころのケア」について、専門家によるプロジェクトチームを編成し、こころと身体の両面のサポートにとりくんでおります。

診療ポリシー・患者さんへのメッセージ

目の前にいる小さな患者さんを、先ず愛すること。
常に謙虚に、自らを省みて、技量の向上に努めること。
事実に裏打ちされた科学的な情報に基づいて決断すること。
良心に従って正しいと信ずる道を貫くこと。
小児外科医の誇りとはこのようなことと考えています。

手術・治療実績・コメント

当科の手術症例の特徴として、以下のようなものが挙げられます。
1、胆道閉鎖症治療のパイオニアとして、豊富な経験を元に手術を行っています。
2、小腸移植の実施認定施設でもあり、生体部分小腸移植、脳死小腸移植を行っています。
3、周産母子センターと協力しながら、新生児外科治療を行っています。
4、小児悪性腫瘍に対して、小児科や放射線科などの関連各科と連携を図りつつ、集学的治療の一環として、外科治療を担当しています。
5、低侵襲治療の一環として、内視鏡手術に対して積極的に取り組んでいます。また内視鏡手術以外にも整容性に配慮した手術を心がけています。

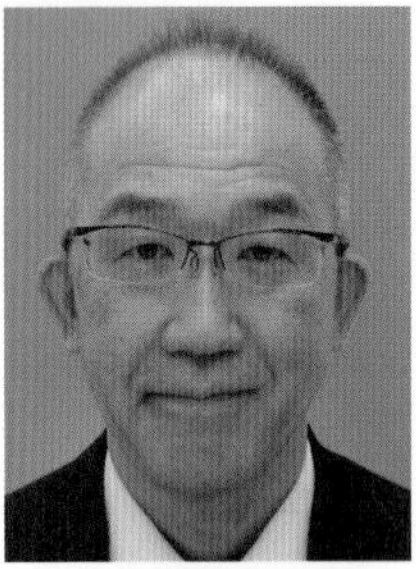

内田 広夫　うちだ ひろお

名古屋大学医学部附属病院　小児外科
（電話）052-741-2111 愛知県名古屋市昭和区鶴舞町 65

新生児疾患、先天性胆道拡張症、胆道閉鎖症、先天性肺疾患、先天性食道閉鎖症、ヒルシュスプリング病、鼠径ヘルニア、小児がん

●小児外科専門医

得意分野・診療案内

内視鏡を用いた医療を積極的に行っています。内視鏡を使用する手術は患者さんの体にかける負担が少なく、体の小さな小児の術後の成長を妨げにくい術式です。
主な疾患は次のようなものです。
・胆道閉鎖症や先天性胆道拡張症などの肝・胆道系疾患
・新生児外科疾患
・肺疾患
・小児悪性腫瘍
・鼠径ヘルニアなど
また、名古屋大学病院は小児がん拠点病院として指定を受けており、東海地方はもちろん全国からの患者さんを受け入れています。新生児・胆肝臓系の手術件数が多いことも名古屋大学病院の特徴です。医師の高い技量が求められる内視鏡手術を、安全、確実に行うために惜しまず努力を積み重ねています。

診療ポリシー・患者さんへのメッセージ

患者、病状に真っ向から対峙していきます。病気との向き合い方にも色々な考え方があります。ぜひセカンドオピニオンにいらしてください。

	個人　主な治療実績（2019 年）
手術・治療実績・コメント	胸腔鏡下食道閉鎖：9 件 腹腔鏡下胆道拡張症：16 件 腹腔鏡下胆道閉鎖症根治術：8 件 胸腔鏡下肺葉切除：15 件　開胸肺葉切除：1 件 腹腔鏡下噴門形成：8 件 新生児手術：73 件 再手術数：1 件 術死件数：0 件
	子どもは成長・発達する存在であり、成人とは異なる特有の特徴を持ち合わせております。子どもの特性を常に念頭におき、子どもの成長発達を妨げないように考慮して、高い技量を持って、的確に手術を行うことを常に考えております。
業績	内視鏡手術の訓練をシミュレーションで行う Off the job training セミナーを開いています。また、厚生労働省の日露医療協力推進事業にて、ロシアでの小児内視鏡手術普及推進のための講師を務めています。

漆原 直人 うるしはら なおと

静岡県立こども病院 小児外科
（電話）054-247-6251
静岡県静岡市葵区漆山 860
●小児外科専門医

診療内容

小児の消化器外科、固形良性悪性腫瘍、呼吸器外科、腎移植、内視鏡手術、その他外科一般

静岡県立こども病院 小児外科では、8 人の常勤医師によってこどもにとって最善で安全な医療を目指して診療にあたっています。診療内容は、消化器外科、固形良性悪性腫瘍、呼吸器外科、腎移植、内視鏡手術、その他外科一般です。また、必要があれば集中治療医など各科あるいは他施設の小児専門医との連携により診療を行っています。鼠径ヘルニアでは日帰り手術を古くから行っており、さらに最近では内視鏡手術などの低侵襲手術を積極的に取り入れ、お子さまの QOL の向上を心掛けています。外科系病棟には、PICU やヘリポートが病院に整備され 24 時間体制でより重症な患児の受け入れを行っています。また周産期センターと産科も開設され、胎児診断による外科的胎児への対応も行えるようになりました。

宍戸 清一郎 ししど せいいちろう

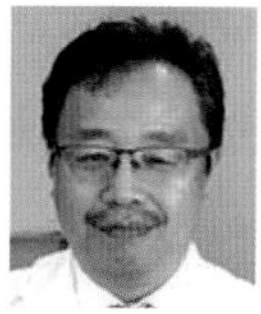

東邦大学医療センター大森病院
（電話）03-3762-4151
東京都大田区大森西 6-11-1
●泌尿器専門医

診療内容

腎移植、小児泌尿器科、腎不全外科

小児腎センターは、2009 年より成人腎センターに併設される形で開設されました。診療の中心は、小児慢性腎不全患児に対する治療（腹膜透析・腎移植治療など）であり、さらに小児の腎障害の原因となりえる先天性腎尿路奇形の外科的治療を行っています。小児の慢性腎不全に対する治療は、成人同様、透析療法と腎移植治療という 2 つの選択肢がありますが、身体成長や精神的発達、社会適応（学校適応）といった小児特有の問題を包括し、腎移植治療が第 1 選択と考えられています。一方、小児の腎移植治療を専門とする施設は全国的にも少なく、センター開設以来、全国各地から多くの腎不全患者さんの紹介を受けており、最近では成人の症例に加えて年間 20 ～ 25 例の小児腎移植が行われています。当施設では、小児期から成人後も一貫したフォローが可能です。

米倉 竹夫 よねくら たけお

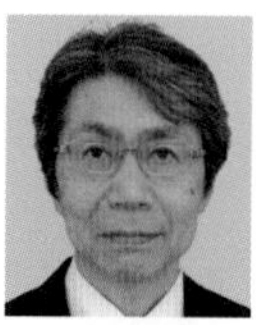

近畿大学奈良病院 小児外科
（電話）0743-77-0880
奈良県生駒市乙田町 1248-1
●小児外科専門医

診療内容

胎児診断、新生児外科、小児疾患全般（鼠径ヘルニア、虫垂炎、腸重積など）、小児悪性固形腫瘍、小児外傷、呼吸器外科、小児泌尿器科疾患、内視鏡外科手術

当科は奈良県の小児外科疾患手術・新生児外科症例の診療の基幹病院です。奈良県は少子化の進行が全国よりも進んでおり、2019 年の総手術数は 268 件でした。鼠径部疾患などの体表の手術だけでなく、肺切除・肝切除・膵切除など高難度に分類される手術も行っています。手術症例の大半は内視鏡下外科手術で、鼠径ヘルニアなどの小手術だけでなく、新生児外科手術や胸部や腹部疾患手術など幅広く行い、2019 年の総胆管拡張症手術は 4 例と全国トップの症例数です。さらに胎児診断を行っており他府県からも多くの紹介を受けています。外科治療の必要性に関係なく、2 次救急症例だけでなく緊急を要する 3 次救急疾患を含めた重篤小児症例に対する救急症例の受け入れを行っています。

前田 貢作 まえだ こうさく

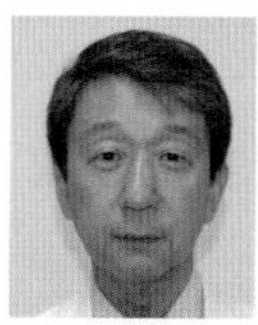

兵庫県立こども病院 小児外科
（電話）078-945-7300
兵庫県神戸市中央区港島南町 1 -6-7
●外科専門医、小児外科専門医

診療内容

出生前から出生後の新生児、乳幼児、学童、中高生までの外科手術

大学卒業後、幅広く小児外科疾患の治療・研究に取り組んできました。その後関東へ赴任し大学教授として学生や後進の指導に努めました。2014 年からは年間 1,200 例を超える手術をこなす小児外科チームのトップとして子どもに優しい医療を心がけて診療を行っています。兵庫県立こども病院小児外科は、高度な医療を提供するとともに、近畿地区の地域中核病院との連携のもと、西日本全体の小児外科医療を支えています。常に子どもたちの成長発達を考慮した外科治療法を推進しています。また、全国でも扱う施設の少ない小児の呼吸器外科疾患や気道疾患の治療に力を注いでいます。患者さんも、ご家族も、ここに来てよかったと感じ、大きな満足感を持って退院していただくことを念頭に、小児医療に真摯に取り組んでいます。

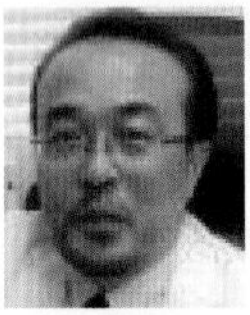

高槻 光寿 たかつき みつひさ

琉球大学医学部附属病院 第一外科
（電話）098-895-3331
沖縄県中頭郡西原町字上原 207
●肝臓専門医

診療内容

消化器外科（肝胆膵）、移植外科

第一外科の肝胆膵グループは 2019 年 7 月 1 日より着任された高槻教授を中心に、手術・研究に力をいれています。
肝胆膵領域のがんは手術が高難度であり、予後も悪いものが多いです。我々は沖縄県の肝胆膵領域疾患の予後向上を目指しています。また現在沖縄県では肝移植の普及が遅れており、行うためには他県に行かなければならない状況です。しかし今後は当院で肝移植を行い、すべてが県内で完結できる治療を可能とするべく、努力してまいります。
第一外科の外来診療は原則的に月曜、水曜、木曜です（受付時間：午前８時３０分～１１時まで）緊急時は診療日以外・時間外でも診療を受け付けています。平日診療時間内（8:30 ～ 17:00）は外科外来へ、診療時間外は救急外来へご相談下さい。

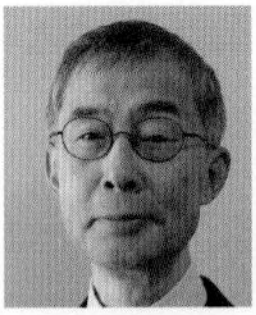

猪股 裕紀洋 いのまた ゆきひろ

熊本労災病院 小児外科・移植外科
（電話）0965-33-4151
熊本県八代市竹原町 1670
●外科専門医

診療内容

小児の腹痛、便秘、鼠径ヘルニア、虫垂炎、臍疾患、肛門疾患、胆道拡張症、胆道閉鎖症、小児固形腫瘍、成人肝硬変、肝がん

一般外科、消化器外科の基礎を積んでから小児外科、そして 1,000 を超える肝臓移植を中心とする移植外科の経験を積んできました。患者さんの視点での診療を心がけ、十分な説明と納得の上での治療方針の選定と実行に進むようにしています。便秘や肛門疾患なども含め、新生児から年長児まで広く対応いたします。必要な場合には、私を含め、私と専門を同一にする経験豊かな専門医チームが緊急の場合でも対応いたしますのでいつでもご連絡ください。現勤務地では肝移植は行っていませんが、その技術を応用した肝胆膵外科手術にも関与しております。移植医療全般、生体肝移植、脳死肝移植についても、解りやすくご説明し、必要な場合には移植実施施設へのご紹介もいたします。

医療安全支援センターを活用しよう

厚生労働省の補助事業として「医療安全支援センター」では、医療に関する苦情や心配の相談に応じ、情報提供等を行っています。インターネットで「全国の医療安全支援センター」のキーワードで検索すると、日本全国 300 カ所以上あります。受付方法は各事業所で、電話・来所・FAX・手紙・メールなど様々ですが、以下のような疑問や要望について、解決の糸口を探すアドバイスを聞くことができます。

1．多くの検査を受けたが、検査の必要性が理解しづらい。
2．主治医以外の先生の話も聞きたいのだが、主治医にどう切り出してよいか分からない。
3．手術後の経過が思わしくないのでカルテの開示を求めたいが、お願いできるのか。
4．院内処方と院外処方とは何か違いがあるのか。
5．現在使用している薬の服用について詳しく知りたい。

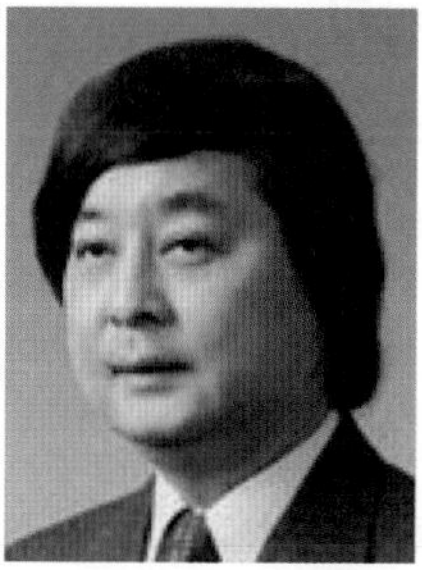

東 範行　あずま のりゆき

国立成育医療研究センター　眼科
（電話）03-3416-0181 東京都世田谷区大蔵 2-10-1

小児眼科全般、網膜硝子体手術、分子生物学、再生医学

●眼科専門医

得意分野・診療案内

日本全国から多くの方が紹介されていらっしゃいます。当科では高度先進医療を必要とされている方に優先的に受診していただくために、完全紹介制、完全予約制をとっております。日常診療に必要な機器はもちろんのこと、特殊な症例や難治性疾患に有益な検査機器や手術設備に至るまで最先端の設備を有し、どのような症例にも緻密な対応が可能です。医師は非常勤医師を含め７名、視能訓練士６名が全員で診療にあたっています。担当医は決まっていますが、初診症例や入院症例などを中心に、全員がチームとして診療に関わり、把握しています。小児の診察や検査には視力検査一つをとってもコツが必要ですが、豊富な経験を持つスタッフが多く、正確に診療できます。

診療ポリシー・患者さんへのメッセージ

高度先進医療を必要とされているお子様に優先的に受診していただくよう、現在のところ、眼科の初診は成育医療研究センターの他科の医師から当院での眼科受診が必要と判断された方、他院の眼科医師から受診の結果、当院眼科での検査や治療が必要と判断された方に限らせていただいております。そちらで当院受診の必要があると診断されれば紹介状をご用意いただき、初診予約を取ってください。通常、およそ３ヶ月待ちとなっていますので、緊急性のある場合は、現在かかっている医療機関から直接医療連携室に電話連絡をいただくことになっております。
緑内障、先天性白内障、網膜剥離、網膜芽細胞腫など速やかな処置を必要とする疾患については、予約枠外でお受けしています。

	国立成育医療研究センター 眼科　診療実績（2018 年）	
手術・治療実績	斜視手術：233	眼瞼下垂症手術（眼瞼挙筋前転法）：8
	水晶体再建術（IOL 非挿入）：79	眼瞼下垂症手術（吊り上げ法）：8
	水晶体再建術（IOL 挿入）：17	睫毛内反：35
	後発白内障手：8	虹彩整復・瞳孔形成術：1
	緑内障手術（流出路再建術）：31	涙管チューブ挿入術：4
	緑内障手術（濾過手術）：26	眼球摘出術：13
	網膜再建術：25	眼球内容除去術：1
	網膜復位術：14	全層・表層角膜移植：5
	増殖性硝子体網膜症：19	全身麻酔下蛍光眼底法：168
	硝子体茎顕微鏡下離断術：7	網膜電図（ERG）：46
	網膜光凝固術：24	ロービジョン相談：48
	網膜冷凍凝固術：6	

井上 徳浩 いのうえ のりひろ

大阪南医療センター 小児科
(電話) 0721-53-5761
大阪府河内長野市木戸東町 2-1
●小児科専門医、アレルギー専門医

診療内容

小児アレルギー

小児科のスタッフは３人で、新生児から思春期まで幅広い年齢の子供たちの病気の診断と治療を行っています。感染症、呼吸器疾患、けいれん、新生児など急性期の病気を中心とし、低身長や夜尿症、腎疾患など慢性疾患にも力を入れています。一般外来では血液検査や感染症の抗原迅速検査を取り入れて迅速な診断に努めています。アレルギー、ワクチン、乳児健診、心臓などの専門外来を開いています。
アレルギー外来では最近増加してきている気管支喘息やアトピー性皮膚炎に対しての検査や負荷試験、治療、日常生活指導なども行っています。コントロールが難しい方がおられましたらご紹介ください。予防接種外来でも開業の小児科医では接種困難な合併症のある症例にも実施しています。だれでも安心してかかれる小児科をめざしています。お気軽に受診してください。

医療費助成制度

子どもの慢性疾患では、治療期間が長く、医療費負担が高額となることが多くあります。厚生労働省が行う小児慢性特定疾病対策では、児童の健全育成を目的として、疾病の治療方法の確立と普及、患者家庭の医療費の負担軽減につながるよう、医療費の自己負担分を補助する医療費助成制度を運用しています。
厚生労働省ホームページ「小児慢性特定疾病情報センター」に、医療費助成制度の概要、自己負担額、手続きの流れ、各種申請書が詳しく紹介されています。

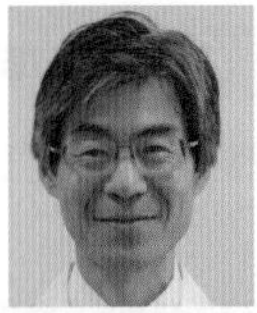

大矢 幸弘 おおや ゆきひろ

国立成育医療研究センター
(電話) 03-3416-0181
東京都世田谷区大蔵 2-10-1
●小児科専門医、アレルギー専門医

診療内容

アトピー性皮膚炎、食物アレルギー、気管支喘息、アレルギー性鼻炎、春季カタル、消化管アレルギー

小児の重症アレルギー疾患の治療を得意としています。特にアトピー性皮膚炎、食物アレルギー、気管支喘息、消化管アレルギーは他のアレルギー専門病院ではコントロールできなかった重症患者さんの入院治療を行っています。小学生以上は、院内学級に通いながら、セルフケアのこつを習得して頂きます。薬物療法だけに頼るのではなく、原因に対する根治を目指して、生活や環境の見直しを本人・ご家族と一緒に行います。アレルギーセンターはセンター長である大矢の治療方針の下で一貫した治療が行われ、どの医師が担当しても入院患者さんに対しては大矢のスーパーバイズが入ります。新患は年 800 名程度で食物アレルギーが多く、重症患者さんの入院は数十名で、アトピー性皮膚炎、気管支喘息、消化管アレルギーが多いです。

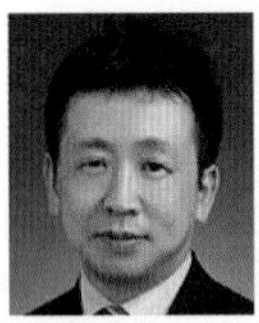

齋藤 昭彦 さいとう あきひこ

新潟大学医歯学総合病院 小児科
(電話) 025-223-6161
新潟市中央区旭町通一番町 754
●小児科専門医

診療内容

感染症コンサルテーション

小児の様々な疾患と幅広い年齢層に対応できるように各専門外来を設け、できるだけ片寄りのない外来診療を心掛けています。一方で、小児医療は、「かぜ」や「胃腸炎」のような軽症の疾患と、先端的診療技術、診療機器、スタッフを必要とする高度医療とに二極化しています。当科が大学病院の使命（高度医療の実践、医学教育、医学研究）に専念するためにも、近隣の診療機関との分業体制の確立は重要です。新潟市近郊では、一般診療を行う病院小児科や開業小児科専門医は複数ありますので、当科の外来では、新規受診には紹介状を必須としています。当科受診を希望される方は、近隣の病院や診療所からの紹介状を必ず持参し、受付に提出をお願い致します。なお、再来でも予約制を基本としていますが、当科で診療中の患者さんの急な症状の変化には迅速に対応致します。

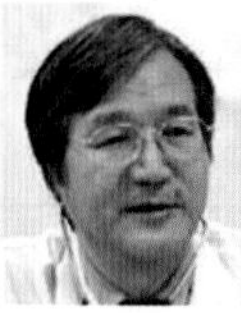

長年活躍し多大な功績がある名医

佐野 俊二 さのしゅんじ　**昭和大学病院 小児循環器・成人先天性心疾患センター**
（電話）03-3784-8000　東京都品川区旗の台 1-5-8
世界的な小児心臓外科医。カリフォルニア大学に移籍。日本には不定期に来日。

有益情報

ランキング医師の病院は遠くて行けないという患者さんのための、北海道、東北、四国、九州を中心とする準名医情報です。ランキングとは別です。ご参考になさってください。

北海道	**嶋村 剛** しまむらつよし （電話）011-716-1161	**北海道大学病院 臓器移植医療部** 北海道札幌市北区北 14 条西 5 丁目	●外科専門医
	本多 昌平 ほんだしょうへい （電話）011-716-1161	**北海道大学病院 消化器外科 I** 北海道札幌市北区北 14 条西 5 丁目	●外科専門医
	渡辺 一彦 わたなべかずひこ （電話）011-865-8688	**渡辺一彦小児科医院** 北海道札幌市白石区本通 1 丁目南 1-13	●小児科専門医
東北	**田中 秀明** たなかひであき （電話）024-547-1111	**福島県立医科大学病院 小児外科** 福島県福島市光が丘 1 番地	●外科専門医
	佐々木 英之 ささきひでゆき （電話）022-717-7000	**東北大学病院 小児外科** 宮城県仙台市青葉区星陵町 1-1	●外科専門医
四国	**大畠 雅之** おおばたけまさゆき （電話）088-866-5811	**高知大学医学部附属病院 小児外科** 高知県南国市岡豊町小蓮 185-1	●外科専門医
	森澤 豊 もりさわゆたか （電話）088-860-1350	**けら小児科アレルギー科** 高知県高知市介良 352-1	●アレルギー専門医
	打田 俊司 うちたしゅんじ （電話）089-964-5111	**愛媛大学医学部附属病院** 愛媛県東温市志津川 454	●心臓血管外科専門医
九州	**吉元 和彦** よしもとかずひこ （電話）096-384-2111	**熊本赤十字病院 小児外科** 熊本県熊本市東区長嶺南 2 丁目 1 番 1 号	●外科専門医
	落合 由恵 おちあいよしえ （電話）093-641-5111	**九州病院 心臓血管外科** 福岡県北九州市八幡西区岸の浦 1 丁目 8 番 1 号	●外科専門医
	家入 里志 いえいりさとし （電話）099-275-5111	**鹿児島大学病院 小児外科** 鹿児島県鹿児島市桜ヶ丘 8 丁目 35 番 1 号	●外科専門医

有益情報

ランキング医師の病院は遠くて行けないという患者さんのための、北海道、東北、四国、九州を中心とする準名医情報です。ランキングとは別です。ご参考になさってください。

その他	**高橋 幸宏** たかはし ゆきひろ （電話）042-314-3111	**榊原記念病院 小児外科** 東京都府中市朝日町 3-16-1	
	山崎 雄一郎 やまざき ゆういちろう （電話）045-711-2351	**神奈川県立こども医療センター** 神奈川県横浜市南区六ツ川 2-138-4	●泌尿器科専門医
	小野 滋 おの しげる （電話）0285-44-2111	**自治医科大学附属病院 小児外科** 栃木県下野市薬師寺 3311-1	●外科専門医
	石黒 精 いしぐろ あきら （電話）03-3416-0181	**国立成育医療研究センター** 東京都世田谷区大蔵 2-10-1	●血液専門医
	上岡 克彦 うえおか かつひこ （電話）0297-65-7282	**松葉クリニック** 茨城県龍ケ崎市松葉 4 丁目 10-17	●泌尿器科専門医
	馬場 一憲 ばば かずのり （電話）049-228-3411	**埼玉医科大学総合医療センター** 埼玉県川越市鴨田 1981 番地	●産婦人科専門医
	山形 崇倫 やまがた たかのり （電話）0285-44-2111	**自治医科大学とちぎ子ども医療センター** 栃木県下野市薬師寺 3311-1	●小児科専門医
	木下 義晶 きのした よしあき （電話）025-223-6161	**新潟大学医歯学総合病院 小児外科** 新潟県新潟市中央区旭町通一番町 754	●小児外科専門医

その痛み、「天気病」「気象病」かも？

予防医学、早期発見と聞くと難しそうな気がしますが、私たちが毎日聞いている天気予報を医療情報として予防に生かせたら、どんなに良いでしょうか。以前より天気の変わり目に古傷が痛んだり、肩こりや膝の痛みがひどくなったり、頭痛がしたり、憂鬱になったりすることが知られています。これらは「天気病」や「気象病」といわれますが、気温、湿度、気圧などの変化が人体に影響を与えるからです。

関連する病気としては、リウマチ関節痛、神経痛、気管支喘息、胆石発作、狭心症、心筋梗塞、脳卒中などがあります。冬の寒い時のトイレやお風呂場で、脳出血や心筋梗塞の危険性が高まることが知られており要注意です。

病気の起こりそうな状況を事前に察知して予防に生かすシステムを、「医学気象予報」といいます。この先進国はドイツで、1952 年、ハンブルグ気象台が、心臓や循環器疾患などの患者さんへの参考情報を電話で医師に提供したことが始まりです。

参考情報

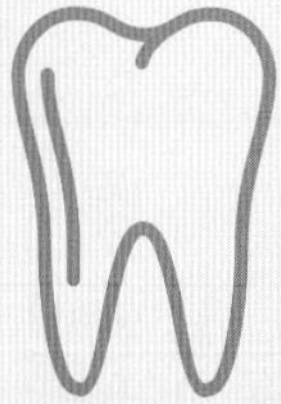

歯科

歯の健康が全身に影響する

口の中には病気の原因にならない細菌が多く存在し、その常在細菌叢（そう）が安定していることで、病気の原因となる病原菌が侵入しにくいのです。普段は悪さをしない常在菌ですが、歯磨きを怠ったりすると増えます。このうちで､歯を溶かしてしまう酸を作りだす菌（酸生産菌）が、不溶性の多糖体（バイオフィルム）を形成し、細菌の塊を歯に強く付着させ、歯で増殖し、酸を生産するため虫歯になるのです。同じく歯周病原細菌がバイオフィルム内で増殖して、歯肉や歯の周りの骨（歯肉や歯槽骨＝歯周組織）を侵すことで歯周病になります。また、歯周病原細菌や細菌由来の内毒素が歯肉から血管内に入り込むと、サイトカイン産生などに影響を及ぼし、口腔だけでなく、心血管系疾患、誤嚥性肺炎、糖尿病、低体重児出産などへ影響を与えていることが報告されています。

虫歯､歯周病に続く第３の歯科疾患としての､トゥースウェア（歯のすり減り）も注目されています。痛いから歯科を受診するというのではなく、日ごろから定期検診に努めましょう。

なお歯科分野は情報精査中でランキングが難しいためランキングはつけておりません。あくまで参考情報としてご参照ください。

＊『押さえておきたい歯の新常識』＊

一般歯科の中で、基本的な事柄をご紹介します。

●「う蝕検知液」で虫歯の部分と健全部分を識別

「できるだけ歯は削りたくない！」というのが、多くの患者さんが希望するところです。しかし、虫歯菌に感染している部分は取らないと、病気（虫歯）は治りません。「できるだけ削らない治療」のためには、虫歯と虫歯でない部分をきちんと識別する必要があります。そのために「う蝕検知液」で、虫歯の部分を染め出して過不足なく最小限に削る部分を判定します。

●拡大鏡（ルーペ）で患部を精査する

歯の形、歯の中の歯髄の形は人によって歯によって様々です。多くの歯科治療は非常に繊細な作業を要するので、歯科医師は、治療の際には「ルーペ」を使って治療します。ルーペを3倍程度の低倍率から、10倍程度の高倍率のものまで使い分ける場合もあります。

●ラバーダムで治療歯以外をカバー

治療する歯に、唾液や浸出液、細菌が入らないよう、また器具の誤飲などを防ぐためのカバーを「ラバーダム」といいます。特に根管治療の際にラバーダムをせず、すべての歯がむき出しになっていると、正常な歯も感染されかねません。

●コンポジットレジンで審美性と歯の保存を

低侵襲な虫歯の治療で、最小限虫歯を削り、虫歯にコンポジットレジンを充てんし、青色ＬＥＤで固めます。これを何度も繰り返し、元の歯の形になるまで充てんします。この治療は歯がすり減った部分にも使えます。

●歯を残すための根管治療

虫歯を削った後、歯髄を完全に除去したところに充てん剤を満たし、被せ物をして歯を残す治療法です。

歯髄の先は細く、形も個人差が大きいので難易度の高い治療です。

●根管長測定器で根の深さを正確に測定する

根管長測定器は、個人によって大きく違う歯の根管の先端を正確に測定するための機器です。

●マイクロスコープ（顕微鏡）で拡大

マイクロスコープは、患部を20倍まで拡大でき、光を当てることで視野が広がり、歯髄や汚れを正確に除去することができます。歯科用のＣＴを導入している医院も増えています。また、コンピューター支援による歯科治療（デジタルデンティストリー）も進んでいます。３Ｄスキャナー、ＣＡＤデザインソフトなどが開発され、精度や生産性の向上を目指しています。

●歯周組織再生療法で総入れ歯回避も

重度の歯周病には、歯周組織再生療法を行います。

まず歯肉を切開して、歯周ポケットの深いところにたまった歯石を除去します（フラップ手術）。そして、細胞を活性化させる薬（ｂＦＧＦ）を注入します。その後半年から一年、失われた歯槽骨や歯根膜が再生するのを待つ治療法です。

他に歯周組織再生誘導法（ＧＴＲ法）という、ＧＴＲ膜（メンブレン）を装着し、歯槽骨や歯根膜を再生させる方法もあります。

どの治療法を使うかは、歯の状態によります。総入れ歯を提案された人が、自分の歯をキープできた例もあります。

●歯を失った時

歯を補う治療法は、ブリッジ、インプラント、部分入れ歯、自家歯牙移植など様々な選択肢があります。それぞれメリット・デメリットがあり、抜けた本数、残っている歯、何歳の時に抜けたか、費用、手間、本人の希望などを考え、口腔内全体の長期的な展望のもと、方針を決定する必要があります。

有益情報

接着技法（コンポジットレジンや歯質接着材）を用いた最小限の侵襲な虫歯治療	**田上 順次** たがみ じゅんじ　**東京医科歯科大学歯学部附属病院** （電話）03-3813-6111　東京都文京区湯島 1-5-45
	田代 浩史 たしろ ひろふみ　**田代歯科医院** （電話）053-456-0100　静岡県浜松市中区中央 2-10-1
	保坂 啓一 ほさか けいいち　**東京医科歯科大学歯学部附属病院** （電話）03-3813-6111　東京都文京区湯島 1-5-45
歯周病治療（再生療法なども含む）	**二階堂 雅彦** にかいどう まさひこ　**二階堂歯科医院** （電話）03-3516-1688　東京都中央区日本橋 3-5-12-4F
	土岡 弘明 つちおか ひろあき　**土岡歯科医院** （電話）047-393-5343　千葉県市川市南八幡 4-7-3-2F
	松井 徳雄 まつい とくお　**銀座歯科診療所** （電話）03-3572-1181　東京都中央区銀座 6-9-8-7F
	佐々木 猛 ささき たけし　**新大阪歯科診療所** （電話）06-6395-8011　大阪府大阪市淀川区宮原 3-4-30-9F
歯内治療（根管治療；歯の根っこの治療）	**澤田 則宏** さわだ のりひろ　**澤田デンタルオフィス** （電話）03-3341-4618　東京都新宿区四谷 1-18
	和達 礼子 わだち れいこ　**マンダリンデンタルオフィス** （電話）03-6233-8044　東京都新宿区新宿 5-17-6
審美治療	**六人部 慶彦** むとべ よしひこ　**むとべデンタルクリニック** （電話）06-4981-5483　大阪府大阪市北区堂島 2-3-7
精密治療	**三橋 純** みつはし じゅん　**デンタルみつはし** （電話）03-3327-8170　東京都世田谷区松原 3-28-6
	菅原 佳広 すがわら よしひろ　**日本歯科大学新潟病院** （電話）025-267-1500　新潟県新潟市中央区浜浦町 1-8
インプラント治療	**小宮山 彌太郎** こみやま やたろう **ブローネマルク・オッセオインテグレイション・センター** （電話）03-5275-5766　東京都千代田区一番町 27-4F
	横山 紗和子 よこやま さわこ　**自由が丘歯科オーラルケア** （電話）03-5726-9185　東京都目黒区自由が丘 2-12-13-2F
歯の保存修復	**宮崎 真至** みやざき まさし　**日本大学歯学部付属歯科病院** （電話）03-3219-8080　東京都千代田区神田駿河台 1-8-13

自家歯牙移植	**月星 光博** つきぼし みつひろ **月星歯科クリニック** （電話）0567-95-6666 愛知県海部郡蟹江町学戸 6-8
予防歯科	**熊谷 崇** くまがいたかし **日吉歯科診療所** （電話）0234-22-1837 山形県酒田市日吉町 2-1-16

全国の歯科病院情報

北海道、東北、関東、中部、近畿、中国、九州（沖縄を含む）地区ごとの情報です。

北海道	**疋田 一洋** ひきた かずひろ **北海道医療大学病院** （電話）011-778-7575 北海道札幌市北区あいの里 2 条 5
	菅谷 勉 すがや つとむ **北海道大学病院** （電話）011-716-1161 北海道札幌市北区北 14 条西 5
	松本 和久 まつもと かずひさ **松本デンタルオフィス** （電話）011-311-4866 北海道札幌市中央区宮の森 4 条 10 丁目 4-11
東北	**福島 正義** ふくしま まさよし **昭和村国民健康保険診療所** （電話）0241-57-2255 福島県大沼郡昭和村小中津川字石仏 1836
	八幡 祥生 やはた よしお **東北大学病院** （電話）022-717-7000 宮城県仙台市青葉区星陵町 1-1
関東	**大谷 一紀** おおたに かずのり **大谷歯科クリニック** （電話）03-3871-1664 東京都台東区下谷 2-3-2
	水口 俊介 みなくち しゅんすけ **東京医科歯科大学歯学部附属病院** （電話）03-3813-6111 東京都文京区湯島 1-5-45
	斉田 寛之 さいだ ひろゆき **斉田歯科医院** （電話）04-2948-3520 埼玉県所沢市小手指南 2-9-10
	土屋 賢司 つちや けんじ **土屋歯科クリニック& works** （電話）03-3288-0157 東京都千代田区平河町 1-4-12
	田中 譲治 たなか じょうじ **田中歯科医院** （電話）04-7164-3000 千葉県柏市千代田 3-15-1-2F
	吉岡 隆知 よしおか たかとも **吉岡デンタルオフィス** （電話）03-5577-6739 東京都千代田区神田駿河台 2-3-13
	中川 雅裕 なかがわ まさひろ **中川歯科医院** （電話）042-642-4182 東京都八王子市旭町 11-5-6F
	村岡 秀明 むらおか ひであき **むらおか歯科矯正歯科クリニック** （電話）047-372-6645 千葉県市川市宮久保 1-23-23

全国の歯科病院情報

中部	冨士谷 盛興	ふじたに もりおき	愛知学院大学歯学部附属病院	(電話) 052-759-2111	愛知県名古屋市千種区末盛通 2-11
	二階堂 徹	にかいどう とおる	朝日大学医科歯科医療センター	(電話) 058-329-1112	岐阜県瑞穂市穂積 1851-1
	石川 知弘	いしかわ ともひろ	石川歯科	(電話) 053-466-6480	静岡県浜松市東区天王町 1743
	船登 彰芳	ふなと あきよし	なぎさ歯科クリニック	(電話) 076-223-5555	石川県金沢市広岡 2-10-6
	新海 航一	しんかい こういち	日本歯科大学新潟病院	(電話) 025-267-1500	新潟県新潟市中央区浜浦町 1-8
近畿	脇 宗弘	わき むねひろ	脇歯科医院	(電話) 06-6622-4951	大阪府大阪市阿倍野区王子町 1-11-2
	米澤 大地	よねざわ だいち	米澤歯科醫院	(電話) 0798-76-1900	兵庫県西宮市新甲陽町 3-12
	泉 英之	いずみ ひでゆき	西本歯科医院	(電話) 0749-62-2934	滋賀県長浜市高田町 14-29
	松川 敏久	まつかわ としひさ	松川歯科医院	(電話) 0744-29-0880	奈良県橿原市醍醐町 502-34
	岩田 淳	いわた じゅん	岩田歯科医院	(電話) 079-434-6480	兵庫県高砂市神爪 1-6-11
	山本 浩正	やまもと ひろまさ	山本歯科	(電話) 06-6856-1666	大阪府豊中市東泉丘 4-2-10-102
	南 昌宏	みなみ まさひろ	南歯科医院	(電話) 06-6315-0111	大阪府大阪市北区西天満 2-6-8
	中田 光太郎	なかた こうたろう	中田歯科クリニック	(電話) 075-393-6655	京都府京都市西京区桂木ノ下町 1-84
中国	吉岡 俊彦	よしおか としひこ	吉岡デンタルキュア Endodontics	(電話) 082-207-0003	広島県広島市中区大手町 1-8-17-3F
九州	築山 鉄平	つきやま てっぺい	つきやま歯科医院　専門医療クリニック天神	(電話) 092-738-8028	福岡県福岡市中央区大名 1-14-8-2F
	松永 興昌	まつなが たつあき	松永歯科クリニック	(電話) 092-401-4618	福岡県福岡市中央区薬院 3-3-5-2F

最先端医療

近年の医学は、驚異的な進歩をとげています。今日できなかったことが明日にはできるようになる、そんな最先端医療を紹介します。

体に優しい究極のがん治療
ホウ素中性子捕捉療法

鈴木 実 教授
すずき みのる
京都大学複合原子力科学研究所
粒子線腫瘍学研究センター

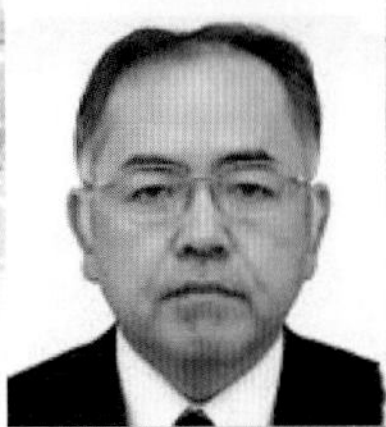

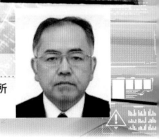

世界初、BNCTが本格的に稼働

がん細胞のみ狙い撃ちする

―放射線治療には、X線による治療、陽子線治療、重粒子線治療などがありますが、今、注目を集めているホウ素中性子捕捉療法（BNCT）は、どのような治療法ですか？

鈴木　ホウ素中性子捕捉療法（BNCT）は、がん細胞に選択的に取り込まれたホウ素（B：Boron）が中性子（N：Neutron）を捕捉（C：Capture）することにより引き起こされる核分裂反応を利用し、がん細胞を破壊する治療法（T：Therapy）です。

　ホウ素がエネルギーの低い中性子である熱中性子と反応すると、アルファ粒子とリチウム粒子の2つの重粒子に分裂します。両方とも効率よく細胞を傷害する放射線で、重粒子線治療の応用形です。

ホウ素中性子捕捉療法（ＢＮＣＴ）は、エネルギーの低い中性子と、がん細胞や組織に集積するホウ素化学物との反応を利用して、がん細胞をピンポイントで破壊する、身体への負担が少ない最先端の放射線がん治療。外科手術やＸ線などによる治療が難しい、正常組織に湿潤したがんに特に効果的。

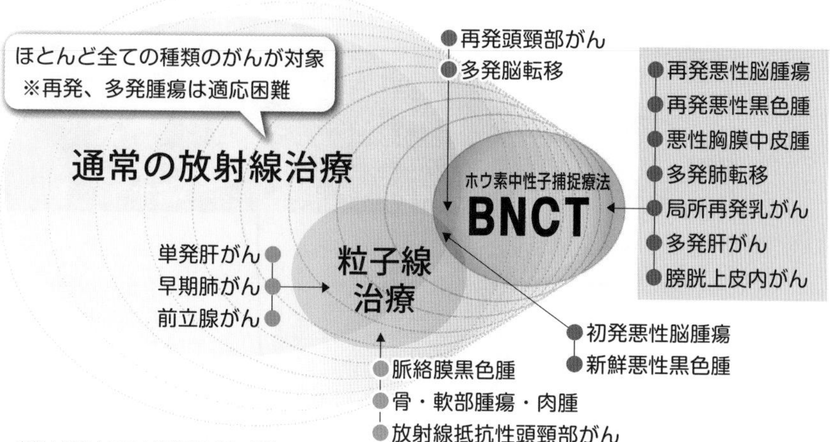

京都大学複合原子力科学研究所　提供

ＢＮＣＴは、これまでの放射線治療では効果が出にくかったがん細胞にもダメージを与えます。この2つの粒子線は、正反対の方向に進み、進む距離の総和は、約14μmと、ほぼ細胞1つ分の大きさに相当します。進む距離が短いので、周囲の正常細胞にはほとんどダメージがありません。そのため、ホウ素を取り込んだがん細胞を効果的にかつ選択的に破壊することができます。

—重粒子線治療の反応を、がん細胞内で起こすのですね。

鈴木　中性子はどの原子にも存在し、エックス線や電子線とともに、物質の構造解析などに使われます。ホウ素（Ｂ）は身近では目の洗浄剤などに使われています。治療に使われるのは、安定同位体であるボロン10というホウ素です。

—ＢＮＣＴの特徴を教えてください。

鈴木　がんが塊になっていればそれを外科手術で取りきることができますが、ＢＮＣＴはがん細胞と正常細胞とが、がんの周辺で混在しているような、これまで切除のみで治しにくかったがんに有効です。

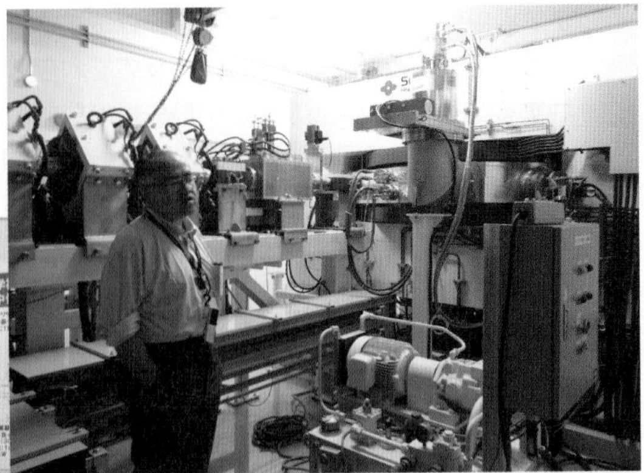

京都大学複合原子力科学研究所内にある世界初のBNCT治療（治験）を実施した加速器。一部屋に入るサイズ。今後病院での運用を可能とする画期的な進歩。

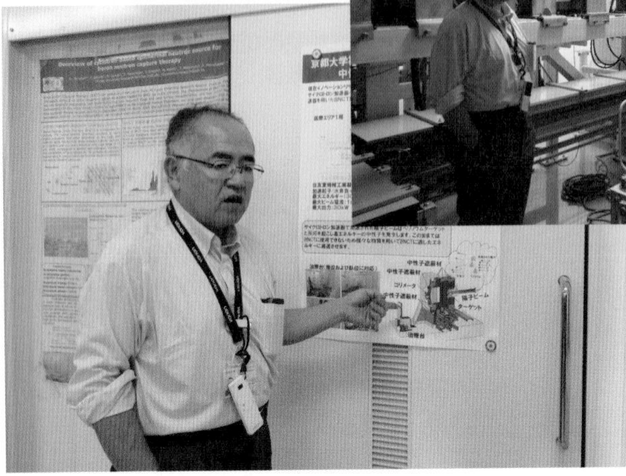

BNCT加速器がある部屋の前で編集部に説明する鈴木実教授。

　また放射線治療後に再発したがんは、周囲の正常組織に最初の放射線治療でがんと同じ量の放射線が当たっているため、２度目の放射線治療は難しい場合が多いですが、ＢＮＣＴは、がん細胞選択的に重粒子を照射できることから、対象にできる場合があります。

―ＢＮＣＴ治療前には、どういう処置がされるのですか？

鈴木　ホウ素薬剤を２時間前に点滴します。全身に薬剤が投与されるため、がん細胞選択的にホウ素が集まる工夫がされたホウ素薬剤を投与します。

どうやって患部がんまで届かせるか

―ＢＮＣＴにとって適応が難しい腫瘍はありますか？

鈴木　熱中性子は、体内で水を構成する水素原子核に衝突するとエネルギーが落ちます。そのため、がんが体の表面から深い部位にあると、治療に必要な量の適切なエネルギーの熱中性子が、がんに届かないので苦手です。

　熱中性子を患部に照射すると、熱中性子の量は、皮膚から5㎜がピークとなり、9㎝の深さになると、熱中性子の量は100分の1になります。体の外から熱中性子を当てると、皮膚や頭蓋骨があるため、腫瘍が脳の表面近くにあったとしても、腫瘍表面に当たる熱中性子の量はピークの量の約3割になってしまいます。従って、熱中性子を脳腫瘍に当てる治療は開頭照射、つまり脳腫瘍を露出させて、麻酔医も来て、原子炉のある炉室内で手術をしていました。

しかし、毎回こういう治療をするわけにはいきませんから、改良が試みられました。中性子にも種類があり、「熱外中性子」は、人体を通過するなどの過程でエネルギーを失うと、BNCTに必要な「熱中性子」になります。深部を治療するために、2001年以降、熱外中性子を使用するようになりました。しかし、やはり体表面から10㎝の深さになると、熱中性子の量が少なくなってしまうので、膵臓がんなど体の深いところは苦手です。

得意な症例は、皮膚から浅い部位にある、手術でがんを取り切ったとしてもがんが周囲の正常組織に

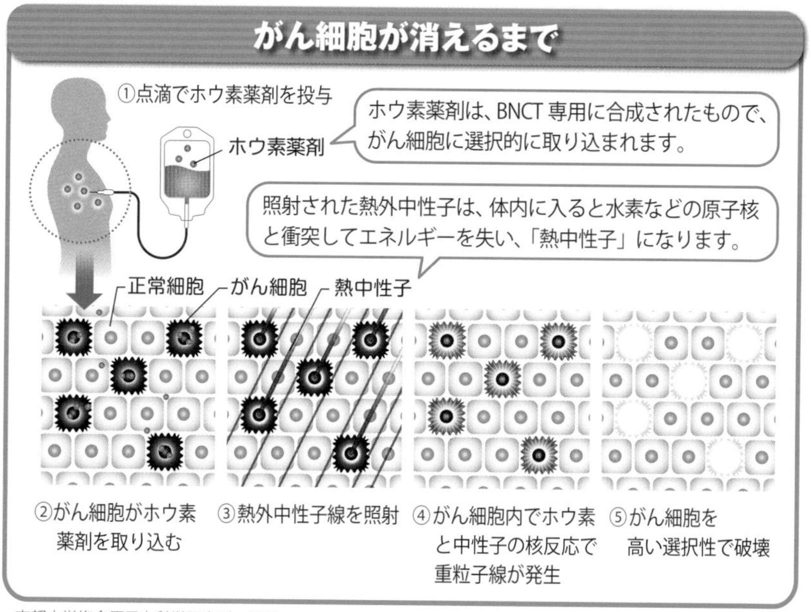
がん細胞が消えるまで
①点滴でホウ素薬剤を投与
ホウ素薬剤
ホウ素薬剤は、BNCT 専用に合成されたもので、がん細胞に選択的に取り込まれます。
照射された熱外中性子は、体内に入ると水素などの原子核と衝突してエネルギーを失い、「熱中性子」になります。
正常細胞
がん細胞
熱中性子
②がん細胞がホウ素薬剤を取り込む
③熱外中性子線を照射
④がん細胞内でホウ素と中性子の核反応で重粒子線が発生
⑤がん細胞を高い選択性で破壊

京都大学複合原子力科学研究所　提供

BNCTの照射と治療（脳腫瘍）のしくみ

BNCTはホウ素化合物を体内に注入し、がん細胞に集め、これに熱中性子を照射することによって発生するα粒子とLi粒子でがん細胞を選択的に破壊して治療するものです。

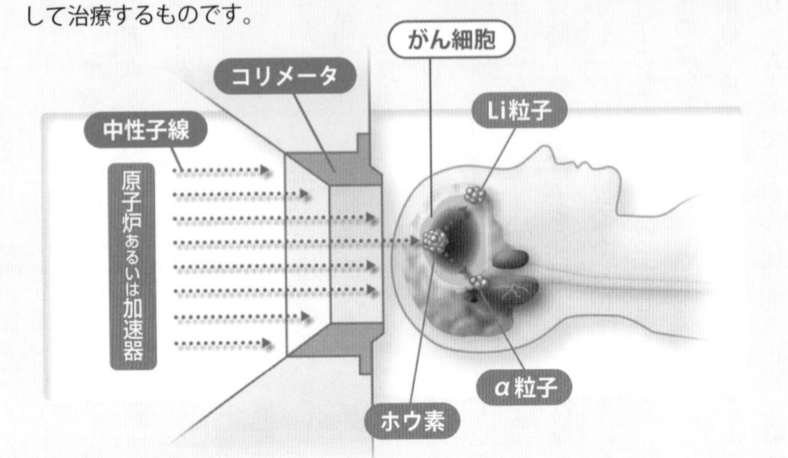

医用原子力技術研究振興財団『体にやさしい究極のがん治療』

浸潤しており、再発を起こしやすい腫瘍です。具体的には悪性脳腫瘍や、周囲に浸潤しやすい種類の頭頸部腫瘍がその代表です。また、通常の放射線治療では治しにくい種類の頭頸部腫瘍には重粒子線治療が適応となる場合があります。しかし、表面の皮膚近くまで浸潤している頭頸部腫瘍の場合は、皮膚にダメージを残さずに治療するのが重粒子線治療では難しいことがあり、ＢＮＣＴが良い適応になります。

世界初、サイクロトロンで治療実施

―京大では、世界で初めてＢＮＣＴ用加速器（サイクロトロン）で治療を行ったのですね。

鈴木　はい。これまで、京都大学複合原子力科学研究所にある研究炉を使用して臨床試験を行い、データを集めてきました。しかし、原子炉を使っての治療では、患者さんに来ていただくのにも限りがあり、病院内に設置できるサイズの装置の開発が待たれていました。そこで、住友重機械と共同開発しました。国立がん研究センター中央病院でも加速器のＢＮＣ

Tの研究をしています。研究用原子炉でのＢＮＣＴ症例数が世界一多いのは京都大学複合原子力科学研究所で、世界的にはフィンランドにある研究炉での症例数が２番目に多かったですが、現在は実施していません。おもしろいのは中国の北京にある病院で、小型原子炉に病院が併設されています。

―今後の展開は？

鈴木　まずは頭頸部がんを対象に、既に加速器が入っている２つの医療機関「関西ＢＮＣＴ共同医療センター」と「南東北ＢＮＣＴ研究センター」で、６月１日から保険診療が開始されました。再発悪性脳腫瘍については、まだ治験段階ですが、近い将来診療可能となると期待しています。手術が可能、または他の治療法が適応できる症例では、これまで有効とされていた治療法が優先されるでしょう。適応かどうかはまず主治医の先生にご相談されることをお勧めします。しかし、病院内で治療可能な小型ＢＮＣＴ用加速器が開発されたことで、さらに他のがんへの適応の研究が進むことが期待されています。

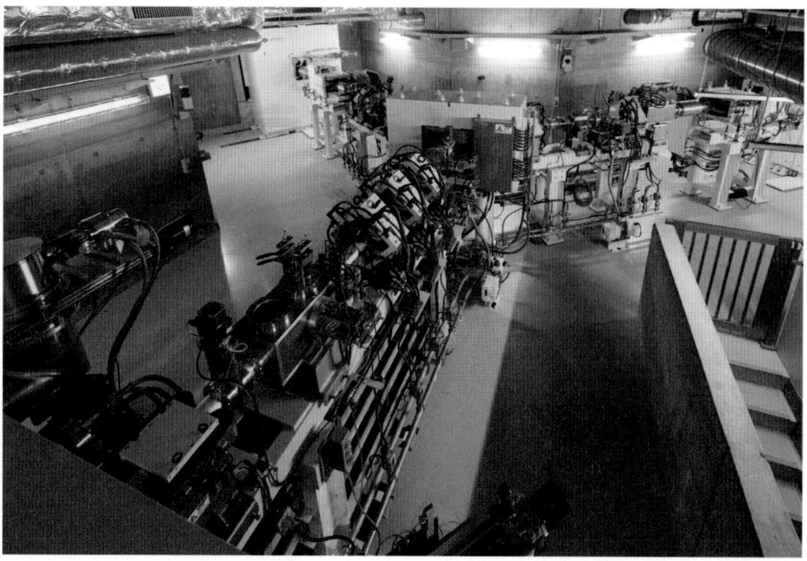

福島県郡山市の南東北 BNCT 研究センター。世界で初めて民間病院で BNCT を実施。

南東北ＢＮＣＴ研究センター提供

世界でたった一つのオーダーメイド治療
がんゲノム医療

西原 広史 教授

にしはら ひろし

慶應義塾大学病院
腫瘍センター

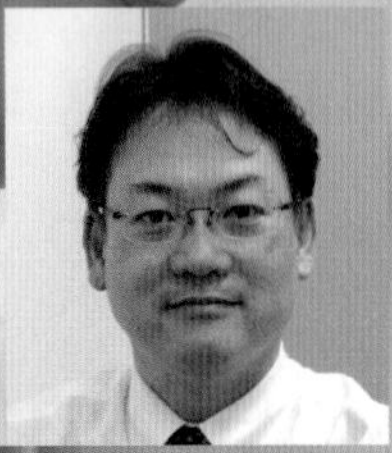

どんな薬が効くのか遺伝子が教えてくれる

同じ遺伝子異常をもつがん患者は世界に自分しかいない

―がんゲノム医療について、説明をお願いします。

西原　がんを効果的に治療するためには、数万という単位の遺伝子のうち、がんの原因となっている遺伝子の異常を調べて、「自分のがんの性格」を知るということが一番です。その遺伝子異常に基づいて「どういう治療が良いか」を提案していくのががんゲノム医療です。ただ、今のところ治療には現在ある薬を使うしかないわけですから、うまくマッチする薬があれば良い薬の提案ができるということです。

可能性として例えば、「肺がんの人に乳がんの薬がすごく効く」ということも十分にあり得ます。自分のがんの性格を正しく理解することが「がんゲノム医療」の本質です。

我々が実施しているPleSSision検査では、がんに関係する160の遺伝子を調べて、その中にどんな遺伝子異常があるかを見つけます。基本的に遺伝子異常のないがんはないと言い切って良いと思います。必ずどこかに異常があるのでそれを捉えます。

この遺伝子異常には、ある程度共通するものがあります。例えば膵臓がんではKrasという遺伝子の異常が8~9割くらいの患者さんに出ます。

ところが、それに関連する他の遺伝子異常のパターンが人によって違います。つまりがんの原因は一人一人少しずつ違います。極論すると、全く同じ遺伝子異常を持つがん患者は世界に二人といないのです。

とはいえ、3つくらいの遺伝子異常が共通していることはあります。今までのがん遺伝子検査は1個の遺伝子しか見ませんでした。例えば、EGFR、Kras、HER2などで、「この遺伝子異常にはこの薬」という具合にやってきたのですが、よく見たら遺伝子異常は一人ずつ違ったということです。言ってみれば、「日本人にはこの薬」と言って投与していますが、日本人といっても皆が違います。それを一人ずつ個人的に見ていくためには遺伝子を見ないと分からないということです。

遺伝子異常は一つではない

―肺がんでは複数の遺伝子（EGFR、ALK、ROS1、BRAF）検査が保険適応になっていると思いますが、それらの進化版と考えてよろしいでしょうか。

西原　それをさらに細かく見ていくということです。肺がんの治療はかなり確立されていて、EGFR、ALKなどの遺伝子異常といった大きな括りでやっても薬がよく効くので、肺がん領域では従来のやり方が奏功しました。しかし、他のがんでは同じようにやってもうまくいきません。

例えば、BRAFという遺伝子異常が肺がんの5%にあります。その人達にはBRAFに対する薬が効くので、2018年に保険適応が承認されました。

しかし、BRAF異常は大腸がんにもよくあります。ところが、大腸がんの人に同じ薬を投与しても効かないのです。それは、肺がんと大腸がんのBRAF異常では背景の遺伝子異常が違うからだと思います。

現在、薬の開発は一つの遺伝子異常に対して行われますから、同じ遺伝子異常で効かないというのはおかしいという理屈になります。ということは、一つの遺伝子異常だけ見ていてもダメだということを意味しています。しかし、そういう解析はまだされていません。そのためには他の遺伝子異常のパターンを調べないとダメでしょうね。

将来の展望―初期がんから遺伝子検査を受けたい

―がんが見つかった当初に遺伝子検査を受けることはできませんか？　現在は、標準治療がないか、または治療が終了したなど厳しい条件がありますが。

西原　治療開始当初に遺伝子検査を受けることがベストだと思います。理屈で言えば間違いなくそうです。そういう方向になると良いと思います。しかし、日本の医療保険制度の中で「がんの人の全員に検査ができるか」というと、医療経済上難しいと思います。

最初に遺伝子を調べて、「この薬、治療法がベストマッチ」とわかる人は欧米では40％います。欧米では合理的に、例えば肺がんの人に乳がんの薬が有効とわかった場合、アメリカの保険は民間ですから、保険会社がデータを見て「これは正当性がある」と判断すると医療機関にＯＫが出て治療できます。しかし、日本は公的医療保険（国民皆保険制度）なので「国が良いと言わない限りお金は出ない」のです。

私達も遺伝子検査をした結果、6割の方に「この治療法が良い」と判明しますが、実際に治療できる確率は10％くらいです。

―治療費が実費になっても試したいという人はいると思いますが、効く薬がわかっても使えない理由は？

西原　日本で承認されているがんの臓器以外では、薬の使用が認められないからです。また、個人が自費で適応外の治療薬を使うことも混合診療につながる恐れがあるため推奨されていません。ゲノム医療については、掛け声の割に実際に活用される例が少なく、日本国内では個人情報管理の観点からも参照データベースの整備は進んでいません。

—今後、いつごろから活用できる見通しでしょうか？

西原　遺伝子異常を元にした個別化治療は、一人一人に合った治療を行うという視点に立っており、均一化された治療を行う保険診療の概念と相容れない側面を持っています。これを打破してくれると期待されているのが、医療ビッグデータに基づくデータサイエンスです。つまり、多くのがん患者の治療情報と遺伝子異常がデータベース化されれば、それを参照することで、有効な治療法を提示できるわけです。しかし日本ではなかなか有用性の高いリアルワールドデータは集まっていません。我々慶應グループでは、自費診療および保険診療、研究用解析全てのデータを統合したデータベース作成を開始し、既に２０００症例以上の情報が集まっており、２０２１年度には活用開始を見込んでいます。

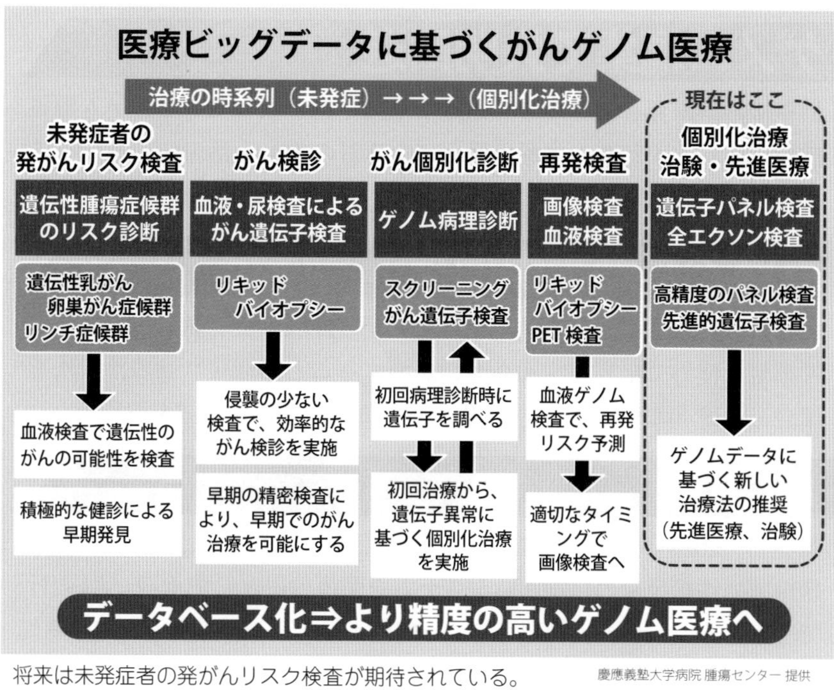

将来は未発症者の発がんリスク検査が期待されている。　慶應義塾大学病院 腫瘍センター 提供

実用化が待たれる最先端医療

iPS細胞を活用

眼　世界初、2020年6月、厚生労働省は人工多能性幹細胞（iPS細胞）から光を感じる視細胞を作製し、患者の網膜に移植する神戸市立神戸アイセンター病院などの臨床研究計画を了承した。

心筋　世界初、2020年1月、大阪大学の研究チームが、iPS細胞から心臓の筋肉細胞を作り、シート状にして重度の心不全患者への移植に成功した。

アルツハイマー型認知症の創薬　世界初、2020年6月、京都大学の研究チームが、iPS細胞を使った実験で、アルツハイマー型認知症の原因物質を減らす効果が確認された薬を、患者に投与する治験を開始した。

ゲノム編集で失明回避

世界初、2019年、アメリカで遺伝子を効率的に改変できるゲノム編集技術を使い、子どもの失明の原因になる目の病気を治療する遺伝子治療の臨床試験を開始した。

点滴で脊髄損傷回復

北海道医科大学の研究班は、患者自身から採取した骨髄液中の間葉系幹細胞を体外で培養・増殖させ、点滴することで回復させる治療法を確立、2019年12月、厚生労働省から条件及び期限付承認を取得した。

AI活用

世界初、2018年4月、米国の食品医薬品局（FDA）は、AIによる初期糖尿病性網膜症の自動診断システムを医療機器として承認。AIだけで診断するシステムの初認可で、専門医不足の解消が期待されている。

名医の選択

医療技術が高度になり、治療の選択肢が増えることは良いことですが、正しい治療法を選択するために、名医を選ぶことが益々重要になっています。治療法を選ぶとは、人生を選ぶことでもあります。

名医の選択

名医を選ぶことがなぜそれほど決定的なのでしょうか。そもそも名医とはどんな医師のことでしょうか。名医を選ぶ必要性をもう一度確認しておきましょう。

自分の病気を治すのは自分

取材でお話を伺った名医の多くが、患者自身が、自分の命は自分で守るという自覚を持って、もっと積極的に名医や治療法などについて調べるべきだと指摘していました。

日本の医療保険制度のもとでは、保険証1枚で、どこでも誰でも公平に医療を受ける権利があります。名医を探す手間をかければ、名医の治療を受けることもできるのですから、患者にとっては非常に有難い制度です。因（ちなみ）にアメリカでは金持ちでなければそれを受けることはできません。しかし、その一方で、日本人は、「医師にお任せ」か、何かあった場合に「全て医師のせい」か、「諦める」かで、自己責任のもと、より良い医療を選択するという意識がまだ足りません。

表に出てこない医療事故

本書『国民のための名医ランキング』の最初の版は、２０１５年11月に、当初予定より1年前倒しする形で世に問うこととなりました。それは一つの大きな事件が契機でした。
２０１４年11月、新聞報道で明らかになった群馬大学医学部附属病院における腹腔鏡および開腹手術による18人の死亡は、世の中を震撼させました。翌年3月に公開された院内事故調査委員会による報告は非常に不十分で、マスコミが医療事故を大きく取り上げていました。入稿直前の２０１５年9月頃には、新たに立ち上げられた事故調査委員会による事実解明がようやく進み始め、また同年10月に医療事故報告制度がスタートし、原因究明や再発防止を徹底することが決まりました。しかし、発足から２０１９年末までの4年間で、第三者機関である「日本医療安全調査機構」へ届けられた事故件数は、想定の年１３００〜２０００件を下回り、毎年３００件台にとどまっています。医療事故として届けるかどうかの判断は、各医療機関の管理者に委ねられているといい、医療事故の実態を反映しているとはとても言えません。
一方、２０１６年5月、ジョンズ・ホプキンス大学の研究者がイギリスの医学誌『ＢＭＪ』に発表した記事によると、全米での医療事故による死者は毎年25万人以上にのぼり、アメリカ人の死因のうち、1位の心臓疾患、2位のがんに次いで3位になると推計されるといいます。報告されていない医療事故死を含めると、実態はこれ以上に上るとみられています。本書の改訂にあたり、医療事故の新たな統計や国の取り組みについて調べましたが、少なくとも大規模な調査や国の根本的な改善策を見つけることはできませんでした。依然として医療事故の実態は明るみに出ておらず、我々が想像する以上に、医療事故が発生していることを示しています。
また、医療事故と一口に言っても、実態は様々で、モラルが問われるミスと、一定の割合で避けられないヒューマン・エラー、そして、他に選択肢がない場合に敢えてリスクの高い治療法を選択した場合に起きると予想された失敗は分けて考えられるべきですし、起きてしまった事故については情報が公表され、複数の専門家によって事実が究明され、予防のための対策が講じられなくてはなりません。

マスコミの取り上げ方にも問題があります。何もかもを医療ミスとして医師に責任を負わせるようでは、誰もリスクを冒してまで患者を救おうとしないでしょう。それは結果として患者にとって不利益となります。マスコミは、事実を世に明らかにすると同時に、より良い医療体制の構築に貢献するものでなくてはなりません。

人間である以上、ミスを完全に防ぐことは不可能です。ミスが起きることを前提として、いかにミスを防ぐシステムを確立しているか、ミスが起こった時のフォローがいかに準備されているかが重要であり、それがコンスタントにできる医師が、名医というに相応しいと言えます。また、この意味からも、複数の医療専門家が連携して患者の治療やケアにあたるチーム医療の重要性が高まっているとも言えます。

医療技術の進歩は目覚ましく、「ダ・ヴィンチ」に代表される医療ロボットの実用化や医療用ホログラフィ技術、またＡＩ医療の発達による医師技術の標準化が進むことで、よりレベルの高い医療を地域格差なく受けることができ、より安心の治療を患者が享受できることが期待されています。しかし、その技術を用いるのは医師であり、その医師のモラルや能力が決定的に重要であることに変わりありません。

患者にとっての名医の条件

ここで、私たちの考える名医とはどのような医師なのか、述べておきたいと思います。

名医とは、優れた医師、高名な医師を指す言葉ですが、世間で、いわゆる名医と呼ばれているのは、①優れた論文を発表し世間に評価されている医師、②政治力のある医師、③実際の診療技術に優れている医師、でしょう。医学の進歩や発展のためには、医師にも様々な能力が求められます。しかし、患者にとっての名医とは、③以外にはありません。テレビに出ているからといって名医とは限りません。

名医とは、しなくてもよい手術とすべき手術の線引きがきちんとできる医師のことであり、勿論、診断ミスがなく、手術や治療の技術能力が高いことは必須条件です。専門分野の専門医の資格を持っていることは、最低限の条件といってよいでしょう。

また、外科医には、年齢的に脂の乗った時期（経験を積み、心身の能力が伴う年齢）というのも、明らかにあります。勿論、個人差はありますが、心臓外科の名医によれば、大体50代までを目安と考えるのが良いだろうと言います。さらに、手術件数が多いこと。経験は力であり、個人で年間最低でも１００件、できれば２００件の手術経験があることが望ましい、ということです。

その他に、専門分野に関する最新情報をきちんと学んでいること。特に外科の分野では、１年も経つと最新の治療法などはどんどん変わるため、常に最新情報を得ておく必要があると、多くの名医が語っていました。治療に際しては、患者へ丁寧に説明してくれること。特に、その治療法の成功率、失敗率、更には、その治療法をやった場合と、やらなかった場合の両方のリスク、それ以外の選択肢なども含め、きちんと説明してくれることも、名医の条件だと言えるでしょう。

最先端医療だからこそ求められる医師の技量

先端医療は日進月歩です。痛みの少ない治療法、切らない治療法、心身に負担の少ない治療法など、新しい技術が次々と開発され、患者の選択肢も広がっています。いずれｉＰＳ細胞などを用いた再生医療が定着すれば、さらに選択肢は広がるでしょう。

選択肢が増えれば、何が自分にとって最善の治療であるかを正しく選ぶ能力がまた問われてきます。患者の置かれた環境や、肉体的精神的条件、何を求めているかなどにより、答えは一様ではなく、豊富な知識を持ち、患者に寄り添い、共に最善の判断をしてくれる医師が、現代の名医と言うに相応しいでしょう。

最新技術なら安心できるというわけでもありません。最先端の技術を使いこなすには、最先端の技術や知識が必要で、高度医療であるが故のリスクが増えていることも、紛れもない事実です。

私たちの経験からも、体験談を寄せてくれた方々の話を聞いてもそうですが、その分野の第一人者とそれに次ぐ医師を受診したとしても、全く違う治療法を提示されることは、常にあります。特に手術においては、ある医師は、全摘出といい、別の医師は、一部切除で良いといい、開腹手術が良いという医師、腹腔鏡で可能という医師、合併症を覚悟してくださいという医師、大丈夫という医師…、実に様々です。

やはり医師の経験や技量、判断力、器用さ、得意不得意などにより、診断は違ってきて当然でしょう。

こうした現状を踏まえるなら、患者自身がある程度最新の情報を知り、その分野の第一人者を受診することが、これから益々大切になると言えるでしょう。そして、納得がいかなければ、納得のいく治療法を提示してくれる医師を、諦めずに探すことです。

名医、一流医、技術未熟医、ヤブ医者

独断と偏見による編集部の見立てでは、医師には4種類―すなわち、数パーセントの名医と1割の一流医、4割の技術未熟医、そして5割弱のヤブ医者がいます。これは、11年間以上患者として現場を体験調査した編集部の実感です。

ヤブ医者とは、一言で言えば、倫理観の欠如した医師のことです。技術未熟医とは、技術は未熟ですが倫理

観があり、自分の実力相応の治療をし、自分の技術を超えた症例については、別の技術の高い医師を紹介するなどする志の正しい医師のことです。血液検査の一覧をきちんと全て説明できない医師は、未熟というよりはヤブと呼ぶべきです。編集部の体験調査では、これをきちんと説明してくれた医師はほとんどいませんでした。そもそも、その解説が載っていない検査結果表を出してくる検査機関や病院に問題があるのです。

外科医の名医にとって皮肉なのは、診断が的確であるが故に、手術を行わないケースがあることです。患者にとってはその方が絶対に有難いのですが、その結果、必要がない手術を行うヤブ医者の方が手術件数が多いという、誤解を招く数字が世の中に出回ることにもなるのです。

本来なら、難しい手術の件数と成功例、簡単な手術の件数と成功例を分けて公開すべきで、前回版よりそれを試みていますが、一般には高難度と簡単な手術の線引きは現在も不明瞭なままです。その結果、単に手術件数や成功例だけを比較しても、名医か否かの違いは分かりません。

その手術が必要なものかそうでないかを見分けることは、素人には不可能です。しかし、様々な調査を総合的に見ることで、医師の評判は、ある程度の精度で見えてくると実感しています。勿論調査はまだ十分とは言えません。それ故、ぜひ医療関係者の皆様、また何より患者の皆様からの情報提供のご協力をお願い申し上げる次第です。

医師を選ぶ勇気を持とう

医師にあれこれ質問したり、意見したりするようなことは言いづらい、という声をよく聞きます。その気持ちも理解できます。いまだに、例えば「セカンドオピニオンを聞きに行きたいのですが…」と言うと、あからさまに嫌な顔をする医師もいます。愚かな医師ほど「私を信用しないのか！」「医者に任せておけばいいんだ」と怒り出します。治療に関しての説明も、専門用語の羅列で、患者にとっては理解できない難しい説明しかしてくれない医師は、もはや医療に関わる資格もない、と思います。患者がお金を払い、苦しい思いをして受けた検査の結果の説明も不十分で、検査のデータもちゃんとくれない医師たちは、患者に対してあまりに誠意がありません。編集部の体験調査でも、「10～20万円もの検査料を払ってるのに!!」と何度憤慨したことでしょう。

これも多くの名医から言われたことですが、その治療法に関して医師に、先生は何人治療（手術）したか、何人死んだか、生存退院率、副作用・合併症のリスクなどをしっかり聞くことが大切だといいます。はっきり答えてくれない医師や、そこで気分を害する医師は、そもそも名医とは言えないというのです。そういう医師に、自分の命を預けたいかどうかという、患者側の選択の問題です。その医師を見極めるためにも、遠慮せず、臆せず、聞くことが大事です。そしてイヤな顔をした医師とは縁を切るのも重要な選択です。

因に、編集者の友人も医師の選択が人生を分けた一人でした。肝胆膵の「名医」から簡単な手術だからと言われて開腹したら、がんを全て取ることができずに、そのまま終了され、その後、本人は数カ月にわたり大変苦しんで死んでいきました。手術をしなければ、あれほどの痛みに苦しむことなく、寿命もまだ3年以上はあっただろうと思われます。その医師はいまも名医としてテレビで特集されたりもしています。

結論は、患者側も医師や病院に対してきちんとした判断基準を持つべきであるということです。

患者である私たちは、医療を良くしていくための義務の一部を負っているのです。例えば、病院に対して、そして行政に対して、改善案を伝えていく責任が私たちにはあります。とはいえ、決してモンスター・ペイシェントになってはいけません。理不尽な要求をする患者は、医療側にとっても患者側にとっても、害毒でしかありません。この手の患者がヤブ医者と共に全ての医療をスムースにいかなくさせているのです。

医療改革の提言

一部の名医に患者が集中することは望ましいことではありません。今後、高齢化社会における新しい医療システムの構築が不可欠です。

近い将来の医療崩壊危機

世界でも例のない速度で超高齢社会へと突き進んだ日本にとって、その変化に対応できる社会システムの改編が急務です。医療保険制度は、その最大の課題の一つです。団塊の世代が後期高齢者となる２０２５年には後期高齢者人口が約２２００万人に膨れ上がり、国民の４人に１人が75歳以上になると言われています。そのとき、いまの医療体制で国民の命を守れるのでしょうか。医療・介護費は年間60兆円を超え、国家予算を圧迫すると厚生労働省は試算しています。

わが国では２０２０年に発生した新型コロナウイルス感染の広がりにより、医療体制のひっ迫がより現実感をもって感じられるようになりました。２０２０年度第２次補正予算は過去最高の32兆円。そのうち第２波への感染対策として予備費に10兆円という異例の巨費を追加しました。

コロナ騒動の真っ只中、大病院を中心に医師と看護師の対応調査を行ったのですが、看護師たちの患者との接し方は従来と大差なく、カルテを必要以上にベタベタと触りまくり、患者を前に膝をついての丁寧な対応には呆れました。医師も１ｍと離れず親切に問診をしてくれ苦笑しました。また、患者の一部には無神経な人たちがいて汚い手や服で椅子や取っ手を触りまくっていました。またマスクもせず大声で喋りまくるといった家族もいて、こういった人たちが感染源となっていくのだろうと思われました。これでは院内感染は当然起こります。現場の医師と看護師にはコロナを恐れることなく科学的対応に徹して頂きたいものです。

そうできなければ、高齢者に加えて新型コロナ感染者が病院に殺到することで現場はそれに対応できなくなり、他のより深刻な患者に手が回らなくなるなどの事態を招くことも必至で、深刻な問題です。その為にも、PCR検査は全ての医療機関で行う体制にすべきでしょう。更には、老老介護や独居老人の問題が現在よりも一層深刻となり、家父長制度が失われた首都圏をはじめとした大都市ほど医療体制は崩壊するとも言われています。その対策の一つとして、いま国が力を入れようとしているのが、未病への対策です。未病とは、人は、健康か病気かにはっきりと分かれるわけではなく、その間に、緩やかな変化、つまり、まだ発症していない病気予備軍というべき状態があるという、東洋医学では昔からある考え方です。

また、大病院に患者が集中することを回避するため、国は2018年4月から「かかりつけ医」制度を開始させました。高齢者にとって、日常的に相談でき、健康状態を把握してアドバイスをくれる医師は頼もしい存在です。これには、かかりつけ医のレベル向上が欠かせません。そうでなければ専門医に診てもらうまでの手間と時間がかかるだけとなり、患者は著しくストレスを感じるだけでなく、手遅れとなることもあるためです。

総合診療医の育成は急務

現代の医療は細分化しすぎ、それぞれの専門によって同じ症状に対する見解が異なり、その結果として患者が知りたいところの真の病気とその原因が見出されないということが当然のようにまかり通っていることも、また大きな問題です。患者にしてみれば、そんな馬鹿な話はありません。

そこで、近年、注目されてきたのが、既述の総合診療医と呼ばれる優秀な内科医の養成です。

そもそも、医療事故や治療の失敗の原因は、最初にかかった医師の誤診から始まっています。最初に正しい診断や治療をしてもらえないことが、病気を重症化させ、最終的には患者を死に至らせることは、私たち自身の体験からも、弊社に寄せられた読者の体験談からも明らかです。

よく聞く話は、名医が見れば早期発見できたがんが、ヤブの判断によって「全く異常なし」とされ、そのまま放置されて、翌年には末期で手遅れとなり、命を失うといったケースです。しかし、その誤診に対する責任を、その医師が負うことはありません。この種のヤブ医者があまりにも多いことは、もっと知られるべきであり、私たち患者も、もっと積極的に自分の命を守る手立てを講じていくべきだと思います。

原因不明の症状に悩まされて病院へ行っても、「悪いところはありませんね」と言い放つ医師も少なくありません。自分の知見では分からないだけなのに、症状を訴える患者の方が悪いと言わんばかりの医師には憤りを感じます。こうした病気の原因に的確に辿り着く導き手としての総合診療医の養成は急務であり、大きな可能性を有している分野でもあります。

そもそも、人は誰も病気になりたくはありません。どうしても行かなければならない時以外はできれば病院になど行きたくありませんし、手術など言語道断です。それが、当たり前の人間の心情です。

実は、医師は患者のこんな気持ちを全く理解できていません。特に外科医は、手術をしたくて仕方がない人たちで、知的好奇心の旺盛な人たちです。勿論、そういう人たちがいるからこそ、医療の進歩があることは間違いのないことではあります。

しかし、医療とは患者のためのものであって、医師のためのものではないことが、ともすると医療の現場では忘れられています。医師は患者が望むことを実現させるために存在しているのであって、医師が望むことのために患者がいるわけではありません。ところが、いつの間にか病院も医師も自分たちの都合に合わせた患者の在り方に思いが向いています。

だから、繰り返しになりますが、患者は、最初から医師にお任せという考えは捨てて、自分の身体、自分の命は自分で守るものだと発想を転換して、良い医師をまず探すことです。そして、しっかりとした診断を受け、病気が分かったら、どういう治療を望むか、治療のゴールは何か（どんな状態であれば満足できるか、そのためにどの程度の犠牲を払うか）を、ちゃんと自分でイメージしておくべきです。

がんなどで本当によくある例は、手術をしたり、抗がん剤治療をしたりして、患者は非常に過酷な生活を強いられたにも拘わらず、余命をほとんど延ばすことができなかったというケースです。あるいは、医師が「手術は成功した」「手術は完璧だった」と自負しているのに対し、患者側はその手術の後から身体は元に戻らず酷い場合は後遺症に苦しめられ、その後の人生の全てを満足のいくような生き方ができないケースなどです。

そうなることが初めから分かっていたならば、多少寿命が短くなっても手術を受けないまま残りの短い人生をより健全な形で生き切った方が、良い選択だったのではないか――。少なくとも、そう思う人たちはいるはずです。自分や家族にそういう思いをさせたくないなら、どういう生き方をしたいか、そのためにどういう選択をするのかを、よく考え、勇気をもって医師に伝えていかなければいけません。

保険制度の弊害と自由診療拡大のメリット

恐ろしい話は、必要のない治療をしないと保険点数（診療報酬点数）が稼げず医院が成り立たないという現状です。本書の取材中、こうした本音を、何人もの医師や歯科医師から聞かされました。日本ほど不必要に薬を与える国はないと言われています。必要のない検査や入院も、保険点数を上げ、診療報酬をできるだけ多くもらうためにあり、そこには患者本位の視点は全くありません。

それは取りも直さず日本の医療行政が治療というシステムから逸脱していることを意味しています。そのために発生する医療予算の増大は許されません。それは、世界に冠たる国民皆保険制度そのもののどこかに問題があることを意味してもいます。

私たち患者は、こうした制度の弊害から身を守ると同時に、よりよいシステムを作るためにも、自分の病気や治療についてしっかりと知り、必要のない治療や手術、薬は拒否していくことが大切だと言えるでしょう。国費としての医療負担の増大と、病院経営の不振問題を同時に解決しようとするなら、自由診療の領域をもっと広げ、より肯定的にとらえ直す時にきているのではないかと思います。

これを言い出すと、医療の平等に反するとの反対意見が出てくるのですが、現実は理想通りにはいかないということを我々は認識する必要があります。貧乏人の命は、金持ちの命よりも軽いのかと言い出す人がいますが、実はそうではなく、お金がある人が自由診療をして大金を投じてくれることで、貧しい人たちの診療までもが維持され、病院システムが成り立つのだということを理解しなければいけません。

勿論その上で、医療の構造的な改善はされてしかるべきですが、現時点においては、自由診療というものを前向きにとらえて、より多くの病院で実践されることを編集部としてはあえて推奨したいと思います。わが国には誤った平等主義が浸透しているために、思考に融通が利かなくなり、現実的解決策が見過ごされてしまっているように思われます。再考するに十分な理由付けはあるはずです。

日本から名医がいなくなる!?

現在も、一部の医師は世界トップレベルにあることは確かですが、一部の分野、特に先端医療においては欧米に劣るという評価がなされています。2020年に起きた新型コロナ感染症への対応では、日本はもはや医療先進国ではない、という声も聞かれました。厚労省の役人の意識改革が求められます。

一方、現在の日本の医療システムが、優秀で使命感を持つ名医と多くの善意の医療スタッフによって支えられていることが改めて明らかになりました。私たちの知る名医の多くが、1日24時間、ほとんど休み無く、といって良いほどの激務に身を置いています。必然的に病院に寝泊まりしている医師もいました。

そうした優秀な日本の医師が、それに見合った報酬も得ず、私生活を犠牲にしてまで患者や医学の発展のために尽くしている現状を、海外の医師たちは、尊敬はするが理解できない、とよく言います。個人のクリニックを開設すれば、もっと楽に稼げるのに、というのです。国際化が益々進む中、今後、こういう名医（良医）たちが出てくるのか、心配になります。また、そうした名医や良医個人の努力と犠牲に日本の医療を委ねていいわけがありません。

自分の腕に、人の命がかかっているというのは、常人には想像できないほどのプレッシャーでしょう。それを日々繰り返す医師たちの重圧は大変なものです。さらに、医療事故への訴訟や個人への責任追及がもっと頻繁になれば、名医を目指そうという人は減ってしまうのではないでしょうか。

実は、医師をランク付けするという試みの背景には、名医はそれなりの報酬を得てしかるべきだという編集部の考えがあります。現在は、腕の良い医師もそうでない医師もほぼ同じ給料というのが日本のシステムですが、これには大いに疑問を感じるところです。あらゆる分野において、技量の高い人は与えられる報酬もその分高給となるのが常識ですが、医療の世界だけは、それが行われていません。ここは、厚労省はじめ医療機関のトップにいる方々は改めて再考しなければならない問題です。現状は明らかな逆差別です。この状態が今後も続くならば、優秀な医療スタッフはますます減る方向にいくのではないかと懸念しています。

有名な某大学病院の高名な外科医の月の手取りが30万円台と聞いた時には、耳を疑いました。それでは、この過酷な仕事に一生を捧げることはできないでしょう。医療関係者の滅私の精神や、人を助けたいという気高い志だけに頼ることなく、システムとして、名医を育て上げる体制が構築されるべきです。

よく、〝外科医は患者を10人殺して一人前〟などと、まことしやかに語られます。実験的な試みがあって医療が進歩発展してきたことは紛れもない事実ではありますが、医療技術のためとはいえ患者で人体実験をするようなシステムがあって良いはずがありません。例えば、それに代わる「助手制度」や、コンピュータ機器を使用した「手術シミュレーション」など、名医を育てるシステムが作られていくべきです。これからも優秀な名医が生まれてくるためには、新たなシステムの構築が必要です。従来型の滅私奉公的名医を期待することにはもはや限界があります。

日本人は、元来手先が器用であり、高い技術力や、物事を極める力、そして、自己を犠牲にしても人に奉仕するような利他の精神もまだ生きています。制度やシステムを改善すれば、日本の医療は世界に冠たるものたり得るはずです。医師たちの積極的発言と厚労省の先見の明が求められるところです。

特にコロナウイルス騒動に端を発した医療体制の見直しは、国民全員が望んでいるところでもあります。

コラム

人間の尊厳とは

難病 ALS（筋萎縮性側索硬化症）と闘う藤田正裕さんという一人の患者が、医療を考える上で重要な提言をしています。

ALSとは、身体の五感意識は正常のまま、ゆっくりと全身の筋肉が衰えていく病気です（酷似したものに脊髄小脳変性症〔SCD〕や筋ジストロフィーがあります）。ALSの研究と患者を支援する目的でアメリカで始まった『アイス・バケツ・チャレンジ』（バケツに入った氷水を頭からかぶって募金を呼び掛けるもの）は、SNSで拡散し社会現象にもなりましたので、ご記憶の方もいらっしゃるでしょう。ALSは現在、有効な治療法がなく、やがて自発呼吸すら困難になるため、患者は、いずれ究極の選択を迫られることになります。

現行法上「気管切開して呼吸器をつければ延命できる。しかし、一度つけた呼吸器は自分の意思に反していても中止することはできない」からです。先進国では、自らが「自然な形で死にたい」という自由が法的にきちんと認められていますが、日本ではまだ法整備が進んでいないため、人工呼吸器を外す行為が犯罪に問われかねないという病院側の危惧があるためです。患者本人が希望しても、誰かの手によって外してもらわざるを得ないので、殺人幇助となりかねないわけです。このため、長期にわたる家族の介護負担を考え、人工呼吸器を付けない選択をする患者も少なくないという重い現実があります。

法律で、尊厳死が認められ、延命治療を中止しても罪に問われないということが決まらない限り、この問題は解決しません。これは、ALS患者だけでなく、終末期のすべての患者に言えることでもあります。早急な現行法の改善が求められています。
皆様のご理解とご協力をお願いします。

おわりに──死を迎える人たちへ

コロナと生きる社会

２０２０年、中国武漢から発生した新型コロナウイルスによる感染症が、世界を震撼させました。まだまだその勢いは止まりません。我が国の感染症対策は全てが後手に回り、明かな失策でありました。1月中に都市封鎖すべきでした。結果的に感染者も死者も、世界に比して少なかったのはせめてもの救いでした。

一方で、日本人の国民性について、副総理が日本人は民度が高いから、と発言して物議を醸しましたが、これは正しくありません。正しくは日本人は不安の強い国民性で他国から見ると潔癖症の人々が多く、協調性を重んじる価値観を持っている為に、政府の指導発言に対して8、9割の人びとが従順に従った、ということでしょう。残りの1割程度が感染源となりやすい人々として存在したということではないでしょうか。

世界では、多くの国がロックダウン（都市封鎖）を行った後、今度は経済の破綻が叫ばれるようになり、一斉にその解除へと傾きました。日本は抗体を持つ人の割合が欧米に比し一桁も二桁も少ないにも拘わらず、同様の措置をとっています。それだけに、第二、第三波を警戒する声も多く、ワクチンができない限りはこの萎縮ムードは解消しないのでしょう。それにしてもその行政の対応には疑問を持つことばかりです。

問題は、インフルエンザなどのようにコロナで年間2万人が死ぬことよりも、経済的に子どもを含んだ1億人が生活苦を味わうことの方が重大な問題であるということです。それによる精神的苦悩と葛藤、生活の質の著しい低下、持病の悪化に伴う死亡者や自殺者の増加、何より教育の劣化はそれ以上に深刻となるでしょう。

２０２０年の夏、首都圏の海水浴場の多くは立ち入り禁止となりました。しかし、山にも海にも緑地にも行ってはいけない、近所のデパートやショップだけに行けということの政策は明らかな誤りです。一方で、満員電車やバスは相変わらず超密空間で走り続けています。この矛盾に誰一人疑問を呈しないのは、理解に苦しみます。

健全な国家社会を運営する為には、そして、個々人が健康的な生活を送る為には、心の健全を常に考えておかなくてはなりません。従順な人たちにステイホームを指示し、自分の街中を歩いているだけで白い目で見られるというこの国民性の歪みはおかしいのです。

感染をもっと科学的に分析し、共同の洗面所やドアノブ等との接触と咳などの直接の飛沫感染さえ予防すれば、日常での感染はほぼあり得ない事実を、きちんと表明する義務が、政府や医療関係者にはあります。きちんとした予防さえすれば感染の心配はほとんどない病気ではないでしょうか。要は掟破りをする1割の人たちの行為です。それには厳しい罰則規定を設けるべきで、未だ行政は何もやろうとはしていません。

誰もいない砂浜で、マスクを着けていない人を見つけて、注意していたテレビアナウンサーの意識にはうんざりします。誰もいない所でマスクをして何の意味があるのでしょうか！

山や海といった誰もいないか、少ないエリアに国民が分散することで、ストレスは解消され、元気になり、仕事に励むことができ、家庭にも静寂が訪れます。学校の現場において人生の重大な節目に入学・卒業の式を中止したことなども、余りに短絡で安易な責任回避行動であったと思われてなりません。充分に管理を徹底すれば支障なく挙行できたものです。子どもたちの大切な想い出も人権の一つです。

人々は街中ではマスクと眼鏡をし、他者と触れることを避け、ノブの類を触れば即手洗い又は消毒する（消毒液を持ち歩く）を条例化し、全員が2メーター以上の距離を保てば、まず感染することはありません。その為の接触確認アプリが開発されていることはいいことです。その代わり、密室空間の管理は厳しく徹底する必要があります。それには先ず個人個人が明確な自覚を持つことから始め、あとは自由に生活すればよいのです。匿名性などという勘違いの人権を振り回すことなく、誰もが感染をオープンにし、また一切の差別をせず科学的合理的に処理すればいいだけの話です。何らかの差別をした者には罰則規定を設け厳罰に処せばいいのです。

そういう覚悟が日本人に欠落していることは今後のこの種の危機に大きな懸念を残すものです。

何よりＰＣＲ検査が一般化することが重要です。医療崩壊が起こるから普及させないという国の政策は愚策以外の何者でもありません。関係している医療従事者の発言も問題です。さっさと検査させて明暗をハッキリさせて、陽性者には自粛条件を設け、反した者には厳しい罰則を与える制度にして、症状がある人に薬を投与するという体制を徹底すれば、この問題は収束します。

病気が解明されるにつれ、日本人の致死率は決して高くないことが分かってきました。２０２０年6月20日時点での、新型コロナウイルスによる日本国内の死者は、９３５人です。最初の死者が出た２０２０年2月13日から１２９日経過していますから、1日当たりの死者は７・２人です。これを他の死因による日本人の死者数と比べてみれば、この数がいかに少ないかが分かります。但しこれには超過死亡数は入っていません。

日本人の死因別死者数（平成30年の全年齢の合計概数）を見ると、死因の27%強を占めている1位のがんでは、年間37万３５００人以上が亡くなり、1日当たりの死者数は１０２３人にも上ります。2位は、15%強の心疾患（心筋梗塞など）で、年間20万８２００人以上、1日５７０人が亡くなっています。インフルエンザによる死者数は、合併症などの関連死を含めると年間約1万人と推計されています。さらに、日本では自殺者が年間2万人を超えます（死因の1・5%）。1日当たり54人強が自殺しており、新型コロナウイルスの死者よりはるかに多いのです。ステイホームを強要され続ければ、コロナに感染して死ぬ確率よりも圧倒的に高い確率で、心臓病等の他の疾患の悪化で死ぬ人たちの増加が予測されます。鬱患者も自殺者も急増します。

この死亡率で過剰に怖がっていたら、交通事故が心配で車に乗れなくなります。成人病が心配で好きな物も食べられなくなります。もう少し合理的に分析対処する政治決断が求められています。それは、医療関係者の責任でもあるとも言えるでしょう。また、国民一人ひとりの合理的思考力も問われているのです。

死は自然な営みと理解すること

「テロメア」というのをご存知でしょうか？　染色体における塩基（Ａ・Ｔ・Ｇ・Ｃ）配列の反復構造をさし、分裂再生するたびに末端の塩基配列が失われ（老化）、ＤＮＡが短くなっていくというもので、ある一定数（分裂寿命）に達すると、それ以上の分裂は生じなくなるというものです。即ち、それが生命の「死」なのです。

遺伝子が自発的に自らの再生を否定するのです。それは、生命がこの世に誕生した瞬間から、遺伝子ＤＮＡにすでに死が組み込まれていることを意味します。

本来、生老病死は人として自然の営みです。生まれれば老い、老いては病を発症し、そして何らかの病の中で死を迎える、これが自然の理です。徒に病や死を忌み嫌い、抗することは、知的な生き方とは言えません。だからといって、病にかかって苦しい時に、そこから救ってくれる医療の存在は有難いものです。これもまた真実です。要は生きるということの現実に於ける利益不利益のバランスでしかないのです。どちらかを優位にすればどちらかが不利になり、という関係性の中で、人は生きているのです。

人類が車社会を容認するのは、車による死傷者のマイナス面よりも、車による利便性というプラス面の方をより強い利益として認めているためです。同様に、医者にかかるメリット、デメリット、医者にかからないメリット、デメリット、そのバランスを人は常に思考し、自分の考えで選択すべきであるのです。病気だから医者にかからなければいけないというある種の不文律は必ずしも正しいとは言えないでしょう。

しかし、初期の段階における腫瘍の切除や諸々の改善治療、不具合の的確な内科的処方などは極めて有効で、それらは明らかに治療後の残りの人生をより豊かにしてくれることは間違いありません。このように利益と不利益は表裏一体のものとして常に我々の冷静な判断と選択とを求めているのです。

つまり、第一に常識という名の偏見に自らが縛られないこと、第二に医療を選択した時には名医を必ず選ぶこと、この二点に尽きると言って良いでしょう。

20世紀初頭にカナダの内分泌学者のセリエが言ったように、外因性のものを除いた〝あらゆる病気が心因性によるストレスが原因である〟との名言はいまだ否定できません。長期のステイホームはそれ故問題です。

人生とは心身共にのびのびと生きる、目的を見出し日々を充実して生きる、或いは楽しく生きる、そして、家族や周囲への貢献という充実感が必要です。あらゆるものに感謝をする、自分と異なる価値観を許容する、未来への希望を持ち続ける、少しばかりの自分への厳しさを持つ、それらの行為によって我々の健康が維持できることを、改めて認識する必要があります。その上で、今回の感染症もそうですが重い病気になった時には内科医であれ外科医であれ、名医や優れたチーム医療との出逢いがとても重要であるのです。

しかし、名医といえども、人の子です。絶対にうっかりミスがないとは言えません。体調が優れず集中力を欠く時もきっとあるはずです。その時には我々は運命と諦めるほかありません。そこまで名医を責めてはならないとも思うのです。無責任なヤブ医者は責められなくてはなりません。しかし、名医のまさかのミスは、それはもはや自分の運命として許容すべきものだと思うのです。最後の最後は常に、自分で判断する、自分で責任を持つということも、患者側の覚悟として重要なことではないでしょうか。

本当は、人生とは皆死を覚悟しながら生きていることであるのです。

だから、いたずらに不安を煽るような情報に振り回されてはいけません。科学的合理の知見に立って対処すればいいだけのことなのです。コロナはペストではありません。葬儀に身内も出られないという無知と偏見は即刻葬り去られるべきです。死者に触れない限り移ることは考えにくく、死に目にも会わせないいまの医療体制は明らかな無知から来ています。科学者を自認している医者たちが、実に無知迷信に陥っている様は滑稽というほかありません。火葬の場には断乎として強引にでも参列し家族や世話になった魂にお礼を言って見送るべきであるのです。

「光り輝く死」の選択もある

本書の出版にあたり、多くの医療過誤の被害者からの声をいただき、改めて医療（特に手術や強い抗がん剤治療など）を受けることは、長生きやそれ以上に重要な幸せな人生を歩むという観点から必ずしも正解とは限らないという結論に至ったことも事実です。

因に北欧では寝たきり老人の治療に於いて、点滴や栄養剤の投与や、人工呼吸器の使用は施さず、自然死することを許容するという尊厳死が選択されています。それは、生物として当たり前の決断と言えるのではないでしょうか。チューブにつながれ、機器で生き延ばされたからといって、当の本人が苦しみ、延命を喜んでいないなら何の意味も有りません。近代医療は人間の死生観に於いて、明らかな思慮の不足、哲学の無さが指摘されるのです。多くの外科医が自分の技術によって患者の命を救ったと自負するのですが、それは、一つの真実であって、全ての真実ではないことを医師は理解すべきです。

即ち、人は生まれて来た以上、いずれ死ぬのです。全ての生は、死を前提として成り立つものであり、死そのものを拒絶して生きることはできません。死は、そのままで輝いているのです。死は人々の万年の歴史を紡ぎ、結実させ、次の生へと繋いでいく一つの輝きなのです。人は、その死の前に、人間としての存在というものを考え、そして受け入れ、その喜怒哀楽の全てを許容して自分の人生の終末を受け入れていくのです。

だからこそ、その終末は幸せでなくてはならないのです。年齢に関係なくその終末が幸せでないということは、死の輝きを手にすることなく肉体の死を迎え、生きた最終の姿として自分という美しさが表現できないままに生を終えることを意味するのです。誰も、そのような最期（さいご）を望んではいません。つまりそれは、終末医療の在り方が問われていることでもあります。終末医療とは単に高齢者の医療を指すのではありません。若くしてがん等の死に至る病に侵された人たちもまたその年齢に於いて終末医療と関わることになるのです。

人は、単に肉体を延命させるために生きているのではありません。生きるということは、心が充実した生き方を望むことです。幸せな日々が送れること、それが人の望みです。

もし医者の傲慢によって手術を受けさせられ、その結果として生き延びたとしても、五体が思うように機能せず、或いは痛みや何らかの苦しみに残りの人生の全てが支配されてしまったのでは、その手術は正しいとは言えません。それよりも、手術をせずに安楽の5年なり10年なりを過ごし、短いながらも納得のいく充実した濃厚な人生を生き切った方が遥かに幸せであると言えるのです。

手術は輝ける生の証（あかし）をこの時間軸の上に刻むためのものです。あと1年生きて、この生のけじめをつけるために受けるものです。だからこそ、我々は健全な死を受け入れなくてはなりません。死をいつまでも怖れていてはいけません。死は輝く生の証でもあるのです。何も怖いものではありません。

穏やかにその時は訪れ、あなたを満たして時間軸のうちにその生を刻みつけ生の証とするのです。思いもしない終焉（しゅうえん）があなたの想像もしない満足を与えてくれるでしょう。その為に手術を受けることにしたらいいのです。そうでない手術は拒絶すればいい。そして自分の死は自分の家で迎えたいものです。病院で生を終えるのは余りにも深みがなさすぎる。そこまで執着すべきではないように思われます。

我々はもうこれ以上、死を恐怖することを止めましょう。死を覚悟したその時から、あなたの生は一瞬にして輝き出すに違いありません。それこそが、あなたの輝ける時であり、輝ける死となるのです。

死の病とは、心のことではないでしょうか。人々は心こそを病んでいるのであって、もしかしたらがんに侵されている肉体よりも病んでいるのかもしれません。ほんの少しの勇気を持ちましょう。そして冷静に自分の生と死を見つめましょう。そして、「その時」の決断と勇気を持つのです。最後は素晴らしい名医に運を任せて、内なる心に決着をつけておくことです。その様なあなたには生が輝いて見せるでしょう!

そして一つ、興味深い話をしましょう。それは、最近臨床医や量子物理学者たちの間で、人間世界とは別な異次元の世界、すなわち多元宇宙や並行宇宙や、あの世があるようだ、と語られ始めたことです。あなたが、ガンコな唯物論者でないなら信じてみるに充分価値ある発見が続いているのです。

プランク定数で有名なノーベル物理学賞受賞者のマックス・プランクは、アインシュタインの師でもあり、量子物理学の生みの親ですが、その彼が興味深い講演を行っています。その一部を紹介しましょう。

「皆さま、その生涯を事物に即した学問、すなわち物質の研究に捧げた物理学者として、私は、熱狂的宗教家とみなされる疑いはないと確信しております。それ故、私は私の原子の諸研究に従って、皆さまにこのように申し上げます。

物質はそれ自体では存在しません。すべての物質は、原子粒子を振動させ、原子粒子を万物の最も小さな太陽系にまとめているところの力によってのみ生じ、存続しています。しかし、全宇宙には知的な力も永遠の力も存在しておらず、待望の永久機関を発明することに人類は成功しなかったのです。そのため我々は、この力の背後に、意識的で知的な精神を受け入れなければならないのです。この精神があらゆる物質の根源です。目に見え、しかしながら移ろい行く物質は実在的なもの、真なるもの、現実的なものではありません。というのも、物質は精神なくしてはそもそも存続しないであろうからです。そうではなく、目に見えず不滅の精神が真なるものなのです！
しかしながら、精神もそれ自体では同様に存在することができず、どの精神も実体に属するがゆえに、我々はやむを得ず、諸精神実体を受け入れなければならないのです。しかし、諸精神実体もまた自己自身から存在しうるのではなく、造り出されなければならないがゆえに、私はこの秘密に満ちた創造者を、地球上のすべての文明民族が数千年前に名付けたのと同じように、『神』と呼ぶことに躊躇しなかったのです！ それとともに、物質に携わらなければならない物理学者は、物の領域から精神の領域に入るのです。そして、これをもって我々に課せられた仕事は終わりを告げ、我々は我々の研究を哲学の手に渡さなければならないのです。
より多くの法則が我々に顕わになればなるほど、より多くの力が我々に明らかになればなるほど、万物の背後にあるひとつの力への畏敬の念はますます大きくなります。私はきわめて深く宗教的ですが、しかし、人格神もキリスト教の神も信じておりません。」

要するに、プランクにとって量子の不確定性と波動関数における生滅するゆらぎ性を通し、物質の実在性の否定と、また波束の収縮という素粒子と人間意思の関与性を通して、物理学者の多くが信じて疑わない〝宇宙意志〟の存在について語ったものです。我々凡人にはさっぱり分からない話ですが、アインシュタインも同じ考えでした。それは仏教の刹那滅や諸法無我の哲学と通じています。何とも興味深い内容ではありませんか。

桜の花出版会長　　山口春嶽　識

地域別

感染症専門医一覧

全国 1,560 名

一般社団法人日本専門医機構は、厚生労働省「専門医の在り方に関する検討会」の報告書を受けて平成26年5月に専門医制度を設立しました。
同機構において、新たな専門医の認定・更新基準や養成プログラム・研修施設の基準を作成し、専門医の認定と養成プログラムの評価・認定を統一的に行うとされています。

専門医は、「基本19領域」「サブスペシャリティ23領域」の二段階制で、感染症専門医は、より専門性を示す「サブスペシャリティ23領域」（2020年4月）のうちの一つです。

感染症専門医は一般社団法人日本感染症学会により認定され、学会ホームページで専門医名簿が公開されています。現在（2020年6月12日付け）全国で1,560名です。数少ない感染症専門医を（公開を希望しない専門医をのぞき）一覧としました。

北海道			
旭川医科大学	長森 恒久		
旭川医療センター	吉河 道人		
旭川赤十字病院	堀田 裕	本田 宏幸	
氏家記念こどもクリニック	古谷野 伸		
大道内科・呼吸器科クリニック	大道 光秀		
丘のうえこどもクリニック	坂田 葉子		
勤医協中央病院	高桑 良平		
円山エルムクリニック	篠原 正英		
札幌医科大学	川崎 幸彦	黒沼 幸治	髙橋 聡
	藤谷 好弘		
札幌在宅クリニック そよ風	長岡 健太郎		
札幌市中央保健センター	古川 圭子		
札幌徳洲会病院	小笠原 卓	成田 光生	
札幌平岡病院	石川 清文		
札幌北辰病院	稲澤 奈津子		
Sapporo Medical Academy	岸田 直樹		
斜里町国民健康保険病院	石岡 春彦		
市立札幌病院	児玉 文宏	永坂 敦	
滝川市立病院	松川 雅則		
伊達赤十字病院	林 英蔚		
手稲いなづみ病院	猪股 慎一郎		
苫小牧東病院	橋本 洋一		
なかた小児科	中田 修二		
名寄市立総合病院	平野 至規	室野 晃一	
北海道済生会西小樽病院みどりの里	堤 裕幸		
沼崎病院	前川 勲		
のえる小児科	辰巳 研一		

函館五稜郭病院	加地 正英		
東札幌病院	平山 泰生		
北海道がんセンター	藤田 崇宏		
北海道大学	石黒 信久	遠藤 知之	
北海道病院	原田 敏之		
北海道療育園	林 時仲		
青森県			
青森県立保健大学	大西 基喜		
介護老人保健施設とわだ	堺 春美		
健生病院	國吉 保孝		
平井内科医院	平井 裕一		
弘前市立病院	中畑 久		
弘前大学	萱場 広之	齋藤 紀先	田坂 定智
岩手県			
盛岡つなぎ温泉病院	小西 一樹		
宮城県			
イムス仙台クリニック	猪股 真也		
かくだ耳鼻咽喉科クリニック	西川 仁		
金上病院	齊藤 弘樹		
栗原市立栗原中央病院	宇佐美 修	平泻 洋一	
坂総合病院	生方 智	神宮 大輔	高橋 洋
	星野 智祥	矢島 剛洋	
仙台医療センター	和泉 透	齋藤 若奈	西巻 雄司
仙台厚生病院	本田 芳宏		
仙台循環器病センター	三浦 洋		
仙台市立病院	八田 益充		
太白区保健福祉センター	山本 夏男		
東北医科薬科大学病院	遠藤 史郎	賀来 満夫	関 雅文

東北医科薬科大学病院	藤川 祐子		
東北大学	青柳 哲史	大島 謙吾	角田 梨紗子
	金森 肇	徳田 浩一	馬場 啓聡
	平間 崇	光根 歩	山田 充啓
東北文化学園大学	渡辺 彰		
秋田県			
あきた内科・呼吸器内科クリニック	秋山 博		
羽後長野駅前内科	佐々木 重喜		
秋田大学	嵯峨 知生	竹田 正秀	
大館園	高橋 義博		
大館市立総合病院	池島 進		
協和病院	面川 歩		
市立秋田総合病院	本間 光信		
白根医院	糸賀 寛		
中通総合病院	奥山 慎		
藤原記念病院	三浦 一樹		
山形県			
山形県立中央病院	阿部 修一	片桐 祐司	鈴木 博貴
	田嶋 克史		
山形済生病院	武田 博明		
山形大学	井上 純人		
福島県			
いわき市医療センター	大沼 菊夫		
さかい小児科クリニック	酒井 英明		
太田西ノ内病院	池田 浩		
長沼クリニック	設楽 厚司		
福島県立医科大学	金光 敬二	仲村 究	二階堂 雄文
福島県立医科大学会津医療センター附属病院	斎藤 美和子	新妻 一直	

星総合病院	佐久間 弘子		
都小児科医院	都 もと子		
茨城県			
牛久愛和総合病院	稲見 由紀子		
筑波大学	亀山 明子	喜安 嘉彦	栗原 陽子
筑波メディカルセンター病院	鈴木 広道		
日立総合病院	橋本 英樹		
流星台こどもクリニック	工藤 豊一郎		
栃木県			
今井病院	馬場 正道		
国際医療福祉大学病院	沼﨑 啓		
坂本内科クリニック	坂本 忍		
佐野厚生総合病院	井上 卓		
自治医科大学	笹原 鉄平	鈴木 潤	畠山 修司
	早瀬 行治		
栃木医療センター	山口 禎夫		
獨協医科大学	井川 健	今髙 城治	瀬尾 幸子
	福島 篤仁	福島 啓太郎	
済生会宇都宮病院	岡部 太郎		
那須赤十字病院	池野 義彦		
芳賀赤十字病院	齋藤 真理	佐藤 寛丈	
群馬県			
川島内科クリニック	川島 崇		
桐生厚生総合病院	小野 昭浩		
群馬県立小児総合医療センター	清水 彰彦		
群馬大学	木村 孝穂	久田 剛志	柳澤 邦雄
公立藤岡総合病院	塚越 正章		
前橋赤十字病院	林 俊誠		

埼玉県

上尾中央総合病院	熊坂 一成	小牧 千人	
TMG あさか医療センター	小林 真澄		
入間川病院	玉田 耕一		
介護老人保健施設　うらら	半田 敦史		
かくたクリニック	角田 修		
カリヨンの杜	子川 和宏		
騎西クリニック病院	長谷島 伸親		
埼玉医科大学	石橋 令臣	今井 一男	佐々木 秀悟
	樽本 憲人	前田 卓哉	
埼玉医科大学国際医療センター	光武 耕太郎	宮里 明子	
埼玉医科大学総合医療センター	天野 宏一	大野 秀明	岡 秀昭
埼玉県立がんセンター	明貝 路子		
埼玉石心会病院	豊永 義清		
さいたま市立病院	川田 真幹		
さいたま赤十字病院	神山 治郎	西沢 知剛	松島 秀和
佐藤医院	佐藤 達也		
さとむら内科クリニック	里村 厚司		
自治医科大学附属さいたま医療センター	福地 貴彦	牧野 淳	
小児科竹田クリニック	竹田 周吾		
女子栄養大学	藤巻 わかえ		
赤心堂病院	森田 芙路子		
赤心堂総合健診クリニック	矢内 充		
所沢リハビリテーション病院	松本 孝夫		
所沢ロイヤル病院	深山 牧子		
獨協医科大学埼玉医療センター	春木 宏介	本田 なつ絵	村瀬 忠
新座病院	福田 正高		
HAPPINESS 館クリニック	木村 琢磨		

ハーモニークリニック	有馬 聖永		
林病院	五島 敏郎	五島 文恵	
はらこどもクリニック	原 拓磨		
飯能中央病院	中西 弘有		
東川口病院	山岡 利守		
東埼玉病院	太田 康男		
ひまわりこどもクリニック	磯畑 栄一		
防衛医科大学校	長 盛親	川名 明彦	君塚 善文
	笹 秀典	藤倉 雄二	
三郷中央総合病院	内田 耕	新谷 陽道	
森本医院	森本 隆夫		
山岸内科クリニック	山岸 業弘		
若葉こどもクリニック	山崎 勉		
施設掲載なし	髙村 光子		
千葉県			
国保旭中央病院	古川 恵一		
安房地域医療センター	曽木 美佐		
柏たなか病院	浦部 晶夫		
勝又内科医院	勝又 達哉		
亀田総合病院	佐田 竜一	砂川 恵伸	中下 珠緒
	中島 啓	細川 直登	本島 新司
亀田ファミリークリニック館山	進藤 達哉		
くろさきこどもクリニック	黒崎 知道		
玄々堂君津病院	野口 昌幸		
国際医療福祉大学	加藤 康幸	松本 哲哉	矢野 晴美
国際医療福祉大学市川病院	伊藤 文人		
国立がん研究センター東病院	冲中 敬二	宮澤 祥一	
国立国際医療研究センター国府台病院	津田 尚法	矢﨑 博久	

感染症専門医

こんどうこどもクリニック	近藤 康夫		
順天堂大学医学部附属浦安病院	大日方 薫	佐々木 信一	新妻 隆広
新松戸中央総合病院	中尾 安秀		
外房こどもクリニック	黒木 春郎		
すずきこどもクリニック	鈴木 宏		
高根病院	酒井 力		
千晶こどもクリニック	中井 千晶		
千葉県こども病院	深沢 千絵	星野 直	
千葉県済生会習志野病院	黒田 文伸		
千葉市立青葉病院	大嶋 寛子	瀧口 恭男	
千葉市立海浜病院	阿部 克昭		
千葉大学	猪狩 英俊	石和田 稔彦	亀井 克彦
	竹内 典子	谷口 俊文	橋本 亜希
	菱木 はるか		
東京歯科大学市川総合病院	寺嶋 毅		
東京慈恵会医科大学附属柏病院	大草 敏史	久保 政勝	塚田 弘樹
	和田 靖之		
東京女子医科大学八千代医療センター	青島 正大	濱田 洋通	廣瀬 翔子
	藤森 誠		
東京ベイ・浦安市川医療センター	織田 錬太郎	北薗 英隆	
東邦大学医療センター佐倉病院	小松 陽樹		
ドクターランド船橋	奥井 秀由起		
中田小児科クリニック	中田 博一		
永田小児科医院	永田 正人		
流山東部診療所	伊藤 亘		
成田赤十字病院	馳 亮太		
東千葉メディカルセンター	長澤 耕男		
めぐろクリニック	目黒 英典		

山之内病院	井上 紳江		
若杉こどもクリニック	若杉 宏明		
施設掲載なし	増野 楊山	三村 まゆみ	
東京都			
アイ・タワークリニック	稲田 進一		
青木医院	青木 ますみ		
赤坂虎の門クリニック	中谷 龍王		
秋田医院	秋田 博伸		
秋津療育園	大石 勉		
アストラゼネカ株式会社	三浦 聡之		
あらい内科クリニック板橋仲宿	新井 秀宜		
淡島こどもクリニック	武隈 孝治		
医聖よろずクリニックあおよこ院	志田 洋子		
板橋区役所前診療所	糸山 智		
板橋中央総合病院	粟屋 幸一	髙尾 匡	
稲城市立病院	内田 大介		
稲城わかばクリニック	関根 秀明		
医薬品医療機器総合機構	山岸 義晃		
内田こどもクリニック	内田 寛		
永寿総合病院	南宮 湖		
永寿堂医院	松永 貞一		
江戸川病院	寺田 総一郎		
NTT 東日本関東病院	櫻井 隆之		
荏原病院	横田 和久		
おおぞら太陽クリニック	白石 京子		
小原医院	小原 共雄		
小原病院	大石 毅		
葵の園・ひばりが丘	伊藤 章		

KARADA 内科クリニック	佐藤 昭裕		
河北総合病院	石藤 智子		
東京都立駒込病院	今村 顕史	小林 泰一郎	関谷 紀貴
	福島 一彰	矢嶋 敬史郎	
がん研究会有明病院	大串 大輔	武田 孝一	
北里大学	佐上 晋太郎	髙橋 孝	
北多摩病院	戸塚 恭一		
吉祥寺あさひ病院	坂川 英一郎		
杏林大学	倉井 大輔	小林 治	佐野 彰彦
	皿谷 健	嶋崎 鉄兵	
グローバルヘルスケアクリニック	水野 泰孝		
慶應義塾大学	朝倉 崇徳	石井 誠	宇野 俊介
	上蓑 義典	雁金 大樹	川田 一郎
	小林 慧悟	新庄 正宜	南里 清一郎
	西村 知泰	長谷川 直樹	藤島 清太郎
	古市 宗弘	正木 克宜	三木田 馨
	森 毅彦	安間 恵子	吉田 菜穂子
	吉藤 歩		
結核予防会	松本 慶蔵		
神津小児科医院	神津 玲子		
厚生労働省	竹下 望		
公立昭和病院	大場 邦弘	小田 智三	
公立福生病院	遠海 重裕	布施 閲	
国立がん研究センター中央病院	岩田 敏	塩塚 美歌	
国立感染症研究所	阿部 雅広	梶原 俊毅	加藤 博史
	菊地 正	西條 政幸	東 祥嗣
	藤倉 裕之	錦 信吾	松井 佑亮
	宮﨑 義継		

国立感染症研究所村山分室	鈴木 里和		
国立国際医療研究センター	石金 正裕	上村 悠	氏家 無限
	大曲 貴夫	岡 慎一	小原 博
	潟永 博之	菊池 嘉	木下 典子
	具 芳明	忽那 賢志	小林 鉄郎
	齋藤 翔	鈴木 哲也	田沼 順子
	塚田 訓久	戸田 祐太	中村 啓二
	西島 健	法月 正太郎	早川 佳代子
	古畑 匡規	松永 展明	水島 大輔
	森岡 慎一郎	森野 英里子	守山 祐樹
	柳川 泰昭	柳澤 如樹	山中 純子
	山下 裕之	山元 佳	渡辺 恒二
国立成育医療研究センター	庄司 健介	宮入 烈	山口 晃史
こころとからだの元氣プラザ	中村 哲也		
災害医療センター	佐々木 善浩		
自衛隊中央病院	阿部 信次郎	田村 格	
自由が丘南口クリニック	稲本 元		
順天堂大学	礒沼 弘	乾 啓洋	井本 成昭
	江部 司	岡本 翔一	内藤 俊夫
	久田 研	福井 由希子	森 健
	米倉 修司		
順天堂大学医学部附属練馬病院	鈴木 麻衣		
松翁会診療所	三橋 和則		
昭和大学	磯山 恵一	大西 司	詫間 隆博
	時松 一成	長友 安弘	二木 芳人
	本間 哲也		
昭和大学江東豊洲病院	松橋 一彦		
しらかば診療所	井戸田 一朗		

信愛病院	中村 靖		
巣鴨ホームクリニック	清水 健一郎		
すずきこどもクリニック	鈴木 里香		
成城木下病院	鈴木 清澄		
聖路加国際病院	稲井 郁子	上原 由紀	
晴朗クリニック	阪井 哲男		
損保ジャパン日本興亜診療所	外山 圭助		
武田内科小児科クリニック	武田 英紀		
多田町診療所	右近 智雄		
帝京大学	斧 康雄	神田 潤	菊地 弘敏
	北沢 貴利	古賀 一郎	松永 直久
	吉野 友祐		
東京医科歯科大学	小池 竜司	貫井 陽子	羽田野 義郎
	森 周介	森 雅亮	
東京医科大学	柏木 保代	河島 尚志	菅野 義彦
	木内 英	小林 勇仁	関谷 綾子
	月森 彩加	中村 造	中村 茂樹
	福島 慎二	藤田 裕晃	宮﨑 治子
	渡邉 秀裕	渡邉 裕介	
東京医科大学八王子医療センター	宇留間 友宣	平井 由児	
東京医療センター	片山 充哉	田中 雅之	野上 侑哉
	林 智史	森 伸晃	
東京医療保健大学	木村 哲		
東京慈恵会医科大学	加藤 哲朗	上井 康寛	齋藤 那由多
	坂本 洋平	清水 昭宏	戸根 一哉
	中澤 靖	中拂 一彦	保阪 由美子
	保科 斉生	堀野 哲也	吉田 正樹
東京慈恵会医科大学葛飾医療センター	斎藤 義弘	筒井 健介	吉川 晃司

東京慈恵会医科大学附属第三病院	竹田 宏		
東京女子医科大学	井口 成一	志関 雅幸	満田 年宏
東京女子医科大学東医療センター	石川 元直	鈴木 葉子	渡辺 尚彦
東京女子医科大学附属膠原病リウマチ痛風センター	宮前 多佳子		
東京大学	安藤 孝浩	池田 麻穂子	岡本 耕
	奥川 周	菅野 芳明	小寺 聡
	後藤 耕司	柳元 伸太郎	若林 義賢
東京大学医科学研究所	安達 英輔	池内 和彦	古賀 道子
	四柳 宏		
東京病院	大島 信治	上司 裕史	永井 英明
東京逓信病院	濁川 博子		
東京都健康長寿医療センター	稲松 孝思	小金丸 博	
東京都済生会中央病院	谷山 大輔		
東京都教育庁	吉田 敦		
豊島病院	足立 拓也	相楽 裕子	
東京都立北療育医療センター	味澤 篤		
東京都立多摩総合医療センター	樫山 鉄矢	田頭 保彰	本田 仁
	村田 研吾		
東京都立小児総合医療センター	宇田 和宏		
東京都立墨東病院	阪本 直也	中村（内山）ふくみ	彦根 麻由
	鷲野 巧弥		
東京都立松沢病院	阪下 健太郎	林 栄治	
東京ミッドタウンクリニック	源河 いくみ		
東京山手メディカルセンター	笠井 昭吾	長門 直	
東邦大学	岸 一馬	熊手 絵璃	坂本 晋
	澤 友歌	杉野 圭史	舘田 一博
	南條 友央太	福井 悠人	前田 正
	吉澤 定子		

東邦大学医療センター大橋病院	中山 晴雄		
虎の門病院	荒岡 秀樹	宇留賀 公紀	木村 宗芳
	宮本 篤	村瀬 享子	森口 修平
日本医科大学	齋藤 好信	根井 貴仁	楢崎 秀彦
	松田 直人		
日本赤十字社医療センター	上田 晃弘	馬渡 桃子	
日本大学医学部	稲毛 康司	桑名 司	
日本大学病院	須﨑 愛		
練馬総合病院	豊田 丈夫		
練馬光が丘病院	青木 泰子	藤岡 高弘	
ノバルティスファーマ株式会社	閏 康博		
野村病院	奥田 新一郎	佐藤 文哉	
博慈会記念総合病院	田島 剛		
はせがわ こども・ファミリークリニック	長谷川 裕美		
東日本成人矯正医療センター	山口 敏行		
一橋病院	杉山 肇		
藤原医院	藤原 宏		
ほつかこどもクリニック	安田 菜穂子		
丸の内トラストタワークリニック	濱本 恒男		
三宿病院	中森 祥隆	三好 和康	
三井記念病院	龍野 桂太		
三菱電機株式会社本社	津田 春香		
三菱 UFJ 銀行	鯉渕 智彦		
みなみ野こどもクリニック	檜垣（狩野）博嗣		
宮下内科医院	宮下 琢		
美山病院	河合 伸		
むらい浜田山クリニック	村井 謙治		
目黒ケイホームクリニック	安藤 克利		

もりのぶ小児科	森 伸生		
永寿総合病院	三田村 敬子		
和田小児科医院	和田 紀之		
CSL ベーリング株式会社	赤真 秀人		
施設掲載なし	相野田 祐介	飯国 弥生	牛島 廣治
	加藤 達夫	加地 正伸	斎藤 篤
	中尾 歩	深田 智子	藤田 和恵
	保科 清	前澤 浩美	山下 亮子
神奈川県			
あきやま医院	池田 大忠		
あざがみクリニック	阿座上 志郎		
麻生総合病院	水堂 祐広		
アムスランドマーククリニック	上田 章		
太田総合病院	藤井 毅		
大船中央病院	日谷 明裕		
小田原市立病院	山﨑 洋平		
おばな内科クリニック	小花 光夫		
カク小児クリニック	加久 浩文		
神奈川県結核予防会中央健康相談所	長谷川 英之	藤森 一平	
神奈川県立循環器呼吸器病センター	萩原 恵里		
川崎幸クリニック	五十嵐 尚志		
上溝整形外科リハビリクリニック	川原 英夫		
川崎幸病院	根本 隆章		
川崎市健康安全研究所	岡部 信彦		
川崎市立井田病院	中島 由紀子		
川崎市立川崎病院	坂本 光男	細田 智弘	
川崎市立看護短期大学	美田 誠二		
関東労災病院	関川 喜之	本郷 偉元	

菊名記念病院	角田 隆文		
きくな小児科皮ふ科クリニック	河野 真二		
北里大学	岡田 純	高山 陽子	東野 俊洋
	廣畑 俊成	和田 達彦	
けいゆう病院	菅谷 憲夫	関 由喜	八木 一馬
さがみリハビリテーション病院	高橋 悟	山口 勇人	
湘南泉病院	池島 秀明		
湘南記念病院	田子 さやか		
昭和大学藤が丘病院	船木 俊孝	山口 史博	
昭和大学横浜市北部病院	木村 聡	林 誠	
進藤医院	進藤 邦彦		
新緑脳神経外科	永川 博康		
せいきょうあつぎ診療所	菅 泰子		
聖マリアンナ医科大学	勝田 友博	國島 広之	竹村 弘
	藤谷 茂樹		
聖マリアンナ医科大学横浜市西部病院	駒瀬 裕子	若竹 春明	
川崎市立多摩病院	長島 梧郎		
総合新川橋病院	長崎 彩		
たかさか小児科	佐藤 厚夫		
たかはし内科	高橋 正光		
髙宮小児科	髙宮 光		
帝京大学医学部附属溝口病院	菊池 健太郎	吉田 稔	
東海大学	津田 歩美	柳 秀高	
とものこどもクリニック	友野 順章		
日産自動車健康保険組合追浜地区診療所	髙橋 良平		
日本医科大学武蔵小杉病院	望月 徹		
ひかりこどもクリニック	太田 和代		
藤沢市民病院	赤坂 理	清水 博之	

三菱電機㈱鎌倉製作所健康増進センター	清水 少一		
やまばと内科呼吸器クリニック	綿貫 祐司		
山本メディカルセンター	酒井 俊彦		
陽光台小林こどもクリニック	小林 信一		
横須賀市立市民病院	石ヶ坪 良明		
横浜医療センター	小林 慈典		
済生会横浜市南部病院	藤田 浩之	宮沢 直幹	
横浜市立市民病院	天野 雄一郎	立川 夏夫	宮田 順之
	吉村 幸浩		
横浜市立大学	上田 敦久	加藤 英明	小林 信明
	住友 みどり	樋口 るみ子	吉見 竜介
横浜市立大学附属市民総合医療センター	工藤 誠	築地 淳	山本 昌樹
横浜市立みなと赤十字病院	磯崎 淳	渋江 寧	
横浜南共済病院	井畑 淳		
横浜労災病院	芝田 明和	城 裕之	
施設掲載なし	有本 寛	大宜見 力	岡本 則彦
	小田切 繁樹	後藤 元	嶋田 甚五郎
	滝上 正	橋本 篤	福村 基典

新潟県

おおつかこどもクリニック	大塚 岳人		
こばやし内科クリニック	小林 義昭		
こばりファミリークリニック	蒲澤 知子		
さいがた医療センター	野村 憲一		
三条東病院	三国 健一		
信楽園病院	青木 信樹	川崎 聡	
燕労災病院	諏訪 陽子		
とやの中央病院	和田 光一		
長岡赤十字病院	西堀 武明		

新潟県立柿崎病院	太田 求磨		
新潟県立新発田病院	田邊 嘉也		
新潟市民病院	影向 晃		
新潟大学	青木 信将	菊地 利明	齋藤 昭彦
	佐藤 瑞穂	張 仁美	長谷川 隆志
	茂呂 寛		
新潟南病院	津畑 千佳子		
西新潟中央病院	桑原 克弘		
施設掲載なし	荒川 正昭		
山梨県			
志村内科医院	志村 政文		
山梨県立中央病院	三河 貴裕		
長野県			
飯田市立病院	塚平 晃弘		
木下整形外科・小児科	木下 和子		
甘利医院わだ	甘利 悠		
佐久医療センター	蓮見 純平		
佐久総合病院付属小海診療所	申 貞雄		
信州上田医療センター	出浦 弦		
信州大学	生山 裕一	上松 一永	牛木 淳人
	金井 信一郎	本田 孝行	
諏訪赤十字病院	蜂谷 勤	濵 峰幸	
諏訪中央病院	村中 清春		
長野県立こども病院	本林 光雄		
長野県立信州医療センター	小坂 充	山﨑 善隆	
長野県立病院機構	久保 惠嗣		
長野赤十字病院	増渕 雄		
長野松代総合病院	清水 正己		

丸子中央病院	石川 守		
まるやまファミリークリニック	丸山 哲弘		
富山県			
魚津緑ヶ丘病院	鳴河 宗聡		
金沢医科大学氷見市民病院	薄田 大輔		
市立砺波総合病院	又野 禎也		
厚生連高岡病院	狩野 惠彦		
富山県衛生研究所	大石 和徳		
富山県立中央病院	彼谷 裕康		
富山大学	河合 暦美	酒巻 一平	森永 芳智
	山本 善裕		
富山ろうさい病院	水橋 啓一		
石川県			
浅ノ川総合病院	米山 宏		
石川県立中央病院	西 耕一	渡邉 珠代	
金沢医科大学	飯沼 由嗣		
金沢医科大学氷見市民病院	河合 泰宏		
地域医療推進機構金沢病院	渡辺 和良		
サンクリニックやまだ	山田 燦		
能登島診療所	真智 俊彦		
二ツ屋病院	川原 弘		
施設掲載なし	舟田 久		
福井県			
敦賀医療センター	井上 仁	竹内 元浩	
福井県立病院	小嶋 徹	山口 航	
嶺南振興局二州健康福祉センター	高木 和貴		
福井大学	稲井 邦博	岩﨑 博道	上田 孝典

岐阜県			
加藤医院	加藤 純大		
岐阜県産業保健センター	荒井 孝		
岐阜県総合医療センター	鈴木 純		
ぎふ綜合健診センター	村上 啓雄		
岐阜大学	馬場 尚志		
久美愛厚生病院	横山 敏之		
岐阜県立多治見病院	市川 元司		
中濃厚生病院	内田 靖		
長良医療センター	加藤 達雄		
浜田・浅井医院	丹羽 俊朗		
藤井医院	藤井 修照		
本荘内科・呼吸器科	服部 素子		
松波総合病院	岩田 暁		
南ひだせせらぎ病院	水口 一衛		
施設掲載なし	伊藤 陽一郎		
静岡県			
石井内科	石井 俊一		
磐田市立総合病院	安間 章裕	妹川 史朗	右藤 智啓
NTT 東日本伊豆病院	川上 健司		
岸本内科クリニック	岸本 肇		
げんま内科・呼吸器内科クリニック	源馬 均		
佐藤病院	萩原 魏		
静岡県立こども病院	荘司 貴代		
静岡県立静岡がんセンター	倉井 華子	堤 直之	寺田 教彦
静岡県立総合病院	伊藤 健太	登坂 直規	
静岡市立清水病院	芦澤 洋喜	吉富 淳	
市立御前崎総合病院	望月 康弘		

杉浦内科	宮崎 洋生		
裾野赤十字病院	馬庭 厚		
聖隷三方原病院	志智 大介		
瀬名こどもクリニック	望月 康弘		
西山病院	橋爪 一光		
野尻こどもファミリークリニック	豊田 茂		
浜松医科大学	中村 祐太郎		
浜松医療センター	矢野 邦夫		
浜松市リハビリテーション病院	河野 仁寿		
浜松赤十字病院	佐藤 雅樹		
藤枝市立総合病院	小清水 直樹		
藤枝平成記念病院	池ケ谷 諭史		
やなせ内科呼吸器科クリニック	柳瀬 賢次		
山下内科医院	山下 えり子		
リバティこどもクリニック	木村 光明		
愛知県			
愛知医科大学	浅井 信博	小泉 祐介	野口 靖之
	三鴨 廣繁	山岸 由佳	
愛知県がんセンター	伊東 直哉		
愛知国際病院	鳥飼 勝隆		
あいち小児保健医療総合センター	小川 英輝	河邉 慎司	山崎 嘉久
旭ろうさい病院	宇佐美 郁治		
あま市民病院	梅屋 崇		
あらかわ医院	神谷 泰子		
飯沼伊藤医院	飯沼 雅朗		
一宮市立市民病院	成瀬 宏		
一宮西病院	林 晋太郎	森 昭裕	山木 健市
いむれ内科クリニック	山本 景三		

岡崎市医師会公衆衛生センター	森田 博紀		
乙川さとうクリニック	佐藤 慎二		
笠寺病院	笠井 大嗣		
春日井市民病院	林 嘉光		
加藤内科クリニック	加藤 誠章		
上林記念病院	浅野 高行		
刈谷豊田総合病院	服部 文彦		
朽名医院	朽名 悟		
江南厚生病院	尾﨑 隆男	後藤 研誠	西村 直子
公立陶生病院	松田 俊明	武藤 義和	
こじま内科小児科クリニック	児島 康浩		
栄エンゼルクリニック	水野 芳樹		
すぎやま病院	折戸 悦朗		
すずき呼吸器クリニック	鈴木 清		
総合大雄会病院	岩本 公一		
たけだクリニック	武田 正志		
中京病院	柴田 元博		
中部ろうさい病院	伊藤 浩	河村 孝彦	
津島市民病院	中尾 彰宏		
トヨタ記念病院	奥村 隼也	川端 厚	杉野 安輝
	田中 正孝		
名古屋医療センター	片山 雅夫		
名古屋記念病院	伊奈 研次	鈴木 道雄	
名古屋市厚生院	利根川 賢		
名古屋市立大学	伊藤 穣	上村 剛大	鈴木 幹三
	中村 敦	南 正明	
名古屋セントラルクリニック	福喜多 茂夫		
名古屋第二赤十字病院	後藤 憲彦		

名古屋大学	井口 光孝	伊藤 嘉規	川田 潤一
	木村 宏	鈴木 高子	武内 俊
	手塚 宜行	冨田 ゆうか	鳥居 ゆか
	堀場 千尋	森岡 悠	八木 哲也
名古屋徳洲会総合病院	宇賀神 基		
成田記念病院	小林 花神	山口 徹也	
西日本電信電話株式会社	熊田 和徳		
野田内科クリニック	野田 康信		
フォレストベルクリニック	岩田 誠子		
藤田医科大学	石川 清仁	伊藤 亮太	稲葉 正人
	櫻井 亜樹	佐々木 俊治	鈴木 大介
	土井 洋平	原田 壮平	吉田 俊治
マイファミリークリニック蒲郡	中山 久仁子		
森クリニック	森 智弘		
第二アメニティつしま	西脇 洋		
施設掲載なし	川島 康平	北澤 浩	権田 秀雄
	三原 由佳		
三重県			
伊勢慶友病院	園田 さとみ		
伊勢赤十字病院	伊藤 有平	小島 裕治	坂部 茂俊
	豊嶋 弘一	東川 正宗	
桑名市総合医療センター	油田 尚総		
市立伊勢総合病院	谷崎 隆太郎		
鈴鹿医療科学大学	大西 健児		
鈴鹿中央総合病院	川上 恵基		
名張市立病院	今井 雄一郎		
松坂厚生病院	齋藤 友季子		
ハートクリニック福井	西谷 博一		

三重県立総合医療センター	白木 克哉	谷口 晴記	寺島 俊和
三重大学	伊野 和子	鈴木 圭	高橋 佳紀
	田辺 正樹	堀木 紀行	
三重病院	丸山 貴也		
村瀬病院	吉村 平		
山中胃腸科病院	齋藤 孝仁		
滋賀県			
荻野医院	荻野 賢二		
草津総合病院	鈴木 孝世	田居 克規	
滋賀医科大学	大澤 真		
滋賀県立総合病院	一山 智		
施設掲載なし	伊藤 正寛	笹田 昌孝	山本 孝吉
京都府			
京都医療センター	藤田 浩平		
京都大原記念病院	光澤 栄三		
京都市保健福祉局	池田 雄史	佐藤 秀憲	
京都市立病院	清水 恒広	栃谷 健太郎	山本 舜悟
京都第一赤十字病院	大野 聖子	阪口 雅洋	弓場 達也
京都大学	新井 康之	伊藤 功朗	篠原 浩
	富成 伸次郎	長尾 美紀	中野 哲志
	野口 太郎	松島 晶	松村 康史
	松本 久子	山下 浩平	山本 健人
	山本 正樹	柚木 知之	
京都府立医科大学	土戸 康弘	中西 雅樹	
京都壬生苑診療所	池田 宣昭		
舞鶴共済病院	野口 正		
三菱京都病院	堀田 剛		
洛西ニュータウン病院	上田 良弘		

洛和会音羽病院	井村 春樹	神谷 亨	長坂 行雄
	二宮 清		
洛和会丸太町病院	米本 仁史		
施設掲載なし	倉澤 卓也		
大阪府			
あさいこどもクリニック	浅井 定三郎		
浅香山病院	太田 勝康		
石井記念愛染園附属愛染橋病院	塩見 正司		
育和会記念病院	藤岡 研		
今石こどもクリニック	今石 秀則		
大阪医科大学	浮村 聡	大井 幸昌	
大阪医療センター	井上 信正	上平 朝子	来住 知美
大阪警察病院	小出 竜雄	水谷 哲	
大阪市救急医療事業団	鶴原 常雄		
大阪急性期・総合医療センター	井藤 英之	大場 雄一郎	髙野 智子
大阪国際がんセンター	河村 一郎		
大阪市立総合医療センター	天羽 清子	笠松 悠	白野 倫徳
大阪市立大学	大島 一浩	掛屋 弘	並川 浩己
	山田 康一	湯川 理己	吉井 直子
大阪赤十字病院	西坂 泰夫		
大阪大学	濱口 重人	森村 歩	山岸 義晃
大阪府結核予防会大阪病院	松本 智成		
大阪はびきの医療センター	橋本 章司		
JCHO 大坂病院	長田 学		
大阪府赤十字血液センター	手島 博文		
市立貝塚病院	森口 直彦		
かしま診療所	杉田 隆博		
関西医科大学	小林 良樹	西屋 克己	宮下 修行

北野病院	辻本 考平	羽田 敦子	丸毛 聡
近畿大学	西山 理	吉田 耕一郎	
近畿中央呼吸器センター	倉原 優	鈴木 克洋	露口 一成
甲聖会記念病院	坂東 憲司		
国立循環器病研究センター	岸田 真嗣		
堺市立総合医療センター	小川 吉彦	西尾 智尋	
咲花病院	津覇 実史		
佐野記念病院	吉本 昭		
さわだクリニック	澤田 敦		
四天王寺病院	小山 徹		
すぎた子どもクリニック	杉田 久美子		
杉本医院	杉本 貴昭		
住友病院	林 三千雄		
多根総合病院	髙宮 みさき	三木 文雄	
高槻病院	稲本 真也		
鶴橋中央診療所	大原 尚子		
中島アレルギー・呼吸器内科クリニック	中島 宏和		
大阪府済生会中津病院	田中 敬雄		
中浜医院	中浜 力		
はすい小児科	蓮井 正史		
星ヶ丘医療センター	辻本 和徳	中村 孝人	
松原徳洲会病院	内田 隆一		
八尾市立病院	福盛 達也		
吉岡医院	吉岡 宗		
りんくう総合医療センター	関 雅之	倭 正也	
若草第一病院	足立 規子		
施設掲載なし	伊熊 素子	橋村 俊一	

兵庫県			
明石医療センター	石丸 直人	大西 尚	中島 隆弘
明石仁十病院	岩崎 博信		
岩谷内科医院	岩谷 逸平		
大倉クリニック	春田 恒和		
加古川中央市民病院	西馬 照明		
春日野会病院	黒田 祥二		
北播磨総合医療センター	松本 正孝		
兵庫県立丹波医療センター	見坂 恒明		
城陽江尻病院	田坂 勝視		
神戸医療センター	中村 匡宏		
神戸市保健所	藤山 理世		
神戸大学	荒川 悠	岩田 健太郎	海老沢 馨
	大路 剛	小山 泰司	西村 善博
	宮良 高維		
神戸常盤大学	森松 伸一		
神戸市立医療センター中央市民病院	柳井 真知		
神戸市立医療センター西市民病院	王 康治	冨岡 洋海	古田 健二郎
三田市民病院	荒川 創一		
順心病院	瀧口 純司		
神鋼記念病院	香川 大樹		
宝塚市立病院	小林 敦子		
たてクリニック	楯 英毅		
筒井小児科クリニック	筒井 孟		
豊岡病院	隈部 綾子		
中川診療所	中川 勝		
神戸市立西神戸医療センター	松原 康策		
姫路医療センター	河村 哲治	水守 康之	

兵庫医科大学	大谷 成人	奥田 真珠美	竹末 芳生
兵庫県立がんセンター	森田 充紀		
兵庫県立こども病院	岸本 健治		
三菱電機（株）姫路製作所	岡本 裕子		
施設掲載なし	岩永 正明		
奈良県			
秋津鴻池病院	坂本 正洋	中川 智代	
近畿大学奈良病院	澤口 博千代		
田北病院	植田 勝廣		
天理よろづ相談所病院	田口 善夫		
奈良県総合医療センター	前田 光一		
奈良県立医科大学	今北 菜津子	大野 史郎	小川 拓
	笠原 敬	古西 満	平位 暢康
	矢野 寿一		
奈良厚生会病院	竹内 章治	三笠 桂一	米川 真輔
阪奈中央病院	陰山 克		
平成記念病院	村川 幸市		
南奈良総合医療センター	宇野 健司		
森医院	森 啓		
善本内科クリニック	善本 英一郎		
和歌山県			
稲田クリニック	玉置 尚司		
紀南病院	中野 好夫		
日本赤十字社和歌山医療センター	大津 聡子	大棟 浩平	久保 健児
	小林 謙一郎	古宮 伸洋	横山 宏司
宮本内科	宮本 久夫		
和歌山駅前つじもと内科	辻本 直貴		
和歌山県立医科大学	小澤 雄一		

鳥取県			
山陰労災病院	松本 行雄		
鳥取大学	岡田 健作	北浦 剛	千酌 浩樹
よねだクリニック	米田 一彦		
島根県			
島根県立中央病院	中村 嗣		
浜田医療センター	北條 宣政		
松江医療センター	小林 賀奈子	矢野 修一	
松江市立病院	小西 龍也		
松江赤十字病院	徳安 宏和		
岡山県			
岡山医療センター	齋藤 崇		
岡山大学	塚原 宏一	津下 充	萩谷 英大
	八代 将登		
岡山協立病院	杉村 悟		
岡山ろうさい病院	小林 孝一郎	那須 良次	
笠岡第一病院	寺田 喜平		
川崎医科大学	上野 太輔	尾内 一信	大石 智洋
	白井 亮	宮田 一平	吉岡 大介
	和田 秀穂		
川崎医科大学総合医療センター	沖本 二郎	中野 貴司	
木村医院	木村 丹		
倉敷成人病センター	安東 栄一		
倉敷中央病院	有田 真知子	石田 直	伊藤 明広
	栗山 明		
しげい病院	近藤 淳一		
美作市立大原病院	大重 和樹		
施設掲載なし	大和 健司		

広島県			
安芸市民病院	吉川 一紀		
県立広島病院	岡本 健志	谷口 智宏	谷本 琢也
さかの小児科	坂野 堯		
のだ内科ファミリークリニック	野田 昌昭		
ビックフロント広島内科呼吸器科	能島 大輔		
日野内科小児科クリニック	日野 二郎		
広島県感染症・疾病管理センター	桑原 正雄		
広島国際大学	中島 正光		
広島市立広島市民病院	妹尾 和憲	安井 耕三	
広島市立舟入市民病院	松原 啓太		
広島赤十字・原爆病院	山﨑 正弘		
広島大学	大毛 宏喜	大森 慶太郎	柿本 聖樹
	北川 浩樹	繁本 憲文	志馬 伸朗
神辺ホーム	栗村 統		
日本鋼管福山病院	藤井 洋輔		
福山医療センター	齊藤 誠司		
前野医院	前野 努		
施設掲載なし	有田 健一		

山口県			
いとう内科呼吸器科	伊藤 直美		
くらしげ小児科	村野 一郎		
下関市立市民病院	河野 祥二	吉田 順一	
鈴木小児科医院	鈴木 英太郎		
鼓ヶ浦こども医療福祉センター	伊住 浩史		
光市立大和総合病院	板垣 達則		
防府リハビリテーション病院	角川 智之	又野 浩美	
山口赤十字病院	門屋 亮		

山口大学	松本 聡		
施設掲載なし	鵜木 哲秀		
徳島県			
阿南医療センター	米田 和夫		
たまき青空病院	滝下 佳寛		
徳島県鳴門病院	轟 貴史		
徳島県立海部病院	坂東 弘康		
徳島県立中央病院	山口 普史		
徳島大学病院	東 桃代	中瀧 恵実子	中村 信元
那賀町国民健康保険木頭診療所	小幡 史明		
博愛記念病院	大串 文隆		
矢田医院	矢田 健一郎		
吉野川医療センター	中野 万有里		
リハビリテーション大神子病院	吉田 成二		
香川県			
おかだ小児クリニック	岡田 隆滋		
香川県立中央病院	宮脇 裕史	横田 恭子	
香川大学	坂東 修二	渡邊 直樹	
敬二郎クリニック	山岸 善文		
坂出市立病院	中村 洋之		
四国こどもとおとなの医療センター	岡田 隆文		
高松赤十字病院	網谷 良一		
多田羅内科クリニック	多田羅 治		
施設掲載なし	井本 耕二		
愛媛県			
愛媛県立医療技術大学	佐田 榮司	安川 正貴	
愛媛県立中央病院	井上 考司	本間 義人	
愛媛大学	池田 祐一	越智 史博	末盛 浩一郎

愛媛大学	田内 久道	高田 清式	長谷川 均
	薬師神 芳洋		
喜多医師会病院	村上 雄一		
こうの内科クリニック	河野 政志		
四国中央病院	岩井 朝幸		
佐伯内科クリニック	佐伯 真穂		
四国がんセンター	濱田 信		
住友別子病院	阿部 孝典		
たんげ内科クリニック	丹下 宜紀		
新居浜山内病院	山内 保生		
浜本内科	浜本 龍生		
松山赤十字病院	岡田 貴典	牧野 英記	松原 悦子
よしだ内科クリニック	吉田 眞通		
高知県			
いのたんぽぽクリニック	北村 嘉男		
高知大学	大畑 雅典	武内 世生	
高知病院	佐藤 哲也	町田 久典	
近森病院	石田 正之		
福岡県			
朝倉医師会病院	佐藤 留美		
飯塚病院	田中 悠平	的野 多加志	山口 裕崇
	吉野 麻衣		
伊都こどもクリニック	山口 覚		
糸田町立緑ヶ丘病院	野村 和代		
植田病院	吉田 博		
大神内科クリニック	大神 信道		
大博通り内科・総合診療クリニック	古庄 憲浩		
小波瀬病院	栗田 伸一		

折尾病院	松木 裕暁		
遠賀中間医師会おんが病院	末廣 剛敏		
春日病院	武田 誠司		
北九州古賀病院	宮崎 正之		
北九州市立医療センター	内田 勇二郎	日高 靖文	
北九州総合病院	渡橋 剛		
北九州市立病院機構	中西 洋一		
九州医療センター	神野 俊介	髙濱 宗一郎	長﨑 洋司
	南 留美		
九州大学	池崎 裕昭	江里口 芳裕	岡部 綾
	小川 栄一	下田 慎治	下野 信行
	鄭 湧	豊田 一弘	西田 留梨子
	原田 英治	三宅 典子	村田 昌之
	米川 晶子		
JCHO 九州病院	坪内 和哉		
久志本医院	久志本 孝一		
久留米総合病院	北里 裕彦		
久留米大学	後藤 憲志	佐田 通夫	津村 直幹
	富永 正樹	渡邊 浩	
健和会大手町病院	水野 なずな	林 健一	山口 征啓
古賀内科・呼吸器内科クリニック	古賀 丈晴		
小倉記念病院	宮﨑 博章		
さかた小児科クリニック	阪田 保隆		
さく病院	髙木 宏治		
佐藤こどもクリニック	波呂 薫		
さわやま内科総合診療クリニック	澤山 泰典		
産業医科大学	小川 将人	川波 敏則	楠原 浩一
	齋藤 光正	鈴木 克典	保科 隆之

産業医科大学	矢寺 和博		
嶋田病院	浦 和也		
白浜病院	白濱 重國		
新古賀病院	菅沼 明彦		
新小倉病院	久保井 礼		
聖マリア病院	岡村 孝	酒井 輝文	迫田 頼武
高木病院	和泉 賢一		
田川市立病院	藤澤 伸光		
千鳥橋病院	八板 謙一郎		
堤病院	小山 孝		
戸畑共立病院	長神 康雄		
戸畑総合病院	齋藤 和義	野口 真吾	
トヨマス内科	豊増 照生		
ながい小児科医院	長井 健祐		
中島こうやクリニック	中島 孝哉		
中村学園大学	森山 耕成		
二階堂内科呼吸器科クリニック	二階堂 義彦		
西福岡病院	北原 靖久	渡辺 憲太朗	
浜の町病院	隅田 幸佑	原田 由紀子	
原三信病院	谷合 啓明		
原土井病院	加勢田（光本）富士子	坂本 篤彦	野村 秀幸
	林 純		
東油山クリニック	横山 俊伸		
日野医院	日野 和彦		
平田内科胃腸科クリニック	平田 美樹		
福岡記念病院	向野 賢治		
福岡健康管理センター	草場 公宏		
福岡歯科大学	岡田 賢司		

福岡市民病院	斧沢 京子		
福岡赤十字病院	石丸 敏之		
福岡県済生会福岡総合病院	岩崎 教子	吉村 大輔	
福岡大学	髙田 徹	戸川 温	鍋島 茂樹
	藤田 昌樹	安野 哲彦	
福岡大学筑紫病院	園田（串間）尚子		
福岡東医療センター	石川 崇彦	肥山 和俊	安河内 由美
福岡病院	大塚 淳司	門脇 雅子	
保健医療経営大学	織田 慶子		
三萩野病院	澤江 義郎		
みさき病院	荒巻 雅史		
柳川療育センター	石橋 大海		
やのクリニック	矢野 敬文		
株式会社リチェルクリニカ	池松 秀之		
施設掲載なし	柏木 謙一郎	柏木 征三郎	小松 滋
	富永 薫	長澤 浩平	永淵 正法
佐賀県			
江口病院	黒木 茂高		
啓心会病院	古賀 英之		
敬天堂古賀病院	山田 穂積		
佐賀県医療センター 好生館	福岡 麻美		
佐賀大学	青木 洋介	濵田 洋平	曲渕 裕樹
	山下 友子		
たんぽぽクリニック	橘川 桂三		
ひらまつ病院	永田 正喜		
やまだ小児科クリニック	山田 秀二		
施設掲載なし	村岡 晴雄		

長崎県			
愛野記念病院	井上 祐一	古賀 宏延	
JCHO 諫早総合病院	井手 昇太郎		
泉川病院	泉川 欣一	須山 尚史	
井上病院	吉嶺 裕之		
かわむら内科	川村 純生		
杏林病院	佐藤 哲史	前田 鎮男	
草野内科小児科医院	草野 史郎		
光晴会病院	道津 安正	永吉 洋介	
佐世保市総合医療センター	梅村 明日香	福田 雄一	
サン・レモ リハビリ病院	浅井 貞宏	荒木 潤	齊藤 厚
十善会病院	麻生 憲史	古本 朗嗣	
市立大村市民病院	安岡 彰		
新里クリニック城山台	田代 隆良		
千住病院	田中 光		
ともなが内科クリニック	朝長 昭光		
長崎医療センター	岩永 直樹		
長崎県健康事業団	富田 弘志		
長崎県対馬病院	沖 眞一郎		
長崎大学	芦澤 信之	泉田 真生	石松 祐二
	石本 裕士	泉川 公一	賀来 敬仁
	河野 茂	小佐井 康介	齊藤 信夫
	坂本 憲穂	山藤 栄一郎	高木 理博
	髙園 貴弘	髙谷 紗帆	高橋 健介
	田代 将人	田中 健之	平山 達朗
	細萱 直希	松井 昂介	宮崎 泰可
	迎 寛	森本 浩之輔	栁原 克紀
	山本 和子		

長崎みなとメディカルセンター	門田 淳一	澤井 豊光	原田 陽介
日本赤十字社長崎原爆病院	橋口 浩二		
長崎原爆諫早病院	近藤 晃	福島 喜代康	
長崎百合野病院	大坪 孝和	柿内 聡志	橋本 敦郎
長崎労災病院	加藤 隼悟	本田 章子	山領 豪
	吉田 俊昭		
成田内科医院	成田 裕介		
熊本県			
上天草市立上天草総合病院	樋口 定信		
菊池中央病院	中川 義久		
熊本再春医療センター	中村 和芳		
熊本市立熊本市民病院	岩越 一		
熊本赤十字病院	彌永 和宏		
熊本大学	岡本 真一郎	蒲原 英伸	中田 浩智
熊本中央病院	坂上 亜希子	須加原 一昭	
済生会熊本病院	川村 宏大	菅 守隆	村中 裕之
城南病院	松村 克己		
水前寺とうや病院	福田 安嗣		
公立玉名中央病院	宮川 寿一		
堀尾内科医院	堀尾 直		
国保水俣市立総合医療センター	田代 康正		
施設掲載なし	岳中 耐夫		
大分県			
明石Ｍクリニック	明石 光伸		
伊藤内科医院	伊藤 彰		
大分医療センター	一宮 朋来		
大分県立病院	佐分利 益穂	佐分利 能生	山﨑 透
アルメイダ病院	小野 敬司		

大分大学	池邉 太一	梅木 健二	小宮 幸作
	橋本 武博	平松 和史	
大分中村病院	那須 勝		
鶴見病院	岸 建志	菊池 博	
天心堂へつぎ病院	岡 宏亮		
長門記念病院	後藤 陽一郎		
施設掲載なし	永井 寛之	長岡 博志	
宮崎県			
西都児湯医療センター	楠元 規生		
宮崎県立宮崎病院	石井 茂樹	川口 剛	田中 弦一
	中谷 圭吾	姫路 大輔	眞柴 晃一
	山中 篤志		
宮崎大学	岡山 昭彦	高城 一郎	中里 雅光
宮崎東病院	伊井 敏彦	白濱 知広	
宮崎若久病院	橘 宣祥		
むらい内科クリニック	村井 幸一		
施設掲載なし	塩入 重正		
鹿児島県			
池田病院	上野 史朗		
鹿児島市立病院	池田 賢一		
鹿児島大学	川村 英樹	西 順一郎	
河俣内科	河俣 仲秋		
肝属郡医師会立病院	山口 直喜		
済生会鹿児島病院	久保園 高明		
川内市医師会立市民病院	能勢 裕久		
鹿児島生協病院	小松 真成	佐伯 裕子	山口 浩樹
よしのぶクリニック	武元 良整		
野上病院	山田 洋		

林田内科	林田 功		
森園病院	福山 一		
吉重クリニック	吉重 幸一		
沖縄県			
浦添総合病院	金城 福則	名嘉村 敬	
沖縄病院	大湾 勤子	比嘉 太	
沖縄県立中部病院	鍋谷 大二郎	成田 雅	
沖縄赤十字病院	赤嶺 盛和		
沖縄第一病院	當山 真人		
くばがわメディカルクリニック	久手堅 憲史		
中頭病院	伊志嶺 朝彦	大城 雄亮	新里 敬
	戸髙 貴文		
那覇市保健所	豊川 貴生		
ハートライフ病院	佐久川 廣		
北部地区医師会病院	田里 大輔		
琉球大学	金城 武士	仲松 正司	仲村 秀太
	西山 直哉	原永 修作	平井 潤
	藤田 次郎		
施設掲載なし	安慶田 英樹	喜舎場 朝和	那覇 唯
海外			
海外勤務・留学	大須賀 華子	片浪 雄一	神白 麻衣子
	鈴木 啓之	島崎 貴治	小司 久志
	坪井 基行	兒子 真之	水澤 昌子

地域別

全国病院参考情報

治療数の多い病院を知るための一つの指標として、厚生労働省が公表している「DPC 導入の影響評価に係る調査」の数字を集計した結果をご紹介します。ここでは、厚生労働省ホームページで『平成 30 年度 DPC 導入の影響評価に係る調査「退院患者調査」の結果報告について』として、令和 2 年 3 月 25 日付けで公表されている統計から、「（2）MDC 別医療機関別件数（割合）」の内容を集計し、手術の有無に拘わらず、主要診断群ごとに、各都道府県の患者数上位 2 施設を一覧にした結果を掲載してあります（同数の場合は平成 29 年度の集計で上位の施設を掲載）。なお、元データの性質上、DPC 対象病院以外の施設、および入院のなかった疾患など、分析対象とならない内容については含まれていませんので、あくまでも参考情報としてご利用ください。
また、診療を受けるにあたっては、ご自分でよく調べた上で、自己責任で納得のいく医師や病院をお選びください。

疾患

脳卒中（脳梗塞、くも膜下出血など）、脳腫瘍、認知症、てんかん、筋疾患、睡眠障害 など

	1位	患者数	2位	患者数
北海道	中村記念病院	2,431	旭川赤十字病院	1,571
青森	八戸市立市民病院	1,018	八戸赤十字病院	853
岩手	岩手県立中央病院	1,378	岩手医科大学附属病院	1,236
宮城	広南病院	1,947	仙台医療センター	1,429
秋田	秋田県立循環器・脳脊髄センター	993	秋田赤十字病院	551
山形	山形市立病院済生館	1,026	山形県立中央病院	848
福島	総合南東北病院	1,303	いわき市医療センター	661
茨城	筑波大学附属病院	1,527	聖麗メモリアル病院	1,079
栃木	獨協医科大学病院	1,602	自治医科大学附属病院	1,237
群馬	高崎総合医療センター	892	前橋赤十字病院	853
埼玉	埼玉医科大学国際医療センター	1,969	埼玉医科大学総合医療センター	1,365
千葉	千葉西総合病院	1,329	千葉脳神経外科病院	1,202
東京	順天堂大学医学部附属順天堂医院	2,022	東京女子医科大学病院	1,914
神奈川	横浜新都市脳神経外科病院	1,618	横浜労災病院	1,564
新潟	新潟市民病院	999	新潟大学医歯学総合病院	926
富山	富山大学附属病院	741	富山市民病院	648
石川	浅ノ川総合病院	712	金沢脳神経外科病院	685
福井	福井大学医学部附属病院	758	福井赤十字病院	758
山梨	山梨大学医学部附属病院	619	山梨県立中央病院	581
長野	相澤病院	987	諏訪赤十字病院	801
岐阜	大垣市民病院	1,131	岐阜大学医学部附属病院	947
静岡	静岡てんかん・神経医療センター	2,900	聖隷浜松病院	1,496
愛知	藤田医科大学病院	2,115	愛知医科大学病院	1,517
三重	伊勢赤十字病院	1,365	市立四日市病院	964

神経系

	1位	患者数	2位	患者数
滋賀	大津赤十字病院	983	済生会滋賀県病院	954
京都	京都大学医学部附属病院	1,822	シミズ病院	1,224
大阪	国立循環器病研究センター	2,658	富永病院	2,356
兵庫	順心病院	2,587	神戸市立医療センター中央市民病院	1,974
奈良	奈良県立医科大学附属病院	1,671	天理よろづ相談所病院	1,279
和歌山	和歌山県立医科大学附属病院	1,253	和歌山医療センター	1,006
鳥取	鳥取大学医学部附属病院	1,052	鳥取県立中央病院	570
島根	島根大学医学部附属病院	765	島根県立中央病院	751
岡山	倉敷中央病院	1,746	岡山旭東病院	1,389
広島	脳神経センター大田記念病院	1,627	広島市立広島市民病院	1,255
山口	山口大学医学部附属病院	853	岩国医療センター	809
徳島	徳島大学病院	918	徳島赤十字病院	851
香川	香川大学医学部附属病院	810	香川県立中央病院	687
愛媛	愛媛県立中央病院	975	愛媛大学医学部附属病院	938
高知	近森病院	881	もみのき病院	789
福岡	小倉記念病院	1,629	九州医療センター	1,549
佐賀	佐賀大学医学部附属病院	929	佐賀県医療センター好生館	726
長崎	長崎医療センター	1,294	長崎大学病院	1,233
熊本	済生会熊本病院	1,822	熊本赤十字病院	1,486
大分	永冨脳神経外科病院	872	河野脳神経外科病院	697
宮崎	藤元総合病院	741	宮崎大学医学部附属病院	617
鹿児島	厚地脳神経外科病院	1,419	鹿児島市立病院	1,122
沖縄	中部徳洲会病院	881	浦添総合病院	823

厚生労働省が公表したデータを元にした都道府県別の患者数上位２施設の一覧です。対象病院以外の施設、分析対象となっていないデータは含まれていません。医師の選択は自己責任で慎重に。

疾患

白内障、緑内障、加齢黄斑変性、網膜剥離、
眼の腫瘍（良性・悪性）、眼瞼下垂、斜視 など

	1位	患者数	2位	患者数
北海道	釧路赤十字病院	1,969	市立札幌病院	1,854
青森	弘前大学医学部附属病院	730	青森県立中央病院	623
岩手	岩手医科大学附属病院	2,272	一関病院	484
宮城	東北大学病院	2,512	東北医科薬科大学病院	1,368
秋田	秋田大学医学部附属病院	988	市立秋田総合病院	462
山形	山形大学医学部附属病院	1,074	日本海総合病院	489
福島	福島県立医科大学附属病院	1,291	竹田綜合病院	677
茨城	友愛記念病院	1,481	筑波大学附属病院	1,234
栃木	自治医科大学附属病院	1,939	獨協医科大学病院	1,713
群馬	群馬大学医学部附属病院	1,646	太田記念病院	449
埼玉	獨協医科大学埼玉医療センター	2,245	埼玉医科大学病院	1,907
千葉	順天堂大学医学部附属浦安病院	2,416	東邦大学医療センター佐倉病院	2,148
東京	杏林大学医学部付属病院	2,892	東京医科大学病院	2,884
神奈川	総合新川橋病院	4,659	北里大学病院	3,018
新潟	新潟大学医歯学総合病院	1,435	上越総合病院	721
富山	富山大学附属病院	1,644	富山病院	1,471
石川	金沢大学附属病院	1,619	金沢医科大学病院	1,313
福井	福井赤十字病院	1,330	福井大学医学部附属病院	1,221
山梨	山梨大学医学部附属病院	1,145	山梨県立中央病院	774
長野	信州大学医学部附属病院	1,140	御代田中央記念病院	626
岐阜	岐阜赤十字病院	913	岐阜大学医学部附属病院	825
静岡	順天堂大学医学部附属静岡病院	1,311	聖隷三方原病院	1,105
愛知	藤田医科大学病院	2,399	中京病院	2,192
三重	三重大学医学部附属病院	1,289	伊勢赤十字病院	846

眼科系

	1位	患者数	2位	患者数
滋賀	滋賀医科大学医学部附属病院	1,432	大津赤十字病院	1,048
京都	京都大学医学部附属病院	2,140	京都府立医科大学附属病院	1,333
大阪	大阪労災病院	4,535	近畿大学病院	2,680
兵庫	兵庫医科大学病院	3,080	三菱神戸病院	2,008
奈良	天理よろづ相談所病院	1,911	奈良県立医科大学附属病院	1,581
和歌山	和歌山医療センター	1,245	和歌山県立医科大学附属病院	1,044
鳥取	鳥取大学医学部附属病院	1,321	鳥取市立病院	394
島根	島根大学医学部附属病院	1,383	松江赤十字病院	949
岡山	倉敷成人病センター	2,717	岡山大学病院	1,600
広島	広島大学病院	1,864	木村眼科内科病院	1,109
山口	山口大学医学部附属病院	1,340	山口赤十字病院	502
徳島	徳島大学病院	840	吉野川医療センター	106
香川	香川大学医学部附属病院	1,161	高松赤十字病院	319
愛媛	住友別子病院	1,316	愛媛県立中央病院	1,048
高知	高知大学医学部附属病院	836	町田病院	641
福岡	九州大学病院	1,916	久留米大学病院	1,575
佐賀	佐賀大学医学部附属病院	1,354	佐賀県医療センター好生館	345
長崎	長崎大学病院	1,173	長崎医療センター	678
熊本	熊本大学病院	1,644	熊本中央病院	752
大分	大分大学医学部附属病院	1,156	別府医療センター	484
宮崎	宮田眼科病院	871	宮崎大学医学部附属病院	684
鹿児島	鹿児島大学病院	1,218	今給黎総合病院	1,013
沖縄	琉球大学医学部附属病院	1,700	中頭病院	680

厚生労働省が公表したデータを元にした都道府県別の患者数上位 2 施設の一覧です。対象病院以外の施設、分析対象となっていないデータは含まれていません。医師の選択は自己責任で慎重に。

疾患

聴覚の障害、急性副鼻腔炎、睡眠時無呼吸、耳・鼻・口腔・咽頭・大唾液腺・頭頸部の腫瘍など

	1位	患者数	2位	患者数
北海道	ＫＫＲ札幌医療センター	1,016	函館中央病院	735
青森	青森県立中央病院	721	弘前大学医学部附属病院	536
岩手	岩手医科大学附属病院	1,271	岩手県立中央病院	535
宮城	東北ろうさい病院	1,032	東北大学病院	983
秋田	秋田厚生医療センター	550	秋田大学医学部附属病院	441
山形	山形市立病院済生館	1,130	山形県立中央病院	710
福島	太田西ノ内病院	1,020	竹田綜合病院	669
茨城	水戸協同病院	925	筑波大学附属病院	624
栃木	獨協医科大学病院	1,080	自治医科大学附属病院	685
群馬	前橋赤十字病院	836	伊勢崎市民病院	714
埼玉	獨協医科大学埼玉医療センター	1,066	埼玉医科大学病院	1,010
千葉	東京歯科大学市川総合病院	870	国立がん研究センター東病院	783
東京	東京慈恵会医科大学附属病院	2,376	東京医科大学病院	1,824
神奈川	聖マリアンナ医科大学病院	1,134	北里大学病院	1,081
新潟	新潟大学医歯学総合病院	739	立川綜合病院	732
富山	富山県立中央病院	706	富山赤十字病院	639
石川	金沢医科大学病院	716	石川県立中央病院	645
福井	福井大学医学部附属病院	730	福井赤十字病院	562
山梨	市立甲府病院	595	山梨大学医学部附属病院	519
長野	信州大学医学部附属病院	688	佐久医療センター	546
岐阜	大垣市民病院	964	中濃厚生病院	598
静岡	聖隷浜松病院	901	静岡県立静岡がんセンター	796
愛知	愛知医科大学病院	1,398	藤田医科大学病院	1,322
三重	伊勢赤十字病院	1,189	三重大学医学部附属病院	546

耳鼻咽喉科系

	1位	患者数	2位	患者数
滋賀	大津赤十字病院	565	滋賀医科大学医学部附属病院	503
京都	京都大学医学部附属病院	1,221	京都第一赤十字病院	763
大阪	大阪赤十字病院	1,110	大阪労災病院	1,032
兵庫	加古川中央市民病院	971	神戸市立医療センター中央市民病院	879
奈良	天理よろづ相談所病院	651	奈良県立医科大学附属病院	646
和歌山	和歌山医療センター	896	和歌山県立医科大学附属病院	767
鳥取	鳥取大学医学部附属病院	905	鳥取赤十字病院	634
島根	松江赤十字病院	758	島根大学医学部附属病院	474
岡山	倉敷中央病院	1,526	岡山赤十字病院	922
広島	県立広島病院	745	広島市立広島市民病院	709
山口	山口大学医学部附属病院	778	山口赤十字病院	748
徳島	吉野川医療センター	609	徳島県立中央病院	574
香川	香川労災病院	553	香川大学医学部附属病院	545
愛媛	愛媛大学医学部附属病院	678	愛媛県立中央病院	613
高知	高知赤十字病院	621	高知大学医学部附属病院	606
福岡	産業医科大学病院	1,114	浜の町病院	1,017
佐賀	佐賀大学医学部附属病院	545	佐賀県医療センター好生館	447
長崎	長崎大学病院	692	長崎医療センター	532
熊本	熊本赤十字病院	703	熊本大学病院	589
大分	大分県立病院	631	大分大学医学部附属病院	534
宮崎	宮崎大学医学部附属病院	564	宮崎県立宮崎病院	521
鹿児島	鹿児島医療センター	809	鹿児島市立病院	619
沖縄	琉球大学医学部附属病院	1,072	沖縄県立中部病院	529

厚生労働省が公表したデータを元にした都道府県別の患者数上位 2 施設の一覧です。対象病院以外の施設、分析対象となっていないデータは含まれていません。医師の選択は自己責任で慎重に。

疾患

呼吸器系の腫瘍、気管支炎、呼吸不全、喘息、肺炎、インフルエンザ、慢性閉塞性肺疾患、結核など

	1位	患者数	2位	患者数
北海道	札幌南三条病院	2,650	市立釧路総合病院	1,934
青森	青森県立中央病院	2,082	八戸市立市民病院	1,421
岩手	岩手県立中央病院	1,683	岩手医科大学附属病院	1,555
宮城	仙台厚生病院	3,388	東北大学病院	1,831
秋田	秋田赤十字病院	1,667	秋田厚生医療センター	1,152
山形	山形県立中央病院	2,263	山形市立病院済生館	1,877
福島	太田西ノ内病院	1,648	竹田綜合病院	1,506
茨城	茨城東病院	2,692	筑波メディカルセンター病院	1,961
栃木	済生会宇都宮病院	1,988	自治医科大学附属病院	1,892
群馬	渋川医療センター	1,869	前橋赤十字病院	1,697
埼玉	埼玉県立循環器・呼吸器病センター	2,227	春日部市立医療センター	1,958
千葉	国立がん研究センター東病院	2,249	亀田総合病院	2,182
東京	東京病院	2,782	国立がん研究センター中央病院	2,515
神奈川	神奈川県立循環器呼吸器病センター	3,017	東海大学医学部付属病院	2,795
新潟	長岡赤十字病院	2,056	長岡中央綜合病院	1,488
富山	富山県立中央病院	1,872	厚生連高岡病院	1,395
石川	石川県立中央病院	1,936	金沢医科大学病院	1,420
福井	福井県立病院	1,703	福井赤十字病院	1,511
山梨	山梨県立中央病院	1,583	市立甲府病院	901
長野	長野赤十字病院	1,834	篠ノ井総合病院	1,328
岐阜	大垣市民病院	2,403	岐阜県立多治見病院	1,994
静岡	聖隷三方原病院	2,633	静岡県立静岡がんセンター	2,233
愛知	名古屋第一赤十字病院	2,829	公立陶生病院	2,820
三重	松阪市民病院	1,915	三重県立総合医療センター	1,669

呼吸器系

	1位	患者数	2位	患者数
滋賀	大津赤十字病院	1,731	市立長浜病院	1,159
京都	京都大学医学部附属病院	1,794	京都第二赤十字病院	1,688
大阪	近畿中央呼吸器センター	4,826	大阪はびきの医療センター	3,029
兵庫	姫路医療センター	3,222	加古川中央市民病院	2,374
奈良	天理よろづ相談所病院	2,063	奈良県総合医療センター	1,360
和歌山	和歌山医療センター	2,167	和歌山県立医科大学附属病院	1,615
鳥取	鳥取県立中央病院	1,537	鳥取大学医学部附属病院	1,439
島根	松江赤十字病院	1,733	島根県立中央病院	1,593
岡山	倉敷中央病院	2,784	岡山医療センター	2,663
広島	県立広島病院	1,734	広島市立広島市民病院	1,618
山口	山口宇部医療センター	2,134	岩国医療センター	1,658
徳島	徳島県立中央病院	1,618	徳島大学病院	1,149
香川	高松赤十字病院	1,299	三豊総合病院	1,135
愛媛	愛媛県立中央病院	1,623	松山赤十字病院	1,551
高知	高知病院	1,364	高知医療センター	1,191
福岡	飯塚病院	2,544	産業医科大学病院	2,083
佐賀	嬉野医療センター	1,395	佐賀県医療センター好生館	1,382
長崎	佐世保市総合医療センター	1,746	長崎医療センター	1,661
熊本	熊本赤十字病院	2,033	済生会熊本病院	1,799
大分	大分県立病院	1,226	大分こども病院	1,183
宮崎	宮崎県立宮崎病院	1,263	宮崎県立延岡病院	1,035
鹿児島	鹿児島市立病院	1,535	鹿児島生協病院	1,215
沖縄	那覇市立病院	2,361	中部徳洲会病院	2,225

厚生労働省が公表したデータを元にした都道府県別の患者数上位 2 施設の一覧です。対象病院以外の施設、分析対象となっていないデータは含まれていません。医師の選択は自己責任で慎重に。

疾患

心筋梗塞、狭心症、慢性虚血性心疾患、不整脈、
心不全、高血圧性疾患、大動脈瘤、循環器疾患

	1位	患者数	2位	患者数
北海道	札幌心臓血管クリニック	5,631	札幌東徳洲会病院	2,629
青森	弘前大学医学部附属病院	1,807	青森県立中央病院	1,325
岩手	岩手医科大学附属病院	2,594	岩手県立中央病院	1,838
宮城	仙台厚生病院	6,592	東北大学病院	1,685
秋田	中通総合病院	836	秋田大学医学部附属病院	821
山形	山形県立中央病院	1,820	日本海総合病院	1,616
福島	いわき市医療センター	2,140	総合南東北病院	1,476
茨城	土浦協同病院	2,895	筑波大学附属病院	2,022
栃木	獨協医科大学病院	2,593	済生会宇都宮病院	2,290
群馬	群馬県立心臓血管センター	3,983	高崎総合医療センター	1,653
埼玉	自治医科大学附属さいたま医療センター	3,172	埼玉石心会病院	2,601
千葉	千葉西総合病院	8,268	新東京病院	4,515
東京	榊原記念病院	5,195	東京女子医科大学病院	3,442
神奈川	湘南鎌倉総合病院	5,365	横須賀共済病院	3,852
新潟	立川綜合病院	2,043	新潟市民病院	1,645
富山	富山県立中央病院	1,876	富山大学附属病院	1,299
石川	心臓血管センター金沢循環器病院	1,695	金沢大学附属病院	1,417
福井	福井循環器病院	2,161	福井大学医学部附属病院	1,417
山梨	山梨県立中央病院	1,489	山梨大学医学部附属病院	1,093
長野	長野中央病院	2,476	長野赤十字病院	1,670
岐阜	岐阜ハートセンター	3,033	大垣市民病院	2,396
静岡	静岡市立静岡病院	3,252	岡村記念病院	2,768
愛知	豊橋ハートセンター	3,013	藤田医科大学病院	2,883
三重	市立四日市病院	2,491	伊勢赤十字病院	1,964

循環器系

	1位	患者数	2位	患者数
滋賀	近江八幡市立総合医療センター	1,535	市立長浜病院	1,395
京都	宇治徳洲会病院	2,395	京都第二赤十字病院	1,957
大阪	国立循環器病研究センター	5,754	大阪急性期・総合医療センター	3,107
兵庫	関西ろうさい病院	3,581	姫路循環器病センター	3,518
奈良	奈良県立医科大学附属病院	2,043	天理よろづ相談所病院	1,792
和歌山	和歌山医療センター	1,920	和歌山県立医科大学附属病院	1,329
鳥取	鳥取大学医学部附属病院	1,327	鳥取県立中央病院	1,110
島根	松江赤十字病院	1,214	島根県立中央病院	1,207
岡山	倉敷中央病院	4,367	心臓病センター榊原病院	3,702
広島	広島市立広島市民病院	3,074	福山循環器病院	2,674
山口	岩国医療センター	1,697	徳山中央病院	1,437
徳島	徳島赤十字病院	4,654	徳島県立中央病院	1,521
香川	香川県立中央病院	2,014	高松赤十字病院	1,498
愛媛	愛媛県立中央病院	1,942	松山赤十字病院	1,829
高知	近森病院	2,639	高知医療センター	1,770
福岡	小倉記念病院	9,278	福岡県済生会福岡総合病院	2,285
佐賀	佐賀県医療センター好生館	1,349	佐賀大学医学部附属病院	1,297
長崎	長崎みなとメディカルセンター	1,431	佐世保市総合医療センター	1,396
熊本	済生会熊本病院	3,503	熊本赤十字病院	2,129
大分	大分大学医学部附属病院	1,521	大分岡病院	1,414
宮崎	宮崎市郡医師会病院	3,684	宮崎県立延岡病院	1,383
鹿児島	中央病院	2,770	鹿児島医療センター	2,650
沖縄	豊見城中央病院	1,725	中部徳洲会病院	1,431

厚生労働省が公表したデータを元にした都道府県別の患者数上位 2 施設の一覧です。対象病院以外の施設、分析対象となっていないデータは含まれていません。医師の選択は自己責任で慎重に。

肝臓・胆道・膵臓疾患

肝炎ほか炎症疾患、腫瘍、
アルコール性肝障害 など

	1位	患者数	2位	患者数
北海道	札幌厚生病院	5,145	手稲渓仁会病院	5,001
青森	青森県立中央病院	3,157	青森市民病院	2,454
岩手	岩手医科大学附属病院	3,327	岩手県立中央病院	3,318
宮城	仙台オープン病院	6,304	仙台厚生病院	5,740
秋田	秋田厚生医療センター	2,331	大曲厚生医療センター	2,308
山形	日本海総合病院	4,576	山形県立中央病院	3,159
福島	太田西ノ内病院	3,468	総合南東北病院	3,091
茨城	土浦協同病院	3,744	茨城県立中央病院	2,364
栃木	獨協医科大学病院	4,861	自治医科大学附属病院	3,795
群馬	伊勢崎市民病院	3,465	群馬県済生会前橋病院	3,134
埼玉	上尾中央総合病院	3,968	埼玉医科大学総合医療センター	3,715
千葉	国立がん研究センター東病院	4,993	辻仲病院柏の葉	4,500
東京	がん研究会有明病院	6,250	順天堂大学医学部附属順天堂医院	5,859
神奈川	神奈川県立がんセンター	4,636	北里大学病院	4,480
新潟	新潟市民病院	3,179	長岡中央綜合病院	2,699
富山	富山県立中央病院	3,288	厚生連高岡病院	2,533
石川	石川県立中央病院	3,336	金沢医科大学病院	2,467
福井	福井県立病院	2,984	福井赤十字病院	2,417
山梨	山梨大学医学部附属病院	2,241	山梨県立中央病院	2,221
長野	佐久医療センター	2,820	相澤病院	2,794
岐阜	大垣市民病院	3,711	岐阜県立多治見病院	3,184
静岡	静岡県立静岡がんセンター	4,986	静岡県立総合病院	4,018
愛知	名古屋大学医学部附属病院	5,320	名古屋第二赤十字病院	4,368
三重	伊勢赤十字病院	2,955	市立四日市病院	2,711

消化器系疾患、

	1位	患者数	2位	患者数
滋賀	大津赤十字病院	3,288	長浜赤十字病院	2,585
京都	京都第一赤十字病院	3,197	京都第二赤十字病院	3,171
大阪	大阪国際がんセンター	5,188	近畿大学病院	5,082
兵庫	兵庫医科大学病院	5,355	姫路赤十字病院	4,023
奈良	奈良県立医科大学附属病院	3,290	天理よろづ相談所病院	2,820
和歌山	和歌山医療センター	4,298	和歌山県立医科大学附属病院	3,244
鳥取	鳥取大学医学部附属病院	2,508	鳥取赤十字病院	1,727
島根	島根県立中央病院	2,382	松江赤十字病院	2,327
岡山	倉敷中央病院	5,593	岡山済生会総合病院	4,489
広島	広島市立広島市民病院	4,334	広島大学病院	4,059
山口	岩国医療センター	2,546	山口大学医学部附属病院	2,464
徳島	徳島赤十字病院	2,901	徳島大学病院	2,621
香川	香川県立中央病院	2,644	三豊総合病院	2,281
愛媛	愛媛県立中央病院	3,781	松山赤十字病院	3,603
高知	高知赤十字病院	2,446	高知医療センター	2,413
福岡	飯塚病院	5,041	九州大学病院	4,871
佐賀	佐賀県医療センター好生館	2,401	佐賀大学医学部附属病院	2,035
長崎	長崎大学病院	3,314	長崎医療センター	3,174
熊本	熊本赤十字病院	3,660	済生会熊本病院	3,479
大分	大分赤十字病院	2,545	大分県立病院	2,493
宮崎	宮崎大学医学部附属病院	1,938	古賀総合病院	1,909
鹿児島	南風病院	2,811	鹿児島大学病院	2,512
沖縄	中頭病院	2,493	沖縄県立中部病院	2,228

厚生労働省が公表したデータを元にした都道府県別の患者数上位2施設の一覧です。対象病院以外の施設、分析対象となっていないデータは含まれていません。医師の選択は自己責任で慎重に。

疾患

脊柱管狭窄、椎間板変性、ヘルニア、肩関節炎、股関節症、膝関節症、関節リウマチ、痛風 など

	1位	患者数	2位	患者数
北海道	えにわ病院	1,876	北海道整形外科記念病院	1,579
青森	弘前病院	616	青森県立中央病院	559
岩手	岩手医科大学附属病院	1,073	岩手県立中央病院	554
宮城	東北大学病院	881	東北ろうさい病院	731
秋田	秋田大学医学部附属病院	615	秋田厚生医療センター	473
山形	日本海総合病院	752	山形大学医学部附属病院	708
福島	福島県立医科大学附属病院	1,169	いわき市医療センター	743
茨城	筑波大学附属病院	1,066	水戸協同病院	656
栃木	獨協医科大学病院	1,100	自治医科大学附属病院	811
群馬	慶友整形外科病院	1,682	群馬大学医学部附属病院	876
埼玉	さいたま赤十字病院	1,345	埼玉医科大学病院	1,079
千葉	船橋整形外科病院	2,187	亀田総合病院	1,333
東京	慶應義塾大学病院	2,084	東京大学医学部附属病院	1,977
神奈川	横浜労災病院	1,402	横浜南共済病院	1,342
新潟	新潟中央病院	1,221	亀田第一病院	896
富山	高岡整志会病院	1,420	富山大学附属病院	704
石川	金沢大学附属病院	1,160	金沢医科大学病院	711
福井	福井大学医学部附属病院	721	福井総合病院	557
山梨	貢川整形外科病院	844	山梨大学医学部附属病院	794
長野	信州大学医学部附属病院	1,168	佐久医療センター	682
岐阜	岐阜大学医学部附属病院	893	岐阜市民病院	603
静岡	静岡赤十字病院	1,425	聖隷浜松病院	1,215
愛知	藤田医科大学病院	1,517	名城病院	1,274
三重	三重大学医学部附属病院	877	伊勢赤十字病院	658

筋骨格系

	1位	患者数	2位	患者数
滋賀	滋賀医科大学医学部附属病院	740	日野記念病院	524
京都	京都大学医学部附属病院	1,227	京都府立医科大学附属病院	1,179
大阪	関西医科大学附属病院	1,530	大阪市立大学医学部附属病院	1,376
兵庫	兵庫県立加古川医療センター	2,163	あんしん病院	1,778
奈良	奈良県立医科大学附属病院	1,031	香芝旭ヶ丘病院	706
和歌山	和歌山県立医科大学附属病院	1,091	和歌山医療センター	594
鳥取	鳥取大学医学部附属病院	674	鳥取県立中央病院	454
島根	島根大学医学部附属病院	638	松江赤十字病院	401
岡山	岡山医療センター	1,366	岡山大学病院	1,314
広島	福山医療センター	1,179	広島市立安佐市民病院	1,099
山口	山口大学医学部附属病院	1,101	徳山中央病院	430
徳島	徳島大学病院	1,041	徳島県鳴門病院	716
香川	香川大学医学部附属病院	789	高松赤十字病院	738
愛媛	愛媛大学医学部附属病院	1,141	松山赤十字病院	991
高知	高知大学医学部附属病院	977	高知医療センター	823
福岡	九州大学病院	2,042	産業医科大学病院	1,586
佐賀	佐賀大学医学部附属病院	1,269	佐賀記念病院	409
長崎	長崎大学病院	1,319	長崎労災病院	788
熊本	熊本大学病院	1,089	熊本整形外科病院	891
大分	大分大学医学部附属病院	813	九州大学病院別府病院	770
宮崎	宮崎大学医学部附属病院	1,184	市民の森病院	939
鹿児島	鹿児島赤十字病院	1,381	鹿児島大学病院	916
沖縄	豊見城中央病院	1,579	琉球大学医学部附属病院	631

厚生労働省が公表したデータを元にした都道府県別の患者数上位 2 施設の一覧です。対象病院以外の施設、分析対象となっていないデータは含まれていません。医師の選択は自己責任で慎重に。

疾患

痒疹、蕁麻疹、水疱症、角化症、膿皮症、多汗症、黒色腫、皮膚の悪性腫瘍、爪の疾患、母斑 など

	1位	患者数	2位	患者数
北海道	札幌医科大学附属病院	538	北海道大学病院	506
青森	弘前大学医学部附属病院	436	青森県立中央病院	280
岩手	岩手医科大学附属病院	513	岩手県立中央病院	214
宮城	宮城県立こども病院	818	東北大学病院	602
秋田	秋田大学医学部附属病院	404	秋田赤十字病院	250
山形	山形大学医学部附属病院	324	山形市立病院済生館	213
福島	福島県立医科大学附属病院	386	太田西ノ内病院	308
茨城	筑波大学附属病院	289	土浦協同病院	275
栃木	獨協医科大学病院	525	自治医科大学附属病院	469
群馬	群馬大学医学部附属病院	417	前橋赤十字病院	190
埼玉	獨協医科大学埼玉医療センター	632	埼玉医科大学病院	490
千葉	千葉大学医学部附属病院	738	順天堂大学医学部附属浦安病院	426
東京	杏林大学医学部付属病院	700	国立成育医療研究センター	699
神奈川	相模原病院	2,027	北里大学病院	736
新潟	新潟大学医歯学総合病院	387	長岡中央綜合病院	333
富山	富山大学附属病院	344	富山赤十字病院	216
石川	金沢医科大学病院	273	金沢大学附属病院	226
福井	福井赤十字病院	399	福井大学医学部附属病院	380
山梨	山梨大学医学部附属病院	301	山梨県立中央病院	217
長野	信州大学医学部附属病院	443	長野県立こども病院	308
岐阜	大垣市民病院	448	岐阜大学医学部附属病院	362
静岡	浜松医科大学医学部附属病院	751	順天堂大学医学部附属静岡病院	344
愛知	藤田医科大学病院	535	愛知医科大学病院	532
三重	三重大学医学部附属病院	515	伊勢赤十字病院	262

皮膚・皮下組織の

	1位	患者数	2位	患者数
滋賀	滋賀医科大学医学部附属病院	315	長浜赤十字病院	173
京都	京都大学医学部附属病院	568	京都府立医科大学附属病院	471
大阪	近畿大学病院	850	大阪市立大学医学部附属病院	697
兵庫	神戸市立医療センター中央市民病院	554	神戸大学医学部附属病院	501
奈良	奈良県立医科大学附属病院	286	近畿大学奈良病院	257
和歌山	和歌山県立医科大学附属病院	391	海南医療センター	283
鳥取	鳥取大学医学部附属病院	499	鳥取県立中央病院	155
島根	島根大学医学部附属病院	213	松江赤十字病院	204
岡山	川崎医科大学附属病院	420	倉敷中央病院	369
広島	広島市立安佐市民病院	352	広島大学病院	275
山口	山口大学医学部附属病院	551	山口県立総合医療センター	223
徳島	徳島大学病院	325	徳島赤十字病院	170
香川	香川大学医学部附属病院	254	高松赤十字病院	227
愛媛	愛媛大学医学部附属病院	446	愛媛県立中央病院	310
高知	高知大学医学部附属病院	381	高知医療センター	123
福岡	産業医科大学病院	549	九州大学病院	543
佐賀	佐賀大学医学部附属病院	326	祐愛会織田病院	314
長崎	長崎大学病院	469	佐世保共済病院	347
熊本	熊本大学病院	590	熊本医療センター	326
大分	別府医療センター	353	大分大学医学部附属病院	347
宮崎	宮崎大学医学部附属病院	278	古賀総合病院	163
鹿児島	鹿児島大学病院	344	鹿児島医療センター	306
沖縄	那覇市立病院	411	琉球大学医学部附属病院	357

厚生労働省が公表したデータを元にした都道府県別の患者数上位 2 施設の一覧です。対象病院以外の施設、分析対象となっていないデータは含まれていません。医師の選択は自己責任で慎重に。

疾患

乳房の腫瘍（良性・悪性）、乳房の炎症性障害、乳房の形態異常、女性化乳房、乳腺症 など

	1位	患者数	2位	患者数
北海道	北海道がんセンター	1,074	札幌医科大学附属病院	436
青森	青森県立中央病院	417	八戸市立市民病院	155
岩手	岩手県立中央病院	296	岩手医科大学附属病院	222
宮城	東北公済病院	1,799	東北ろうさい病院	399
秋田	秋田大学医学部附属病院	191	秋田赤十字病院	185
山形	山形県立中央病院	310	山形大学医学部附属病院	266
福島	福島県立医科大学附属病院	328	星総合病院	299
茨城	水戸医療センター	380	筑波大学附属病院	368
栃木	自治医科大学附属病院	341	栃木県立がんセンター	303
群馬	群馬県立がんセンター	385	高崎総合医療センター	302
埼玉	埼玉県立がんセンター	949	埼玉医科大学国際医療センター	532
千葉	亀田総合病院	900	三和病院	416
東京	がん研究会有明病院	1,704	聖路加国際病院	957
神奈川	聖マリアンナ医科大学病院	871	北里大学病院	527
新潟	新潟県立がんセンター新潟病院	496	長岡赤十字病院	295
富山	富山県立中央病院	206	富山西総合病院	182
石川	石川県立中央病院	536	金沢医科大学病院	417
福井	福井県済生会病院	321	福井大学医学部附属病院	256
山梨	山梨県立中央病院	256	山梨大学医学部附属病院	175
長野	長野赤十字病院	288	長野市民病院	231
岐阜	岐阜県総合医療センター	229	大垣市民病院	201
静岡	静岡県立静岡がんセンター	592	静岡県立総合病院	452
愛知	愛知県がんセンター	600	名古屋第一赤十字病院	471
三重	三重大学医学部附属病院	528	市立四日市病院	294

乳房の

	1位	患者数	2位	患者数
滋賀	滋賀県立総合病院	153	大津赤十字病院	115
京都	京都大学医学部附属病院	409	京都第一赤十字病院	251
大阪	大阪国際がんセンター	653	大阪大学医学部附属病院	568
兵庫	神鋼記念病院	475	関西ろうさい病院	403
奈良	近畿大学奈良病院	196	市立奈良病院	184
和歌山	和歌山医療センター	241	和歌山県立医科大学附属病院	219
鳥取	鳥取大学医学部附属病院	347	鳥取県立厚生病院	211
島根	松江赤十字病院	291	島根県立中央病院	219
岡山	岡山大学病院	578	川崎医科大学附属病院	429
広島	広島市立広島市民病院	631	福山市民病院	571
山口	関門医療センター	253	山口県立総合医療センター	182
徳島	徳島大学病院	347	徳島市民病院	186
香川	香川県立中央病院	184	香川労災病院	175
愛媛	四国がんセンター	858	愛媛県立中央病院	263
高知	高知大学医学部附属病院	225	高知医療センター	157
福岡	九州がんセンター	1,015	久留米総合病院	808
佐賀	佐賀病院	250	唐津赤十字病院	189
長崎	長崎大学病院	291	長崎みなとメディカルセンター	247
熊本	くまもと森都総合病院	1,305	くまもと乳腺・胃腸外科病院	614
大分	大分県立病院	411	九州大学病院別府病院	212
宮崎	ブレストピア宮崎病院	702	宮崎県立宮崎病院	398
鹿児島	相良病院	1,431	金子病院	188
沖縄	中頭病院	223	ハートライフ病院	149

厚生労働省が公表したデータを元にした都道府県別の患者数上位 2 施設の一覧です。対象病院以外の施設、分析対象となっていないデータは含まれていません。医師の選択は自己責任で慎重に。

に関する疾患

糖尿病、副腎皮質や甲状腺の機能障害、腎血管性高血圧症、甲状腺悪性腫瘍など

	1位	患者数	2位	患者数
北海道	市立札幌病院	709	北海道大学病院	668
青森	弘前大学医学部附属病院	515	青森県立中央病院	435
岩手	岩手医科大学附属病院	570	岩手県立中央病院	508
宮城	東北大学病院	946	仙台市立病院	525
秋田	秋田大学医学部附属病院	487	中通総合病院	320
山形	日本海総合病院	425	山形県立中央病院	311
福島	福島県立医科大学附属病院	646	太田西ノ内病院	427
茨城	筑波大学附属病院	823	土浦協同病院	493
栃木	獨協医科大学病院	866	自治医科大学附属病院	810
群馬	群馬大学医学部附属病院	487	高崎総合医療センター	335
埼玉	埼玉医科大学病院	1,254	獨協医科大学埼玉医療センター	662
千葉	千葉大学医学部附属病院	708	成田赤十字病院	441
東京	伊藤病院	2,317	東京女子医科大学病院	1,920
神奈川	湘南第一病院	1,334	済生会横浜市東部病院	824
新潟	新潟大学医歯学総合病院	486	新潟市民病院	347
富山	富山県立中央病院	454	富山市民病院	363
石川	金沢大学附属病院	650	金沢医科大学病院	343
福井	福井大学医学部附属病院	434	福井県立病院	390
山梨	山梨大学医学部附属病院	399	山梨県立中央病院	319
長野	信州大学医学部附属病院	676	長野赤十字病院	498
岐阜	大垣市民病院	593	岐阜大学医学部附属病院	582
静岡	浜松医科大学医学部附属病院	477	静岡県立総合病院	469
愛知	藤田医科大学病院	990	名古屋大学医学部附属病院	762
三重	伊勢赤十字病院	459	三重大学医学部附属病院	406

内分泌・栄養・代謝

	1位	患者数	2位	患者数
滋賀	大津赤十字病院	486	彦根市立病院	465
京都	京都大学医学部附属病院	840	京都医療センター	720
大阪	大阪市立大学医学部附属病院	1,369	大阪市立総合医療センター	1,080
兵庫	隈病院	1,713	神戸大学医学部附属病院	831
奈良	天理よろづ相談所病院	510	奈良県総合医療センター	406
和歌山	和歌山県立医科大学附属病院	605	和歌山医療センター	475
鳥取	鳥取大学医学部附属病院	551	鳥取市立病院	233
島根	島根大学医学部附属病院	538	松江市立病院	429
岡山	倉敷中央病院	886	岡山大学病院	508
広島	広島大学病院	561	広島市立広島市民病院	406
山口	山口大学医学部附属病院	317	徳山中央病院	267
徳島	徳島大学病院	385	徳島赤十字病院	304
香川	香川大学医学部附属病院	456	坂出市立病院	428
愛媛	愛媛県立中央病院	662	愛媛大学医学部附属病院	407
高知	高知大学医学部附属病院	463	高知医療センター	311
福岡	九州大学病院	1,011	福岡大学病院	669
佐賀	佐賀県医療センター好生館	431	佐賀大学医学部附属病院	419
長崎	長崎大学病院	435	佐世保市総合医療センター	341
熊本	熊本大学病院	787	熊本医療センター	375
大分	野口病院	1,125	大分大学医学部附属病院	344
宮崎	宮崎大学医学部附属病院	413	古賀総合病院	398
鹿児島	鹿児島大学病院	597	鹿児島市立病院	286
沖縄	琉球大学医学部附属病院	447	那覇市立病院	419

厚生労働省が公表したデータを元にした都道府県別の患者数上位 2 施設の一覧です。対象病院以外の施設、分析対象となっていないデータは含まれていません。医師の選択は自己責任で慎重に。

男性生殖器系疾患

腎不全、ネフローゼ症候群、
前立腺肥大症、腎泌尿器の腫瘍など

	1位	患者数	2位	患者数
北海道	函館五稜郭病院	1,908	坂泌尿器科病院	1,553
青森	弘前大学医学部附属病院	766	八戸平和病院	678
岩手	岩手医科大学附属病院	1,418	岩手県立中央病院	1,294
宮城	仙台病院	1,981	大崎市民病院	1,298
秋田	秋田大学医学部附属病院	836	市立秋田総合病院	740
山形	日本海総合病院	1,321	山形県立中央病院	1,174
福島	常磐病院	1,817	福島県立医科大学附属病院	1,280
茨城	土浦協同病院	1,637	日立総合病院	1,318
栃木	獨協医科大学病院	1,707	自治医科大学附属病院	1,625
群馬	日高病院	1,851	伊勢崎市民病院	1,691
埼玉	上尾中央総合病院	1,944	獨協医科大学埼玉医療センター	1,519
千葉	亀田総合病院	2,435	国保旭中央病院	2,316
東京	順天堂大学医学部附属順天堂医院	2,175	東京女子医科大学病院	2,025
神奈川	横須賀共済病院	1,972	北里大学病院	1,779
新潟	新潟市民病院	1,100	長岡中央綜合病院	1,088
富山	富山県立中央病院	1,045	厚生連高岡病院	785
石川	石川県立中央病院	995	金沢大学附属病院	913
福井	福井赤十字病院	1,200	福井県立病院	980
山梨	山梨大学医学部附属病院	1,163	山梨県立中央病院	1,062
長野	相澤病院	1,101	長野市民病院	1,038
岐阜	大垣市民病院	1,414	岐阜県総合医療センター	1,381
静岡	静岡県立総合病院	1,275	富士市立中央病院	1,119
愛知	名古屋第二赤十字病院	2,319	藤田医科大学病院	2,123
三重	伊勢赤十字病院	1,563	三重大学医学部附属病院	1,301

腎・尿路系疾患及び

	1位	患者数	2位	患者数
滋賀	滋賀医科大学医学部附属病院	1,133	大津赤十字病院	1,069
京都	京都大学医学部附属病院	1,363	京都医療センター	1,306
大阪	大阪市立総合医療センター	1,972	大阪労災病院	1,769
兵庫	兵庫県立尼崎総合医療センター	2,062	加古川中央市民病院	1,548
奈良	平尾病院	1,352	天理よろづ相談所病院	1,258
和歌山	和歌山医療センター	1,523	和歌山県立医科大学附属病院	1,461
鳥取	鳥取大学医学部附属病院	1,400	米子医療センター	612
島根	松江赤十字病院	1,097	島根県立中央病院	888
岡山	倉敷中央病院	1,786	岡山大学病院	1,328
広島	県立広島病院	1,618	ＪＡ広島総合病院	1,222
山口	徳山中央病院	976	山口県済生会下関総合病院	899
徳島	川島病院	1,032	徳島大学病院	956
香川	高松赤十字病院	1,189	三豊総合病院	1,036
愛媛	愛媛県立中央病院	1,770	松山赤十字病院	1,029
高知	高知医療センター	849	高知大学医学部附属病院	801
福岡	原三信病院	2,704	久留米大学病院	1,541
佐賀	佐賀大学医学部附属病院	886	佐賀県医療センター好生館	878
長崎	長崎大学病院	1,483	諫早総合病院	1,071
熊本	熊本医療センター	1,712	熊本中央病院	1,612
大分	大分大学医学部附属病院	811	大分医療センター	762
宮崎	宮崎大学医学部附属病院	723	古賀総合病院	636
鹿児島	にいむら病院	1,228	鹿児島市立病院	1,033
沖縄	中部徳洲会病院	1,333	那覇市立病院	1,180

厚生労働省が公表したデータを元にした都道府県別の患者数上位２施設の一覧です。対象病院以外の施設、分析対象となっていないデータは含まれていません。医師の選択は自己責任で慎重に。

産褥期疾患・異常妊娠分娩

早産、流産、腫瘍、
子宮内膜症 など

	1位	患者数	2位	患者数
北海道	手稲渓仁会病院	1,918	北海道がんセンター	1,625
青森	八戸市立市民病院	1,391	青森県立中央病院	873
岩手	岩手医科大学附属病院	1,387	盛岡赤十字病院	1,178
宮城	東北大学病院	1,325	東北公済病院	1,189
秋田	秋田大学医学部附属病院	759	秋田赤十字病院	758
山形	山形大学医学部附属病院	1,139	山形済生病院	687
福島	いわき市医療センター	1,314	寿泉堂綜合病院	1,191
茨城	霞ヶ浦医療センター	1,242	茨城県立中央病院	1,091
栃木	自治医科大学附属病院	1,881	済生会宇都宮病院	1,301
群馬	群馬県立がんセンター	930	高崎総合医療センター	907
埼玉	埼玉医科大学総合医療センター	1,882	越谷市立病院	1,693
千葉	亀田総合病院	1,657	順天堂大学医学部附属浦安病院	1,475
東京	がん研究会有明病院	2,764	慶應義塾大学病院	2,304
神奈川	新百合ヶ丘総合病院	1,560	昭和大学横浜市北部病院	1,409
新潟	新潟大学医歯学総合病院	867	長岡赤十字病院	832
富山	富山県立中央病院	878	富山大学附属病院	722
石川	石川県立中央病院	1,271	金沢大学附属病院	909
福井	福井県立病院	771	福井県済生会病院	679
山梨	山梨大学医学部附属病院	1,239	山梨県立中央病院	643
長野	信州大学医学部附属病院	1,049	長野市民病院	754
岐阜	岐阜大学医学部附属病院	1,274	岐阜県総合医療センター	1,025
静岡	聖隷浜松病院	1,848	静岡県立静岡がんセンター	1,776
愛知	名古屋第一赤十字病院	2,005	名古屋大学医学部附属病院	1,729
三重	三重大学医学部附属病院	1,894	三重県立総合医療センター	1,125

女性生殖器系疾患及び

	1位	患者数	2位	患者数
滋賀	滋賀医科大学医学部附属病院	992	草津総合病院	780
京都	京都大学医学部附属病院	1,761	京都第一赤十字病院	1,076
大阪	大阪医科大学附属病院	2,207	大阪市立大学医学部附属病院	1,855
兵庫	兵庫県立西宮病院	1,658	兵庫県立がんセンター	1,378
奈良	奈良県立医科大学附属病院	1,373	天理よろづ相談所病院	825
和歌山	和歌山医療センター	916	和歌山県立医科大学附属病院	719
鳥取	鳥取大学医学部附属病院	1,113	鳥取県立厚生病院	372
島根	島根大学医学部附属病院	989	松江赤十字病院	616
岡山	倉敷成人病センター	2,528	倉敷中央病院	1,454
広島	広島市立広島市民病院	1,718	広島大学病院	1,113
山口	徳山中央病院	1,138	山口県済生会下関総合病院	953
徳島	徳島大学病院	1,176	徳島市民病院	895
香川	香川県立中央病院	783	香川大学医学部附属病院	720
愛媛	四国がんセンター	1,301	愛媛大学医学部附属病院	1,113
高知	高知大学医学部附属病院	892	高知医療センター	823
福岡	九州大学病院	1,894	浜の町病院	1,609
佐賀	佐賀県医療センター好生館	872	佐賀大学医学部附属病院	728
長崎	長崎大学病院	991	佐世保市総合医療センター	954
熊本	福田病院	3,223	熊本赤十字病院	1,239
大分	大分県立病院	1,298	別府医療センター	907
宮崎	都城医療センター	837	宮崎県立宮崎病院	833
鹿児島	鹿児島市立病院	1,194	鹿児島大学病院	1,108
沖縄	琉球大学医学部附属病院	1,413	沖縄県立中部病院	1,356

厚生労働省が公表したデータを元にした都道府県別の患者数上位 2 施設の一覧です。対象病院以外の施設、分析対象となっていないデータは含まれていません。医師の選択は自己責任で慎重に。

免疫臓器の疾患

貧血、白血病、免疫不全症候群、
血友病、ホジキンリンパ腫 など

	1位	患者数	2位	患者数
北海道	札幌北楡病院	1,394	市立札幌病院	664
青森	青森県立中央病院	763	八戸赤十字病院	578
岩手	盛岡赤十字病院	528	岩手医科大学附属病院	411
宮城	宮城県立がんセンター	761	仙台医療センター	626
秋田	秋田厚生医療センター	508	秋田赤十字病院	221
山形	日本海総合病院	432	山形県立中央病院	406
福島	太田西ノ内病院	710	福島県立医科大学附属病院	619
茨城	筑波大学附属病院	623	日立総合病院	550
栃木	自治医科大学附属病院	508	獨協医科大学病院	470
群馬	群馬県立がんセンター	664	公立藤岡総合病院	478
埼玉	埼玉医科大学国際医療センター	679	獨協医科大学埼玉医療センター	604
千葉	成田赤十字病院	735	東京慈恵会医科大学附属柏病院	621
東京	東京都立駒込病院	1,056	杏林大学医学部付属病院	873
神奈川	横浜市立市民病院	830	湘南鎌倉総合病院	704
新潟	長岡赤十字病院	673	新潟県立がんセンター新潟病院	480
富山	富山県立中央病院	539	厚生連高岡病院	378
石川	石川県立中央病院	611	恵寿金沢病院	574
福井	福井県立病院	471	福井大学医学部附属病院	423
山梨	山梨大学医学部附属病院	331	山梨県立中央病院	296
長野	長野赤十字病院	810	まつもと医療センター	665
岐阜	岐阜市民病院	848	大垣市民病院	693
静岡	浜松医療センター	613	静岡県立静岡がんセンター	474
愛知	名古屋市立大学病院	759	名古屋第一赤十字病院	757
三重	松阪中央総合病院	473	市立四日市病院	427

血液・造血器・

	1位	患者数	2位	患者数
滋賀	済生会滋賀県病院	468	大津赤十字病院	446
京都	京都第一赤十字病院	623	京都桂病院	585
大阪	大阪赤十字病院	1,149	大阪市立総合医療センター	1,088
兵庫	姫路赤十字病院	1,235	神戸市立医療センター中央市民病院	800
奈良	天理よろづ相談所病院	514	奈良県立医科大学附属病院	467
和歌山	和歌山医療センター	561	和歌山県立医科大学附属病院	411
鳥取	鳥取県立中央病院	396	鳥取大学医学部附属病院	353
島根	松江赤十字病院	517	島根大学医学部附属病院	420
岡山	倉敷中央病院	1,032	岡山市立市民病院	733
広島	広島赤十字・原爆病院	1,860	広島大学病院	764
山口	徳山中央病院	336	山口県立総合医療センター	247
徳島	徳島県立中央病院	486	徳島大学病院	368
香川	香川県立中央病院	355	高松赤十字病院	346
愛媛	松山赤十字病院	682	愛媛県立中央病院	503
高知	高知医療センター	762	高知大学医学部附属病院	345
福岡	九州大学病院	871	九州医療センター	853
佐賀	佐賀県医療センター好生館	472	唐津赤十字病院	286
長崎	長崎原爆病院	732	長崎医療センター	602
熊本	熊本医療センター	828	熊本大学病院	661
大分	大分県立病院	602	大分県厚生連鶴見病院	462
宮崎	宮崎県立延岡病院	477	宮崎大学医学部附属病院	432
鹿児島	鹿児島医療センター	549	今村総合病院	478
沖縄	沖縄県立南部医療センター・こども医療センター	419	琉球大学医学部附属病院	349

厚生労働省が公表したデータを元にした都道府県別の患者数上位 2 施設の一覧です。対象病院以外の施設、分析対象となっていないデータは含まれていません。医師の選択は自己責任で慎重に。

先天性奇形

妊娠期間短縮、低出産体重に
関連する障害、先天異常など

	1位	患者数	2位	患者数
北海道	釧路赤十字病院	841	北海道大学病院	782
青森	弘前大学医学部附属病院	348	八戸市立市民病院	322
岩手	岩手医科大学附属病院	756	北上済生会病院	355
宮城	宮城県立こども病院	1,097	東北大学病院	516
秋田	秋田赤十字病院	297	大館市立総合病院	232
山形	山形済生病院	490	山形大学医学部附属病院	330
福島	福島県立医科大学附属病院	418	太田西ノ内病院	407
茨城	筑波大学附属病院	894	茨城県立こども病院	590
栃木	自治医科大学附属病院	1,144	獨協医科大学病院	608
群馬	群馬県立小児医療センター	723	前橋赤十字病院	378
埼玉	埼玉県立小児医療センター	1,336	埼玉医科大学総合医療センター	915
千葉	千葉県こども病院	1,059	松戸市立総合医療センター	897
東京	東京都立小児総合医療センター	1,824	国立成育医療研究センター	1,436
神奈川	神奈川県立こども医療センター	1,474	北里大学病院	894
新潟	新潟大学医歯学総合病院	659	新潟市民病院	375
富山	富山県立中央病院	637	富山大学附属病院	524
石川	石川県立中央病院	368	金沢医科大学病院	321
福井	福井大学医学部附属病院	248	福井県立病院	237
山梨	山梨大学医学部附属病院	359	山梨赤十字病院	248
長野	長野県立こども病院	892	飯田市立病院	426
岐阜	岐阜県総合医療センター	666	岐阜県立多治見病院	425
静岡	静岡県立こども病院	1,106	聖隷浜松病院	969
愛知	あいち小児保健医療総合センター	1,022	中京病院	746
三重	三重大学医学部附属病院	746	三重中央医療センター	395

新生児疾患、

	1位	患者数	2位	患者数
滋賀	滋賀医科大学医学部附属病院	420	長浜赤十字病院	389
京都	京都大学医学部附属病院	859	京都府立医科大学附属病院	725
大阪	大阪母子医療センター	2,462	大阪市立総合医療センター	1,503
兵庫	兵庫県立こども病院	1,414	加古川中央市民病院	897
奈良	奈良県立医科大学附属病院	623	奈良県総合医療センター	511
和歌山	和歌山県立医科大学附属病院	561	和歌山医療センター	239
鳥取	鳥取大学医学部附属病院	452	鳥取県立中央病院	312
島根	島根大学医学部附属病院	484	松江赤十字病院	285
岡山	岡山大学病院	1,148	倉敷中央病院	625
広島	広島市立広島市民病院	1,065	福山医療センター	439
山口	山口赤十字病院	507	山口県立総合医療センター	418
徳島	徳島大学病院	575	徳島市民病院	415
香川	四国こどもとおとなの医療センター	660	高松赤十字病院	387
愛媛	愛媛県立中央病院	532	愛媛大学医学部附属病院	470
高知	高知赤十字病院	397	高知病院	309
福岡	福岡市立こども病院	1,272	聖マリア病院	823
佐賀	佐賀病院	576	佐賀大学医学部附属病院	343
長崎	長崎大学病院	434	長崎医療センター	347
熊本	福田病院	620	熊本大学病院	467
大分	大分県立病院	476	別府医療センター	254
宮崎	宮崎県立宮崎病院	312	都城医療センター	288
鹿児島	鹿児島市立病院	801	鹿児島大学病院	514
沖縄	沖縄県立南部医療センター・こども医療センター	775	沖縄県立中部病院	405

厚生労働省が公表したデータを元にした都道府県別の患者数上位２施設の一覧です。対象病院以外の施設、分析対象となっていないデータは含まれていません。医師の選択は自己責任で慎重に。

疾患

ウイルス性腸炎、細菌性腸炎、熱性けいれん、川崎病、脳性麻痺 など

	1位	患者数	2位	患者数
北海道	手稲渓仁会病院	129	ＫＫＲ札幌医療センター	103
青森	八戸市立市民病院	71	青森県立中央病院	49
岩手	岩手県立中央病院	75	岩手医科大学附属病院	57
宮城	宮城県立こども病院	232	仙台市立病院	172
秋田	平鹿総合病院	61	秋田赤十字病院	42
山形	山形市立病院済生館	111	山形県立中央病院	77
福島	いわき市医療センター	100	太田西ノ内病院	84
茨城	筑波メディカルセンター病院	133	茨城県立こども病院	102
栃木	済生会宇都宮病院	185	国際医療福祉大学病院	108
群馬	太田記念病院	128	群馬県立小児医療センター	107
埼玉	埼玉医科大学総合医療センター	184	埼玉病院	151
千葉	松戸市立総合医療センター	190	八千代医療センター	186
東京	国立成育医療研究センター	267	東京都立小児総合医療センター	216
神奈川	昭和大学横浜市北部病院	179	横浜労災病院	171
新潟	新潟市民病院	111	済生会新潟病院	85
富山	富山県立中央病院	90	黒部市民病院	59
石川	金沢医療センター	110	石川県立中央病院	107
福井	福井愛育病院	122	福井赤十字病院	55
山梨	市立甲府病院	84	富士吉田市立病院	63
長野	長野赤十字病院	96	まつもと医療センター	78
岐阜	岐阜県総合医療センター	156	岐阜市民病院	112
静岡	聖隷三方原病院	129	聖隷浜松病院	113
愛知	愛知県医療療育総合センター中央病院	180	大同病院	154
三重	三重病院	125	伊勢赤十字病院	86

	1位	患者数	2位	患者数
滋賀	滋賀県立小児保健医療センター	417	済生会滋賀県病院	137
京都	京都第二赤十字病院	154	京都市立病院	112
大阪	高槻病院	216	大阪急性期・総合医療センター	208
兵庫	兵庫県立尼崎総合医療センター	267	加古川中央市民病院	231
奈良	市立奈良病院	58	近畿大学奈良病院	56
和歌山	和歌山医療センター	64	和歌山県立医科大学附属病院	60
鳥取	鳥取大学医学部附属病院	44	鳥取県立中央病院	40
島根	島根県立中央病院	76	松江市立病院	34
岡山	岡山医療センター	170	倉敷中央病院	168
広島	広島市立舟入市民病院	264	ＪＡ尾道総合病院	62
山口	徳山中央病院	98	山口大学医学部附属病院	70
徳島	徳島県立中央病院	126	徳島赤十字病院	71
香川	四国こどもとおとなの医療センター	144	高松赤十字病院	78
愛媛	松山赤十字病院	123	愛媛県立中央病院	109
高知	高知医療センター	91	高知大学医学部附属病院	47
福岡	福岡市立こども病院	325	聖マリア病院	274
佐賀	佐賀県医療センター好生館	73	嬉野医療センター	56
長崎	佐世保市総合医療センター	72	諫早総合病院	66
熊本	熊本再春医療センター	246	熊本赤十字病院	241
大分	大分こども病院	195	中津市立中津市民病院	129
宮崎	宮崎県立宮崎病院	177	宮崎県立延岡病院	59
鹿児島	南九州病院	200	鹿児島市立病院	109
沖縄	沖縄県立南部医療センター・こども医療センター	101	那覇市立病院	79

厚生労働省が公表したデータを元にした都道府県別の患者数上位２施設の一覧です。対象病院以外の施設、分析対象となっていないデータは含まれていません。医師の選択は自己責任で慎重に。

中毒

体各部の損傷 、骨折、脱臼、熱傷・
化学熱傷・凍傷・電撃傷 、薬物中毒

	1位	患者数	2位	患者数
北海道	札幌徳洲会病院	1,553	羊ケ丘病院	1,134
青森	八戸市立市民病院	757	青森県立中央病院	711
岩手	岩手医科大学附属病院	842	岩手県立中部病院	814
宮城	仙台市立病院	1,112	大崎市民病院	968
秋田	秋田赤十字病院	628	中通総合病院	562
山形	鶴岡市立荘内病院	1,033	日本海総合病院	816
福島	いわき市医療センター	1,305	総合南東北病院	892
茨城	筑波メディカルセンター病院	955	土浦協同病院	922
栃木	倉持病院	993	栃木医療センター	829
群馬	前橋赤十字病院	1,114	善衆会病院	937
埼玉	さいたま赤十字病院	1,406	埼玉医科大学総合医療センター	1,371
千葉	船橋整形外科病院	2,009	千葉西総合病院	1,380
東京	災害医療センター	1,321	武蔵野赤十字病院	1,251
神奈川	関東労災病院	1,927	東戸塚記念病院	1,862
新潟	長岡赤十字病院	1,046	新潟市民病院	924
富山	富山赤十字病院	1,047	富山県立中央病院	742
石川	石川県立中央病院	873	木島病院	593
福井	福井県立病院	778	福井大学医学部附属病院	578
山梨	山梨県立中央病院	1,065	甲府病院	906
長野	相澤病院	1,209	長野赤十字病院	1,066
岐阜	大垣市民病院	1,085	岐阜県立多治見病院	775
静岡	聖隷浜松病院	1,272	聖隷三方原病院	1,186
愛知	名古屋第二赤十字病院	1,438	一宮西病院	1,386
三重	伊勢赤十字病院	1,211	三重県立総合医療センター	911

	1位	患者数	2位	患者数
滋賀	済生会滋賀県病院	1,122	大津赤十字病院	815
京都	京都第二赤十字病院	1,068	宇治徳洲会病院	816
大阪	医誠会病院	1,306	第一東和会病院	1,049
兵庫	神戸市立医療センター中央市民病院	1,293	関西ろうさい病院	1,143
奈良	奈良県立医科大学附属病院	733	吉本整形外科・外科病院	631
和歌山	和歌山医療センター	942	和歌山ろうさい病院	660
鳥取	鳥取市立病院	654	米子医療センター	550
島根	島根県立中央病院	926	松江赤十字病院	805
岡山	倉敷中央病院	1,575	岡山赤十字病院	1,121
広島	中国労災病院	987	県立広島病院	889
山口	徳山中央病院	918	岩国医療センター	778
徳島	徳島赤十字病院	1,082	吉野川医療センター	725
香川	香川県立中央病院	753	香川労災病院	726
愛媛	松山赤十字病院	865	市立宇和島病院	697
高知	近森病院	1,121	高知赤十字病院	851
福岡	聖マリア病院	1,938	福岡徳洲会病院	1,286
佐賀	佐賀県医療センター好生館	841	副島整形外科病院	766
長崎	長崎医療センター	990	長崎労災病院	896
熊本	熊本整形外科病院	1,567	済生会熊本病院	1,436
大分	川嶌整形外科病院	623	大分岡病院	534
宮崎	宮崎県立宮崎病院	919	宮崎市郡医師会病院	740
鹿児島	米盛病院	1,428	今給黎総合病院	904
沖縄	中部徳洲会病院	1,080	浦添総合病院	930

厚生労働省が公表したデータを元にした都道府県別の患者数上位 2 施設の一覧です。対象病院以外の施設、分析対象となっていないデータは含まれていません。医師の選択は自己責任で慎重に。

疾患

統合失調症 、気分（感情）障害、
ストレス関連障害 など

	1位	患者数	2位	患者数
北海道	天使病院	58	北海道大学病院	33
青森	弘前病院	16	青森新都市病院	15
岩手	岩手医科大学附属病院	15	遠山病院	13
宮城	仙台厚生病院	74	仙台医療センター	64
秋田	中通総合病院	20	市立秋田総合病院	15
山形	日本海総合病院	59	鶴岡市立荘内病院	32
福島	いわき市医療センター	20	福島県立医科大学附属病院	19
茨城	筑波メディカルセンター病院	20	茨城西南医療センター病院	20
栃木	宇都宮記念病院	49	栃木医療センター	19
群馬	伊勢崎市民病院	27	北毛病院	16
埼玉	自治医科大学附属さいたま医療センター	22	岡病院	22
千葉	国立国際医療研究センター国府台病院	221	日本医科大学千葉北総病院	88
東京	東京新宿メディカルセンター	182	大久保病院	159
神奈川	菊名記念病院	37	横浜労災病院	33
新潟	新潟県立吉田病院	78	下越病院	35
富山	富山ろうさい病院	25	富山赤十字病院	24
石川	金沢医療センター	25	城北病院	20
福井	福井赤十字病院	13	公立丹南病院	11
山梨	山梨大学医学部附属病院	28	甲府共立病院	14
長野	城西病院	76	まつもと医療センター	29
岐阜	笠松病院	29	安江病院	17
静岡	浜松労災病院	37	静岡てんかん・神経医療センター	32
愛知	名城病院	76	協立総合病院	30
三重	三重病院	40	桑名市総合医療センター	17

	1位	患者数	2位	患者数
滋賀	彦根市立病院	19	長浜赤十字病院	14
京都	武田病院	58	宇治徳洲会病院	42
大阪	医誠会病院	117	日本生命病院	98
兵庫	神戸市立医療センター中央市民病院	115	神戸労災病院	34
奈良	香芝生喜病院	18	平和会吉田病院	17
和歌山	南和歌山医療センター	15	和歌山県立医科大学附属病院	13
鳥取	鳥取市立病院	19	鳥取赤十字病院	17
島根	島根県立中央病院	16	雲南市立病院	15
岡山	倉敷成人病センター	235	岡山大学病院	38
広島	済生会広島病院	42	広島厚生病院	30
山口	宇部協立病院	24	関門医療センター	18
徳島	徳島赤十字病院	27	田岡病院	18
香川	小豆島中央病院	28	屋島総合病院	23
愛媛	住友別子病院	36	松山赤十字病院	25
高知	愛宕病院	37	高知赤十字病院	17
福岡	九州大学病院	103	聖マリア病院	98
佐賀	伊万里有田共立病院	27	今村病院	22
長崎	長崎北徳洲会病院	41	長崎医療センター	25
熊本	杉村病院	106	くまもと森都総合病院	37
大分	中津市立中津市民病院	36	新別府病院	25
宮崎	宮崎県立宮崎病院	17	宮崎東病院	16
鹿児島	中央病院	60	鹿児島大学病院	32
沖縄	中部徳洲会病院	40	沖縄県立南部医療センター・こども医療センター	34

厚生労働省が公表したデータを元にした都道府県別の患者数上位 2 施設の一覧です。対象病院以外の施設、分析対象となっていないデータは含まれていません。医師の選択は自己責任で慎重に。

ら

わ

や

ま

は

な

た

さ

か

＊医師名 索引＊

あ

全ての病名を網羅するものではありません。詳しくは各医師のページをご確認ください。

ま

や

全ての病名を網羅するものではありません。詳しくは各医師のページをご確認ください。

全ての病名を網羅するものではありません。詳しくは各医師のページをご確認ください。

は

全ての病名を網羅するものではありません。詳しくは各医師のページをご確認ください。

全ての病名を網羅するものではありません。詳しくは各医師のページをご確認ください。

な

全ての病名を網羅するものではありません。詳しくは各医師のページをご確認ください。

全ての病名を網羅するものではありません。詳しくは各医師のページをご確認ください。

た

全ての病名を網羅するものではありません。詳しくは各医師のページをご確認ください。

全ての病名を網羅するものではありません。詳しくは各医師のページをご確認ください。

全ての病名を網羅するものではありません。詳しくは各医師のページをご確認ください。

全ての病名を網羅するものではありません。詳しくは各医師のページをご確認ください。

全ての病名を網羅するものではありません。詳しくは各医師のページをご確認ください。

全ての病名を網羅するものではありません。詳しくは各医師のページをご確認ください。

全ての病名を網羅するものではありません。詳しくは各医師のページをご確認ください。

全ての病名を網羅するものではありません。詳しくは各医師のページをご確認ください。

全ての病名を網羅するものではありません。詳しくは各医師のページをご確認ください。

全ての病名を網羅するものではありません。詳しくは各医師のページをご確認ください。

全ての病名を網羅するものではありません。詳しくは各医師のページをご確認ください。

か

全ての病名を網羅するものではありません。詳しくは各医師のページをご確認ください。

病名・治療法索引

医師紹介ページで各医師の「代表的な診察分野」の欄を索引にしています。
全病名を網羅するものではありません。
詳しくは各医師の頁をご覧ください。

あ

桜の花出版の刊行理念

人としてどう生きるべきか—これは、いつの時代も変わらない人類永遠のテーマです。人は、個としての魂の進歩向上を目指すと同時に社会の一員としての責任を果たすという二つの使命を負っています。弊社は、文化・歴史・社会・哲学・医学・科学など様々な分野に於いて、真実と正義と愛を追求する書籍出版を通し、出版文化と社会の発展に貢献したいと考えています。社名の如く、凛と美しく咲く桜の花のように人の心を温かく勇気づける本作りを目指します。

読者の皆様へのお願い

読者の皆様へ出版社からのお願いです。新刊本は出版から３年間は売らないでください。新刊中古本が出回ると、出版社は成り立ちません。何卒ご理解とご協力のほど、宜しくお願い申し上げます。

音楽については、音楽教室で楽曲を弾いただけで著作権使用料が発生するという極めて厳しい権利が認められているのに対し、書籍にはその権利が認められていません。絶版古書はともかく、新刊中古に著者の権利が認められないのは明らかに法的に問題があり、生きる権利の侵害でもあるのです。現行の新刊中古売買のシステムは昨今の著作権保護の動きにも反したもので到底正しいとは言えません。

国民のための名医ランキング 2021～2023

2020年9月1日　初版第1刷発行

編　者　桜の花出版編集部

発行者　山口　春嶽

発行所　桜の花出版株式会社

〒194-0021　東京都町田市中町 1-12-16-401

電話 042-785-4442

発売元　株式会社星雲社（共同出版社・流通責任出版社）

〒112-0005　東京都文京区水道 1-3-30

電話 03-3868-3275

印刷製本　株式会社シナノ

ISBN978-4-434-27599-9 C0077

写真：PIXTA（ピクスタ）／iStock